Das Diabetische Fußsyndrom

Dirk Hochlenert · Gerald Engels ·
Stephan Morbach · Stefanie Schliwa ·
Frances L. Game
(Hrsg.)

Das Diabetische Fußsyndrom

Über die Entität zur Therapie

2. Auflage

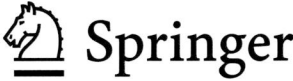 Springer

Hrsg.
Dirk Hochlenert
Ambulantes Zentrum für Diabetologie
Endoskopie & Wundheilung
Köln, Nordrhein-Westfalen, Deutschland

Stephan Morbach
Diabetologie, Marienkrankenhaus Soest
Soest, Deutschland

Frances L. Game
Dept of Diabetes & Endocrinology, Derby
Hospitals NHS Foundation Trust
Derby, UK

Gerald Engels
Department Wundchirurgie, Klinik
für Diabetologie/Endokrinologie
St. Vinzenz-Hospital
Köln, Nordrhein-Westfalen, Deutschland

Stefanie Schliwa
Anatomisches Institut, Universität Bonn
Bonn, Nordrhein-Westfalen, Deutschland

ISBN 978-3-662-64971-8   ISBN 978-3-662-64972-5   (eBook)
https://doi.org/10.1007/978-3-662-64972-5

Die Deutsche Nationalbibliothek verzeichnet diese Publikation in der Deutschen Nationalbibliografie; detaillierte bibliografische Daten sind im Internet über http://dnb.d-nb.de abrufbar.

Planung/Lektorat: Antje Lenzen
Springer ist ein Imprint der eingetragenen Gesellschaft Springer-Verlag GmbH, DE und ist ein Teil von Springer Nature.
Die Anschrift der Gesellschaft ist: Heidelberger Platz 3, 14197 Berlin, Germany

Vorwort

Das faszinierende Feld des Diabetischen Fußsyndroms (DFS) entwickelt sich schnell. Wissen entsteht in verschiedenen Fachgebieten und Berufsgruppen. Im Alltag muss es am Anwendungsfall orientiert vorliegen. Mit diesem Ziel wird in diesem Buch die systematische Verbindung zwischen Lokalisation und Ursache für eine neue Klassifikation genutzt.

Dafür haben die Autoren die Oberfläche des Fußes in Bereiche unterteilt, in denen Ulzera auf ähnliche Weise auftreten. Diese Untergruppen sind die „Entitäten des DFS". Für jede Entität wurden Übersichtsarbeiten angefertigt, die das Wissen aus dem DFS-Register, aus der Literatur und aus Diskussionen mit Experten in verschiedenen Berufen zusammenführen.

Um das Verständnis für das Krankheitsbild insgesamt zu vertiefen, wurden auch anatomische, physiologische, philosophische, psychologische und strukturelle Aspekte einer erfolgreichen Behandlung zusammengefasst.

Dieser Ansatz hat der ersten Auflage zu unerwarteter Popularität verholfen, sodass Übersetzungen ins Englische und ins Chinesische folgten. Die englische Ausgabe erhielt 2019 die Stromeyer-Probst-Medaille der Deutschen Gesellschaft für Unfallchirurgie als wichtigste Monografie für das Fachgebiet im Jahr 2018.

Ein Ziel des Buches ist auch, die Vorteile einer typischen Monografie eines Autors und die eines Nachschlagewerks aus der Feder verschiedener Spezialisten zu kombinieren. Fünf Autoren kamen überein, alle Themen zu diskutieren und einen gemeinsamen Text zu schreiben. Es soll nicht Sache des Lesers sein, die Punkte zu verbinden und einen Weg durch verschiedene Kapitel zu finden, sondern die Autoren geleiten den Leser wie in einem „Reiseführer zum Diabetischen Fuß" von einem Phänomen zum nächsten.

Dabei wurde das Autorenteam zwischen der ersten deutschen Ausgabe 2014 und der englischen 2018 um zwei Mitglieder reicher. Es wurde aber auch immer schwieriger, alle Themen zusammen zu bearbeiten. Für drei Kapitel dieser zweiten deutschen Ausgabe haben wir spezifisches Expertenwissen erbeten und die Autoren getrennt ausgewiesen: zur Philosophie A. Risse, zur Kommunikation S. Clever und zur Behandlung der pAVK G. Rümenapf.

Dieses Buch richtet sich an alle, die mit Menschen zu tun haben, die an einem DFS leiden. Durch mehr Klarheit, besseren Überblick, erleichterten Austausch und damit Fortschritt soll das Konzept der Entitäten dazu beitragen, Patienten mit DFS aktiv, mobil und selbstständig zu halten.

Ein „Lesezeichen", das schnelle Orientierung zwischendurch ermöglicht, finden Sie zum Herunterladen und Ausdrucken auf Springer Link.

Die Autoren wünschen viel Spaß beim Lesen und viel Erfolg bei der Umsetzung. Wir freuen uns sehr darauf, wenn Sie Ihre Erfahrungen beispielsweise über Beiträge in unserem Online-Blog www.cid-direct.de/blog/ mit uns und anderen teilen.

Köln, Soest, Bonn und Nottingham   Dirk Hochlenert
im November 2022   Gerald Engels
                                                                   Stephan Morbach
                                                                   Stefanie Schliwa
                                                                   Frances L. Game

Danksagung

Ein solches Buchprojekt ist nur mit der tatkräftigen Hilfe vieler Menschen abzuschließen. Ihre Zeit und ihr Engagement waren unbezahlbar, und wir möchten uns dafür bedanken.

Insbesondere möchten wir uns bei unseren Patienten bedanken, die uns vertrauen, die während unserer Lernkurve so viel Verständnis gezeigt haben und die es uns ermöglichen, einen Teil ihres Lebens an die Öffentlichkeit zu bringen.

Darüber hinaus ist allen spezialisierten Einrichtungen für die Dokumentation der Daten zu danken. Eine Diskussion über die hier vorgestellten Entitäten wäre ohne diese Daten nicht möglich gewesen.

Wir müssen Frank Kamperhoff danken, denn ohne sein Organisationstalent, seine Aufgeschlossenheit und Weitsicht wären das DFS-Register und diese ganze Arbeit undenkbar.

Für ihre Unterstützung bei der Entwicklung dieses Projekts danken wir den Kollegen, die immer bereit waren, ihre Ideen zu diskutieren und einzubringen.

Insbesondere möchten wir Prof. Dr. med. med. Koebke erwähnen für all seine Teilnahme und Neugierde bei der Beantwortung anatomischer und biomechanischer Fragen bis zu seinem unerwarteten Tod.

Wir nahmen viele Ratschläge von Schuhmachern entgegen. Unser Dank gilt insbesondere den Schuhmachern Peter Brümmer, Jürgen Stumpf und Herbert Türk, die uns an ihren besonderen Kenntnissen des Schuhhandwerks und ihrer großen Erfahrung teilhaben.

Wir bedanken uns auch bei Dr. med. Anna Trocha, Dr. med. Johannes Beike, Inge Weß-Baumberger, Jette Engels und Ulrike Karabasz für ihre positive Einstellung und die vielen Ideen, die sie uns mitgeteilt haben.

Claudia Fischer danken wir für den fachlichen Diskurs und die Ideen bei der Einführung innovativer chirurgischer Verfahren.

Wir danken Svenja Jansen, Eva Kirchner und Stefan Liedke für ihre Unterstützung bei der Verarbeitung der anatomischen Präparate.

Die Wiedergabe der komplexen anatomischen Phänomene in einer verständlichen grafischen Darstellung verdanken wir der kompetenten Arbeit von Dr. med. Katja Dalkowski.

Für die Abb. 1.1 danken wir Dr. med. Dietmar Weber, für die Abb. 1.3 Dr. med. Thomas Horn, für die Abb. 4.1 Prof. Dr. med. Gerhard Rümenapf, für die Abb. 21.32 Dr. Karl Zink, Bad Mergentheim, für die Abb. 21.44 Orthopädie-Schuhtechnikermeister P. Brümmer, Köln, für die Abb. 23.13 Dr. med. Peter Mauckner, für die Abb. 23.17 Prof. Dr. med. Bernhard Dorweiler, für die Abb. 23.18 und 23.19 Dr. Dennis Simunec und für die Abb. 24.2 Dr. Gerry Rayman.

Wir danken für die Bereitstellung von anatomischen Präparaten für die Zusammenstellung der Abb. 2.8c, 2.9b, 2.10b, 2.21c, 2.22c, 2.27c, 2.42a und 9.2c, ermöglicht durch Prof. Dr. med. Jürgen Koebke (†), Zentrum Anatomie der Universität zu Köln.

Inhaltsverzeichnis

Über die Herausgeber

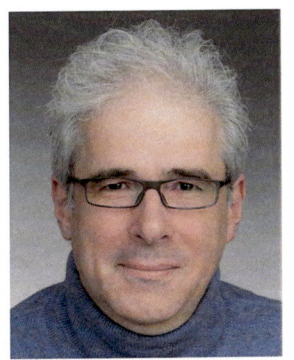

Dr. Dirk Hochlenert ist Facharzt für Innere Medizin und Diabetologie in einer Diabetes-Schwerpunktpraxis mit Fußambulanz in Köln. Er organisiert medizinische Fortbildungskurse für die Behandlung der DFS und führt sie durch. Er unterstützt die Koordination von Netzwerken zur Behandlung der DFS in mehreren Regionen und organisiert das DFS-Register.

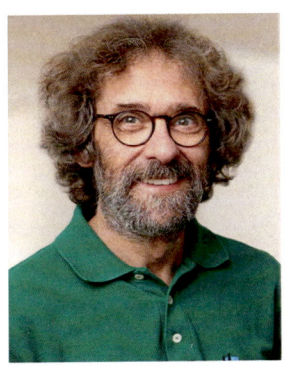

Dr. med. Gerald Engels ist Facharzt für Chirurgie und ist als leitender Oberarzt für die Behandlung des DFS im St. Vinzenz-Hospital in Köln zuständig. Er ist Vorstandsmitglied mehrerer Verbände und organisiert zusammen mit Dr. Hochlenert medizinische Fortbildungskurse zur Behandlung des DFS.

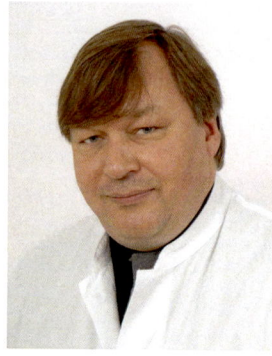

Dr. med. Stephan Morbach ist Facharzt für Innere Medizin, Diabetologie und Angiologie und Chefarzt der Abteilung für Diabetologie und Angiologie am Marienkrankenhaus in Soest sowie Gastwissenschaftler an der Heinrich-Heine-Universität Düsseldorf. Er ist korrespondierender Autor mehrerer Leitlinien zum Diabetischen Fuß und war von 2004 bis 2008 Vorsitzender der Diabetic Foot Study Group (DFSG) der European Association for the Study of Diabetes (EASD) sowie später im Vorstand der "Consultative Section on the Diabetic Foot" der International Diabetes Federation (IDF) und von D-FOOT International. Im Rahmen der Projekte Step-by-Step und train-the-Foot-trainer war er in zahlreichen Entwicklungsländern tätig.

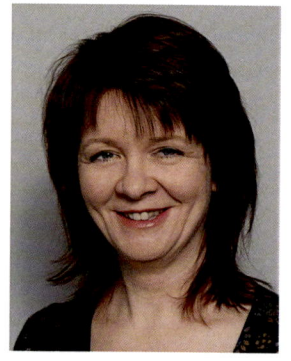

Dr. med. Stefanie Schliwa ist Anatomin und Dozentin am Anatomischen Institut der Universität Bonn und leitet dort die Prosektur. Sie ist spezialisiert auf die präparatorische Darstellung und Visualisierung komplexer funktioneller Zusammenhänge, insbesondere des Fußes. Ihre Expertise bringt sie u.a. als Referentin in interdisziplinären Weiterbildungskursen zum Diabetischen Fußsyndrom ein. Für ihre außerordentlichen Leistungen in der medizinischen Lehre erhielt sie 2019 den Lehrpreis der Medizinischen Fakultät der Universität Bonn.

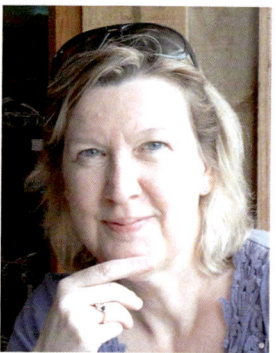

Prof. Frances L. Game ist Consultant Diabetologist der Abteilung für Diabetes und Endokrinologie und klinische Leiterin für Forschung und Entwicklung am Derby Teaching Hospitals NHS Foundation Trust. Sie ist auch Honorarprofessorin an der University of Nottingham und in zahlreichen nationalen wie internationalen Gremien tätig.

Über die Autoren

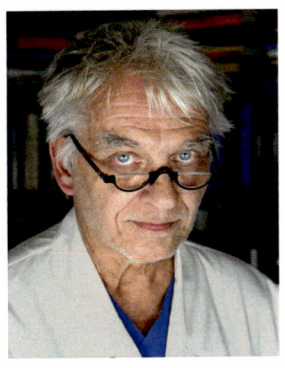

Dr. Alexander Risse ist Facharzt für innere Medizin, Angiologie; Diabetologe DDG / spez. Diab ÄKWL, bis 2021 Chefarzt des Diabeteszentrums am Klinikum Dortmund, seit 2015 Leiter der Fußambulanz am Diabeteszentrum am Sophie-Charlotte-Platz, Berlin.

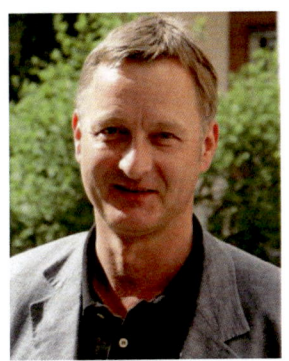

Prof. Dr. Gerhard Rümenapf ist Gefäßchirurg und leitet das Oberrheinische Gefäßzentrum in Speyer. Er ist spezialisiert auf arterielle Revaskularisationen und Fußchirurgie bei Patienten mit Diabetischem Fußsyndrom. Das Gefäßzentrum ist von der Deutschen Diabetes Gesellschaft als stationäre Fußbehandlungseinheit zertifiziert. Prof. Rümenapf ist Mitautor zahlreicher Leitlinien (Nationale Versorgungsleitlinien Diabetischer Fuß, S3-Leitlinie PAVK der Deutschen Gesellschaft für Angiologie) und hat bisher über 200 wissenschaftliche Artikel publiziert.

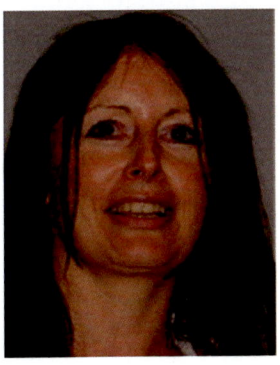

Dipl. Psych. Susan Clever ist psychologische Psychotherapeutin mit Zusatzbezeichnung Psychodiabetologie. Sie ist Autorin zum Thema Arzt-Patient-Beziehung bei Menschen mit chronischen Erkrankungen. Durch ihre mehrjährige Arbeit mit Menschen mit DFS in stationären wie ambulanten Settings hat sie gelernt, wie Therapieempfehlungen von Patienten verarbeitet werden und hat daraus Kommunikationsfortbildungen für medizinische Teams entwickelt. Sie ist Mitglied im Hamburger Netzwerk diabetischer Fuß.

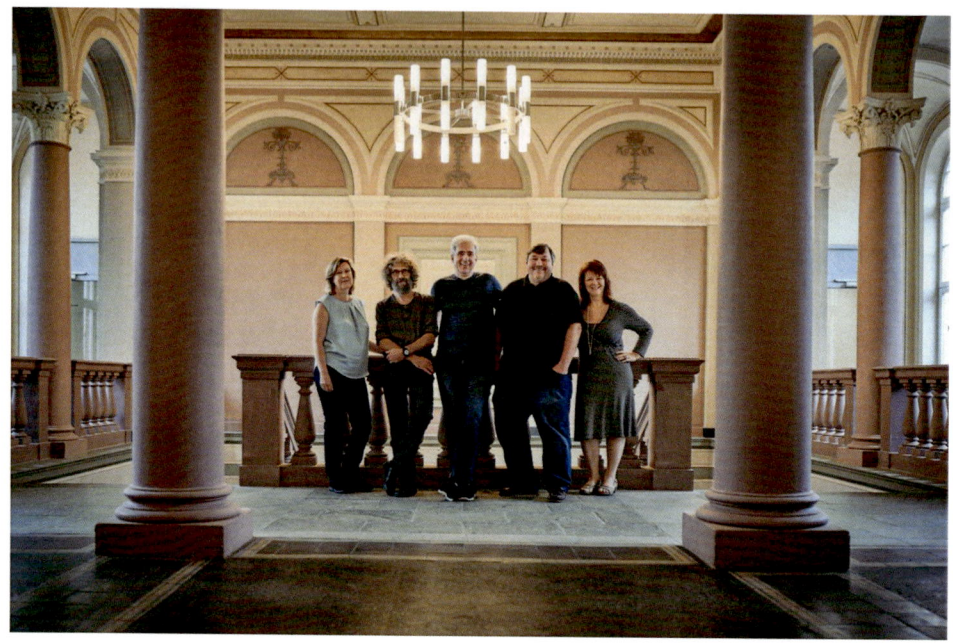

Die Herausgeber im Anatomischen Institut der Universität Bonn 2017. (Foto mit freundlicher Genehmigung von Dr. Britta Eiberger)

Autorenverzeichnis

Dipl. Psych. Susan Clever Medical Psychology Consultancy, Hamburg, Deutschland

Dr. med. Gerald Engels Dept. Wundchirurgie, Klinik für Diabetologie/Endokrinologie, St. Vinzenz-Hospital, Köln, Nordrhein-Westfalen, Deutschland

Prof. Dr. med. Frances L. Game Dept of Diabetes & Endocrinology, Derby Hospitals NHS Foundation Trust, Derby, UK

Dr. med. Dirk Hochlenert Amb. Zentrum für Diabetologie, Endoskopie & Wundheilung, Köln, Nordrhein-Westfalen, Deutschland

Dr. med. Stephan Morbach Diabetologie, Marienkrankenhaus Soest, Soest, Deutschland

Dr. med. Alexander Risse Diabeteszentrum am Sophie – Charlotte – Platz, Berlin, Deutschland

Prof. Dr. med. Gerhard Rümenapf Klinik für Gefäßchirurgie, Diakonissen-Stiftungs-Krankenhaus Speyer, Speyer, Deutschland

Dr. med. Stefanie Schliwa Anatomisches Institut, Universität Bonn, Bonn, Nordrhein-Westfalen, Deutschland

Abkürzungsverzeichnis

ABI	Ankle brachial index (Knöchel-Arm-Index)
ADP	Arteria dorsalis pedis
AF	Arteria fibularis
AHA	American Heart Association
AP	Antibiotikaprophylaxe
ATL	Achilles tendon lengthening (Achillessehnenverlängerung)
ATP	Arteria tibialis posterior
CE-MRI	Contrast-enhanced magnetic resonance imaging
CF	Charcot-Fuß, Charcot-Arthropatie
CPPPT	Cutaneous pressure pain perception threshold
CRT	Capillary refill time
DFS	Diabetisches Fußsyndrom
DFU	Diabetic foot ulcer (diabetesbedingtes Fußulkus)
DIP-Gelenk	Distales Interphalangealgelenk
DNOAP	Diabetisch-neuropathische Osteoarthropathie
DSA	Digital subtraction angiography
DWI	Diffusion-weighted imaging
ESC	European Society of Cardiology
FDB	Flexor digitorum brevis
FDL	Flexor digitorum longus
FHL	Flexor hallucis longus
HA	Hausarzt
HBO	Hyperbaric oxygen (therapy)
ICD	International Classification of Diseases
IDSA	Infectious Diseases Society of America
IE	Infektiöse Endokarditis
IP-Gelenk	Interphalangeal-Gelenk
i-TCC	Instant TCC
LOPS	Loss of protective sensation
MMPs	Matrix-Metalloproteasen

MRA	Magnetic resonance angiography
MRT	Magnetic resonance tomography
MTK	Metatarsalkopf oder Metatarsalknochen
MTP-Gelenk	Metatarsophalangeal-Gelenk
NDS	Neuropathy Disability Score
NICE	National Institute for Health and Care Excellence
NNT	Number needed to treat
NPWT	Negative pressure wound therapy
NSS	Neuropathy Symptom Score
OPS	Standardised operation procedure
OS	Outpatient service
PAVK	Periphere arterielle Verschlusskrankheit
PEDIS	Perfusion, extent, depth, infection, sensation
PIP-Gelenk	Proximales Interphalangealgelenk
PNP	Polyneuropathie
PTA	Perkutane transluminale Angioplastie
RANKL	Receptor activator of NF-κB ligand
RCW	Removable cam walker
SINBAD Score	Site, ischemia, neuropathy, bacterial infection, area, depth
TCC	Total contact cast
TCPO2	Transcutaneous oxygen pressure
TIMPs	Tissue inhibitors of metalloproteinases
TMT	Tarso-metatarsal
TMT-I-Gelenk	Tarso-metatarsal-I-Gelenk, Metatarsocuneiforme-I-Gelenk
UT-Klassifikation	University of Texas Classification
VAC®	Vacuum-Assisted Closure Therapy®
VW-TCC	Ventral windowed total contact cast
WIfI	Wound, ischemia, foot infection

Einleitung

Dirk Hochlenert, Gerald Engels, Stephan Morbach,
Stefanie Schliwa und Frances L. Game

Inhaltsverzeichnis

Ergänzende Information Die elektronische Version dieses Kapitels enthält Zusatzmaterial, auf das über folgenden Link zugegriffen werden kann https://doi.org/10.1007/978-3-662-64972-5_1.

D. Hochlenert (✉)
Amb. Zentrum für Diabetologie, Endoskopie & Wundheilung, Köln, Nordrhein-Westfalen, Deutschland
E-Mail: dirk.hochlenert@cid-direct.de

G. Engels
Dept. Wundchirurgie, Klinik für Diabetologie/Endokrinologie, St. Vinzenz-Hospital, Köln, Nordrhein-Westfalen, Deutschland
E-Mail: gerald.engels@cid-direct.de

S. Morbach
Diabetologie, Marienkrankenhaus Soest, Soest, Deutschland
E-Mail: stephanmorbach@gmail.com

S. Schliwa
Anatomisches Institut, Universität Bonn, Bonn, Nordrhein-Westfalen, Deutschland
E-Mail: s.schliwa@uni-bonn.de

F. L. Game
Dept of Diabetes & Endocrinology, Derby Hospitals NHS Foundation Trust, Derby, Großbritannien
E-Mail: frances.game@nhs.net

© Springer-Verlag GmbH Deutschland, ein Teil von Springer Nature 2022
D. Hochlenert et al. (Hrsg.), *Das Diabetische Fußsyndrom*,
https://doi.org/10.1007/978-3-662-64972-5_1

Dieses Kapitel beschäftigt sich mit dem Wesen der Erkrankung, den generellen Aspekten, den erkrankten Menschen und deren Versorgung.

1.1 Überblick

Das **D**iabetische **F**ußsyndrom (DFS) ist eine Folge von Komplikationen des Diabetes mellitus, die zu Amputationen, Beeinträchtigung der Mobilität sowie zum Tod der Betroffenen führen kann. Abhängig davon, ob der Weichteilmantel oder der Stützapparat betroffen ist, gehören dazu **Ulzera der unteren Extremitäten einschließlich der damit verbundenen Risikozustände** und der **diabetesbedingte Charcot-Fuß** (Abb. 1.1). Beide Erkrankungen können zusammen auftreten. Nach der ersten Manifestation bleibt das DFS für den Rest des Lebens bestehen, da es derzeit keine Möglichkeit gibt, die zugrunde liegenden Komplikationen des Diabetes zu heilen (Armstrong und Mills 2013). Erneute Aktivierungen aus der Remission sind häufig und typisch.

Das zentrale Merkmal des DFS ist die reduzierte Schmerzentwicklung bei Anfangsschäden. Diese wird auch als *„loss of protective sensation"* oder *„LOPS"* bezeichnet und ist Folge des Untergangs feiner Nervenfasern. Ein normales Vermeidungsverhalten und das Einfordern von Hilfe erfolgen daher häufig verzögert und nicht im angemessenen Umfang. Ausgedehnte Schäden können auftreten. Das Ausmaß der Achtlosigkeit, das Betroffene an den Tag legen, ist für Unerfahrene im Umgang mit Menschen mit reduziertem Empfinden verblüffend. Der Diabetologe und Philosoph A. Risse erklärt dies mit dem Phänomen des *Leibesinselschwundes* (Risse 1997). Das Konzept besagt vereinfacht, dass der Fuß in der leiblichen Ökonomie des Betroffenen nicht mehr vorkommt, also nur mehr wie ein Umgebungsbestandteil wahrgenommen wird (s. Kap. 3). Der Verlust des schmerzvermittelten Zwangs zur Verhaltensveränderung erfolgt schleichend, für Betroffene und Umgebung unauffällig. Die Dramatik des Funktionsverlusts und seiner Folgen bleiben zunächst unbemerkt.

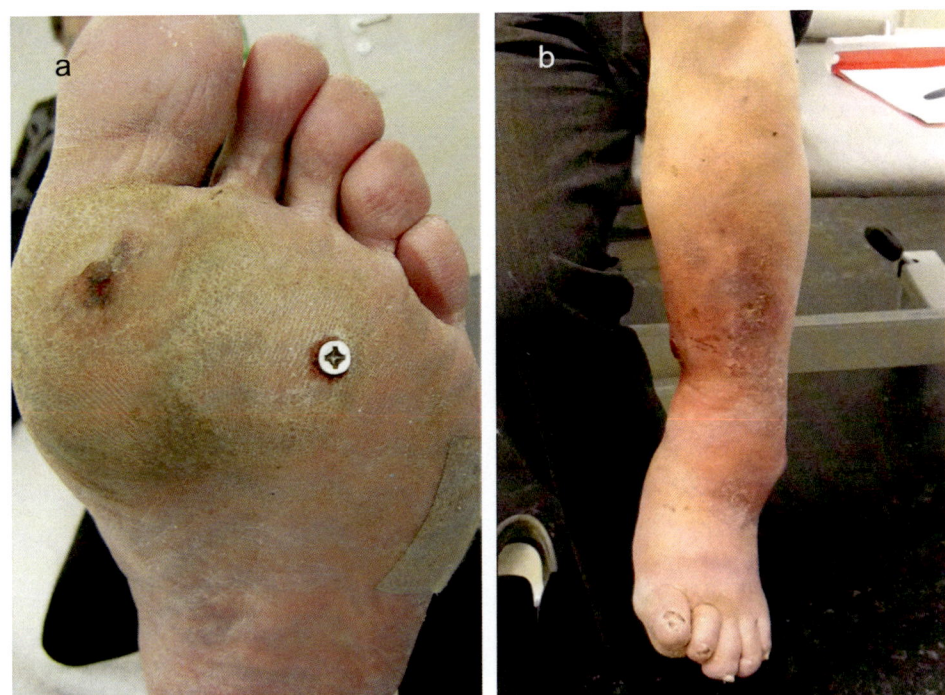

Abb. 1.1 **a** Schmerzlose Verletzung: Diese Schraube steckte drei Tage lang im Fuß und wurde bei einer Routineuntersuchung entdeckt (mit freundlicher Genehmigung von Dr. Dietmar Weber, Köln). **b** Charcot-Fuß: schmerzfreie Mehrfachfrakturen/Dislokationen des Unterschenkels und des Fußes. Diese Aufnahme wurde bei einem ambulant behandelten Patienten in einer deutschen Großstadt nach dreiwöchiger Behandlung durch einen Hausarzt als „V.a. Thrombose" aufgenommen

Mehrere Nerven betreffende Schädigungen werden unter dem Begriff der Polyneuropathie (PNP) zusammengefasst. Menschen mit Diabetes entwickeln symmetrische, distal betonte und vorwiegend sensible Polyneuropathien, die sich zentripetal ausbreiten. Entsprechend werden zuerst lange und dünne Nervenfasern, die mit dem Transport von Informationen betraut sind, seitengleich geschädigt. Später fallen Fasern aus, die rumpfnähere Regionen erreichen, und auch solche, die Bewegungen steuern. Die Balance der Muskelgruppen wird in diesem Fall gestört, da körperfernere Muskelgruppen früher ausfallen. Dies ist entscheidend bei der Entwicklung vieler Fehlstellungen. Der Ausfall von Nerven mit steuernden Funktionen führt auch zu Veränderungen der Haut und der Zehennägel durch fehlende Ansteuerung der Schweißdrüsen (Abb. 1.2).

Andere häufige Erkrankungen bei Menschen mit Diabetes mellitus können die Gewebereparatur beeinträchtigen und so die Ausweitung der Schäden ermöglichen. Besonders dramatische Folgen ergeben sich aus der peripheren arteriellen Verschlusskrankheit (pAVK).

Abb. 1.2 Einseitige Polyneuropathie links durch spinale Erkrankung mit einseitiger Ausbildung aller für eine Neuropathie typischen Veränderungen einschließlich Zehenfehlstellungen und Wunden ohne Bestehen eines Diabetes mellitus (mit freundlicher Erlaubnis von Dr. Thomas Horn)

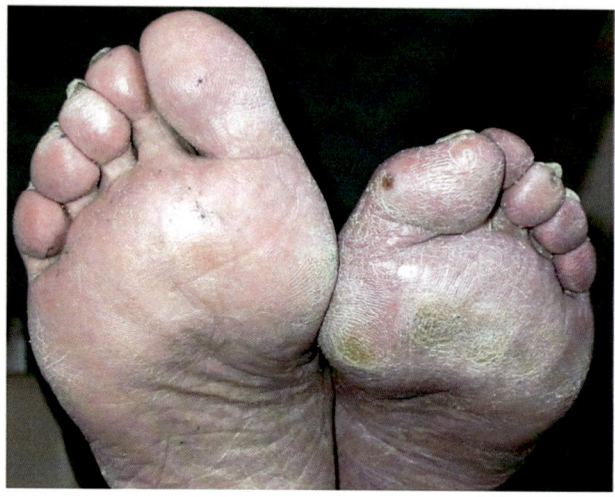

Deformitäten, Hautprobleme, Ödeme, negative Auswirkungen eines unkontrollierten Glukosestoffwechsels und andere Faktoren können die Reparaturvorgänge ebenfalls stören. Daher ist es entscheidend, nicht bei der Feststellung eines „Diabetischen Fußes" stehen zu bleiben, sondern die Ursachen strukturiert aufzuspüren und zu behandeln.

1.2 Bedingungen und Auslöser

Das DFS hat zahlreiche Ursachen, die einander teilweise zu-, unter- und übergeordnet sind. In diesem Buch haben wir die Ursachen in Bedingungen und Auslöser getrennt, um diese systematisch aufarbeiten zu können.

Betroffene entwickeln zunächst resistenzmindernde **Bedingungen,** die die Widerstandskraft des Fußes schwächen und die Heilung anfänglicher Schäden behindern. Der gesunde Fuß ist so widerstandsfähig angelegt, dass Schäden zwar regelhaft entstehen, aber prompt begrenzt und repariert werden. Die resistenzmindernden Bedingungen stören diese Vorgänge, und ihre Kenntnis beantwortet die Frage **„Warum entsteht überhaupt ein DFS?".** Sie stellen eine Risikokonstellation dar, die vornehmlich durch eingeschränkte Wirkung von Schmerzen gekennzeichnet ist. Weitere Faktoren wie Durchblutungsstörungen, Schwellungszustände und andere treten hinzu.

Dieses Risiko wird wirksam durch **Auslöser,** die zu einer Läsion führen. Die Auslöser bestimmen den Ort, an dem sich das Risiko konkretisiert. Ihre Kenntnis beantwortet die Frage **„Warum besteht das DFS genau hier?".** Sichtbare Zeichen ihres Wirkens sind z. B. Schwielenbildungen als initiales Merkmal von Druckbelastungen.

Die Therapie versucht, voraussetzende Bedingungen günstiger zu gestalten und Auslöser zu verhindern. Die Bedingungen können sehr schwierig zu beeinflussen sein. In den meisten Fällen zielt die Behandlung insbesondere darauf ab, das Wiederauftreten von Auslösern zu verhindern.

Das DFS wird durch Bedingungen und Auslöser verursacht
Zwei Fragen sollten vor Beginn der Behandlung beantwortet werden:
„Warum überhaupt (kommt es zu einem Diabetischen Fußulkus)?" und **„Warum genau hier?"**

1.3 Verlauf

Auch ein verletzlich gewordener Fuß kann verletzungsfrei bleiben, solange schädliche Auslöser durch Schutzmaßnahmen unter Kontrolle gehalten werden. So kann beispielsweise eine Schwächung des schützenden Schmerzempfindens durch weniger körperliche Aktivität (Armstrong et al. 2004) oder schützendes Schuhwerk ausgeglichen werden. Dieses Gleichgewicht zwischen Auslösern und Verletzlichkeit einerseits sowie Schutzmaßnahmen und Widerstandsfähigkeit andererseits bestimmt, ob wiederkehrende Belastungen und Traumata, denen ein Fuß ausgesetzt ist, zu einer Verletzung führen oder folgenlos bleiben. Die Phasen der Verschiebung des Gleichgewichts sind in Tab. 1.1 dargestellt.

In anderen Fällen gelingt eine **Kompensation** z. B. durch Ausbildung einer Schwiele. Auch bei Rötungen und Blasen handelt es sich um Belastungsfolgen, die oberflächlich bleiben und Teil einer noch funktionierenden Überlastungsabwehr sein können (Abb. 1.3). Die Kompensation wird dadurch erreicht, dass die Läsionen zu einer schmerzvermittelten Schonung zwingen, was wiederum für eine rasche Abheilung ohne Erfordernis weiterer Maßnahmen ausreicht.

Kommt es hingegen zur zeitweisen **Dekompensation** mit Verletzung tiefer Schichten, so sind verschiedene Defekte möglich. Zunächst führen kurzzeitige Überlastungen schon zuvor beanspruchter Hautpartien zu *Einblutungen in Schwielen*. Zum Zeitpunkt der Entdeckung sind diese Blutungen beendet, und das Epithel ist wiederhergestellt (Rosen et al. 1985).

Die Phase des inaktiven DFS definiert sich somit aus einer früheren Überlastung bei gleichzeitiger Resistenzminderung.

Wird dies erkannt, können präventive Maßnahmen ergriffen werden. Schutzmechanismen werden intensiviert durch Schulungsmaßnahmen (Dorresteijn und Valk 2012), Schuhversorgung (Busch und Chantelau 2003) und podologische Betreuung (Plank et al. 2003; Chantelau 2002). Ist die Überlastung jedoch intensiver oder über längere Zeitabschnitte wirksam, so kommt es zu umfangreicheren Schäden, die aufwendigere Reparaturprozesse erfordern, länger andauern und während ihres Bestehens als **aktives**

Tab. 1.1 Phasen des Gleichgewichts zwischen schützenden und belastenden Einflüssen

	Phase	Was passiert	Zeichen
0	Gesund	*widerstandsfähiger Fuß,* der ohne externe Schutzmaßnahmen für die gewohnte Belastung gerüstet ist	•**Keine** Zeichen einer Resistenzminderung
I	Prä-DFS	Erhöhte Verletzlichkeit, evtl. mit Zeichen der Kompensation	•**Resistenzminderung** (PNP und evtl. weitere Bedingungen) evtl. Kompensationszeichen, z. B. Schwielen
IIa/IIb/ IIc	Inaktives DFS	Erhöhte Verletzlichkeit, mit *früheren Dekompensations-folgen*	Resistenzminderung Frühere dekompensierte Über-lastung (a) Z. n. präulzerativer Läsion (Schwiele mit **Einblutung**) (b) Z. n. **Ulkus** (c) inaktiver **Charcot-Fuß**
IIIa/IIIb/IIIc	Aktives DFS	*Aktuelle Dekompensations-folgen* ohne oder mit Beteiligung tiefer, hypotropher Regionen (Knochen, Gelenke, Corpus adiposum der Ferse)	Resistenzminderung Aktuelle Dekompensation **(a) oberflächliches Ulkus** **(b) tiefes Ulkus** **(c) aktiver Charcot-Fuß**
IV	Kein Fuß	Entfernung der betroffenen Region	**Majoramputation**

DFS auffällig werden. Betreffen sie die Haut, so wird von **D**iabetischen **F**uß**u**lzera (DFU) (*Ulkus = Geschwür,* nicht makrotraumatische Verletzung der Haut in ihrer gesamten Tiefe) gesprochen. Bei einem „*Charcot-Fuß*" wird dagegen der Stützapparat überlastet, insbesondere die Knochen.

Die lange Zeit bis zur Wiederherstellung der Integrität macht eine Wiederholung der Anlässe in dieser kritischen Phase wahrscheinlich. Die Defekte werden somit weiter unterhalten und imponieren, als ob ihnen eine Chronizität innewohnte. Dem ist aber nicht so, vielmehr werden sie ständig erneuert.

Mit Abschluss der Reparatur geht das DFS wieder in eine inaktive Phase über, was auch als **Remission** bezeichnet wird (Armstrong und Mills 2013). Im Fall eines Charcot-Fußes wird dann von einem „inaktiven Charcot-Fuß" gesprochen (Rogers et al. 2011). Das Konzept einer **lebenslangen Erkrankung mit aktiven und inaktiven Phasen** gilt nicht nur für den Charcot-Fuß, sondern für jegliches DFS. Ohne weitere protektive Maßnahmen entwickeln nahezu 100 % der Betroffenen (Tanudjaja 1995) innerhalb eines Jahres mindestens eine erneute aktive Phase des DFS, die auch als **Rezidiv** (von lat. recidere, „zurückfallen") der Erkrankung bezeichnet wird. Jedoch auch bei erfolgter Anwendung von Schutzmaßnahmen erleiden zwischen 25 und 30 % der Betroffenen

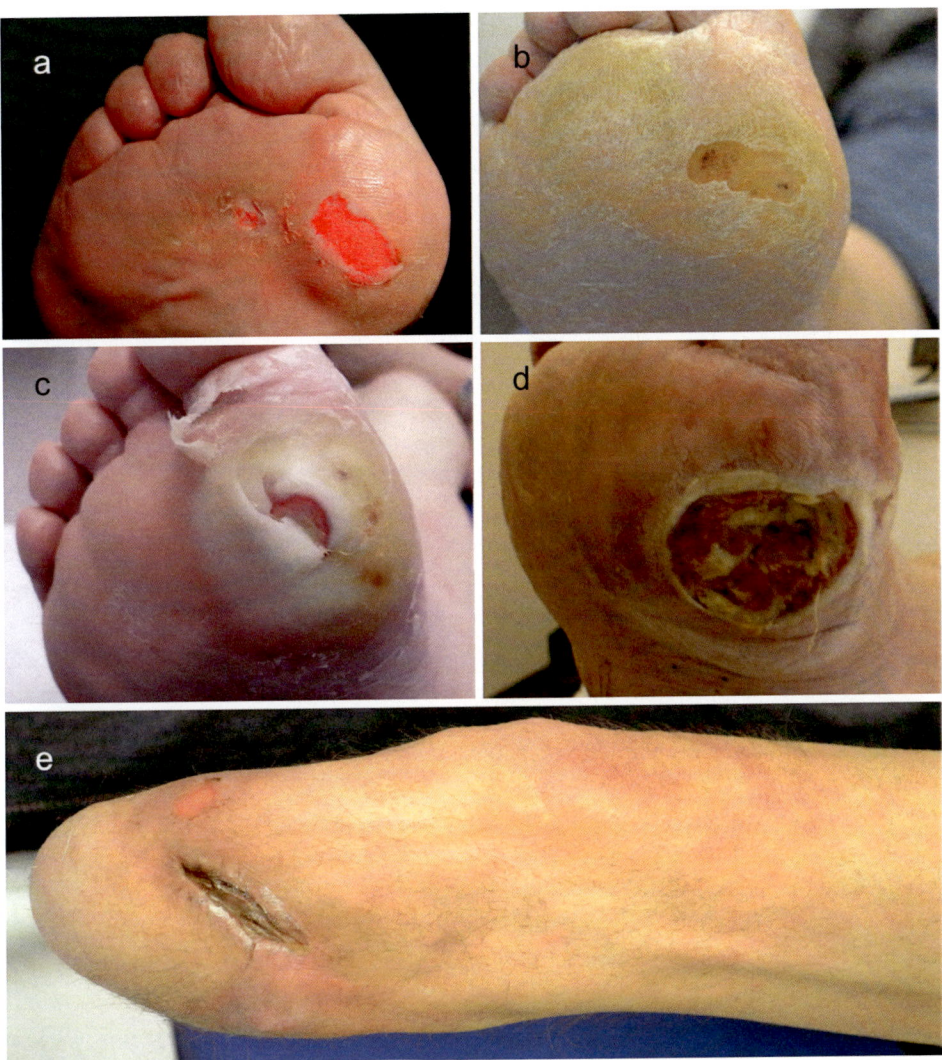

Abb. 1.3 **a** Spontan eröffnete Blase unter dem medialen Sesambein, Prä-DFS in Phase I. **b** Punktblutung in einer Schwiele über dem medialen Sesambein als Zeichen einer stattgehabten, kurzzeitigen Überlastung tiefer Hautschichten, inaktives DFS, Phase IIa. **c** Spontan eröffnete Blase mit Ulkus als Blasengrund, aktives DFS Phase IIIa. **d** Tiefes Ulkus mit Knochenbeteiligung, aktives DFS Phase IIIb. **e** Amputationsstumpf nach Unterschenkelamputation, Ulkus am Stumpf, Phase IV

innerhalb der ersten 12 Monate nach Übergang in die Remission eine Rezidivläsion (Ogurtsova et al. 2020). Finden sich die neuen Läsionen an gleicher Stelle, so wird dies in der englischsprachigen Literatur bei zeitnahem Rückfall als „*relapse*", bei späterem als „*recurrence*" bezeichnet. Treten sie an anderer Stelle auf, spricht man von

„new ulcer". Die lebenslange Durchführung strukturierter Maßnahmen zur Rezidiv-vermeidung durch Beherrschung der belastenden Auslöser ist daher ein wesentlicher Bestandteil der erfolgreichen Betreuung von Menschen mit Diabetischem Fußsyndrom (Waaijman et al. 2014). Eine Majoramputation beendet das DFS im engeren Sinne auf der amputierten Seite, Probleme mit dem Stumpf und Prothesen schließen sich evtl. an.

1.4   Einteilungen

Traditionell wird die Tiefenausdehnung der Läsionen beim DFS nach **Wagner** eingeteilt (Wagner 1981, 1987) (Tab. 1.2).

Einige der Probleme dieser Einteilung bestehen darin, dass

- die Klassifikation nur Wunden beschreibt, also den Charcot-Fuß nicht,
- die Vorstufen nicht differenziert werden,
- Stadium 1 und 2 im klinischen Kontext sehr schwer zu trennen sind,
- Stadium 3 und 4 im klinischen Kontext sehr schwer zu trennen sind. Da jede Wunde mit einer Nekrose beginnt ist die übliche Kurzbeschreibung „Teilnekrose des Fußes" missverständlich,
- die komplikationsträchtigen Verletzungen an der Ferse mit Beteiligung des Fett-polsters nicht angemessen abgebildet werden,
- prognostisch wichtige Faktoren wie pAVK, Infektion oder Begleiterkrankungen nicht eingehen,
- die Gradeinteilung regelhaft abweichend vom ursprünglichen Text gehandhabt wird. Beispielsweise ist nach Wagner eine Läsion mit Knochenkontakt ohne Osteomyelitis noch Grad 2, eine tiefe Abszessbildung auch ohne Knochenbeteiligung Grad 3. In der gängigen Handhabung wird der Knochenkontakt (Probe-to-bone positiv) mit bakterieller Invasion des Knochens und Osteomyelitis gleichgesetzt, auch da sich eine Osteomyelitis im Röntgenbild in den ersten Wochen oft nicht darstellt. Die tiefe Abszedierung wird dagegen nicht immer berücksichtigt.

Tab. 1.2 Wagner-Klassifikation

Grad	Beschreibung
0	„Risikofuß"
1	Oberflächliche Wunde
2	Wunde, die Sehne oder Gelenkkapsel erreicht
3	Wunde mit Knochenbeteiligung oder Gelenkeinbruch
4	Nekrose von Fußteilen
5	Nekrose des gesamten Fußes

Von Vorteil ist, dass diese Klassifikation eine große Verbreitung und Akzeptanz findet. Das Original-Textzitat ist in Servicekapitel 27 wiedergegeben.

Die **University of Texas (UT)**-Klassifikation (Armstrong 1996; Armstrong et al. 1998) integriert Informationen zur Tiefe mit Angaben zu Infektion und pAVK. Sie verwendet die Zahlen 0–3 zur Beschreibung der Tiefe (0 = prä- oder postulzerative Läsion, 1 = keine Beteiligung von Sehne, Kapsel oder Knochen, 2 = Erreichen von Sehne oder Kapsel, 3 = Erreichen von Knochen oder Gelenk) und die Buchstaben A, B, C und D zur Beschreibung der Abwesenheit oder des Vorhandenseins der Faktoren Infektion und Ischämie (A = Fehlen von beiden, B = nur Infektion, C = nur Ischämie, D = beides). Eine in Deutschland verbreitete Ergänzung kombiniert die Beschreibung der Ausdehnung der Tiefe der Läsion nach Wagner mit Informationen zu Infektion und pAVK analog der UT. In Würdigung der Erstautoren wird die kombinierte Einteilung als Klassifikation nach **Wagner-Armstrong** bezeichnet. Aber auch die UT hat Nachteile, da Informationen zu Neuropathie, Ulkusort und -fläche fehlen (Abb. 1.4).

Weitere Klassifikationen sind beschrieben. So war in Deutschland die Einteilung nach Arlt lange gängig, die zwischen angiopathischem, neuropathischem und angioneuropathischem DFS unterschied (Arlt und Protze 1997). Einen Schwerpunkt auf Gefäßproblemen legt die WIfI-Klassifikation, die im Servicekapitel (27.10) einzusehen ist.

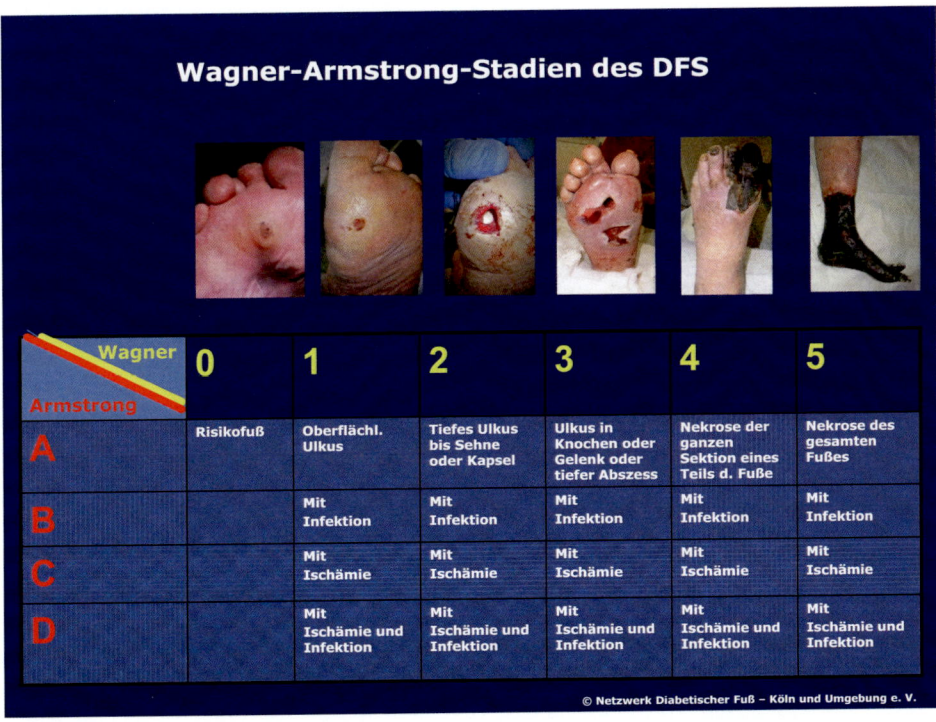

Abb. 1.4 Einteilung nach Wagner-Armstrong, wie im Netzwerk Diabetischer Fuß Köln und Umgebung e. V. eingesetzt

International ist die PEDIS-Klassifikation der IWGDF (International Working Group on the Diabetic Foot) bedeutsam (Schaper 2004). Sie umfasst die Parameter Durchblutung (P = Perfusion), Wundgröße (E = Extent/Size), Tiefenausdehnung (D = Depth/Tissue Loss), Infektion (I = Infection) und schützende Empfindung (S = Sensation). Die PEDIS-Klassifikation ist ebenfalls im Anhang (27.9) wiedergegeben.

SINBAD (Ince et al. 2008) ist ein einfacher Score auf der Grundlage von Ort (**S**ite, proximal zum Vorfuß = 1), **I**schämie (klinischer Nachweis einer reduzierten Fußdurchblutung durch Tasten der Pulse = 1), **N**europathie (LOPS = 1), **B**akterielle Infektion (vorhanden = 1), Fläche (**A**rea, >1 cm^2 = 1) und Tiefe (**D**epth, tiefer als Haut und subkutanes Gewebe = 1). Er ist nützlich bei der Prognose und ermöglicht den Vergleich zwischen verschiedenen Zentren in verschiedenen Ländern (27.6).

1.5   Entitäten

In diesem Buch unterteilen die Autoren diabetesbedingte Fußulzera in „*Entitäten des DFS*" entsprechend ihrer Lage. Die Oberfläche des Fußes wurde dafür in Bereiche unterteilt, in denen Ulzera typischerweise auf ähnliche Weise entstehen. Diese Einteilung erfordert nicht, dass man sich Grade und Stadien einprägen muss. Sie soll einen intuitiven Zugang mithilfe weniger grundlegender Konzepte ermöglichen. Wenn ein Patient an einer bestimmten Stelle eine Läsion aufweist, können alle Hintergrundinformationen, Tests und Therapien einfach abgerufen werden.

> **Die Entitäten des DFS sind Untergruppen des DFS, die durch die Lage definiert sind. Sie ermöglichen einen einfachen Zugang zu Ursachen, Prognose und Therapie.**

1.6   Epidemiologie

Das Diabetische Fußsyndrom betrifft eine stetig wachsende Zahl von Menschen, insbesondere weil die Zahl der Menschen mit Diabetes steigt. Gemäß der 9. Ausgabe des IDF Diabetes Atlas (IDF 2019) liegt die Diabetesprävalenz in Deutschland derzeit bei 15,3 %, was einem Anstieg von 25 % gegenüber den zuletzt veröffentlichten Werten im Jahr 2017 entspricht. Die Zahl der von Diabetes betroffenen Erwachsenen in Deutschland wird derzeit auf 9,5 Mio. geschätzt. Weltweit hat die Zahl der Menschen mit Diabetes in den letzten Jahrzehnten massiv zugenommen, sodass vielfach von einer Diabetesepidemie gesprochen wird (Guariguata et al. 2014). Teilweise ist diese Zunahme auf eine steigende Lebenserwartung zurückzuführen. In Deutschland hat sich die Lebenserwartung der 60-Jährigen seit dem letzten Weltkrieg jedes Jahrzehnt um ein bis zwei Jahre verlängert (Bildung und Bundesamt 2012). Weltweit sind etwa

463 Mio. Menschen von Diabetes betroffen. In den westlichen Ländern sind es etwa 10 % aller Einwohner. Etwa 3 % pro Jahr erleiden eine neue Episode eines Diabetischen Fußgeschwürs (LeMaster et al. 2006) und 0,1 % eine neue Episode eines aktiven Charcot-Fußes (Hochlenert 2007). Die Prävalenz von diabetesbedingten Fußulzera liegt bei 1,6–6,3 % und das Lebenszeitrisiko bei 19–34 % (Reiber et al. 1998; Armstrong et al. 2017), was bedeutet, dass in einem Land mit 50 Mio. Einwohnern 1–2 Mio. Menschen im Laufe ihres Lebens an einem DFS leiden werden.

Gemäß dem DFS-Register der fachärztlichen Versorgung (Hochlenert 2017) bleiben etwa 30 % dieser aktiven Krankheitsepisoden länger als 6 Monate bestehen. Nationale Daten aus Großbritannien haben umgekehrt gezeigt, dass knapp zwei Drittel der Patienten nach sechs Monaten Behandlung noch leben und frei von Geschwüren sind (NHS 2017).

In der fachärztlichen Versorgung erleben etwa 1 % der betroffenen Patienten eine Amputation oberhalb des Knöchels und etwa 6–7 % eine Amputation unterhalb des Knöchels. Die Daten des NHS in Großbritannien (2014–2017) gehen von einer Amputationsrate oberhalb des Knöchels von 0,81/1000 Menschen mit Diabetes und einer Rate von Amputationen darunter von 2,1/1000 Menschen mit Diabetes aus. Die regionale Streuung ist dabei erheblich (2017, öffentlich zugänglich unter finger-tips.phe.org.uk/profile/diabetes-ft).

Die Zahl der Amputationen oberhalb des Knöchels ist in vielen Ländern rückläufig, während die Zahl der Amputationen unterhalb des Knöchels in denselben Ländern häufig zunimmt. Das gilt aktuell auch für Deutschland (Claessen et al. 2018). Aufgrund zahlreicher methodischer Probleme ist es schwierig, Schlussfolgerungen zu ziehen (Kroger et al. 2017; Lombardo et al. 2014; Apelqvist 2018; Rumenapf und Morbach 2017). Eindrücke aus der täglichen Praxis lassen jedoch vermuten, dass weitere Verbesserungen in den Bereichen Zugang zu spezialisierter Versorgung, Prävention, Amputation und Dauer der aktiven Episoden möglich sein sollten und auch wertvoll wären.

1.7 Konsequenzen für den Patienten

Das DFS beeinträchtigt Betroffene auf vielfältige Art und Weise. Einige davon sind hier nachfolgend dargestellt:

- Lange Zeit bis zum Übergang in Remission (Pickwell et al. 2013)
- Häufige Rezidive (Apelqvist et al. 1993; Armstrong et al. 2017)
- Erfordernisse der Therapie und dabei insbesondere die Entlastung, die Ruhigstellung und die stationären Aufenthalte
- Schmerzen
- Amputationen
- Verlust der Mobilität und der Selbstständigkeit
- Verlust der Arbeitsfähigkeit oder der Arbeitsstelle

- Verlust sozialer Kontakte (Siersma et al. 2013)
- Kosten für Leistungen wie Transporte, die nicht durch die GKV abgedeckt sind
- Tod

1.7.1 Tod

Im ungünstigsten Fall kann das DFS mit dem Tod des Patienten enden. Das DFS kann hierbei direkt oder indirekt für den Tod des Betroffenen verantwortlich sein. Ca. 6–8 % der Betroffenen sterben, bevor das DFS inaktiv wird, ca. 1/4 davon in ursächlichem Zusammenhang mit dem Diabetischen Fuß (Prompers et al. 2008b).

Etwa 70 % der Menschen mit DFS sterben innerhalb von 5 Jahren, nachdem sie eine Amputation erlitten haben (Icks et al. 2011), 9 % verlassen das Krankenhaus nicht lebend. Aufgrund methodischer Probleme ist es nicht einfach festzulegen, welche der verschiedenen möglichen Mechanismen den Zusammenhang zwischen DFS und Tod erklären und in welchem Umfang. Als besonders wichtige Ursache für den vorzeitigen Tod wurde die größere Gefährdung durch ischämische Herzerkrankungen vorgeschlagen. In einer Studie, die sich auf Ergebnisse von Sterbeurkunden und Obduktionsergebnisse stützt, war dies bei neuropathischen DFU-Patienten besonders ausgeprägt (Chammas et al. 2016). Die Patienten profitieren von der Einführung eines aggressiven kardiovaskulären Risikomanagementprogramms in DFU-Kliniken. Die zukünftige Implementierung nationaler Programme mit einem solchen Ansatz scheint empfehlenswert zu sein (Young et al. 2008).

1.7.2 Amputationen

Unter den möglichen Folgen des DFS sind Amputationen oberhalb des Knöchels ein zentrales Thema. Weniger als 50 % der Patienten sind nach dieser Art von Amputation in der Lage, selbständig zu gehen (Game 2012). Dies wird als *„Majoramputation"* bezeichnet. Im Gegensatz dazu bleiben bei einer *„Minoramputation"* Teile des Fußes erhalten. Diese Formulierung ist irreführend, da der Begriff suggeriert, dass die Entfernung von Teilen des Fußes von geringer Bedeutung wäre. Tatsächlich verändern diese „kleinen" Amputationen oft die Statik des Fußes und erhöhen die Wahrscheinlichkeit eines Rezidivs (Apelqvist et al. 1993; Ogurtsova et al. 2020). Sie sind sehr heterogen und können die Mobilität oder die Eigenwahrnehmung des Patienten beeinträchtigen. In diesem Buch haben die Autoren die Diktion **„Amputation oberhalb des Knöchels"** oder **„Amputation unterhalb des Knöchels"** verwendet.

1.7.3 Lebensqualität

Die gesundheitsbezogene Lebensqualität (health-related quality of life = HRQoL), vorzugsweise durch Betroffene selbst erhoben als *„patient-reported outcome"* (PRO), ist von großer Bedeutung, wenn es um die Diskussion mit Kostenträgern über die Zuweisung von Ressourcen geht. Allgemeinere Instrumente wie EQ-5D oder SF-36 sind nicht spezifisch für das DFS und nicht sensitiv für langsame Veränderungen. Daher kann es trotz klinischer Verbesserung (Pickwell et al. 2017) zu keinen Unterschieden in der Bewertung eines patientenbezogenen HRQoL-Ergebnisses kommen, wenn die Auswirkungen wichtiger klinischer Ergebnisse in dem Instrument übersehen wurden. Spezifischere Instrumente sind notwendig, die einfach anzuwenden sind, auf langsame Veränderungen reagieren und für Patienten geeignet sind, die häufig multiple Komorbiditäten und eine schlechte Lebensqualität haben (Siersma et al. 2014).

1.7.4 Mobilität während der Behandlung

In den letzten Jahrzehnten hat die Mobilität das Ziel des Wundschlusses als primäres Behandlungsziel verdrängt. Die Ursachentherapie der meisten Fälle eines DFS ist die Entlastung, deren Konzeption die fortgesetzte Alltagsmobilität beinhaltet. Einige Arbeitsgruppen, z. B. in Almelo und Essen (persönliche Mitteilung Eric Manning, Almelo, Niederlande und Anna Trocha, Essen, Deutschland), erkannten schon früh den Konflikt zwischen diesem Ziel und der gängigen Empfehlung, die Anzahl der Schritte während der Monate der Therapie zu begrenzen. Sie entwickelten Gipstechniken und Physiotherapie, um die Mobilität während des Prozesses der Ulkusbehandlung zu fördern, und propagierten den Slogan **„keep the patient walking"**. Wenn dagegen die Beseitigung des Ulkus im Mittelpunkt steht, sind mehr und frühere Amputationen die Folge.

1.8 Ökonomie und Kosten

Das DFS führt zu erheblichen Kosten, die sich auf 12–30 % der gesamten Kosten für Diabetes belaufen (Apelqvist 2018; LeMaster et al. 2006). In Großbritannien sind das ca. £1 Mrd. (Kerr 2017) oder £1 von £140, die im nationalen Gesundheitswesen pro Jahr ausgegeben werden. In Deutschland sind es € 2,5 Mrd. (Koster et al. 2011; Hauner 2005). Je komplizierter und fortgeschrittener die Erkrankung ist, desto mehr Ressourcen aller Art werden benötigt (Prompers et al. 2008a). Die Behandlung von Menschen mit DFS ist damit auch ein wesentlicher ökonomischer Faktor für Gesundheitsdienstleister und Versicherer (Gesundheitswirtschaft).

Das DFS ist ein Feld mit eindeutigem und sofort persönlich erlebbarem Nutzen. Es ist die einzige Folgeerkrankung des Diabetes, in der Diabetologen eine wesentliche

Rolle in der Versorgung spielen. Daher ist Expertise bei dieser risikoreichen und teuren Erkrankungsgruppe mit der Möglichkeit der Erbringung eines hohen Nutzens eine Kernkompetenz aller Diabetologen. Es ist aber auch für Fußchirurgen, plastische Chirurgen, Gefäßmediziner und Dermatologen spannend, die in der Betreuung einen erheblichen Mehrwert erzeugen können. Für Angehörige von Pflegeberufen, Podologen und Orthopädieschuhmacher ist es ohnehin ein angestammtes Betätigungsfeld.

1.9 Spezialisierte Behandlung

Eine spezialisierte Behandlung führt zur Reduktion hoher Amputationen, zu einer Verminderung der Anzahl von Rezidivereignissen, zu weniger stationären Aufenthalten, zu kürzeren Ausfallszeiten im Arbeitsprozess und zu einer Abnahme von Fällen vollstationärer Pflegebedürftigkeit (Hochlenert 2012; Bakker und Dooren 1994; Schaper 2012). Sie zeichnet sich durch die umfassende Erfahrung aller Mitglieder und ihre enge Zusammenarbeit mit allen notwendigen Partnern aus (Sanders et al. 2010). Arbeitsgruppen wie die deutsche AG Fuß der DDG oder die belgischen Fußzentren **zertifizieren Einrichtungen,** die Mindestkriterien hierfür erfüllen (Lobmann et al. 2007; Kersken et al. 2009; Morbach et al. 2016). In manchen Regionen haben sich diese Einrichtungen zu **Netzwerken** zusammengefunden. In Netzwerken treffen sich die Beteiligten regelmäßig und kümmern sich um regionale Besonderheiten wie beispielsweise den Ausgleich fehlender Spezialkompetenzen oder die Erreichbarkeit. Netzwerke versuchen, jedem Betroffenen in der jeweiligen Region Zugang zur spezialisierten Behandlung zu ermöglichen und diese Versorgung zum Standard werden zu lassen (Risse und Hochlenert 2010; Hochlenert und Engels 2012). Ein überregionales DFS-Register sammelt seit 2003 Daten, und in zahlreichen Projekten wird versucht, die interdisziplinäre Zusammenarbeit elektronisch zu unterstützen. Die Daten zur Identifizierung der in diesem Buch dargestellten Entitäten wurden dem DFS-Register entnommen.

1.10 Übergänge und Abgrenzung

Die Krankheitsbilder im Umfeld von Wunden bei Menschen mit Diabetes weisen zahlreiche Überschneidungen auf. Beispielsweise bestehen am Fuß in der Region der Malleolen Wunden, die alle Aspekte der Differenzialdiagnose des Ulcus cruris widerspiegeln. Auf der anderen Seite sind viele Menschen mit neuropathischen und angioneuropathischen Ulzera, die sich in keinem wesentlichen Aspekt von Menschen mit DFS unterscheiden, nicht von Diabetes betroffen. Die Abbildung (Abb. 1.5) zeigt einige der vielfältigen Überschneidungen.

Der Fuß als Struktur distal der Malleolen erhält einen Teil seiner Beweglichkeit durch Sehnen und Muskeln aus dem Unterschenkel. Die **funktionelle Einheit von**

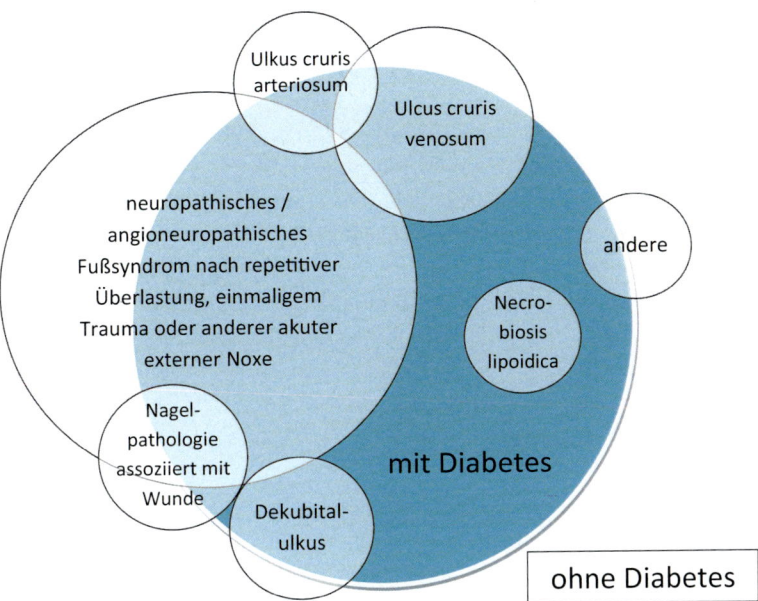

Abb. 1.5 Erkrankungen von Patienten einer Diabetes-Fußambulanz

Unterschenkel, Sprunggelenk und Fuß wird auch durch Fachgebietsbezeichnungen
wie „foot and ankle surgery" deutlich. In diesem Buch haben wir daher Läsionen der
Region der Malleolen dem DFS zugerechnet und Läsionen am distalen Unterschenkel im
Kapitel „Übergangsregionen" aufgeführt.

Sind Menschen ohne Diabetes von neuropathischen und angioneuropathischen
Ulzerationen oder Charcot-Füßen betroffen, ist ihr Zustand oft besonders prekär.
Die Diagnose erfolgt verzögert, und die Versorgung ist nicht auf ihre Bedürfnisse
zugeschnitten. Die Kostenübernahme von Schuhen, Podologie und anderen Dienstleistungen kann bei Abwesenheit von Diabetes sogar ausgeschlossen sein.

> **„Diabetes" und „Fuß" sind charakteristische, aber nicht notwendige
> Elemente des dysfunktionalen Zustandes, mit dem wir uns befassen.**

Es handelt sich daher eher um ein Syndrom als um eine Krankheit. In der Literatur
werden „Diabetischer Fuß" und „Diabetisches Fußsyndrom" synonym verwendet. In
diesem Buch behandeln wir sie im gesamten Buch als gleichwertige Begriffe.

Die Diagnose DFS kann mit anderen Wunddiagnosen wie „Unguis incarnatus" oder
„Dekubitalulkus" gemeinsam bestehen. So sind Fersenläsionen an der Tuberositas
bei Menschen mit Diabetes und PNP/pAVK sowohl ein Dekubitalulkus als auch ein

Diabetischer Fuß. Es ist wichtig, die Diagnose des Diabetischen Fußes zu stellen, weil in der Versorgung dadurch ein angemessenes Gefährdungspotenzial angenommen wird, was den Betroffenen hilft.

Die **Definition von Ulzera** (Geschwüren) bereitet ebenfalls Probleme. Oft wird von Ulzera als „nichttraumatischen Verletzungen der Haut bis in die Dermis oder tiefer" gesprochen. Man will damit ausdrücken, dass beispielsweise ein Messerstich nicht dazugehört. Ulzera bei Menschen mit DFS sind überwiegend durch wiederholte Mikrotraumen verursacht. Die gängige Definition sollte also dahingehend interpretiert oder geändert werden, dass Ergebnisse makrotraumatischer Verletzungen nicht als Ulkus verstanden werden, das Kumulativ mikrotraumatischer Ereignisse aber durchaus.

1.11   Zusammenfassung

Das Diabetische Fußsyndrom ist eine weltweite Herausforderung, bei der sich die Erkenntnisse zu Behandlungstechniken und Zusammenarbeit der unterschiedlichen Institutionen im Gesundheitswesen in rasanter Entwicklung befinden. Es stellt daher ein ideales Feld für engagierte, manuell geschickte Therapeuten mit Lust auf vernetztes Arbeiten dar.

Weiterführende Literatur
Alberto Piaggesi, Jan Apelqvist: The Diabetic Foot Syndrome
Frontiers in diabetes; v. 26. 0251–5342; Karger, 2017; ISBN 9783318061444
Durchdacht geschriebene Kapitel, die sich mit einigen Kernfragen des klinischen Umfelds, den pathophysiologischen Mechanismen und den organisatorischen Aufgaben im Rahmen des DFS befassen.
Andrew J. M. Boulton, Peter R. Cavanagh, Gerry Rayman: The Foot in Diabetes
4th edition; Wiley 2006; ISBN 978-0470015049
Vollständiges Lehrbuch, das alle Kernaspekte des Diabetischen Fußes in verschiedenen Kapiteln behandelt, die jeweils von engagierten Experten auf diesem Gebiet verfasst wurden. Es konzentriert sich auf praxisorientierte Ratschläge.
Paul Brand, Philip Yancey: The Gift of Pain
Zondervan 1997, ISBN 978-0310221449
Die Perspektive von Dr. Paul Brand erklärt das Wesen von körperlichen Schmerzen und integriert sie in eine Gesamtsicht auf den Menschen. Sie ist sowohl aus wissenschaftlicher Sicht als auch aus historischer Sicht spannend und in der Auseinandersetzung mit dem Thema Schmerz erfrischend. Aber sie ist auch eine Erklärung eines Eckpfeilers des Diabetischen Fußes durch einen der ersten Spezialisten, der sich mit diesem Thema in der westlichen Welt befasst hat.
Robert J. Hinchliffe, Nicolaas C. Schaper, Matt M. Thompson, Ramesh K. Tripathi, Carlos H. Timaran: The Diabetic Foot
1st edition (September 8, 2014); Jp Medical Pub; ISBN: 1907816623

Umfassende Darstellung der neuesten evidenzbasierten Untersuchungen, Methoden und des Managements des Diabetischen Fußes.

Anke Eckardt, R. Lobmann Der diabetische Fuß 2. Auflage: Interdisziplinäre Diagnostik und Therapie

2. Auflage (2015); Springer 2015; ISBN 3642384242 Komplettes Werk in deutscher Sprache, in dem alle wesentlichen Aspekte des Diabetischen Fußes von jeweiligen Experten auf 279 Seiten dargestellt werden.

1.12 Elektronisches Zusatzmaterial

Zusatzmaterial 1 (PDF 304 kb)

Literatur

Apelqvist J (2018) The diabetic foot syndrome today: a pandemic uprise. In: Piaggesi A, Apelqvist J (Hrsg) The diabetic foot syndrome (Frontiers in Diabetes), Bd 26. Frontiers in Diabetes. S. Karger AG, Basel

Apelqvist J, Larsson J, Agardh CD (1993) Long-term prognosis for diabetic patients with foot ulcers. J Intern Med 233(6):485–491

Arlt B, Protze J (1997) Diabetic foot. Langenbecks Archiv für Chirurgie Supplement Kongressband Deutsche Gesellschaft für Chirurgie Kongress 114:528–532

Armstrong DG (1996) The University of Texas diabetic foot classification system. Ostomy Wound Manage 42(8):60–61

Armstrong DG, Ingelfinger JR, Boulton AJM, Bus SA (2017) Diabetic foot ulcers and their recurrence. N Engl J Med 376(24):2367–2375. https://doi.org/10.1056/NEJMra1615439

Armstrong DG, Lavery LA, Harkless LB (1998) Validation of a diabetic wound classification system. The contribution of depth, infection, and ischemia to risk of amputation. Diabetes Care 21 (5):855–859

Armstrong DG, Lavery LA, Holtz-Neiderer K, Mohler MJ, Wendel CS, Nixon BP, Boulton AJ (2004) Variability in activity may precede diabetic foot ulceration. Diabetes Care 27(8):1980–1984

Armstrong DG, Mills JL (2013) Toward a change in syntax in diabetic foot care: prevention equals remission. J Am Podiatr Med Assoc 103(2):161–162

Bakker K, Dooren J (1994) A specialized outpatient foot clinic for diabetic patients decreases the number of amputations and is cost saving. Ned Tijdschr Geneeskd 138(11):565–569

Bildung BfP, Bundesamt S (2012) Fernere Lebenserwartung im Alter von 60 Jahren, 10. 11. und 12. koordinierte Bevölkerungsvorausberechnung. http://cid-direct.de/links

Busch K, Chantelau E (2003) Effectiveness of a new brand of stock „diabetic" shoes to protect against diabetic foot ulcer relapse. A prospective cohort study. Diabet Med 20(8):665–669

Chammas NK, Hill RL, Edmonds ME (2016) Increased mortality in diabetic foot ulcer patients: the significance of ulcer type. J Diabetes Res 2016:2879809. https://doi.org/10.1155/2016/2879809

Chantelau E (2002) Alternativen zur Fußamputation bei diabetischer Podopathie. Was ist gesichert? Deutsches Ärzteblatt 99 (30):A2052–A2056

Claessen H, Narres M, Haastert B, Arend W, Hoffmann F, Morbach S, Rumenapf G, Kvitkina T, Friedel H, Gunster C, Schubert I, Ullrich W, Westerhoff B, Wilk A, Icks A (2018) Lower-extremity amputations in people with and without diabetes in Germany, 2008–2012 – an analysis of more than 30 million inhabitants. Clin Epidemiol 10:475–488. https://doi.org/10.2147/CLEP.S146484

Dorresteijn JA, Valk GD (2012) Patient education for preventing diabetic foot ulceration. Diabetes Metab Res Rev 28(Suppl 1):101–106. https://doi.org/10.1002/dmrr.2237

Game F (2012) Choosing life or limb. Improving survival in the multi-complex diabetic foot patient. Diabetes/metabolism research and reviews 28 Suppl 1:97–100. https://doi.org/10.1002/dmrr.2244

Guariguata L, Whiting DR, Hambleton I, Beagley J, Linnenkamp U, Shaw JE (2014) Global estimates of diabetes prevalence for 2013 and projections for 2035. Diabetes Res Clin Pract 103(2):137–149. https://doi.org/10.1016/j.diabres.2013.11.002

Hauner H (2005) Epidemiology and costs of diabetes mellitus in Germany. Dtsch Med Wochenschr 130(Suppl 2):64–65. https://doi.org/10.1055/s-2005-870872

Hochlenert D (2007) Qualitätsbericht Netzwerk Diabetischer Fuß Köln und Umgebung 2006

Hochlenert D (2012) Gesundheitspreis NRW 2012: Netzwerk Diabetischer Fuß Nordrhein (ID-Nr.: 236671). http://www.mgepa.nrw.de/mediapool/pdf/gesundheit/gesundheitspreis_2012/Sonder-preis_Netzwerk_Diabetischer_Fu___Nordrhein.pdf

Hochlenert D (2017) Qualitätsbericht der Netzwerke Diabetischer Fuß Nordrhein, Hamburg und Berlin 2017. http://www.fussnetz-koeln.de/Start/Dokus/Qualitaetsbericht_2017.pdf

Hochlenert D, Engels G (2012) Low Major Amputation rate and low Recurrence in Networks for Treatment of the DFS. In: Abstract Book, X. Diabetic Foot Study Group Meeting Seminaris See Hotel, Berlin-Potsdam, Germany 28.–30. September 2012

Icks A, Scheer M, Morbach S, Genz J, Haastert B, Giani G, Glaeske G, Hoffmann F (2011) Time-dependent impact of diabetes on mortality in patients after major lower extremity amputation: survival in a population-based 5-year cohort in Germany. Diabetes Care 34(6):1350–1354. https://doi.org/10.2337/dc10-2341

IDF (2019) IDF Diabetes Atlas 9th Edition 2019. http://www.diabetesatlas.org. Zugegriffen: 28. Feb. 2021

Ince P, Abbas ZG, Lutale JK, Basit A, Ali SM, Chohan F, Morbach S, Mollenberg J, Game FL, Jeffcoate WJ (2008) Use of the SINBAD classification system and score in comparing outcome of foot ulcer management on three continents. Diabetes Care 31(5):964–967

Kerr M (2017) Improving footcare for people with diabetes and saving money: an economic study in England. https://diabetes-resources-production.s3-eu-west-1.amazonaws.com/diabetes-storage/migration/pdf/Improving%2520footcare%2520economic%2520study%2520%28January%25202017%29.pdf. Zugegriffen: 17. März 2018

Kersken J, Gröne C, Lobmann R, Müller E (2009) Die Fußbehandlungseinrichtung der Deutschen Diabetes-Gesellschaft. Diabetologe 5(2):111–120. https://doi.org/10.1007/s11428-008-0348-y

Koster I, Huppertz E, Hauner H, Schubert I (2011) Direct costs of diabetes mellitus in Germany – CoDiM 2000–2007. Experimental and clinical endocrinology & diabetes: official journal, German Society of Endocrinology [and] German Diabetes Association 119(6):377–385. https://doi.org/10.1055/s-0030-1269847

Kroger K, Berg C, Santosa F, Malyar N, Reinecke H (2017) Lower Limb Amputation in Germany. Deutsches Arzteblatt international 114(7):130–136. https://doi.org/10.3238/arztebl.2017.0130

LeMaster JW, Reiber GE, Rayman A (2006) Epidemiology and economic impact of foot ulcers. In: Boulton AJ, Cavenagh PR, Rayman A (Hrsg) The Foot in Diabetes, 4th Edition. Wiley

Lobmann R, Müller E, Kersken J, Bergmann K, Brunk-Loch S, Gröne C, Lindloh C, Mertens B, Spraul M (2007) The diabetic foot in Germany: analysis of quality in specialised diabetic footcare centres. The Diabetic Foot J 10(2):259.

Lombardo FL, Maggini M, De Bellis A, Seghieri G, Anichini R (2014) Lower extremity amputations in persons with and without diabetes in Italy: 2001–2010. PLoS ONE 9(1). https://doi.org/10.1371/journal.pone.0086405

Morbach S, Kersken J, Lobmann R, Nobels F, Doggen K, Van Acker K (2016) The German and Belgian accreditation models for diabetic foot services. Diabetes Metab Res Rev 32(Suppl 1):318–325. https://doi.org/10.1002/dmrr.2752

NHS (2017) National diabetes foot care audit – 2014–2016. NHS Digital. https://www.digital.nhs.uk/catalogue/PUB23525. Zugegriffen: 23. März 2018

Ogurtsova K, Morbach S, Haastert B, Dubsky M, Rumenapf G, Ziegler D, Jirkovska A, Icks A (2020) Cumulative long-term recurrence of diabetic foot ulcers in two cohorts from centres in Germany and the Czech Republic. Diabetes Res Clin Pract 172. https://doi.org/10.1016/j.diabres.2020.108621

Pickwell KM, Siersma VD, Kars M, Holstein PE, Schaper NC, on behalf of the Eurodiale C (2013) Diabetic foot disease: impact of ulcer location on ulcer healing. Diabetes Metab Res Rev https://doi.org/10.1002/dmrr.2400

Pickwell K, Siersma V, Kars M, Apelqvist J, Bakker K, Edmonds M, Holstein P, Jirkovska A, Jude EB, Mauricio D, Piaggesi A, Reike H, Spraul M, Uccioli L, Urbancic V, van Acker K, van Baal J, Schaper N (2017) Minor amputation does not negatively affect health-related quality of life as compared with conservative treatment in patients with a diabetic foot ulcer: an observational study. Diabetes Metab Res Rev 33(3). https://doi.org/10.1002/dmrr.2867

Plank J, Haas W, Rakovac I, Gorzer E, Sommer R, Siebenhofer A, Pieber TR (2003) Evaluation of the impact of chiropodist care in the secondary prevention of foot ulcerations in diabetic subjects. Diabetes Care 26(6):1691–1695

Prompers L, Huijberts M, Schaper N, Apelqvist J, Bakker K, Edmonds M, Holstein P, Jude E, Jirkovska A, Mauricio D, Piaggesi A, Reike H, Spraul M, Van Acker K, Van Baal S, Van Merode F, Uccioli L, Urbancic V, Ragnarson Tennvall G (2008a) Resource utilisation and costs associated with the treatment of diabetic foot ulcers. Prospective data from the Eurodiale Study. Diabetologia 51(10):1826–1834. https://doi.org/10.1007/s00125-008-1089-6

Prompers L, Schaper N, Apelqvist J, Edmonds M, Jude E, Mauricio D, Uccioli L, Urbancic V, Bakker K, Holstein P, Jirkovska A, Piaggesi A, Ragnarson-Tennvall G, Reike H, Spraul M, Van Acker K, Van Baal J, Van Merode F, Ferreira I, Huijberts M (2008b) Prediction of outcome in individuals with diabetic foot ulcers: focus on the differences between individuals with and without peripheral arterial disease. The EURODIALE Study. Diabetologia 51(5):747–755. https://doi.org/10.1007/s00125-008-0940-0

Reiber GE, Lipsky BA, Gibbons GW (1998) The burden of diabetic foot ulcers. Am J Surg 176(2A Suppl):5–10

Risse A (1997) Phänomenologische und psychopathologische Aspekte in der Diabetologie. De Gruyter, Berlin

Risse A, Hochlenert D (2010) Integrierte Versorgung – Neue (?) Versorgungsformen am Beispiel des diabetischen Fußsyndroms. Diabetologe 2:100–107. https://doi.org/10.1007/s11428-009-0480-3

Rogers LC, Frykberg RG, Armstrong DG, Boulton AJ, Edmonds M, Van GH, Hartemann A, Game F, Jeffcoate W, Jirkovska A, Jude E, Morbach S, Morrison WB, Pinzur M, Pitocco D, Sanders L, Wukich DK, Uccioli L (2011) The charcot foot in diabetes. Diabetes Care 34(9):2123–2129. https://doi.org/10.2337/dc11-0844

Rosen RC, Davids MS, Bohanske LM, Lemont H (1985) Hemorrhage into plantar callus and diabetes mellitus. Cutis 35(4):339–341

Rumenapf G, Morbach S (2017) Amputation statistics – how to interpret them? Deutsches Arzteblatt international 114(8):128–129. https://doi.org/10.3238/arztebl.2017.0128

Sanders LJ, Robbins JM, Edmonds ME (2010) History of the team approach to amputation prevention: pioneers and milestones. J Vasc Surg 52(3 Suppl):3–16. https://doi.org/10.1016/j. jvs.2010.06.002

Schaper NC (2004) Diabetic foot ulcer classification system for research purposes: a progress report on criteria for including patients in research studies. Diabetes Metab Res Rev 20(Suppl 1):90–95. https://doi.org/10.1002/dmrr.464

Schaper NC (2012) Lessons from Eurodiale. Diabetes Metab Res Rev 28(Suppl 1):21–26. https:// doi.org/10.1002/dmrr.2266

Siersma V, Thorsen H, Holstein PE, Kars M, Apelqvist J, Jude EB, Piaggesi A, Bakker K, Edmonds M, Jirkovska A, Mauricio D, Ragnarson Tennvall G, Reike H, Spraul M, Uccioli L, Urbancic V, van Acker K, van Baal J, Schaper NC (2013) Importance of factors determining the low health-related quality of life in people presenting with a diabetic foot ulcer: the Eurodiale study. Diabet Med J British Diabet Assoc. https://doi.org/10.1111/dme.12254

Siersma V, Thorsen H, Holstein PE, Kars M, Apelqvist J, Jude EB, Piaggesi A, Bakker K, Edmonds M, Jirkovska A, Mauricio D, Ragnarson Tennvall G, Reike H, Spraul M, Uccioli L, Urbancic V, van Acker K, van Baal J, Schaper NC (2014) Health-related quality of life predicts major amputation and death, but not healing, in people with diabetes presenting with foot ulcers: the Eurodiale study. Diabetes Care 37(3):694–700. https://doi.org/10.2337/dc13-1212

Tanudjaja TC (1995) Recurrent Diabetic foot lesions – A study of disease activity in high risc patients. The Diabetic Foot, Second International Symposium Noordwijkerhout 1995

Waaijman R, de Haart M, Arts ML, Wever D, Verlouw AJ, Nollet F, Bus SA (2014) Risk factors for plantar foot ulcer recurrence in Neuropathic diabetic patients. Diabetes Care. https://doi. org/10.2337/dc13-2470

Wagner FW Jr (1981) The dysvascular foot: a system for diagnosis and treatment. Foot Ankle 2(2):64–122

Wagner FW (1987) The diabetic foot. Orthopedics 10(1):163–172

Young MJ, McCardle JE, Randall LE, Barclay JI (2008) Improved survival of diabetic foot ulcer patients 1995–2008: possible impact of aggressive cardiovascular risk management. Diabetes Care 31(11):2143–2147. https://doi.org/10.2337/dc08-1242

Wunderwerk Fuß

2

Dirk Hochlenert, Gerald Engels, Stephan Morbach,
Stefanie Schliwa und Frances L. Game

Inhaltsverzeichnis

D. Hochlenert (✉)
Amb. Zentrum für Diabetologie, Endoskopie & Wundheilung, Köln, Nordrhein-Westfalen, Deutschland
E-Mail: dirk.hochlenert@cid-direct.de

G. Engels
Dept. Wundchirurgie, Klinik für Diabetologie/Endokrinologie, St. Vinzenz-Hospital, Köln, Nordrhein-Westfalen, Deutschland
E-Mail: gerald.engels@cid-direct.de

S. Morbach
Diabetologie, Marienkrankenhaus Soest, Soest, Deutschland
E-Mail: stephanmorbach@gmail.com

S. Schliwa
Anatomisches Institut, Universität Bonn, Bonn, Nordrhein-Westfalen, Deutschland
E-Mail: s.schliwa@uni-bonn.de

F. L. Game
Dept of Diabetes & Endocrinology, Derby Hospitals NHS Foundation Trust, Derby, UK
E-Mail: frances.game@nhs.net

© Springer-Verlag GmbH Deutschland, ein Teil von Springer Nature 2022
D. Hochlenert et al. (Hrsg.), *Das Diabetische Fußsyndrom*,
https://doi.org/10.1007/978-3-662-64972-5_2

21

In beiden Füßen zusammen befindet sich ein Viertel der Knochen des menschlichen Körpers, insgesamt 56. Damit sind verschiedene Funktionszustände möglich.

Der Bewegungsapparat führt den Füßen die Summe aller Kräfte zu, die in aufrechter Position gegen den Boden wirken. Diese Kräfte werden von ihnen in verschiedenen Situationen wie Stehen, Gehen, Laufen oder Springen in geeigneter Weise auf den Boden übertragen. So legen die Füße im Laufe eines Lebens durchschnittlich 100.000.000 Schritte zurück. Das entspricht mehr als zwei Erdumrundungen. Dabei trägt meist nur ein Bein die Last. Die Füße zeichnen sich daher nicht nur durch Kraft, Ausdauer und Widerstandsfähigkeit aus, sondern sind auch sensibel, können Kraft fein dosieren und balancieren.

Die außergewöhnlichen Fähigkeiten des Fußes basieren auf strukturellen und funktionellen Eigenschaften. Kenntnis der funktionellen Anatomie des Fußes erlaubt das Verständnis der Entstehung von Pathologien und deren Therapie.

In diesem Kapitel werden die Anatomie des Fußes sowie Fehlstellungen gemeinsam betrachtet. Dabei liegt der Fokus auf der Funktion in Belastung. Besonderer Wert wurde auf die Verwendung aussagefähiger Bilder gelegt. Dabei wurden einzelne Bilder leicht verändert wiederverwendet, damit wesentliche Zusammenhänge schneller erfasst werden können.

2.1   Evolution

Der Fuß ist eines der charakteristischsten Merkmale des Menschen (Wood und Richmond 2000). Paläontologische Funde wie die 3,4 Mio. Jahre alten Fußabdrücke in Laetoli (Tansania) erlauben eine Zuordnung der Hominiden anhand des Gangs (Abb. 2.1).

Das „aufrechte zweibeinige Gehen" ist eine späte Errungenschaft der menschlichen Evolution. Etwa 7 bis 2 Mio. Jahre vor unserer Zeit begannen die Vorfahren des heutigen Menschen als „fakultative Zweibeingänger" und entwickelten sich zu „obligaten Zweibeingängern". Für die Menschheit hatte dies den wichtigen Effekt, dass die Hände allmählich von tragenden Aufgaben befreit wurden, was wiederum die Entwicklung des Gehirns und der Intelligenz gefördert hat. Die zwingende Voraussetzung für einen dauerhaft zweibeinigen Gang war die Aufrichtung des Fersenbeins in eine senkrechte Position unterhalb des Talus (Sprungbein), was zur Ausbildung der Fußwölbungen führte. Die allmähliche Aufrichtung des Fersenbeins und damit die Bildung der Fußwölbungen kann im Kindesalter beobachtet werden (Klenerman und Wood 2006). Kinder werden mit Plattfüßen geboren, und erst mit dem Erlernen des Laufens beginnt das Fersenbein sich aufzurichten, wodurch die Fußwölbungen ausgebildet werden. Dieser Prozess ist etwa im Alter von zehn Jahren abgeschlossen. Die

Abb. 2.1 Abguss von Fußabdrücken; Laetoli, Tansania

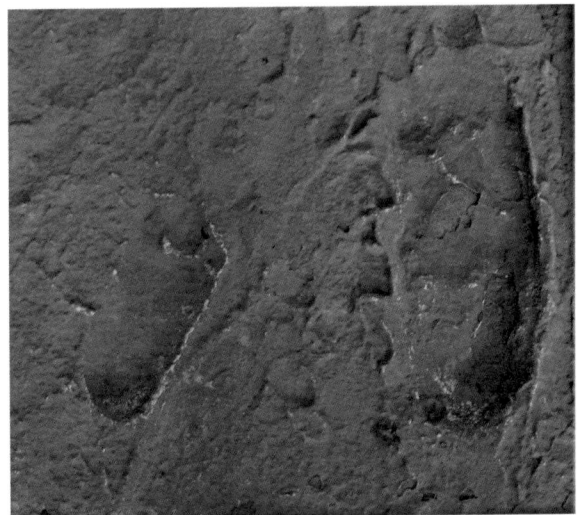

Wölbungen des menschlichen Fußes sind einzigartig und Teil der letzten Stufe der menschlichen Evolution – zumindest bis heute.

2.2   Babel

Die Fachsprache zur Beschreibung des Fußes ist nicht einheitlich und oft verwirrend, da sich klinische und anatomische Beschreibungen erheblich unterscheiden und häufig widersprechen. Zum Beispiel werden die *Mittelfußknochen* im klinischen Sprachgebrauch als Teil des Vorfußes klassifiziert, wobei die wörtliche Bedeutung ihres Namens ignoriert wird. Anatomisch besteht der Vorfuß allein aus den Zehen, der Mittelfuß wird ausschließlich aus den „namensgebenden" Mittelfußknochen und der Rückfuß aus den Fußwurzelknochen gebildet. Während die anatomische Einteilung vorwiegend deskriptiv ist, ist die **funktionelle Einteilung** eng mit der Biomechanik des zweibeinigen Gangs verbunden. Aus diesem Grund wird in den folgenden Kapiteln nur die funktionelle Klassifikation verwendet.

Noch mehr Verwirrung entsteht durch die Vielzahl an Begriffen, die für die jeweiligen anatomischen Strukturen gebräuchlich sind. Neben der offiziellen **Terminologia Anatomica** werden traditionell lateinische Termini, landessprachliche Begriffe und umgangssprachliche Bezeichnungen verwendet. So ist beispielsweise der in vielen Ländern immer noch weit verbreitete Begriff „*peroneal*" in der 1998er Terminologia Anatomica (Whitmore 1999) durch „*fibular*" ersetzt worden. Im weiteren Textverlauf werden die traditionellen Ausdrücke in Klammern gesetzt. Synonyme komplizieren die Sache weiter, z. B. beziehen sich „Plantarfaszie" und „Plantaraponeurose" im Allgemeinen auf dieselbe Struktur. Aber nicht immer: Einige Autoren verwenden den Begriff „Aponeurose", um den dickeren, zentralen Bestandteil der Struktur zu beschreiben, und „Faszie" für die dünneren, peripheren Anteile.

Des Weiteren ist die Beschreibung der drei Ebenen des Körpers nicht einheitlich. In diesem Buch verwenden wir die Begriffe *sagittal*, *frontal* und *transversal* für die drei Ebenen (Abb. 2.2).

Das Absenken des Fußes wird als Flexion *(Plantarflexion)* und das Anheben des Fußes als Extension *(Dorsalextension)* bezeichnet. Dabei ist das Vokabular, das die Bewegung des Fußes beschreibt, das genaue Gegenteil der üblichen Ausdrucksweise: Eine Person, die sich in der Sonne streckt, beugt den Fuß entsprechend der anatomischen Ausdrucksweise. Beim Anheben des Fußes wiederum verringert sich der Winkel zwischen Fuß und Bein. Eine solche Bewegung ist in der Regel keine Streckung, sondern eine Beugung.

Auch die Beschreibung der Bewegungen der Fußränder kann irreführend sein. Bei einem unbelasteten Fuß werden die Begriffe *Eversion* und *Pronation* häufig verwendet, um die Hebung des äußeren (lateralen) Fußrandes zu beschreiben. *Inversion* und *Supination* beziehen sich dagegen auf ein Anheben des inneren (medialen) Fußrandes. In der Klinik werden die Begriffe Inversion und Eversion typischerweise für Bewegungen des Rückfußes verwendet (auch Varus- und Valgusstellung). Supination und Pronation beschreiben die Bewegungen des Vorfußes. Damit wird der Tatsache Rechnung getragen, dass der Vorfuß unter Belastung nicht frei beweglich ist, sondern fest auf dem Boden steht.

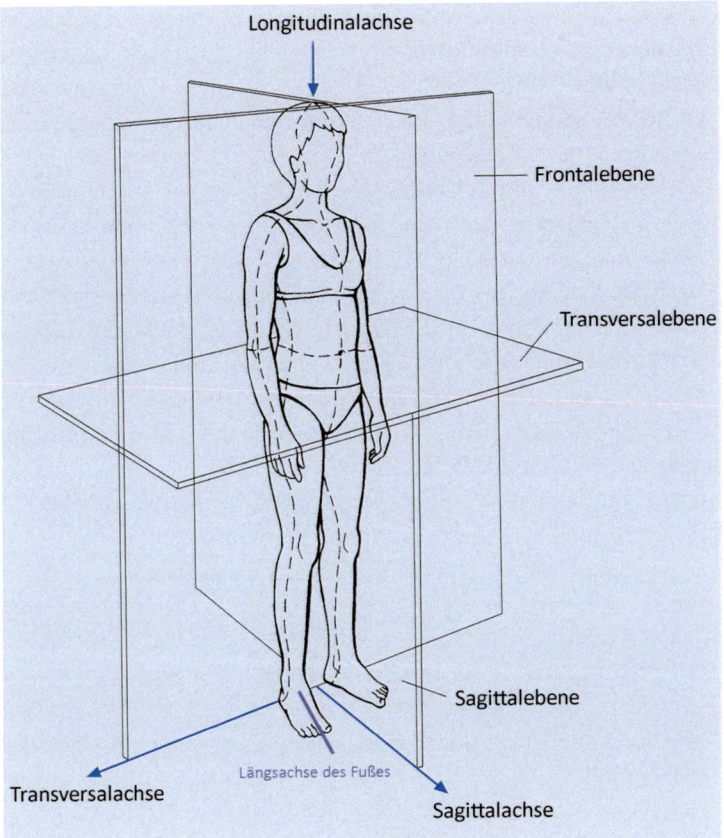

Abb. 2.2 Darstellung der Achsen und Ebenen des menschlichen Körpers

Valgisierung beschreibt eine Gelenkfehlstellung zur Körpermitte hin, *Varisierung* eine Gelenkfehlstellung von der Körpermitte weg. Auch hier gibt es einen Fallstrick: Für das Großzehengrundgelenk hat sich eingebürgert, nicht das Gelenk zur Namensgebung zu verwenden, sondern die gelenkbildenden Knochen. Analog dazu wird der Metatarsus primus varus entsprechend dem nach medial abweichenden 1. Metatarsalknochen benannt. Der *Hallux valgus* ist die Fehlstellung der Großzehe im Grundgelenk von der Körpermitte weg, der *Hallux varus* zur Körpermitte hin und der *Hallux valgus interphalangeus* ist eine Fehlstellung der Großzehe im Endgelenk nach lateral.

Auch die folgenden häufig verwendeten Begriffe werfen manchmal Fragen auf:

Das *Drehmoment* gibt an, wie viel Kraft auf einen um eine Drehachse rotierbaren Körper einwirkt. Je weiter von der Drehachse entfernt die Kraft wirkt, desto stärker wird das Drehmoment. Die Sesambeine des Großzehengrundgelenkes erhöhen das Drehmoment der Großzehenbeuger, da sie den Abstand der Beugesehnen zur Drehachse des Großzehengrundgelenkes vergrößern.

Bodenreaktionskräfte sind die Kräfte, mit denen der Boden einen aufgesetzten Körper stützt. Die Bodenreaktionskräfte müssen in der gleichen Intensität, aber entgegengesetzt der Belastung des Fußes wirken. Bei der Beschreibung der Kräfte zwischen Fuß und Boden werden die Bodenreaktionskräfte vereinfachend mit den Kräften gleichgesetzt, die auf die tragenden Teile des Fußes wirken.

Von der *Stabilisierung eines Gelenkes* spricht man, wenn in der Belastung ein Gelenk in einer gewünschten Position gehalten und Ausweichbewegungen verhindert werden. Der Begriff „Stabilisierung der Zehen nach plantar" wird verwendet, wenn die Zehen in der Propulsion auf den Boden gepresst und dort gehalten werden, während die Ferse vom Boden abhebt. Der Begriff „Stabilisierung" bedeutet auch, eine Struktur wie die mediale Längswölbung muskulär zu stützen und in der Belastung aufrechtzuerhalten. Dies kann aktiv oder passiv erfolgen. Eine passive Stabilisierung wird durch Bänder erreicht, die ihre eigene Länge nicht aktiv variieren können. Muskeln hingegen können kontrahieren und so die durch ihre Sehnen überbrückten Gelenke aktiv stabilisieren.

Die Bewegung der Zehen im Zehengrundgelenk beim Abheben der Ferse wird „*passive Dorsalextension der Zehen*" genannt, obwohl die Zehen bleiben, wo sie sind, und der Fuß sich um die Drehachse der Zehengrundgelenke anhebt.

2.3 Sieben Konzepte kurz und prägnant

Um einen schnelleren Zugang zu den folgenden detaillierten Beschreibungen zu ermöglichen, werden hier einige grundlegende Konzepte skizziert (Abb. 2.3).

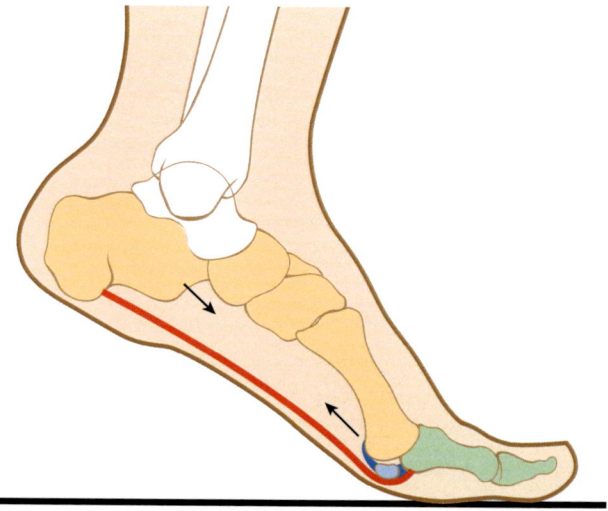

Abb. 2.3 Schematische Darstellung eines linken Fußes, Plantaraponeurose (rot), Lamina pedis (gelb), plantare Platte mit Sesambein des Großzehengrundgelenks (blau), Hallux (grün)

1. Der Gang ist so organisiert, dass die meisten Bewegungen durch passive Elemente bewerkstelligt werden und kaum Energie benötigt wird. Um das didaktisch aufzuarbeiten, wird der Gang in Phasen eingeteilt. Zwei Klassifizierungen werden in diesem Buch gleichermaßen verwendet: die Standard- und die Rancho-Los-Amigos-Nomenklatur. Die folgende Liste vergleicht die jeweiligen Bezeichnungen der **Gangphasen** beider Nomenklaturen für das Standbein.

   Heel strike = initial contact

   > Die Ferse, oder ein anderer Teil des Fußes setzt auf dem Boden auf.

   Foot flat = loading response

   > Die lasttragende Fläche des Fußes liegt dem Boden auf (plantigrade Position) und der Fuß übernimmt die Last.

   Mid stance = mid stance

   > Das Gewicht liegt über dem Fuß.

   Heel off = terminal stance

   > Die Ferse hebt vom Boden ab.

   Toe off = pre-swing

   > Die Zehen werden vom Boden abgehoben.

   Die ersten beiden Komponenten werden auch als Gewichtsübernahme bezeichnet, während die letzten beiden als Propulsion, Abstoßphase oder Sprungphase zusammengefasst werden. (Details in Abschn. 2.6 „Gangzyklus").

2. Als **Lamina pedis** (Fußplatte, subtalare Platte) wird die Gesamtheit der Knochen und Bänder distal des Talus, also vom Fersenbein bis zu den Zehengrundgelenken, bezeichnet. Beim Aufsetzen des Fußes ist sie flexibel und passt sich dem Boden an. In der Propulsion dient sie als starrer Hebel. Die Versteifung wird als „Verriegelung", die Rückkehr zur Flexibilität als „Entriegelung" der Lamina pedis bezeichnet (Details in Abschn. 2.4 „Skelett").

3. Unter den Zehengrundgelenken ist die Gelenkkapsel polsterartig verdickt und wird als **plantare Platte** bezeichnet. Die Fasern aller Sehnen und Bänder, die zu den Grundgelenken ziehen, beteiligen sich an der Bildung der plantaren Platten (Details in Abschn. 2.5.4.2 „Plantare Platten und Mm. interossei").

4. Die **Plantaraponeurose** (Plantarfaszie) verbindet die Ferse mit den Zehen und verspannt die Längswölbung des Fußes. Wenn die Längswölbung unter Belastung abflacht, wird die Plantaraponeurose gedehnt, und die Zehen werden auf den Boden gepresst. Hebt die Ferse in der Propulsion vom Boden ab, verlagern sich die Metatarsalköpfe nach plantar und wirken als Umlenkrolle für die Plantaraponeurose. In der Folge bleibt die Plantaraponeurose auch nach dem Abheben der Ferse gespannt, und die Zehen werden intensiv an den Boden gepresst. Die „Umlenkung" der Plantaraponeurose um die Metatarsalköpfe und die daraus resultierende Versteifung der Lamina pedis werden als Windenmechanismus („windlass mechanism") bezeichnet (Details in Abschn. 2.5.4.6 „Plantaraponeurose und Windlass-Mechanismus").

5. Die **Zehen vergrößern die Auflagefläche des Fußes** in der Belastung. Das funktioniert nur, wenn alle Glieder einer Zehe gerade ausgerichtet auf den Boden gepresst werden. Die Endphalangen werden vom langen Zehenbeuger aus der Wade, die Mittelphalangen vom kurzen Zehenbeuger (im Fuß) und die Grundglieder von den Mm. interossei und der Plantaraponeurose auf dem Boden gehalten (Details in Abschn. 2.5.4.2 „Plantare Platten und Mm. interossei" und Abschn. 2.5.4.6 „Plantaraponeurose und Windlass-Mechanismus").

6. Die **Strecksehnenhauben** umhüllen als Schlaufe sowohl die Grundglieder der Zehen als auch die Strecksehnen. Über ihre Verankerung in den plantaren Platten sind sie indirekt mit den Beugern verbunden, wodurch sie einen großen Einfluss auf die Stellung der Grundglieder haben. Nur wenn die Kraft der Strecker und Beuger im Gleichgewicht ist, können die Zehen gerade am Boden ausgerichtet werden. Pathologisch bedeutsam sind die Strecksehnenhauben in der Entwicklung der Krallenzehen, wenn durch Fehlstellung der Grundphalanx die Zugkraft der Strecker überwiegt (Details in Abschn. 5.4.1 „Strecksehnenhaube").

7. **Unterstützung und Gleichgewicht:** Die Mittelfußknochen 2, 3 und 4 sind sehr fest mit den Fußwurzelknochen verbunden. Der erste und der fünfte Mittelfußknochen haben eine größere Beweglichkeit und balancieren den Fuß, ähnlich den Auslegern eines Katamarans (Details in Abschn. 5.5 „Hallux valgus und Schneiderballen" und Abschn. 5.6 „Überlastung des 2. Mittelfußknochens").

2.4   Skelett

Unter funktionellen Gesichtspunkten werden die Zehen und die Mittelfußknochen zum Vorfuß, Talus und Calcaneus zum Rückfuß und die verbleibenden Fußwurzelknochen zum Mittelfuß zusammengefasst. Wir werden uns im Folgenden auf die funktionelle Sichtweise beziehen (Abb. 2.4). Alle Knochen distal (unterhalb) des Talus bis zu den Zehengrundgelenken (MTP-Gelenke) werden als „Lamina pedis" (Fußplatte, subtalare Platte) bezeichnet. Die Neutralposition des Fußes ist die plantigrade Position, in der die lasttragende Fläche des Fußes, inklusive der Ferse, auf dem Boden aufliegt.

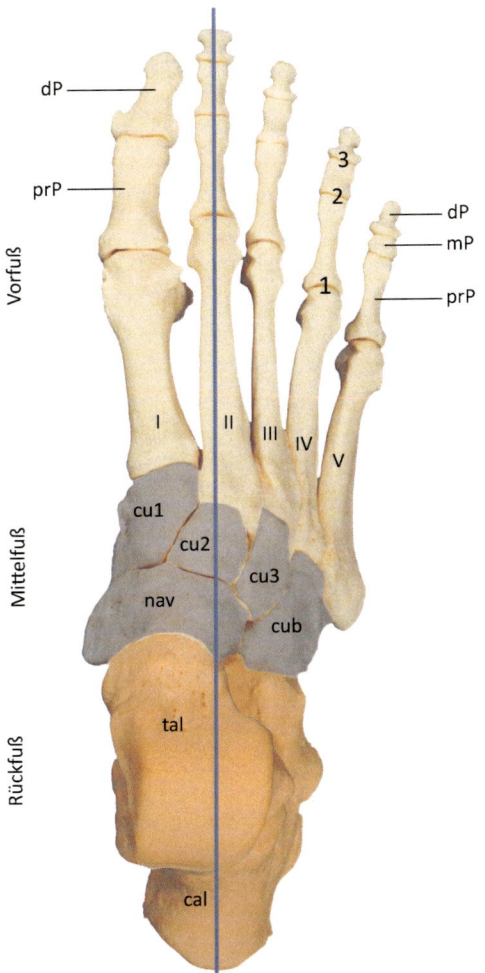

Abb. 2.4 Funktionelle Einteilung des Fußskeletts. Rückfuß (gelb), bestehend aus: Talus (= Sprungbein, tal) und Calcaneus (= Fersenbein, cal), Mittelfuß (blau), bestehend aus: Os naviculare (= Kahnbein, nav), Os cuboideum (= Würfelbein, cub), Ossa cuneiformia (= Keilbeine, Os cuneiforme mediale (cu1), intermedium (cu2), laterale (cu3)), Vorfuß (ungefärbt), bestehend aus: Ossa metatarsalia I –V (Mittelfußknochen) und Zehen; distale Phalanx (= Endglied, dp), mediale Phalanx (= Mittelglied, mp), proximale Phalanx (= Grundglied, prp); distales Interphalangealgelenk (1), proximales Interphalangealgelenk (2), Zehengrundgelenk (Metatarsophalangealgelenk) (3), Längsachse des Fußes durch den 2. Strahl (blaue Linie)

Der aufrechte zweibeinige Gang erfordert zwei völlig gegensätzliche funktionelle Zustände des Fußes – flexibel und starr –, die während des Gangzyklus alternieren.

Einerseits muss sich der Fuß flexibel an jedes Gelände anpassen können. Zum anderen muss er beim Abheben der Ferse vom Boden als starrer Hebel fungieren und das gesamte Körpergewicht über das Standbein nach vorn bringen. Die räumliche Anordnung der Knochen ist für diese Anpassung von grundlegender Bedeutung, denn im Gegensatz zu den Knochen der Hand sind die Knochen des Fußskeletts nicht in einer, sondern in zwei Ebenen angeordnet. Während Zehen und Mittelfußköpfe nebeneinander und parallel zum Boden (in der Transversalebene) liegen, sind Talus und Calcaneus übereinander und senkrecht zum Boden (in der Sagittalebene) positioniert. Auf diese Weise sind in der Neutralstellung Vorfuß und Rückfuß um 90° gegeneinander verdreht (Abb. 2.5). Dies wird als Verwringung der Lamina pedis bezeichnet und durch die Stellung der Ferse (aber auch durch die Stellung von Talus, Vorfuß und Unterschenkel) beeinflusst (Abb. 2.6). In der Konsequenz wölbt sich der Fuß sowohl in der Sagittalebene (Längswölbung) als auch in der Frontalebene (Querwölbung) vom Boden weg, wodurch nur noch die lasttragenden Teile des Fußes Kontakt zum Boden haben. Die Wölbungen werden durch plantare Bänder und Muskeln stabilisiert und können unter dem Körpergewicht leicht nachgeben, was die Flexibilität des Fußskeletts erhöht und das Risiko einer Fraktur reduziert.

Die *mediale Längswölbung* (auch *mediale Säule* genannt) besteht aus dem Talus, dem Os naviculare, den drei Keilbeinen und den Mittelfußknochen 1–3. Die laterale Längswölbung (laterale Säule) setzt sich aus dem Fersenbein (Calcaneus), dem Würfelbein (Os cuboideum) und dem 4. und 5. Mittelfußknochen zusammen (Abb. 2.7).

Im Gegensatz zu den Längswölbungen des Fußes verläuft die *Querwölbung* in der Frontalebene vom medialen zum lateralen Fußrand (Abb. 2.7b). Sie ist in Höhe der Keilbeine

Abb. 2.5 Verwringung der Lamina pedis in Neutralstellung des Fußes

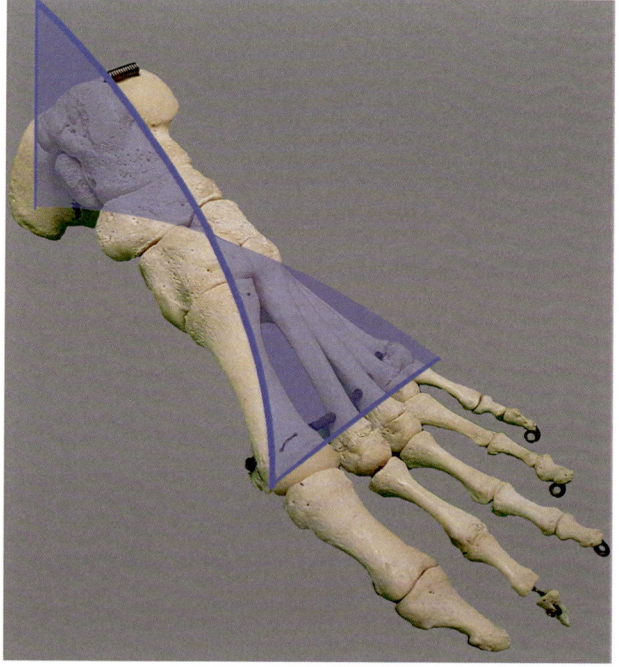

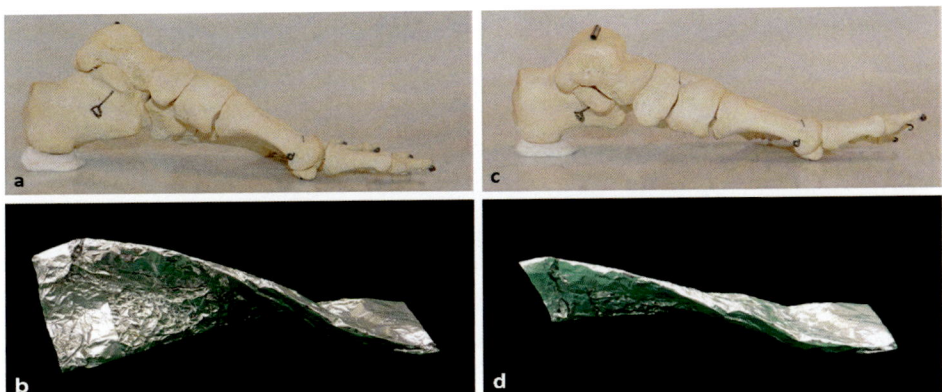

Abb. 2.6 Verwringung der Lamina pedis im Verhältnis zur Fersenstellung. **a** Mit invertierter Ferse wird die mediale Längswölbung verstärkt, der Fuß ist steifer, und die Lamina pedis ist „verriegelt". **b** Schematische Darstellung der verstärkten Längswölbung bei invertierter Ferse. **c** Mit evertierter Ferse ist die mediale Längswölbung abgeflacht, der Fuß ist flexibler, und die Lamina pedis ist „entriegelt". **d** Schematische Darstellung der abgeflachten Längswölbung bei evertierter Ferse

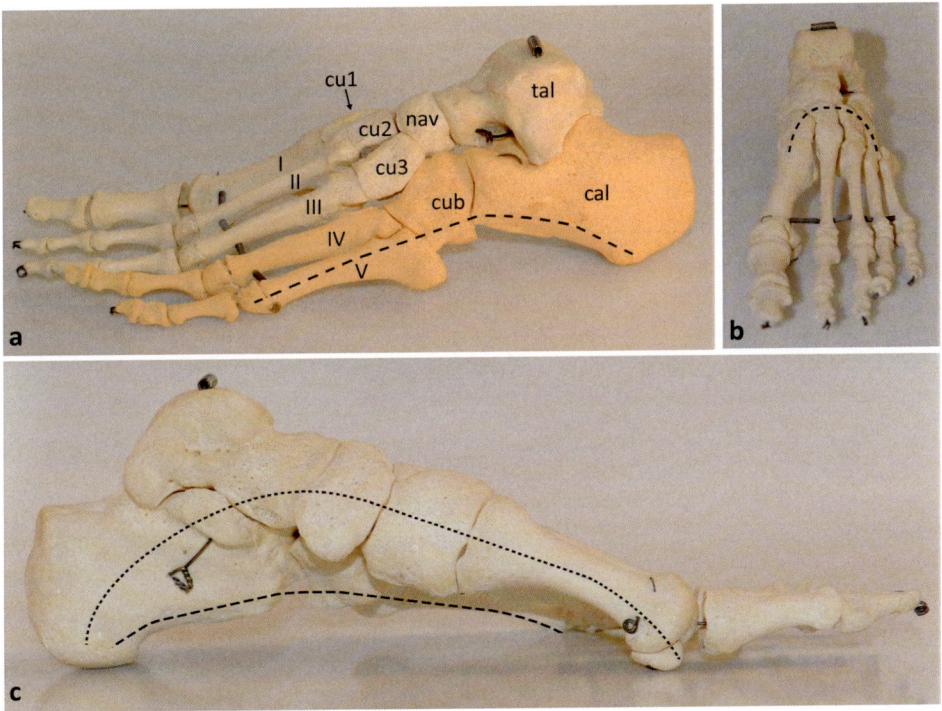

Abb. 2.7 Wölbungen und Säulen des Fußes. **a** Laterale Säule (gelb markiert): Calcaneus (cal), Os cuboideum (cub), Mittelfußknochen 4 und 5 (IV und V); mediale Säule (nicht gefärbt): Talus (tal), Os naviculare (nav), mediales Keilbein (cu1), mittleres Keilbein (cu2), laterales Keilbein (cu3), Mittelfußknochen 1–3 (I–III), laterale Längswölbung (gestrichelte Linie). **b** Querwölbung (gestrichelte Linie). **c** Mediale Längswölbung (gepunktete Linie), laterale Längswölbung (gestrichelte Linie)

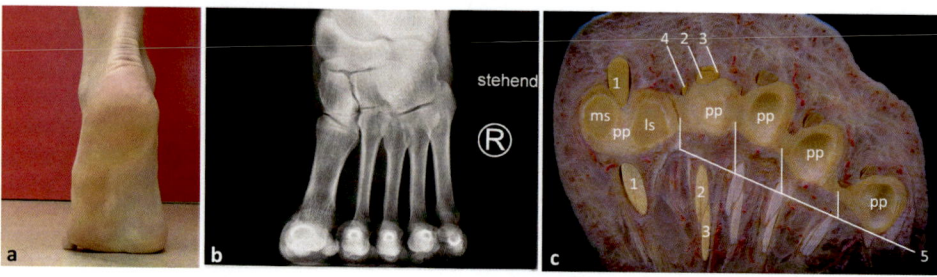

Abb. 2.8 a Rechter Fuß von dorsal in der Propulsion. **b** Tangentiales Röntgenbild eines belasteten Fußes in der Propulsion. Alle Mittelfußköpfe und die Sesambeine des Großzehengrundgelenkes sind in der transversalen Ebene am Boden ausgerichtet und tragen Last. Es gibt keine Querwölbung in Höhe der Mittelfußköpfe unter Belastung (Röntgenbild mit freundlicher Genehmigung von PD Dr. T. Schaub, Institut für Radiologie, Universität Bonn). **c** Blick von oben auf einen Transversalschnitt durch die Fußsohle in Höhe der plantaren Platten der Zehengrundgelenke (Fußskelett entfernt). Plantare Platten (pp), laterales Sesambein (ls), mediales Sesambein (ms), Sehnen des M. flexor hallucis longus (1), M. flexor digitorum longus (2), M. flexor digitorum brevis (3), M. lumbricalis (4), Lig. metatarsale transversum profundum (5) (Präparat mit freundlicher Genehmigung von Prof. Dr. rer. nat. J. Koebke, Zentrum für Anatomie, Universität zu Köln)

deutlich ausgeprägt. Von hier aus flacht sie zu den Zehen hin ab und endet in Höhe der Metatarsalköpfe (Abb. 2.8). Alle Mittelfußköpfe und die Sesambeine des Großzehengrundgelenkes liegen dem Boden auf und tragen Last. Besteht in Höhe der Metatarsalköpfe eine Querwölbung unter Belastung, so deutet dies auf einen pathologischen Befund hin.

Es wurden verschiedene *theoretische Modelle des Fußes* erstellt, um seine Komplexität durch starke Vereinfachung besser zu verstehen. Eines davon ist der „Drei-Punkt-Stand", der auch unter Belastung von einer Querwölbung in Höhe der Mittelfußköpfe ausgeht. Nach diesem Konzept wird ein „Spreizfuß" angenommen, wenn alle Mittelfußköpfe unter Last den Boden berühren. Die Verwendung dieses Modells für Diagnose und Therapie ist eine falsche Übertragung eines theoretischen Modells in die klinische Praxis.

2.5   Gelenke, Bänder und Muskeln

Dieser Abschnitt dient der Beschreibung der Gelenke und ihres Bewegungsumfangs. Die dazu notwendige Muskulatur wird in extrinsische und intrinsische Muskeln und innerhalb dieser in funktionelle Gruppen unterteilt. Aus der Vielzahl an Bändern und kleineren Gelenkstrukturen werden die herausgegriffen, die für das Verständnis der funktionellen Zusammenhänge beim Gehen notwendig sind.

2.5.1 Sprunggelenke

Das obere Sprunggelenk (Tibiotalargelenk, Tibiokruralgelenk) wird durch die proximale Gelenkfläche des Talus (Trochlea tali) und die distalen Enden des Schien- und Wadenbeins (Tibia und Fibula) gebildet. Es verbindet den Fuß mit dem Unterschenkel. Dieses Gelenk erlaubt Bewegungen vorwiegend in der Sagittalebene (Plantarflexion bis 50° und Dorsalextension bis 30°) entlang einer durch beide Knöchel verlaufenden Achse (Abb. 2.9).

Um die Bewegung des Fußes in allen drei Ebenen zu ermöglichen, werden weitere Gelenke einbezogen. Dabei spielt der Talus eine zentrale Rolle als Vermittler, da er sowohl mit dem Skelett des Unterschenkels als auch mit dem des Fußes verbunden ist. Zusammen mit dem Calcaneus und dem Os naviculare bildet er zwei Gelenke (Art.

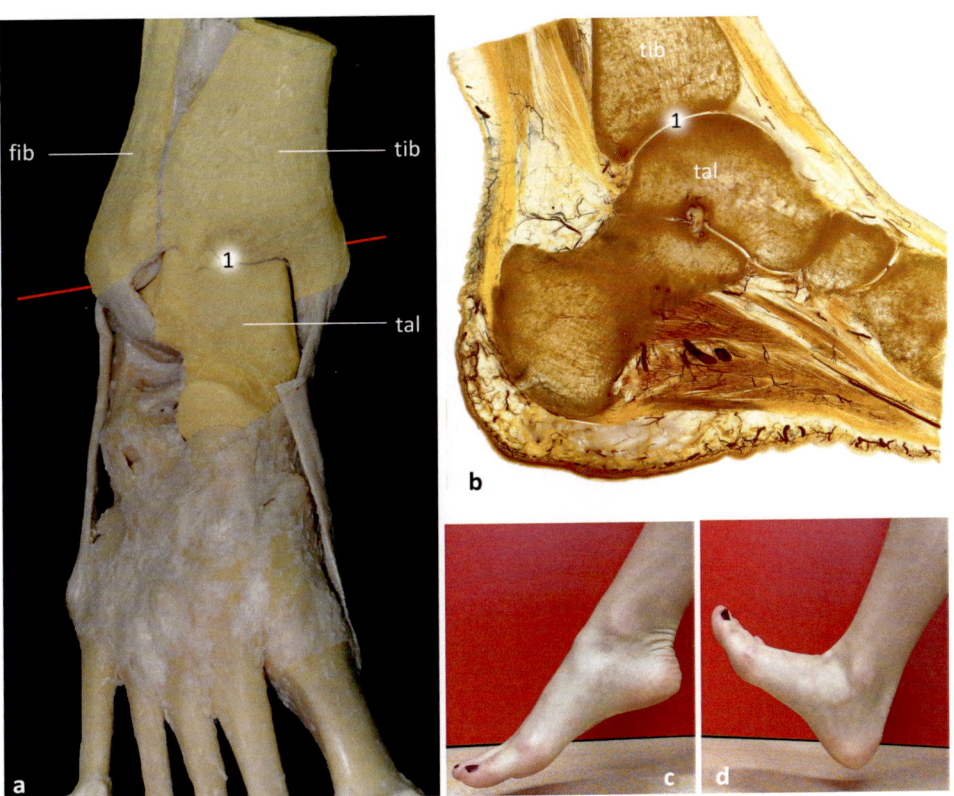

Abb. 2.9 Oberes Sprunggelenk. **a** Anatomische Präparation des oberen Sprunggelenks (1), Ansicht von ventral, gelenkbildende Knochen gelb markiert, Tibia (tib), Fibula (fib), Talus (tal), transversale Achse des oberen Sprunggelenks (rote Linie). **b** Sagittaler Schnitt durch das obere Sprunggelenk (1), Tibia (tib), Talus (tal). **c** Plantarflexion des Fußes. **d** Dorsalextension des Fußes

subtalaris, Art. talocalcaneonavicularis), die zum unteren Sprunggelenk zusammengefasst werden und eine funktionelle Einheit bilden. Die schräg verlaufende Gelenkachse ermöglicht dem Fuß eine Art Maulschellenbewegung, bei der entweder der mediale oder der laterale Fußrand angehoben werden kann (Supination/Inversion (bis etwa 20°) und Pronation/Eversion (bis etwa 10°). Das Anheben einer Seite bedingt dabei immer das Absinken der Gegenseite. Diese Betrachtungen beziehen sich auf den unbelasteten Fuß. Steht der Fuß am Boden und trägt Last, wird durch eine Supination die mediale Längswölbung verstärkt, während sie bei einer Pronation flacher wird (Abb. 2.10 und Abb. 2.11).

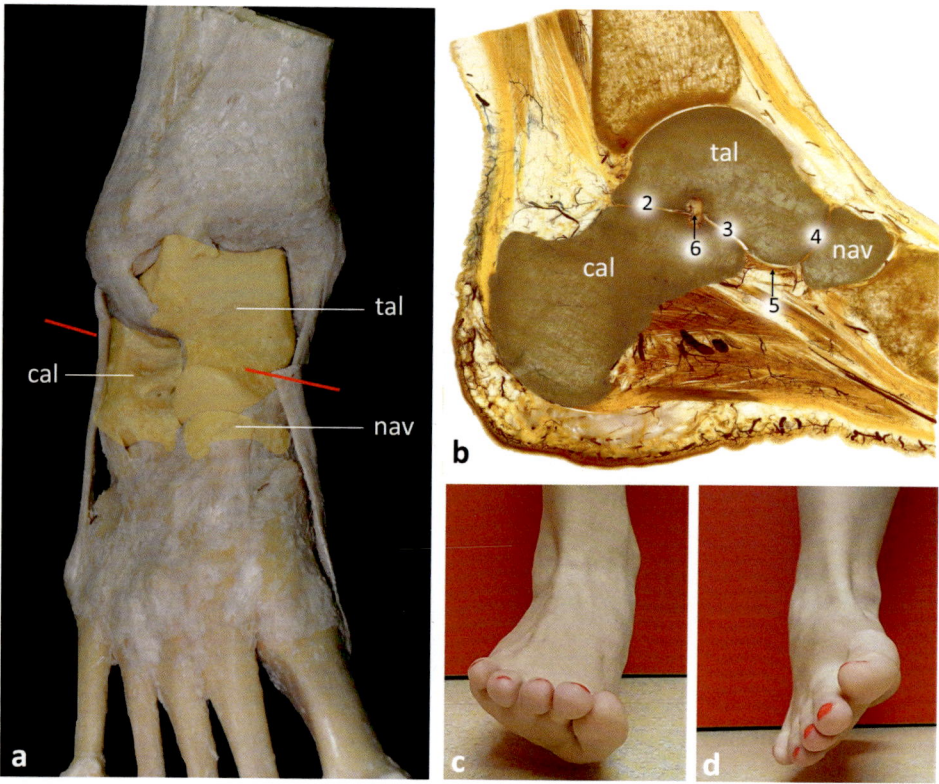

Abb. 2.10 Unteres Sprunggelenk mit seinen beiden Anteilen. **a** Anatomisches Präparat (gelenkbildende Knochen gelb markiert), Talus (tal), Calcaneus (cal), Os naviculare (nav), schräge Achse des unteren Sprunggelenkes (rote Linie). **b** Sagittaler Schnitt durch das untere Sprunggelenk und seine beiden Anteile (Art. subtalaris, 2 und Art. talocalcaneonavicularis, 3 und 4), die vom Talus (tal), Calcaneus (cal) und Os naviculare (nav) gebildet werden. Beide Gelenkanteile sind durch das Lig. talocalcaneum interosseum (6) voneinander getrennt. Die Gelenkpfanne des unteren Sprunggelenkes wird durch das Pfannenband (Lig. calcaneonaviculare plantare, 5) erweitert. **c** Pronation/Eversion des unbelasteten Fußes. **d** Supination/Inversion des unbelasteten Fußes

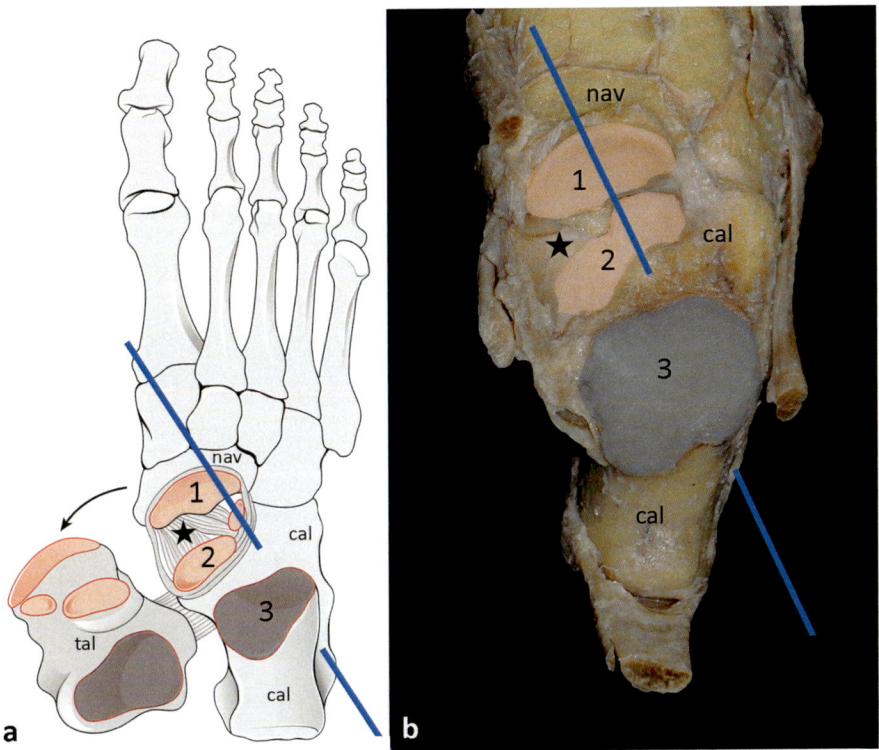

Abb. 2.11 a Schematische Darstellung der Lamina pedis und des unteren Sprunggelenks, Ansicht von oben (dorsal). Der Talus ist um 180° seitlich aus dem Gelenk geklappt, sodass die talaren Gelenkflächen für den Calcaneus und das Os naviculare sichtbar sind. Die Gelenkflächen des Subtalargelenks sind dunkelgrau, die des Talocalcaneonaviculargelenks orange markiert. Sie bilden gemeinsam das untere Sprunggelenk. Talus (tal), Calcaneus (cal), Os naviculare (nav), Lig. calcaneonaviculare plantare (Pfannenband, schwarzer Stern), Achse des unteren Sprunggelenks (blaue Linie). **b** Anatomisches Präparat der Lamina pedis, Ansicht von oben, Gelenkfläche des Calcaneus für das Subtalargelenk (grau), Gelenkflächen des Calcaneus (orange, 2) und des Os naviculare (orange, 1) für das Talocalcaneonaviculargelenk, Lig. calcaneonaviculare plantare (Pfannenband, schwarzer Stern), Achse des unteren Sprunggelenks (blaue Linie)

2.5.2 Extrinsische Muskulatur

Die Gesamtheit aller Bewegungen in den oben genannten Gelenken wird durch Muskelgruppen gesteuert, die am Unterschenkel entspringen und mit langen Sehnen an den Knochen des Fußes ansetzen (Abb. 2.12 und 2.13).

Alle Muskeln, deren Sehnen vor (ventral) der Querachse des oberen Sprunggelenks verlaufen, heben die Fußspitze an (Dorsalextension), während die hinter (dorsal) der Achse verlaufenden Sehnen sie absenken (Plantarflexion). Bezogen auf das untere Sprunggelenk heben alle medial der Gelenkachse liegenden Sehnen den medialen

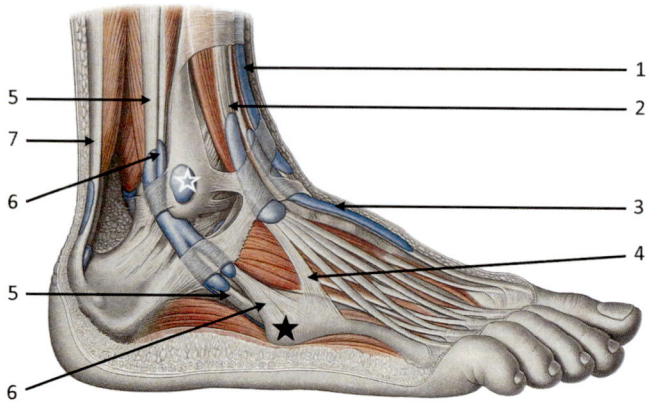

Abb. 2.12 Schematische Darstellung der extrinsischen Muskulatur des Fußes (laterale Ansicht). Sehne des M. tibialis anterior (1), M. extensor digitorum longus (2), M. extensor hallucis longus (3), M. fibularis (peroneus) tertius (4), M. fibularis (peroneus) longus (5), M. fibularis (peroneus) brevis (6), Achillessehne (7), Malleolus lateralis (weiß umrandeter Stern). (Quelle: Lanz und Wachsmuth 1972)

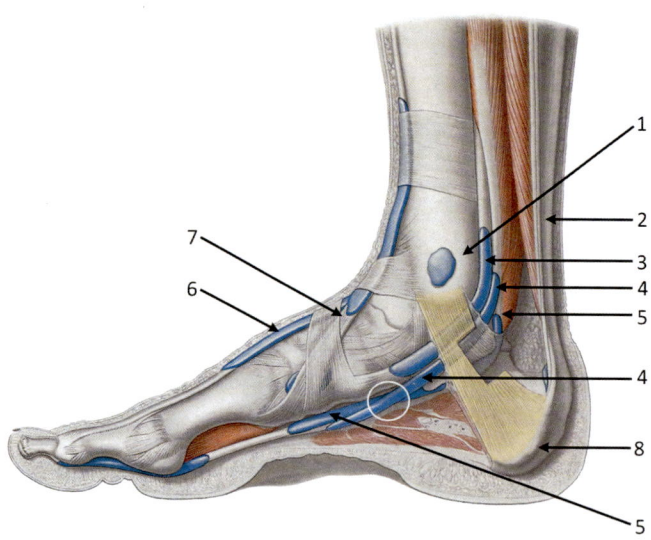

Abb. 2.13 Schematische Darstellung der extrinsischen Muskulatur des Fußes (mediale Ansicht). Malleolus medialis (1), Achillessehne (2), Sehne des M. tibialis posterior (3), M. flexor digitorum longus (4), M. flexor hallucis longus (5), M. extensor hallucis longus (6), M. tibialis anterior (7), Tuber calcanei (8), Retinaculum mm. flexorum (gelb markiert), Chiasma plantare (weiß umrandeter Kreis, Kreuzung von 4 und 5). (Quelle: Lanz und Wachsmuth 1972)

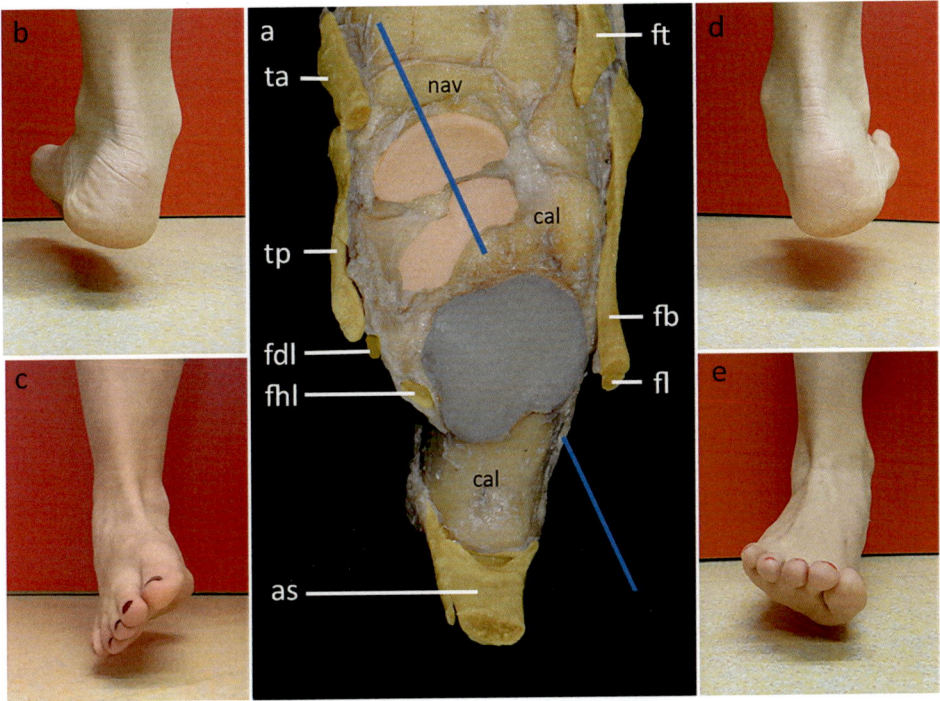

Abb. 2.14 Lamina pedis. **a** Lamina pedis mit eingezeichneter Achse des unteren Sprunggelenks (blaue Linie); Sehnen der Muskeln, die medial der Achse liegen, heben den medialen Fußrand an (Inversion, Supination), Sehnen, die lateral der Achse liegen, heben den lateralen Fußrand an (Eversion, Pronation). Invertoren/Supinatoren: M. tibialis posterior (tp), M. triceps surae mit seiner Achillessehne (as), M. flexor digitorum longus (fdl), M. flexor hallucis longus (fhl), M. tibialis anterior (ta); Evertoren/Pronatoren: M. fibularis longus (fl), M. fibularis brevis (fb), M. fibularis tertius (ft). **b** Inversion der Ferse. **c** Supination des Vorfußes. **d** Eversion der Ferse. **e** Pronation des Vorfußes. Alle medial der Achse verlaufenden Sehnen heben den medialen Fußrand (Inversion, Supination, Abb. 2.14 b und c) und alle lateral der Achse verlaufenden Sehnen heben den lateralen Fußrand an (Eversion, Pronation, Abb. 2.14d und e)

Fußrand (Inversion / Supination) an, alle lateral der Gelenkachse verlaufenden Sehnen den lateralen Fußrand (Eversion/ Pronation). (Abb. 2.14).

2.5.2.1 Extensoren

Die Extensoren des Fußes (Dorsalextensoren) befinden sich an der Vorderseite des Unterschenkels (Abb. 2.15). In der Schwungphase, kurz vor dem Aufsetzen der Ferse, hebt der M. tibialis anterior den Vorfuß an (Dorsalextension) und richtet so die Ferse gegen den Boden (Abb. 2.9d). Diese Bewegung wird durch die langen Zehenstrecker (M. extensor hallucis longus und M. extensor digitorum longus) unterstützt. Nach dem Aufsetzen der Ferse senkt der M. tibialis anterior den Fuß kontrolliert und langsam ab. Gleichzeitig hält er den medialen Rand des Vorfußes oben, so dass die laterale Seite der Fußsohle den Boden zuerst berührt.

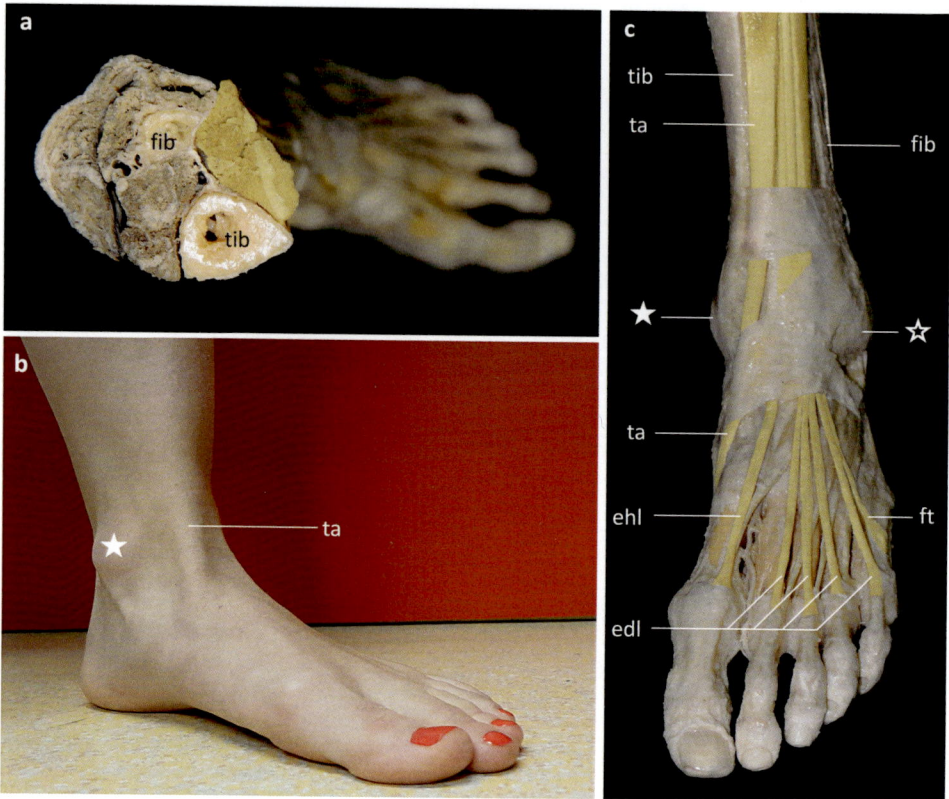

Abb. 2.15 Extensoren. **a** Anatomisches Präparat, Querschnitt durch den Unterschenkel, Extensoren (gelb markiert), Fibula (fib), Tibia (tib). **b** Linker Fuß, Sehne des M. tibialis anterior (ta), Malleolus medialis (Stern). **c** Anatomisches Präparat in der Ansicht von ventral, M. tibialis anterior (ta), M. extensor hallucis longus (ehl), M. extensor digitorum longus (edl), M. fibularis tertius (ft), Tibia (tib), Fibula (fib), Malleolus medialis (weißer Stern), Malleolus lateralis (weiß umrandeter Stern)

2.5.2.2 Plantarflexoren

Die Beuger des Fußes (Plantarflexoren) befinden sich an der Rückseite des Unterschenkels (Wadenmuskeln) und werden in eine tiefe und eine oberflächliche Schicht unterteilt (Abb. 2.16). Der M. soleus und der M. gastrocnemius (zusammen als M. triceps surae bezeichnet) bilden die oberflächliche Schicht und sind über die Achillessehne am Fersenbeinhöcker (Tuber calcanei) befestigt. Zwischen dem M. trizeps surae und den Knochen des Unterschenkels liegt die tiefe Schicht der Beuger (M. tibialis posterior, M. flexor digitorum longus, M. flexor hallucis longus). Ihre Sehnen ziehen um den medialen Knöchel herum zur medialen Seite des Fußes (M. tibialis posterior) und der Unterseite der Zehen. Da sie hinter der Achse des oberen Sprunggelenk verlaufen, senken sie die Fußspitze ab (Plantarflexion). In Bezug auf die Achse des unteren Sprunggelenks liegen sie medial und heben den medialen Fußrand an (Supination). Am belasteten Fuß bewirkt

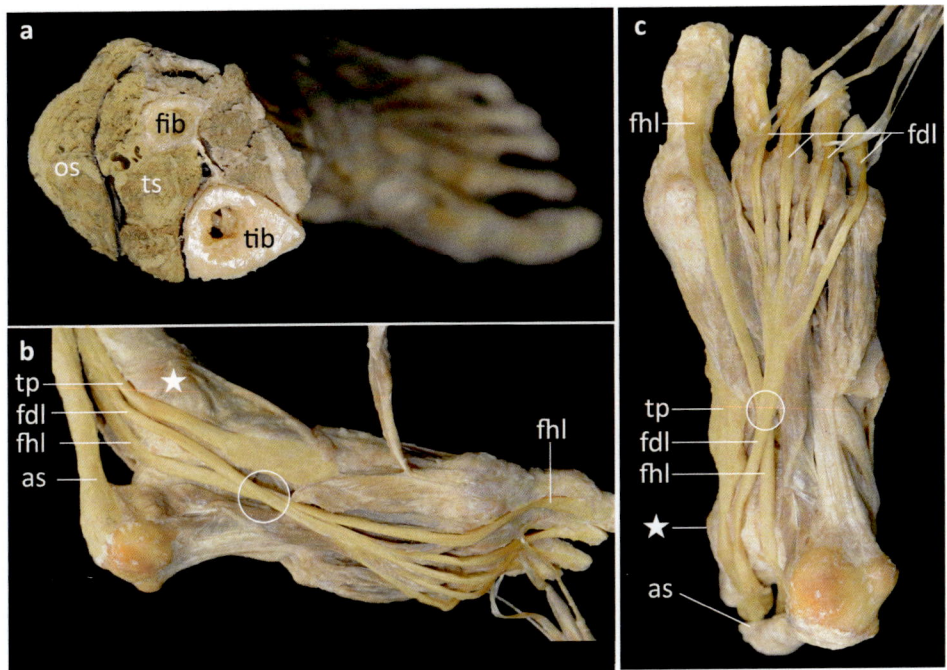

Abb. 2.16 Plantarflexoren. **a** Anatomisches Präparat, Querschnitt durch den Unterschenkel, Beuger (gelb), tiefe Schicht (ts), oberflächliche Schicht (os) Fibula (fib), Tibia (tib). **b** Anatomisches Präparat, mediale Ansicht, Sehnen des M. tibialis posterior (tp), M. flexor digitorum longus (fdl), M. flexor hallucis longus (fhl), Achillessehne (as), Chiasma plantare (weiß umrandeter Kreis), Malleolus medialis (weißer Stern). **c** Anatomisches Präparat, Ansicht von plantar, Sehnen des M. tibialis posterior (tp), M. flexor hallucis longus (fhl), M. flexor digitorum longus (fdl), Achillessehne (as), Malleolus medialis (weißer Stern)

eine Supination, dass die mediale Längswölbung nicht zusammenbricht sondern auch unter Last gehalten wird (Stabilisierung der medialen Längswölbung).

Für die Stabilisierung der medialen Längswölbung ist der M. tibialis posterior als stärkster Supinator entscheidend, wobei er als Antagonist (Gegenspieler) der Fibularismuskeln (Pronatoren) agiert. Zusätzlich bewirkt er eine leichte Außenrotation des Unterschenkels. Wird der Muskel kontrahiert, „drückt" seine Sehne den Unterschenkel über die mediale Knöchelspitze in eine leichte Außenrotation (etwa 6°), während die antagonistisch wirkende Fibularismuskulatur den Unterschenkel in eine leichte Innenrotation zu bringen vermag. Trotz ihres nur geringen Umfanges sind diese Bewegungen für das Ausbalancieren des Körpers über dem Standbein von großer Bedeutung. Von den distalen Enden der Unterschenkelknochen (Malleolengabel) „umklammert", wird der Talus von diesen Bewegungen „mitgenommen" und überträgt sie auf das restliche Fußskelett (Lamina pedis). Wichtig für das Verständnis ist, dass die Längsachse des Unterschenkels nicht zentral, sondern dorsal durch den Talus verläuft, sodass der vor der Achse liegende Teil des Talus länger ist. Aus einer ursprünglichen

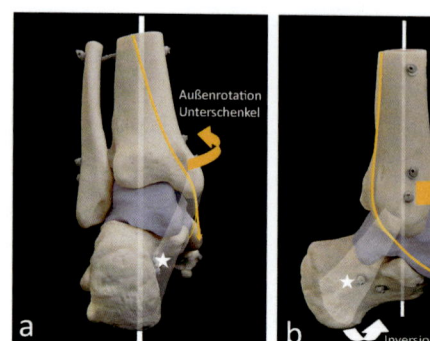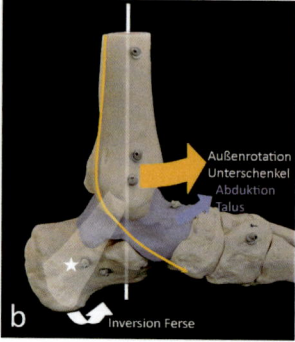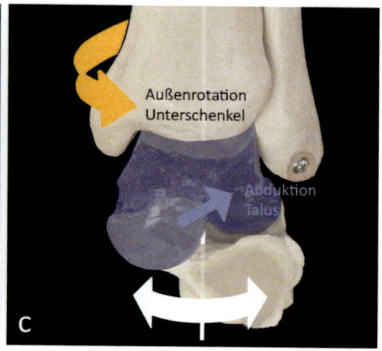

Abb. 2.17 Wirkung des M. tibialis posterior auf Unterschenkel und Fuß, Längsachse des Unterschenkels (weiße Linie), Talus (blau), Sehnenverlauf des M. tibialis posterior (gelbe Linie), Retinaculum mm. flexorum (weißer Stern). **a** Skelett des Unterschenkels und Fußes von dorsal. Die Sehne des M. tibialis posterior drückt den medialen Knöchel nach vorn in eine leichte Außenrotation. **b** Skelett des Unterschenkels und Fußes von medial. Der in der Malleolengabel fest verankerte Talus wird durch die Außenrotation des Unterschenkels mit seinem Kopf nach außen geschwenkt (in eine Abduktionsstellung), während die Ferse durch das Retinaculum mm. flexorum in eine Inversionsstellung gezogen wird. **c** Malleolengabel mit Talus und Calcaneus von ventral. Durch die Außenrotation des Unterschenkels wird der Talus nach außen geschwenkt (Abduktion), und die Ferse wird invertiert. Diese Bewegungen sind kombiniert und bedingen sich gegenseitig. Die Folge ist eine Verriegelung der Lamina pedis und eine funktionelle Versteifung des Fußes mit einer Verlagerung der Last auf die laterale Seite des Fußes. (s. Abschn. 6.4)

Rotationsbewegung wird dadurch eine Schwenkbewegung des Talus im Sinne einer Abduktion und Adduktion. Dreht der M. tibialis posterior den Unterschenkel in die Außenrotation, wird der Taluskopf nach lateral in die Abduktion geschwenkt, und die Last wird auf den lateralen Fußrand verlagert. Gleichzeitig wird die Ferse über ein Band (Retinaculum musculi flexorum), welches sie mit dem medialen Knöchel verbindet, nach medial in die Inversion gezogen (Retinaculum mm. flexorum, Abb. 2.13 und 2.17).

2.5.2.3 Fibularismuskeln

Die Fibularismuskeln (M. fibularis longus und M. fibularis brevis, alternativ: M. peroneus longus und peroneus brevis) liegen an der lateralen Seite des Unterschenkels (Abb. 2.18). Sie sind für die Anhebung des lateralen Fußrandes verantwortlich. Da sie hinter dem Außenknöchel verlaufen, wirken sie auch als Plantarflexoren des Fußes. Die kurze Fibularissehne reicht bis zum lateralen Fußrand und setzt an der Tuberositas der Basis des 5. Metatarsalknochens an. Die Sehne des M. fibularis longus erreicht ebenfalls den seitlichen Fußrand, endet aber nicht hier, sondern zieht um ihn herum zur Fußsohle, wo sie diagonal in Richtung des medialen Fußrandes verläuft, um an der Basis des ersten Mittelfußknochens und des medialen Keilbeines anzusetzen (Abb. 2.19). Durch die doppelte Umlenkung der Sehne am Außenknöchel und am lateralen Rand des Fußes wird es dem Muskel ermöglicht, den ersten Mittelfußknochen und das mediale Keilbein in Richtung des zweiten Strahls zu ziehen. Dabei werden das mediale Keilbein und der erste Mittelfußknochen mit ihrer medialen Seite nach plantar gedreht (Pronation),

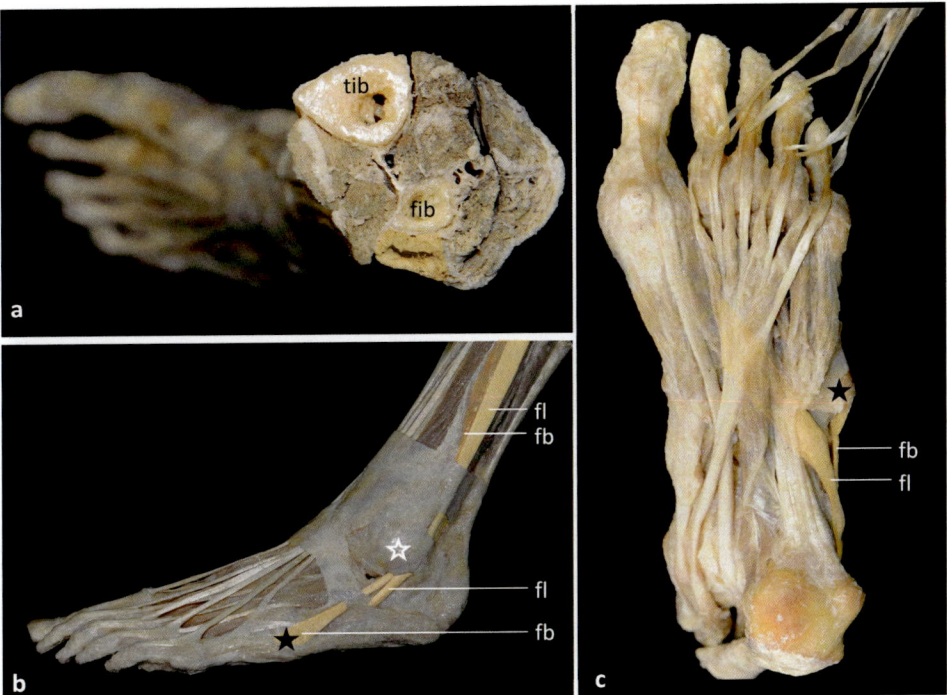

Abb. 2.18 Fibularismuskeln. **a** Anatomisches Präparat, Querschnitt durch den Unterschenkel, Fibularismuskeln (gelb markiert), Fibula (fib), Tibia (tib). **b** Anatomisches Präparat, Ansicht von lateral, Sehnen des M. fibularis longus (fl), M. fibularis brevis (fb), Malleolus lateralis (weißer Stern), Basis des 5. Mittelfußknochens (schwarzer Stern). **c** Anatomisches Präparat, Ansicht von plantar, Sehnen des M. fibularis longus (fl), M. fibularis brevis (fb), Basis des 5. Metatarsalknochens (schwarzer Stern)

wodurch die Querwölbung aktiv stabilisiert wird. Therapeutisch kann diese Bewegung genutzt werden, um einer Hallux-valgus-Deformität in einem frühen Stadium entgegenzuwirken. Es gibt jedoch auch Hinweise, dass dies die Fehlstellung zusätzlich verstärken könnte (Dullaert et al. 2016). Eine weitere wichtige Funktion des M. fibularis longus ist die Plantarflexion des 1. Mittelfußknochens, wodurch der 1. Mittelfußkopf in der Propulsion zum Boden geführt wird. Das Absenken des 1. Mittelfußkopfes ist die Voraussetzung dafür, dass die auf den Boden gepresste Großzehe beim Abrollvorgang passiv um diesen gleiten kann (passive Dorsalextension der Großzehe).

Eine weitere wichtige Funktion im Zusammenspiel mit dem M. tibialis posterior ist das Ausbalancieren des Körpers über dem Standbein, bei der sich die beiden entgegengesetzt (antagonistisch) arbeitenden Muskelgruppen in ihrem Bewegungsausmaß gegenseitig kontrollieren (bremsen). Die hinter der lateralen Knöchelspitze verlaufenden Fibularissehnen „drücken" den Unterschenkel um dessen Längsachse in eine leichte Innenrotation. Durch die distalen Enden der Unterschenkelknochen geführt, folgt der Talus dieser Bewegung nach medial (Abb. 2.20). Die Last liegt auf dem medialen Rand des Fußes, die mediale Längswölbung sinkt ein, und die Ferse ist evertiert. In dieser Konfiguration ist der Fuß weich und flexibel.

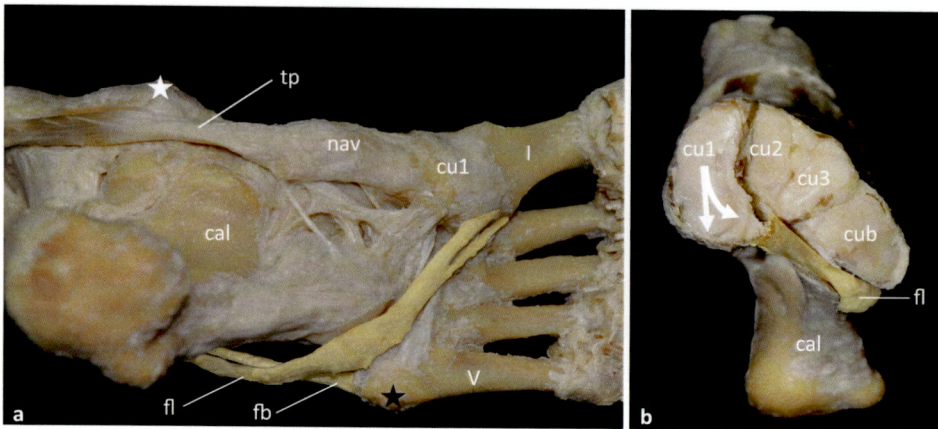

Abb. 2.19 M. fibularis longus; aktive Stabilisierung des ersten Strahls und der Querwölbung durch Pronation des medialen Keilbeins und des ersten Mittelfußknochens und Plantarflexion des 1. Mittelfußknochens. **a** Anatomisches Präparat, Plantaransicht, Sehne des M. fibularis longus (fl), Sehne des M. fibularis brevis (fb), Malleolus medialis (weißer Stern), Calcaneus (cal), erster Mittelfußknochen (I), mediales Keilbein (cu1), 5. Mittelfußknochen (V), Basis des 5. Mittelfußknochens (schwarzer Stern). **b** Anatomisches Präparat, Vorfuß exartikuliert, Blick von vorn auf die Querwölbung in Höhe der Keilbeine (cu1, cu2, cu3) und des Würfelbeins (cub). Das mediale Keilbein, und damit der gesamte 1. Strahl, wird durch den Zug der Sehne des M. fibularis longus (fl) plantarflektiert und proniert (weiße Pfeile), Calcaneus (cal)

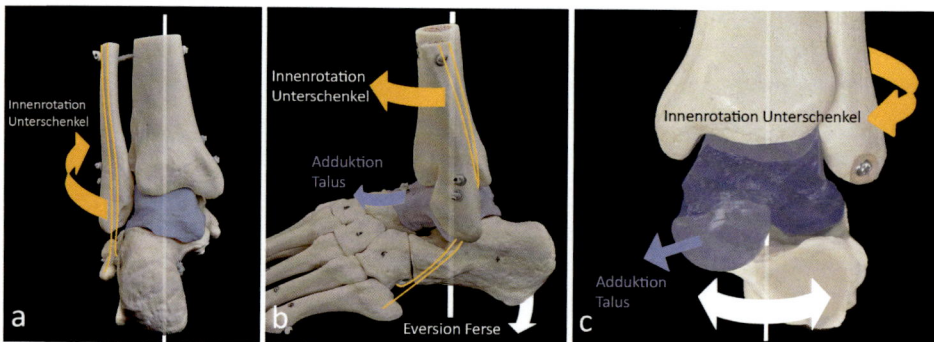

Abb. 2.20 Wirkung der Fibularismuskulatur auf Unterschenkel und Fuß, Längsachse des Unterschenkels (weiße Linie), Talus (blau), Sehnenverlauf der Fibularismuskeln (gelbe Linien). **a** Skelett des Unterschenkels und Fußes von dorsal. Die Sehne der Fibularismuskeln drücken den lateralen Knöchel nach vorn in eine leichte Innenrotation. **b** Skelett des Unterschenkels und Fußes von lateral. Der in der Malleolengabel fest verankerte Talus wird durch die Innenrotation des Unterschenkels mit seinem Kopf nach medial geschwenkt (in eine Adduktionsstellung). **c** Malleolengabel mit Talus und Calcaneus von ventral. Durch die Innenrotation des Unterschenkels wird der Talus nach medial geschwenkt (Adduktion), und die Ferse wird evertiert. Diese Bewegungen sind kombiniert und bedingen sich gegenseitig. Die Folge ist eine Entriegelung der Lamina pedis und ein weicher Fuß mit einer Verlagerung der Last auf die mediale Seite des Fußes

2.5.3 Intrinsische Muskulatur

Im Gegensatz zu den langen extrinsischen Fußmuskeln, die am Unterschenkel entspringen, haben die kurzen intrinsischen Fußmuskeln ihren Ursprung und Ansatz am Fuß. Die plantaren intrinsischen Muskeln stabilisieren aktiv die Fußwölbungen, richten die Zehen in den Grundgelenken korrekt aus und sorgen für die Stabilität des 1. und 5. Strahls. Die wichtigste Funktion dieser Muskeln ist die axiale Ausrichtung und Stabilisierung der gestreckten Zehen am Boden unter Belastung. Sie werden im Verlauf dieses Kapitels zusammen mit ihrer Funktion beschrieben (Abb. 2.21 und 2.22).

2.5.4 Zehen und Zehengelenke

Die Zehen vergrößern die Auflagefläche des Fußes beim Gehen und fungieren als Hebel für das gesamte Körpergewicht, sobald die Ferse den Boden verlässt. Nur wenn sie in gerader, gestreckter Position am Boden ausgerichtet sind, können sie diese Funktion

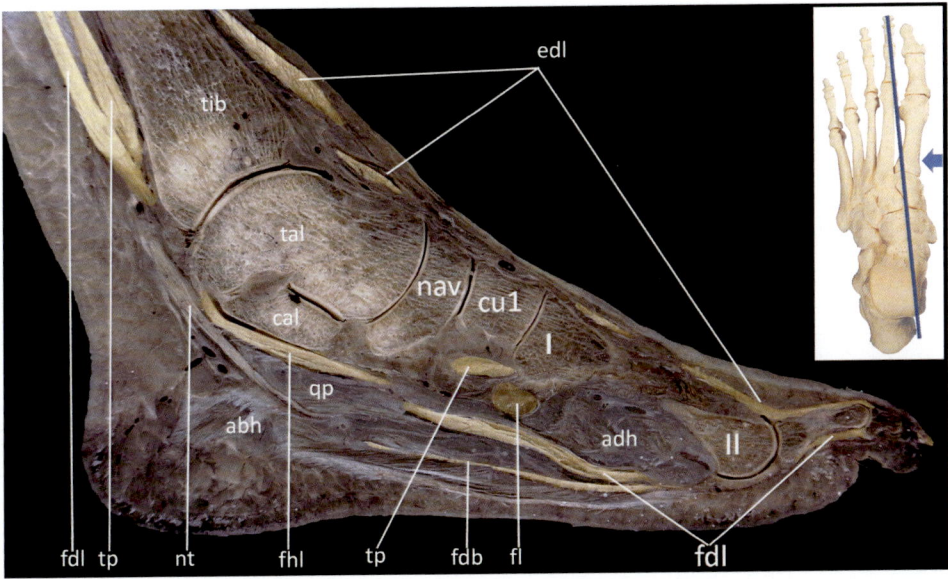

Abb. 2.21 Aktive Stabilisierung der Fußwölbungen durch kurze intrinsische Muskeln der Fußsohle (blau) und Sehnen der langen extrinsischen Muskeln des Unterschenkels (gelb), Sagittalschnitt des Fußes, Ansicht von medial, Sehnen des M. extensor digitorum longus (edl), M. flexor digitorum longus (fdl), M. flexor hallucis longus (fhl), M. tibialis posterior (tp), M. flexor digitorum brevis (fdb), M. fibularis longus (fl), M. abductor hallucis (abh), M. quadratus plantae (qp), M. adductor hallucis (adh), N. tibialis (tn), Tibia (tib), Talus (tal), Sustentaculum tali des Calcaneus (cal), Os naviculare (nav), mediales Keilbein (cu1), Basis des 1. Mittelfußknochens (I), 2. Mittelfußkopf (II)

Abb. 2.22 Anatomisches Präparat der Fußsohle mit Darstellung der extrinsischen (blau) und intrinsischen Muskulatur (gelb). Sehne des M. flexor hallucis longus (fhl) und des M. flexor digitorum longus (fdl, durchtrennt und weggeklappt), intrinsische Muskulatur des 1. und 5. Strahls (gelb) und dazwischen die Mm. interossei (ungefärbt), Mm. lumbricales (l) an den Ansatzsehnen des M. flexor digitorum longus (in der Pinzette)

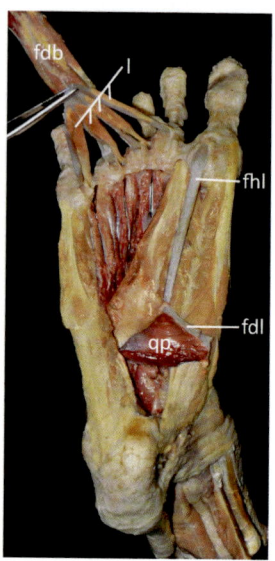

übernehmen. In dieser Phase werden sie von den Plantarflexoren an den Boden gepresst und dort gehalten. Die transversalen Achsen der Zehengrundgelenke, um die die Zehen angehoben („aktive" Dorsalextension) und abgesenkt („aktive" Plantarflexion) werden, dienen in diesem Moment als Achse für den Fuß. Wird die Ferse vom Boden abgehoben, nähert sich der Fußrücken den Zehen, die durch die Wirkung der Zehenbeuger auf den Boden gepresst bleiben („aktive" Plantarflexion der Zehen). Dabei werden sie passiv um die Metatarsalköpfe geführt, was verwirrenderweise als „passive Dorsalextension" der Zehen bezeichnet wird, obwohl sich der Fuß gegen die am Boden befindlichen Zehen bewegt (Abb. 2.33c).

Gemeinsam mit den distalen Enden der Mittelfußknochen bilden die Zehen die Zehengrundgelenke (MTP-Gelenke). Es handelt sich dabei anatomisch um Kugelgelenke, die prinzipiell eine multidirektionale Beweglichkeit der Zehen ermöglichen würden. Aufgrund massiver Kollateralbänder ist die Beweglichkeit stark eingeschränkt, sodass Bewegungen vor allem in der Sagittalebene (Plantarflexion und Dorsalextension), aber auch in der Transversalebene möglich sind (Spreizen und Zusammenführen der Zehen). Die Zehengrundgelenke (MTP-Gelenke) ermöglichen eine Plantarflexion der Zehen bis etwa 40° und in größerem Umfang eine Dorsalextension (aktiv etwa 50°, passiv etwa 90°). Im Vergleich zu den Fingergrundgelenken ist der viel größere Umfang der Dorsalextension der Zehen eine Anpassung an die Bedürfnisse des Gehens in der Propulsion. Die Phalangen sind durch Scharniergelenke, das proximale und distale Interphalangealgelenk, miteinander verbunden, in denen die Zehen nur gebeugt und gestreckt werden können. Analog zum Daumen hat die Großzehe nur zwei Phalangen, alle anderen Zehen haben drei und werden als Langzehen bezeichnet (Abb. 2.23).

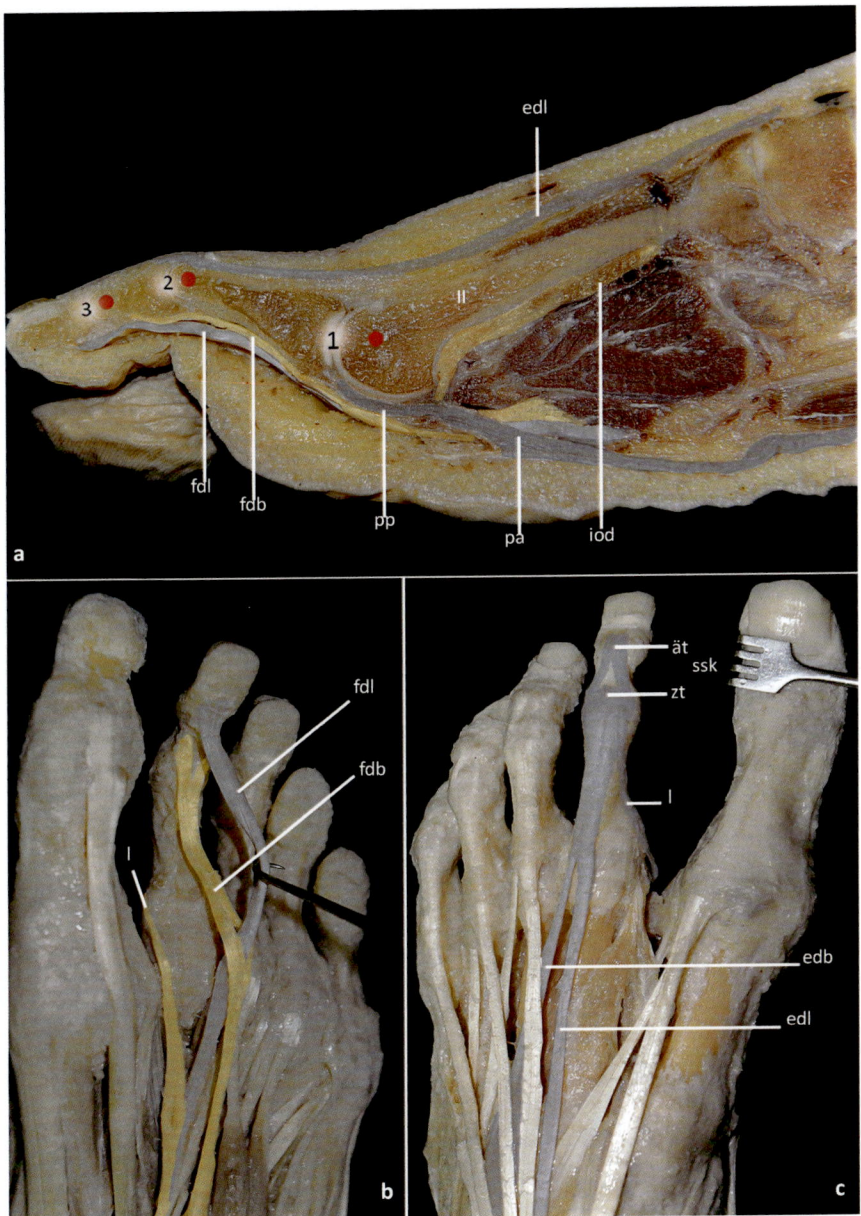

Abb. 2.23 Zehengelenke und Muskeln, die auf die Zehen wirken. **a** Anatomisches Präparat, Sagittalschnitt durch den zweiten Strahl, Ansicht von lateral, MTP-Gelenk (1), PIP-Gelenk (2), DIP-Gelenk (3), transversale Achsen der Gelenke (rote Punkte), Sehnen des M. extensor digitorum longus (edl), M. flexor digitorum longus (fdl), M. flexor digitorum brevis (fdb), plantare Platte des zweiten MTP-Gelenkes (pp), Plantaraponeurose (pa), 2. Mittelfußknochen (II), M. interosseus dorsalis (iod). **b** Anatomisches Präparat, Ansicht von plantar, Sehnen des M. flexor digitorum longus (fdl) mit Ansatz an der Endphalanx, M. flexor digitorum brevis (fdb) mit Ansatz an der Mittelphalanx, M. lumbricalis (l). **c** Anatomisches Präparat, Ansicht von dorsal, Sehnen des M. extensor digitorum longus (edl) und M. extensor digitorum brevis (edb), M. lumbricalis (l), die zum Strecksehnenkomplex (ssk) zusammenlaufen, dessen zentraler Teil (zt) an der Mittelphalanx und dessen äußerer Teil (ät) an der Endphalanx ansetzt

Grundsätzlich lässt sich zur Funktion der Muskeln mit Wirkung auf die Zehen sagen, dass alle Sehnen, die dorsal der transversalen Achsen der Zehengelenke verlaufen, die Zehen vom Boden abheben (Dorsalextension der Zehen), und alle Sehnen, die plantar dieser Achsen liegen (Abb. 2.23a), die Zehen gegen den Boden pressen (Plantarflexion der Zehen). Die Wirkung der Mm. flexor digitorum longus und brevis auf das Zehengrundgelenk ist initial gering, da sie nicht an der Grundphalanx (Grundglied) ansetzen. Entscheidend für die Beugung der Zehen in den Grundgelenken sind die Mm. interossei und die Plantaraponeurose, die über die plantaren Platten an den Grundphalangen ansetzen und die Zehen in der Belastung gegen den Boden pressen (Abb. 2.23a). Eine Dorsalextension in den IP-Gelenken ist nur aus einer gebeugten Position möglich und endet in der Neutralposition der gestreckten Zehe. Eine „Überstreckung" wird passiv durch die plantaren Platten und aktiv durch die langen Sehnen der Zehenbeuger (M. flexor digitorum longus und brevis) verhindert.

2.5.4.1 Strecksehnenhauben

Die Sehnen der Zehenstrecker (M. extensor digitorum longus und brevis, Mm. lumbricales) laufen auf dem Zehenrücken zusammen und bilden in Höhe der Grundphalanx (Grundglied) einen Strecksehnenkomplex, welcher sich in einen zentralen und zwei äußere Teile aufspaltet. Während der zentrale Teil an der Basis der Mittelphalanx (Mittelglied) ansetzt, ziehen die beiden äußeren Anteile weiter nach distal, wo sie als gemeinsame Sehne an der Basis der Endphalanx (Endglied) inserieren (Abb. 2.23). Keiner der oben genannten Zehenstrecker hat einen Ansatz an der Grundphalanx und somit auch keine Wirkung auf deren Dorsalextension. Für die Dorsalextension im Zehengrundgelenk sind weniger die Muskeln selbst, sondern eine derbe bindegewebige Hülle, die Strecksehnenhaube (Abb. 2.24 und 2.25), verantwortlich. Sie schließt sowohl die Grundphalangen als auch die dorsal auf ihnen laufenden Strecksehnen ein und ist auf beiden Seiten fest in der plantaren Platte des Grundgelenkes verankert. Der proximale Teil der Strecksehnenhaube umgibt die Basis des Grundgliedes wie eine Schlaufe, welche durch den Zug der Strecksehnen gespannt wird und das Grundglied auf den Mittelfußkopf „hochzieht". Diese Bewegung wird als („aktive") Dorsalextension der Zehe im Grundgelenk bezeichnet.

2.5.4.2 Plantare Platten und Mm. interossei

Die Mm. interossei befinden sich zwischen den Mittelfußknochen und ziehen zu den Zehen. Jede der Langzehen (mit Ausnahme der 5. Zehe) wird medial und lateral von jeweils einem M. interosseus erreicht, die 5. Zehe nur auf ihrer medialen Seite. Gemeinsam mit der Plantaraponeurose strahlen die Mm. interossei in die plantaren Platten der Zehengrundgelenke ein und setzen über diese an den Basen der Grundphalangen an. Damit liegen sie unterhalb (plantar) der transversalen Achsen der Zehengrundgelenke und beugen die Zehen im Grundgelenk (Abb. 2.24a). Plantaraponeurose und Mm. interossei sorgen unter Belastung dafür, dass die Zehen auf den Boden gepresst werden und die plantaren Platten als Polster unter den Metatarsalköpfen positioniert bleiben und nicht nach distal ausweichen können.

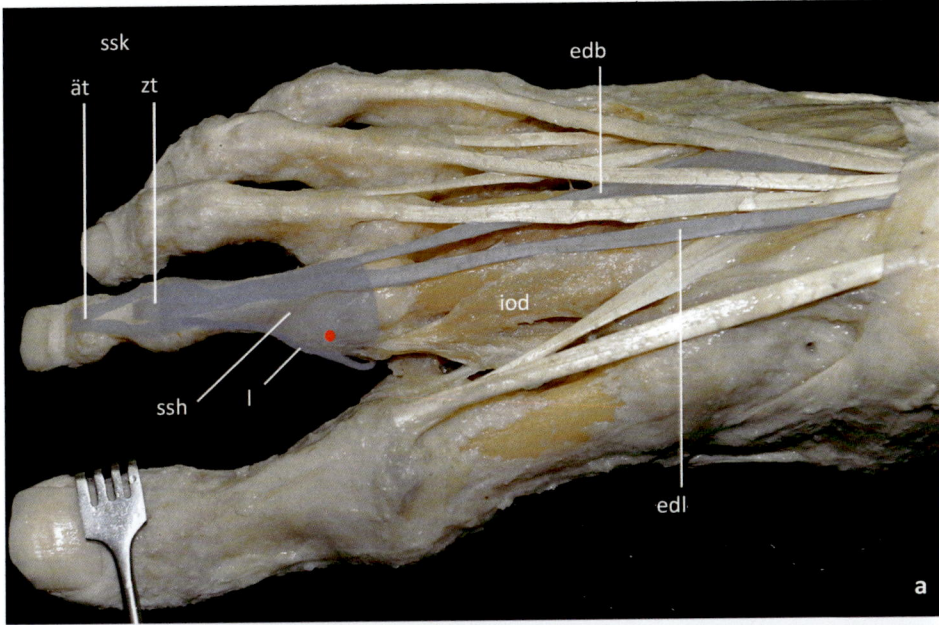

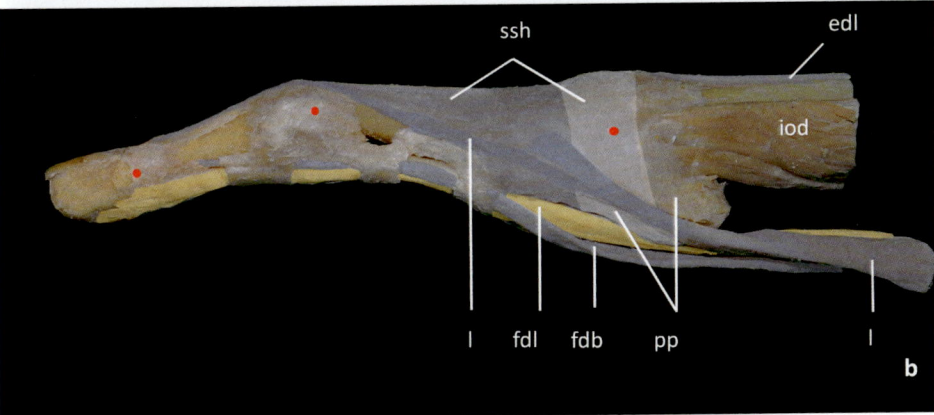

Abb. 2.24 a Anatomisches Präparat mit Darstellung der Sehnen des M. extensor digitorum longus (edl) und brevis (edb), M. lumbricalis (l), die zum Strecksehnenkomplex (ssk) zusammenlaufen, der mit einem zentralen Trakt (zt) an der Mittelphalanx, mit einem äußeren Trakt (ät) an der Endphalanx ansetzt. Strecksehnenhaube (ssh), M. interosseus dorsalis (iod). **b** Isolierte Darstellung der 2. Zehe von medial, Strecksehnenhaube (ssh), proximale Schlinge der Strecksehnenhaube (hellgrauer Teil der Strecksehnenhaube in Höhe des Grundgelenkes), M. extensor digitorum longus (edl), M. interosseus dorsalis (iod), M. lumbricalis (I) mit seinem plantaren Ursprung von der langen Beugesehne (fdl, gelb) und dorsalem Ansatz im Strecksehnenkomplex, M. flexor digitorum brevis (fdb). Die roten Punkte markieren die transversalen Achsen der Zehengelenke

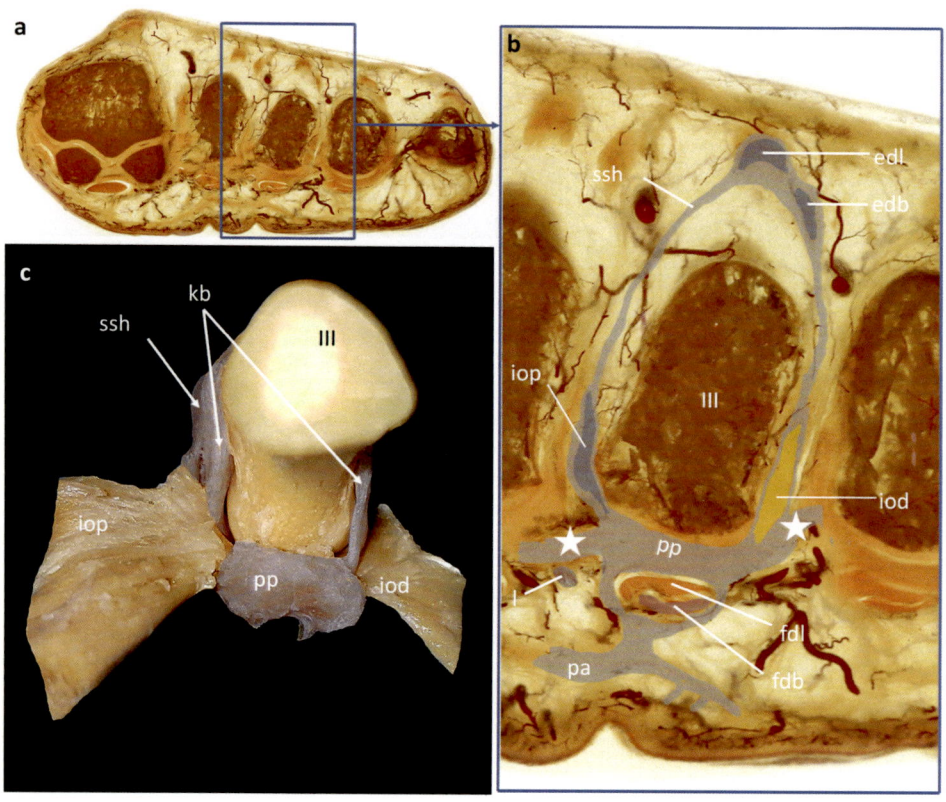

Abb. 2.25 a Plastinierter Frontalschnitt in Höhe der Mittelfußköpfe. **b** Detail (blau umrandet) des 3. MTP-Gelenkes, 3. Mittelfußknochen (III), Strecksehnenhaube (ssh), Sehne des M. extensor digitorum longus (edl), M. extensor digitorum brevis (edb), M. interosseus plantaris (iop), M. interosseus dorsalis (iod), plantare Platte (pp), Lig. metatarsale transversum profundum (weiße Sterne), M. lumbricalis, Sehne des M. flexor digitorum longus (fdl) und brevis (fdb), Plantaraponeurose (pa). **c** Anatomisches Präparat, Präparation des 3. MTP-Gelenkes, Ansicht von dorsal, 3. Mittelfußknochen (III), Strecksehnenhaube (ssh), Kollateralbänder (kb), plantare Platte (pp), M. interosseus dorsalis (iod), M. interosseus plantaris (iop)

Die plantaren Platten sind die zu Polstern verdickten plantaren Anteile der Gelenkkapseln der Zehengrundgelenke und können als eine Art Knotenpunkt gesehen werden. Hier sind die auf die MTP-Gelenke wirkenden Strukturen miteinander verwoben und stabilisieren das Gelenk. Die fein ausbalancierte Zugkraft dieser Strukturen hält die plantaren Platten unter Last in ihrer Position unter den Metatarsalköpfen und die Zehen in den MTP-Gelenken korrekt am Boden ausgerichtet. Das in Höhe der Grundgelenke quer verlaufende tiefe Band (Lig. metatarsale transversum profundum) erstreckt sich vom Großzehengrundgelenk bis zum Grundgelenk der 5. Zehe. Seine Fasern sind mit denen der plantaren Platten verwoben und verbinden sie untereinander (Abb. 2.25 und 2.26).

Abb. 2.26 Mm. interossei
und plantare Platten.
Anatomisches Präparat,
Ansicht von plantar,
Präparation der Mm. interossei
dorsales (iod in Gelb), Mm.
interossei plantares (iop in
Blau), der plantaren Platten
(pp) und des Lig. metatarsale
transversum profundum (weiße
Sterne)

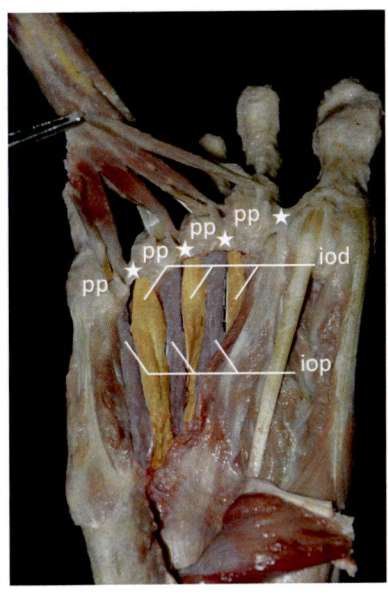

2.5.4.3 Mm. lumbricales

Die vier Mm. lumbricales sind wichtig für die gerade Ausrichtung der Langzehen in der
Frontalebene. Sie entspringen plantar von den vier Ansatzsehnen des M. flexor digitorum
longus (fdl), unterkreuzen das Zehengrundgelenk plantar und gelangen auf der medialen
Seite der Zehen nach dorsal zum Zehenrücken, wo sie in den Strecksehnenkomplex
(Strecksehnenhaube) einstrahlen. Entsprechend ihrem Verlauf beugen sie die Zehen im
Grundgelenk und strecken sie im PIP- und DIP-Gelenk (Abb. 2.27 und 2.24).

Die Zehen am unbelasteten Fuß sind im DIP-Gelenk primär leicht gebeugt, da der M.
flexor digitorum longus stärker ist als sein Antagonist, der M. extensor digitorum longus.
Um eine Streckung der Zehen im DIP-Gelenk zu erreichen, wird die Unterstützung der
Mm. lumbricales benötigt. Eine Kontraktion der Mm. lumbricales bewirkt eine „Ent-
spannung" der vier Ansatzsehnen des langen Zehenbeugers, wodurch dessen Wirkung
auf die Zehenendgelenke schwächer wird und eine vollständige Streckung durch die
Extensoren erst möglich ist (Abb. 2.24b). Außerdem verhindern die Mm. lumbricales
durch ihre Lage auf der medialen Seite der Zehe, dass sich die Langzehen in der Belastung
mit ihrer lateralen Fläche zum Boden drehen. Dies gilt insbesondere für die 3.–5. Zehe.

2.5.4.4 M. quadratus plantae (und seine Insuffizienz)

Ein weiterer intrinsischer Muskel mit Einfluss auf die Stellung der Langzehen ist der
M. quadratus plantae. Er sorgt auch für die optimale Stellung der 2.–5. Zehe bei einem
gesunden Fuß. Der M. quadratus plantae entspringt mit zwei Köpfen am Fersenbein und
setzt lateral an der Sehne des M. flexor digitorum longus an (Abb. 2.27). Dadurch ist
er in der Lage, den schrägen Verlauf der Sehnen des Flexor digitorum longus parallel
zu den Achsen der Langzehen zu korrigieren. Ohne diese Korrektur würde der M.

Abb. 2.27 Mm. lumbricales
und M. quadratus
plantae. Anatomisches
Präparat, Ansicht von
plantar, Präparation der
Mm. lumbricales (l), des M.
quadratus plantae (qp) und
der Sehnen des M. flexor
digitorum longus (fdl) als
Ursprung der Mm. lumbricales

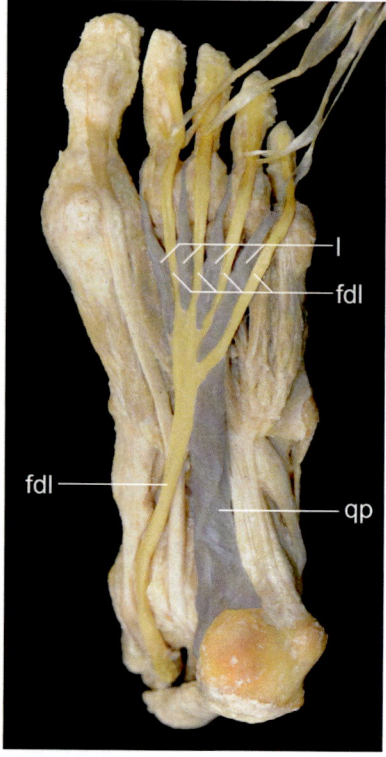

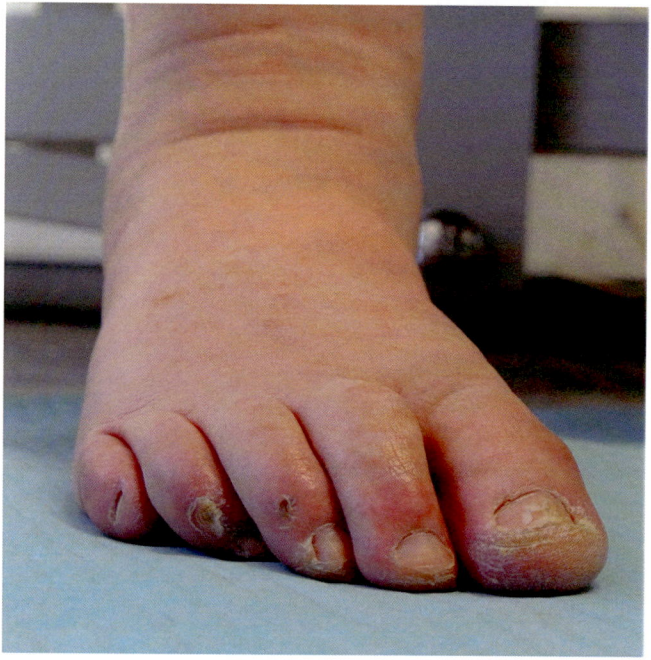

Abb. 2.28 Insuffizienz des Quadratus plantae mit einer Torsion von D3–D5

flexor digitorum longus die Langzehen nach medial ziehen und sie mit ihren lateralen Seiten zum Boden drehen. Eine Schwäche des M. quadratus plantae führt zur typischen gedrehten Fehlstellung der Langzehen (Abb. 2.28).

2.5.4.5 Großzehe, Großzehengrundgelenk und Sesambeinkomplex

Der erste Strahl und in geringem Maße auch der 5. Strahl werden durch eine starke intrinsische Muskulatur stabilisiert (Abb. 2.29 und 2.22). Dies ist ein Relikt aus einer früheren Evolutionsphase, als der Fuß noch zum Greifen und Halten verwendet wurde. Im aufrechten Gang steuert die intrinsische Muskulatur die Position der beiden äußeren Strahlen und balanciert den Fuß aus, ähnlich den Auslegern eines Katamarans. Alle plantaren Muskeln des ersten Strahls pressen die Großzehe auf den Boden. Es handelt sich dabei um den M. flexor hallucis brevis, den M. abductor hallucis und den M. adductor hallucis (Abb. 2.29a). Die beiden Letzteren verhindern zusätzlich ein Ausweichen der Großzehe nach medial und lateral in der Belastung. Weiter proximal wird der 1. Strahl auf Ebene des TMT-1-Gelenkes zusätzlich durch lange Sehnen der extrinsischen Muskeln gesichert (Abb. 2.29).

Während der Propulsionsphase sind die Zehen in den MTP-Gelenken passiv dorsalextendiert. Folglich tragen die plantaren Strukturen des ersten MTP-Gelenkes zu diesem Zeitpunkt den größten Teil des Körpergewichts (s. Abschn. 2.6 „Gangzyklus"). Zum Schutz des ersten Metatarsalkopfes sind zwei Sesambeine in die plantare Platte des Großzehengrundgelenkes eingebettet. Zusätzlich zu ihren lasttragenden Eigenschaften vergrößern sie den Abstand zwischen der transversalen Achse des Großzehengrundgelenkes und den Muskeln, die die Großzehe beugen (M. flexor hallucis longus und brevis, M. abductor hallucis, M. adductor hallucis). Dadurch werden das Drehmoment für das Großzehengrundgelenk und der Anpressdruck der Großzehe auf den Boden erhöht. Ein weiterer Schutz für den ersten Metatarsalkopf wird durch eine Steigbügelkonfiguration gewährleistet, die von der proximalen Phalanx, der plantaren Platte und dem Sesambeinkomplex gebildet wird. So können die auf das Großzehengrundgelenk wirkenden Bodenreaktionskräfte über eine größere Fläche des ersten Mittelfußkopfes verteilt werden. In der Rinne zwischen den beiden Sesambeinen verläuft die lange Beugesehne gut geschützt zur Basis der distalen Phalanx und kann auch unter maximaler Belastung in der Propulsion frei gleiten (Abb. 2.30).

Wenn die langen Streck- und Beugesehnen anatomisch korrekt in der Längsachse des ersten Strahls verlaufen und der Zug des M. abductor hallucis und des M. adductor hallucis gut ausbalanciert ist, presst der M. flexor hallucis longus die Großzehenbeere plantigrad auf den Boden. Liegt im Zusammenspiel der Muskeln ein Ungleichgewicht vor, kann der erste Mittelfußknochen nach medial ausweichen, während die Großzehe

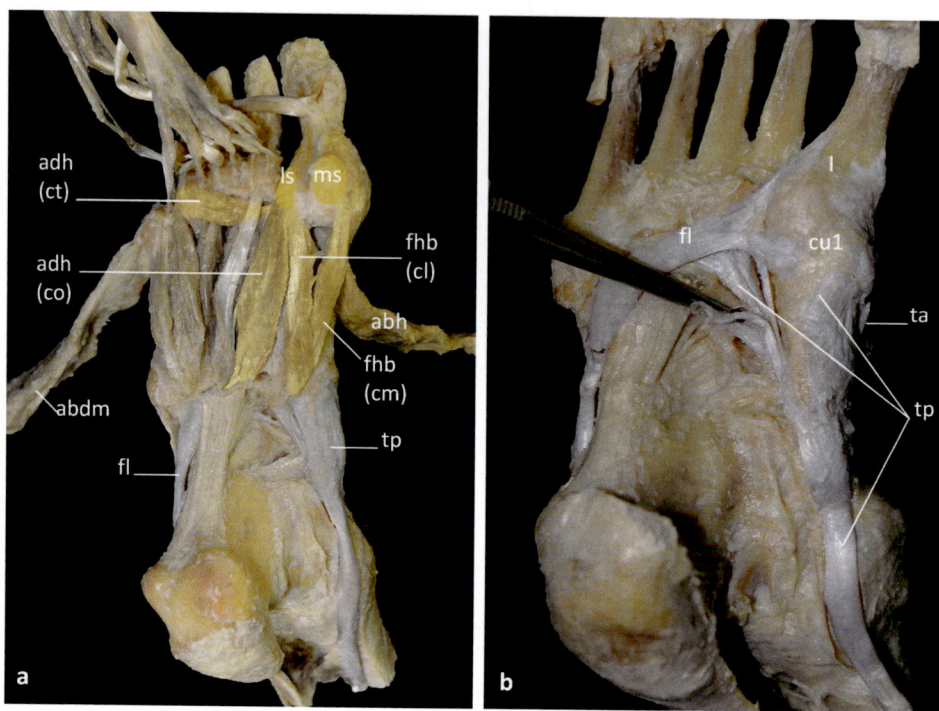

Abb. 2.29 Muskuläre Stabilisierung des 1. Strahls, anatomische Präparate in der Ansicht von plantar. **a** Intrinsische Muskulatur der Großzehe (gelb markiert) zur Stabilisierung des Großzehengrundgelenkes: M. flexor hallucis brevis (fhb) mit seinem medialen (mh) und lateralen Kopf (lh), M. abductor hallucis (abh), M. adductor hallucis (adh) mit seinem Caput obliquum (co) und seinem Caput transversum (ct), laterales Sesambein (ls), mediales Sesambein (ms). **b** Sehnen der extrinsischen Muskulatur (blau markiert) zur Stabilisierung des TMT-1-Gelenkes: M. tibialis posterior (tp), M. fibularis longus (fl), M. tibialis anterior (ta), 1. Mittelfußknochen (I), mediales Keilbein (cu1)

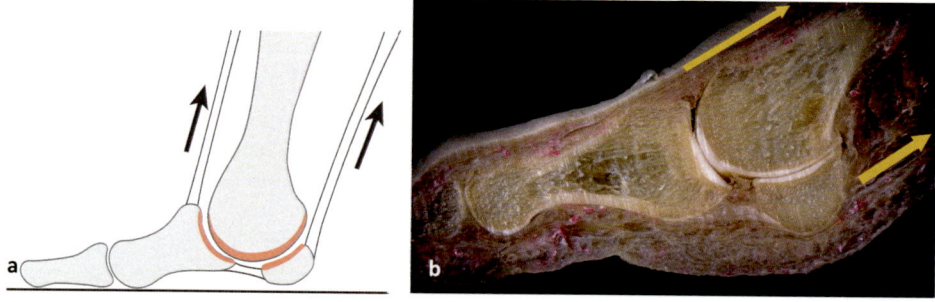

Abb. 2.30 „Steigbügelposition" des ersten Metatarsalkopfes. **a** Schematische Darstellung des Großzehengrundgelenkes in der Propulsion, die die Lage des ersten Metatarsalkopfes zwischen der Basis der proximalen Phalanx der Großzehe und dem Sesambeinkomplex zeigt. **b** Anatomisches Präparat, Sagittalschnitt durch das unbelastete Großzehengrundgelenk. (Mit freundlicher Genehmigung von Prof. Dr. J. Koebke, Zentrum Anatomie, Universität Köln)

nach lateral gezogen und mit ihrer medialen Seite zum Boden gedreht wird. Der Sesambeinkomplex wird durch die ihn fixierenden Strukturen festgehalten und verbleibt in seiner ursprünglichen Position (s. auch Abschn. 2.5.5 „Hallux valgus und Schneiderballen").

2.5.4.6 Plantaraponeurose und Windlass-Mechanismus

Die Plantaraponeurose ist eine subkutane Sehnenplatte, die die Ferse mit den plantaren Platten der Zehengrundgelenke und über diese mit den Grundphalangen der Zehen verbindet. Ihr zentraler Anteil spaltet sich distal in fünf Längsfaserstränge auf, einer für jede Zehe. Jeder der Längsfaserstränge endet mit zwei sagittalen Septen, die medial und lateral der langen Beugesehnen in die plantaren Platten der Zehengrundgelenke einstrahlen (Abb. 2.31).

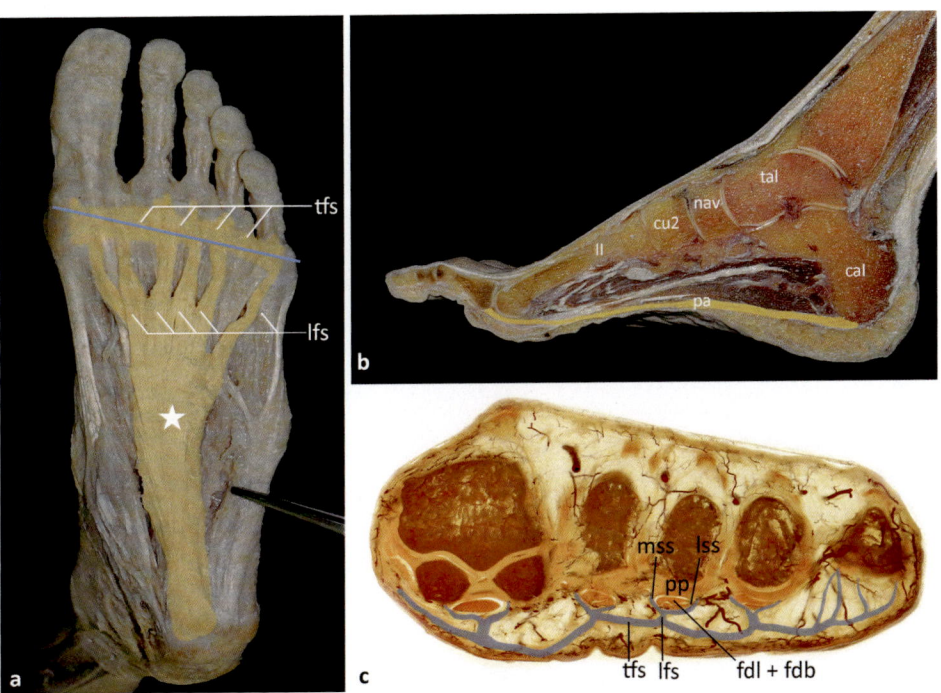

Abb. 2.31 Plantaraponeurose. **a** Anatomisches Präparat, Ansicht von plantar, Plantaraponeurose (gelb markiert) mit dem zentralen Teil (weißer Stern), Längsfasersträngen (lfs) und Querfasersträngen (tfs). **b** Anatomisches Präparat, Sagittalschnitt, Ansicht von medial, Plantaraponeurose (pa), Calcaneus (cal), Talus (tal), Os naviculare (nav), mediales Keilbein (cu1), 2. Mittelfußknochen (II). **c** Frontalschnitt auf Höhe der Metatarsalköpfe (blaue Linie in a), Plastinationsschnitt, Plantaraponeurose (blau) mit ihrem transversalen Faserstrang (tfs), longitudinalen Fasersträngen (lfs), die mit je zwei sagittalen Septen an den plantare Platten der MTP-Gelenke ansetzen, mediales sagittales Septum (mss) und laterales sagittales Septum (lss), Sehne des M. flexor digitorum longus (fdl) und brevis (fdb)

Durch die Verbindung der sagittalen Septen mit den plantaren Platten wird die Zugkraft der Plantaraponeurose auf die proximalen Phalangen der Zehen übertragen. Die Plantaraponeurose beugt die Zehen im Grundgelenk, was in der Belastung einem Anpressen der Zehen an den Boden entspricht. Über bindegewebige Verbindungen zu den Septen des Zehenballenpolsters und der darunterliegenden Haut hat die Plantaraponeurose eine wichtige Funktion für die Positionierung dieser Polsterstrukturen unter den Metatarsalköpfen.

Wenn der Fuß während des Gangzyklus belastet wird, flacht die Längswölbung ab, der Fuß wird „länger", und die Plantaraponeurose wird gedehnt. Dadurch werden die Zehen auf den Boden gepresst. Diese passive Plantarflexion der Zehen in den Grundgelenken durch die Plantaraponeurose wird als umgekehrter Windenmechanismus ("reverse windlass mechanism") bezeichnet (Abb. 2.32).

Wenn zu Beginn der Propulsion die Ferse den Boden verlässt, sind die Zehen auf den Boden gepresst, und die transversalen Achsen der Grundgelenke dienen jetzt als Drehachse für den Fuß. Mit dem Abheben der Ferse wird das Gewicht auf die Metatarsalköpfe verlagert. Dadurch werden die Polsterstrukturen unter den Metatarsalköpfen zusammengepresst und die Metatarsalköpfe mit ihren transversalen Achsen etwas plantar verlagert (Abb. 2.33).

Dabei werden die fünf Längsfaserstränge der Plantaraponeurose um die jetzt „tiefer liegenden" Metatarsalköpfe geschlungen, und die Plantaraponeurose bleibt auch nach dem Abheben der Ferse gespannt. Dieses „Tiefertreten" der Metatarsalköpfe ist die Voraussetzung für ein freies Gleiten der Zehen um die Metatarsalköpfe (passive Dorsalextension der Zehen) und eine gespannte Plantaraponeurose in der Propulsion. In der Folge bleiben die Zehen gegen den Boden gepresst, und die Ferse wird invertiert. Daraus resultieren eine Verstärkung der medialen Längswölbung und die „Verriegelung"

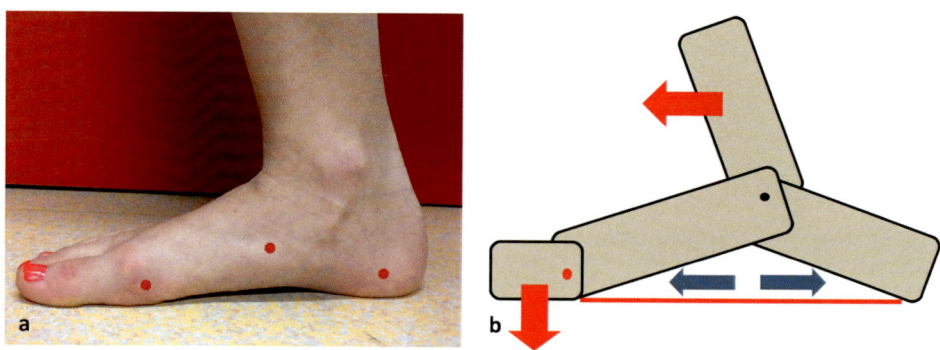

Abb. 2.32 Umgekehrter Windenmechanismus. **a** Unter Belastung ist die mediale Längswölbung abgeflacht, die Plantaraponeurose gespannt und die Zehen werden auf den Boden gepresst. Die roten Punkte markieren die Längswölbung. **b** schematischen Darstellung des nach vorn geneigten Unterschenkels (roter Pfeil nach vorn), der durch die Gewichtübernahme eingesunkenen Längswölbung, die die Plantaraponeurose strafft (blaue Pfeile) und so die Zehen auf den Boden presst (roter Pfeil nach unten)

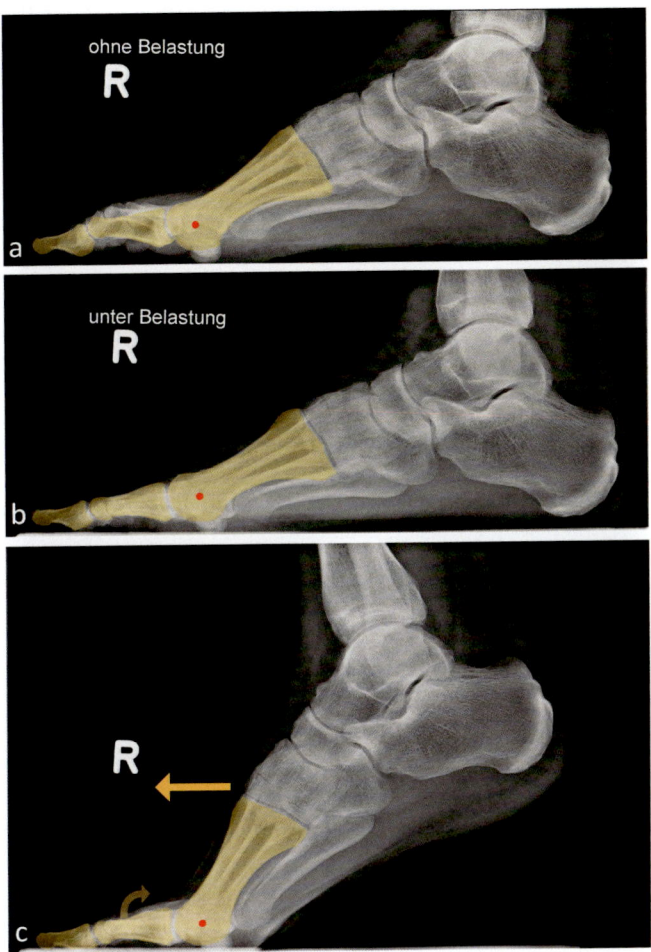

Abb. 2.33 Position der Metatarsalköpfe und der Zehen im Gangzyklus. **a** Unbelasteter Fuß, die Zehen sind im Grundgelenk etwas nach dorsal extendiert und in den Interphalangealgelenken leicht gebeugt. **b** Belasteter Fuß. Die Zehen sind gerade ausgerichtet auf den Boden gepresst (im Grundgelenk nach plantar flektiert und in den Interphalangealgelenken gestreckt). Die mediale Längswölbung ist flacher und der Fuß insgesamt etwas länger. **c** Mit dem Abheben der Ferse wird der Fuß gegen die Zehen bewegt (gerader gelber Pfeil). Das Gewicht wird dabei auf die Metatarsalköpfe verlagert, wodurch deren plantare Polsterstrukturen zusammengedrückt werden. In der Folge werden die Metatarsalköpfe und mit ihnen die transversalen Achsen der Zehengrundgelenke (rote Punkte) etwas nach plantar verlagert, sodass die auf den Boden gepressten Zehen passiv um die Metatarsalköpfe gleiten können, was als passive Dorsalextension der Zehen bezeichnet wird (gebogener, transparenter gelber Pfeil).

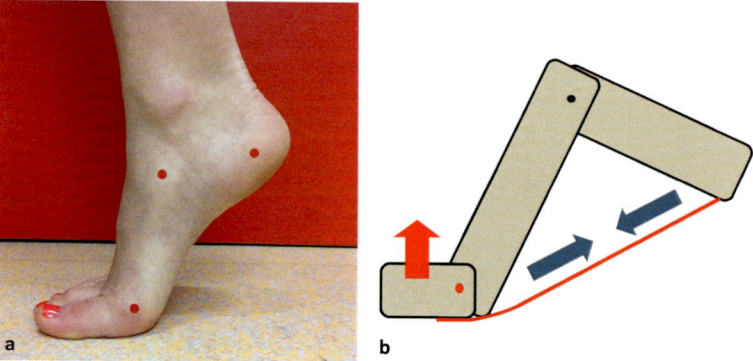

Abb. 2.34 Windlass-Mechanismus. **a** Mit dem Abheben der Ferse wird der Fuß gegen die auf den Boden gepressten Zehen bewegt, wodurch die Last auf die Metatarsalköpfe verlagert wird. In der Folge werden die plantaren Polsterstrukturen zusammengedrückt, sodass die Metatarsal-köpfe etwas tiefer treten und die Plantaraponeurose weiter gespannt bleibt. Dadurch wird die Ferse invertiert, die Längswölbung verstärkt und der Fuß versteift. In dieser Position spricht man, bezogen auf das Zehengrundgelenk, von einer „passiven Dorsalextension" der Zehen, obwohl sich der Fuß gegen die am Boden stehenden Zehen bewegt. Die Zehen gleiten passiv um die tiefer tretenden Metatarsalköpfe. **b** schematische Darstellung des Windlass-Mechanismus mit vom Boden abgehobener Ferse, gespannter Plantaraponeurose (blaue Pfeile), verstärkter Längs-wölbung und passiver Dorsalextension der Zehen (roter Pfeil)

der Lamina pedis; der Fuß versteift. Da die Metatarsalköpfe als eine Art Umlenkrolle (Winde) für die Plantaraponeurose dienen, wird dieser Mechanismus als Windlass-Mechanismus (windlass = engl. für „Winde") bezeichnet (Abb. 2.34).

Der Windenmechanismus ist während der Propulsion aktiv, während der umgekehrte Windenmechanismus in der Gewichtsübernahme der mittleren Standphase seine Bedeutung hat. Der „umgekehrte Windenmechanismus" tritt zuerst auf und kann als Voraussetzung für den Windenmechanismus angesehen werden.

An der Großzehe ist der Windenmechanismus am effektivsten, da hier der Abstand der Beugesehnen zur transversalen Achse des Großzehengrundgelenkes am größten ist. Erreicht wird das durch den großen Durchmesser des 1. Metatarsalkopfes und die zusätz-liche Vergrößerung dieses Abstandes durch die Sesambeine. So wird ermöglicht, dass in der Endphase der Propulsion das Gewicht zu 30 % von der Großzehenbeere, zu 15 % vom 1. Metatarsalkopf und zu 30 % vom 2. Metatarsalkopf getragen wird (Debrunner and Jacob 1998).

2.5.5 Hallux valgus und Schneiderballen

Der erste Mittelfußknochen kann im TMT-1-Gelenk mehr oder weniger beweglich sein. Bei Neugeborenen und Menschen, die die Greiffähigkeit mit der Großzehe seit

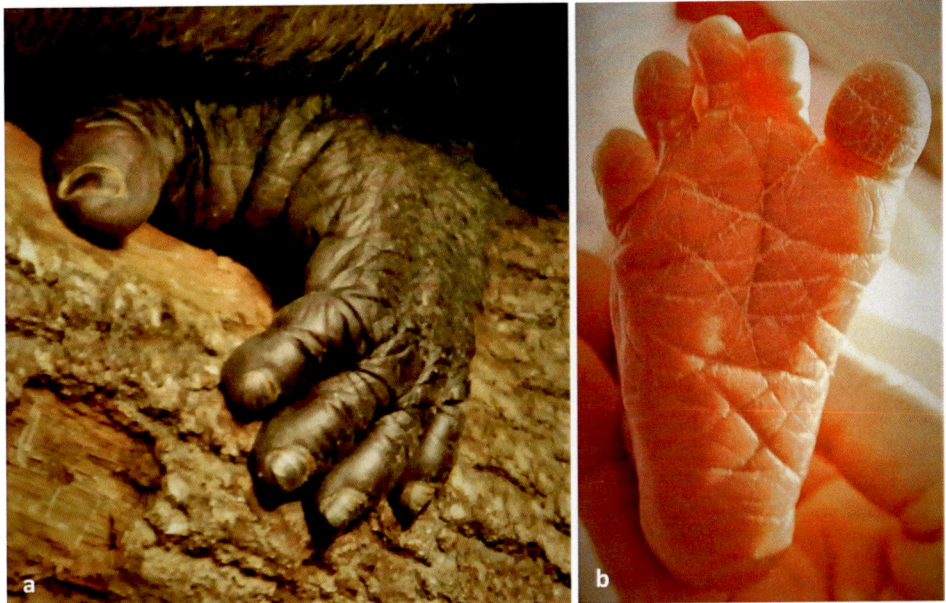

Abb. 2.35 **a** Fuß eines Flachlandgorillas. **b** Fuß eines Neugeborenen

der frühen Kindheit trainieren, sowie bei Primaten ist der Bewegungsumfang deutlich größer als beim Durchschnitt der erwachsenen Menschen. In einigen Fällen behält die Großzehe nicht nur ihre Greiffähigkeit, sondern kann gegen die Fußsohle opponiert werden (Abb. 2.35).

Bei einem gesunden Fuß ist die Verbindung im TMT-1-Gelenk so fest, dass das Heben oder Senken des 1. Metatarsalknochens auf maximal die Hälfte seiner Schaftdicke beschränkt ist. Ein darüber hinausgehender Bewegungsumfang wird als Hyperlaxität oder Hypermobilität des 1. Strahls (Metatarsus primus elevatus) bezeichnet. Die Hypermobilität ist ein symptomatischer, klinisch pathologischer Zustand, während die Hyperlaxität ein Leben lang asymptomatisch bleibt (Klaue 2015). Der hypermobile 1. Mittelfußknochen weicht leichter in die Varusposition aus (Abb. 2.36).

Einmal von ihrer axialen Ausrichtung abgewichen, neigen die starken Muskeln der Großzehe dazu, sowohl die Fehlstellung des 1. Mittelfußknochens nach medial als auch die Abweichung der Großzehe nach lateral zu verstärken. Dies führt zu einer irreversiblen Deformität, die als Hallux valgus bezeichnet wird. Eine ähnliche Fehlstellung kann beim 5. Strahl in Form des Metatarsus quintus valgus beobachtet werden. Dabei weichen, spiegelverkehrt zum 1. Strahl, der 5. Metatarsalknochen nach lateral und die Kleinzehe nach medial ab. Die entstehende Deformität wird als Schneiderballen oder Ballenzeh ("tailor's bunion", Bunionette) bezeichnet.

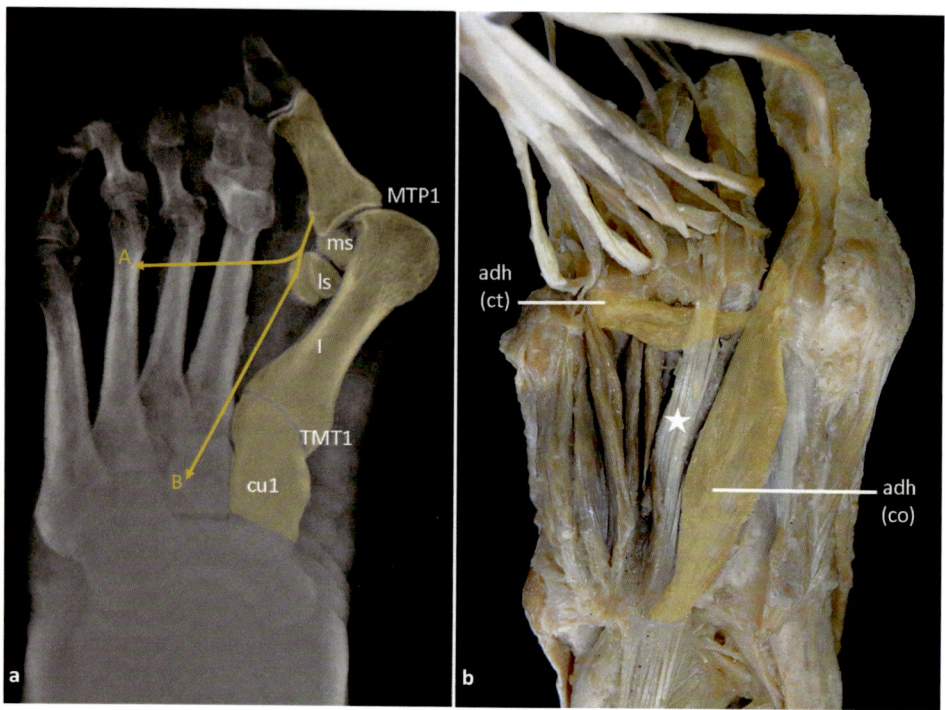

Abb. 2.36 Metatarsus primus varus und Hallux valgus. **a** Röntgenbild, mediales Keilbein (cu1), erster Mittelfußknochen (I), mediales (ms) und laterales Sesambein (ls), 1. MTP-Gelenk (MTP1), 1. Tarsometatarsalgelenk (TMT1), Zugrichtung des Adduktors; Caput transversum (A), Caput obliquum (B). **b** Anatomisches Präparat, Plantaransicht, M. adductor hallucis (adh, gelb) mit Caput transversum (ct) und Caput obliquum (co) und zusätzlichem Muskelbauch (weißer Stern) zur Grundphalanx der 2. Zehe

2.5.6   Überlastung des 2. Strahls

Um die große Beweglichkeit des 1. Mittelfußknochens zu kompensieren, wird der 1. Strahl durch eine stark ausgebildete intrinsische und extrinsische Muskulatur stabilisiert. Wenn diese Muskeln insuffizient sind, können der 1. Mittelfußknochen und die Großzehe beim Gehen nicht mehr fest genug auf den Boden gepresst werden, und der 1. Strahl weicht nach dorsal aus. In der Folge wird die Last nach lateral auf den viel dünneren und längeren 2. Mittelfußknochen verlagert. Da seine Basis zwischen den drei Keilbeinen faktisch „unbeweglich eingezapft" ist (Abb. 2.37 und 2.4), wird er durch diese stärkere Beanspruchung leicht überlastet. Dies führt zu Schmerzen, Überlastung und Rissen der Bänder sowie zu Ermüdungsfrakturen. Zusätzlich wird die Basis des 2. Mittelfußknochens durch das kräftige Lisfranc-Band am medialen Keilbein fixiert. Rupturiert dieses Band durch die Überlastung, so kommt es zu einer homolateralen Dislokation des 2.–5. Mittelfußknochens (Abb. 2.38 und 2.39).

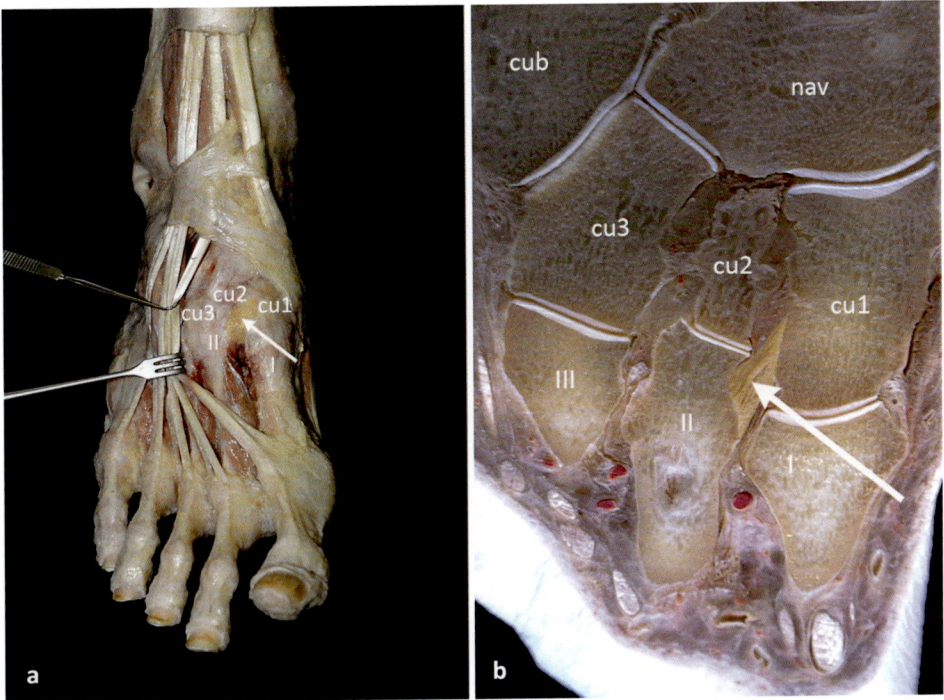

Abb. 2.37 Darstellung des Lisfranc-Bandes. **a** Anatomisches Präparat, Lisfranc-Band (Pfeil). **b** Transversalschnitt durch den tarsometatarsalen Übergang, Lisfranc-Band (gelb) zwischen medialem Keilbein (cu1) und der Basis des 2. Mittelfußknochens (II), mittleres Keilbein (cu2), laterales Keilbein (cu3), Würfelbein (cub), Os naviculare (nav), 1. und 3. Mittelfußknochen (I, III) (b: mit freundlicher Genehmigung von Prof. Dr. rer. nat. J. Koebke, Zentrum Anatomie, Universität zu Köln)

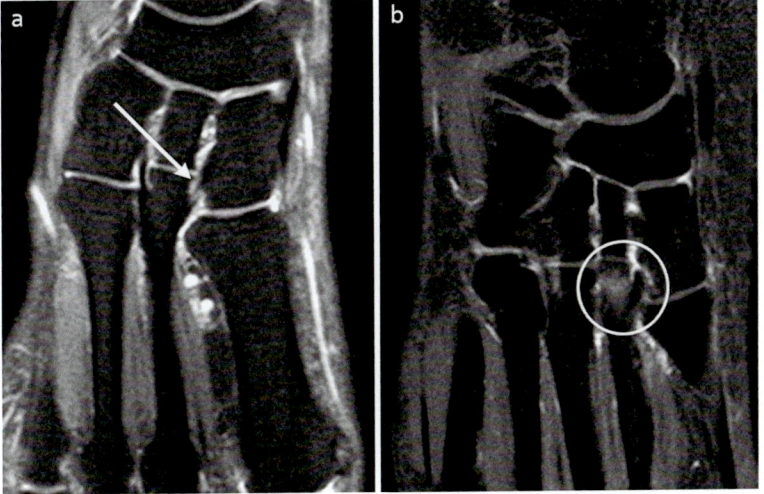

Abb. 2.38 **a** MRT mit normalem Lisfranc-Band. **b** MRT einer Lisfranc-Band-Ruptur und Knochenmarködem der Basis des 2. Mittelfußknochens (weißer Kreis)

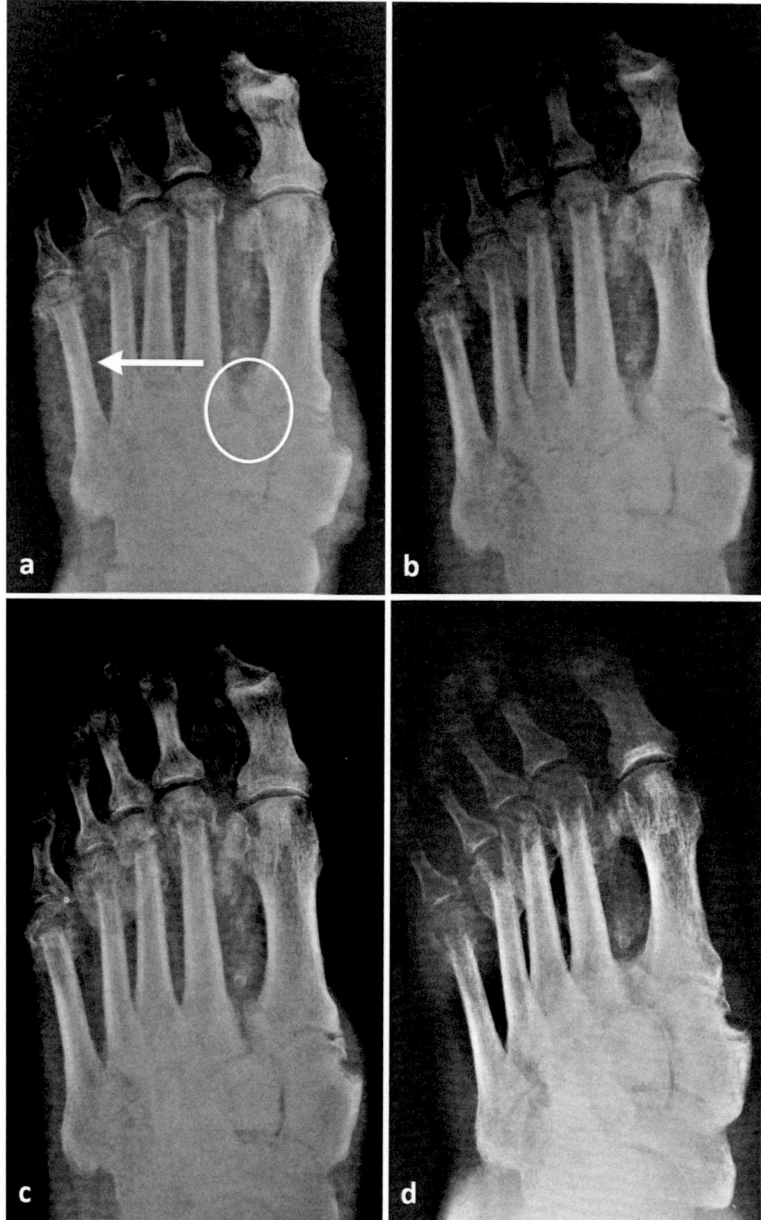

Abb. 2.39 Überlastung mit Fraktur des 2.–5. Mittelfußknochens, Ruptur des Lisfranc-Bandes (weißer Kreis) und in der Folge homolateraler Dislokation (weißer Pfeil) des 2.–5. Mittelfußknochens (Charcot-Fuß). Progression im konventionellen Röntgenbild **a** Monat 0, **b** Monat 2, **c** Monat 5 und **d** Monat 12

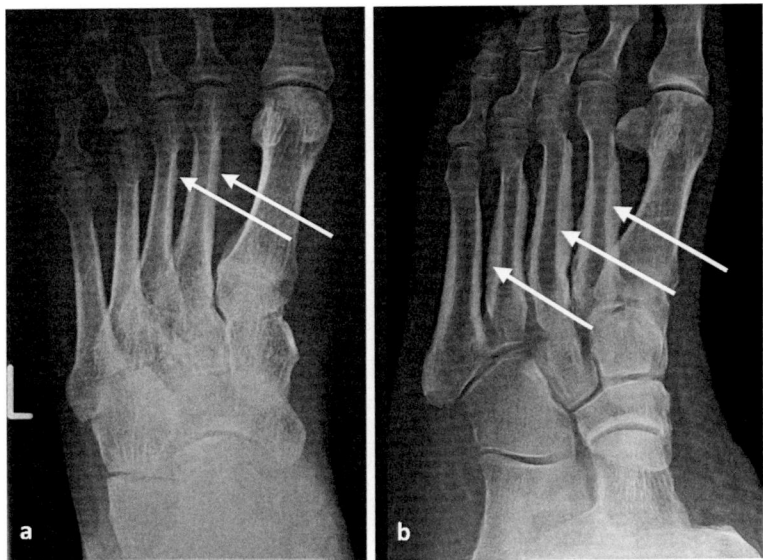

Abb. 2.40 Überlastung des 2. Mittelfußknochens mit kompensatorischer Verdickung **a** der medialen Kortikalis (Pfeile) und **b** der medialen und lateralen Kortikalis als Zeichen einer biomechanischen Überlastung des 2. und 3. Mittelfußknochens. Nebenbefund: Der 1. Metatarsalkopf ist leicht nach medial disloziert, wodurch das laterale Sesambein entlastet im 1. Intertarsalraum liegt und die gesamte Last vom medialen Sesambein getragen wird, das sich mittig unter dem 1. Metatarsalkopf befindet

Bestehen zusätzlich weitere funktionelle Einschränkungen, können diese die Überlastung verstärken. Zum Beispiel ist bei der Krallenzehendeformität die Fähigkeit der Zehen, Gewicht zu tragen, limitiert, da die lasttragende Fläche des Fußes von den Zehen kaum noch vergrößert wird. Der Fuß endet aus funktioneller Sicht an den Mittelfußköpfen, wodurch deren Belastung deutlich erhöht wird. Liegt zusätzlich noch eine Verkürzung der Wadenmuskulatur vor, wird die Belastung des Vorfußes und damit auch des 2. Mittelfußknochens weiter forciert. Kompensatorisch verdickt sich die Kortikalis des Schaftes (Diaphyse), was von erfahrenen Radiologen auf Röntgenbildern erkannt werden kann (Abb. 2.40).

In einigen Fällen überragt der 2. Mittelfußkopf nach distal alle anderen Mittelfußköpfe (übermäßig langer zweiter Strahl). Dies ist nicht pathologisch, kann aber aufgrund der größeren Hebelwirkung und des erhöhten Drucks auf den Kopf zu einer Überlastung des Knochens und des Weichgewebes unterhalb des 2. Mittelfußkopfes führen (Abb. 2.41 und 2.42).

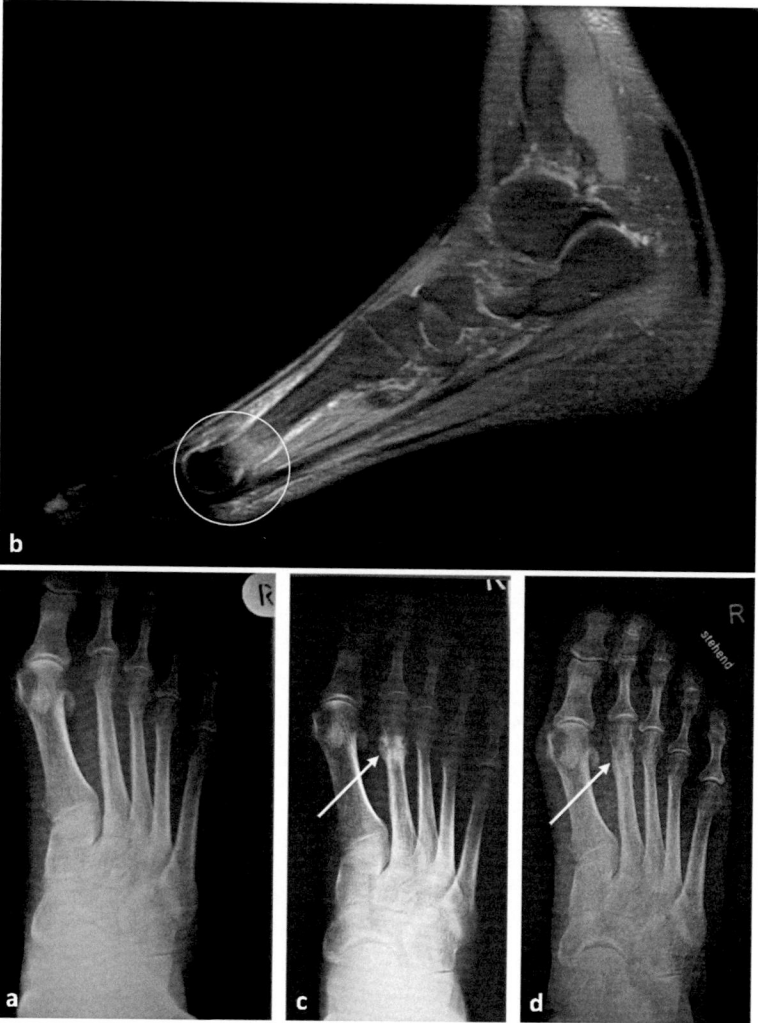

Abb. 2.41 a 57-jährige Patientin (ohne Neuropathie) mit starken Schmerzen nach langer Wanderung und unauffälligem 2. Mittelfußknochen im konventionellen Röntgenbild. **b** MRT, durchgeführt aufgrund der klinischen Beschwerden bei unauffälligem Röntgenbild mit Nachweis eines Osteoödems des distalen 2. Mittelfußknochens und Nachweis einer nicht verschobenen Fraktur (weißer Kreis); konventionelle Röntgenaufnahmen nach **c** 3 Monaten und **d** 7 Monaten mit folgenloser Frakturheilung in korrekter Stellung über Callus-Heilung

Abb. 2.42 Konsolidierte, okkulte Fraktur des basisnahen 2. Mittelfußknochens (weißer Pfeil) als Folge einer biomechanischen Überlastung (Begleitbefund bei einem Patienten mit DFS und einer plantaren Läsion mit Fistel und Osteomyelitis des 5. Mittelfußkopfes)

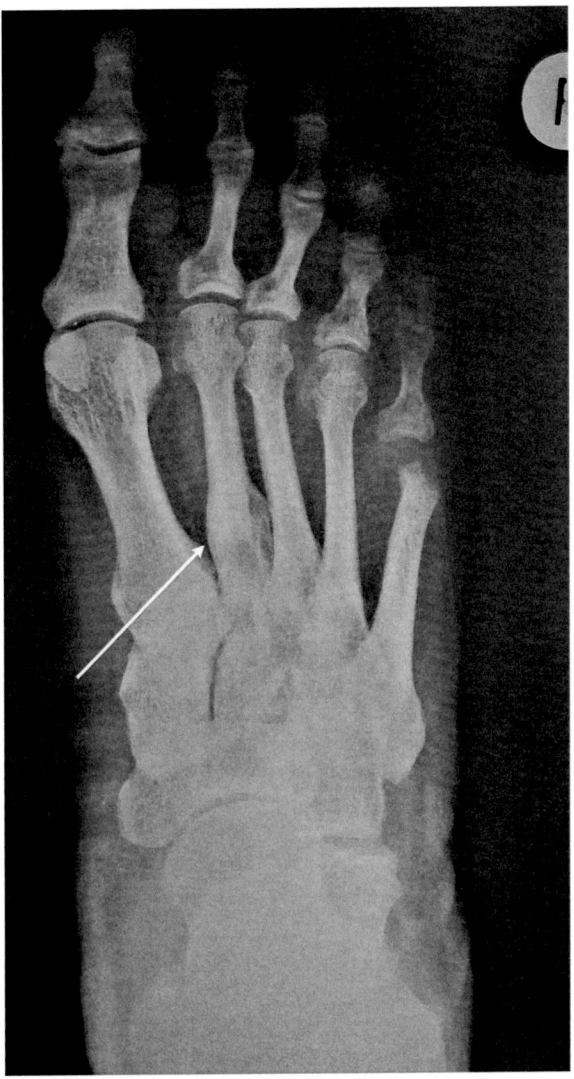

2.6 Gangzyklus

Der aufrechte zweibeinige Gang ist eine rhythmische Folge feiner, koordinierter Bewegungen, mit denen der Körper über dem Standbein ausbalanciert wird. Ein Gangzyklus (100 %) wird in zwei Phasen unterteilt, eine Standphase (60 %), in der der Fuß Kontakt zum Boden hat, und eine Schwungphase (40 %), in der er am gegenüberliegenden Standbein vorbeigeführt wird. Mit dem Aufsetzen der Ferse (oder eines anderen Teiles des Fußes) beginnt die Standphase. Sie endet mit dem Abheben der Zehen vom Boden. Zu Beginn und am Ende der Standphase haben beide Füße Kontakt zum

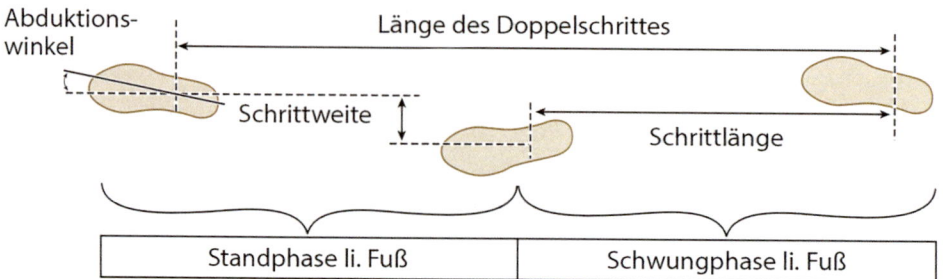

Abb. 2.43 Schrittfolge

Boden. Beide Phasen gewährleisten gemeinsam die Gewichtübernahme, den Einbeinstand und die Vorwärtsbewegung des Beines und können noch weiter unterteilt werden. Das Laufen unterscheidet sich vom Gehen dadurch, dass es eine zusätzliche Flugphase gibt, in der keiner der beiden Füße Kontakt zum Boden hat (Abb. 2.43).

Im aufrechten Stand liegt der Schwerpunkt zentral im Becken in Höhe des 2. Sakralwirbels. Die Vorwärtsbewegung des Körpers wird in erster Linie durch die Verlagerung des Körperschwerpunktes nach ventral bestimmt, während das Gleichgewicht vorwiegend muskulär durch Ausgleichsbewegungen gehalten wird. Der Schwerpunkt des Körpers bewegt sich mit annähernd konstanter Höhe, Geschwindigkeit und Richtung. Anforderungen an Stabilität, Vorwärtsbewegung und Energieerhaltung schränken die Vielfalt der möglichen Bewegungen ein. Die anatomischen Strukturen sind so konzipiert, dass sie diesen Anforderungen entsprechen. Auf diese Weise müssen die Muskeln nur etwa 30 % der für die Fortbewegung erforderlichen Energie bereitstellen (Cavagna et al. 1977).

2.6.1   Bodenkontakt der Ferse = Initial Contact

In der Phase des Erstkontaktes (Initialkontakt) trifft die Ferse auf den Boden. Der Calcaneus steht in leichter Eversion (leichte Valgusposition), und der Talus wird fest in der „Malleolengabel" des Unterschenkels gehalten, die von den beiden distalen Enden der Unterschenkelknochen gebildet wird. Die rollenförmige obere Gelenkfläche des Talus, die Trochlea tali, ist vorne breiter als hinten. Beim Aufsetzen der Ferse befindet sich der Fuß in Dorsalextension, und der breitere Teil der Trochlea wird fest in der Malleolengabel fixiert. Trotz der nur kleinen Auflagefläche des Calcaneus kann dadurch das obere Sprunggelenk so stabilisiert werden, dass es kaum seitliche Bewegungen des Fußes zulässt.

Beim Aufsetzen der Ferse dient deren etwa 2 cm dickes Fettpolster zur Stoßdämpfung (Corpus adiposum der Ferse) (Abb. 2.44).

Abb. 2.44 Schematische
Darstellung des Fersenpolsters

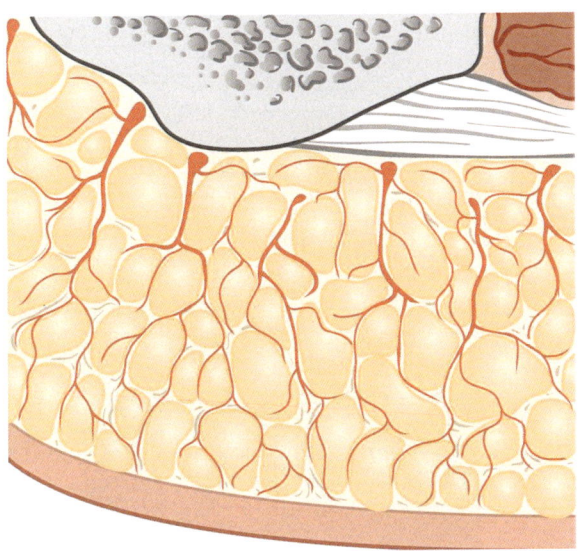

Das subkutane Fettgewebe unter dem Fuß wird durch Bindegewebssepten in Kammern unterteilt. Auf diese Weise wirkt es ähnlich einem elastischen Gelkissen. Solche Polster, wenn auch dünner, befinden sich unter der gesamten lasttragenden Fläche des Fußes. Die Septen zwischen den einzelnen Kammern sind gut vaskularisiert, wobei die hier verlaufenden Gefäße das kapillare Endstromgebiet der Unterschenkelarterien darstellen. Ein tiefes Ulkus ist daher häufig eine Manifestation einer relevanten arteriellen Verschlusskrankheit (Abb. 2.45).

2.6.2 Lastübernahme = Foot Flat

In der Phase der Lastübernahme wird der Fuß durch den M. tibialis anterior kontrolliert abgesenkt, der laterale Rand der Fußsohle nimmt Kontakt zum Boden auf und trägt zur Unterstützung des Fußes bei. Die auf ihn wirkenden Bodenreaktionskräfte führen dazu, dass der Fuß in die Pronation gedreht wird. Dabei wird der mediale Fußrand abgesenkt, und die Metatarsalköpfe setzen nacheinander von lateral nach medial auf. Diese Bewegung wird durch die Schwerkraft angetrieben und von den Fibularismuskeln geführt. Am Ende der Lastübernahme erreicht der Fuß seine plantigrade Position.

Im Vergleich zum Menschen gehen Wasservögel auf den Zehen und haben kein Pendant zur menschlichen Ferse. Sie können den Aufprall des Vorfußes nicht kontrollieren und „watscheln" (Abb. 2.46). Bei einer Lähmung des M. tibialis anterior kann ein vergleichbares Phänomen beobachtet werden. Der Fuß „platscht" nach dem Aufsetzen der Ferse auf den Boden, ähnlich dem Watscheln der Wasservögel.

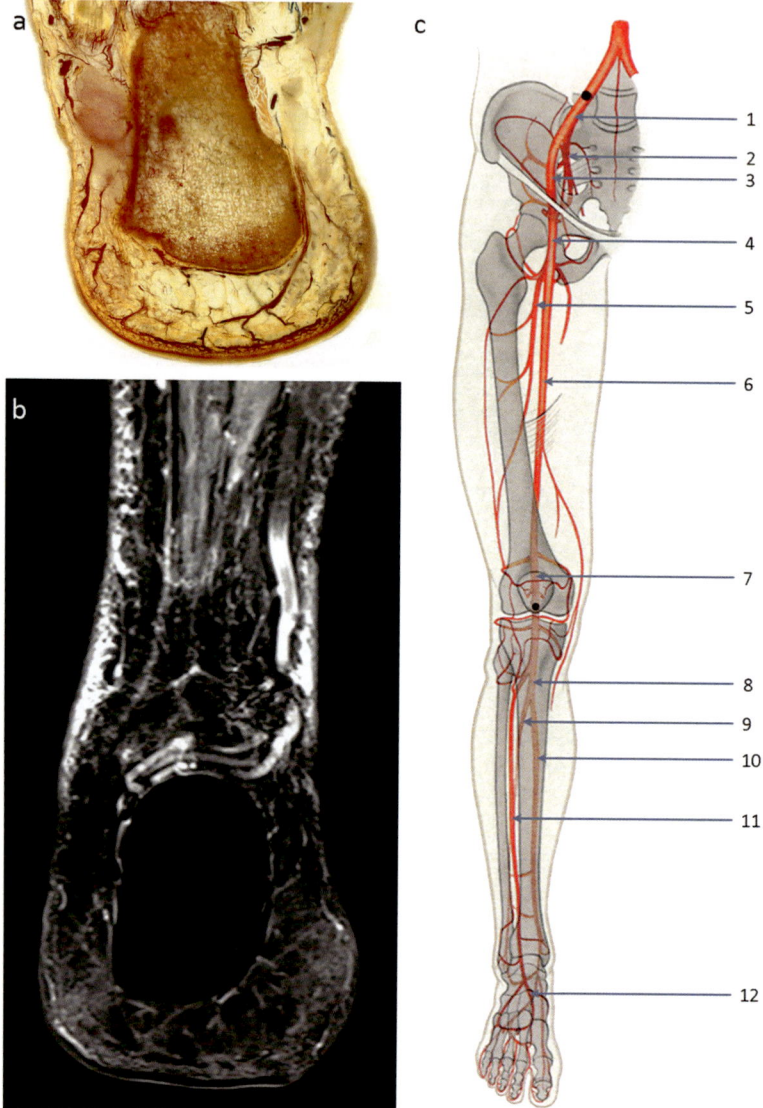

Abb. 2.45 Fersenpolster. **a** Plastinierter Frontalschnitt mit farbig injizierten Gefäßen. **b** CT nach arterieller Kontrastmittelinjektion. **c** Arterielle Versorgung des Beines, A. iliaca communis (1), A. iliaca interna (2), A. iliaca externa (3), A. femoralis communis – anatom. A. femoralis (4), A. profunda femoris (5), A. femoralis superficialis (anatom. A. femoralis (6) –, A. poplitea, p-I-Segment (7), Truncus tibiofibularis – anatom. A. tibialis posterior (8, 10) –, A. fibularis (9), A. tibialis posterior (10), A. tibialis anterior (11), A. dorsalis pedis (12). (Quelle: Lanz und Wachsmuth 1972, Abb. 2.45 a mit freundlicher Genehmigung von Prof. Dr. rer. nat. J. Koebke, Zentrum Anatomie der Universität zu Köln)

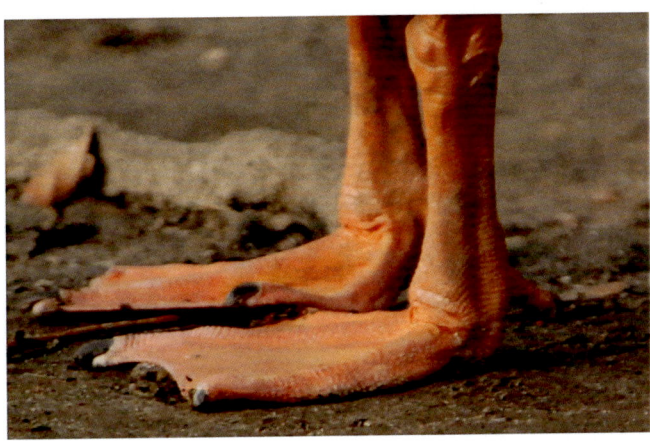

Abb. 2.46 Füße einer Graugans

2.6.3 Mittlere Standphase = Mid Stance

Der Fuß befindet sich in plantigrader (waagerechter) Position auf dem Boden, und der Schwerpunkt liegt über dem Fuß. Das gegenüberliegende Bein befindet sich in der Schwungphase und hat keinen Kontakt zum Boden. Durch die Verlagerung des Schwerpunktes nach vorne flacht die mediale Längswölbung unter dem Gewicht ab. Dadurch wird die Plantaraponeurose gedehnt und presst die Zehen gegen den Boden. In dieser Phase des Einbeinstands wird der Fuß durch die Fibularmuskulatur (Pronatoren) und den M. tibialis posterior (Supinator) ausbalanciert. Ein weiteres Einsinken der Längswölbung und damit die Pronation des Vorfußes wird durch den M. tibialis posterior und seine Sehne begrenzt. Ohne die Wirkung dieses Muskels würde ein Teil des medialen Fußrandes den Boden berühren, wie es bei einem Plattfuß der Fall ist.

2.6.4 Erster Teil der Propulsion: Terminal Stance

Mit der weiteren Verlagerung des Schwerpunkts nach vorn nimmt die Spannung der Achillessehne zu. Die Zehen sind an den Boden gepresst, und die Ferse wird vom Boden abgehoben, womit das Ende der Standphase und der Beginn der Propulsion eingeleitet werden. Dabei wird der Fuß um die transversalen Achsen der Zehengrundgelenke angehoben, während die an den Boden gepressten Zehen um die Metatarsalköpfe „passiv dorsalextendiert" werden (Abb. 2.33). Mit Hilfe des jetzt einsetzenden Windenmechanismus wird die Ferse invertiert und die Lamina pedis verriegelt (Abb. 2.34).

Die folgenden Mechanismen tragen zur Inversion der Ferse und damit zur Verriegelung der Lamina pedis bei:

- Windenmechanismus der Plantaraponeurose
- Verlauf der Tibialis-posterior-Sehne um den medialen Knöchel
- Verdrillter (schraubiger) Verlauf der Achillessehne

Die Bewegungen von Fersenbein, Talus und Unterschenkel sind miteinander gekoppelt und können nicht voneinander getrennt betrachtet werden. Durch die Inversion des Calcaneus wird der Talus um seine longitudinale Achse (Längsachse des Unterschenkels) nach lateral in seine „Endposition" geschwenkt (Abduktion) und der Unterschenkel in eine leichte Außenrotation gebracht. Dadurch erreichen auch die distalen Fußwurzelknochen das Ende ihres Bewegungsumfanges und werden in den Fußwurzelgelenken „verblockt". Dies führt zu einer starren Gruppierung aller Knochen unterhalb des Talus, die auch als „Verriegelung der Lamina pedis" bezeichnet wird (Abb. 2.47).

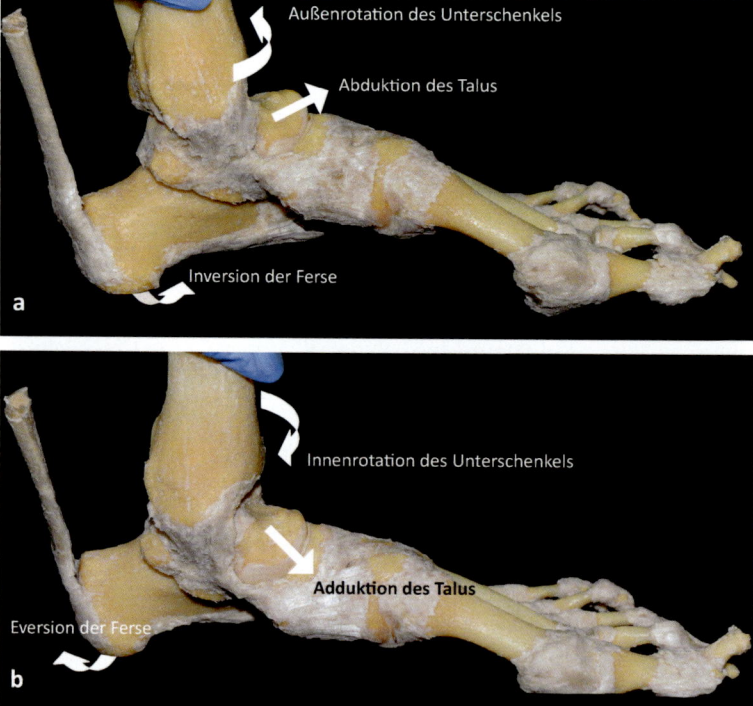

Abb. 2.47 „Entriegelung" und „Verriegelung" der Lamina pedis. **a** „Verriegelte Lamina pedis", Außenrotation des Unterschenkels mit Abduktion des Talus, Inversion (Varusposition) des Calcaneus und Verstärkung der Längswölbung. **b** „Entriegelte Lamina pedis", Innenrotation des Unterschenkels mit Adduktion des Talus, Eversion (Valgusposition) des Calcaneus und eingesunkener medialer Längswölbung. Der Fuß wird versteift und kann in den folgenden Phasen als Hebel dienen (Details in den Abschn. 2.5.2.2 „Plantarflexoren" und Abschn. 2.7.1 „Fehlstellungen des Rückfußes")

Wichtig

Wenn der Verriegelungsmechanismus unvollständig ist oder zu spät einsetzt, bleibt der Fuß weich und kann nicht als Hebel wirken. Der Vorfuß wird dann oft abduziert, um ein Geradeausgehen zu ermöglichen, aber ein kraftvolles Abstoßen ist so nicht möglich (Plattfuß).

Setzt der Verriegelungsmechanismus dagegen zu früh im Gangzyklus ein, so ist der Fuß schon in der mittleren Standphase versteift, mit der Tendenz zur Überlastung des 5. Metatarsalkopfes (Hohlfuß).

Während die Lamina pedis (und damit das untere Sprunggelenk) verriegelt ist, wird das obere Sprunggelenk in seiner Beweglichkeit nicht eingeschränkt, und der Körper kann über den feststehenden Fuß besser ausbalanciert werden. An diesem Punkt des Gangzyklus ist das obere Sprunggelenk besonders anfällig für Sportverletzungen.

Mit dem Abheben der Ferse vom Boden liegt der Schwerpunkt über dem Vorfuß, und das gesamte Gewicht wird von den Mittelfußköpfen und Zehen getragen. Diese Phase ist entscheidend, um die Entstehung von Druckgeschwüren unter den Metatarsalköpfen zu verhindern. Der Windenmechanismus der Plantaraponeurose leitet den Druck von den Mittelfußköpfen auf die Zehenpolster weiter und schützt sie so vor Überlastung. Zusätzlich werden die Mittelfußköpfe während der Propulsion durch einen plantaren Komplex von Polsterstrukturen geschützt, der aus den plantaren Platten, den darunter liegenden Ballenpolstern und spezieller druckresistenter Haut der Fußsohle (Leistenhaut) besteht. Dieser Polsterkomplex wird während der Propulsion durch die Mm. interossei und die Plantaraponeurose an Ort und Stelle gehalten (Abb. 2.48).

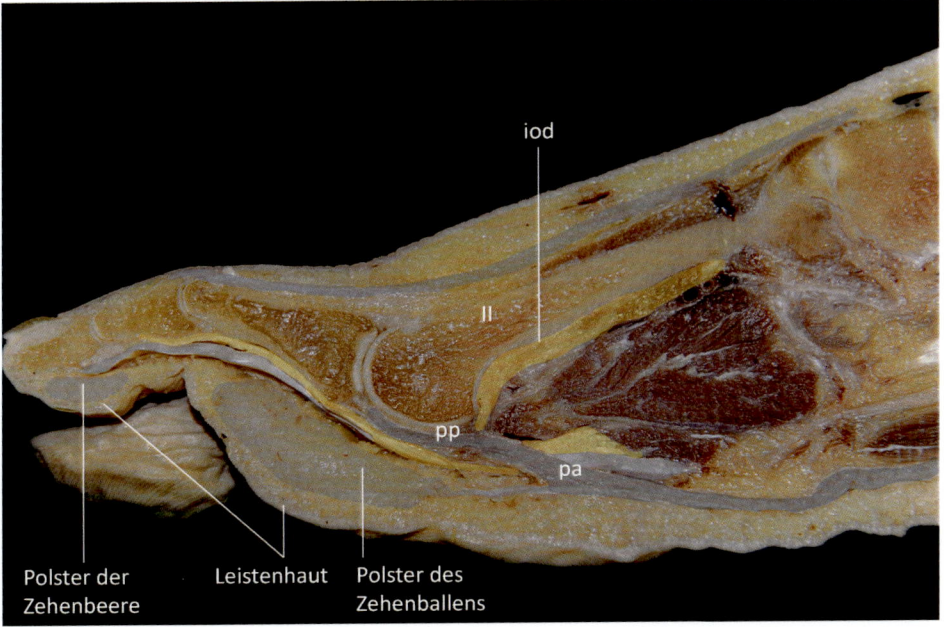

Abb. 2.48 Polsterkomplex der Zehe, Sagittalschnitt durch den 2. Strahl, Ansicht von lateral, plantare Platte (pp), M. interosseus dorsalis (iod), Plantaraponeurose (pa), 2. Metatarsalknochen (II)

2.6.5 Zweiter Teil der Propulsion: Pre-Swing

Nach dem Abheben der Ferse verschiebt sich der Schwerpunkt über dem Standbein kontinuierlich nach vorn, bis die Metatarsalköpfe vom Boden abgehoben werden. In diesem Moment wird das Gewicht nur von den Zehen, insbesondere der Großzehe, getragen. Im Schritttempo hat das gegenüberliegende Bein bereits wieder Kontakt zum Boden und markiert den Beginn der „Vor-Schwungphase". Das Knie des Standbeines wird gebeugt, wodurch der Fuß sofort entlastet wird. Bei schnellerem Gehen und größeren Schritten erfolgt dieser rasche Druckabbau später, während er bei langsameren und kürzeren Schritten früher eintritt. Das bedeutet, dass die Metatarsalköpfe beim langsamen, kleinschrittigen Gehen weniger und bei einem schnelleren Schritttempo stärker belastet werden. Mit dem Abheben der Zehen vom Boden endet die „Vor-Schwungphase" und damit die Standphase (Abb. 2.49).

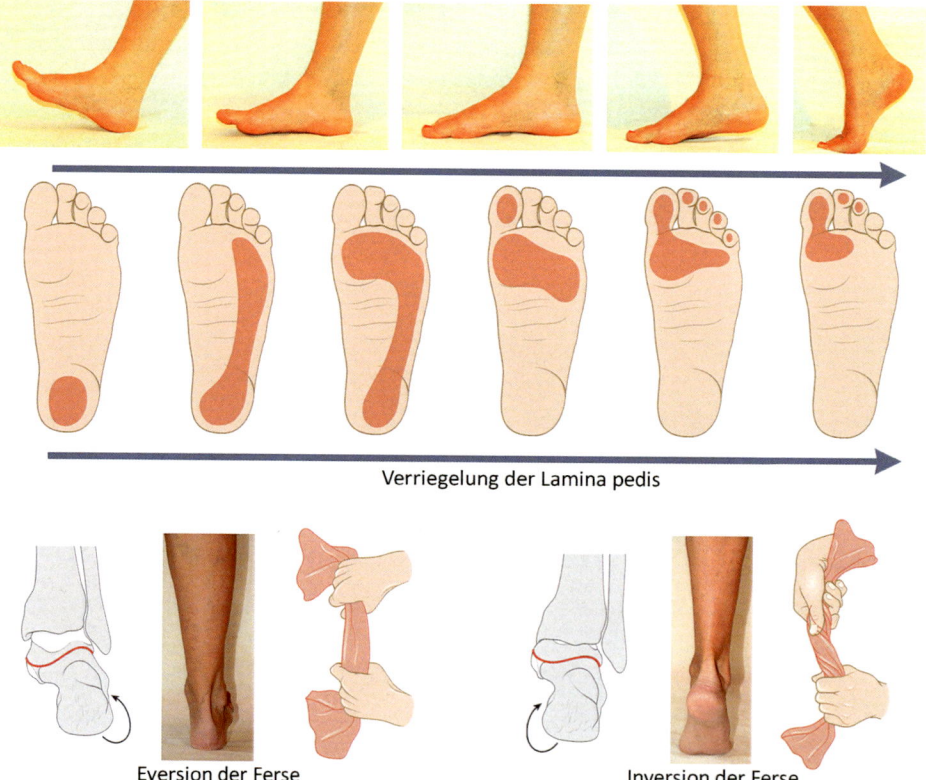

Abb. 2.49 Schematische Darstellung der einzelnen Perioden eines Schrittes (Gangzyklus)

2.7   Fehlstellungen

Fehlstellungen können verschiedene Ursachen haben. Eine mögliche ist die Strukturveränderung von Eiweißen (Advanced Glycosilation End Products, AGEs) durch die diabetesbedingten hohen Glukosekonzentrationen. Davon sind vor allem die kollagenen Fasern der Sehnen, Gelenkkapseln und des Bindegewebes der Muskulatur betroffen. Stark vereinfacht verlieren die kollagenen Fasern innerhalb dieser Strukturen ihre Dehnbarkeit. Die daraus resultierende eingeschränkte Beweglichkeit und Fehlstellung von Gelenken wird als „limited joint mobility" zusammengefasst und an der Hand als „Cheiroarthropathie" bezeichnet. In sehr ausgeprägten Formen können die Fingergrundgelenke nicht mehr in Kontakt gebracht werden, wenn die Hände mit den Innenflächen wie beim Beten gegeneinandergehalten werden (Abb. 2.50).

Lediglich ein Drittel der Menschen mit Diabetes mellitus Typ 1 haben nach 32 Jahren Diabetes keine Cheiroarthropathie (Larkin et al. 2014). Die „limited joint mobility" ist also sehr verbreitet. Sie ist mit Retinopathie und Neuropathie assoziiert.

2.7.1   Fehlstellungen des Rückfußes

Ganz allgemein bestimmen Fehlstellungen des Rückfußes die Bedingungen, unter denen der Vorfuß seine Arbeit verrichtet, und werden aus diesem Grund zuerst abgehandelt. Die beiden bedeutendsten Fehlstellungen des Fußes sind der Pes planovalgus (Plattfuß)

Abb. 2.50 Gebetshand

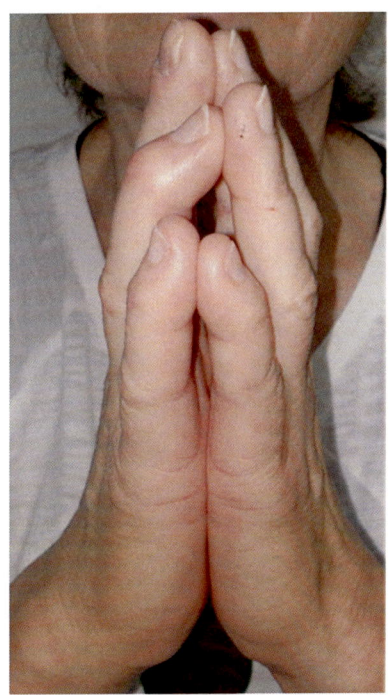

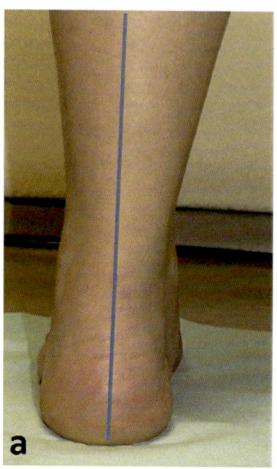 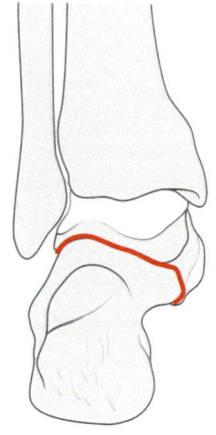 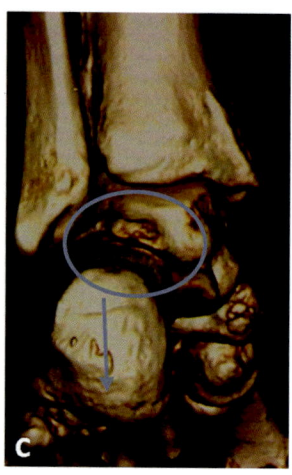

Abb. 2.51 Normale Stellung des Rückfußes und des unteren Sprunggelenkes unter Belastung. **a** Klinischer Untersuchungsbefund. **b** Schematische Zeichnung. **c** Dreidimensionale CT-Rekonstruktion, Das untere Sprunggelenk ist durch einen Kreis die Rektusposition der Ferse durch den blauen Pfeil markiert

und der Pes cavus (Hohlfuß). Sie betreffen in ihrer Komplexität den gesamten Fuß und haben ihre Ursache häufig in einem fehlgestellten Rückfuß, weshalb sie traditionell als Rückfußfehlstellungen bezeichnet werden. Bei Ersterem steht die Ferse in Belastung in Valgus-, bei Letzterem in Varusstellung. Beides kann durch eine Dysfunktion der Muskulatur hervorgerufen werden, die im Erwachsenenalter auftritt und häufig durch Diabetes und Neuropathie verursacht wird. Diese Deformitäten und ihre Folgen können durch unterstützende Hilfsmittel, Training und Operationen behandelt werden.

Um eine mögliche Rückfußfehlstellung zu diagnostizieren, wird die Stellung der Ferse am stehenden Patienten untersucht. Es wird beurteilt, ob die Ferse gerade, invertiert oder evertiert im Verhältnis zum Unterschenkel steht. Danach wird der Patient gebeten, sich auf die Zehenspitzen zu stellen. Wenn sich eine vermutete Fehlstellung dabei wieder normalisiert, ist sie wahrscheinlich klinisch unbedeutend (Abb. 2.51).

2.7.1.1 Pes planovalgus (Plattfuß)

Bei einem Pes planovalgus wird unter Last das untere Sprunggelenk extrem belastet und „klappt" medial auf. Dieses Gelenk ist essenziell für die Stabilität der medialen Säule. Gibt es nach, so kollabiert die mediale Längswölbung, und Teile davon berühren den Boden. In der Folge rutscht das Fersenbein in die Eversion (Valgusstellung), wodurch die Lamina pedis entriegelt wird und der Fuß während der Propulsion weich bleibt. Im Kindesalter sind Plattfüße physiologisch. Mit Beginn des Laufenlernens richtet sich das Fersenbein auf, wodurch sich die Wölbungen des Fußes ausbilden, und erreicht etwa im 10. Lebensjahr seine definitive Position (Abb. 2.52).

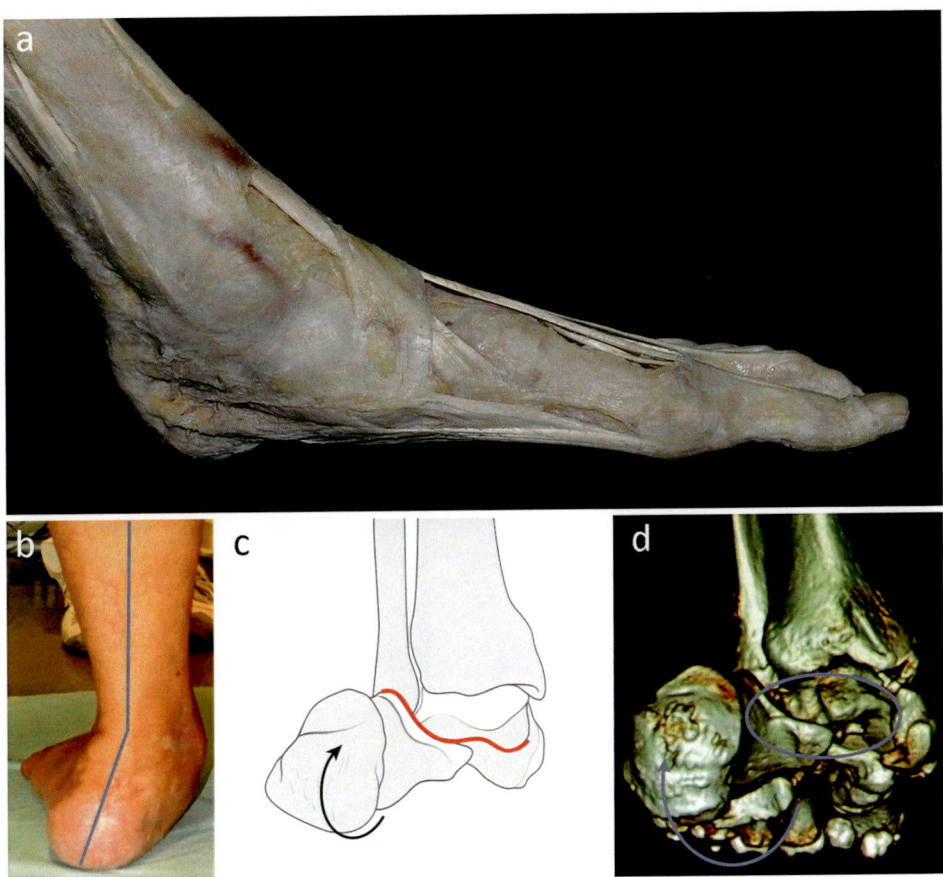

Abb. 2.52 a Anatomisches Präparat eines Pes planovalgus (Plattfuß) mit kollabierter medialer Säule und evertiertem Calcaneus. **b** Klinischer Untersuchungsbefund. **c** Schemazeichnung. **d** Dreidimensionale CT-Rekonstruktion (unteres Sprunggelenk durch einen Kreis, Eversionsfehlstellung der Ferse durch gebogenen blauen Pfeil markiert)

2.7.1.2 Pes cavus (Hohlfuß)

Bei einem Pes cavus invertiert die Ferse früher und stärker als normal. Dadurch wird die Lamina pedis im Verlauf des Gangzyklus vorzeitig verriegelt. Der Fuß wird steif, während er noch flexibel und anpassungsfähig sein sollte. Die Inversion der Ferse supiniert auch den Mittelfuß und verlagert die Belastung nach lateral. Dadurch werden das Calcaneocuboidalgelenk und der laterale Rand des Vorfußes überlastet. Druckulzera am 5. Mittelfußkopf sind hier typischerweise etwas lateraler gelegen als bei Patienten ohne Rückfußfehlstellung (Abb. 2.53).

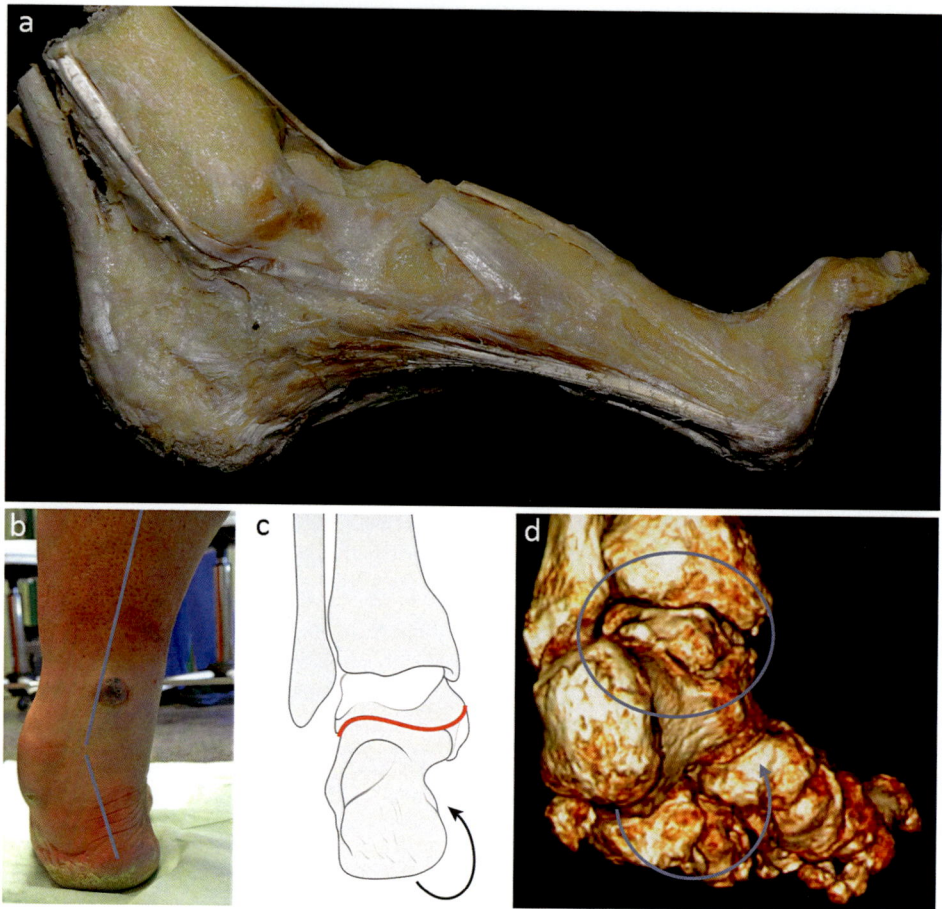

Abb. 2.53 a Anatomisches Präparat eines Pes cavus (Hohlfuß) mit Verstärkung der medialen Längswölbung, Inversion des Rückfußes (Varusstellung) und Versteifung des Mittelfußes. **b** Klinischer Untersuchungsbefund. **c** Schemazeichnung. **d** Dreidimensionale CT-Rekonstruktion (unteres Sprunggelenk durch einen Kreis, Inversionsfehlstellung der Ferse durch gebogenen blauen Pfeil markiert)

2.7.2 Muskuläre Ursachen für Rückfußfehlstellungen

Zwei häufig auftretende und biomechanisch bedeutsame Muskelstörungen sind die Verkürzung des M. triceps surae und die Schwäche des M. tibialis posterior.

2.7.2.1 Verkürzung des M. triceps surae (M. gastrocnemius und/oder M. soleus)

Es gibt viele verschiedene Ursachen für die Entwicklung eines Pes equinus oder „Spitzfußes". Eine häufige Ursache ist die Verkürzung des M. gastrocnemius oder/ und des M. soleus bei Menschen mit DFS, irrtümlich als Verkürzung der Achillessehne bezeichnet. Entsprechend ihrer Bedeutung als starker Plantarflexor wird bei ihrer Verkürzung der gesamte Vorfuß überlastet. Die Ursache der Verkürzung kann durch den Silfverskjöld-Test identifiziert werden (s. Abschn. 5.4.1.4, Abb. 5.14). In einigen Fällen ist die Verkürzung der oben genannten Muskeln mit einem Pes cavovarus (Ballenhohlfuß) kombiniert. In dieser Kombination wird die Ferse bei Belastung des Fußes dauerhaft invertiert. Dadurch wird die Achillessehne stärker nach medial verlagert und zieht so die Ferse noch weiter in die Inversion. In einer Art Teufelskreis verstärken sich beide Fehlstellungen gegenseitig, wodurch das Calcaneocuboidalgelenk so überlastet werden kann, dass die Gelenkkapsel reißt und das Gelenk instabil wird. Die Auswirkungen der Muskelverkürzung in Kombination mit einem Pes planovalgus sind weiter unten dargestellt.

2.7.2.2 Tibialis-posterior-Insuffizienz

Die Tibialis-posterior-Insuffizienz (Tibialis-posterior-Dysfunktion) beschreibt eine relative Schwäche des gleichnamigen Muskels (s. Abschn. 2.5.2.2 „Plantarflexoren") und ist eine von mehreren möglichen Ursachen eines Pes planovalgus im Erwachsenenalter. Unter Belastung kollabiert die mediale Längswölbung und drückt auf die unter ihr liegenden langen Beugesehnen und die Plantaraponeurose (Abb. 2.54).

Entsprechend ihren verschiedenen Ansätzen beugen der M. flexor hallucis longus im Interphalangealgelenk und die intrinsische Muskulatur mit der Plantaraponeurose im Großzehengrundgelenk. Im Falle einer Tibialis-posterior-Insuffizienz geschieht dies

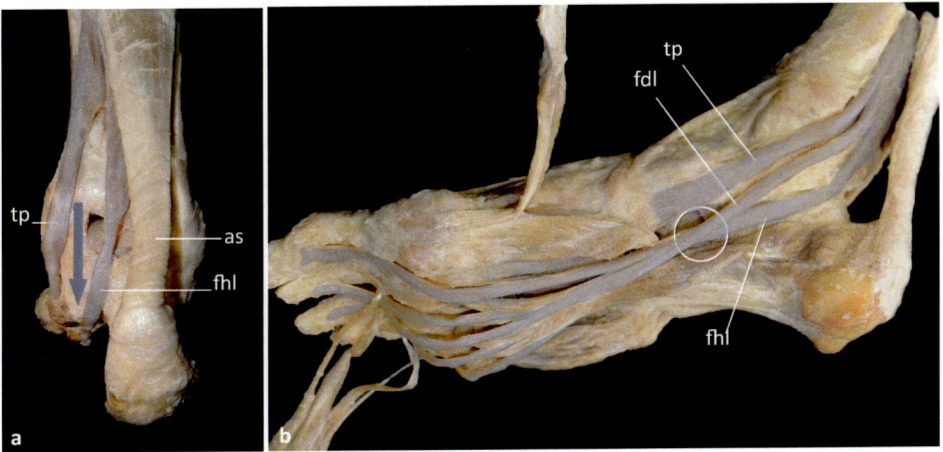

Abb. 2.54 Verlauf der Beugesehnen unterhalb der medialen Längswölbung. **a** Anatomisches Präparat von dorsal. Unter Belastung (blauer Pfeil) wird die mediale Längswölbung durch den M. tibialis posterior (tp) stabilisiert. Bei einer Insuffizienz des M. tibialis posterior (tp) sinkt die mediale Längswölbung ein und lastet auf der Sehne des M. flexor hallucis longus (fhl), die dadurch massiv unter Stress gerät. Achillessehne (as) **b** Anatomisches Präparat von medioplantar. Sehne des M. tibialis posterior (tp), M. flexor digitorum longus (fdl), M. flexor hallucis longus (fhl). Der weiße Kreis markiert das Chiasma plantare an der Fußsohle (Überkreuzung der Sehne des M. flexor hallucis longus durch den M. flexor digitorum longus)

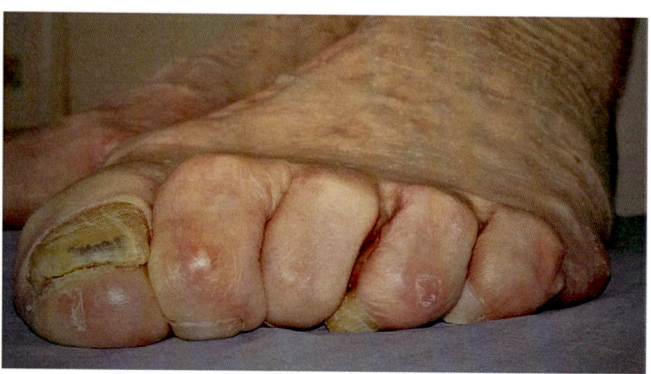

Abb. 2.55 „Eingerollte" Zehen

aber nicht erst kurz vor dem Abheben der Ferse, sondern schon in der mittleren Standphase. Infolgedessen sind die Zehen in allen Zehengelenken hyperflektiert. Im Extremfall können die Zehen „am Boden eingerollt" sein, wobei die Nagelflächen zum Boden
zeigen (Abb. 2.55).

Ein weiterer Aspekt der Hyperflexion ist, dass die Großzehe mit einer unphysio-
logischen Kraft gegen den Boden gepresst wird, sodass eine passive Dorsalextension im
Grundgelenk unmöglich wird. Dies führt zur klinischen Manifestation des funktionellen
Hallux rigidus. Beim Abrollen des Fußes über die Großzehe wird dadurch die Kraft nach
distal auf das viel schwächere Interphalangealgelenk übertragen, und es klappt an seiner
Plantarseite auf (Abb. 2.56a–b und Abb. 2.63).

Die Sehne des M. flexor hallucis longus kann dabei so stark unter Spannung stehen,
dass sie die Großzehe mit ihrer medialen Seite zum Boden dreht. Dies ist wichtig für
die Entstehung von Ulzera an der medialen Seite der Großzehe (s. Abschn. 2.7.4.2 und
Kap. 9 „Torsion des Hallux").

Ein weiterer Aspekt einer Tibialis-posterior-Dysfunktion ist die unzureichende Verriegelung der Lamina pedis. Infolgedessen bleibt der Fuß unter Belastung weich und
kann in der Propulsion nicht als Hebel wirken. Es ist nicht möglich, die Ferse anzuheben, wodurch kompensatorisch kürzere Schritte gemacht werden müssen. Eine
Vorwärtsbewegung ohne Anheben der Ferse kann nur durch eine Abduktion (seitlich
abweichende Bewegung) des Vorfußes erreicht werden. Die Hüfte muss dabei nach
außen gedreht werden, um das Gehen zu ermöglichen.

Die Verriegelung der Lamina pedis wird weiter erschwert, wenn eine Dysfunktion
des M. tibialis posterior mit einem Pes equinus (bei Verkürzung des M. gastrocnemius
und M. soleus) kombiniert ist. Damit bei einer Pes-equinus-Fehlstellung eine plantigrade
Stellung des Fußes erreicht werden kann, muss die Ferse evertieren und der Vorfuß nach
lateral ausweichen. Aufgrund der Schwäche des M. tibialis posterior kann der Eversion
des Calcaneus nicht entgegengewirkt werden. Das Körpergewicht zwingt den Calcaneus
weiter in die Eversion und verlagert dadurch den Ansatz der Achillessehne nach lateral.

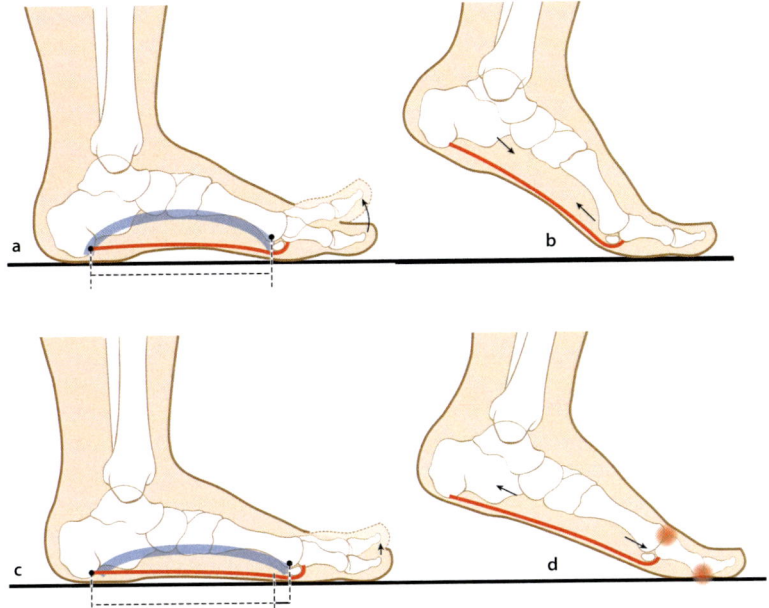

Abb. 2.56 a–b Windlass-Mechanismus. **c–d** Funktioneller Hallux rigidus bei Pes planus („umgekehrter Windlass")

In dieser lateralisierten Position verstärkt der Zug der Achillessehne die Eversion, anstatt die Ferse zu invertieren. Der Calcaneus steht so schräg, dass der Talus nach medial „herunterrutscht". Dadurch kollabiert das untere Sprunggelenk als schwächster Punkt der medialen Säule und „klappt medial auf". Infolgedessen weicht der Vorfuß noch weiter nach lateral aus.

In schweren Fällen kann die Sehne des M. tibialis posterior ausdünnen und reißen, was zu einem vollständigen Kollaps der medialen Längswölbung mit weitreichenden biomechanischen Folgen führen kann. Um die oben erwähnte Fehlstellung zu erkennen, müssen röntgendiagnostische Untersuchungen am belasteten Fuß durchgeführt werden.

2.7.3 Zehenfehlstellungen

32–46 % der Betroffenen in einer diabetischen Fußambulanz weisen Fehlstellungen der Langzehen (D2–D5) auf (Smith et al. 1997; Holewski et al. 1989). Dies ist sowohl im Hinblick auf die Anzahl der Betroffenen als auch auf das Ausmaß der Folgen für jeden Einzelnen von Bedeutung. Die oft einfache und endgültige Korrektur wird bei Weitem nicht ausreichend genutzt (Stand 2021). In den meisten Fällen werden die Zehen bis zu einem gewissen Grad gekrallt. Die Überstreckung im MTP-Gelenk führt dazu, dass die plantaren Polsterstrukturen in der Belastung nach distal ausweichen, sodass sie nicht mehr unter den Mittelfußköpfen positioniert sind.

2.7.3.1 Schlüsselposition der Zehengrundgelenke und Zick-Zack-Deformität

Als Hauptursache von Zehenfehlstellungen wird ein Ungleichgewicht zwischen intrinsischer und extrinsischer Muskelfunktion angesehen (Andersen 2012; Bus et al. 2002). Die Plantarflexion der proximalen Phalangen in den Grundgelenken wird durch die Plantaraponeurose (passiv) und die Mm. interossei (aktiv) bewirkt und ist die Voraussetzung dafür, dass die starken extrinsischen Zehenbeuger die gestreckten Zehen mit den Zehenbeeren auf den Boden pressen können.

Da die diabetische Polyneuropathie distal betont ist, sind die intrinsischen Muskeln an der Fußsohle früher von der motorischen Neuropathie betroffen als die extrinsischen Muskeln, die am Unterschenkel entspringen (Andersen et al. 1997). Besonders betroffen davon ist die Fähigkeit der intrinsischen Muskulatur, die Zehen im Grundgelenk korrekt auszurichten, während die Wirkung der extrinsischen Muskulatur auf die Zehen nicht beeinträchtigt ist. Vor allem die Insuffizienz der Mm. interossei führt zur Instabilität der Zehengrundgelenke. Die Grundgelenke werden überstreckt und die plantaren Anteile der Gelenkkapseln überdehnt. Als Folge der Hyperextension des Zehengrundgelenkes werden die Ansätze der Mm. interossei an den proximalen Phalangen von der Beuge- auf die Streckseite verlagert, und die Muskeln verlieren ihre Fähigkeit, die Zehen gegen den Boden zu pressen. Jede Kontraktion der Mm. interossei verstärkt jetzt die Hyperextension des Grundgelenkes. In der Summe führt das letztendlich zu einer Subluxation der proximalen Phalangen nach dorsal auf den Rücken der Metatarsalköpfe, auch als „reitende Zehen" bezeichnet. Diese Position der Zehen führt zu „tief stehenden" Metatarsalköpfen, die auf die Sehnen der langen Zehenbeuger drücken, sobald der Fuß belastet wird. Im Ergebnis sind die Zehen in den Grundgelenken überstreckt und in den IP- Gelenken gebeugt. Es handelt sich um eine Fehlstellung in der Sagittalebene, die als Zick-Zack-Deformität bezeichnet wird. Je nach Ausprägung können Hammer-, Krallen- und Klauenzehen unterschieden werden, wovon Letztere die maximale Ausprägung einer Zick-Zack-Deformität darstellen (Abb. 2.57).

Durch Überstreckung (Überdehnung) der Grundgelenke werden die plantaren Platten überdehnt und dünnen aus. Die mit den plantaren Platten verbundenen Fettpolster (Zehenballen) werden nicht mehr von den Mm. interossei fixiert und weichen unter Belastung nach distal aus, sodass sie nicht mehr unter den Metatarsalköpfen, sondern vor ihnen liegen. Dies hat dramatische Folgen für die Metatarsalköpfe, da sie in der Propulsion nicht mehr durch ihre plantaren Fettpolster geschützt sind. Auch die plantaren Platten können stark ausdünnen. Dadurch können die proximalen Phalangen nach dorsal luxieren. In dieser Situation verlieren die Zehenspitzen den Kontakt zum Boden, und man spricht von Klauenzehen. Im Extremfall können die plantaren Platten sogar reißen. Die Mittelfußköpfe luxieren dann durch die rupturierten Platten nach plantar und liegen dann direkt unter der Haut (Abb. 2.58).

Bei einem Pes planus (Plattfuß) sind die Zehen bereits während der Gewichtsübernahme in der mittleren Standphase in den IP-Gelenken hyperflektiert. Im Gegensatz zu den Krallenzehen sind die Zehen beim Plattfuß in der Regel nicht im Grundgelenk

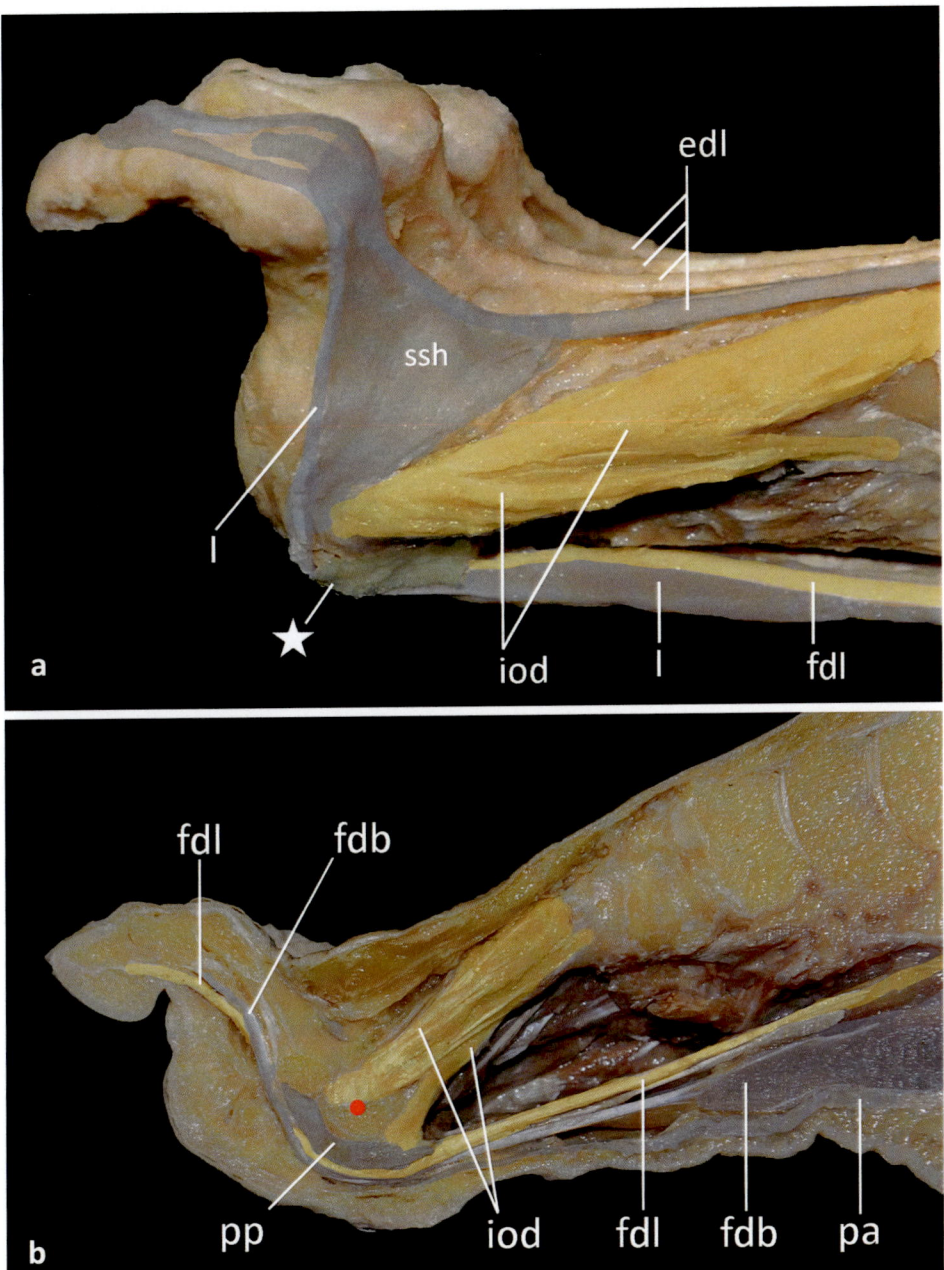

Abb. 2.57 Zick-Zack-Deformität in der Ausprägung einer Klauenzehe. **a** Anatomisches Präparat der 2. Zehe, Sehne des M. flexor digitorum longus (fdl), M. extensor digitorum longus (edl), Mm. lumbricalis (l), Strecksehnenhaube (ssh), M. interosseus dorsalis (iod), Lig. metatarsale transversum profundum (weißer Stern) **b** Sagittalschnitt durch den 2. Strahl, Ansicht von medial, Sehne des M. flexor digitorum longus (fdl) und brevis (fdb), Ansatz des M. interosseus dorsalis (iod) liegt in der Fehlstellung dorsal der transversalen Achse (roter Punkt) des Grundgelenkes und zieht das Grundglied auf den Metatarsalkopf, plantare Platte (pp), Plantaraponeurose (pa). Für diese Position der Zehe sind die Extensoren nun effektiv „zu lang" und schrumpfen, wodurch die Fehlstellung fixiert wird. Die plantaren Polsterstrukturen sind nach distal verlagert

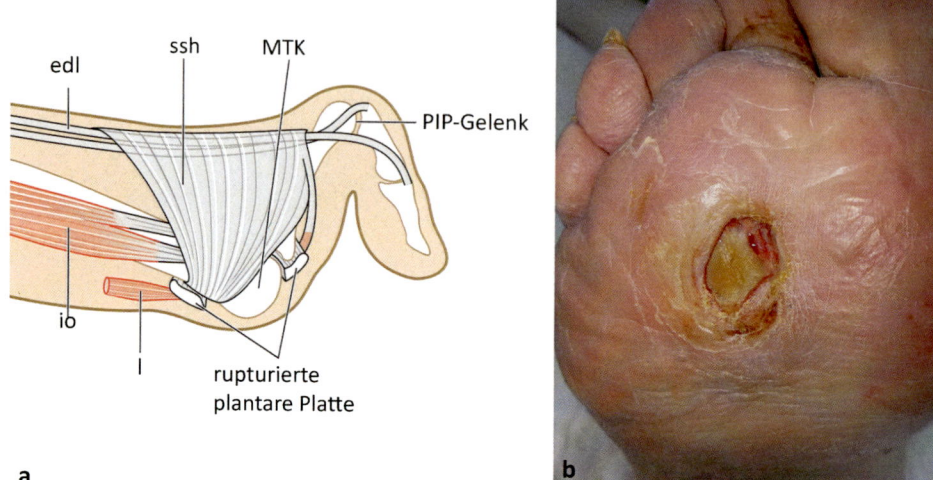

Abb. 2.58 Ruptur der plantaren Platte. **a** Metatarsalkopf (MTK), Strecksehnenhaube (ssh), M. extensor digitorum longus (edl), M. interosseus (io), M. lumbricalis (l). **b** Läsion unter einem Metatarsalkopf. Bei der Exploration mit der Pinzette stellte sich der Wundgrund als frei liegender Knochen mit Osteonekrose heraus

überstreckt und weisen keine Zick-Zack-Stellung auf. Vielmehr sind die Zehen in allen Gelenken hyperflektiert und „am Boden eingerollt". Dadurch wird die passive Dorsalextension der Zehen in der Propulsion erschwert oder sogar unmöglich gemacht. In sehr ausgeprägten Fällen rollen sich die Zehen so ein, dass die Nagelplatten Teil der lasttragenden Zone werden (Abb. 2.55).

Im Falle eines Pes cavus (Hohlfuß) ist die Längswölbung verstärkt und kann unter Belastung nicht ausreichend nachgeben, sodass die Plantaraponeurose nicht ausreichend gedehnt werden kann. Dadurch können die Zehen unter Last im Grundgelenk nach dorsal ausweichen und bleiben in den MTP-Gelenken überstreckt (überdehnt). Diese Effekte führen zu einer progressiven Zick-Zack-Deformität (Abb. 2.57 und 2.58).

2.7.3.2 Fehlstellungen in der Sagittalebene

Die Nomenklatur der verschiedenen Fehlstellungen der Langzehen ist nicht einheitlich. In diesem Kapitel wird eine Beschreibung nach dem Standard der Autoren Redkina und Sikorski verwendet (Redkina et al. 2013). In der englischsprachigen Literatur wird diese Form der Fehlstellungen häufig ohne weitere Differenzierung als „zig-zag-deformity" bezeichnet (Abb. 2.59).

Eine Hammerzehe weist im Wesentlichen eine Hyperflexion (übermäßige Plantarflexion) des PIP-Gelenkes auf, häufig verbunden mit einer Hyperextension des DIP-Gelenkes und einer leichten Hyperextension des Grundgelenkes. Läsionen treten, wenn überhaupt, an der dorsalen Seite des PIP-Gelenkes auf (Abb. 2.59a).

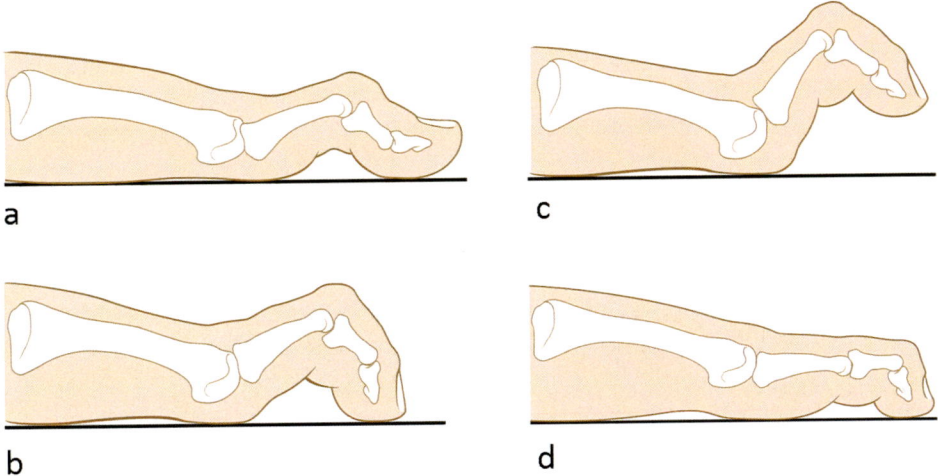

Abb. 2.59 Fehlstellungen der Zehe in der Sagittalebene. **a** Hammerzehe. **b** Krallenzehe. **c** Klauenzehe. **d** Mallet Toe

Bei einer Krallenzehe steht die Hyperextension (übermäßige Dorsalextension) des Grundgelenkes im Vordergrund, während es zu einer Beugefehlstellung im PIP- und DIP-Gelenk und dem Bodenkontakt des Endgliedes im Bereich der Zehenkuppe kommt. Läsionen entstehen typischerweise an der Zehenspitze in Projektion auf den knöchernen Nagelkranz (apikale Tuberositas) und am dorsalen PIP-Gelenk (Abb. 2.59b).

Eine Klauenzehe imponiert durch Subluxation der Zehe im Grundgelenk nach dorsal und wird durch eine extreme Schwächung der Mm. interossei und die Ausdünnung oder Ruptur der plantaren Platte ermöglicht. Dabei verliert die Zehenspitze trotz Beugestellung im PIP-Gelenk den Bodenkontakt. Häufig treten Läsionen auf dem Zehenrücken in Höhe des PIP-Gelenkes und unter dem Metatarsalkopf auf (Abb. 2.59c).

Die Mallet Toe (Schlegelzehe) weist eine isolierte Beugefehlstellung im DIP-Gelenk auf, auch bekannt als distale Hammerzehe. Läsionen entstehen meist an der Zehenkuppe (Abb. 22.59d).

2.7.3.3 Fehlstellungen in der Transversalebene

Hallux valgus und Schneiderballen sind die häufigsten Fehlstellungen der Zehen in der transversalen Ebene. Sie wurden bereits zusammen mit den Fehlstellungen der Mittelfußknochen beschrieben. Etwas weniger häufige Fehlstellungen folgen hier (Abb. 2.60).

Bei Patienten mit einer nach medial abweichenden 5. Zehe ist eine Hyperflexion in den PIP- und DIP-Gelenken mit einer Torsion der Zehe kombiniert. Diese Fehlstellung kann angeboren sein und ist oft beidseitig. Hier liegt die 5. Zehe meist auf der 4. und wird als „Curly Toe" bezeichnet (Abb. 2.60a). Bei Patienten mit Neuropathie und einer Insuffizienz des M. quadratus plantae und/oder der Mm. lumbricales sind die 4. und

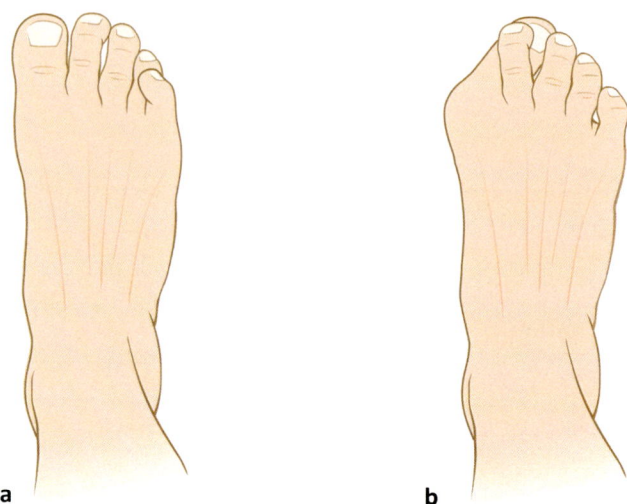

a   b

Abb. 2.60 Fehlstellungen in der Transversalebene. **a** Curly Toe. **b** Superductus (Reiterzehe) oder Infraductus

5. Zehe oft parallel mit der lateralen Seite zum Boden gedreht. Bei einer „Reiterzehe" besteht eine seitliche Luxation der Zehe im Grundgelenk. Häufig ist davon die 2. Zehe betroffen und mit einem Hallux valgus kombiniert (Abb. 2.60b).

2.7.4 Plantarisierung

Wenn Teile des Fußes in die Belastungszone geraten, die normalerweise kein Gewicht tragen und nicht dafür ausgelegt sind, nennen die Autoren dieses Phänomen „Plantarisierung". Klinisch bedeutsam ist die Druckerhöhung in Bereichen, die knöcherne Vorsprünge aufweisen und nicht von spezialisierter Haut (Leistenhaut) und polsternden Gewebestrukturen bedeckt sind. Sie können dem Druck oft nicht standhalten, und das Risiko einer Ulzeration ist erhöht. Ein Drittel aller Ulzera beim Diabetischen Fuß befindet sich in Bereichen, die physiologisch nicht Teil der Belastungszone sind, aber durch Plantarisierung zum Teil der Belastungszone werden.

Beim Vorliegen einer Läsion an entsprechender Stelle sollte deshalb immer die Frage nach einer Plantarisierung als mögliche Ursache gestellt werden. Ist die Plantarisierung bereits in Ruhe zu beobachten, wird sie als „statisch" bezeichnet. Wenn keine statische Plantarisierung beobachtet werden kann, aber eine Läsion in einem Bereich liegt, der für das Vorliegen einer Plantarisierung typisch ist, so muss die Plantarisierung in einer klinischen Untersuchung provoziert werden (s. Abschn. 5.3.1.4). Dazu wird eine ausführliche Untersuchung der Füße durchgeführt. In dieser Untersuchung werden die Füße des Patienten beim Stehen, Gehen und beim Versuch, sich auf die Zehenspitzen zu

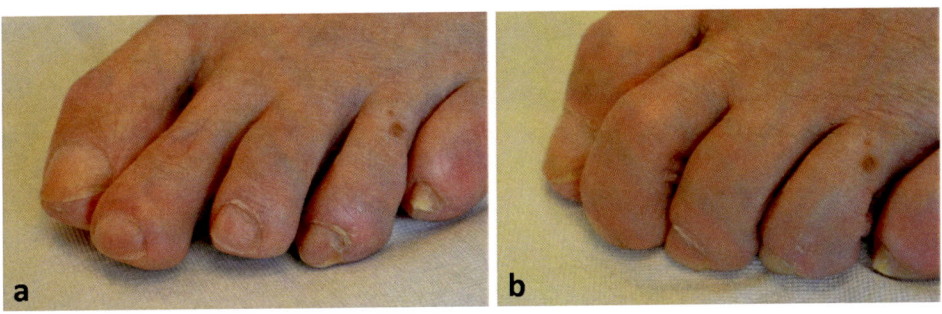

Abb. 2.61 Funktionelle Plantarisierung bei einer Mallet Toe **a** unbelastet, **b** belastet

stellen, beobachtet, und es werden zumindest Kralltest und Push-up-Test durchgeführt. Zeigt sich in dieser Situation eine Plantarisierung, so ist diese „funktionell" (Abb. 2.61).

Liegt eine „statische Plantarisierung" vor, muss der Fuß des Patienten daraufhin untersucht werden, ob die Fehlstellung manuell korrigiert werden kann. Wenn eine Korrektur teilweise möglich ist, ist die Fehlstellung „flexibel", andernfalls ist sie „fixiert". Eine Fixierung kann durch Schrumpfung der Sehnen, die an der Gelenkbewegung beteiligt sind, Schrumpfung der Gelenkkapseln oder Verknöcherung der Gelenke (Ankylose) bedingt sein. Bei einer fixierten, statischen Plantarisierung muss die Ursache der Fixierung durch eine klinische und ggf. röntgenologische Untersuchung ermittelt werden. Die Weichteilchirurgie, die bei der Korrektur einer Plantarisierung nützlich ist, umfasst das Durchtrennen, Verlängern oder die Transposition von Sehnen sowie das Lösen von Gelenkkapseln. Letzteres bezieht sich auf eine schlitzförmige Durchtrennung der plantaren oder dorsalen Gelenkkapsel, um die Bewegung wieder zu ermöglichen. Um ein zufriedenstellendes funktionelles Ergebnis zu erzielen, muss die Fixierung oft nur teilweise gelöst werden. Chirurgische Eingriffe an Gelenkkapseln und Sehnen (Weichteilchirurgie) sind in der Regel weniger zeitaufwendig, weniger komplex und weniger risikoreich als Eingriffe am Knochen. Daher ist die Differenzierung von Bedeutung.

> **Lediglich Ankylosen können nicht allein durch eine Weichteiloperation korrigiert werden.**

2.7.4.1 Plantarisierung durch Hyperflexion (Krallen der Zehe)

Die pathologische Hyperflexion der distalen Phalanx führt zu Läsionen an der Zehenspitze. Die Zehenspitzen der Krallenzehen werden dann in der Propulsion Teil der lasttragenden Fläche. In dieser Phase wird das gesamte Körpergewicht ohnehin von einer sehr kleinen Fläche getragen, die durch die Fehlstellung weiter verkleinert wird. Die ungeschützte knöcherne Spitze der distalen Phalanx gerät durch die Hyperflexion in die Belastungszone, und Läsionen der Zehenkuppe können entstehen (s. Kap. 8 und Abb. 8.1 und 8.2).

2.7.4.2 Plantarisierung durch Torsion (Drehen der Zehe)

Bei Fehlstellungen in der Frontalebene ist die Torsion ein häufiges Phänomen, das die Großzehe oder die 3.–5. Zehe betrifft. Durch die Torsionsfehlstellung werden die mediale Seite der Großzehe oder die lateralen Seiten der 3.–5. Zehe zum Boden gedreht. Dabei geraten die seitlichen Teile der Zehen, die nicht für die Lastübernahme geeignet sind, in die Belastungszone.

Die Torsion der Langzehen wird durch den M. flexor digitorum longus verursacht. Seine Sehne liegt hinter dem Innenknöchel, verläuft diagonal an der Fußsohle und setzt über vier Ansatzsehnen plantar an den Endphalangen der Langzehen an. Er beugt die Langzehen im DIP-Gelenk, hat aber aufgrund seines schrägen Verlaufs die Tendenz, die Zehen mit ihrer lateralen Seite zum Boden zu drehen. Um diese Torsion zu vermeiden, gleichen der M. quadratus plantae und die Mm. lumbricales den schrägen Verlauf der Ansatzsehnen aus. Ist die Kraft dieser ausgleichenden Muskeln aufgrund von Trainingsmangel oder peripherer Neuropathie vermindert, drehen sich die Zehen mit ihrer lateralen Seite zum Boden (s. Kap. 15). Dieses Phänomen kann auch bei gesunden Menschen auftreten, im Gegensatz zu Patienten mit DFS entwickeln sie aber keine Ulzera, sondern kompensieren durch Kallusbildung und suchen Hilfe, da diese Überlastung Schmerzen verursacht.

Eine Torsion der Großzehe entsteht hauptsächlich als Folge einer nichtphysiologischen Zugspannung der Sehne des M. flexor hallucis longus. Zusätzlich wird die Torsion durch hypermobile Gelenke und eine geschwächte intrinsische Muskulatur der Großzehe begünstigt, die dazu führen, dass der 1. Strahl in Belastung nicht ausreichend stabilisiert werden kann. Beim Vorliegen eines Pes planus sinkt die Längswölbung unter Last stärker ein, das mediale Fußskelett „drückt" auf die unter ihr ziehende lange Beugesehne und setzt sie unter Spannung. Ähnliches bewirkt die Insuffizienz des M. tibialis posterior, die durch das Überwiegen des M. fibularis longus zusätzlich zu einer vermehrten Pronation des ersten Strahls führt. In der Folge dreht sich der Hallux mit seiner medialen Seite zum Boden. Und schließlich, bei Patienten mit nach außen gewendeten Füßen (Abduktionswinkel > 20°), erfolgt die Propulsion nicht mehr in der Längsachse des Fußes über die Großzehenbeere, sondern über die medialen Anteile des IP-Gelenkes der Großzehe. Alle hier genannten Phänomene können sich gegenseitig verstärken (s. Kap. 9) und sind typischerweise funktionell (Abb. 2.62).

2.7.4.3 Plantarisierung durch Hyperextension (Überstreckung)

Beim Hallux limitus ist die normale Dorsalextension im Großzehengrundgelenk zunehmend eingeschränkt, bis die vollständige Einsteifung jede Bewegung verhindert (Hallux rigidus). Während der Propulsion ist die passive Dorsalextension der Großzehe im Grundgelenk zwingend erforderlich. Eine Einschränkung der Beweglichkeit im Großzehengrundgelenk führt dazu, dass der Druck kompensatorisch nach distal auf das IP-Gelenk weitergeleitet wird. Dieses Gelenk lässt normalerweise keine Dorsalextension zu, aber in diesem Fall überstrecken starke Biegekräfte das Gelenk und klappen es auf der plantaren Seite auf. Dies führt zu einer unphysiologischen Belastung der knöchernen

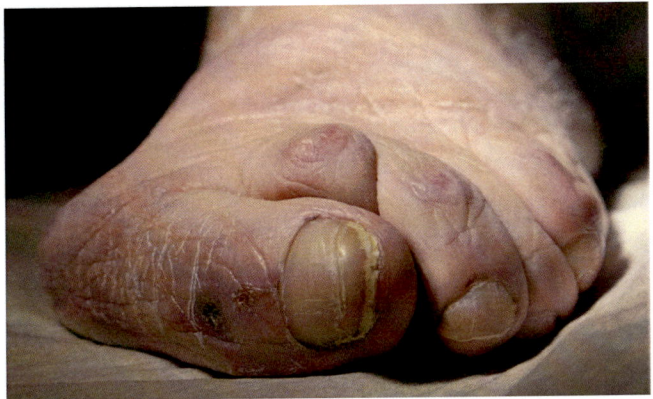

Abb. 2.62 Plantarisierung der medialen Seite der Großzehe

Komponenten des IP-Gelenkes wie z. B. des distalen Teils der proximalen Phalanx. Insbesondere der mediale Kondylus am Kopf der Grundphalanx weist scharfe Kanten auf und wird in der Propulsion Teil der lasttragenden Fläche. Das plantare Weichgewebe und die Haut sind auf diese Belastung nicht vorbereitet und können dem nicht standhalten (s. Kap. 11) (Abb. 2.63).

Wichtig
Knochenvorsprünge, die physiologisch nicht in der Belastungszone liegen, können durch Plantarisierung Teil der Belastungszone werden. Das Bindegewebe und die Haut sind dort auf Belastungen nicht vorbereitet und können ihnen auf Dauer nicht standhalten.

Es ist wichtig, eine mögliche Plantarisierung nicht zu übersehen, da sie in der Regel leicht und dauerhaft durch chirurgische Maßnahmen an Sehnen und Kapseln korrigiert werden kann.

Abb. 2.63 Hallux rigidus, schematische Darstellung der pathologischen Hyperextension der distalen Phalanx während der Propulsion beim Vorliegen eines Hallux rigidus

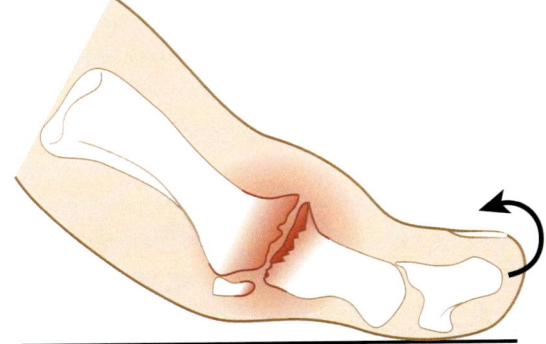

2.8   Leistenhaut und Felderhaut

Bereiche der Haut, die hohem und wiederholtem Druck standhalten müssen, sind von Leistenhaut bedeckt. Diese Bereiche, wie z. B. die plantare Fläche des Fußes, haben eine etwa zehnmal so dicke Epidermis verglichen mit behaarter Haut (Felderhaut) (Abb. 2.64).

Die Leistenhaut hat zahlreiche Schweißdrüsen, während Haare und Talgdrüsen fehlen. Die Epidermis ist über Reteleisten eng mit den bindegewebigen Papillen der Dermis verzahnt. Auf der Oberfläche der Haut ist diese Verzahnung in Form von epidermalen Leisten sichtbar. Der Abdruck der Leisten („Fingerabdruck") ist personenspezifisch und wird in der Kriminologie zur Identifizierung von Personen verwendet. Funktionell verbessern die Leisten die Haftung an einer Kontaktfläche. Dieser Hauttyp ist fest mit den darunter liegenden Strukturen verbunden und besonders widerstandsfähig gegen Druck. Deshalb sollten Hauttransplantationen in einem belasteten Bereich nach Möglichkeit nicht mit Spalthaut, die aus Felderhaut gewonnen wird, durchgeführt werden (Abb. 2.65).

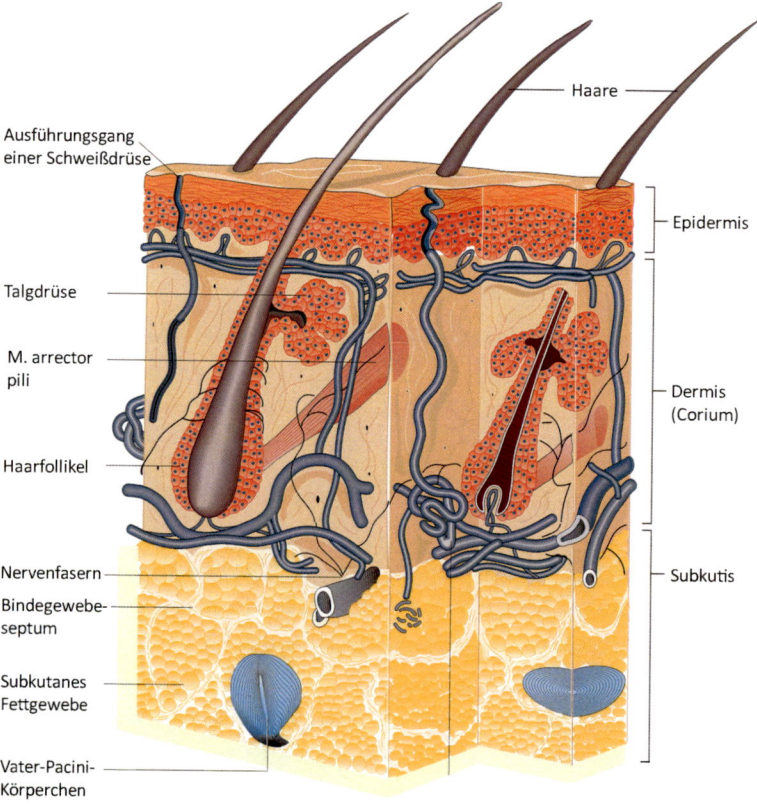

Abb. 2.64 Felderhaut, schematische Zeichnung

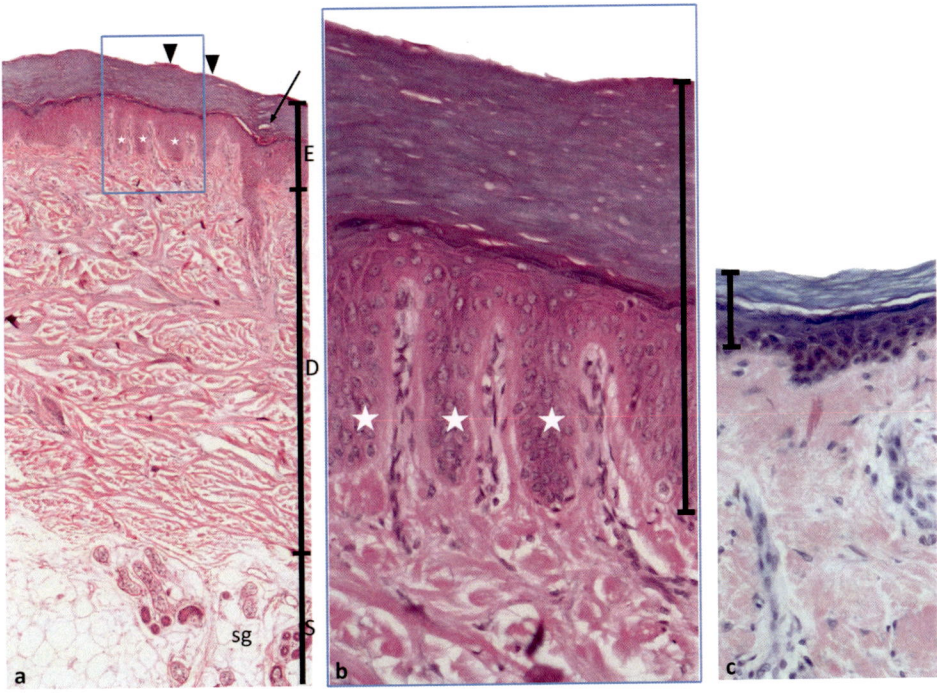

Abb. 2.65 Leisten- und Felderhaut, histologische Präparate. **a** Schichten der Leistenhaut, 40fache Vergrößerung, Epidermis (E) mit dem Ausführungsgang einer Schweißdrüse (schwarzer Pfeil) und epidermalen Reteleisten (schwarze Pfeilspitzen), Dermis (D), Subkutis (S) mit Schweißdrüsen (sg). **b** Leistenhaut, Ausschnitt aus a (200fache Vergrößerung). Die epidermalen Reteleisten sind gefaltet (weiße Sterne) und eng mit den Bindegewebepapillen der Dermis verzahnt. **c** Felderhaut, 200fache Vergrößerung; im Vergleich zur Leistenhaut (b) ist bei der Felderhaut (c) sowohl das Epithel (schwarzer Balken in c) als auch die Hornschicht dünner und die Verzahnung zwischen Epithel und Dermis weniger stark

2.8.1 Druckulzera durch wiederholte Minitraumata

Druckulzera sind das Ergebnis wiederholter latenter Quetschungen des Gewebes bei Belastung. Druck und Scherkräfte werden zwischen knöchernen Vorsprüngen einerseits und der Umgebung andererseits aufgebaut. Die Umgebung wird früher oder später ein wirksames Widerlager darstellen, wenn ein geeigneter knöcherner Vorsprung die Haut 24 h am Tag und 365 Tage im Jahr von innen spannt und in der Lage ist, sie bei entsprechender Gelegenheit auch zu quetschen.

> Die Umgebung, also die Schuhe oder der Boden, sind daher grundsätzlich
> <u>nicht</u> Ursache einer plantaren Ulzeration, sie haben die Ulkusentwicklung
> nur nicht verhindert.

Besonders empfindlich sind Haut und Hautanhangsgebilde wie die Zehennägel. Das subkutane Fettgewebepolster ist zum Zeitpunkt des Auftretens von Wunden zumeist schon
stark reduziert, was das Hervortreten der Knochenvorsprünge und das Verletzungsrisiko
erhöht. Zum Teil sind die monotone Belastung und die Überlastung an dieser Fett-
gewebsatrophie beteiligt, zum Teil sind die Ursachen der Atrophie, die auch unbelastete
Abschnitte betrifft, ungeklärt (Brash et al. 1999; Waldecker und Lehr 2009; Kao et al.
1999; Cheung et al. 2006; Gooding et al. 1986).

Bei einer akuten Überbelastung bilden sich Rötung, Blasen und Nekrosen ähnlich
einer Verbrennung. Bei latenten, aber täglich hundert- oder tausendfach wiederholten
Überbelastungen entwickeln sich Druckulzera. Eine reduzierte Schmerzwahrnehmung ist
dabei Voraussetzung.

2.8.2 Entwicklung von Druckulzera

Die Integrität der Haut kann bei chronischer Überbelastung zunächst durch eine Ver-
dickung der Hornschicht aufrechterhalten werden. Die körpernahen und körperfernen
Grenzflächen dieser Verdickung müssen, wenn sie belastet werden, zunehmendem
Zug und Stauchung standhalten. Überschreiten diese Kräfte die Möglichkeiten der
Elastizität (Abb. 2.66), so kommt es an der körperfernen Grenzzone zu Rissen und
an der körperzugewandten Seite zu feinen Blasen, auch mit Einblutungen. Diesen

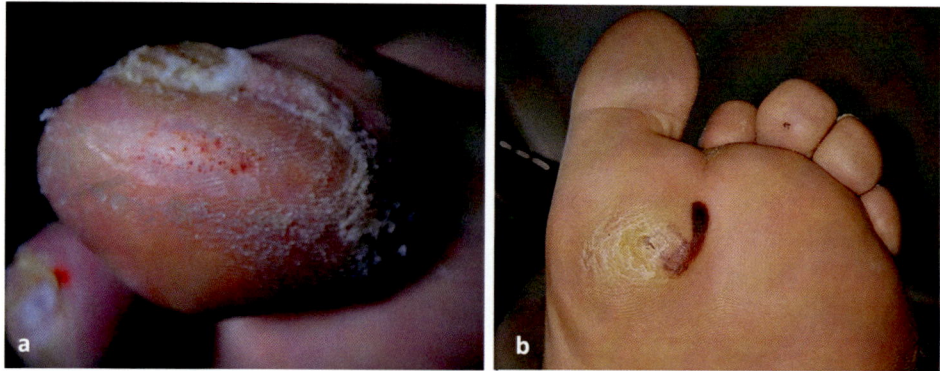

Abb. 2.66 **a** Schwiele mit punktförmigen Einblutungen. **b** Schwielenhämatom

Abb. 2.67 Von der Schwiele
zum Ulkus

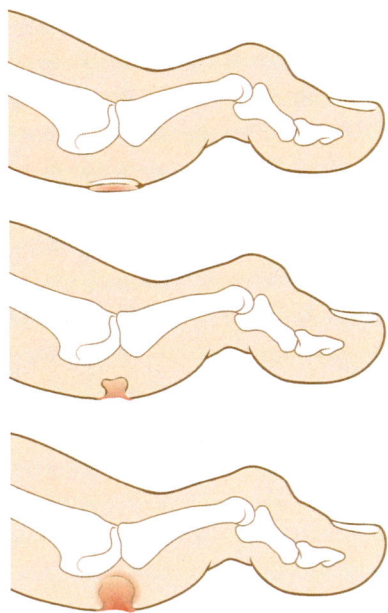

charakteristischen, punktförmigen Einblutungen folgt schließlich die Ausbildung größerer Blasen und Risse, die sich zu einem Schwielenhämatom verbinden (Rosen et al. 1985).

Mikrobielle Invasion ermöglicht in der Folge die Ausbildung eines Schwielenabszesses. Die Öffnung verkrustet und schließt sich immer wieder, während die darunterliegenden Gewebeschichten eher nachgeben, was eine Expansion dieses Abszesses in die Tiefe zur Folge hat. Es entsteht eine Wunde wie ein gestanztes Loch, auch als „Malum perforans" bezeichnet (Abb. 2.67).

Neben dieser flächigen Hyperkeratose, der Schwiele (Callus, Kallus), gibt es punktuelle Hyperkeratosen, die durch den Druck, dem sie ausgesetzt sind und dem sie ihr Entstehen verdanken, in die tieferen Gewebeschichten hineingepresst werden. So entsteht ein Clavus (Hühnerauge) (Abb. 2.68).

Prophylaktische Maßnahmen versuchen, den Schritt von der unkomplizierten Hyperkeratose zu Blasenbildung und Einblutung zu unterbrechen (Delbridge et al. 1985). Die dabei angewandten Verfahren der Schulung, Fußpflege, Schuhversorgung und evtl. anderer Maßnahmen der inneren und äußeren Entlastung werden in den Folgekapiteln besprochen. So ist das Beschwielungsmuster ein wertvoller Hinweis auf überlastungsgefährdete Zonen, die durch eine Optimierung der Schuhversorgung oder operative Maßnahmen im Sinne einer inneren Druckentlastung besser geschützt werden müssen. Die Therapieentscheidung, welcher Druckpunkt in welcher Weise angegangen wird, orientiert sich an der Erfolgswahrscheinlichkeit.

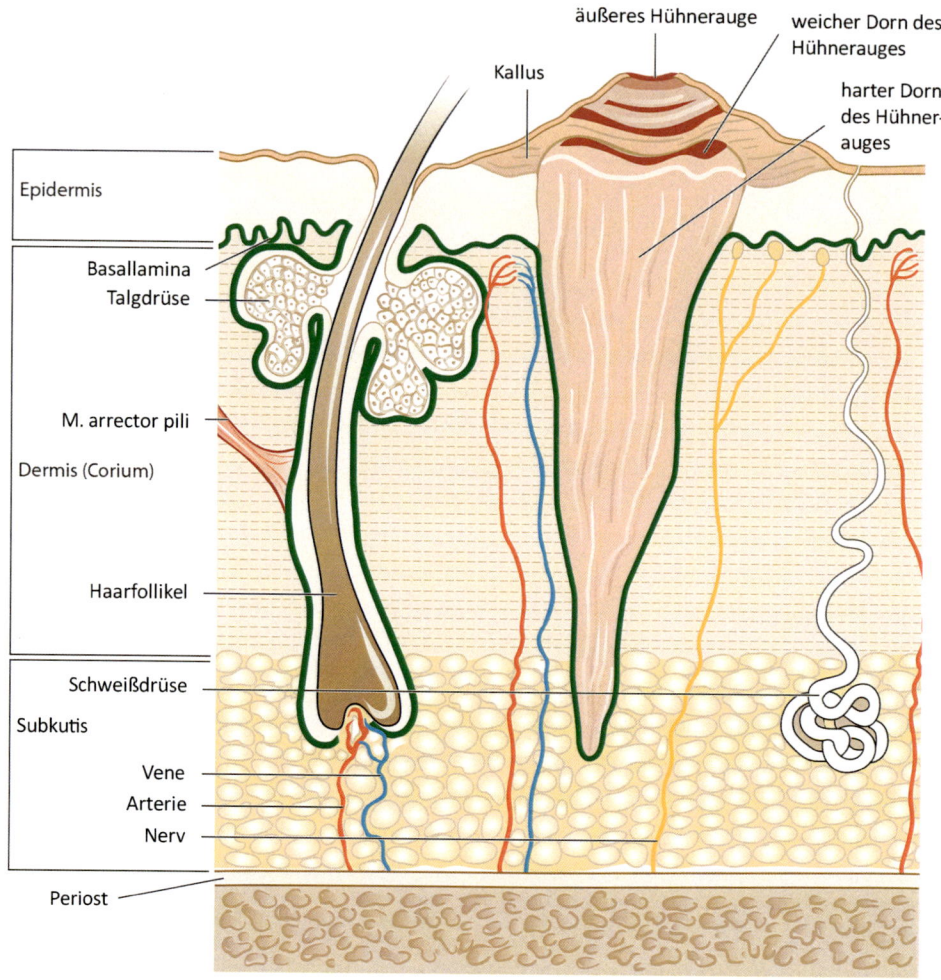

Abb. 2.68 Schematische Darstellung eines Hühnerauges). Während das Hühnerauge an der Oberfläche nur geringfügig breiter wird, geraten die älteren Hornschichten immer tiefer, werden immer härter und verursachen Schmerzen

Weiterführende Literatur

Erne Meier und Mareen Killmann: Kinderfuß und Kinderschuh

Neuer Merkur; 1. Aufl. (Mai 2003) ISBN-13: 978–3.929.360.851
Standardwerk zum Thema gesunde Kinderfüße und gesunde Entwicklung der Füße auf 198 Seiten mit liebevoll ausgesuchten Untersuchungen aus vielen Epochen.

Kirsten Götz-Neumann: Gehen verstehen

Thieme; 2., unveränderte Auflage (19. April 2006), ISBN-13: 978-3.131.323.729.

Der Schwerpunkt liegt auf der Ganganalyse in der Physiotherapie. Darüber hinaus vermittelt es auf 200 Seiten ein Verständnis vom Aufbau des Fußes und vom Gehen an sich.

Leslie Klenerman and Bernard A. Wood: The human foot: a companion to clinical studies

London: Springer. ISBN: 185233925X, 192 Seiten, 2006

Diese Zusammenarbeit zwischen einem Paläontologen und einem orthopädischen Chirurgen gibt tiefe Einblicke in die Entwicklung des Fußes und des Gangs.

Serge Tixa: Atlas of Palpatory Anatomy of the Lower Extremities: A Manual Inspection of the Surface

McGraw-Hill, ISBN-10: 0.070.653.577, 220 Seiten, 1998

Dieser anschauliche Atlas vermittelt einen strukturiert-didaktischen Ansatz zum Auffinden der verschiedenen anatomischen Strukturen (Knochen, Bänder, Sehnen, Muskeln und Nerven) der unteren Extremität. Die Fotos sind einzigartig in ihrer Darstellung der Strukturen.

Literatur

Andersen H (2012) Motor dysfunction in diabetes. Diabetes Metab Res Rev 28(Suppl 1):89–92. https://doi.org/10.1002/dmrr.2257

Andersen H, Gadeberg PC, Brock B, Jakobsen J (1997) Muscular atrophy in diabetic neuropathy: a stereological magnetic resonance imaging study. Diabetologia 40(9):1062–1069. https://doi.org/10.1007/s001250050788

Brash PD, Foster J, Vennart W, Anthony P, Tooke JE (1999) Magnetic resonance imaging techniques demonstrate soft tissue damage in the diabetic foot. Diabet Med 16(1):55–61

Bus SA, Yang QX, Wang JH, Smith MB, Wunderlich R, Cavanagh PR (2002) Intrinsic muscle atrophy and toe deformity in the diabetic neuropathic foot: a magnetic resonance imaging study. Diabetes Care 25(8):1444–1450

Cavagna GA, Heglund NC, Taylor CR (1977) Mechanical work in terrestrial locomotion: two basic mechanisms for minimizing energy expenditure. Am J Physiol 233(5):R243–261

Cheung YY, Doyley M, Miller TB, Kennedy F, Lynch F Jr, Wrobel JS, Paulson K, Weaver J (2006) Magnetic resonance elastography of the plantar fat pads: Preliminary study in diabetic patients and asymptomatic volunteers. J Comput Assist Tomogr 30(2):321–326

Debrunner, HU, Jacob HAC (1998) Biomechanik des Fußes. Bücherei des Orthopäden. Stuttgart, Enke

Delbridge L, Ctercteko G, Fowler C, Reeve TS, Le Quesne LP (1985) The aetiology of diabetic neuropathic ulceration of the foot. Br J Surg 72(1):1–6. https://doi.org/10.1002/bjs.1800720102

Dullaert K, Hagen J, Klos K, Gueorguiev B, Lenz M, Richards RG, Simons P (2016) The influence of the Peroneus Longus muscle on the foot under axial loading: A CT evaluated dynamic cadaveric model study. Clin Biomech (Bristol, Avon) 34:7–11. https://doi.org/10.1016/j.clinbiomech.2016.03.001

Gooding GA., Stess RM, Graf PM, Moss KM, Louie KS, Grunfeld C (1986) Sonography of the sole of the foot. Evidence for loss of foot pad thickness in diabetes and its relationship to ulceration of the foot. Invest Radiol 21(1):45–48

Holewski JJ, Moss KM, Stess RM, Graf PM, Grunfeld C (1989) Prevalence of foot pathology and lower extremity complications in a diabetic outpatient clinic. J Rehabil Res Dev 26(3):35–44

Kao PF, Davis BL, Hardy PA (1999) Characterization of the calcaneal fat pad in diabetic and non-diabetic patients using magnetic resonance imaging. Magn Reson Imaging 17(6):851–857

Klaue K (2015) The Foot. Springer, London

Klenerman L, Wood BA (2006) The human foot: a companion to clinical studies. Springer, London

Larkin ME, Barnie A, Braffett BH, Cleary PA, Diminick L, Harth J, Gatcomb P et al (2014) Musculoskeletal complications in type 1 diabetes. Diabetes Care 37(7):1863–1869. https://doi.org/10.2337/dc13-2361

Redkina V, Sikorski A, Beike J (2013) Deformitäten der Kleinzehe – Pathogenese und praxisnahe Nomenklatur. Fuß & Sprunggelenk 11:95–100

Rosen RC, Davids MS, Bohanske LM, Lemont H (1985) Hemorrhage into plantar callus and diabetes mellitus. Cutis 35(4):339–341

Smith DG, Barnes BC, Sands AK, Boyko EJ, Ahroni JH (1997) Prevalence of radiographic foot abnormalities in patients with diabetes. Foot Ankle Int 18(6):342–346

Waldecker U, Lehr HA (2009) Is there histomorphological evidence of plantar metatarsal fat pad atrophy in patients with diabetes? J Foot Ankle Surg 48(6):648–652. https://doi.org/10.1053/j.jfas.2009.07.008

Whitmore I (1999) Terminologia anatomica: new terminology for the new anatomist. Anat Rec 257(2):50–53

Wood B, Richmond BG (2000) Human evolution: taxonomy and paleobiology. J Anat 197(Pt 1):19–60

Philosophische Bemerkungen zu DFS, Polyneuropathie und LOPS

3

Alexander Risse

Inhaltsverzeichnis

Patienten mit DFS leiden an einem Verlust schützenden Empfindens („loss of protective sensation, LOPS"), bedingt durch das Vorliegen einer Polyneuropathie. „Ein normales Vermeidungsverhalten und das Einfordern von Hilfe erfolgen daher nicht im angemessenen Umfang. Ausgedehnte Schäden können auftreten. Das Ausmaß der Achtlosigkeit, das Betroffene an den Tag legen, ist für Unerfahrene im Umgang mit Menschen mit reduziertem Empfinden verblüffend" – so formulieren es die Autoren in Kap. 1 (Abschn. 1.1) dieses Buchs.

Durch die verloren gegangene Warnfunktion des Schmerzes sind Verletzungen unvermeidbar. Charakteristisch für Patienten mit DFS ist aber, dass sie auch nach Auftreten

A. Risse (✉)
Diabeteszentrum am Sophie – Charlotte – Platz, Berlin, Deutschland
E-Mail: sdkpcioran-alexander@t-online.de

© Springer-Verlag GmbH Deutschland, ein Teil von Springer Nature 2022
D. Hochlenert et al. (Hrsg.), *Das Diabetische Fußsyndrom*,
https://doi.org/10.1007/978-3-662-64972-5_3

einer Verletzung oft über lange Zeit nicht zum Arzt gehen, sodass sich zum Teil groteske Läsionen entwickeln. Zudem wirken viele Patienten merkwürdig unbeteiligt an ihrem Krankheitsverlauf.

Das adäquate Verhalten wäre, den Ausfall der Warnfunktion des Schmerzes durch vermehrte Kontrolle zu ersetzen. Gerade das geschieht nicht. Üblicherweise wird dies einem psychologischen, psychopathologischen Defizit, d. h. einer Störung des Gehirns attribuiert. Die Suche nach einem solchen Defizit blieb bisher erfolglos. Als Reaktion auf dies vordergründig unverständliche Verhalten entsteht auf Therapeutenseite Frustration oder sogar Aggression („schlechte Compliance"). Im günstigsten Fall wird die „normative Kraft des Faktischen" affektfrei akzeptiert.

Die Frage nach dem „Warum" ist philosophisch und berührt Kernfragen der Anthropologie. Diesem Aspekt widmet sich dieses Kapitel.

3.1   Einstimmung

Zur Einstimmung einige klinische Bilder (Abb. 3.1, 3.2 und 3.3).

Allen Patienten und Patientinnen ist gemeinsam, dass sie viel zu spät zum Arzt gehen, obwohl sie nach Schulung und weiterer Aufklärung um die Gefahren wissen.

Dieses Kapitel beschäftigt sich also mit der Frage: *WARUM* benehmen sich die Patienten, die an einer Polyneuropathie mit Folge eines DFS leiden, so schwer nachvollziehbar? Die etablierten Deutungsversuche sind gescheitert. Die Perspektive der neuen Phänomenologie kann möglicherweise einem Verständnis näherkommen. Das Wesentliche an dieser Perspektive ist, dass der habituellen Vorstellung, der Mensch

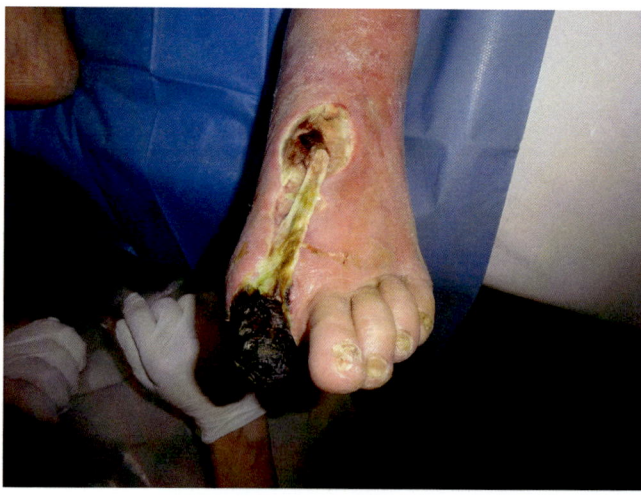

Abb. 3.1 Ein 60-jähriger Patient, der nach Auftreten einer „Blutblase" der Zunahme der Verletzung über 6 Wochen zugesehen hat. Psychischer Befund: unauffällig

Abb. 3.2 Ein 47-jähriger
Patient mit Verbrennung
der Fußsohle durch
Wärmflasche. Der Patient
ist eingehend geschult und
auf die Gefahren durch
Polyneuropathie hingewiesen.
Psychopathologisch:
unauffällig

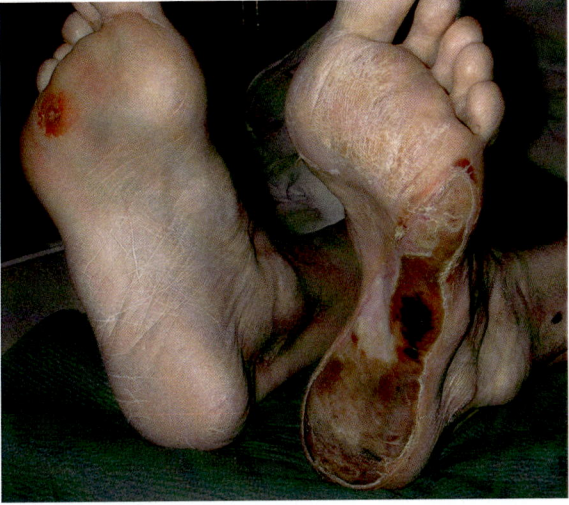

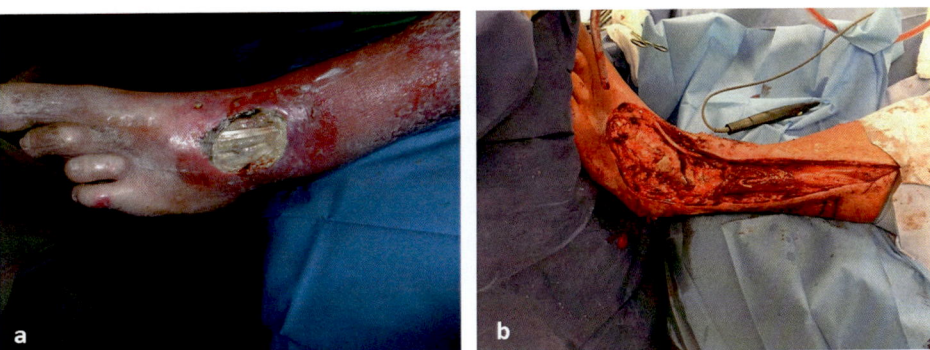

Abb. 3.3   a Ein 50-jähriger Patient, Aufnahme wegen Sepsis nach 2-monatigem ambulantem Verlauf. Psychopathologisch: unauffällig. **b** Selber Patient, nach Débridement

bestehe aus Körper und Bewusstsein, eine vergessene Dimension des Menschen, sein
„Leib", hinzugefügt wird.

3.2   Ein Irrtum und viele Konsequenzen

In der üblichen medizinischen anthropologisch-dualistischen Tradition *(anthropo-
logischer Dualismus)* wird der Mensch als zweigeteilt aufgefasst: Er bestehe aus einer
Körpermaschine und einem Bewusstsein (Psyche, Seele etc.). Das entsprechende Fachgebiet heißt: Psycho-Somatik.

Grundlage ist ein uraltes, unhinterfragtes anthropologisches Konstrukt, vor ca. 3000 Jahren durch die Philosophen Platon und Aristoteles aufgestellt, mit weitreichenden Folgen für das menschliche Selbstverständnis. Der Geist wurde als das Primäre und Wesentliche gewertet, der die Aufgabe hat, den minderwertigen Körper mit seinen Regungen und Trieben unter Kontrolle zu halten. Geist wird heute üblicherweise mit dem Gehirn und seinen Funktionen gleichgesetzt.

3.2.1 Der Leib

Ein gewaltiges Gegenstandsgebiet zwischen Körper und Geist wurde vergessen: der Leib. **Leib wird als das bestimmt, was jemand in der Gegend seines eigenen Körpers, unmittelbar von sich spürt** (Risse 2016; Schmitz 2009). In der Welt sind Patienten wie Therapeuten zunächst *leiblich,* die intellektuellen Deutungen sind dem leiblichen Geschehen nachgeordnet. Die weiteren Näherungen an den Leib folgen weiter unten.

Organmedizinisch arbeitende Therapeuten sind um *objektive Tatsächlichkeit* bemüht und arbeiten mit dem Konzept des anthropologischen Dualismus. In diesem Konzept wird über eine möglichst erschöpfende Sammlung von Messdaten versucht, die Körpermaschine vor Schaden zu schützen (Prophylaxe) oder sie wiederherzustellen. Zwischen den Patienten und sich selbst hat der Arzt immer eine Maschine gestellt, die ihm zwar solche Messdaten liefert, den Zugang zum Patienten aber verwehrt (Risse 1995b, 2016).

Patienten leben in einer Welt *subjektiver Tatsächlichkeit* und sind daher primär leiblich. **Therapeuten und Patienten begegnen sich somit dauernd auf völlig unterschiedlichen anthropologischen Ebenen: Missverständnisse sind vorprogrammiert.**

Wenn das Gehirn intakt ist, die Patienten aufgeklärt, warum tragen die Patienten ihre Kompressionsstrümpfe nicht? Warum laufen die Patienten auf ihren Fußwunden herum? Wie kann man die Compliance verbessern? Viele Fragen, die trotz des gewaltigen technischen Fortschritts bisher ungelöst sind.

3.2.2 Klassische psychologische Deutungsansätze der Körperwahrnehmung durch die Psyche

Die Besonderheiten im Verhalten der Patientinnen mit DFS wurden auch von Psychologinnen und Psychotherapeutinnen untersucht. Im psychosomatischen Denkstil dieser Fachgruppen besteht ebenfalls die Grundannahme der Zweiteilung des Menschen in eine Psyche und einen Körper, wobei die Psyche sich ein Bild vom anhängenden Körper macht. Es entstehen *„Körperbild"* und *„Körperbildstörungen"*. Bei DFS besteht in dieser Perspektive eine gestörte Verbindung zwischen Fuß und Gehirn (Risse 2016).

Eine Näherung wird mit der neurologischen und psychologischen Begriffsbildung des Neglects versucht: Bei *Neglect* „werden Teile des Körpers nicht mehr im Gehirn abgebildet, sodass sie quasi nicht mehr existieren". Neglect jedoch ist zur Deutung des Patientenverhaltens nicht geeignet, weil die kortikale Repräsentation erhalten ist: DFS-Patienten können über ihre Füße reden. Weitere psychologisch nachvollziehbare Folgen wie berufliche Gefährdung, Veränderung der sozialen Rolle, Verlust der Selbstständigkeit, Verlust der sexuellen Identität werden beschrieben (Vileikyte 2000; Schöning 2012; Woods und Clever 2006).

Viele Arbeiten beschäftigen sich mit *depressiven Symptomen.*

Alle diese Betrachtungen im üblichen Vergegenständlichungshorizont einer psychologisch-reduktionistisch-introjektionistischen Anthropologie sind hilfreich, bieten aber für das Verständnis der grundlegenden Dynamik des DFS keine Hinweise.

3.3 Körper und Leib

Für die medizinische Theorie und die therapeutische Praxis sinnvoll ist also die Erweiterung des anthropologischen Dualismus um die Dimension des *Leibes.*

Mit dem Begriff „Leib" wird ein Phänomenbereich ins Auge gefasst, der neben dem sichtbaren und tastbaren Tier- und Menschenkörper (der Medizin) in erster Linie das beschreibt, was jemand von sich in der Gegend seines Körpers ohne Beistand der fünf Sinne (Sehen, Hören Tasten, Fühlen, Schmecken) spürt, wie z. B. Schmerz, Hunger, Schreck, würgende Angst, Ekel, oder müde Beine (Schmitz 1965, 1966). „Leib" beschreibt somit ein phänomenales Gegenstandsgebiet, das jedem Menschen unmittelbar zugänglich ist, sich den naturwissenschaftlichen Messversuchen moderner Medizin aber entzieht.

Um auf die Spur dieses *Leibes* zu kommen, sollte man einmal versuchen, bei geschlossenen Augen an sich herunterzuspüren. Man merkt sofort, dass das nicht genauso kontinuierlich funktioniert, wie man sich betasten kann. Das, was uns hier begegnet, ist eine **lose Abfolge von Inseln in der Gegend unseres Körpers: LEIBES-INSELN.** Konstant vorhanden sind die Leibesinsel des Mundes (orale Zone), eine genitale und anale Insel und immer auch die beiden Leibesinseln der Füße. Bei manchen Menschen schwillt eine über lange Zeiten unbemerkte Leibesinsel z. B. um die Mittagszeit drängend an: die gastrale Leibesinsel (Hunger). Entsprechend schrumpft das Bewussthaben auf primitive Gegenwart zu (Konzentrationsstörungen). Nach dem Essen schrumpft die gastrale Leibesinsel wieder bis zur Unmerklichkeit; die Konzentrationsfähigkeit kehrt zurück. Die oben ausgeführte skizzenhafte Darstellung kann in umfangreicher Literatur detaillierter nachgelesen werden.

Die Systematik der Leibesinseln wurde erforscht an Patienten, die im Ersten Weltkrieg durch Kriegsverletzung amputiert werden mussten und an *Phantomschmerzen* litten. Erstaunlicherweise hatten viele Patienten immer gleichartige Beschwerden im Bereich der amputierten, fehlenden Gliedmaßen. Trotz fehlenden Körperteils bestand die Leibesempfindung weiter: Phantomglieder sind also „Leib ohne Körper" (Schmitz 1966). Diese psychiatrischen Forschungsergebnisse sind alt und in der Diabetologie in Vergessenheit geraten.

Bleibt man auf der Spur der Leibesinseln und beim Phänomen des *Leibes* überhaupt, besteht bei diabetischer Polyneuropathie – in Umkehrung der Phantomglied-erlebnisse – also nicht *„Leib ohne Körper"* sondern *„Körper ohne Leib"*: Man kann die Beine sehen, aber die Leibesinseln sind durch die Polyneuropathie verschwunden. Die Subjektivität ist vom Körperteil abgezogen. Es besteht eine „innere Amputation". Durch fehlende Subjektivität werden die Füße zu „Umgebungsbestandteilen". Anthropologisch bedeutet dies: **LEIBESINSELSCHWUND.** Nicht nur die Warnfunktion des Schmerzes (Brand und Yancey 1993) ist verloren gegangen (LOPS: „loss of protective sensation"), sondern auch die spontane Sorge um die Füße. Es handelt sich also nicht nur um einen Wahrnehmungsverlust, sondern LEIBESINSELSCHWUND verändert den gesamten Menschen von Grund auf.

Spontan, d. h. ohne nachzudenken, leben die Menschen (Patienten wie Therapeuten) in einer Welt der Empfindungen und dieser Leibesinseln: Welt der Subjektivität (subjektive Tatsächlichkeit). Diese Welt der Subjektivität ist es, die uns umtreibt und die uns zum Handeln drängt: Kein Patient geht zum Arzt z. B. mit der Klage „Herr Doktor, helfen Sie mir, meine Nervenleitgeschwindigkeit hat abgenommen, meine Lipoproteinlipase arbeitet zu langsam!"

Die Polyneuropathie hat weitere Konsequenzen. Die Betroffenen haben das Gefühl, nicht mehr mit beiden Beinen im Leben zu stehen: Beim Schuhkauf werden häufig Schuhe ausgesucht, die mehrere Nummern zu klein sind. Grund: Die Oberflächen-empfindung ist verloren gegangen, man hat das Empfinden, keinen Schuh anzuhaben. Werden die Schuhe enger gewählt, vermittelt der dumpfe, protopathische Druck, der dann entsteht, wieder die Sicherheit, Schuhe anzuhaben (subjektive Tatsächlich-keit). Hier helfen das Aufzeichnen der Füße und der Vergleich mit dem Grundriss der Schuhe nicht (objektive Tatsächlichkeit). Das Verhalten der Patienten wird sich nicht ändern, denn nicht die Wahrnehmung durch das Gehirn ist gestört, sondern die leib-liche Ökonomie. Verloren gegangene Subjektivität und fehlendes Schmerzempfinden machen dann auch erklärlich, warum die Patienten die verordneten hässlichen breiten, flachen Schuhe oder die lästigen Orthesen nicht mehr tragen und damit Verletzungen immer wieder durch Druck unterhalten. Im Krankenhaus stehen die Patienten kurz nach einer Minimalamputation „mal eben zur Toilette!" auf und zerreißen sich die frischen Operationsnähte etc.

3.4   Konsequenzen für die Arzt-Patient-Beziehung

Die geänderte leibliche Ökonomie scheint auch die habituelle Wahrnehmung des Arztes zu verändern. Aus der verloren gegangenen Subjektivität der Füße entsteht offenbar eine **völlig falsche Signalvermittlung an den behandelnden Therapeuten.** Trotz manchmal grotesker Verletzungen sind die Patienten entspannt und signalisieren dem Arzt: Es ist alles in Ordnung, mach dir keine Sorgen. Dies könnte erklären, warum auch die Therapeuten häufig nicht schnell genug handeln. Umgekehrt können die Therapeuten, solange sie von Körper und Geist (Psyche) ausgehen, die Patienten, deren Subjektivität durch Polyneuropathie verändert ist, **nicht verstehen.** Sie nennen dieses Verhalten „schlechte Compliance" und werden entweder aggressiv, zynisch oder resignieren. Das gilt insbesondere dann, wenn die zuvor mehrfach vermittelten Schulungsinhalte auf kognitiver Ebene immer wieder schlichtweg vergessen werden. Eine vertiefte, anthropologisch korrekte Sichtweise könnte hier helfen, das gegenseitige Verständnis zu verbessern: Die diabetische Polyneuropathie führt nicht zum Wahrnehmungsverlust, sondern verändert den gesamten Menschen durch LEIBESINSELSCHWUND. Sie bleibt, auch nach behobener Störung der defekten Körperteilfunktion, eine lebenslange Bedrohung für die Füße der Menschen mit Diabetes. Es handelt sich nicht um ein einfaches Problem der Nervenleitung, sondern greift in die Subjektivität des Menschen ein. Schulung und andere Aufklärungsmaßnahmen reichen daher nicht aus.

3.5 Klinische Konsequenzen der phänomenologischen Anthropologie (1)

Entsprechend der oben geschilderten Überbetonung einer mathematisch-naturwissenschaftlichen Vergegenständlichungsweise in der abendländischen Medizin bleibt sowohl die neurologische als auch die diabetologische Literatur bis ins letzte Jahrhundert hinein stumm, wenn es um Beschwerdeschilderungen von Patienten mit Polyneuropathie geht: Immer wiederkehrende Beschwerden („Gefühl des zu engen Strumpfes", „Ameisenlaufen", „brennende Füße", „tonnenschwere Bettdecke", „totes Gefühl") werden vermischt mit medizinischen Fachtermini, die bereits wieder weit von der Patientenrealität entfernt sind (Hypästhesie, Analgesie, Pallhypästhesie, Allästhesie etc.). Das Problem des Patienten mit fehlenden Beschwerden – in phänomenologischer Diktion: mit „reinem Leibesinselschwund" (Risse 1995a) – findet keine oder nur wenig Beachtung. Der einzige, der diesem Symptomenkomplex zumindest protopathisch nahegekommen ist, ist Andrew Boulton mit seinem Begriff des „painful-painless leg" (Boulton 1991). Mit neu-phänomenologischem Instrumentarium, d. h. auf dem Boden der Hypothese gestörter Leiblichkeit, wurden Patienten mit neurologischen Zeichen der Polyneuropathie, die auf die Eingangsfrage: „Haben Sie Beschwerden in den Füßen"? mit „Nein" geantwortet hatten, näher befragt. Sie wurden gebeten, über ihre Empfindungen an den Füßen eingehendere Auskunft zu geben: *„Können Sie mir beschreiben, wie Sie in der Gegend Ihrer Füße spüren?"* – Diese Frage wurde nur durch die geänderte Perspektive des Therapeuten möglich und eröffnete ein bisher unbekanntes, zuvor nie beschriebenes Erlebnisgebiet der Patienten.

Tab. 3.1 gibt eine selektionierte Übersicht über die geäußerten Beschwerden. Zu beachten ist hier, dass Patienten bei phänomenologisch induziertem Nachfragen auch positive Symptome äußerten.

Tab. 3.1 Beschwerdeschilderungen

Polyneuropathie
Stumme Form:
„Wenn ich über den Teppich laufe, habe ich das Gefühl, als würde ich über Kieselsteine laufen" – Konsequenzen für das Körperschema und die Gesamtbefindlichkeit
„Durch die Gefühlsstörung habe ich immer Angst, dass ich hinfalle, obwohl ich den Stock benutze; dadurch ist mein Körper die ganze Zeit verkrampft – das merke ich richtig"
„Ich hab schon in Brackel gesagt, <u>das Bein gehört mir ja gar nicht</u>, das schleife ich immer hinter mir her"
„Das ist es ja … ich spüre nicht, wenn ich den Boden berühre …"
„Ich habe ja gar keine Verbindung zur Erde mehr …"
Prominente Form:
„Gefühl, als ob trockener Zement in den Füßen wäre"
„Es brennt wie <u>Feuer</u>, besonders nachts"
„Unangenehm spürbar sind die Füße immer, weg sind sie nie (…), ein unangenehmes Taubheitsgefühl, sodass ich mich nicht mehr konzentrieren kann (…) Kribbeln wäre zu spitz, so etwas ,Sandiges'…"
„Es ist ein taubes Gefühl in den Zehenspitzen, so pelzig; eigentlich nicht pelzig – ich nenne es nur so; eigentlich ist es wie eine Blase, die unter dem Zeh ist, als ob da Fleisch zu viel wäre, aber es ist da kein Fleisch zu viel – ich prüfe das immer wieder nach, aber da ist nichts"
Mischform:
„Dieses tote Gefühl und [beginnt zu weinen] dieses schmerzhafte Kribbeln [weinend]: schneiden Sie ihn ab"

Neben der menschlich anrührenden Dimension der geschilderten Beschwerden, die auf der rein messtechnischen Ebene nicht erfasst werden, lässt die neu-phänomenologische Perspektive verschiedene Deutungen zu, die näher an die Patientenrealität herankommen und möglicherweise therapeutische Optionen bieten, die bisher nicht genutzt werden konnten. Der organmedizinische Zugang ermöglicht wesentliche Erkenntnisse zur Ätiopathogenese und hat beeindruckende Erfolge in den Therapieoptionen gezeigt. Der Umgang mit den Patienten ist aber dem Zufall der ärztlichen Charakterorganisation überlassen. **Der phänomenologische Zugang ermöglicht Ansätze zu einer systematischen Deutung der geänderten leiblichen Ökonomie und somit zu einem vertieften Verständnis der Situation des Patienten.**

Unabhängig vom philosophischen Hintergrund zeigen die Patientenschilderungen, dass es sich bei diabetischer Polyneuropathie – auch bei fehlenden prominenten Symptomen – um ein *schweres Krankheitsbild* handelt, das zu weiterer phänomenologischer Forschung Anlass geben sollte, wenn wir unsere Aufgabe ärztlichen Handelns, also Leiden zu lindern, nicht über dem Faszinosum technischer Beherrschung von Detailproblemen vergessen wollen.

3.6   Klinische Konsequenzen der phänomenologischen Anthropologie (2)

Als erste Konsequenz schlagen wir vor, **bei Beleg neurologischer Zeichen (Pallhypästhesie, Areflexie etc.) Patienten intensiver zu befragen ("Können Sie bitte Ihre Empfindungen an den Füßen näher beschreiben?"; "Wie fühlt sich das an, ‚nichts' zu spüren?" etc.).**

Angesichts der schweren Beeinträchtigung der Patienten, insbesondere auch der tiefgreifenden Störung des „In-der-Welt-Seins", besteht die zweite Konsequenz darin, auch bei fehlenden fassbaren Beschwerden **bewusst und aktiv auf das Problem der Suizidalität einzugehen:** Viele Patienten fühlen sich durch das aktive Ansprechen der möglichen Suizidgedanken entlastet und – erstmalig – auch in der Schwere ihres Leidens verstanden.

Die dritte Konsequenz besteht in dem Vorschlag, die diabetischen Polyneuropathien zusätzlich neo-phänomenologisch zu klassifizieren, um einen systematischen Zugang zum Patienten zu gewinnen (Risse 1999):

Phänomenologische Klassifikation der diabetischen Polyneuropathien
1. Phänomenologisch stumme Form: neurologische Zeichen ohne „positive" Beschwerden (reiner Leibesinselschwund: Störung des vitalen Antriebs, Entfremdungserlebnisse)
2. Phänomenologisch prominente Form: neurologische Zeichen und Beschwerden (dissoziierte Leibesinselbildung: Störung der leiblichen Ökonomie der betroffenen Leibesinsel)
3. Mischform: neurologische Zeichen + Beschwerden + Anzeichen des Leibesinselschwundes (Störung des vitalen Antriebs + Dissoziation der leiblichen Ökonomie)

Jeweils in der Klammer die neu-phänomenologische Deutung in Bezug auf die Kategorialanalyse der leiblichen Ökonomie.

3.7   Schlussfolgerungen

Die Polyneuropathie bedingt eine radikale Änderung der leiblichen Ökonomie und damit der Gesamtheit des Menschen und seiner Lebenswelt. Es handelt sich damit nicht um eine „Körperwahrnehmungsstörung", also nicht um einen Verlust der Wahrnehmung des Körpers durch eine Psyche. Die Veränderung der anthropologischen Matrix geht tiefer und erfasst den Leib des Patienten: **Leibesinselschwund.** Hierdurch werden Appelle des Therapeuten an die Psyche des Patienten als so frustrierend erlebt.

Lösen Patienten bei Therapeuten die **Gegenübertragung** von Verständnislosigkeit, Fassungslosigkeit oder gar Aggression aus, so ist dies ein Hinweis auf leibliche Phänomene, die über reine Körperwahrnehmungsstörungen hinausgehen.

Auch ohne diese weitreichenden Umstrukturierungen des Denkstils bietet die Beschäftigung mit neu-phänomenologischen Aspekten der Polyneuropathie die **Chance individueller Änderungen im Umgang des Therapeuten mit den Patienten.** Diese können sein:

1. Annäherung an den Patienten über die Beschwerdeschilderungen
2. Besseres Verständnis der Schwere der Erkrankung durch Vorrangstellung des subjektiven Erlebens des Patienten vor sog. objektiven Messwerten („abgeschälte", also schwächere Realität)
3. Vermeidung von Frustrationen der Therapeuten mit Reduktion übertriebener Erwartungen (Aggressionsabbau)
4. Differenziertere und engagiertere strukturierte Wundbehandlung durch geänderte Wertschätzung der Erkrankung und des Patienten
5. „Leibnähere Therapie" mit Änderung der Arzt-(Therapeuten-)Interaktion und Reduktion des Aggressionspotenzials auf beiden Seiten
6. Verlängerung des intentionalen Bogens der therapeutischen Maßnahmen mit therapeutischer Bescheidenheit anstelle von medizinischen (akademischen) Allmachtsphantasien

Literatur

Boulton AJ (1991) Diabetic neuropathy. In: Frykberg RG (Hrsg) The high risk foot in diabetes mellitus. Churchill Livingstone, New York

Brand P, Yancey P (1993) Pain: the gift nobody wants. HarperCollins, London

Risse A (1995a) Die Bedeutung der Phänomenologie für die Behandlung des diabetischen Fuß-Syndroms. In: Chantelau EuS M (Hrsg) Amputation? Nein Danke! Neuer Merkur, Mainz

Risse A (1995b) Phänomenologie und Diabetologie. In: Großheim M (Hrsg) Leib und Gefühl. Akademie, Berlin

Risse A (1999) Besonderheiten von Patienten mit diabetischem Fußsyndrom und ihren Therapeuten. Der Internist 40:5

Risse A (2016) Der etwas andere Zugang zum diabetischen Fuß-Syndrom, angewendete Neue Phänomenologie. In: Uschok A (Hrsg) Körperbild und Körperbildstörungen. Handbuch für Pflege- und Gesundheitsberufe. Hogrefe, Bern, S 368

Schmitz H (1965) Der Leib, Bd II Teil 1. System der Philosophie. Bouvier, Bonn

Schmitz H (1966) Der Leib im Spiegel der Kunst, Bd II Teil 2. System der Philosophie. Bouvier, Bonn

Schmitz H (2009) Der Leib, der Raum und die Gefühle. Aisthesis, Bielefeld

Schöning D (2012) Psychologische Aspekte des diabetischen Fußsyndroms. Der Diabetologe 8:207–212

Vileikyte L (2000) Psychological and behavioural issues in diabetic neuropathic foot ulceration. In: Boulton AJ, Cavagna GA, Rayman A (Hrsg) The foot in diabetes. Wiley, Hoboken

Woods S, Clever H (2006) Psychologische Aspekte des diabetischen Fußsyndroms. Der Diabetologe 2:18–26

Kommunikation

4

Susan Clever

Inhaltsverzeichnis

S. Clever (✉)
Medical Psychology Consultancy, Hamburg, Deutschland
E-Mail: susan9woods@aol.com

© Springer-Verlag GmbH Deutschland, ein Teil von Springer Nature 2022
D. Hochlenert et al. (Hrsg.), *Das Diabetische Fußsyndrom*,
https://doi.org/10.1007/978-3-662-64972-5_4

In der Arbeit mit Menschen mit diabetischem Fußsyndrom wird sehr schnell deutlich, dass nicht allein die Kenntnis von Studien, Evidenzen und Leitlinien den Therapieerfolg sichern kann, sondern auch die Kommunikation zwischen Behandler und Patient relevant ist. Im Folgenden wird die zentrale Rolle der Neuropathie nicht nur bei der Entstehung von Ulzera, sondern auch von Kommunikationsbarrieren dargestellt. Es werden die Faktoren beschrieben, die das Erleben der Neuropathie und der Behandlung des DFS maßgeblich beeinflussen. Anschließend werden praktische Überlegungen daraus abgeleitet, wie die Kommunikation mit Menschen mit Neuropathie verbessert werden kann.

4.1 Die Neuropathie als störendes Element in der Kommunikation

4.1.1 Die Bedeutung der Neuropathie für die Patienten

Die Neuropathie setzt eines unserer wichtigsten Schutzsysteme außer Kraft. Der Schutzreflex ist eine unwillkürliche, sehr schnelle, gleichartige Reaktion des Körpers mit Schutzfunktion für Körperregionen bei entsprechendem Schmerzreiz. Die Reaktion wird nicht zunächst bewusst verarbeitet, sondern läuft automatisch ab. Bildhaft ausgedrückt: Das Gehirn wird über das Geschehene nachrangig informiert, kann jedoch nicht mehr in die ausgelöste Bewegung eingreifen. Bei Patienten mit Neuropathie funktionieren diese Schutzreflexe nicht mehr („loss of protective sensation"). Der Schmerzreiz kann nicht wahrgenommen und der Schutzreflex nicht mehr ausgelöst werden. Das Gehirn wird nicht darüber informiert, dass eine Verletzung stattgefunden hat. Beim Ausfall dieses bisher automatisch funktionierenden Systems geht es darum, Verhalten auf Reflexebene durch bewusste kognitive Steuerungsprozesse zu ersetzen, um die Füße zu schützen. Hierzu gehören die Fähigkeit zur fast ständigen Selbstbeobachtung und Selbstmotivation sowie Impulskontrolle und die Fähigkeit, Ablenkungen auszublenden, auch in Stresszeiten. Ohne Rückmeldung verfällt der Patient leicht in seine bisher gewohnten Verhaltensmuster.

Darüber hinaus werden die Füße durch die Neuropathie nicht mehr in der gleichen Weise erlebt: Ich kann sie sehen, riechen, anfassen und über sie reden. Aber sie existieren nicht mehr wirklich als Teil von mir, sondern sie sind nur da, wenn ich sie gezielt wahrnehme. Dieser Verlust der Subjektivität, der „Leibesinselschwund" (s. Kap. 3), erklärt die fehlende emotionale Beteiligung einiger Patienten (Risse 1995).

4.1.2 Die Bedeutung der Neuropathie für die Behandler

Patienten mit Neuropathie stellen sich mit Wunden vor, deren Dramatik ein Mensch mit intaktem Nervensystem nur schwer nachvollziehen kann. Ihre Fähigkeit, die Füße trotz sehr schmerzhaft aussehender Wunden benutzen zu können, löst Erschrecken und Verständnislosigkeit aus. Nachdem ihnen erklärt wurde, wie die Zusammenhänge sind (medizinisches Modell), wirken sie manchmal irritiert oder als hätten sie verstanden, erscheinen aber beim nächsten Termin mit noch größeren Wunden. Sie können nicht erklären, wie es dazu gekommen ist, wirken oft emotional unberührt. Der Patient leidet nicht, wie der Behandler aufgrund des Befundes erwarten würde. Dieser fehlende psychische Niederschlag erzeugt Irritationen. Der Behandler fühlt sich hilflos, frustriert, in der Folge vielleicht auch wütend. Der Patient versteht die ihm entgegengebrachte Aggression nicht. Die besorgten Erklärungen ergeben keinen Sinn, da seine Füße sich doch ganz normal anfühlen. Die Worte, die der Behandler benutzt, die Emotion, die mitschwingt, passen nicht zu dem Erleben des Patienten. Es kommt zu einem Kommunikationsabbruch.

4.1.3 Die neuropathische Kommunikationsstörung

Für das Erleben einer Neuropathie haben wir bisher keine geeigneten, allgemein verständlichen Worte gefunden. Hier besteht eine semantische Lücke. Blind, schwerhörig, gelähmt: Für andere Zustände des Funktionsverlusts gibt es Worte und seit Jahrhunderten Geschichten (König Lear, Star Trek, Tim und Struppi, Game of Thrones), aber für das Phänomen des Reflexausfalls fehlen diese gänzlich. Viele Behandler versuchen, die Lücke zu füllen. Sie benutzen ihre eigenen Worte, ihre Vorstellung davon, wie es sein könnte. Außerhalb von qualitativen Studien werden diese Patienten selten im klinischen Alltag gebeten, über ihr ungewöhnliches Erleben zu berichten.

4.2 Krankheitsverarbeitung bei Neuropathie und DFS

Das Erleben einer Erkrankung muss vom Betroffenen psychisch verarbeitet werden. Auch der Patient, der scheinbar „nichts macht", stellt sich manchmal in der Fußambulanz vor. Dafür muss er sich Gedanken über das gemacht haben, was mit seinen Füßen sein soll. Aus dem, was der Mensch erfährt – von seiner Familie, seinen Mitmenschen, am eigenen Leib –, macht er sich ein Bild von der Realität. Die psychische Verarbeitung dieser schlecht vorhersagbaren, unter Laien wenig bekannten Erkrankung wie auch der Empfehlungen zur externen Druckentlastung wird im Folgenden dargestellt.

4.2.1 Gesundheitsüberzeugungen

Wenn ein medizinischer Laie mit der Erfahrung seiner Neuropathie oder Verletzungen am Fuß konfrontiert ist, wird er die Erfahrung in der Regel nach dem Common Sense

Illness Model (Leventhal et al. 1980) – also basierend auf dem gesunden Menschenverstand – mit seinem bisherigen Verständnis interpretieren: „Was von alleine kommt, geht von alleine", „Auf eine Blase tut man ein Pflaster zum Schutz der Haut", „Wenn eine Krankheit so schlimm ist, dass man zum Arzt gehen muss, erkenne ich es am Schmerz". Patienten haben oft Überzeugungen, die vom medizinischen Modell abweichen und schädliches Verhalten zur Folge haben (Gale et al. 2008). Viele Patienten berichten, dass ihnen bis zum ersten Ulkus nicht klar war, dass Diabetes Fußprobleme verursachen kann (Delea et al. 2015). Mit diesem Common-Sense-Modell erstellt sich der Betroffene ein subjektives Erklärungsmodell und richtet sein Verhalten danach aus. Wenn er erlebt, dass das Ulkus bleibt, aber nicht wehtut, kann er an diese Erfahrung psychisch adaptieren. Das ist dann der neue Normalzustand. Die wahrgenommene Ernsthaftigkeit der Erkrankung und seine subjektive Vulnerabilität sind die Faktoren, die sein Verhalten in diesem Bereich maßgeblich beeinflussen. Befolgen eines fremden Rates ohne subjektive Tatsächlichkeit bei Leibesinselschwund (Risse 1995) widerspricht diesem gesunden Menschenverstand. Einige Patienten verstehen vor ihrem ersten Ulkus noch nicht, wonach sie suchen: „Ich dachte nicht, dass sie [die Blase] schlimm genug wäre, dass ich Panik hätte haben sollen" (Übersetzung der Autorin) (Beattie et al. 2014). Patienten, die sich die Ursachen von diabetischen Ulzera nach dem Common-Sense-Modell erklären, kümmern sich weniger um ihre Füße als die, die das medizinisch korrekte Modell verstanden haben (Vileikyte 2008).

Die Ausdrücke, die bei der Behandlung von Patienten benutzt werden, sind zudem leicht missverständlich: „Druckentlastung, konservativ angehen, Vorstellung beim Chirurgen, positiver Befund". Gerade bei dieser schwer nachvollziehbaren Erkrankung können solche Missverständnisse dysfunktionale Glaubenssätze festigen.

4.2.2 Subjektive Kontrolle

Menschen entwickeln aufgrund ihrer bisherigen Erfahrungen ein Bild davon, was den Verlauf einer Erkrankung beeinflusst. Wenn ein Patient erlebt, dass die Therapieschuhe – die er nur außerhalb des Hauses anzieht – nicht helfen, sind sie nicht gut für seine Füße. Wenn er seine kalten Füße mit warmen Bädern behandelt und das Ulkus verschlechtert sich nicht, sind warme Bäder gut. Je bedrohter Menschen sind, desto stärker suchen sie Möglichkeiten, Kontrolle über die Situation zu erlangen. „Luft ist gut für Wunden", „Bewegung ist gut für die Durchblutung", „Amputation bei Diabetikern kommt nur von schlechter Durchblutung" – dies sind Ideen, die bisher im Leben der Betroffenen gültig waren und noch handlungsleitend sein können. Je mehr ich das Gefühl habe, mein Handeln rettet mich vor einem schlimmen Schicksal, desto eher hänge ich an dieser Handlung. Dies erklärt bei vielen Menschen auch die Beschäftigung mit Nahrungsmitteln bis hin zur Orthorexie.

Es gibt Patienten, die die Vorstellung haben, sie könnten den Verlauf ihrer Erkrankung maßgeblich selbst beeinflussen (hohe interne Kontrollüberzeugungen) (Rotter 1966). Im günstigen Fall sind sie zur Selbstfürsorge motiviert und entwickeln selbstständig kreative

Lösungen für schwierige Situationen. Wird eine Erkrankung als kontrollierbar erlebt, benutzen die Betroffen weniger Vermeidungsstrategien und zeigen bessere psychische Outcomes und Problemlösestrategien (Hagger und Orbell 2003). Patienten, die glauben, (subjektiv) Kontrolle über die Entwicklung von Ulzera zu haben, pflegen ihre Füße eher als Patienten, die sich dem Schicksal ausgeliefert fühlen (Vedhara et al. 2014).

Im ungünstigen Fall kann die Vorstellung, selbst Therapieergebnisse verantworten zu müssen, zu einer überängstlichen Besorgtheit bis hin zur Obsession führen: „Ich bin starr vor Angst, dass wenn ich sie [neue orthopädischen Schuhe] außer Haus anziehe, sie meine Füße reiben werden…" (Übersetzung der Autorin) (Beattie et al. 2014). Ein Patient stellte sich in meiner Psychotherapiepraxis vor, weil er vor Angst um seine Füße Schlaf- und Arbeitsstörungen entwickelt hatte. Er achtete so sehr auf seine Füße, dass er die leichtesten Empfindungen ängstlich wahrnahm und sich sofort aus Meetings zurückziehen musste oder nachts das Licht anschalten musste, um seine Füße zu untersuchen.

Menschen, die wiederum aufgrund vieler Ulkusrezidive oder der Entwicklung eines Charcot-Fußes nach erfolgreicher Gefäßoperation ein Fortschreiten ihrer Erkrankung als unvorhersehbar erleben, können angesichts des erlebten Kontrollverlusts hoffnungslos resignieren. Sie denken, der Verlauf ihrer Erkrankung hinge vom Schicksal oder ausschließlich von den Behandlern (hohe externe Kontrollüberzeugungen) ab (Rotter 1966), und verlieren die Motivation, sich selbst aktiv um ihre Füße zu kümmern.

4.2.3 Selbstwirksamkeit

Gesundheitsbezogene Verhaltensänderungen hängen vom Maß an subjektiver Selbstwirksamkeit ab. Je eher ein Mensch glaubt, er könne empfohlene Therapiemaßnahmen (Ernährungsumstellung, Blutzuckermessen, Druckentlastung) selbstständig umsetzen, desto eher wird er Energien entwickeln, dies auch zu tun. Wenn er mit solchen Empfehlungen immer wieder schlechte Erfahrungen gemacht hat (Jojo-Effekt, Diabetes im Arbeitsalltag immer wieder vergessen, Arbeit lässt Druckentlastung nicht zu), ist seine wahrgenommene Selbstwirksamkeit eher niedrig, und er hat wenig Hoffnung, die Therapie umsetzen zu können.

4.2.4 Feedback-Loop in der Selbstbehandlung von chronischen Erkrankungen

Selbstwirksamkeit, gesundheitsbezogene Kontrollüberzeugungen und Health Beliefs sind sowohl Folge der Erfahrungen des Patienten als auch Grundlage seines Handelns. Sie beeinflussen seine Gedanken, seine Gefühle und sein Verhalten im Umgang mit seinen Füßen (Abb. 4.1).

In diesem Feedback-Loop wirken seine Erfahrungen mit der Erkrankung zurück auf seine Überzeugungen. Wenn er erlebt, dass ein bestehendes Ulkus nicht heilt, aber sich

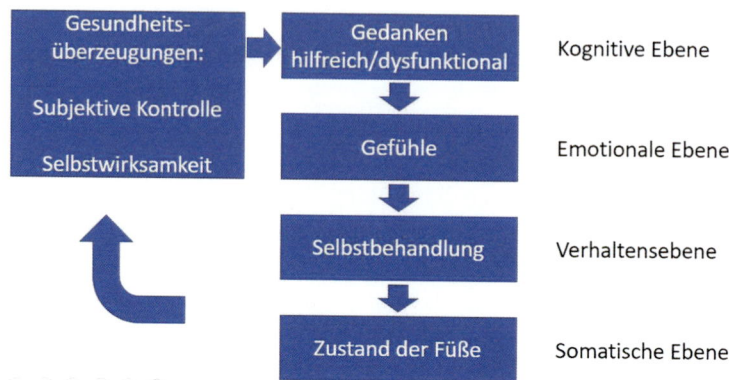

Abb. 4.1 Positiver Feedback-Loop in der Selbstbehandlung von chronischen Erkrankungen

nicht verschlechtert oder infiziert, bekommt er die Rückmeldung, dass das, was er macht (Wunde selbst reinigen mit einer Zahnbürste, Spülen in der Dusche, seine gewohnten Schuhe tragen), zur Vermeidung einer Verschlechterung funktioniert. Er wird bestätigt in seinen Überzeugungen. Wenn ein Patient die verordneten Schuhe außer Haus penibel trägt, diese aber zu Hause („um zu entspannen") auszieht, auf Socken läuft und es zu einem erneuten Ulkus kommt, kann er daraus lernen: Die verordneten Schuhe verletzen meine Füße, die Empfehlungen meiner Behandler helfen nicht. Es gibt nichts, was ich tun kann, um ein Rezidiv zu vermeiden. Durch seine Erfahrungen auf somatischer Ebene lernt der Patient: Es ist bedrohlich, und ich kann nichts dagegen unternehmen. Als Folge vernachlässigt er die Therapieempfehlungen oder hält sich halbherzig daran. Er geht vielleicht weiterhin zur Podologie und in die Fußambulanz, aber die Druckentlastung, die am meisten mit anderen Lebenszielen interferiert, wird nur partiell und ohne Hoffnung umgesetzt. Er fühlt sich stark verängstigt aber auch hilflos (Abb. 4.2).

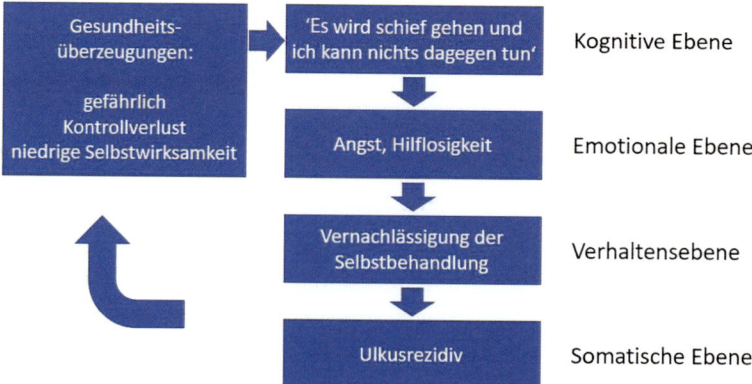

Abb. 4.2 Negativer Feedback-Loop bei mangelnder subjektiver Kontrolle

Er resigniert und adaptiert psychisch an die Unkontrollierbarkeit seiner Situation. Jarl und Lundqvist beschreiben einige Beispiele von solchen Feedback-Loops, in denen die Erfahrungen der Patienten auf somatischer Ebene ihre gesundheitsbezogenen Überzeugungen und damit ihr Selbstbehandlungsverhalten beeinflussen (Jarl und Lundqvist 2017).

Der Verlauf des DFS ist durch Rezidive gekennzeichnet. Nicht immer gibt es einen klar erkennbaren Zusammenhang zwischen den Bemühungen des Patienten und den Ergebnissen auf somatischer Ebene. Manchmal kommt es trotz größter Mühe der Patienten zu Komplikationen: Ein fast blinder Patient, der seine Füße immer abends mithilfe einer selbst gebauten digitalen Übertragung auf einen großen Bildschirm vorsichtig untersuchte, ist nachts gegen seinen Staubsauger gelaufen, den seine Reinigungskraft an ungewohnter Stelle hat stehen lassen. Als Folge kam es zu einer Amputation.

Wenn Rezidive wiederum seltener als von Behandlerseite angekündigt auftreten, ist der Zusammenhang für den Patienten schwer erkennbar. Bei Patienten mit beispielsweise drei neuen Ulkusepisoden pro Jahr geht man von einer sehr hohen Rezidivrate aus. Dies bedeutet jedoch, dass an 99 von 100 Tagen kein Rezidiv aufgetreten ist, obwohl es dazu reichlich Gelegenheit gegeben haben dürfte.

Gehen wir davon aus, ein Patient hat die Zusammenhänge zwischen seiner Vorsorge und der Vermeidung von Ulzera erkannt und ist motiviert, die druckentlastenden Maßnahmen sowohl in der Akutphase als auch prophylaktisch umzusetzen. Welche Folgen haben diese konsequenten, lebenslangen Schutzmaßnahmen?

4.3 Praktische und psychosoziale Therapiebarrieren

Eine vollständige Therapieadhärenz, die eine lebenslange Einschränkung der Mobilität bedeutet, könnte als fast psychopathologisch betrachtet werden. Die Einhaltung der Therapieempfehlungen zur externen Druckentlastung steht im Widerspruch zu grundsätzlichen, psychisch normalen Bedürfnissen, sodass die Patienten Kompromisse entwickeln müssen, um ihren Alltag praktisch und psychisch bewältigen zu können. Mit einem konkreteren Verständnis dieser Barrieren haben wir eine Möglichkeit, ihnen bei diesen Kompromissen besser zu helfen.

4.3.1 Posturale Instabilität

Das Tragen von Orthesen zur Druckentlastung kann sogar für Menschen ohne Neuropathie zu einer Instabilität führen, die als verunsichernd und umständlich erlebt werden kann. Ein Mensch mit Neuropathie kann diese Instabilität noch weniger kompensieren. Er kann die Bodenbeschaffenheit nicht beurteilen, seine Stellung im Raum nicht verifizieren und Gegenbewegungen beim Stolpern nicht ausführen. Eine Patientin in unserer Befragung (Woods 2005) sagte, sie sei im Bus auf den Weg in die Fußambulanz mit

ihren Therapieschuhen gestolpert. Eine andere Patientin gab das Auftreten von Panik-
gefühlen an, wenn sie ihren Pullover im Stehen auszog. Als ihre Augen verdeckt waren,
verlor sie plötzlich die Orientierung im Raum. Infolge dieser Erfahrungen sind einige
Aktivitäten nicht mehr – oder nur mit Mühe und Verlangsamung – ausführbar. Eine
Patientin mit Charcot-Stiefeln beidseits berichtete, sie müsse immer schauen, wo ihre
Füße stehen, ob noch im Auto, auf dem Bürgersteig oder halbwegs dazwischen, bevor sie
aus dem Auto steige. Wenn Menschen ihre Schuhe ablehnen mit der Aussage, sie können
„damit nicht laufen", sprechen sie vom Gewicht der Schuhe und ihrer Gangunsicher-
heit. Ich habe oft erlebt, dass gerade Frauen ohne Nachfrage unterstellt wird, sie lehnten
die Schuhe aus ästhetischen Gründen ab. Das Aussehen der Schuhe ist nicht immer das
Problem, auch nicht bei Frauen.

4.3.2   Berufliche Einschränkungen

Das Erfordernis von Druckentlastung kann bedeuten, den Beruf nicht mehr wie gewohnt
ausführen zu können, bis hin zu Entlassung und finanziellen Problemen. Holloway und
Waters berichten, dass Patienten, die in ihrem Beruf stehen müssen, die meisten Arbeits-
tage verlieren. Viele verschweigen ihre Erkrankung. Sie erleben negative Reaktionen
von Kollegen aufgrund von Wundsekretion und unangenehmen Gerüchen (Waters und
Holloway 2013). Die finanziellen Konsequenzen betreffen nicht nur den Patienten selbst,
sondern auch seine Familie. Viele Betroffene arbeiten mit einer Wunde weiter, allein deshalb, weil sie die Familie finanziell unterstützen müssen. Patienten sind oft über lange
Zeit sozial isoliert, einsam und haben Zukunftsängste.

4.3.3   Verlust der subjektiv normalen Identität

Der Assimilationsprozess von unversehrt zu krank braucht Zeit. Die dauerhafte
Umsetzung der Druckentlastung im Alltag, um die Füße zu schützen, steht sehr oft im
Widerspruch zu dem Streben nach subjektiver Normalität. Eine gute Therapieadhärenz
kann eine deutlich reduzierte Teilnahme an bisher üblichen Aktivitäten mit sich bringen.
Auf diesem Weg können die Betroffenen eine Veränderung ihrer sozialen Identität
erleben, die das erhöhte Risiko für Depression in dieser Gruppe miterklärt (Vileikyte
et al. 2005).

Der Wunsch, mit den eigenen Kindern spielen zu können, den eigenen Ansprüchen
an die Rolle in der Familie gerecht zu werden, kann bedeuten, die Anforderungen der
Therapie zeitweise vernachlässigen zu müssen (Kinmond et al. 2003). Eine Patientin
in unserer Befragung berichtete: „Ich könnte auf dem Sofa sitzen, und meine Tochter
würde sich um mich kümmern. Da würde ich mich selbst aber nicht mögen. Ich würde
depressiv werden" (Woods 2005). „Der Opa meiner Frau starb, ein paar Freunde
brachten sich um und solche Sachen…. also hatten wir keine Zeit für die Arzttermine"

(Übersetzung der Autorin) (Delea et al. 2015). Ein Patient in unserer Gesprächsgruppe berichtete, er habe es nicht aushalten können, wie seine Frau ihn im Rollstuhl bergauf habe schieben müssen. Er sei aufgestanden und habe selbst seinen Rollstuhl den Berg hinaufgeschoben. Aus Sicht der Behandler ein Fehler. Die anderen Gruppenteilnehmer gaben ihm stehende Ovationen, allerdings im Sitzen.

In vielen Phasen des DFS werden Patienten im Rollstuhl geschoben, sitzen auf dem Sofa oder im Bett, während ihr Essen gebracht wird, sind alleine in einem MRSA-Raum ohne Kontrolle über Häufigkeit und Zeiten von Besuch. „Nur mal kurz in die Küche gehen, es sind die einfachen Dinge wie Stehen, um den Wasserkocher anzustellen" (Übersetzung der Autorin) (Beattie et al. 2014). Die Möglichkeit, ihr Leben selbstbestimmt zu führen, unterscheidet erwachsene Menschen von Kindern. Dieser Verlust der Autonomie kann neben Frustration auch schamhaft verarbeitet werden und depressiogen wirken.

Das Tragen von auffälligen Schuhen bedeutet: Man merkt mir an, dass ich krank bin. Die Kleidung, die zu den Schuhen passt, ist nicht meine Wahl. Ich bin gezwungen, mich anders zu zeigen, als ich möchte. Ich schäme mich. Ich nehme an vielen Dingen nicht mehr teil. Ich bin nicht mehr Oberarzt, Handwerker mit eigenem Betrieb, Polizistin. Ich bin nicht mehr in der Wandergruppe. Auf der Weihnachtsfeier schauen sie mich mitleidig an. Wer bin ich noch? Eine junge dialysepflichtige Patientin, die sich mit langen Fingernägeln und ihren normalen Schuhen bei einem Ulkusrezidiv vorstellte (Abb. 4.3), wurde vom Krankenhauspersonal abfällig belächelt. Dabei waren diese äußeren Zeichen ihr vermutlich verzweifelter Versuch, sich noch als normale junge Frau darzustellen.

Manche Patienten äußern sogar den Wunsch, nach Jahren der Immobilität und einer durch die Einschränkungen erzeugten Depression den eigenen Fuß amputieren zu lassen. Durch Interaktionen mit anderen wie auch durch den Vergleich mit ihren eigenen Erwartungen an sich selbst erleben viele Patienten eine chronische Abwertung ihres Selbstbildes (Charmaz 1983).

4.3.4 Depression

Depression gilt generell als Prädiktor von mangelnder Therapieadhärenz (Osterberg und Blaschke 2005). Depression als Folge der langen Einschränkungen ist signifikant assoziiert mit einem zweifach erhöhten Risiko für Mortalität bei Menschen mit DFS im Vergleich zu nichtdepressiven Patienten (Winkley et al. 2012), mit schlechterer Wundheilung und mit Ulkusrezidiven (Monami et al. 2008). Die Assoziation zwischen Depression und Ulzera ist in beiden Richtungen nachweisbar: Menschen mit einem aktiven diabetischen Ulkus sind depressiver als Menschen ohne Ulzera (Williams et al. 2010; Coelho et al. 2014), und Menschen mit Depression haben ein erhöhtes Risiko, ein erstes Ulkus zu entwickeln (Gonzalez et al. 2010).

Die Druckentlastung in ihrer konsequenten Form kann depressiogen wirken. Bei Patienten, die verstanden haben, worauf es in der Fußselbstfürsorge ankommt, kann das

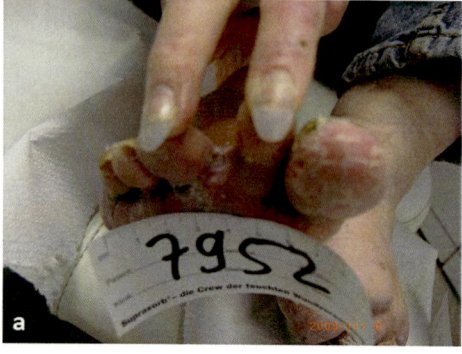
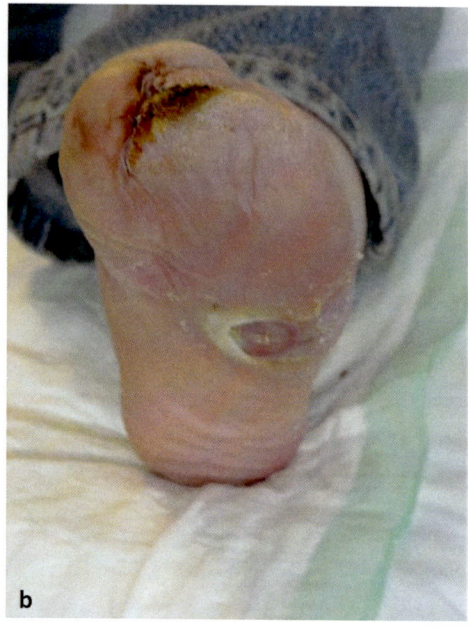

Abb. 4.3 **a** Junge Patientin: Darstellung des rechten Fußes mit ihren Fingernägeln. **b** Darstellung des linken Fußes derselben Patientin

partielle Ausbrechen aus dem Bemühtheitsmodus oft einer psychischen Stabilisierung dienen, die sich wiederum günstig auf die Fähigkeit zur langfristigen Therapieadhärenz auswirkt. Aufgrund der Langwierigkeit der Alltagseinschränkungen befinden sich Patienten oft chronisch in einer Ambivalenz zwischen psychischer Stabilisierung und körperlichem Schutz. Patienten wägen in einer bestimmten Situation immer wieder ihr Risiko ab, ihre Füße zu verletzen, gegen die Wichtigkeit, die Situation „normal" zu erleben. Diese Entscheidungen können sich im Verlauf der Erkrankung ändern. Das wahrscheinlichste Szenario ist eine partielle Adhärenz, d. h. in bestimmten Situationen, in denen das Risiko größer erscheint und die Folgen weniger unangenehm (auf der Arbeit, beim Einkaufen), werden die Schuhe getragen. In anderen Situationen, in denen das Risiko kleiner erscheint (zu Hause) oder in denen die Folgen unangenehmer wären (Goldene Hochzeit im Dorf, Vorstellungsgespräch, erstes Date), werden die Schuhe nicht getragen (Paton et al. 2014; Searle et al. 2005). Diese Strategien beruhen auf normalen psychischen Prozessen wie dem Wunsch, sozial eingebunden zu bleiben, sich als autonom zu erleben, die eigene sexuelle Identität zu wahren oder zeitweise angstfrei „durchatmen" zu können (Woods und Clever 2006).

4.3.5   Folgen für die therapeutische Beziehung

Die alleinige Betrachtung des Fußes ohne Blick auf die Bemühungen des Betroffenen, nicht depressiv zu werden, kann zu Zuschreibungen verleiten wie „Selbstmord auf Raten", „will nicht", „entscheidet sich gegen die Gesundheit", „non-compliant", „hört nicht". Mit diesen Arbeitshypothesen lassen sich nur Interventionen ableiten, die der therapeutischen Beziehung schaden: Wiederholung des Gesagten in lauterem oder gereizterem Ton, nonverbale Zeichen wie Augenrollen oder Stöhnen bei der Visite, Drohungen und Ermahnungen oder resignatives Abarbeiten ohne Neugier und Empathie.

Einige Patienten bereuen „Fehler" aus der Zeit, in der sie ihr Risiko nicht richtig verstanden haben. Einige schämen sich oder fühlen sich schuldig für den Zustand ihrer Füße, für den gebrochenen Gips, die Hundehaare im Verband. Aus Angst, von den Behandlern ermahnt zu werden, neigen sie zu Ausreden: „Ich bin nicht gelaufen", „weiß ich auch nicht", „habe ich vergessen". Aufgrund des Leibesinselschwunds können viele wirklich nicht erklären, warum ihr Fuß genau in diesen Zustand geraten ist: Sie waren quasi nicht dabei. Unerfahrene Behandler fühlen sich getäuscht und ärgern sich.

Der Patient versucht, Ermahnungen zu vermeiden, der Behandler versucht, ihn zu entlarven. Beide sind hilflos und frustriert. Möglicherweise hört der Patient, kann dem Gehörten aber gerade nicht folgen.

4.4   Kommunikationsstörungen abbauen

Aus den vorherigen Überlegungen abgeleitet werden im Folgenden praktische Möglichkeiten dargestellt, wie wir uns der subjektiven Welt des Menschen mit Neuropathie annähern können, um ihm bei dem Schutz seiner Füße zu helfen.

4.4.1   Therapeutische Haltung

Vertrauen spielt eine zentrale Rolle in der Arzt-Patient-Beziehung und ist assoziiert mit einer besseren Therapieadhärenz (Gale et al. 2008; Banerjee und Sanyal 2012; Zolnierek und Dimatteo 2009). Gerade in der Kommunikation mit Menschen mit einer schwer nachvollziehbaren Erkrankung ist ein vertrauensvolles Verhältnis Voraussetzung für die Übernahme von Therapieempfehlungen, die für die Betroffenen zunächst oft keinen direkten subjektiven Benefit oder sogar erhebliche Nachteile mit sich bringen. Manchmal halten sich Patienten überhaupt nur deshalb an die Empfehlungen, weil sie Vertrauen zu ihren Behandlern haben.

Vertrauen erwächst durch

- Interesse an dem, was der Patient denkt,
- Anerkennung (wer er neben seiner Erkrankung auch noch ist),
- Verständnis für die Unwägbarkeiten seiner Situation und für seine Wut, Angst oder Verzweiflung,
- Ehrlichkeit und Offenheit, auch wenn beide schmerzhafte Gefühle auslösen können,
- Beruhigung der Ängste und
- wahrnehmbare Bemühungen um eine kreative Problemlösung unter Berücksichtigung seiner besonderen Situation.

Mit dieser Haltung wird der Behandler dem Patienten eher ein Setting bieten, in dem dieser seine Sorgen und Nöte berichten wird. Professor Mike Edmonds beschrieb seine Fußambulanz in London wie folgt: „Ich hoffe, wir haben ein Ort geschaffen, wo Menschen hinkommen können, wenn sie Angst haben" (persönl. Mitteilung). Wenn die einzig sinnvolle therapeutische Maßnahme ein stationärer Aufenthalt oder eine nicht abnehmbare Orthese ist, wird der Patient eher bei einem vertrauten Behandler einwilligen, auch wenn er das Ausmaß der Bedrohung subjektiv nicht fühlt.

4.4.2 Verständnisbarrieren der Therapeuten überwinden

Effektive Prävention und Behandlung des DFS ist nur dann möglich, wenn wir die Überzeugungen und das sich oft wiederholende, scheinbar selbstschädigende Verhalten der Patienten verstehen. Um die Kommunikation mit Patienten zu verbessern, ist es wichtig, in Erfahrung zu bringen:

1. was sie erleben (Krankheitsgefühl),
2. wie sie es einordnen (Gesundheitsüberzeugungen),
3. was sie bisher als hilfreich oder nicht hilfreich erlebt haben (subjektive Kontrolle, Selbstwirksamkeit),
4. was die empfohlene Druckentlastung schwierig macht (praktische und psychosoziale Barrieren).

Da wir keine gemeinsame Sprache für diese Erfahrungen haben, ist es vermessen, die eigene Sprache des Nichtneuropathen als passend anzusehen und dann enttäuscht zu sein, wenn man nicht verstanden wird oder merkt, dass der Patient sich langweilt, während man spricht. Ein Kommunikationsabbruch liegt bei einer schwer verstehbaren Erkrankung in der Verantwortung des Therapeuten. Die Sprache des Patienten und seine Antworten auf explorative Fragen lehren uns, wie Neuropathie erlebt und verstanden wird. Diese Sprache könnte möglicherweise systematisiert und bekannter gemacht werden, sodass wir in Zukunft besser mit Patienten mit Neuropathie kommunizieren können. Bis dahin müssen wir die Begrifflichkeiten der Betroffenen ad hoc anwenden.

Ein Beispiel: Bei der Messung des Vibrationsempfindens wird dem Patienten gezeigt, wie sich die angeschlagene Stimmgabel auf der Hand anfühlt, damit er dies mit dem Empfinden am Fuß vergleichen kann. Er wird gefragt: „Was merken Sie?" Das Wort, das er benutzt (Kribbeln, Summen, …) ist das Wort, welches anschließend bei der Untersuchung verwendet wird. Wenn Sie nur fragen, ob er ein Vibrieren merkt, können leicht falsche Ergebnisse erzeugt werden, da der Patient diesen Begriff nicht kennt oder sich etwas anderes darunter vorstellt.

Wie interpretiert der Patient im Moment seine Erfahrungen?

Das Verhalten des Patienten mag dem Behandler als Momentaufnahme nicht immer sofort verständlich erscheinen, hat aber vor dem Hintergrund der bisherigen Erfahrungen des Betroffenen immer eine innere Logik, die man mit Fragen in Erfahrung bringen kann. Das Verständnis des Patienten ist im Fluss. Neue Erfahrungen können seine bisherigen Interpretationen immer wieder irritieren und neue entstehen lassen. Beispielsweise kann – muss aber nicht zwangsläufig – das erste Ulkus zu einer Neueinschätzung der Gefährlichkeit seiner Neuropathie führen.

Um die Einordnung zu erleichtern, kann man sich vier Verständnisstufen vorstellen, die darüber Auskunft geben, wie man am besten Zugang zu seiner Erfahrungswelt bekommen kann:

a) Der Patient weiß nicht, dass er eine Krankheit hat, oder ist noch nicht in der Lage, diese psychisch anzunehmen. „Bei mir steht noch nicht fest, ob ich Zucker habe" (HbA1c 8,9 %, Vibrationsempfinden 2/8, plantares Ulkus).

b) Dem Patienten ist die Diabeteserkrankung bekannt. Er besucht deshalb regelmäßig Ärzte und geht auch zum Podologen. Seine Neuropathie und die Folgen sind ihm noch nicht bekannt. „Meine Füße sind in Ordnung. Mir wird immer gesagt, ich habe eine gute Durchblutung" (Common-Sense-Modell).

c) Der Patient versteht Neuropathie, aber das eigene Erleben widerspricht dem Gesagtem: „Ich fühle noch ganz viel."

Bei a–c ist nicht immer klar, ob der Patient sich so äußert, weil er Zeit braucht, seine Erkrankung anzunehmen, und noch ängstlich-vermeidend abwehrt, oder ob er wirklich kein Wissen um die Zusammenhänge zwischen Diabetes, Neuropathie und Fußwunden hat. Mit einer Frage wie „Wissen Sie, was mit Ihrem Fuß los ist?" oder „Was ist Ihnen über Ihren Fuß gesagt worden?" können Sie meist herausfinden, wo er steht. Grob gesagt: Im ersten Fall fehlt ihm Beruhigung, im zweiten Fall Information. Ein unvorsichtiges Ermahnen und das Aufzeigen von gefährlichen Konsequenzen bei einem ängstlich-vermeidenden Patienten sind kontraindiziert und können der therapeutischen Beziehung nachhaltig schaden.

d) Der Patient versteht Neuropathie und deren Folgen. Er hat Schwierigkeiten, die Therapie im Alltag immer einzuhalten. „Irgendwie muss ich wohl an die Bettkante gekommen sein" – „Auf der Arbeit kann ich mit Ihren Schuhen nicht laufen" – „Mir fällt einfach manchmal die Decke auf den Kopf." – „Er [sein rechter Fuß] meint es nicht gut mit mir. "

Die Wortwahl verrät, dass der Patient seine Füße nicht als eigen erlebt und dies vielleicht nie wieder tun wird. Sie sind ein Gegenstand geworden, auf den man aufpassen muss, damit dem Rest des Menschen nichts Schlimmes passiert.

4.4.3   Hilfreiche Fragen

Die zentrale Frage, die Behandler häufig stellen, um die oben beschriebene Kommunikationsstörung zu überwinden und um Patienten bei der Rezidivprophylaxe zu unterstützen, lautet: „Was soll ich sagen, damit sie sich adhärenter verhalten?". Bis wir die eigenartige Welt des individuellen Patienten mit Neuropathie verstanden haben, gibt es hierauf keine evidenzbasierte Antwort. Wir müssen Fragen stellen und zuhören. Die Erfahrung zeigt, dass Patienten ihre Sichtweisen und Sorgen um ihre Füße nicht berichten, vermutlich aus Angst, ermahnt zu werden, oder weil sie nicht erwarten, dass sie verstanden werden. In qualitativen Studien werden offene Fragen gestellt, um das Erleben der Neuropathie in Erfahrung zu bringen. Diese Fragen sind auch im klinischen Setting sinnvoll:

Auftragsklärung
„Was kann ich für Sie tun? Womit kann ich Ihnen helfen?"
Möglicherweise stehen für einen Patienten die Rückenschmerzen durch das Tragen der Orthese oder der orthopädischen Schuhzurichtung im Vordergrund. Das schmerzlose Ulkus ist für ihn zweitrangig. Der therapeutische Impuls des Arztes, sich um das Ulkus zu kümmern, könnte für den Patienten verwirrend und übergriffig wirken.

Erfassung des Krankheitsgefühls
„Wie fühlen sich Ihre Füße an?"

Erfassung des Krankheitsverständnisses
Mit folgenden Fragen können Sie sowohl die Phase des Verständnisses einschätzen als auch die Worte mit aufnehmen, die der Patient benutzt, um seinen Zustand zu beschreiben.
    „Seit wann haben Sie Probleme mit Ihren Füßen?"
    „Was ist Ihnen über Ihre Füße gesagt worden? Macht es für Sie Sinn? Haben Sie noch Fragen?"
    „Wissen Sie, wie Fußwunden beim Diabetes entstehen?"

„Woran würden Sie erkennen, dass etwas mit Ihrem Fuß nicht in Ordnung ist?"

„Wann würden Sie denken, Sie sollten sehr schnell zum Arzt gehen?"

Die Aussage „Melden Sie sich, wenn Sie etwas merken" kann für den unerfahrenen Fußpatienten eine zu vage Instruktion sein. Er muss wissen, wonach er sucht und was zu tun ist, wenn er etwas entdeckt.

Erfassung der subjektiven Kontrolle

„Womit haben Sie bisher gute/schlechte Erfahrungen gemacht?"

„Wissen Sie, wie es zu dem Ulkus gekommen ist?"

Ersetzen Sie „Ulkus" durch das Wort, das der Patient benutzt, um seinen Zustand zu beschreiben, z. B. „Wunde", „Loch", „Stelle". Es empfiehlt sich, behutsam – je nach Ängstlichkeitsgrad des Patienten – Begriffe, die eine Ungefährlichkeit suggerieren wie „Stelle", durch allgemein bekannte Wörter zu ersetzen, die die Versehrtheit des Fußes und die Dringlichkeit der Lage deutlicher machen: z. B. „Wunde", „entzündet".

„Sie machen x (z. B. Hornhaut mit einem Kartoffelschälmesser selbst entfernen), obwohl ich denken würde, das ist schlecht für Ihre Füße. Sie haben bestimmt einen guten Grund, warum Sie das so machen…"

Individuelle Heilversuche aufgrund alternativer pathophysiologischer Modelle oder Kompromisse aufgrund von konkurrierenden Anforderungen (wie Zeitmangel oder Schamvermeidung) können Sie hiermit in Erfahrung bringen. Mit dieser Art der Frage vermitteln Sie: „Ich gehe davon aus, Ihre Entscheidung hat eine innere Logik, die ich noch nicht verstanden habe." Bevor Patienten bei partieller Therapieadhärenz belehrt werden, sollten sie immer gefragt worden sein, was sie denken (Zweitmeinung). Sie können dort anknüpfen: „Ach so, jetzt verstehe ich. Ja, wenn ich so denken würde wie Sie, dann würde ich auch… Ich würde Ihnen gern etwas dazu sagen…" In diesem Beispiel war der Grund, dass der Patient seine Podologin nicht belasten wollte.

Erfassung der aktuellen Therapiebarrieren

„Was tun Sie im Moment, um Ihre Füße vor einer weiteren Wunde zu schützen? Sind diese Maßnahmen praktikabel? Wenn nicht, was haben Sie für Lösungen gefunden? Brauchen Sie Hilfe? Was wäre hilfreich?"

Nehmen Sie alle auch noch so bizarren Maßnahmen, die nicht in unser pathophysiologisches Modell („medical model") passen, erst einmal wertfrei auf. Fragen Sie möglichst nach, bis Sie die Logik dahinter verstanden haben. Es sind immerhin alles Lösungsversuche und zeigen an, dass der Patient ein Problembewusstsein hat und motiviert ist, etwas dagegen zu unternehmen.

„Können Sie sich vorstellen – bis wir uns wiedersehen –, nicht eine Sekunde auf Ihren Fuß aufzutreten? Wo wird es gehen? Wo wird es Ihnen schwerfallen?"

Therapiehindernisse im Alltag werden hiermit absichtlich ans Tageslicht gebracht, um Kompromisslösungen oder Hilfsmittel zu suchen. Dies hilft dem Patienten, Abweichungen von therapeutischen Empfehlungen angst- und schamfrei zu berichten. Auch können Sie einschätzen, ob Sie praktische Hilfen anbieten können.

„Können Sie fliegen, schweben?"

In einer vertrauensvollen Beziehung zwischen wenig zwanghaften Behandlern und Patienten können Sie Humor benutzen, um die Reichweite Ihrer Empfehlung bildhaft zu verdeutlichen und Therapiebarrieren zu besprechen. Sie machen hiermit deutlich, dass Ihnen bekannt ist, dass eine absolute Druckentlastung realitätsfern ist. Humor kann eine psychische Distanzierung zum ansonsten unausweichlichen Leid ermöglichen. Sie sprechen den Patienten damit auf Augenhöhe an, was stabilisierend auf sein Selbstwertgefühl wirken kann. Achten Sie beim Einsatz von humorvollen Interventionen sensibel auf die aktuelle Stimmung Ihres Gegenübers.

„Wie kommen Sie mit den Einschränkungen/Schuhen zurecht? Was funktioniert gut? Wo hadern Sie? Was fällt Ihnen schwer? Haben Sie eine Idee, wie es besser gehen könnte?"

Hiermit entpathologisieren Sie Abweichungen von Therapieempfehlungen und zeigen Verständnis für die Schwere der Aufgabe im Alltag.

„Wie viel können Sie im Moment für Ihren Fuß tun?"

Bei großen Widerständen: Wie sind die Prioritäten des Patienten? Einige entscheiden sich für die Reise anlässlich der Goldenen Hochzeit mit der Ehefrau statt für die stationäre Einweisung und nehmen ganz bewusst das Risiko einer gesundheitlichen Verschlechterung in Kauf.

4.4.4 Praktische Lösungen für aktuelle Therapiebarrieren

In der Behandlung von chronischen Erkrankungen müssen Therapieempfehlungen immer an die realen (nicht phantasierten) Möglichkeiten des Patienten angepasst werden, um diese langfristig – im Falle des DFS für immer – umsetzen zu können. Therapieadhärenz – im Gegensatz zu Compliance – setzt eine Übereinstimmung zwischen Arzt und Patient voraus und dass der Patient mit dem Behandler ein gemeinsames Arbeitsmodell hat. Er versteht die Empfehlungen, oder zumindest vertraut er dem Empfehlenden und möchte diese umsetzen. Wie viel er davon schafft, hängt davon ab, ob die Empfehlungen sich als praktikabel herausstellen und wie stark und nachhaltig sein Wille ist, sie einzuhalten.

Behandler denken, Patienten brauchen mehr Information und Motivationshilfen, wenn sie Therapieempfehlungen nur partiell umsetzen. Wenn man die Betroffenen fragt, sagen sie, sie brauchen Hilfe, die Therapie in ihr Leben mit den oft sich verändernden Bedingungen psychisch, sozial und praktisch zu integrieren (Brundisini et al. 2015). Da diese Krankheit nicht heilbar ist, besteht das Rezidivrisiko ein Leben lang. Für diese Zeit sind alle Hilfsangebote, die den Zwiespalt verringern zwischen dem, was der Patient leisten kann, und dem, was er im besten Fall tun sollte, von großem praktischem Nutzen und können das Vertrauensverhältnis zum Behandler verbessern. Nachdem im Gespräch die Therapiebarrieren eruiert worden sind, wird oft deutlich, dass der Patient an der Grenze seiner Copingmöglichkeiten angekommen ist. Er kann sich nicht noch mehr biegen. Wir müssen für ihn praktische Strategien entwickeln, um ihn in seinen Bemühungen zu unterstützen.

Beispiele

Therapieschuhe, die „normal" aussehen und eher zu dem Selbstbild des Betroffenen passen, und praktische Gespräche darüber, wie man (meist als Frau) sich dazu am besten kleidet{Paton, 2014 #919}, können helfen, die gewohnte soziale Identität weitestgehend zu stabilisieren. Die sozialen Medien sowie die Fußschulung wären für solche Gespräche geeignet.

„Non-removable devices" und Tenotomien (s. Kap. 21 und 22), die eine Verbesserung des Befundes ohne aktive Mühe des Patienten bewirken, können Kontrollüberzeugungen positiv beeinflussen.

Fotos und Messungen von Wunden und die Benutzung von Spiegeln bei der Wundvisite machen Verbesserungen erfahrbarer.

Patienten im stationären Setting sollten – soweit dies nicht aus anderen medizinischen Gründen kontraindiziert ist – sitzen, sodass sie an Behandlungsentscheidungen beteiligt sind.

Haushaltshilfen, Krankschreibungen, Frühberentung können manchmal den finanziellen Druck minimieren und die Unabhängigkeit möglichst lange aufrechterhalten.

Eine orthopädische Kompromissversorgung bei berichteter Instabilität, z. B. weniger rigide Mittelfußrollen bei orthopädischen Schuhen, die besser toleriert werden, kann die Mobilität verbessern und damit einer depressiven Entwicklung und mangelnder Adhärenz entgegenwirken.

4.5 Schlussfolgerung

Die Kommunikation mit Menschen mit Neuropathie und DFS ermöglicht dem Behandler einen Einblick in ein Phänomen, für das wir bisher keine geeignete Sprache haben. Diese Sprachlosigkeit kann den Kontakt erschweren, wenn man versucht, auf der Basis des medizinischen Modells das subjektive Erleben der Betroffenen zu deuten und ohne genaues Hinhören Regeln aufzustellen. In die Welt des Menschen mit Neuropathie einzusteigen bedeutet, offen und interessiert zu sein für seine Empfindungen, Erklärungen und Schwierigkeiten. Es bedeutet, ihm in einer schwer verständlichen, oft beängstigenden, deprimierenden Situation unerschrocken beizustehen. Es bedeutet auch, praktikablere Lösungen anbieten zu können, die er langfristig besser umsetzen kann. Es fehlt bisher eine Systematisierung der Sprache, die Patienten benutzen, um ihr Erleben zu beschreiben. Durch eine verbesserte Kommunikation können wir vielleicht Ansätze entwickeln, diese semantische Lücke besser zu füllen. Nicht nur die Fragen, die wir stellen, sind wichtig, viel interessanter sind die Antworten.

Literatur

Banerjee A, Sanyal D (2012) Dynamics of doctor-patient relationship: a cross-sectional study on concordance, trust, and patient enablement. J Family Community Med 19(1):12–19. https://doi.org/10.4103/2230-8229.94006

Beattie AM, Campbell R, Vedhara K (2014) 'What ever I do it's a lost cause.' The emotional and behavioural experiences of individuals who are ulcer free living with the threat of developing further diabetic foot ulcers: a qualitative interview study. Health Expect 17(3):429–439. https://doi.org/10.1111/j.1369-7625.2012.00768.x

Brundisini F, Vanstone M, Hulan D, DeJean D, Giacomini M (2015) Type 2 diabetes patients' and providers' differing perspectives on medication nonadherence: a qualitative meta-synthesis. BMC Health Serv Res 15:516. https://doi.org/10.1186/s12913-015-1174-8

Charmaz K (1983) Loss of self: a fundamental form of suffering in the chronically ill. Sociol Health Illn 5(2):168–195. https://doi.org/10.1111/1467-9566.ep10491512

Coelho CR, Zantut-Wittmann DE, Parisi MC (2014) A cross-sectional study of depression and self-care in patients with type 2 diabetes with and without foot ulcers. Ostomy Wound Manage 60(2):46–51

Delea S, Buckley C, Hanrahan A, McGreal G, Desmond D, McHugh S (2015) Management of diabetic foot disease and amputation in the Irish health system: a qualitative study of patients' attitudes and experiences with health services. BMC Health Serv Res 15:251. https://doi.org/10.1186/s12913-015-0926-9

Gale L, Vedhara K, Searle A, Kemple T, Campbell R (2008) Patients' perspectives on foot complications in type 2 diabetes: a qualitative study. Br J Gen Pract 58(553):555–563. https://doi.org/10.3399/bjgp08X319657

Gonzalez JS, Vileikyte L, Ulbrecht JS, Rubin RR, Garrow AP, Delgado C, Cavanagh PR, Boulton AJ, Peyrot M (2010) Depression predicts first but not recurrent diabetic foot ulcers. Diabetologia 53(10):2241–2248. https://doi.org/10.1007/s00125-010-1821-x

Hagger MS, Orbell S (2003) A meta-analytic review of the common-sense model of illness representations. Psychol Health 18(2):141–184

Jarl G, Lundqvist LO (2017) Beyond dichotomous thinking: a process perspective on diabetic foot disease. Diabetic Foot Ankle 8(1):1380477. https://doi.org/10.1080/2000625X.2017.1380477

Kinmond K, McGee P, Gough S, Ashford R (2003) 'Loss of self': a psychosocial study of the quality of life of adults with diabetic foot ulceration. J Tissue Viability 13(1):6–8, 10, 12 passim. https://doi.org/10.1016/s0965-206x(03)80025-6

Leventhal H, Meyer D, Nerenz D (1980) The common sense model of illness danger. In: Rachman S (Hrsg) Medical psychology, Bd Vol 2. Pergamon, New York (NY), S 7–30

Monami M, Longo R, Desideri CM, Masotti G, Marchionni N, Mannucci E (2008) The diabetic person beyond a foot ulcer: healing, recurrence, and depressive symptoms. J Am Podiatr Med Assoc 98(2):130–136. https://doi.org/10.7547/0980130

Osterberg L, Blaschke T (2005) Adherence to medication. N Engl J Med 353(5):487–497. https://doi.org/10.1056/NEJMra050100

Paton JS, Roberts A, Bruce GK, Marsden J (2014) Patients' experience of therapeutic footwear whilst living at risk of neuropathic diabetic foot ulceration: an interpretative phenomenological analysis (IPA). J Foot Ankle Res 7(1):16. https://doi.org/10.1186/1757-1146-7-16

Risse A (1995) Die Bedeutung der Phänomenologie für die Behandlung des diabetischen Fuß-Syndroms. In: Chantelau EuS, M. (Hrsg) Amputation? Nein Danke! Neuer Merkur, Mainz

Rotter JB (1966) Generalized expectancies for internal versus external control of reinforcement. Psychol Monogr 80(1):1–28

Searle A, Campbell R, Tallon D, Fitzgerald A, Vedhara K (2005) A qualitative approach to understanding the experience of ulceration and healing in the diabetic foot: Patient and podiatrist perspectives. Wounds 17(1):16–26

Vedhara K, Dawe K, Wetherell MA, Miles JN, Cullum N, Dayan C, Drake N, Price P, Tarlton J, Weinman J, Day A, Campbell R (2014) Illness beliefs predict self-care behaviours in patients with diabetic foot ulcers: a prospective study. Diabetes Res Clin Pract 106(1):67–72. https://doi.org/10.1016/j.diabres.2014.07.018

Vileikyte L (2008) Psychosocial and behavioral aspects of diabetic foot lesions. Curr Diab Rep 8(2):119–125. https://doi.org/10.1007/s11892-008-0022-1

Vileikyte L, Leventhal H, Gonzalez JS, Peyrot M, Rubin RR, Ulbrecht JS, Garrow A, Waterman C, Cavanagh PR, Boulton AJ (2005) Diabetic peripheral neuropathy and depressive symptoms: the association revisited. Diabetes Care 28(10):2378–2383. https://doi.org/10.2337/diacare.28.10.2378

Waters N, Holloway S (2013) Personal perceptions of the impact of diabetic foot disease on employment. Diabetic Foot J 1(2):32–40

Williams LH, Rutter CM, Katon WJ, Reiber GE, Ciechanowski P, Heckbert SR, Lin EH, Ludman EJ, Oliver MM, Young BA, Von Korff M (2010) Depression and incident diabetic foot ulcers a prospective cohort study. Am J Med 123(8):748–754 e743. https://doi.org/10.1016/j.amjmed.2010.01.023

Winkley K, Sallis H, Kariyawasam D, Leelarathna LH, Chalder T, Edmonds ME, Stahl D, Ismail K (2012) Five-year follow-up of a cohort of people with their first diabetic foot ulcer: the persistent effect of depression on mortality. Diabetologia 55(2):303–310. https://doi.org/10.1007/s00125-011-2359-2

Woods S (2005) Documentation of psychosocial therapy barriers to offloading in patients with diabetic foot syndrome at risk for recurrent ulceration. 5th Meeting of the Diabetic Foot Study Group 2005

Woods S, Clever HU (2006) Psychologische Aspekte des diabetischen Fußsyndroms. Diabetologe 2:18–26

Zolnierek KB, Dimatteo MR (2009) Physician communication and patient adherence to treatment: a meta-analysis. Med Care 47(8):826–834. https://doi.org/10.1097/MLR.0b013e31819a5acc

Diagnosepfad

5

Dirk Hochlenert, Gerald Engels, Stephan Morbach, Stefanie Schliwa, Frances L. Game und Gerhard Rümenapf

Inhaltsverzeichnis

D. Hochlenert (✉)
Amb. Zentrum für Diabetologie, Endoskopie & Wundheilung, Köln, Nordrhein-Westfalen,
Deutschland
E-Mail: dirk.hochlenert@cid-direct.de

G. Engels
Dept. Wundchirurgie, Klinik für Diabetologie/Endokrinologie, St. Vinzenz-Hospital, Köln,
Nordrhein-Westfalen, Deutschland
E-Mail: gerald.engels@cid-direct.de

S. Morbach
Diabetologie, Marienkrankenhaus Soest, Soest, Deutschland
E-Mail: stephanmorbach@gmail.com

S. Schliwa
Anatomisches Institut, Universität Bonn, Bonn, Nordrhein-Westfalen, Deutschland
E-Mail: s.schliwa@uni-bonn.de

F. L. Game
Dept of Diabetes & Endocrinology, Derby Hospitals NHS Foundation Trust, Derby, Großbritannien
E-Mail: frances.game@nhs.net

G. Rümenapf
Klinik für Gefäßchirurgie, Diakonissen-Stiftungs-Krankenhaus Speyer, Speyer, Deutschland
E-Mail: gerhard.ruemenapf@diakonissen.de

In diesem Kapitel werden die Schritte der Anamnese und Untersuchung des Patienten in der typischen Reihenfolge eines Erstkontaktes dargestellt. Der Schwerpunkt liegt auf dem strukturierten Aufspüren der Ursachen des DFS. Beim Erstkontakt ist das Aufbauen einer vertrauensvollen Beziehung sehr wichtig. Darauf wurde in Kap. „4" gesondert eingegangen.

5.1   Überblick

Die Ursachen werden in diesem Buch **in Bedingungen und Auslöser unterschieden.** Dieses Konzept geht davon aus, dass Wunden zum Leben dazu gehören und als Ergebnis der Evolution Reparatur- und Warnmechanismen bestehen, die Verletzungen begrenzen und eine Heilung ohne Beeinträchtigung sicherstellen sollen. Unter dem Begriff der **Bedingungen des DFS** werden Schwächungen dieser Widerstandsfähigkeit zusammengefasst, ohne die eine Wunde keine bedeutende Problematik entwickeln würde (Abb. 5.1). Die **Auslöser des aktiven DFS** sorgen für die Wunde an sich und bestimmen den Ort, an dem das DFS aktiv wird. Sie können, werden sie nicht ausreichend behandelt, eine Wunde aufrechterhalten oder für Lokalrezidive sorgen.

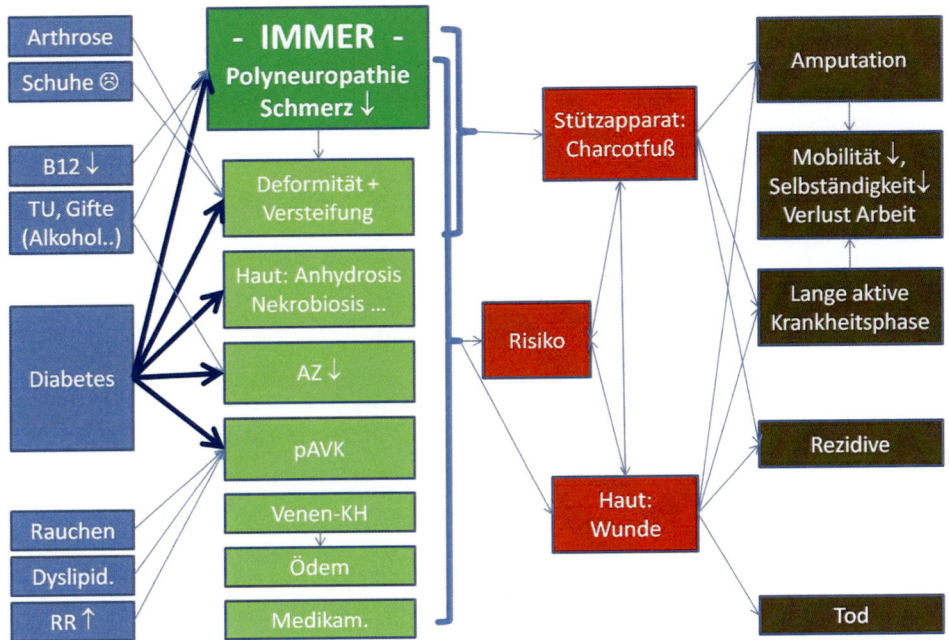

Abb. 5.1 Resistenzmindernde Bedingungen (grün) und deren Ursachen (blau) als Voraussetzung für die Entwicklung eines DFS (rot) sowie Folgen des DFS (braun)

5.2 Resistenzmindernde Bedingungen – die Voraussetzung für ein Diabetisches Fußsyndrom

Die DFS-typische subakute Zerstörung kann sich nur entwickeln, wenn Bedingungen vorliegen, die die außerordentliche Belastbarkeit des Fußes reduzieren. In diesem Abschnitt werden die Schritte zur Diagnose dieser Bedingungen zusammengefasst.

5.2.1 Polyneuropathie

Ohne Reduktion der schützenden Sensibilität („loss of protective sensation", LOPS), d. h. ohne Reduktion des Schmerzempfindens, würde der Patient frühzeitig Hilfe suchen und sich insgesamt angemessen verhalten können. Dies würde dem gesamten Krankheitsbild sein wesentlichstes Alleinstellungsmerkmal nehmen. Es geht daher um die Feststellung einer Reduktion der schützenden Sensibilität, die im Zusammenhang mit dem DFS dem Begriff der Polyneuropathie (PNP) gleichgesetzt wird. Die typischerweise hierzu durchgeführten Untersuchungen identifizieren Signale, die über die dicken, bemarkten A-Fasern der Nervenbündel fortgeleitet werden. Schmerzen werden dahingegen über die dünnen, unbemarkten C-Fasern vermittelt. **Daher kann das Ergebnis von Tests der Poly-**

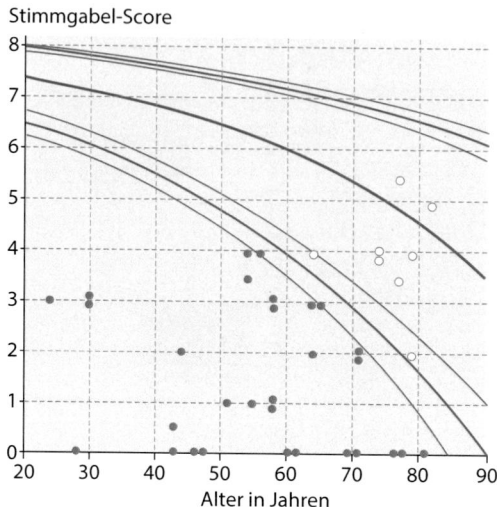

Abb. 5.2 Vibrationsempfinden an MTK 1 von 38 ulzerierten Füßen bei 26 Menschen mit Diabetes. Die offenen Kreise beschreiben das Empfinden in einem Bereich, in dem sich auch 90 % der Normalpersonen bewegen (modifiziert nach Liniger et al. 1990)

neuropathiediagnostik normal oder annähernd normal ausfallen, beim Patienten kann aber dennoch ein herabgesetztes Schmerzempfinden vorliegen. An fehlenden Schmerzen, z. B. beim Débridement, kann die Wahrnehmungseinschränkung dennoch eindeutig festgemacht werden. In diesem Fall hat der Patient trotz normaler Tests eine Polyneuropathie *(„small-fiber neuropathy")* (Ali et al. 1989; Hoitsma et al. 2004). Liniger et al. untersuchten 1990 das Vibrationsempfinden von Normalpersonen und von Menschen mit DFS. Sie fanden bei 8 von 38 Füßen mit DFS Vibrationsempfinden beim Stimmgabeltest im Bereich von gesunden Normalpersonen. Sie schlossen daraus, dass ein Vibrationsempfinden von unter 5/8 auch bei Menschen, bei denen dies alterstypisch ist, mit einem erhöhten Risiko für ein DFS einhergeht. Zwei Ulzera fanden sich bei scheinbar normalem Vibrationsempfinden (Liniger et al. 1990) (Abb. 5.2).

- **Merke: Kann ein Betroffener auf einer bestehenden Fußwunde ohne erhebliche Beeinträchtigung laufen, liegt eine relevante Polyneuropathie vor!**
- **Merke: Trotz normaler Polyneuropathie-Tests kann ein Verlust des schützenden Empfindens (LOPS) vorliegen!**

Tests auf das Vorliegen einer Polyneuropathie bzw. den Verlust der schützenden Empfindung werden sehr unterschiedlich gehandhabt und auch interpretiert. Wichtig sind dabei:

- Die Durchführung erfolgt in der jeweiligen Einrichtung standardisiert.
- Die Diagnosestellung hängt nicht von einem einzelnen Untersuchungsergebnis ab, sondern vom Gesamtbild und der möglichen Relevanz für den einzelnen Patienten. Für Menschen mit DFS ist es entscheidend, dass die Diagnose der PNP gestellt und angenommen wird, damit die entsprechenden Hilfen eingefordert, akzeptiert und auch angewandt werden.

Nachfolgend ein Beispiel der möglichen Durchführung und Interpretation.

5.2.1.1 Durchführung des Stimmgabeltests

1) Die schwingende *Stimmgabel nach Rydell Seiffer* (128/64 Hz) wird an einem Knochenvorsprung des Handgelenks angesetzt. Der Patient wird gefragt, was er spürt. Die Beschreibung sollte dem Empfinden des Schwingens der Stimmgabel entsprechen. Dann wird der Patient darüber informiert, dass es bei der nun folgenden Untersuchung am Fuß um dieses Schwingen geht. Er wird gebeten, die Augen zu schließen oder an die Decke zu sehen, damit wirklich die Sensibilität an den Füßen getestet wird und nicht die Sehfähigkeit. Bei den Fragen ist streng darauf zu achten, nicht durch die Stimme zu verraten, welche Erwartung der Untersucher an das Ergebnis hat, um dieses nicht zu verfälschen.

2) Die schwingende Stimmgabel wird von medial an das Großzehengrundgelenk aufgesetzt. Der Patient wird gefragt: „Spüren Sie das Schwingen auch hier?" Nachdem er bejaht hat, wird die Stimmgabel abgesetzt, nochmals zum Schwingen gebracht und dann für den Patienten unbemerkt abgebremst. Die nicht schwingende Stimmgabel wird dann erneut an das Großzehengrundgelenk medial aufgesetzt, und erneut wird gefragt, ob das Schwingen zu spüren ist. Antwortet der Patient mit „Ja", so muss der erste Schritt an der Hand wiederholt werden, um auszuschließen, dass der Patient das Prinzip nicht verstanden hat. Hat er das aber eindeutig verstanden und kann die maximal schwingende Stimmgabel nicht sicher von der nicht schwingenden unterscheiden, dann ist das Vibrationsempfinden erloschen.

3) Die schwingende Stimmgabel wird erneut medial ans Großzehengrundgelenk angesetzt, und der Patient wird gebeten, anzugeben, ab wann er die Stimmgabel nicht mehr spürt. Das gerade noch gespürte Schwingen wird in Achteln angegeben.

Interpretation des Ergebnisses: Normal sind bis zum 30. Lebensjahr mindestens 7/8, vom 30. bis 40. Lebensjahr mindestens 6/8 und jenseits des 40. Lebensjahrs mindestens 5/8. Die meisten Gesunden spüren mehr als 4/8, auch in fortgeschrittenem Alter (Liniger et al. 1990) (Abb. 5.3).

Mögliche **Fehlerquellen:** Auch Patienten, die das Schwingen gar nicht spüren, wissen aber durch die Fragestellung, dass es ein Schwingen gibt und sie es wahrnehmen sollten. Diese Patienten interpretieren irgendeine Empfindung als Schwingen und machen in der Folge Angaben, die eine völlige Normalität vorspielen können. Daher ist es notwendig, andere Zeichen der Polyneuropathie (schmerzlose oder schmerzarme Wunden, Beschwielung, Anhydrosis der Haut…) zur Erfassung der Plausibilität des Untersuchungsergebnisses mit heranzuziehen (Thivolet et al. 1990; Meijer et al. 2005).

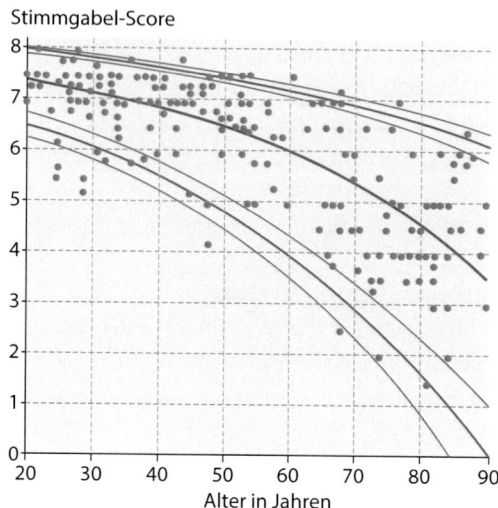

Abb. 5.3 Das Vibrationsempfinden bei 214 neurologisch gesunden Menschen ohne Diabetes am 1. Mittelfußknochen. Die beiden kräftigeren Linien beschreiben das 90 % Konfidenzintervall (modifiziert nach Liniger et al. 1990)

5.2.1.2 Durchführung des Monofilamenttests

Das *Semmes-Weinstein-Monofilament* bringt bei Buckelung eine Kraft entsprechend einem Gewicht von 10 g auf die Auflagefläche. Dies ist für einen Gesunden mit geringer Beschwielung an jeder Stelle der Haut spürbar. Starke Schwielenbildung kann die Sensibilität für das Monofilament reduzieren, ohne dass eine Nervenstörung vorliegt.

Der Patient wird gebeten, die Augen zu schließen oder an die Decke zu sehen. Das Monofilament wird dann unter der Fußsohle kurz (etwa eine Sekunde) aufgesetzt, sodass es sich durchbiegt. Dann wird es wieder weggenommen, und der Patient wird gefragt, wo er das Aufsetzen gespürt hat. Dies wird an mehreren Stellen geprüft, wobei die Großzehenbeere, die Kleinzehenbeere und die Ferse enthalten sein sollen.

Mögliche **Fehlerquellen:** Mehrfach hintereinander in kurzem Abstand das Monofilament aufzusetzen ergibt einen anderen Reiz, der besser wahrgenommen wird und das Ergebnis verfälscht (Mueller 1996).

5.2.1.3 Pinprick-Test

Der Pinprick-Test oder Cutaneous pressure pain perception threshold (CPPPT) untersucht Schmerzen durch Druck auf ein kleines Hautareal. Somit testet er die tatsächlich relevante sensorische Qualität. Es werden Nadeln verwendet, die die Haut aber nicht durchdringen sollen. Dazu eignen sich sogenannte von-Frey-Filamente die aus Glasfasern bestehen. Sie werden auf die plantare Haut der Beugefalte der Zehen gedrückt, bis sie sich biegen. Der Untersuchte gibt an, ob nichts, Druck oder spitzer Schmerz wahrgenommen wird. Zur quantitativen Untersuchung werden unterschiedlich dicke Glasfasern benutzt, die Drücke von 8–512 mN aufbringen. In einer Untersuchung gaben

98 % der Untersuchten mit Diabetischem Fuß an, bei einem Druck von 512 mN keinen Schmerz wahrzunehmen (Chantelau 2015).

5.2.1.4 Weitere Tests

Als Bestandteil des *Neuropathy Disability Scores* (NDS) wird auch die Untersuchung des *Achillessehnenreflexes* empfohlen (Young et al. 1993). Der Score wird pro Seite erhoben, und beide Seiten werden addiert. Ein Score von 6 oder mehr gilt als pathologisch.

NDS-Untersuchungen	Beschreibung
Vibrationsempfinden (128 Hz Tuning Fork)	0 = vorhanden, 1 = reduziert/abwesend
Temperaturempfinden (kalte Stimmgabel)	0 = vorhanden, 1 = reduziert/abwesend
Pinprick	0 = vorhanden, 1 = reduziert/abwesend
Achillessehnenreflex	0 = normal, 1 = vorhanden mit Provokation, 2 = abwesend

Der *Neuropathy Symptom Score* (NSS)(Yang et al. 2014) standardisiert die Erfassung von Symptomen, um auch diese in die Diagnostik zu integrieren. Der Score ist bereits ab 1 auffällig.

NDS-Parameter	Rate
Unsicherheit beim Gehen	0 = abwesend, 1 = anwesend
Taubheitsgefühl	0 = abwesend, 1 = anwesend
Brennen, Schmerzen oder Druckempfindlichkeit in den Beinen oder Füßen	0 = abwesend, 1 = anwesend
Kribbelparästhesien	0 = abwesend, 1 = anwesend

Kalt-Warm-Diskriminierung, Spitz-Stumpf-Diskriminierung, 2-Punkt-Diskriminierung, Messung der Schweißdrüsensekretion und weitere Tests können das Bild abrunden (Tesfaye et al. 2010).

5.2.2 Periphere arterielle Verschlusskrankheit (pAVK)

Das Tasten kräftiger *Pulse,* Vorhandensein von angemessenem Haarwuchs auf den Zehen („hairy toe sign") (wer am Bein allerdings nur einen Flaum hat, braucht auf den Zehen keinen dichten Haarwuchs), ungestörter Wuchs der Zehennägel und warme Haut sind Zeichen für eine intakte Durchblutung. Keines dieser Zeichen ist jedoch beweisend.

Daher muss bei unsicheren klinischen Zeichen eine Verschlussdoppleruntersuchung durchgeführt werden. Dies ermöglicht eine Abschätzung des Flusses. Das Klangbild kann als monophasischer, biphasischer oder triphasischer Fluss eingestuft werden (s. u.). Diese Interpretation des Ergebnisses ist vom Untersucher abhängig. Aber mit ausreichender Erfahrung ist eine gute Einschätzung möglich, ob ein gestörter oder ungestörter Fluss vorliegt. Mit Hilfe dieses Gerätes kann auch die Bestimmung des Knöchel-Arm-Index

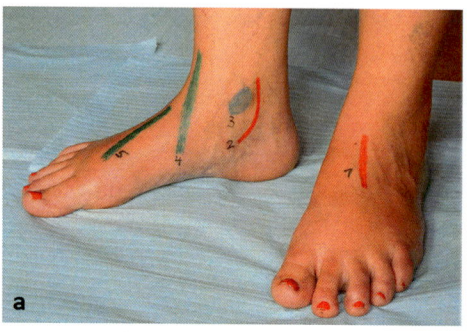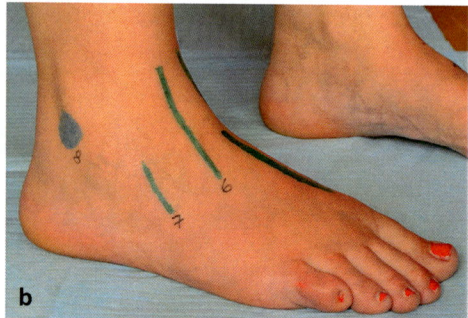

Abb. 5.4a–b **1** Arteria dorsalis pedis; **2** Arteria tibialis posterior; **3** Malleolus medialis; **4** Sehne des M. tibialis anterior; **5** Sehne des M. extensor hallucis; **6** Sehne des M. extensor digitorum longus; **7** Sehne des M. fibularis (peroneus) tertius; **8** Malleolus lateralis

(Ankle-Brachial-Index, ABI) erfolgen, und falls damit keine ausreichende Klärung zu erreichen ist, sollte eine Duplexuntersuchung angeschlossen werden.

5.2.2.1 Pulse tasten

Am Fuß kann das Pulsieren der **A**rteria **d**orsalis **p**edis (ADP) auf dem Fußrücken (Fußrückenarterie), der **A**rteria **t**ibialis **p**osterior (ATP) hinter dem Innenknöchel und der **A**rteria **f**ibularis (AF) hinter dem Außenknöchel getastet werden. Der Puls der Arteria fibularis ist üblicherweise ab dem mittleren Lebensalter nicht mehr zu tasten (Abb. 5.4).

Diese Untersuchung birgt **viele Tücken.**

- Zum einen ist es möglich, den eigenen Puls in der Fingerbeere zu tasten.
- Zum anderen zeigen viele neuropathische Patienten ein rhythmisches *Faszikulieren der Extensorensehnen am Fußrücken,* die für das Anheben der Zehen zuständig sind. Dieses kann sich wie ein typischer Pulsschlag anfühlen.

Diesen Störmöglichkeiten kann Abhilfe geschaffen werden, indem der Untersucher einen Puls erst als sicher getastet einstuft, wenn er 10 Schläge sicher hat fühlen können.

> *10-Schläge-Regel:* **Dem gefühlten Puls kann man erst glauben, wenn er über 10 Schläge eindeutig zu spüren ist.**

Die Leisten-, Kniekehlen-, Knöchel- und Fußpulse sollten im Seitenvergleich getastet werden. Dadurch ist es möglich, rasch einen Hinweis auf die Lokalisation eines Verschlussprozesses zu erhalten, d. h., man kann das Durchblutungsproblem eingrenzen.

Ist nicht klar, wie die Fußpulse getastet wurden, ist dieser Befund bei Patienten mit DFS unzuverlässig und gilt unter Gefäßmedizinern oft als nicht aussagekräftiger, als eine Münze zu werfen. Wichtig ist es, die Pulstastung mit dem klinischen Befund zusammen zu bewerten.

Die Fußarterien können auch distal der Knöchelpulse verschlossen sein. Bei Verdacht sollte eine weiterführende Diagnostik angestrebt werden (Andros et al. 1984).

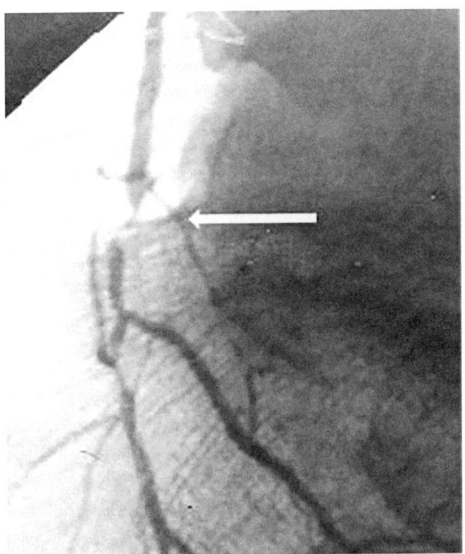

Abb. 5.5 Hochgradige Stenose der A. tibialis posterior vor ihrer Aufzweigung in die Plantararterien. Ein Puls ist hinter dem Innenknöchel tastbar, dennoch ist der Fuß ischämisch

> **Wenn der Fuß schlecht durchblutet wirkt, die Wunden anerg sind und keine Tendenz zum Wundschluss zeigen, die Knöchelpulse aber tastbar sind, muss immer an Verschlussprozesse distal der pulsierenden Knöchel- und Fußarterien gedacht werden (s. Abb. 5.5).**

5.2.2.2 Zustand der Hautanhangsgebilde, der Haut, ihre Farbe und Temperatur

Bei einer anhaltenden und relevanten Durchblutungsstörung wird die Haut dünn und Hautanhangsgebilde verkümmern. Die Nägel wachsen langsam und sind wellig, die Haare auf den Zehen fallen aus und wachsen nicht mehr nach. Die Haut wird kühl, und ihre Farbe wird in klassischen Fällen blaurot (livide) (Abb. 5.6).

Störmöglichkeiten:

- Bei gleichzeitig bestehender Entzündung oder wenn der Fuß warmgehalten wurde, kann die Temperatur normal sein.
- Ist die Durchblutungsstörung erst seit Kurzem relevant eingeschränkt, so können Haare und Nägel noch völlig normal erscheinen.

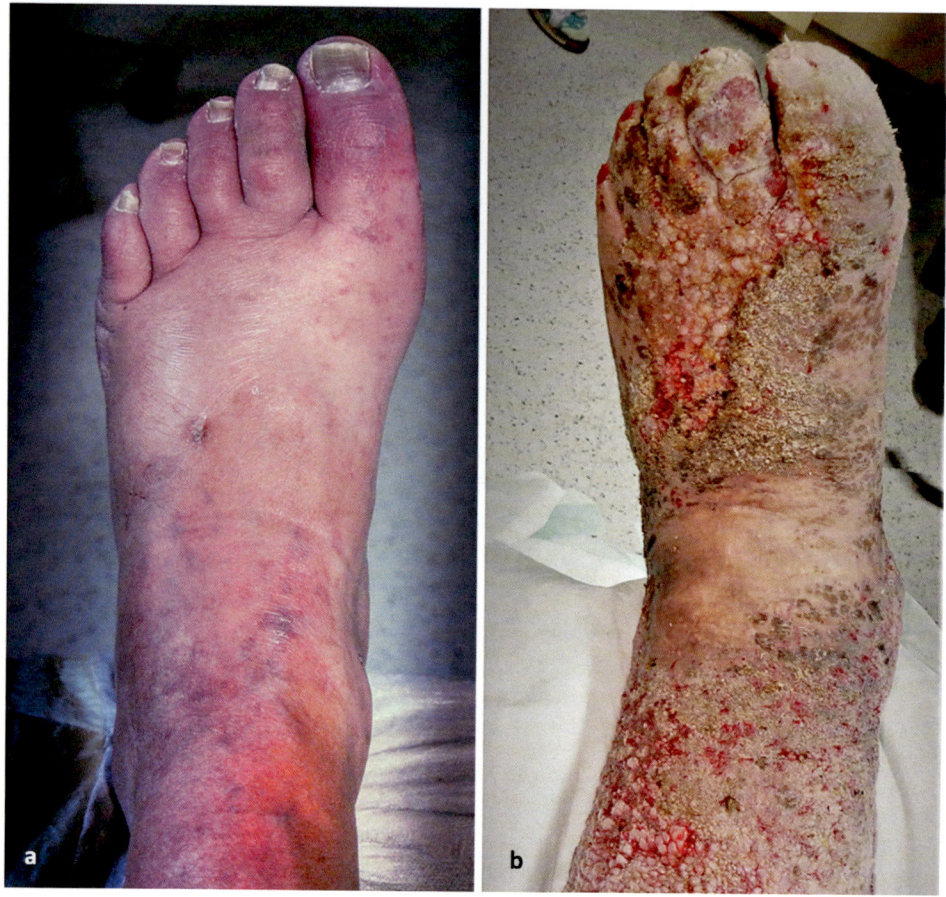

Abb. 5.6 Typischer Aspekt der Folgen vaskulärer Erkrankungen am Fuß. **a** Chronisch angio-neuropathischer Fuß. **b** Chronisches lymphatisches Ödem und Ulzera

Daher ist es oft sinnvoll, weitere klinische Untersuchungsmöglichkeiten ergänzend ein-zusetzen, deren Einsatz aber nicht allgemein anerkannt ist:

Kapillarpuls (Capillary Refill Time = CRT): Nach Drücken auf die Haut über einige Sekunden ist die Haut dort blass. Die vorherige Farbe ist nach etwa 3–4 s wiederher-gestellt, bei eingeschränkter Kapillardurchblutung dauert dies länger. Dieser Test wurde empfohlen als Indikator des Perfusionszustandes (Schock) in kritisch erkrankten Patienten. Normale Werte reichen von <1 s für Kinder bis <3 s in Erwachsenen und <4,5 s im fortgeschrittenen Alter (Schriger und Baraff 1988).

5.2.2.3 Verschlussdoppleruntersuchung

Mit dem Taschendoppler wird beim liegenden Patienten mit Oberkörper auf der gleichen Höhe der Beine die Stelle am Fuß aufgesucht, an der die arterielle Pulsation am besten zu hören ist. Der Winkel ist möglichst flach (30–45°), da ein Fluss senkrecht zur Sonde kein Signal auslöst. Mindestens 5 ml Gel sind notwendig, um bei flachem Winkel eine

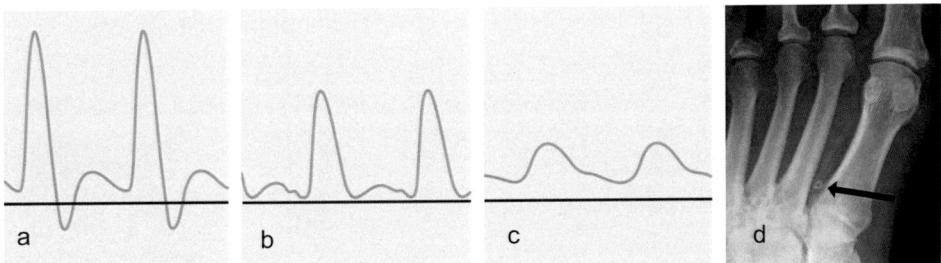

Abb. 5.7 Dopplersonografische Flussprofile in Abhängigkeit von vorgeschalteten arteriellen Stenosen. **a** Triphasischer Fluss. **b** Biphasischer Fluss. **c** Monophasischer Fluss. **d** Verkalkte Art. dorsalis pedis. Die Verkalkung besteht in den Arterien distal der Zehengrundgelenke nicht mehr. Die Verbindungsarterie zwischen dem plantaren Fußbogen und der ADP, deren Dopplersignal nicht mit dem der ADP verwechselt werden darf, ist als quer angeschnittener Ring mit einem Pfeil markiert

akustische Kopplung an die Haut zu gewährleisten. Nun wird die Manschette unterhalb der Wade aufgepumpt, bis das pulsierende Geräusch verschwindet. Danach wird der Druck in der Manschette abgelassen, bis das Geräusch wieder zu hören ist. Der dabei gemessene Manschettendruck wird dokumentiert.

Nach der Untersuchung wird der Druck nach Riva-Rocci (normale Blutdruckmessung) an beiden Armen gemessen und der höhere systolische Druck für die Berechnung der Quotienten herangezogen. In manchen Anleitungen wird auch empfohlen, statt des Blutdrucks den Verschlussdopplerdruck am Arm zur Berechnung des Quotienten heranzuziehen. Unterschiedliche Berechnungsmöglichkeiten sind publiziert (Schroder et al. 2006; Diehm et al. 2005). Bei Dialysepatienten führt eine Blutdruckmessung am Shuntarm zu falschen Ergebnissen sowie zu einer unerwünschten Druckerhöhung in den Venen des Shuntarms, sodass dies unbedingt zu unterlassen ist.

Bei der Beschreibung des **Flussgeräusches** wird zwischen monophasisch, biphasisch und triphasisch unterschieden (Abb. 5.7).

Die Bezeichnungen beziehen sich darauf, wie viele Flussspitzen während eines Herzzyklus abzuleiten sind. Dabei entspricht die zweite Phase des Herzzyklus dem Erschlaffen des Herzmuskels. Am Anfang dieser Phase schließt sich die Aortenklappe, und das Blut fließt, wenn keine Widerstände zwischengelagert sind, kurz zum Herz zurück. Wenn das Flussgeräusch nicht in zwei Geräusche getrennt wird und kein doppeltes Zischen zu hören ist, sondern nur ein einfaches, spricht man vom monophasischen Flussprofil. Der Fluss hinter Engstellen ist typischerweise monophasisch. Mit Dopplergeräten mit grafischer Darstellung kann evtl. sogar eine Flussumkehr in der Niedrigflussphase erkannt werden. Die grafische Darstellung ermöglicht auch die Ermittlung des *Pulsatilitätsindex*, der eine höhere Aussagekraft beim Nachweis einer schwerwiegenden Gefäßerkrankung bei gleichzeitigem Vorliegen einer *Mönckebergsklerose* ausweist (Janssen 2005).

Mögliche **Fehlerquellen:**

- Zu wenig Gel zu nehmen führt leicht zu falschen Werten.
- Etwas distal der Tarsometatarsalgelenke am Fußrücken lässt sich häufig ein gutes Signal ableiten, das aber nicht von der Arteria dorsalis pedis stammt, sondern

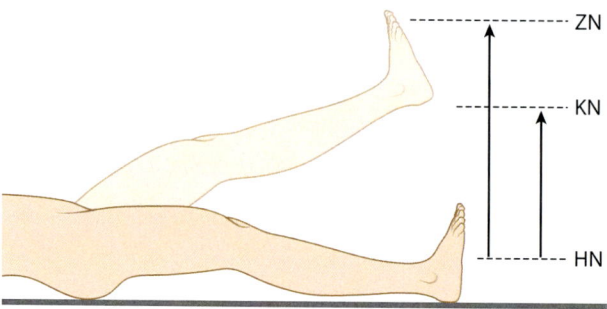

Abb. 5.8 Pole-Pressure-Test zur Ermittlung des Ischämiegrades. Gemessen wird die Höhe zwischen Herzniveau und Knöchelniveau oder Zehenniveau mit Hilfe eines Taschendopplers

von einer Verbindungsarterie zwischen dem dorsalen und dem plantaren Bogen (Abb. 5.7d, Pfeil) und nicht zur Berechnung des Verschlussdrucks verwendet werden sollte. Diese Verbindungsarterie ist gleichwohl wichtig, da sie bei der Ausbildung von Umgehungskreisläufen entscheidend und bei Operationen unbedingt zu schonen ist.

Auch bei korrekter Durchführung kann die Steifigkeit der Arterien im Rahmen der Mediasklerose (= Mönckeberg-Sklerose) die Kompression durch die Manschette behindern und falsch hohe Drücke in den Arterien vortäuschen.

> **Bei bestehender Mediasklerose ergeben sich unter ungünstigen Bedingungen falsch normale Werte. Der ABI kann daher nur als Orientierung gelten und darf nur in Zusammenhang mit den übrigen Befunden gewichtet werden.**

5.2.2.4 Weitere Methoden

Perfusionsdruck bei Anheben des Fußes: Bei normaler arterieller Versorgung kann der liegende Patient das Bein anheben, die Pulse bleiben nachweisbar, und die Haut blasst nicht ab. Die Durchblutung gilt als kritisch gestört, wenn der Fuß über 50 cm angehoben abblasst und mit dem Taschendoppler keine Pulse mehr nachweisbar sind. Damit wird die Wassersäule gemessen, wobei 1 cm ungefähr 0,78 mmHg entspricht. Dieser Effekt wird genauer durch die *hydrostatische Zehendruckmessung* erfasst (Jachertz et al. 2000; Hiller 1998), dem sog. Pole-Pressure- Test (Abb. 5.8). Es gibt viele Variationen dieser Untersuchung.

Bei der **Zehendruckmessung** wird der Druck im Bereich der Zehenarterien gemessen, zumeist von D1. Die Mönckebergsklerose, die den ABI zum positiven verfälschen kann, tritt an den Zehenarterien typischerweise nicht auf. Der Index zwischen Zehenarterie und Oberarm wird Toe-Brachial-Index genannt (TBI). Für eine kritische Durchblutungsstörung spricht ein Zehendruck unter 30 mmHg.

Der **tcpO₂** ist eine Messung des Sauerstoffpartialdrucks im Gewebe durch Sensoren auf der Haut. Ein tcpO₂ von unter 20 mmHg wird als kritisch angesehen. Zahlreiche Störfaktoren wie Temperatur und Luftfeuchtigkeit können die Messung stören.

5.2.3   Weitere wundheilungsbehindernde Faktoren

Die weiteren häufigen wundheilungsbehindernden Faktoren sind durch die klinische Untersuchung, einfache Blutuntersuchungen und die Anamnese sowie gelegentlich auch Hautbiopsien zu erkennen:

- Hauterkrankungen wie Anhydrosis, Necrobiosis lipoidica, Ekzeme auf der Basis von allergischen Reaktionen oder Infektionen mit Bakterien oder Pilzen, Autoimmunerkrankungen der Haut, Hauttumore.
- Ödeme unterschiedlicher Genese.
- Chronisch venöse Insuffizienz.
- Erkrankungen des Lymphsystems (Abb. 5.6b).
- Gicht mit Harnsäurekristallen in Gelenken, in Fisteln in Verbindung mit Gelenken und in Weichteilen. Diese Präzipitate bilden eine weißliche Masse, die an Zahnpasta oder an zinkhaltige Pasten aus der Säuglingspflege erinnert (Abb. 5.9).

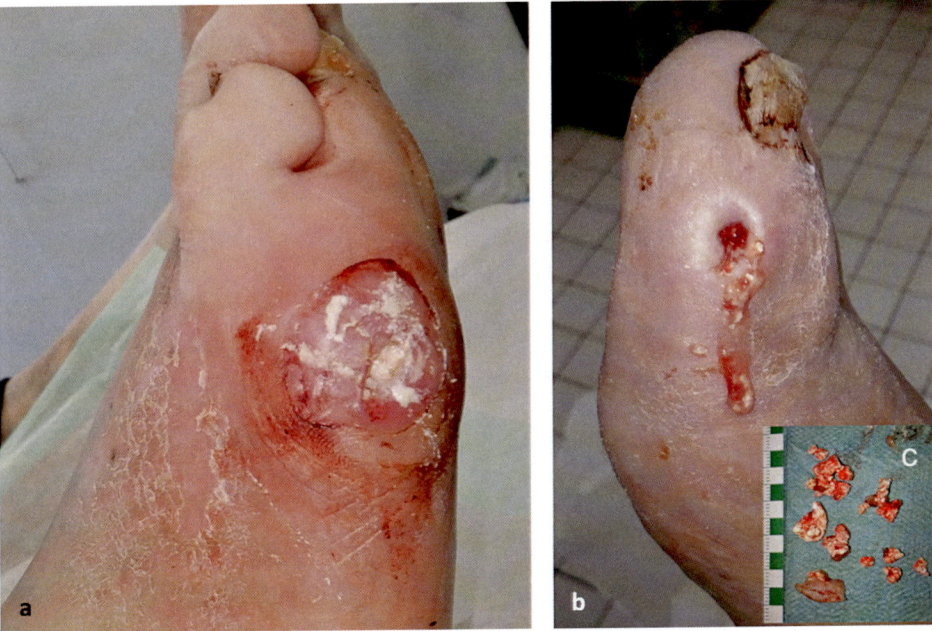

Abb. 5.9 Erscheinungsbilder einer Fistel zwischen Gichtveränderungen der Gelenke und der Haut mit **a** Bildung feinster Kristalle und einem pastösen Aspekt oder **b** Bildung von Tophi. **c** Interoperativer Befund

- Begleiterkrankungen wie eine terminale Niereninsuffizienz. Die Bedeutung früherer Stadien der Niereninsuffizienz wird als eigenständiger Risikofaktor für die Entstehung von Fußläsionen kontrovers diskutiert (Ndip et al. 2010; Margolis et al. 2008; Hurley et al. 2013).
- Den Allgemeinzustand reduzierende Erkrankungen wie eine Anämie, ein Tumorleiden oder auch eine dekompensierte Glukosestoffwechsellage.
- Medikamente wie *Hydroxycarbamid* (Litalir®) oder immunmodulatorische Therapie, z. B. im Zusammenhang mit rheumatischen Erkrankungen (Quattrone et al. 2013).
- Eine antineoplastische Chemo- oder Strahlentherapie.

5.3 Katalysierende Auslöser der Wunde

Die resistenzmindernden und wundheilungsbehindernden Faktoren als Bedingung für ein schlecht heilendes Ulkus reichen in aller Regel noch nicht für die Entstehung aus, es bedarf noch eines Auslösers. Der Auslöser bestimmt den Ort, an dem das DFU auftritt. Überwiegend handelt es sich um wiederholt auftretende Druckspitzen während des Gehens im Bereich knöcherner Vorsprünge. Das Beschwielungsmuster der Haut zeigt frühzeitig auf, welche Zonen mehr Last aufnehmen müssen als physiologisch vorgesehen. Des Weiteren kommen akzidentelle Traumata wie z. B. bei der „Badezimmerchirurgie" genannten Fußeigenpflege, thermische und chemische Schädigungen vor.

5.3.1 Untersuchung

Die einzelnen Schritte der Untersuchung hängen von der Erfahrung des Untersuchers und dem typischen Versorgungsgeschehen in der Einrichtung ab. Ein Fußchirurg mit Fokus auf rekonstruierende Verfahren wird die Füße seiner Patienten anders untersuchen als ein Diabetologe, der nach den Anlässen für ein Ulkus fahndet. Die folgenden Ausführungen sind ein Vorschlag für mögliche Untersuchungsschritte.

5.3.1.1 Gangbild
Einen ersten wesentlichen Hinweis gibt das **Gangbild**, während sich der Patient unbeobachtet fühlt, beispielsweise wenn er in der Wartezone aufgerufen wird und zum Behandlungszimmer geht. Dabei geht es insbesondere um folgende Punkte:

- Sicheres, zügiges Gehen mit langen Schritten oder ataktisches, langsames und kleinschrittiges Gehen?
- Wird der Fuß vollständig abgerollt oder bricht das Abrollen vorzeitig ab, wie beim Schlendern (beidseitig) oder Hinken (einseitig)?
- Wie steht der Fuß in Verlängerung der Beinachse (Abduktionswinkel), d. h. wird über die Längsachse des Fußes abgerollt oder über den medialen Anteil der Großzehe (Abb. 5.10)?

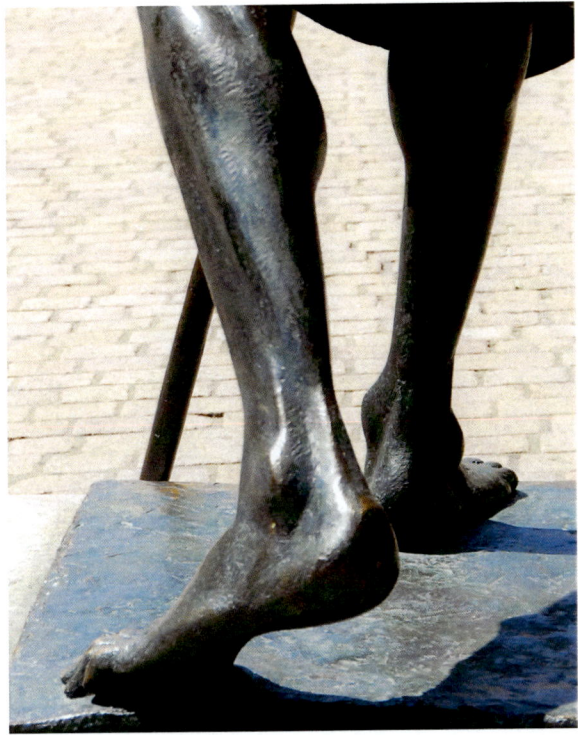

Abb. 5.10 Gehen mit großem Abduktionswinkel, Ausschnitt „Der Speyerer Jakobspilger" von Martin Mayer 1990 vor dem Speyerer Dom

5.3.1.2 Inspektion des Fußes

Die Betroffenen werden im Sitzen auf einer erhöhten Fläche (zum Beispiel Untersuchungsliege) mit entspannt hängenden Beinen und nackten Unterschenkeln und Füßen untersucht. Hierbei wird insbesondere auf Seitendifferenzen geachtet.

Beide entkleideten Füße werden im Liegen inspiziert.

Um nichts zu übersehen, sollte eine feste Reihenfolge eingehalten werden. Dazu gehören:

- der Rücken des Fußes und der Zehen,
- die Ränder,
- die Rückseite der Ferse,
- die Zehenspitzen,
- die Interdigitalräume,
- die Fußsohle.

Dabei werden folgende Aspekte untersucht:

- Beschaffenheit von Haut und Hautanhangsgebilden (Haare und Nägel),
- Symmetrie,

- Beschwielungsmuster,
- Deformitäten,
- Schäden (Läsionen).

5.3.1.3 Palpation des Fußes

Bei der Palpation wird der Fuß in die Hand genommen, und die Beschaffenheit der Haut wird geprüft. Mit der freien Hand wird der Fuß abgetastet. Dabei werden Temperatur, evtl. Schwellungszustände, Feuchtigkeit und druckempfindliche Stellen erfasst. Die Pulse werden getastet.

5.3.1.4 Biomechanische Untersuchung

Es geht zunächst darum, einen generellen Eindruck von Kraft, Beweglichkeit und allgemeinem Gesundheitszustand des Fußes zu erhalten. Der Untersucher nimmt die Ferse des rechten Fußes in die rechte Hand oder umgekehrt. Dies ermöglicht eine bessere Beurteilung der Beweglichkeit der Großzehe später im Verlauf der Untersuchung.

Dann werden die **Zehen passiv bewegt** und dadurch beispielsweise Deformitäten wie die Zick-Zack-Deformität oder der Hallux rigidus in ihrer Fixierung geprüft. Die Unterscheidung zwischen *fixiert und reversibel* ist für die Indikationsstellung einer erfolgversprechenden Therapie wichtig. Bei einer reversiblen Plantarisierung genügt in der Regel ein Sehneneingriff. Bei einer fixierten (nicht korrigierbaren) Plantarisierung muss die Ursache der Fixierung festgelegt werden. Hier können konventionelle Röntgenaufnahmen weiterhelfen. Ein erfahrener Chirurg kann die Informationen aus konventionellen Röntgenbildern und aus der körperlichen Untersuchung verbinden und die Möglichkeiten abwägen. Auch fixierte Deformitäten, die nicht auf Ankylosen zurückzuführen sind, können durch Weichteileingriffe behandelt werden.

Durch Druck mit beiden Daumen etwas proximal der Metatarsalköpfe wird die Plantaraponeurose gespannt (**Push-up-Test**) (Abb. 5.11).

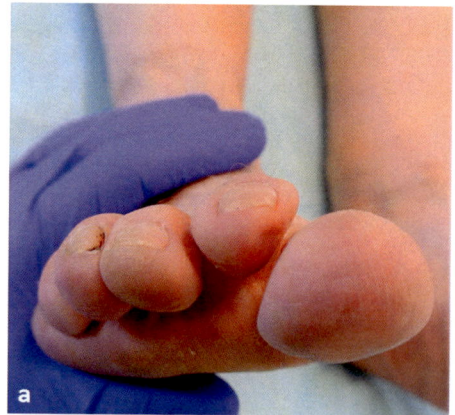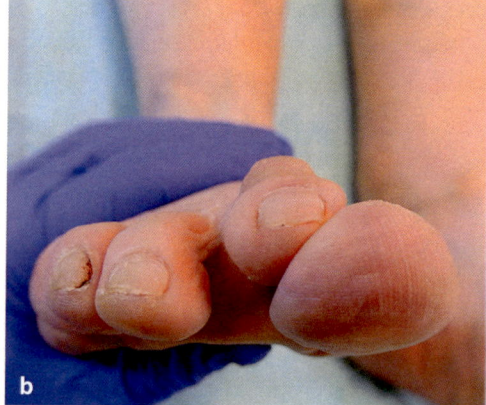

Abb. 5.11a–b Push-Up-Test

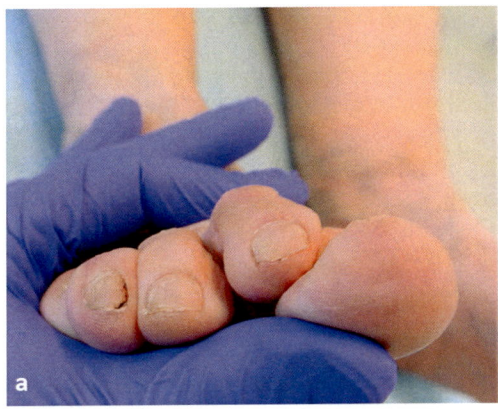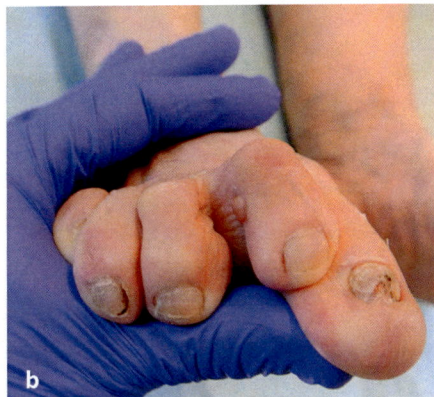

Abb. 5.12a–b Kraft der Flexion der Zehen

Hierdurch strecken sich die Zehen physiologischerweise entsprechend dem umgekehrten Windlass-Mechanismus. Die Zehen werden bewegt, und ihre Flexibilität wird bei aktivem Windlass-Mechanismus geprüft. Der Patient wird gebeten, die Zehen gegen die Hand des Untersuchers zu drücken, um deren Kraft und ihre Beteiligung am Abrollvorgang abzuschätzen (Abb. 5.12).

Der Untersucher bewegt den Fuß bis zu seiner **maximalen Streckung** und Beugung, um die Grenzen dieser Bewegungen zu erfassen. Da Patienten in der Regel ihre Muskulatur nicht direkt locker lassen können, werden hierbei auch **Schwächen der Achillessehnenfunktion** erkannt.

Eine Schwäche der Fußheber (**Fibularisparese**, „Peroneusparese") wird getestet, indem der Patient gebeten wird, den Fuß mit dem **Außenrand aktiv anzuheben** (nach dorsal zu extendieren), während der Untersucher versucht, diese Bewegung zu blockieren.

Mit der Hand an der Ferse legt der Prüfer die Position der Ferse fest. Für die meisten Tests muss die Ferse unter dem Unterschenkel in plantigrader Position ausgerichtet werden. Es ist wichtig, die Position der Ferse vorzugeben, da dies die Beweglichkeit der Fußwurzelgelenke stark beeinflussen kann und jede Betrachtung der Beweglichkeit der Sprunggelenke auf der Bedingung beruht, dass die Ferse in plantigrader Position ausgerichtet ist.

Der Untersucher bewegt den Fuß bis zu seiner **maximalen Beugung,** um die Grenzen dieser Bewegungen zu erfassen (Abb. 5.13). Bei der Prüfung der Grenzen einer passiven Dorsalflexion des Fußes ist manchmal eine erhebliche Kraft erforderlich.

Dies wird mit evertierter Ferse und invertierter Ferse wiederholt. Mit der Ferse in plantigrader Position ist eine maximale Dorsalextension von ca. 30° normal. Für ungehindertes Gehen ist eine Dorsalextension von 5–10° erforderlich. Ist dies nicht möglich, so besteht zumeist eine **Verkürzung des Triceps surae (= „Achillessehnenverkürzung")** *(s. Abschn. 2.7.2.1)*. Diese wichtige Störung liegt bei vielen Menschen mit DFS vor und verlängert und intensiviert den hohen Vorfußdruck in der Sprungphase. Sie darf wegen der weitreichenden Konsequenzen für die Entlastung und die Schuhversorgung (Absatzhöhe und andere Eigenschaften) nicht übersehen werden. Sie hat viele Überschneidungen mit anderen Begriffen wie Verkürzung des Wadenmuskelkomplexes, Achillessehnenverkürzung, Spitzfuß

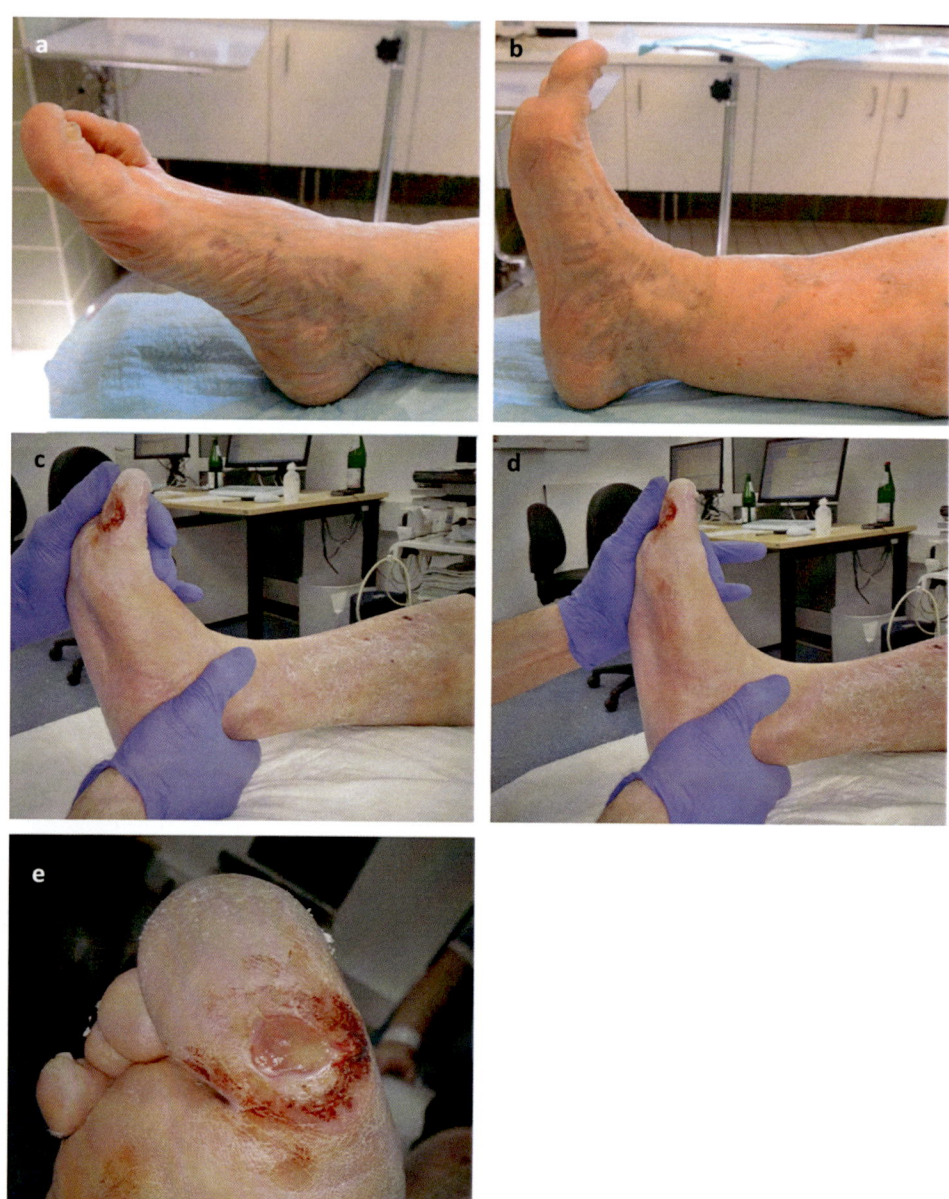

Abb. 5.13 **a, b** Aktive Beweglichkeit des Fußes in Beugung/Streckung. **c** Bei evertierter (nach außen gerichteter) Ferse wird der Fuß plantarflektiert und die Großzehe dorsalextendiert. **d** Bei noch evertierter Ferse wird der Fuß leicht dorsalextendiert, und die Großzehe kann nun nicht mehr dorsalextendiert werden, was einem funktionellen Hallux rigidus entspricht. **e** Geschwür durch den Hallux rigidus

oder Pes equinus), die manchmal synonym verwendet werden. Zwei Fehlerquellen sind bedeutend: 1. Die Verkürzung zu übersehen, weil nicht strukturiert untersucht wird, oder 2. ein falsch positives Ergebnis, weil die Inversion der Ferse eine Dorsalextension unmöglich machen kann, obwohl die Füße völlig normal beweglich sind.

Wenn eine Dorsalextension des Fußes nicht ausreichend möglich ist, kann es sinnvoll sein, den relativen Anteil des Sprunggelenks, der Soleus- und der Gastrocnemiusmuskulatur zu dieser Einschränkung zu bestimmen. Mit dem gebeugten Knie wird der Fuß in einen möglichst kleinen Winkel zur Tibia gebracht. Wird die Dorsalextension in dieser Position des Knies nicht ermöglicht, muss die Achillessehne getastet werden. Steht sie unter maximaler Spannung, kann die Ursache eine Verkürzung des Soleusmuskels sein. Wenn sie nicht angespannt ist, kann ein steifes Sprunggelenk die Ursache sein. In diesem Fall ist das Gelenk oft degeneriert und vergrößert. Wenn die Beugung des Knies die Dorsalextension des Fußes wieder ermöglicht, geht die Untersuchung weiter, und das Knie wird langsam gestreckt, während der Untersucher die maximale Dorsalextension des Fußes aufrechterhält. Durch die Streckung des Knies wird der Fuß automatisch wieder plantarflektiert. Dieser sogenannte Silfverskjöld-Test zeigt den kurzen Gastrocnemiusmuskel als Ursache des Spitzfußes an, wenn die pathologische Plantarflexion erst mit dem voll gestreckten Knie wieder entsteht. In diesem Fall genügt ein Eingriff am M. gastrocnemius (s. Abschn. 22.4.5) (Jerosch und Heisel 2008) (Abb. 5.14).

Kommt es zu einer pathologischen Steigerung des plantaren Vorfußdruckes, ist dies besonders gravierend bei gleichzeitigem Pes planovalgus oder cavus, da sich die resultierenden Probleme gegenseitig verstärken. Ist dem so, muss eine Untersuchung durch einen erfahrenen Fußchirurgen angestrebt werden, um die Indikation für eine operative Verlängerung rechtzeitig zu stellen. Durch eine Schuhversorgung alleine ist ein solches Problem oft nicht zu kompensieren, und bei einer bestehenden Läsion ist eine lokale Druckentlastung häufig sehr schwierig.

Beweglichkeit der Großzehe: Bei einem *funktionellen Hallux rigidus* fixieren die im Stand überangespannten plantaren Sehnen (Plantarfaszie und Sehne des M. flexor hallucis) die Großzehe auf den Boden und erlauben die Dorsalextension der Großzehe in der Propulsion nicht. Dies wird getestet, indem die Ferse mit der einen Hand des Untersuchers (rechte Hand für rechte Ferse und umgekehrt) plantigrad gehalten wird, die Grundgelenkreihe mit dem Daumen der anderen Hand ebenfalls plantigrad ausgerichtet wird und die Großzehe mit dem Zeigefinger dorsalextendiert wird. Eine Dorsalextension um ca. 30° sollte möglich sein.

Bei evertierter Ferse sind die Fußwurzelgelenke entspannt. Dies ermöglicht eine Abflachung der Wölbung und eine Abduktion des Fußes. Eine Dorsalextension scheint nun wieder möglich zu sein. Diese Bewegung findet aber nicht im Sprunggelenk, sondern in den Fußwurzelgelenken statt. Die Abflachung des Fußes zu einem Plattfuß gleicht somit einen kurzen Triceps surae aus. Viele Menschen mit kurzem Triceps surae machen genau dies im Alltag und können damit trotz des kurzen Triceps surae wieder besser gehen. Der Plattfuß verlängert aber auch die Distanz, die plantar gelegene Sehnen überbrücken müssen, und kann einen *funktionellen Hallux rigidus a*ls Kompensation

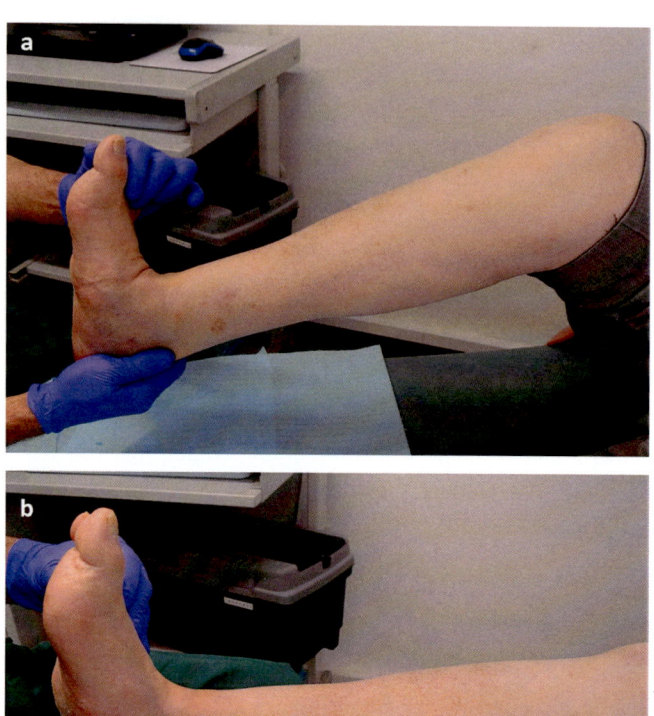

Abb. 5.14a–b Silfverskjöld-Test. Erst bei ganz gestrecktem Knie wird der Spitzfuß wieder ausgelöst, was auf eine begrenzte Ursache im verkürzten Gastrocnemius ohne Beteiligung des Soleus hinweist

des kurzen Triceps surae induzieren. Diese Möglichkeit, einen funktionellen Hallux rigidus als Folge eines Plattfußes zu entwickeln, wird geprüft, indem mit einer Hand die Ferse evertiert wird und mit der Innenfläche der anderen der Vorfuß auf eine für den ungestörten Gang typische Dorsalextension (ca. 10°) gebracht wird. Gleichzeitig wird versucht, den Hallux auf 30° zu dorsalextendieren (Abb. 5.8d). Dieser Zusammenhang zwischen Eversion der Ferse, Plattfuß und funktionellem Hallux rigidus ist normal, wenn er bei diesem Test durch den Untersucher erzeugt wird und im Alltag nicht stattfindet. Ist diese Funktionskette aber auch beim Gehen wirksam, kann dies Ulzera im Bereich des IP-Gelenks der Großzehe auslösen (Abb. 5.13e).

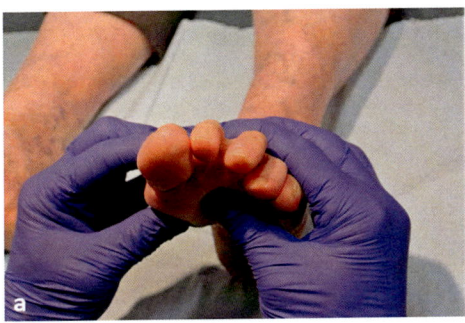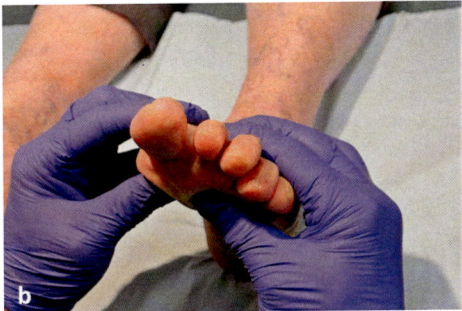

Abb. 5.15a–b Überprüfung der Mobilität des ersten Strahls

Mobilität erster Strahl: Eine eventuelle *Hypermobilität des ersten Strahles* kann festgestellt werden, indem der Untersucher mit Daumen und Zeigefinger der einen Hand die Strahlen 2–5 fixiert und mit der anderen Hand den 1. Strahl nach plantar und dorsal bewegt (Abb. 5.15). Beweglichkeit um mehr als die Hälfte der Breite des metatarsalen Schafts deutet auf Hypermobilität hin und kann schädliche Bewegungen zulassen.

> **Merke:** Bei einer funktionellen Untersuchung müssen die Füße in die Hand genommen werden.

In einem nächsten Schritt wird die Belastung im Bereich von Risikozonen hinterfragt, welche durch das Beschwielungsmuster oder Ulzera als solche erkennbar wurden. In dieser Phase der Untersuchung wird mit provozierenden Funktionstests nach funktionellen Plantarisierungen gesucht, wenn sich das Ulkus an einem für die Plantarisierung typischen Ort befindet. Das sind die Randbereiche der Zehen sowie das IP-Gelenk der Großzehe (s. Abb. 5.13d).

Im **Sitzen** presst der Patient zunächst die unbekleideten Zehen bewusst auf den Boden und versucht dann, ein Stehen auf den Metatarsalköpfen zu simulieren, indem er die Ferse anhebt und den Vorfuß auf den Boden presst (Abb. 5.16).

Dies wird im **Stehen** wiederholt. Der Untersucher muss beobachten, wie der Patient den Fuß auf den Boden stellt, ob er ihn abduziert oder nicht und wie sich die Architektur verändert. So kann geklärt werden, ob die Zehen noch Bodenkontakt haben oder ob der Patient nur auf den Mittelfußköpfen steht.

Einige Patienten sind nicht in der Lage, eine bewusste Ausrichtung der sonst funktionell deformierten Zehen zu unterbrechen. In diesem Fall ist es besonders wichtig, Situationen zu beobachten, in denen der Patient abgelenkt ist. Ein Beispiel hierfür ist der Moment des ersten Kontaktes mit dem Boden während des Positionswechsels. Gelingt dies nicht, kann der Patient durch herausfordernde Manöver aktiv abgelenkt werden.

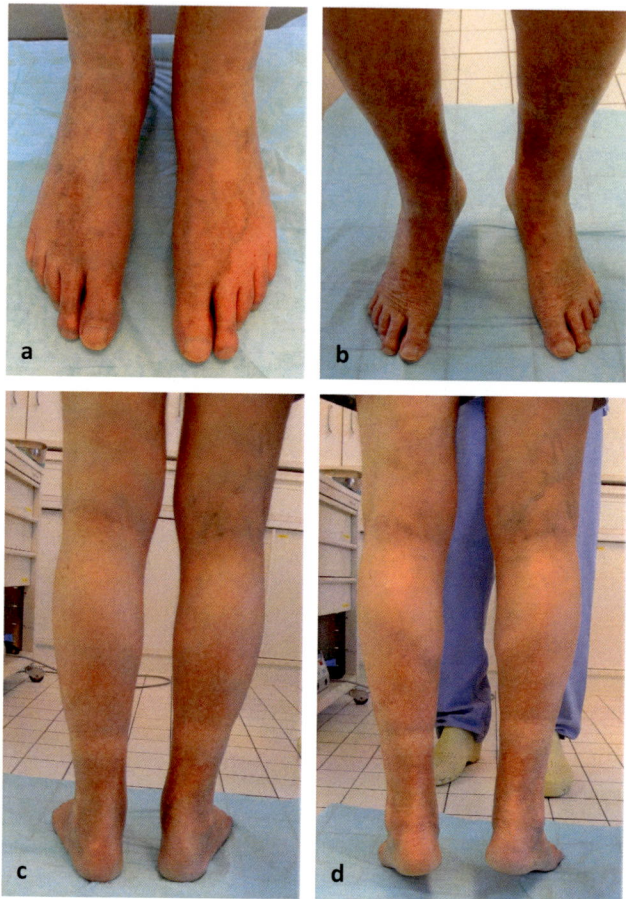

Abb. 5.16 Simulation der Belastung beim Gehen **a** im Sitzen, **b–d** im Stehen, beachte die Quadratus-plantae-Insuffizienz

Im *Kralltest* wird der Patient gebeten, die Zehen so kräftig wie möglich zu beugen. Hierbei zeigt sich gelegentlich die gestörte Kapillarfüllung der Haut in Projektion auf den knöchernen Nagelkranz (Abb. 5.17). Gleichzeitig wird das funktionell maximal mögliche Ausmaß der Plantarisierung aufgedeckt. Durch das pathologische Abrollverhalten entwickeln sich neben Schwielen und Wunden auch Deformierungen der Nägel. Bestehen Haut- und Nagelschäden gleichzeitig und so, dass sie durch einen Bodenkontakt zwanglos erklärt werden können, so ist dies ein Hinweis darauf, dass der Kralltest das tatsächliche Belastungsmuster enttarnt hat.

Merke: Bei Druckulzera der Kuppen und Randbereiche der Zehen kann erst dann von zu engen Schuhen als Ursache ausgegangen werden, wenn eine Plantarisierung bei Belastung ausgeschlossen ist. Dazu werden Informationen

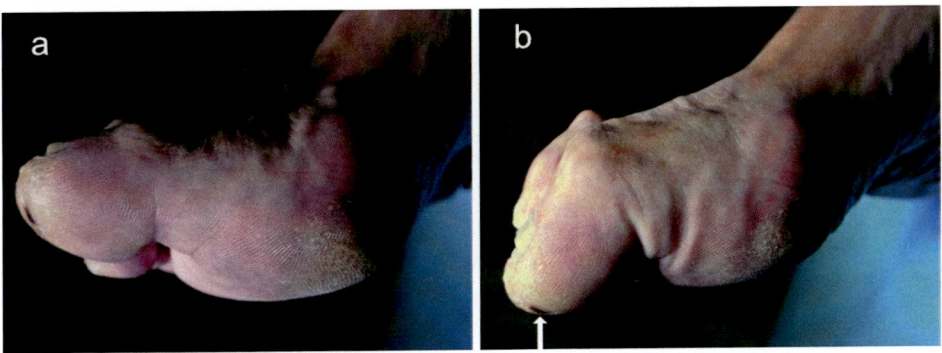

Abb. 5.17a–b Kralltest mit Hyperflexion insbesondere von D1 und Plantarisierung der apikalen Läsion

> aus Provokationstests, Kralltest, Überlastungszeichen der Haut und Veränderungen der Zehennägel herangezogen.

5.3.1.5 Coleman-Block-Test

Eine besondere Herausforderung besteht darin, die Ursachen einer Läsion auf der Plantarseite des 5. MTH mit gleichzeitig vorhandenem Hohlfuß zu erkennen. Dies ist in der Regel auch mit einer Verkürzung des Wadenmuskelkomplexes verbunden. Zur Therapiefindung ist es wichtig, herauszufinden, ob der Hohlfuß flexibel oder fixiert ist und wie relevant eine Verkürzung des Wadenmuskelkomplexes ist. Hierfür ist der *Coleman-Block-Test* ein gutes Instrument (Coleman und Chesnut 1977). Lässt sich die variisierte Ferse durch eine lateral-diagonale Außenranderhöhung wieder achsgerecht positionieren, kann die Fehlstellung mittels einer entsprechenden Einlage korrigiert werden. Damit wird die Flexibilität des Fußes teilweise wiederhergestellt, und eine Entlastung sowohl der Lateralseite des Vorfußes als auch des plantaren MFK-I-Kopfes wird erreicht (Abb. 5.18) (Stinus 2013).

Im anderen Fall müssen eine operative Verlängerung des Wadenmuskelkomplexes oder eine operative Umstellung im Rückfuß diskutiert werden (Abb. 5.19).

5.3.2 Untersuchung der Schuhe

Schuhe schützen die Füße vor Anpralltraumen und vermitteln die Druckabwicklung zwischen den Füßen und dem Boden. Patienten mit LOPS wird empfohlen, keinen Schritt ohne schützende Schuhe zu gehen. Daher gehört die Überprüfung aller im Einsatz befindlicher Schuhe zu den Routinemaßnahmen einer Diabetes-Fußambulanz. Bei der Untersuchung sind insbesondere folgende Fragen zu beantworten:

5.3.2.1 Gefahr durch unvorhergesehene Inhalte

Ist etwas in den Schuhen, was dort nicht hingehört? Es gibt wohl nichts, was in Schuhen nicht schon gefunden wurde, von Reißnägeln bis zu Gummibärchentüten (Abb. 5.20).

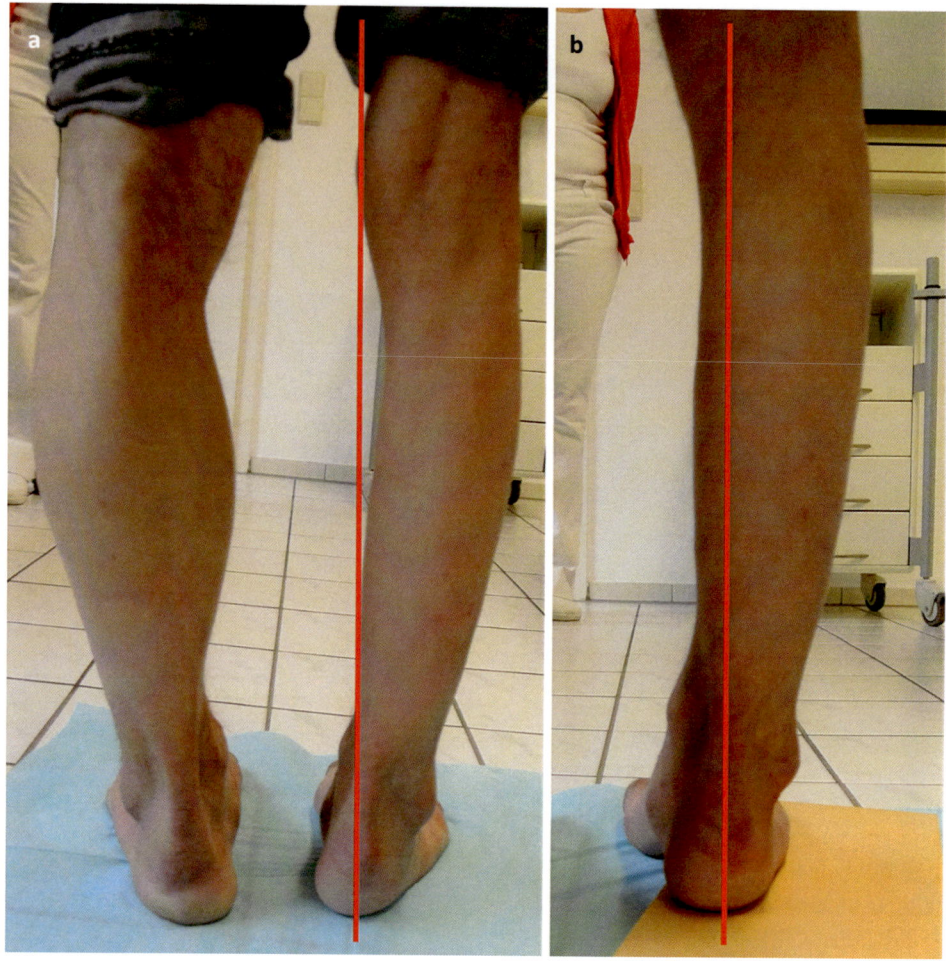

Abb. 5.18 Coleman-Block-Test: Die diagonale Erhöhung des Außenrandes (**b**) neutralisiert die Varusposition der Ferse (**a**). Dies bedeutet, dass auch die Versorgung mit entsprechenden Einlagen die Position erfolgreich korrigieren kann

Manche Patienten legen mehrere Einlegesohlen, denen positive Zusatzeffekte wie beispielsweise die Aufnahme von Schweiß zugesprochen werden, auf die Einlagen. Diese konterkarieren die Bemühungen des Schuhmachers zur differenzierten Druckverteilung, verrutschen leicht und werden in der Zehenbox zusammengerollt. Daher sind solche Zusatzsohlen schädigend, was mit dem Patienten besprochen werden muss.

5.3.2.2 Ist die Art des Schuhs adäquat?

Ist die Machart geeignet, die Überlastung auszugleichen? Schuhe können in einer Eskalation von Schutzfunktionen von sehr weichen Schuhen bis zu prothesenähnlichen Konstruktionen variieren. Nicht ausreichende Maßnahmen äußern sich in

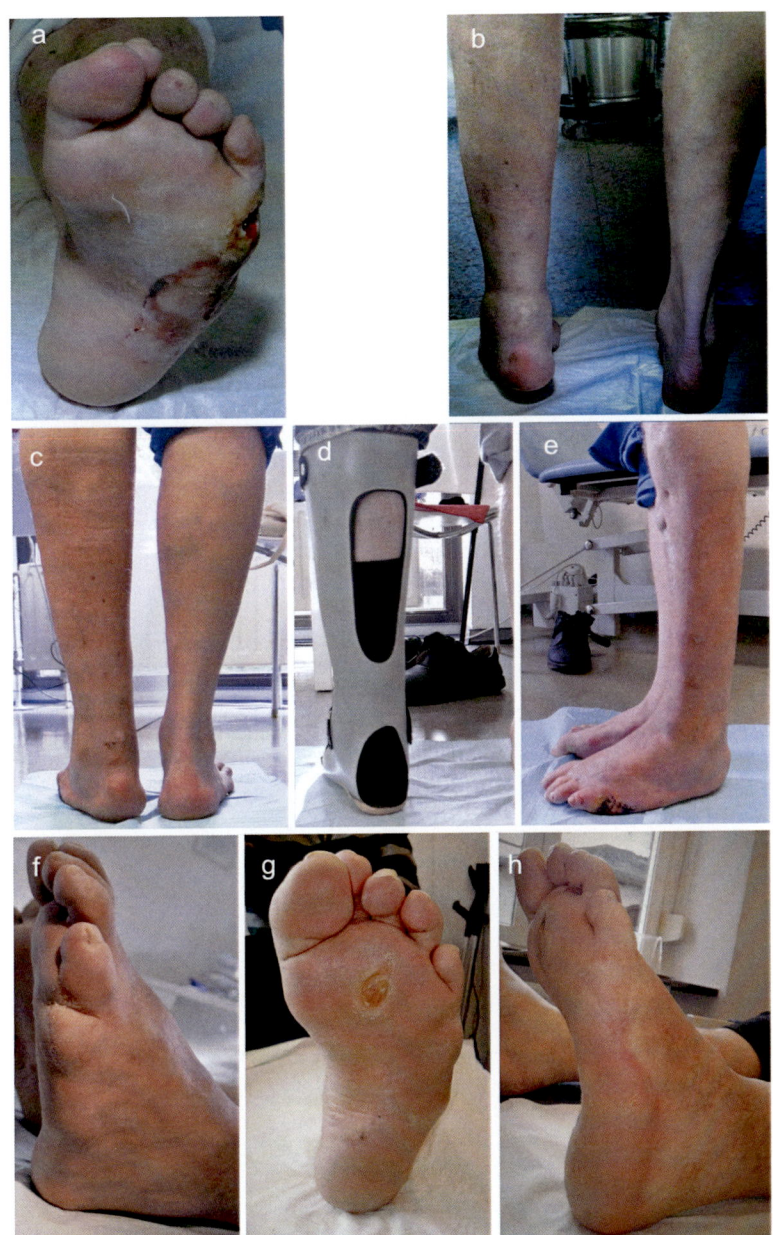

Abb. 5.19a–h a, b Lateroplantare Läsion über dem Grundgelenk der Kleinzehe bei Pes cavus mit Spitzfuß bei Peroneusparese, c perkutane Achillessehnenverlängerung, plastische Deckung der Läsion mit V-Y-Lappen, Ruhigstellung im TCC für 5 Wochen, d anschließend Versorgung in modifizierter Peroneusschiene mit integrierter Weichpolsterung, g–h Langzeitergebnis nach 50 Monaten ohne Lokalrezidiv, mit einer Schwiele unter MTK 2

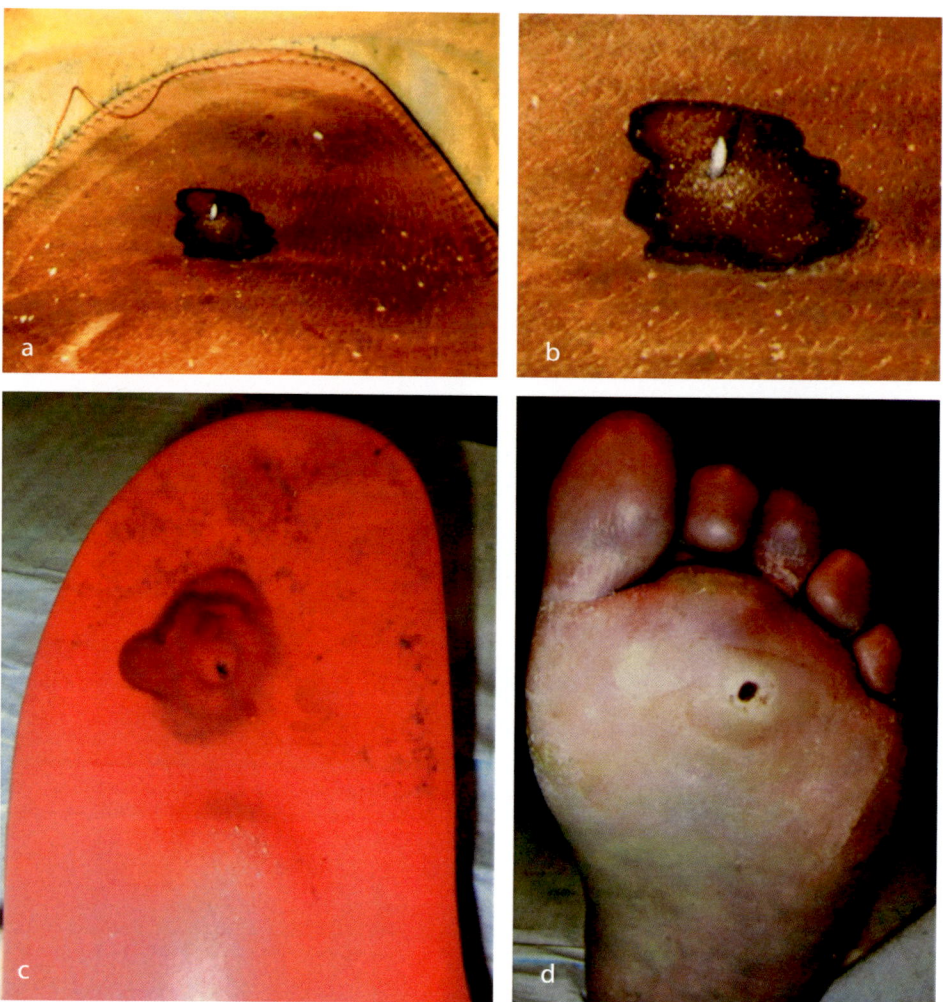

Abb. 5.20a–d Beispiel für einen Fund im Schuh: ein Nagel, der die Sohle perforiert und durch die Bettung bis in die Fußsohle reicht. Das hat zu der etwas atypisch gelegenen plantaren Läsion geführt

Hyperkeratosen und evtl. Beschwerden des Patienten, wenn noch eine Restsensibilität vorhanden ist. Übertriebene Maßnahmen führen vermehrt dazu, dass der Schuh nicht getragen wird und dann beliebiges Schuhwerk zum Einsatz kommt, mit allen unerwünschten Folgen. Setzt der Patient den übertriebenen Schuh aber konsequent ein, so wird der Fuß die ihm eigenen Schutzmechanismen verlieren, die nun überflüssig sind und nicht gefordert werden. So führt eine Sohlenversteifung bei flexiblen Zehengrundgelenken zur Nichtnutzung der noch verbliebenen intrinsischen Muskulatur. Dies führt dazu, dass der Patient nach einer gewissen Zeit ohne diese Einbauteile nicht mehr gehen kann. Was zuvor unnötig war, wird jetzt notwendig.

5.3.2.3 Haben die Schuhe die richtige Größe?

Folgende Gründe lassen den Schuh zu eng werden:

1. Die Füße werden mit zunehmendem Alter länger und breiter. Wer aber seit der Jugend gewohnt ist, eine bestimmte Schuhgröße zu tragen, wird sich weiterhin in die im Laufe der Jahre enger werdenden Schuhe dieser Größe zwängen, was durch die Polyneuropathie auch einfach und wenig schmerzhaft ist.
2. Die engen Schuhe können auch als angenehm empfunden werden, weil die protopathische Wahrnehmung wiederhergestellt wird und der Schuh „wieder gespürt" wird.
3. Der Fuß wird unter Last und beim Abrollen länger und breiter und der Schuh möglicherweise relativ dazu „zu eng" und „zu kurz".
4. Mit zunehmendem Alter und Abdomenumfang wird es schwieriger, die Füße zu erreichen und die Schuhe korrekt zu schließen. Empfehlenswerte Schuhe werden zwischen Spann und Fersenkugel gehalten und sind im Bereich der Zehenbox weit und weich. Wenn die Schuhe dann nicht richtig geschlossen werden, rutscht der Fuß in den weiten Schuhen einfach nach vorne durch, und der Schuh erscheint zu kurz (Abb. 5.21).

Es kommt auch vor, dass Schuhe schwierig auszusuchen oder anzufertigen sind. Gründe dafür können sein:

- Der Spann fällt nicht steil genug aus, und es ist schwierig, einen Halt gegen das Verschieben nach vorne zu finden.
- Die Füße sind sehr viel breiter, als sie bei üblicher Schuhgröße lang sind. Die Leistenbreite wird in Buchstaben ausgedrückt. Ab einer gewissen Leistenbreite wird es immer schwieriger, ausreichend breite Schuhe zu finden, die nicht überlang sind. Das kann eine Indikation für Maßschuhe sein.

5.3.2.4 Sind die Schuhe intakt?

Dazu werden Oberleder, Sohle, Randpolster und Futtermaterial betrachtet. Hierzu eignet sich ein kleiner Zahnarztspiegel, mit dem sich auch das Futter im Bereich der Zehenbox inspizieren lässt. Ein Handy mit Blitz kann Fotos aufnehmen, die einen ermittelten Schaden dokumentieren und mit deren Hilfe mit dem Patienten ein Dialog dazu begonnen werden kann. So ist auch die Abb. 5.20a entstanden.

Entspricht die Abnutzung nicht dem Alter der Schuhe, ist das möglicherweise ein Grund, den konsequenten Einsatz zu hinterfragen.

Danach wird die Bettung entfernt und geprüft, ob sie Beschädigungen wie Risse enthält oder Verschleiß die gewünschten Materialeigenschaften alteriert hat. So wird geprüft, ob die Rückstellkraft der elastischen Elemente noch ausreichend ist.

Abschließend wird der Schuh von Innen abgefühlt, ob das Innenfutter noch überall intakt ist, keine Nähte von innen zu ertasten sind oder etwas anderes drückt.

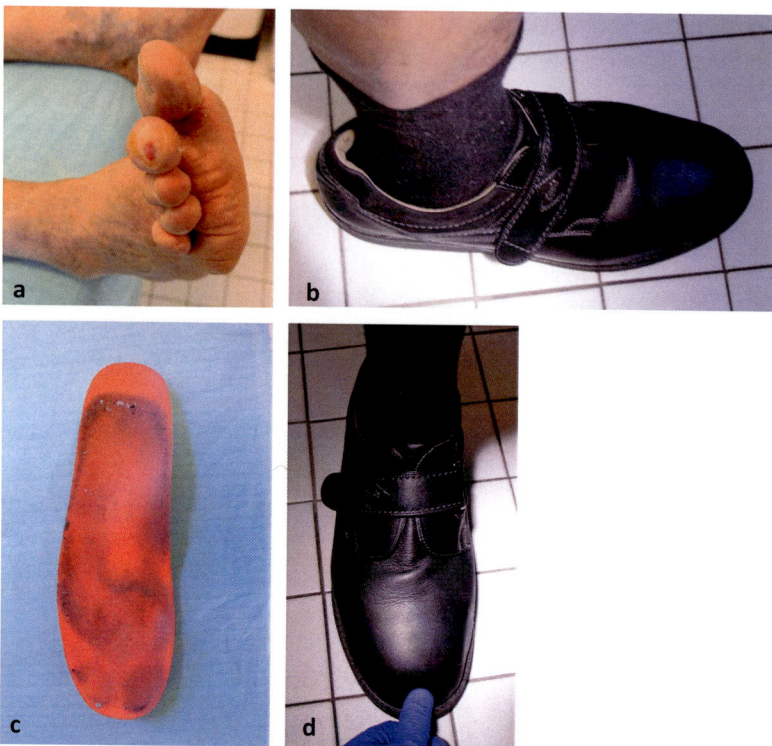

Abb. 5.21a–d Beispiel für einen Schuh, in dem der Patient nach vorne durchrutscht. Dadurch kommt es a zu einer Zehenkuppenläsion und b Schlupf der Ferse. c An der Abnutzung der Bettung kann erkannt werden, dass dies regelhaft auftritt. d Der Platz für Vorschub bei der Gangabwicklung ist dadurch aufgebraucht

5.3.3 Akute Traumen

Die Verletzungsursache bei Schnitt- oder Stichverletzungen ist entweder etwas Scharfkantiges im Schuh, oder aber der Patient ist ohne schützendes Schuhwerk unterwegs gewesen und in etwas getreten, gegen etwas gestoßen oder etwas ist auf den Fuß gefallen. Daher gehört die Untersuchung der Schuhe unabdingbar zur Ursachenforschung dazu. Lokalisation und anamnestische Angaben, evtl. durch Angehörige, helfen beim Aufspüren dieses Traumas als Auslöser der Wunde. Diese Information ist wichtig, denn so können potenziell wiederkehrende Ursachen abgestellt werden. Beispielsweise können Schrauben an Rollstühlen oder Rollatoren und Bettpfosten durch Polstermaterialen entschärft werden.

5.3.4   Thermische Schädigung

Verbrennungen kommen in unseren Breiten öfter vor als Erfrierungen. Das eigentliche schädigende Hitzeereignis bleibt dem Betroffenen oft verborgen. Nach Tagen werden Blasen oder Wunden bemerkt, die leicht anderen Ursachen zugeschrieben werden. Die häufigste Ursache in der kalten Jahreszeit sind *Wärmflaschen*. Die Schlüsselfrage für den Einstieg in die Ergründung der Ursache eines Hitzeschadens im Winter ist: „Besitzen Sie eine Wärmflasche?" (Abb. 5.22). Weiter kommen alle erdenklichen Hitzequellen in Frage, im Winter z. B. Heizkörper, im Sommer Unkrautvernichtung mit Gasflamme, asphaltierte Straßen oder der heiße Sandstrand im Sommerurlaub.

Bei Erfrierungen ist den Patienten das auslösende Ereignis oft klarer. Typisch sind Jäger, die im Schnee stehend auf Wild warten. Aber auch hier sind alle denkbaren Kältequellen möglich.

Typisch für die Schädigung durch Hitze oder Kälte sind:

- Das Verteilungsmuster hält sich an typische Auflageflächen der Hitzequelle und nicht an Stellen mit typischen Druckbelastungen.
- Es sind mehrere Zehen und evtl. beide Füße gleichzeitig betroffen.
- Dabei haben alle Wunden das gleiche Stadium, sind also zeitgleich entstanden.
- Die Wunden erscheinen zunächst falsch harmlos. Das Gewebe ist durch Temperatur schnell bis in tiefe Schichten geschädigt. Dieses Gewebe erscheint aber in den ersten Tagen noch rosig und fest, sodass die Tiefe der Nekrose anfangs unterschätzt wird.

Abb. 5.22   Verbrennung an einer Wärmflasche: mehrere Lokalisationen, die einer Auflagefläche entsprechen, aber keinem typischen Knochenvorsprung

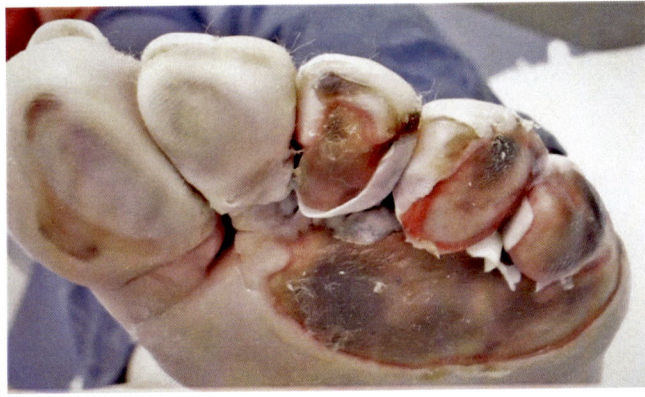

Abb. 5.23 Sechs Tage, nachdem
Essigsäure versehentlich über die Füße
gegossen wurde, während der Betroffene
Sandalen trug. Die Essigsäure sollte als
Unkrautvernichter eingesetzt werden

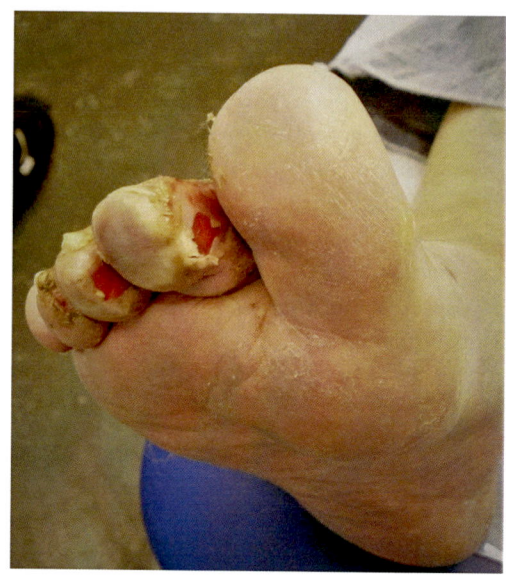

5.3.5 Chemische Schädigung

Chemikalien können die Haut der Füße schädigen. Hierunter fallen Salicylate oder
andere Produkte, die in Tinkturen oder Bädern zur Ablösung von Hornhaut eingesetzt werden. Andere Beispiele sind aggressive Flüssigkeiten wie Unkrautvernichter (Abb. 5.23).

Weiterführende Literatur
Kaj Klaue: The Foot; From Evaluation to Surgical Correction
Springer-Verlag Berlin Heidelberg, 2015, ISBN 978-3-662-47696-3
 Dieses Buch fasst die Ansichten eines engagierten Chirurgen zur Untersuchung und
Pathologie sowie zur chirurgischen Therapie von Fußerkrankungen im Allgemeinen
zusammen. Der besondere Wert liegt in der Schlüssigkeit des Inhalts und den vielen gut
ausgewählten Bildern.
 Solomon Tesfaye, Andrew Boulton: Diabetic Neuropathy
 Oxford Diabetes Library, 1st Edition (2009), ISBN-13:9780199551064
 Dieses Buch fasst die wichtigsten Punkte bei der Diagnose und beim angemessenen
Umgang mit den verschiedenen klinischen Erscheinungsformen der diabetischen Neuro-
pathie zusammen.

Literatur

Ali Z, Carroll M, Robertson KP, Fowler CJ (1989) The extent of small fibre sensory neuropathy in diabetics with plantar foot ulceration. J Neurol Neurosurg Psychiatry 52(1):94–98

Andros G, Harris RW, Dulawa LB, Oblath RW, Salles-Cunha SX (1984) The need for arteriography in diabetic patients with gangrene and palpable foot pulses. Arch Surg 119(11):1260–1263. https://doi.org/10.1001/archsurg.1984.01390230032007

Chantelau EA (2015) Nociception at the diabetic foot, an uncharted territory. World J Diabetes 6(3):391–402. https://doi.org/10.4239/wjd.v6.i3.391

Coleman SS, Chesnut WJ (1977) A simple test for hindfoot flexibility in the cavovarus foot. Clin Orthop Relat Res 123:60–62

Diehm C, Kareem S, Diehm N, Jansen T, Lawall H (2005) Does calculation of ankle brachial pressure index need revision? VASA Z Gefasskrankheiten 34(2):123–126; discussion 127

Hiller B (1998) The hydrostatic measurement of systolic toe blood pressure: a preliminary validation of the method. VASA Z Gefasskrankheiten 27(4):229–232

Hoitsma E, Reulen JP, de Baets M, Drent M, Spaans F, Faber CG (2004) Small fiber neuropathy: a common and important clinical disorder. J Neurol Sci 227(1):119–130. https://doi.org/10.1016/j.jns.2004.08.012

Hurley L, Kelly L, Garrow AP, Glynn LG, McIntosh C, Alvarez-Iglesias A, Avalos G, Dinneen SF (2013) A prospective study of risk factors for foot ulceration: The West of Ireland Diabetes Foot Study. QJM: Monthly J Asso Phys. https://doi.org/10.1093/qjmed/hct182

Jachertz G, Stappler T, Do DD, Mahler F (2000) The pole-pressure test: an easy alternative in patients with ischemic legs and incompressible arteries. VASA Z Gefasskrankheiten 29(1):59–61

Janssen A (2005) Pulsatility index is better than ankle-brachial doppler index for non-invasive detection of critical limb ischaemia in diabetes. Vasa 34(4):235–241

Jerosch J, Heisel J (2008) Operative Therapie von Fuß und Sprunggelenk: Fußchirurgie in Klinik und Praxis, 1. Aufl. Deutscher Ärzteverlag, Köln

Liniger C, Albeanu A, Bloise D, Assal JP (1990) The tuning fork revisited. Diabet Med 7(10):859–864

Margolis DJ, Hofstad O, Feldman HI (2008) Association between renal failure and foot ulcer or lower-extremity amputation in patients with diabetes. Diabetes Care 31(7):1331–1336. https://doi.org/10.2337/dc07-2244

Meijer JW, Smit AJ, Lefrandt JD, van der Hoeven JH, Hoogenberg K, Links TP (2005) Back to basics in diagnosing diabetic polyneuropathy with the tuning fork! Diabetes Care 28(9):2201–2205

Mueller MJ (1996) Identifying patients with diabetes mellitus who are at risk for lower-extremity complications: use of Semmes-Weinstein monofilaments. Phys Ther 76(1):68–71

Ndip A, Lavery LA, Boulton AJ (2010) Diabetic foot disease in people with advanced nephropathy and those on renal dialysis. Curr Diab Rep 10(4):283–290. https://doi.org/10.1007/s11892-010-0128-0

Quattrone F, Dini V, Barbanera S, Zerbinati N, Romanelli M (2013) Cutaneous ulcers associated with hydroxyurea therapy. J Tissue Viability 22(4):112–121. https://doi.org/10.1016/j.jtv.2013.08.002

Schriger DL, Baraff L (1988) Defining normal capillary refill: variation with age, sex, and temperature. Ann Emerg Med 17(9):932–935

Schroder F, Diehm N, Kareem S, Ames M, Pira A, Zwettler U, Lawall H, Diehm C (2006) A modified calculation of ankle-brachial pressure index is far more sensitive in the detection of peripheral arterial disease. J Vasc Surg 44(3):531–536. https://doi.org/10.1016/j.jvs.2006.05.016

Stinus H (2013) Neue Ansätze in der konservativen Versorgung des Hohlfußes. Vortrag, Gesellschaft für Fusschirurgie – Association for Foot Surgery

Tesfaye S, Boulton AJ, Dyck PJ, Freeman R, Horowitz M, Kempler P, Lauria G, Malik RA, Spallone V, Vinik A, Bernardi L, Valensi P (2010) Diabetic neuropathies: update on definitions, diagnostic criteria, estimation of severity, and treatments. Diabetes Care 33(10):2285–2293. https://doi.org/10.2337/dc10-1303

Thivolet C, el Farkh J, Petiot A, Simonet C, Tourniaire J (1990) Measuring vibration sensations with graduated tuning fork. Simple and reliable means to detect diabetic patients at risk of neuropathic foot ulceration. Diabetes Care 13(10):1077–1080

Yang Z, Chen R, Zhang Y, Huang Y, Hong T, Sun F, Ji L, Zhan S (2014) Scoring systems to screen for diabetic peripheral neuropathy. Cochrane Database Syst Rev (3). https://doi.org/10.1002/14651858.cd010974

Young MJ, Boulton AJ, MacLeod AF, Williams DR, Sonksen PH (1993) A multicentre study of the prevalence of diabetic peripheral neuropathy in the United Kingdom hospital clinic population. Diabetologia 36(2):150–154

Therapiepfad der Bedingungen für ein DFS

6

Gerhard Rümenapf, Dirk Hochlenert, Gerald Engels, Stephan Morbach, Stefanie Schliwa und Frances L. Game

Inhaltsverzeichnis

G. Rümenapf (✉)
Diakonissen-Stiftungs-Krankenhaus Speyer, Klinik für Gefäßchirurgie, Speyer, Deutschland
E-Mail: gerhard.ruemenapf@diakonissen.de

D. Hochlenert
Amb. Zentrum für Diabetologie, Endoskopie & Wundheilung, Köln, Nordrhein-Westfalen, Deutschland
E-Mail: dirk.hochlenert@cid-direct.de

G. Engels
Dept. Wundchirurgie, Klinik für Diabetologie/Endokrinologie, St. Vinzenz-Hospital, Köln, Nordrhein-Westfalen, Deutschland
E-Mail: gerald.engels@cid-direct.de

S. Morbach
Diabetologie, Marienkrankenhaus Soest, Soest, Deutschland
E-Mail: stephanmorbach@gmail.com

S. Schliwa
Anatomisches Institut, Universität Bonn, Bonn, Nordrhein-Westfalen, Deutschland
E-Mail: s.schliwa@uni-bonn.de

F. L. Game
Dept of Diabetes & Endocrinology, Derby Hospitals NHS Foundation Trust, Derby, UK
E-Mail: frances.game@nhs.net

© Springer-Verlag GmbH Deutschland, ein Teil von Springer Nature 2022
D. Hochlenert et al. (Hrsg.), *Das Diabetische Fußsyndrom*,
https://doi.org/10.1007/978-3-662-64972-5_6

Die Ursachen für ein DFS werden in diesem Buch in Bedingungen und Auslöser unterteilt. In der Therapie wird versucht, die resistenzmindernden Bedingungen soweit wie möglich zu korrigieren und die Wiederholung der Auslöser für ein Fußulkus zu unterbinden.

Das vorliegende Kapitel beschreibt die aktuell gültigen Behandlungskonzepte für die wichtigsten resistenzmindernden Bedingungen Polyneuropathie (PNP), periphere arterielle Verschlusskrankheit (pAVK) und den prognoserelevanten komplizierenden Faktor Infektion. Bezüglich der pAVK werden wesentliche operationsvorbereitende Untersuchungsschritte beschrieben. Ebenso werden die endovaskulären und gefäßchirurgischen Behandlungsmöglichkeiten und deren Ergebnisse dargestellt.

Die Unterbindung der Auslöser ist in den Kapiteln zur Systematik der Entitäten des DFS beschrieben (Kap. 7–20).

6.1 Überblick

Die Polyneuropathie ist die häufigste Einzelkomponente bei der Entwicklung eines DFS (Reiber et al. 1999). Sie ist die notwendige und zugleich hinreichende Bedingung. Ischämie und Infektion hingegen sind wesentliche akzelerierende Komponenten von Verläufen, die in Amputationen enden (Pecoraro et al. 1990; Prompers et al. 2008).

6.2 Polyneuropathie (PNP)

Nach heutigem Wissen kann ein Verlust des schützenden Schmerzempfindens („**loss of protective sensation**", **LOPS**) nicht wiederhergestellt werden. In der Prävention von Ulzerationen bei Menschen mit Diabetes und Polyneuropathie konzentrieren sich die therapeutischen Maßnahmen daher auf die Kompensation fehlender innerer Schutzmechanismen. Das wird durch Maßnahmen wie Entlastung (siehe die Kapitel zu den einzelnen Entitäten sowie zur inneren und äußeren Entlastung), Schulung und podologische Anbindung erreicht. Bei Dekompensation des Gleichgewichts zwischen schädigenden Einflüssen und Schutzfaktoren entsteht eine Gewebeschädigung. Nun liegt die therapeutische Leistung in der Anwendung von Behandlungsmethoden, die trotz des Sensibilitätsverlustes eine deutliche Verschiebung des Gleichgewichts zugunsten des Schutzes erreichen und den Reparaturprozess ermöglichen, z. B. durch Entlastung und evtl. Ruhigstellung.

Viele Patienten mit DFS leiden nicht nur unter dem Verlust von Sensibilität *(Minussymptomatik)*, sondern an Mischformen der Neuropathie, bei denen sog. **Plussymptome** das Krankheitserleben dominieren (Veves et al. 1993). Diese sind dadurch gekennzeichnet, dass Empfindungsäußerungen ohne den jeweils typischen Anlass den Patienten quälen, so beispielsweise das Empfinden kalter Füße, die aber objektiv betrachtet warm sind. Die pharmakologische Behandlung richtet sich nach den gültigen Leitlinien für schmerzhafte distale symmetrische Polyneuropathien (Tesfaye et al. 2013).

Hiervon abzugrenzen sind einseitige umschriebene Schmerzsensationen, die ebenfalls gehäuft bei Menschen mit Diabetes vorzukommen scheinen und ggf. auch eine vorbestehende Neuropathie aggravieren können. Diesen Beschwerden scheinen häufig **Engpasssyndrome** zugrunde zu liegen. Das zusätzliche Zusammendrücken von Nerven oder Muskeln, die an ohnehin schon engen Stellen liegen, verursacht sehr schmerzhafte Reizungen und kann in seltenen Fällen sogar zu Lähmungserscheinungen führen. Operative Dekompression der betroffenen Nervenabschnitte kann in manchen Fällen erheblich zur Schmerzlinderung beitragen (Siemionow et al. 2006). Hinweise, diese Therapieform könne den natürlichen Verlauf der Erkrankung und damit das langfristige Ulkus- bzw. Reulzerationsrisiko nennenswert beeinflussen, gründen allerdings nur auf wenigen kleineren Studien (Aszmann et al. 2004; Nickerson und Rader 2013), und dieser Ansatz ist keineswegs unwidersprochen (Cornblath et al. 2007).

6.3 Periphere arterielle Verschlusskrankheit (pAVK)

Der **Schweregrad** einer pAVK wird üblicherweise nach klinischen Gesichtspunkten eingeteilt, z. B. in die Fontaine-Stadien oder die Rutherford-Kategorien (Tab. 6.1). Nach klinischen Gesichtspunkten wird auch die Indikation zur arteriellen Revaskularisation gestellt: Im Fontaine-Stadium I soll nicht, im Stadium II kann, in den Stadien III und IV muss wenn möglich revaskularisiert werden (Lawall et al. 2016). Je schwerer die pAVK ausgeprägt ist, desto schlechter ist das Therapieergebnis (Morbach et al. 2012). Doch auch das Ergebnis von Gefäßeingriffen ist im Stadium IV signifikant schlechter als im Stadium II oder III (Taylor et al. 2009). Es ist unbestritten, dass Menschen mit Diabetes und pAVK von einer arteriellen Revaskularisation profitieren (Apelqvist et al. 2011;

Tab. 6.1 Klassifikation der pAVK nach Fontaine-Stadien und Rutherford-Kategorien. Symptome, die bei Menschen mit DFS typischerweise nicht oder zu einem späteren Zeitraum auftreten, prägen die Einteilung. Sie darf bei Menschen mit DFS nicht zur Anwendung gelangen. Die kritische Ischämie (CLI) umfasst die Stadien III und IV bzw. die Kategorien 4–6

Fontaine		Rutherford		
Stadium	Klinisches Bild	Grad	Kategorie	Klinisches Bild
I	Asymptomatisch	0	0	Asymptomatisch
II a	Gehstrecke > 200 m	I	1	Leichte Claudicatio intermittens
II b	Gehstrecke < 200 m	I	2	Mäßige Claudicatio intermittens
		I	3	Schwere Claudicatio intermittens
III	Ischämischer Ruheschmerz	II	4	Ischämischer Ruheschmerz
IV	Ulkus, Gangrän	III	5	Kleinflächige Nekrose
		III	6	Großflächige Nekrose

Faglia et al. 2012). Bei Empfindungslosigkeit der Beine und Füße wird eine relevante Durchblutungsstörung jedoch zumeist erst im Stadium IV bemerkt, wenn Ulzera und Nekrosen auftreten. Weder Claudicatio- noch Ruheschmerzen warnen die Betroffenen rechtzeitig.

> **Merke: Die weit verbreitete Fontaine-Klassifikation darf bei einem DFS grundsätzlich nicht zur Anwendung gelangen und schon gar nicht als Messlatte für die Indikationsstellung zur Revaskularisation dienen.**

Eine weitere Besonderheit der pAVK von Menschen mit Diabetes besteht darin, dass bevorzugt die **Unterschenkelarterien** betroffen sind und die Ischämie somit vorwiegend am Fuß und weniger an der Unterschenkelmuskulatur wirkt (Jude et al. 2001; Faglia 2011). Gleichzeitig ist die PNP am Fuß am stärksten ausgeprägt. Dies ist ein weiterer Grund dafür, dass bei Menschen mit Diabetes und Neuropathie nicht Schmerzen das führende klinische Symptom der kritischen Beinischämie darstellen, sondern die „diabetische" Gangrän. Um die Prognose der kritischen Fußischämie bei Menschen mit Diabetes zu verbessern, verlangen führende Experten, dass neue Strategien befolgt werden – „a new approach and classification in neuro-ischaemic individuals both with regard to clinical practice and science/research is badly needed" (Apelqvist und Lepäntalo 2012). Die neueste Klassifikation fußt ihre Risikoeinschätzung der „bedrohten Extremität" daher auf **Wund**kriterien, dem Schweregrad der **Ischämie** sowie dem einer eventuell gleichzeitig vorliegenden **Fußinfektion (WIFi)** (Mills et al. 2013). Menschen mit DFS zählen ausdrücklich zu den Zielpopulationen der Einteilung. Die Einschätzung des Ischämiegrades gründet dabei nicht auf klinischen Symptomen (Schmerz), sondern auf hämodynamischen Messwerten (ABI, TBI, systolischer Knöcheldruck, Zehendruck oder $tcpO_2$ = transkutane Sauerstoffpartialdruckmessung). Sie ist in voller Ausführlichkeit im Kap. 27 wiedergegeben. Die WIFi-Klassifikation ist evaluiert und wird zur Abschätzung der Prognose einer Revaskularisation empfohlen (Monteiro-Soares et al. 2019). Allerdings beinhaltet WIfI nicht das Kriterium „Neuropathie".

Entscheidend ist daher bei Patienten mit DFS

1. die Kenntnis einer gleichzeitig vorliegenden Neuropathie,
2. die vollständige und exakte Erhebung des Gefäßstatus,
3. die korrekte Einschätzung der prognostischen Bedeutung der ermittelten Befunde für Bein und Patient.

Dabei kann ein **Stufenschema für Basis- und weiterführende Diagnostik** als Handlungsanleitung hilfreich sein (Bauer et al. 2007): Der klinischen Untersuchung folgen, wie im Kap. 5 „Diagnosepfad" ausführlich dargestellt, die Messung der Verschlussdrücke der Fußarterien und die Kalkulation des Knöchel-Arm-Index (ABI). Ein Wert unter 0,9 lässt auf das grundsätzliche Vorliegen einer pAVK schließen, ein Wert ≤ 0,4 auf eine schwere pAVK bzw. eine kritische Extremitätenischämie (Hirsch et al. 2001). Sehr häufig ist der ABI jedoch bei Menschen mit Diabetes aufgrund einer Mediasklerose nicht verwertbar (ABI > 1,3) (Emanuele et al. 1981). Nur ABI-Werte von < 0,6 gelten als von der Mediasklerose unbeeinflusst und können als Maßstab für den Ischämiegrad dienen (Hinchliffe et al. 2020). Die Beurteilung des Dopplerfrequenzspektrums oder die hydrostatische Zehendruckmessung (*„pole pressure test"*) (Smith et al. 1994) können hier weiterhelfen (s. Abschn. 5.2.2.3 und Abb. 5.7). Ergibt sich aus diesen Untersuchungen der Verdacht auf eine schwerwiegende Ischämie, muss eine Gefäßdarstellung mittels bildgebender Verfahren erfolgen. Der weitere Untersuchungsgang umfasst hierbei neben der farbkodierten Duplexsonografie die kontrastmittelverstärkte Kernspin-Angiografie (ce-MRA), das Angio-CT (CTA) der Becken- und Beingefäße oder die digitale Subtraktionsangiografie (DSA), ggf. in Interventionsbereitschaft. Vor und nach der Angiografie ist eine adäquate Hydrierung obligat zur Vermeidung einer Kontrastmittel-Nephropathie. Bei Vorliegen einer Niereninsuffizienz sollten DSA (Katzberg und Haller 2006), Angio-CT oder MRA (Thomsen 2006) nur nach Einzelfallbetrachtung der Vor- und Nachteile zur Anwendung kommen. Die verabreichten nephrotoxischen Kontrastmitteldosen sind gerade bei der Angio-CT sehr hoch, und bei der MRA wird immer noch die Gefahr einer systemischen, Gadolinium-induzierten Sklerose diskutiert (Lawall et al. 2016). In diesen Fällen besteht die Möglichkeit der Verwendung von CO_2 zur Kontrastgebung (Rolland et al. 1998), was bei geeigneter Technik und apparativer Ausstattung eine zuverlässige Darstellung der Beinarterien bis unterhalb des Knies gestattet. Die Darstellung der Fußarterien, günstigenfalls in zwei Ebenen, ist für die Therapieplanung wünschenswert, wenn auch noch immer nicht genereller Standard. Allerdings sollten die Fußarterien immer mittels Doppler- oder Duplexsonografie dargestellt werden, denn oftmals sind sie noch offen und potenziell anschlussfähig, auch wenn sie sich angiografisch nicht mehr darstellen lassen. In vielen Fällen kann bei Patienten mit DFS, nach der Pulstastung in der Leiste und der duplexsonografischen Untersuchung der Becken- und Oberschenkelarterien eine antegrade DSA des betroffenen Beines in Revaskularisationsbereitschaft folgen. Auf eine Übersichtsangiografie (MRA, DSA, Angio-CT) kann dann verzichtet werden.

6.3.1 Konservative medikamentöse Behandlung

Die konservative medikamentöse Behandlung ist bei Menschen mit Diabetes und kritischer Extremitätenischämie bei kurativem Behandlungsziel wenig erfolgversprechend. Sie kann allenfalls den Zeitraum bis zur Revaskularisation überbrücken oder bei nicht rekonstruierbaren Gefäßen bzw. inkompletter Revaskularisierung eine weitere Beeinträchtigung des Patienten durch die Wunde verringern (Bendermacher et al. 2005; Lumsden und Rice 2006; Rümenapf und Morbach 2014; 2022 Hiatt 2001).

Diese Maßnahmen verbrauchen das Zeitfenster bis zum Eintritt weiterer Gewebedefekte, das für effektivere Maßnahmen genutzt werden könnte.

> **Eine Zweitmeinung zur Möglichkeit der Revaskularisation sollte vor Ver-
> suchen konservativer Durchblutungsverbesserung gesucht werden und nicht
> erst zum Zeitpunkt einer Amputationsindikation.**

6.3.2   Revaskularisation

Eine Revaskularisation muss beim DFS erwogen werden, wenn eine kritische Ischämie
nachgewiesen ist und wenn die Fußläsion trotz Druckentlastung und stadiengerechter
Wundbehandlung keine Neigung zum Wundschluss zeigt. Gegenüber pAVK-Patienten,
die wegen der ischämischen Schmerzen rechtzeitig zur Revaskularisation kommen, sind
Menschen mit DFS benachteiligt. Bei ihnen wird meist erst an die Revaskularisation
gedacht, wenn schon irreversible Gewebedefekte bestehen.

Die Revaskularisation kann hierbei endovaskulär, operativ oder als „Hybridein-
griff" (s. u.) erfolgen (Rümenapf et al. 2012). Die Revaskularisation folgt dem Prinzip
„endovascular first" (Lawall et al. 2016), obwohl dies nicht evidenzbasiert ist. Aktuelle
Leitlinien (z. B. Hinchliffe et al. 2019) fordern heutzutage, dass sich endovaskuläre
und gefäßchirurgische Strategien am Verteilungsmuster der pAVK und der Komplexität des Verschlussmusters orientieren und sich ergänzen sollten. Entscheidend sind auch
Flexibilität bei Indikationsstellung und Operationstaktik sowie das niederschwellige
Angebot von Revaskularisationen. So muss nicht jeder Betroffene mit Verschluss-
prozessen der Unterschenkelarterien sofort kruropedal rekonstruiert werden. Viele, vor
allem ältere Menschen mit Diabetes haben Mehretagenverschlüsse, bei denen zunächst
zentral (Becken, Oberschenkel) rekonstruiert wird und nur bei ausbleibender Abheilung
der Fußläsionen eine peripherere Rekonstruktion folgen muss.

Etwa 70 % aller arteriellen Verschlussprozesse bei Menschen mit Diabetes lassen
sich endovaskulär behandeln, was für den Patienten wenig traumatisch und belastend
ist. Kurzstreckige Engstellen oder Stenosen haben durch eine Aufdehnung eine gute
Prognose. Sind die Gefäßverschlüsse langstreckig, gelingen Aufdehnungen nicht, oder
ist ihr Erfolg nur von kurzer Dauer, so tritt der Bypass als Therapieoption in den Vordergrund. Bypässe können bis zu den Fußschlagadern reichen und sollten möglichst aus
körpereigener Vene bestehen. Nach 5 Jahren sind noch ca. 60 % der kniegelenksüber-
schreitenden Bypässe primär und ca. 70 % sekundär offen. Majoramputationen können
so zu ca. 80 % innerhalb von 5 Jahren vermieden werden. Ähnliche Ergebnisse werden
mit endovaskulären Behandlungen durchaus erreicht, Folgeeingriffe sind aber wesentlich
häufiger als nach Bypass-Operationen.

Hybrideingriffe verringern das Operationstrauma, indem sie endovaskuläre und
gefäßchirurgische Verfahren kombinieren, z. B. eine Leistenpatchplastik mit simultaner
Stent-PTA von Beckenarterienstenosen.

DSA in PTA-Bereitschaft: Wenn die Becken- und Leistenarterien keine nennenswerten Verschlussprozesse aufweisen, kann eine DSA in PTA-Bereitschaft durchgeführt werden (s. o.). Die einzeitige Versorgung des DFS-Patienten im OP innerhalb weniger Stunden nach der stationären Aufnahme umfasst dann oft zusätzlich Débridements oder Minoramputationen (sog. Kombinationseingriff).

Bei Patienten mit leichter bis moderater pAVK und nur geringen Hautdefekten kann unter engmaschiger Befundkontrolle zunächst auch ein **Behandlungsversuch ohne Revaskularisation** vertretbar sein. Bei optimaler Druckentlastung und Wundpflege kann so eine Amputation innerhalb eines Jahres in bis zu 75 % der Fälle verhindert werden (Marston et al. 2006). Von 602 DFS-Patienten mit CLI, die keine Revaskularisation bekamen, heilten innerhalb von einem Jahr 50 % der Wunden ab, 17 % brauchten eine Majoramputation, und 33 % starben (Elgzyri et al. 2013). Ähnliches gilt für multimorbide Patienten selbst mit schwerer pAVK und ausgedehnten Defekten, deren Behandlung in palliativer Intention erfolgt. Entscheidend ist die interdisziplinäre Verständigung, um im Verhältnis zum Aufwand und der verfahrensbedingten Gefährdung des Patienten ein optimales Behandlungsergebnis zu erzielen.

Unbeantwortet ist bisher die Frage, ob bei der Indikation DFS die Revaskularisation nach dem „*Angiosomen-Konzept*" bessere Behandlungsergebnisse liefert als das Vorgehen auf der Basis des „besten verfügbaren Gefäßes" (Neville et al. 2009). Das Angiosomen-Konzept geht davon aus, dass jeder Gewebeblock an Unterschenkel und Fuß von einer spezifischen Unterschenkelarterie versorgt wird und die günstigsten Heilungsverläufe bei Ulzerationen durch Rekanalisierung der Arterie erzielt werden, die das entsprechende Angiosom versorgt (Alexandrescu und Hubermont 2012; Taylor und Pan 1998). Ein Argument gegen das Konzept ist, dass diese Angiosome lediglich die normale Anatomie nicht erkrankter Gefäße widerspiegeln und es unklar ist, wie weit sie auch beim Diabetischen Fußsyndrom gelten (Reekers und Lammer 2012). Auch fanden sich in vergleichenden Studien Unterschiede beim Behandlungsergebnis weder zwischen Ulkusbefunden, die mittels direkter oder indirekter Revaskularisation versorgt wurden (Varela et al. 2010), noch zwischen Anwendung pedaler und peronealer Revaskularisation bei Verfügbarkeit beider Gefäße (Bergamini et al. 1994). Bei der gefäßchirurgischen Revaskularisation mittels pedaler Bypässe besteht meist keine Auswahlmöglichkeit an Empfängerarterien am Fuß, eventuell aber interventionell durch Rekanalisation von verschlossenen Fußarterien (sog. Pedal-Loop-Technik). Neue experimentelle Studien haben das Angiosom-Modell für die Revaskularisation neuroischämischer diabetischer Füße nicht bestätigt (Rother et al. 2017). Wahrscheinlich verschwinden die Angiosomgrenzen, weil sich über Jahre hinweg Kollateralsysteme zwischen den Restarterien gebildet haben (Abb. 6.1).

Eine Amputation in einer nicht ausreichend durchbluteten Region ist der Startschuss zur gefürchteten „**Salamitaktik**".

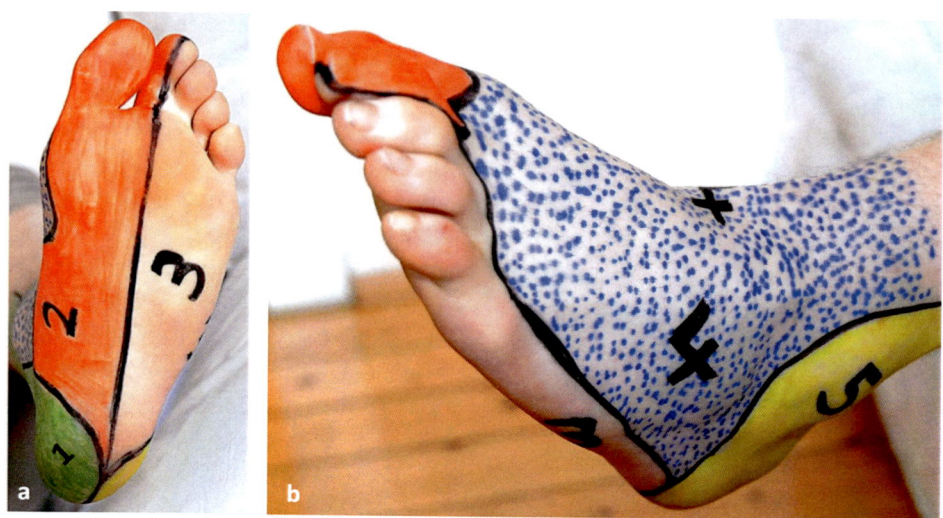

Abb. 6.1 a, b, 1: Art. tibialis posterior, 2: Ramus plantaris medialis der A. tib. post., 3: Ramus plantaris lateralis der A. tib. post., 4: Art. dorsalis pedis, 5: Art. fibularis. (Abbildungen von Prof. Rümenapf)

6.4   Infektion

Neben der Ischämie ist die Infektion der wesentliche gewebebedrohende Faktor. Die Diagnose einer Infektion wird klinisch gestellt. Häufig sind beim Menschen mit Diabetes die Entzündungsparameter im Serum auch bei fulminanten Entzündungen nicht verdächtig erhöht, was zur Fehleinschätzung der Gefahr führen kann!

Die gültigen **Klassifizierungen** diabetischer Fußinfektionen (IDSA, PEDIS, SINBAD) teilen den Schweregrad dabei nach Vorhandensein und Ausdehnung lokaler Entzündungszeichen, Beteiligung tieferliegender Gewebestrukturen und dem Vorliegen systemischer Infektionszeichen ein.

Man unterscheidet hiernach Infektionen in

1. leicht
2. moderat
3. schwer („limb-threatening")
4. lebensbedrohlich („life-threatening")

Diagnose: Das konventionelle Röntgen dient als Basisuntersuchung zur Feststellung von Frakturen, Gaseinschlüssen, der Ausdehnung von Osteitiden und zur Differenzial-diagnostik gegenüber der diabetischen Osteoarthropathie. Allerdings werden mit diesem Verfahren frühe Stadien der Ostitis oft verpasst. Andere bildgebende Verfahren (Computertomografie, Magnetresonanztomografie), verschiedene szintigrafische Methoden (3-Phasen-Skelettszintigramm, Leukozytenszintigramm) sowie bestimmte

Laboruntersuchungen (Leukozyten, C-reaktives Protein, Procalcitonin) gelangen in Abhängigkeit von der klinischen Fragestellung ergänzend zur Anwendung.

Die **antibiotische Behandlung** unkomplizierter neuropathischer Fußläsionen bringt keinerlei Vorteile hinsichtlich der Geschwindigkeit bis zum Remissionseintritt oder der Dauer des Remissionserhalts (Chantelau et al. 1996). Im Gegenteil: Nicht indizierter, „prophylaktischer" Einsatz systemischer Antibiotika verursacht nicht nur unnötige Kosten, sondern fördert zudem die Bildung resistenter Keimstämme. Im Zweifelsfall kann eine mikrobiologische Untersuchung veranlasst werden und der Verlauf unter lokaler Antiseptik und Entlastung beobachtet werden.

Bei klinischer Indikation wird die antibiotische Behandlung des DFS zunächst „kalkuliert" eingeleitet. Dabei wird das Antibiotikum in Kenntnis der wahrscheinlich aktiven Erreger und der typischen Resistenzlage gewählt. Dafür ist es sinnvoll, vom mikrobiologischen Labor jährliche Statistiken zum Erregerspektrum und zur Resistenzlage zu erhalten. Nach Erhalt des Antibiogramms kann auf eine gezielte, möglichst kostengünstige Therapie ein- bzw. umgestellt werden, wenn der klinische Verlauf nicht ohnehin inzwischen eine deutliche Besserung zeigt.

Zur Gewinnung von Material für die mikrobiologische Untersuchung zur Steuerung einer antibiotischen Therapie sind Gewebeproben aus der Wundtiefe oder Feinnadelaspirate oder zumindest Abstriche aus der Tiefe der Wunde oberflächlichen Wundabstrichen grundsätzlich vorzuziehen (Mutluoglu et al. 2012). Die Qualität des Prozesses der Gewinnung mikrobiologischer Proben in einer Einrichtung kann daran gemessen werden, wie oft sich nur ein oder maximal zwei Erreger isolieren lassen, entsprechend dem Konzept, dass die jeweils invasiven Erreger üblicherweise nur zu einer oder wenigen Spezies gehören. In oberflächennäheren Bereichen kommen dann noch weitere hinzu, die aus der Wundsituation ihren Nutzen ziehen, sie aber nicht unterhalten oder invasiv werden. Sie zu kennen kann epidemiologische Bedeutung haben, z. B. um prophylaktische Hygienemaßnahmen bei multipel resistenten Erregern zu steuern.

> **Die Indikation der mikrobiologischen Untersuchung bestimmt die bevorzugte Technik der Probengewinnung.**

Die Dauer der medikamentösen Behandlung richtet sich nach der Tiefenausdehnung des Befundes. Während bei ausschließlicher Weichteilinfektion Behandlungsdauern von wenigen Tagen bis zu zwei Wochen meist ausreichen, kann bei der rein konservativen Behandlung des infizierten Knochens (Ostitis) eine Langzeittherapie über mehrere Monate erforderlich werden (Lipsky et al. 2020).

Die Indikation einer **stationären Aufnahme** erfolgt unter Berücksichtigung des Gesamtbildes. Dazu gehören: der Allgemeinzustand, die Schwere der Infektion, das Ausmaß der Durchblutungsstörung, die notwendige Medikation und Überwachung, die

Durchführbarkeit der Entlastung. Die stationäre Aufnahme ist bei schwerer Infektion grundsätzlich indiziert, bei weniger schweren Infektionen in Abhängigkeit vom individuellen Fall (Lipsky et al. 2020). Folgende Kriterien sprechen analog der Schnittstellenbeschreibung des Kölner Fußnetzes für eine stationäre Behandlung (Hochlenert 2007):

- Notwendigkeit beidseitiger kompletter Immobilisation
- Notwendigkeit strikter Immobilisation Alleinstehender (Ausnahme: hohe Therapietreue, häusliche Versorgung gesichert)
- Parenterale Antibiotikatherapie
- Fehlen eines minimalen Problembewusstseins (ab Wagner 2b oder bei Verschlechterung)
- Z. n. kontralateraler Majoramputation und aktuell Vorliegen eines nicht sicher beherrschbaren Problems
- Ambulant nicht schnell genug beherrschbare schwere Begleiterkrankung

Bei ausgedehnten Weichteilinfektionen, aber auch bei Beteiligung tieferliegender Gewebestrukturen (Sehnen, Faszien, Knochen und Gelenke) sind operative Maßnahmen (Kompartiment-Drainage, ausgiebiges Débridement, Amputation) häufig nicht zu umgehen (Yan et al. 2013). Dies darf aber nicht zu einer Ausweitung der Indikation führen, indem Entfernungen von Gewebe primär mit der Indikation der Infektbekämpfung begründet werden wie in vorantibiotischer Ära.

6.5 Zeitgerecht = unverzüglich

Wenn die zentralen Maßnahmen Druckentlastung, antiinfektiöse Therapie (medikamentös, ggf. chirurgisch) und Reperfusion nicht zeitgerecht zum Einsatz kommen, ist mit einem rasanten Gewebeverlust und daraus resultierenden Amputationen zu rechnen (Yan et al. 2013).

Literatur

Alexandrescu V, Hubermont G (2012) The challenging topic of diabetic foot revascularization: does the angiosome-guided angioplasty may improve outcome. J Cardiovasc Surg 53(1):3–12

Apelqvist J, Elgzyri T, Larsson J, Londahl M, Nyberg P, Thorne J (2011) Factors related to outcome of neuroischemic/ischemic foot ulcer in diabetic patients. J Vascular Surg 53(6):1582–1588 e1582. https://doi.org/10.1016/j.jvs.2011.02.006

Apelqvist JA, Lepantalo MJ (2012) The ulcerated leg: when to revascularize. Diabetes Metab Res Rev 28(Suppl 1):30–35. https://doi.org/10.1002/dmrr.2259

Aszmann O, Tassler PL, Dellon AL (2004) Changing the natural history of diabetic neuropathy: incidence of ulcer/amputation in the contralateral limb of patients with a unilateral nerve decompression procedure. Ann Plast Surg 53(6):517–522

Bauer H, Germann G, Gries FA, Morbach S, Riepe G, Rothe U, Rümenapf G, Stiegler H, Tepe G, Uebel T, Weck M, Witte M. (2007) Nationale Versorgungsleitlinie Typ-2-Diabetes-Prävention und Therapie von Fußkomplikationen. Dtsch Ärzteblatt 104:B591–B598

Bendermacher BL, Willigendael EM, Teijink JA, Prins MH (2005) Medical management of peripheral arterial disease. J Thromb Haemost 3(8):1628–1637. https://doi.org/10.1111/j.1538-7836.2005.01368.x

Bergamini TM, George SM, Jr., Massey HT, Henke PK, Klamer TW, Lambert GE, Jr., Banis JC, Jr., Miller FB, Garrison RN, Richardson JD (1994) Pedal or peroneal bypass: which is better when both are patent? J Vascular Surg 20 (3):347–355; discussion 355–346

Chantelau E, Tanudjaja T, Altenhofer F, Ersanli Z, Lacigova S, Metzger C (1996) Antibiotic treatment for uncomplicated neuropathic forefoot ulcers in diabetes: a controlled trial. Diabet Med 13(2):156–159

Cornblath DR, Vinik A, Feldman E, Freeman R, Boulton AJ (2007) Surgical decompression for diabetic sensorimotor polyneuropathy. Diabetes Care 30(2):421–422. https://doi.org/10.2337/dc06-2324

Elgzyri T, Larsson J, Thorne J, Eriksson KF, Apelqvist J (2013) Outcome of ischemic foot ulcer in diabetic patients who had no invasive vascular intervention. Eur J Vasc Endovasc Surg 46(1):110–117. https://doi.org/10.1016/j.ejvs.2013.04.013

Emanuele MA, Buchanan BJ, Abraira C (1981) Elevated leg systolic pressures and arterial calcification in diabetic occlusive vascular disease. Diabetes Care 4(2):289–292

Faglia E (2011) Characteristics of peripheral arterial disease and its relevance to the diabetic population. Int J Low Extrem Wounds 10(3):152–166. https://doi.org/10.1177/1534734611417352

Faglia E, Clerici G, Losa S, Tavano D, Caminiti M, Miramonti M, Somalvico F, Airoldi F (2012) Limb revascularization feasibility in diabetic patients with critical limb ischemia: results from a cohort of 344 consecutive unselected diabetic patients evaluated in 2009. Diabetes Res Clin Pract 95(3):364–371. https://doi.org/10.1016/j.diabres.2011.10.033

Hiatt WR (2001) Medical treatment of peripheral arterial disease and claudication. N Engl J Med 344(21):1608–1621. https://doi.org/10.1056/NEJM200105243442108

Hinchliffe RJ, Forsythe RO, Apelqvist J, Boyko EJ, Fitridge R, Hong JP, Katsanos K, Mills JL, Nikol S, Reekers J, Venermo M, Zierler RE, Schaper N, International Working Group on the Diabetic F (2019) IWGDF Guideline on diagnosis, prognosis and management of peripheral artery disease in patients with a foot ulcer and diabetes. 2019 IWGDF Guidelines on the Prevention and Management of Diabetic Foot Disease

Hinchliffe RJ, Forsythe RO, Apelqvist J, Boyko EJ, Fitridge R, Hong JP, Katsanos K, Mills JL, Nikol S, Reekers J, Venermo M, Zierler RE, Schaper NC, International Working Group on the Diabetic F (2020) Guidelines on diagnosis, prognosis, and management of peripheral artery disease in patients with foot ulcers and diabetes (IWGDF 2019 update). Diabetes Metab Res Rev 36(Suppl 1):e3276. https://doi.org/10.1002/dmrr.3276

Hirsch AT, Criqui MH, Treat-Jacobson D, Regensteiner JG, Creager MA, Olin JW, Krook SH, Hunninghake DB, Comerota AJ, Walsh ME, McDermott MM, Hiatt WR (2001) Peripheral arterial disease detection, awareness, and treatment in primary care. JAMA, J Am Med Assoc 286(11):1317–1324

Hochlenert D (2007) Qualitätsbericht Netzwerk Diabetischer Fuß Köln und Umgebung 2006. fussnetz-koeln/weboot/upload/files/Qualitätsbericht.2006.pdf

Jude EB, Oyibo SO, Chalmers N, Boulton AJ (2001) Peripheral arterial disease in diabetic and nondiabetic patients: a comparison of severity and outcome. Diabetes Care 24(8):1433–1437

Katzberg RW, Haller C (2006) Contrast-induced nephrotoxicity: clinical landscape. Kidney Int Suppl 100:S3-7. https://doi.org/10.1038/sj.ki.5000366

Lawall H, Huppert P, Espinola-Klein C, Rümenapf G (2016) The diagnosis and treatment of peripheral arterial vascular disease. Deutsches Arzteblatt international 113(43):729–736. https://doi.org/10.3238/arztebl.2016.729

Lipsky BA, Senneville E, Abbas ZG, Aragon-Sanchez J, Diggle M, Embil JM, Kono S, Lavery LA, Malone M, van Asten SA, Urbancic-Rovan V, Peters EJG, International Working Group on the Diabetic F (2020) Guidelines on the diagnosis and treatment of foot infection in persons with diabetes (IWGDF 2019 update). Diabetes Metab Res Rev 36(Suppl 1):e3280. https://doi.org/10.1002/dmrr.3280

Lumsden AB, Rice TW (2006) Medical management of peripheral arterial disease: a therapeutic algorithm. Journal of endovascular therapy: an official journal of the International Society of Endovascular Specialists 13 Suppl 2:Ii19–29

Marston WA, Davies SW, Armstrong B, Farber MA, Mendes RC, Fulton JJ, Keagy BA (2006) Natural history of limbs with arterial insufficiency and chronic ulceration treated without revascularization. J Vasc Surg 44(1):108–114. https://doi.org/10.1016/j.jvs.2006.03.026

Mills JL, Sr., Conte MS, Armstrong DG, Pomposelli FB, Schanzer A, Sidawy AN, Andros G, the Society for Vascular Surgery Lower Extremity Guidelines C (2013) The society for vascular surgery lower extremity threatened limb classification system: risk stratification based on wound, ischemia, and foot infection (WIfI). J Vasc Surg. https://doi.org/10.1016/j.jvs.2013.08.003

Monteiro-Soares M, Russell D, Boyko EJ, Jeffcoate W, Mills JL, Morbach S, Game F, International Working Group on the Diabetic F (2019) IWGDF Guideline on the classification of diabetic foot ulcers. 2019 IWGDF Guidelineson the Prevention and Managementof Diabetic Foot Disease

Morbach S, Furchert H, Groblinghoff U, Hoffmeier H, Kersten K, Klauke GT, Klemp U, Roden T, Icks A, Haastert B, Rümenapf G, Abbas ZG, Bharara M, Armstrong DG (2012) Long-term prognosis of diabetic foot patients and their limbs: amputation and death over the course of a decade. Diabetes Care 35(10):2021–2027. https://doi.org/10.2337/dc12-0200

Mutluoglu M, Uzun G, Turhan V, Gorenek L, Ay H, Lipsky BA (2012) How reliable are cultures of specimens from superficial swabs compared with those of deep tissue in patients with diabetic foot ulcers? J Diabetes Complications 26(3):225–229. https://doi.org/10.1016/j.jdiacomp.2012.03.015

Neville RF, Attinger CE, Bulan EJ, Ducic I, Thomassen M, Sidawy AN (2009) Revascularization of a specific angiosome for limb salvage: does the target artery matter? Ann Vasc Surg 23(3):367–373. https://doi.org/10.1016/j.avsg.2008.08.022

Nickerson DS, Rader AJ (2013) Low long-term risk of foot ulcer recurrence after nerve decompression in a diabetes neuropathy cohort. J Am Podiatr Med Assoc 103(5):380–386

Pecoraro RE, Reiber GE, Burgess EM (1990) Pathways to diabetic limb amputation. Basis for prevention. Diabetes Care 13(5):513–521

Prompers L, Schaper N, Apelqvist J, Edmonds M, Jude E, Mauricio D, Uccioli L, Urbancic V, Bakker K, Holstein P, Jirkovska A, Piaggesi A, Ragnarson-Tennvall G, Reike H, Spraul M, Van Acker K, Van Baal J, Van Merode F, Ferreira I, Huijberts M (2008) Prediction of outcome in individuals with diabetic foot ulcers: focus on the differences between individuals with and without peripheral arterial disease The EURODIALE study. Diabetologia 51(5):747–755. https://doi.org/10.1007/s00125-008-0940-0

Reekers JA, Lammer J (2012) Diabetic foot and PAD: the endovascular approach. Diabetes Metab Res Rev 28(Suppl 1):36–39. https://doi.org/10.1002/dmrr.2258

Reiber GE, Vileikyte L, Boyko EJ, del Aguila M, Smith DG, Lavery LA, Boulton AJ (1999) Causal pathways for incident lower-extremity ulcers in patients with diabetes from two settings. Diabetes Care 22(1):157–162

Rolland Y, Duvauferrier R, Lucas A, Gourlay C, Morcet N, Rambeau M, Chaperon J (1998) Lower limb angiography: a prospective study comparing carbon dioxide with iodinated contrast material in 30 patients. AJR Am J Roentgenol 171(2):333–337. https://doi.org/10.2214/ajr.171.2.9694446

Rother U, Krenz K, Lang W, Horch RE, Schmid A, Heinz M, Meyer A, Regus S (2017) Immediate changes of angiosome perfusion during tibial angioplasty. J Vasc Surg 65(2):422–430. https://doi.org/10.1016/j.jvs.2016.08.099

Rümenapf G, Dentz J, Nagel N, Morbach S (2012) Neue Konzepte zur interdisziplinären Versorgung von Patienten mit neuroischämischem diabetischem Fußsyndrom (DFS). Gefässchirurgie 17(5):327–333. https://doi.org/10.1007/s00772-012-1017-4

Rümenapf G et al JCM 2022

Siemionow M, Alghoul M, Molski M, Agaoglu G (2006) Clinical outcome of peripheral nerve decompression in diabetic and nondiabetic peripheral neuropathy. Ann Plast Surg 57(4):385–390. https://doi.org/10.1097/01.sap.0000221979.13847.30

Smith FC, Shearman CP, Simms MH, Gwynn BR (1994) Falsely elevated ankle pressures in severe leg ischaemia: the pole test–an alternative approach. Eur J Vasc Surg 8(4):408–412

Taylor GI, Pan WR (1998) Angiosomes of the leg: anatomic study and clinical implications. Plastic and reconstructive surgery 102 (3):599–616; discussion 617–598

Taylor SM, Cull DL, Kalbaugh CA, Senter HF, Langan EM, 3rd, Carsten CG, 3rd, York JW, Snyder BA, Gray BH, Androes MP, Blackhurst DW (2009) Comparison of interventional outcomes according to preoperative indication: a single center analysis of 2,240 limb revascularizations. Journal of the American College of Surgeons 208 (5):770–778; discussion 778–780. https://doi.org/10.1016/j.jamcollsurg.2009.01.025

Tesfaye S, Boulton AJ, Dickenson AH (2013) Mechanisms and management of diabetic painful distal symmetrical polyneuropathy. Diabetes Care 36(9):2456–2465. https://doi.org/10.2337/dc12-1964

Thomsen HS (2006) Nephrogenic systemic fibrosis: a serious late adverse reaction to gadodiamide. Eur Radiol 16(12):2619–2621. https://doi.org/10.1007/s00330-006-0495-8

Varela C, Acin F, de Haro J, Bleda S, Esparza L, March JR (2010) The role of foot collateral vessels on ulcer healing and limb salvage after successful endovascular and surgical distal procedures according to an angiosome model. Vascular and endovascular surgery 44(8):654–660. https://doi.org/10.1177/1538574410376601

Veves A, Manes C, Murray HJ, Young MJ, Boulton AJ (1993) Painful neuropathy and foot ulceration in diabetic patients. Diabetes Care 16(8):1187–1189

Yan J, Liu Y, Zhou B, Sun M (2013) Pre-hospital delay in patients with diabetic foot problems: influencing factors and subsequent quality of care. Diabetic Med J Br Diabetic Assoc. https://doi.org/10.1111/dme.12388

Entitäten – eine Systematik für diabetesbedingte Fußulzera

7

Dirk Hochlenert, Gerald Engels, Stephan Morbach, Stefanie Schliwa und Frances L. Game

Inhaltsverzeichnis

D. Hochlenert (✉)
Amb. Zentrum für Diabetologie, Endoskopie & Wundheilung, Köln, Nordrhein-Westfalen, Deutschland
E-Mail: dirk.hochlenert@cid-direct.de

G. Engels
Dept. Wundchirurgie, Klinik für Diabetologie/Endokrinologie, St. Vinzenz-Hospital, Köln, Nordrhein-Westfalen, Deutschland
E-Mail: gerald.engels@cid-direct.de

S. Morbach
Diabetologie, Marienkrankenhaus Soest, Soest, Deutschland
E-Mail: stephanmorbach@gmail.com

S. Schliwa
Anatomisches Institut, Universität Bonn, Bonn, Nordrhein-Westfalen, Deutschland
E-Mail: s.schliwa@uni-bonn.de

F. L. Game
Dept of Diabetes & Endocrinology, Derby Hospitals NHS Foundation Trust, Derby, UK
E-Mail: frances.game@nhs.net

© Springer-Verlag GmbH Deutschland, ein Teil von Springer Nature 2022
D. Hochlenert et al. (Hrsg.), *Das Diabetische Fußsyndrom*,
https://doi.org/10.1007/978-3-662-64972-5_7

Dieses Übersichtskapitel führt in die detaillierte Darstellung der Entitäten in den nächsten 12 Kapiteln ein. Die verwendeten Methoden und Grundlagen werden hier beschrieben. Den Läsionen an der Großzehe ist eine eigene Übersicht gewidmet, da sich dort etwa 30 % aller diabetesbedingten Fußulzera befinden.

7.1 Klassifikation basierend auf der Lokalisation

Die Lokalisation eines Ulkus ist leicht zu ermitteln. Sie ist mit wenigen typischen Auslösern (Anlässen, Triggern) sowie einem typischen Muster von Bedingungen verknüpft. Eine erste Bestimmung typischer Ursachen kann so auf einen Blick (Blickdiagnose) erfolgen:

Druckulzera (durch grenzwertige Überlastung bei jedem Schritt)

- befinden sich über Knochenvorsprüngen und sind
- von Hyperkeratosen umgeben, da die Haut schon im Vorfeld auf chronische Überlastung reagiert.

Ulcera nach zufälligen, akuten **Traumata** haben folgende Merkmale:

- Sie liegen nicht zwingend in einer belasteten Zone, sondern an zufälligen Stellen, auch auf dem Fußrücken.
- Sie haben in typischen Fällen keine randständige Hyperkeratose.
- Manchmal haben sie eine charakteristische Form, die auf den traumatisierenden Gegenstand hinweist.

Venöse Ulzera befinden sich im Bereich der Knöchel (Malleoli).

Dekubitalulzera (durch Eigengewicht) befinden sich an der Tuberositas calcanei, also hinten an der Ferse.

Thermische Schäden (Hitze oder Kälte) haben sehr eindeutige Charakteristika:

- Sie sind oft großflächig.
- Die Wundfläche entspricht der Kontaktfläche der Wärmequelle (oder Kältequelle). Der Schweregrad hängt von Einwirkzeit und Intensität ab, sodass sich Ulzera gleichermaßen an belasteten wie unbelasteten Arealen befinden.
- Bei mehreren Läsionen, z. B. beider Füße oder mehrere Zehen, befindet sich jede Läsion im gleichen Stadium der Wundheilung, da sie gleichzeitig begonnen haben.

In diesem Buch werden die Ursachen Diabetischer Fußulzera in Bedingungen und Auslöser unterteilt. Die Bedingungen sind nicht heilbar, und die häufigsten können auch nicht verbessert werden. Bei der Behandlung des Diabetischen Fußes geht es also überwiegend um die lebenslange Vermeidung der Auslöser.

> **Eine Systematik für die Auslöser diabetesbedingter Fußulzera strukturiert im klinischen Alltag die häufigsten behandelbaren Ursachen.**

Anhand der Lokalisation können Ulzera am Diabetischen Fuß in pathobiomechanisch definierte Untergruppen unterteilt werden. Dies ist möglich, da in jedem Areal nur ein oder wenige Auslöser Ulzera hervorrufen. Sind mehrere Auslöser möglich, kann eine einfache klinische Untersuchung zwischen ihnen unterscheiden. Darüber hinaus ist es möglich, für jeden Ort ein typisches Muster der Bedingungen zu definieren. So kann beispielsweise die Wahrscheinlichkeit der zugrunde liegenden pAVK mit dieser Information weiter präzisiert werden. Diese lokalisationsbezogenen Untereinheiten sind daher relativ homogen. Die Autoren haben sie **Entitäten** (Symptomenkomplexe mit wiederkehrenden Informationseinheiten) genannt. Mit Hilfe dieser Entitäten ist es möglich, die notwendigen Tests und Therapieentscheidungen zu standardisieren. Aus den typischen Eigenschaften der Entitäten können weitere Informationen für die Prognose gewonnen werden. Aus didaktischer Sicht wird es leichter, die ansonsten scheinbar unendlichen Kombinationen möglicher Ursachen und Konsequenzen zu verstehen. Und es bleibt zu hoffen, dass diese Präzision zu zielgerichteteren Diskussionen und Weiterentwicklungen führt.

> **Die Bildung von „Entitäten" nutzt die systematische Verbindung zwischen Lokalisation und Ursache, um die Therapiemöglichkeiten zu standardisieren und prognostische Informationen zur Verfügung zu stellen.**

7.2   Material und Methoden

Die Ausarbeitung des Zahlenwerks zu dieser Systematik erfolgte in mehreren Stufen. Im Rahmen der Qualitätssicherung der Netzwerke Diabetischer Fuß wurden Fotos und Daten von 12.473 Fällen mit aktivem DFS erhoben, die Bestandteil des DFS-Registers sind (Risse et al. 2010). 10.037 davon flossen in die Analyse der DFS-Regionen ein. Nicht verwendet wurden dagegen 1424 Fälle mit Fotos, auf denen die Lokalisation nicht bestimmbar war, sowie 790 mit Fotos, die den Unterschenkel betrafen, und 222 Fälle, bei denen der Kontakt zu den Patienten abgerissen war, sodass weder ein Zwischenergebnis nach 6 Monaten noch ein Endergebnis zur Auswertung herangezogen werden konnte. Von den 1424 Fällen war die Lokalisation in 363 wegen technischer Mängel im Foto nicht zuzuordnen. In 37 Fällen waren die Läsionen zur Bestimmung eines initialen Fokus zu weit fortgeschritten. In 796 Fällen war die Lokalisation nicht eindeutig zu erkennen, und in 228 Fällen war die Lokalisation zwar zu erkennen, entsprach aber keiner der vordefinierten Areale. Die Unterschenkelulzera werden getrennt betrachtet.

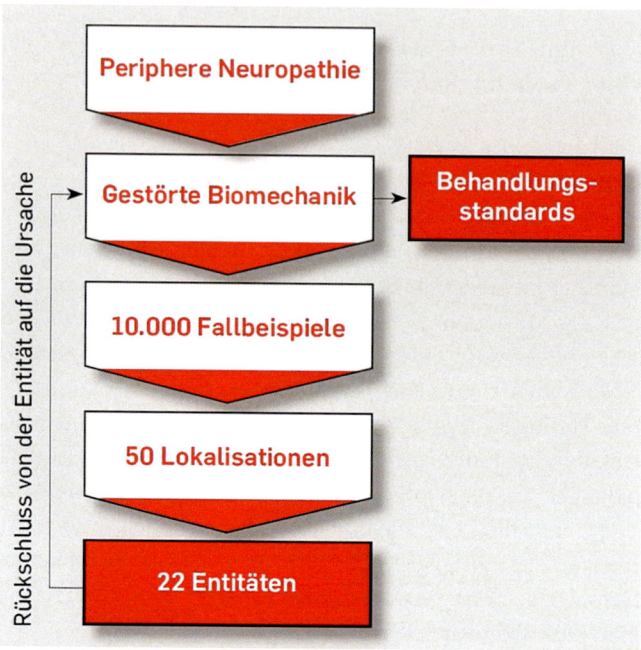

Abb. 7.1 Entstehungsgeschichte der Entitäten und des biomechanischen Bezugs zur Therapie

In den 10.037 verwertbaren Fällen konnten die Fotos 50 Lokalisationen an der unteren Extremität zugeordnet werden. Zu jeder Lokalisation wurden die wesentlichen Merkmale anhand einer Auswertung der Wundbehandlung im DFS-Register bestimmt. Das Register erfasst einzelne Erkrankungsepisoden, wobei die prognostisch bedeutsamste Verletzung zu Beginn der Episode fotografiert und dokumentiert wird. Die Behandlungsergebnisse werden beim Übergang in Remission festgehalten und beziehen sich auf den gesamten Behandlungsverlauf seit Beginn der Episode, unabhängig davon, ob es sich zuletzt noch um das initiale Ulkus gehandelt hat. Durch diese Beimischung anderer klinischer Problematiken zu der initial fotografierten und dokumentierten Wunde werden Unterschiede weniger deutlich, sind aber immer noch gut erkennbar.

In einer 2. Stufe wurden Lokalisationen mit ähnlichen Merkmalen in 22 Entitäten eingeteilt (Abb. 7.1).

7.3   Präsentation der statistischen Information zu den Entitäten

Die 22 Entitäten werden hier in 12 Kapiteln vorgestellt. Zum intuitiven visuellen Verständnis werden die verschiedenen Eigenschaften der Entitäten als Zahlen und zusätzlich in **Balkendiagrammen** in absteigender Reihenfolge dargestellt. Um die

Übersichtlichkeit zu wahren, wurde die Anzahl der Balken von 22 auf 16 reduziert, indem ähnliche Entitäten zusammengelegt wurden. In jedem Kapitel wird die betreffende Entität mit einem farbigen Balken dargestellt. Alle anderen Entitäten haben graue Balken.

Die Zahlenangaben sind in den **Tabellen** neben der Grafik vollständig dargestellt. Um eine schnellere Orientierung zu ermöglichen, sind die prognostisch ungünstigsten Entitäten rot und die mit weniger negativer Prognose grün markiert. Die Farbe wird verwendet, um das extreme Quintil zu markieren. Dies bedeutet, dass die Gesamtzahl der Fälle ermittelt wird, deren Gruppen die extremen 20 % enthalten. Wenn die zu der Entität gehörenden Fälle vollständig in diese Gruppe passen, wird die Zahl farblich hervorgehoben. In Tab. 7.1 zum Beispiel hat die Knochenschädigung keine rote Zahl, da die Gruppe mit den schlechtesten Merkmalen die Gruppe mit Zehenverletzungen ist. Da diese Gruppe aber mehr als 20 % aller Fälle ausmacht, ist keine Gruppe ganz im letzten Quintil, und keine Gruppe ist farbig.

Eine Besonderheit ist die Problematik der sinnvollen Darstellung der Dauer der aktiven Erkrankungsphase. Die mittlere Dauer ist etwa doppelt so lang wie die mediane Zeit (die der zentralen Position in einer Reihe mit aufsteigender Dauer), da extreme Abweichungen nach oben nicht durch ebensolche Abweichungen nach unten kompensiert werden können. Eine Zeit bis zum Eintritt der Remission von 0 Tagen oder weniger ist nicht möglich, eine von vielen Jahren aber schon. Wir haben daher die mediane Zeit angegeben sowie die Wahrscheinlichkeit einer Dauer über 180 Tage in %. Letzteres in der Annahme, dass eine aktive Krankheitsphase von über einem halben Jahr eine Beeinträchtigung des Patienten darstellt, die einer eigenständigen Würdigung bedarf.

Tab. 7.1 Benchmarks der aktiven Episoden der Erkrankung mit Hauptmanifestation in verschiedenen Regionen. Der Mittelfuß schließt in dieser Tabelle die Metatarsalköpfe ein

	Gesamt	Zehen	Mittelfuß	Sprunggelenk	Ferse
Häufigkeit		<u>57,8 %</u>	28,5 %	4,3 %	9,4 %
Knochenbeteiligung	15,0 %	14,9 %	13,7 %	9,8 %	14,6 %
pAVK	41,7 %	39,8 %	36,5 %	44,3 %	52,7 %
Revaskularisation	9,5 %	8,9 %	7,7 %	11,3 %	12,2 %
Amputationen unterhalb der Knöchel	7,9 %	7,8 %	7,5 %	2,4 %	2,5 %
Amputationen oberhalb der Knöchel	1,9 %	1,5 %	1,6 %	1,7 %	3,4 %
Tage bis Remission, Mittel	182	159	203	324	213
Tage bis Remission, Median	87	70	103	147	106
Dauer mehr als 180 Tage	27,8 %	21,6 %	32,4 %	44,7 %	34,6 %
Reaktivierung im Folgejahr	40,5 %	38,5 %	46,4 %	31,4 %	32,5 %

Amputationen unterhalb des Sprunggelenks bezeichneten die Autoren in diesem Buch bewusst nicht als „Minoramputationen". Der Ausdruck ist unangemessen, weil er einen wichtigen Eingriff im Leben eines Menschen mit Diabetes herunterspielt. Es kann von Betroffenen auch dann als verstümmelnd empfunden werden, wenn „nur eine Zehe" amputiert wurde. Darüber hinaus sind diese Eingriffe inhomogen und schließen funktionell verheerende Verluste wichtiger Anteile des Fußes ein. Und schließlich sind diese Amputationen oft unnötig und nehmen zu, weshalb die Autoren beschlossen haben, keinen trivialisierenden Begriff zu verwenden.

7.4 Vergleich von Läsionen an Zehen, Mittelfuß, Ferse und Knöchel

Die Ursachen und Folgen von Ulzera an den Zehen, am Mittelfuß einschließlich der Mittelfußköpfe, an der Ferse und am Sprunggelenk sind unterschiedlich (Tab. 7.1):

Am häufigsten sind die Zehen betroffen. Diese Episoden dauern kürzer und erfordern mehr Amputationen am Fuß (unterhalb der Knöchel) als Episoden in anderen Regionen. Rezidive treten am häufigsten auf, wenn sich die dominante Läsion am Mittelfuß befindet. Bei Läsionen am Knöchel sind die Episoden langwieriger, und Läsionen an der Ferse sind am häufigsten mit pAVK und Amputationen oberhalb der Knöchel verbunden. Diese Unterschiede entsprechen den bisherigen Veröffentlichungen (van Battum et al. 2011; Pickwell et al. 2013; Dubsky et al. 2012; Apelqvist et al. 1990; Apelqvist et al. 1989).

Die große Anzahl analysierter Fälle ermöglicht es, die Läsionen in größere aber noch überschaubare und möglichst homogene Untergruppen zu differenzieren. Dadurch konnten Unterschiede zwischen räumlich dicht beieinander liegenden Regionen erkannt werden, was in früheren Analysen nicht möglich war.

7.5 Die Großzehe im Überblick

Knapp 60 % aller Diabetischen Fußulzerationen (DFU) befinden sich an den Zehen und von denen etwa die Hälfte an der Großzehe (Abb. 7.2).

Biomechanisch gesehen wird die Hauptlast am Ende der Propulsionsphase durch die Großzehe und den 2. Mittelfußkopf getragen (Debrunner und Jacob 1998). Die Bewegung und die Beanspruchung der Großzehe sind durch die gleichmäßige Vorwärtsbewegung des Körperschwerpunkts mehreren Zwängen ausgesetzt. In der Propulsionsphase befindet sich das Bein unter oder hinter dem Körperschwerpunkt. Es trägt nicht nur die Last, sondern beschleunigt den gesamten Körper nach vorne. Starke Kräfte und

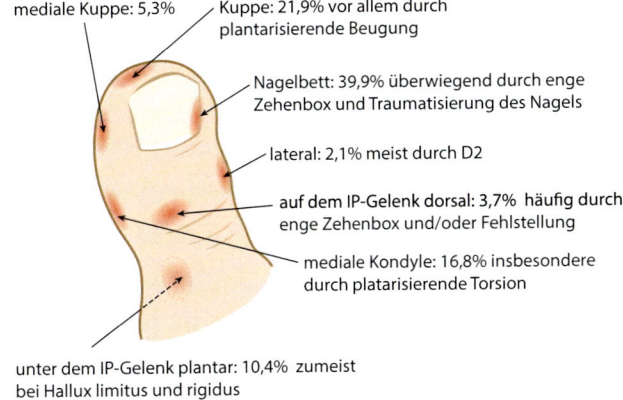

Abb. 7.2 Läsionen und ihre Verteilung an der Großzehe, der Prozentsatz bezieht sich auf die gesamte Gruppe von Läsionen an der Großzehe

unausweichliche Bewegungsabläufe kennzeichnen diese Phase. Die Monotonie, mit der sie wiederholt werden, begünstigt die Entwicklung von Schäden.

Der 1. Metatarsalknochen ist in seiner Verbindung mit dem Os cuneiforme mediale relativ mobil und wird durch Muskelkraft gehalten. Daher gibt es viele und häufige Abweichungen der Großzehe von der Normalstellung. Diese Abweichungen bringen normalerweise unbelastete Abschnitte der Haut der Großzehe auf den Boden und setzen sie Druck aus, wofür sie an dieser Stelle nicht ausgelegt ist (Plantarisierung). An der Großzehe gibt im Wesentlichen **drei Mechanismen der Plantarisierung**: eine Hyperflexion oder eine Hyperextension des Endgliedes im IP-Gelenk oder eine Torsion der gesamten Zehe. Wenn die Hyperflexion die einzige Ursache ist, entsteht die Läsion an der Zehenspitze. Wenn nur eine Torsion vorliegt, ist die mediale Seite des Gelenks der innere Druckpunkt. Wenn die Überstreckung der einzige Mechanismus ist, wird die Läsion im Bereich des plantaren Anteils des IP-Gelenkes lokalisiert sein. Eine Kombination aus zwei dieser Mechanismen wird die Lokalisation der Läsion leicht verändern. Zum Beispiel führt die Kombination von Hyperflexion und leichter Rotation zu einer Überlastung des medialen Bereichs der apikalen Tuberositas (Abb. 7.3).

Das hohe Verletzungsrisiko der Großzehe erklärt sich durch physiologisch hohe Drücke, die in den vielen Fällen von Deformitäten verstärkt werden und im Rahmen der Plantarisierung auf weniger belastbares Gewebe treffen.

Gleichzeitig sind die Großzehe und ihr Grundgelenk von entscheidender Bedeutung für die Integrität der Biomechanik des gesamten Fußes, sodass für deren Erhalt alle notwendigen Anstrengungen unternommen werden sollten.

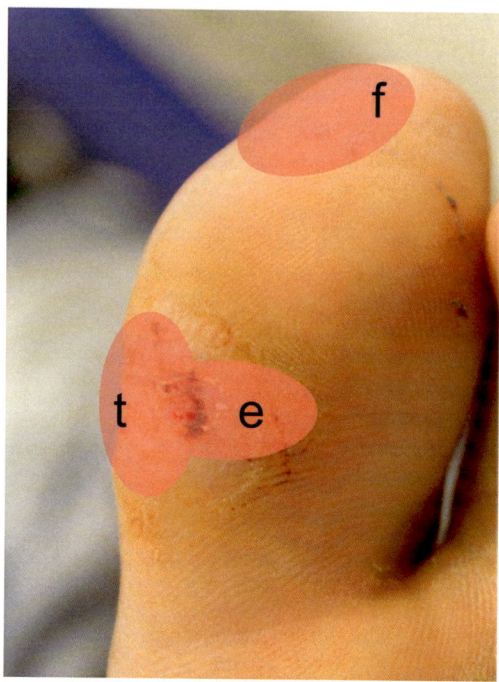

Abb. 7.3 Die Modalitäten der Plantarisierung bestimmen den Ort der Läsion. **e** Hyperextension (Hallux rigidus), **t** Torsion, **f** Hyperflexion (Krallenzehe)

7.6   Einfluss der Entität auf Reaktivierungsraten

Die hohen Reaktivierungsraten von Ulzera nach dem Wundverschluss sind eine Herausforderung. Bekannte Risikofaktoren können nur einen kleinen Teil dieser Ereignisse vorhersagen. Die Lokalisation kann zur Präzisierung dieses Risikos beitragen. Im Jahr der Prophylaxe nach Wundschluss starben 1499 Patienten oder konnten aus anderen Gründen nicht nachverfolgt werden. Die Reaktivierungsrate der restlichen 8538 Behandlungen ist hier aufgeführt (Abb. 7.4).

Entitäten mit höheren Reaktivierungsraten sind typischerweise auf biomechanische Probleme zurückzuführen, die ohne Operation schwer zu korrigieren sind. Der Zugang zu entsprechenden chirurgischen Verfahren ist nach wie vor problematisch. Die Kompensation mit Hilfe von Schuhen hängt von der ununterbrochenen Therapietreue ab, ist also nicht zuverlässig gewährleistet.

Ulzera in Regionen mit hohem Rezidivrisiko erfordern bei körperlich aktiven Patienten verstärkte Anstrengungen. Chirurgische Stellungskorrekturen haben dort eine besonders große Bedeutung.

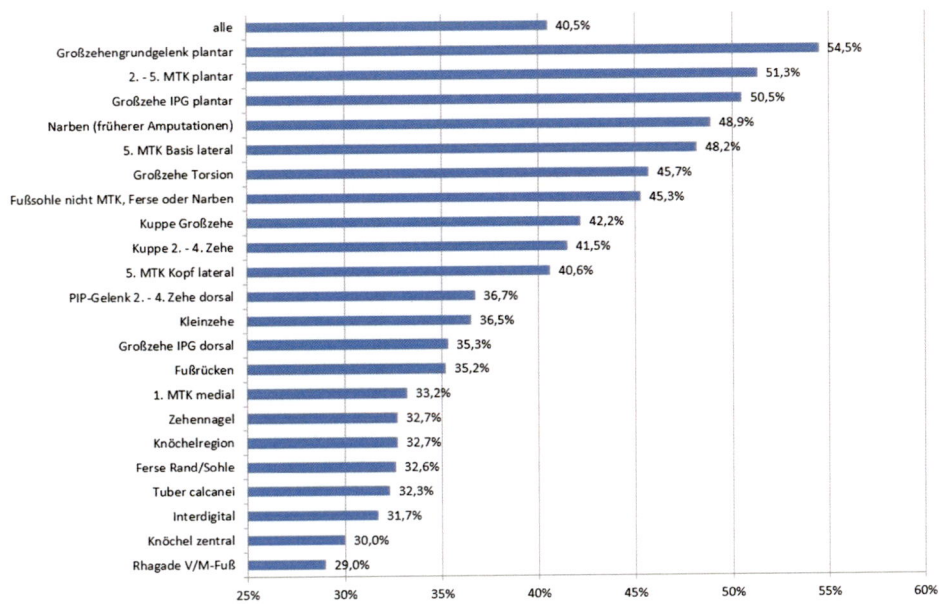

Abb. 7.4 Reaktivierung im Jahr nach Wundschluss von Ulzera der verschiedenen Entitäten

Literatur

Apelqvist J, Castenfors J, Larsson J, Stenstrom A, Agardh CD (1989) Wound classification is more important than site of ulceration in the outcome of diabetic foot ulcers. Diabetic Med J Br Diabetic Assoc 6(6):526–530

Apelqvist J, Larsson J, Agardh CD (1990) The influence of external precipitating factors and peripheral neuropathy on the development and outcome of diabetic foot ulcers. J Diabet Complications 4(1):21–25

Debrunner HU, Jacob HAC (1998) Biomechanik des Fußes, Bd 49. Bücherei des Orthopäden. Enke, Stuttgart

Dubsky M, Jirkovska A, Bem R, Fejfarova V, Skibova J, Schaper NC, Lipsky BA (2012) Risk factors for recurrence of diabetic foot ulcers: prospective follow-up analysis of a Eurodiale subgroup. Int Wound J 10(5):555–561. https://doi.org/10.1111/j.1742-481X.2012.01022.x

Pickwell KM, Siersma VD, Kars M, Holstein PE, Schaper NC, on behalf of the Eurodiale C (2013) Diabetic foot disease: impact of ulcer location on ulcer healing. Diabetes Metab Res Rev. https://doi.org/10.1002/dmrr.2400

Risse A, Grafenkamp T, Hüppler M, Wimmer J, Birgel B (2010) Wundtherapie bei diabetischem Fußsyndrom. Diabetologe 6(7):587–596. https://doi.org/10.1007/s11428-010-0613-8

van Battum P, Schaper N, Prompers L, Apelqvist J, Jude E, Piaggesi A, Bakker K, Edmonds M, Holstein P, Jirkovska A, Mauricio D, Ragnarson Tennvall G, Reike H, Spraul M, Uccioli L, Urbancic V, van Acker K, van Baal J, Ferreira I, Huijberts M (2011) Differences in minor amputation rate in diabetic foot disease throughout Europe are in part explained by differences in disease severity at presentation. Diabet Med 28(2):199–205. https://doi.org/10.1111/j.1464-5491.2010.03192.x

Kuppe der Großzehe (1) und der 2. bis 4. Zehe (2)

Dirk Hochlenert, Gerald Engels, Stephan Morbach, Stefanie Schliwa und Frances L. Game

Inhaltsverzeichnis

D. Hochlenert (✉)
Amb. Zentrum für Diabetologie, Endoskopie & Wundheilung, Köln, Nordrhein-Westfalen, Deutschland
E-Mail: dirk.hochlenert@cid-direct.de

G. Engels
Dept. Wundchirurgie, Klinik für Diabetologie/Endokrinologie, St. Vinzenz-Hospital, Köln, Nordrhein-Westfalen, Deutschland
E-Mail: gerald.engels@cid-direct.de

S. Morbach
Diabetologie, Marienkrankenhaus Soest, Soest, Deutschland
E-Mail: stephanmorbach@gmail.com

S. Schliwa
Anatomisches Institut, Universität Bonn, Bonn, Nordrhein-Westfalen, Deutschland
E-Mail: s.schliwa@uni-bonn.de

F. L. Game
Dept of Diabetes & Endocrinology, Derby Hospitals NHS Foundation Trust, Derby, UK
E-Mail: frances.game@nhs.net

© Springer-Verlag GmbH Deutschland, ein Teil von Springer Nature 2022
D. Hochlenert et al. (Hrsg.), *Das Diabetische Fußsyndrom*,
https://doi.org/10.1007/978-3-662-64972-5_8

Zehenkuppenläsionen sind häufig, und ihre Behandlung ist ein Beispiel für die Vorteile einer guten Integration innerer und äußerer Entlastungsmethoden (Abb. 8.1).

Die Großzehe weist andere biomechanische Eigenschaften auf als die Langzehen D2–D4, da sie intensiver Last trägt, zur Wahrung der Balance eingesetzt wird und weil sie auch einer Torsion unterliegen kann, die im nächsten Kapitel ausführlich beschrieben wird. Daher werden die Schäden an der Kuppe der Großzehe (Entität 1) hier getrennt von denen an den Langzehen D2–D4 (Entität 2) betrachtet.

Die Kuppenläsionen der 5. Zehe werden zusammen mit den übrigen Läsionen der 5. Zehe als Entität 10 beschrieben, weil sich die verschiedenen inneren Druckpunkte an der Kleinzehe schwer auseinanderhalten lassen und weil der 5. Strahl eigene Besonderheiten aufweist.

8.1   Überblick

Ulzera an der Kuppen der Zehen entwickeln sich auf zwei Arten:

Plantarisierung der Zehenkuppe durch Überbeugung (Hyperflexion) der distalen Phalanx. Dies ist im Rahmen von Zick-Zack-Deformitäten bei Hammer-, Krallen- oder Schlegelzehen (Mallet Toe) häufig. Sie kann im Ruhezustand sichtbar sein oder erst durch eine Provokation demaskiert werden (funktionelle Plantarisierung): beim Gehen, Stehen oder im Kralltest.

Anstoßen gegen die Zehenbox des Schuhs. Dazu kann es kommen, wenn der Schuh zu kurz ist oder wenn er nicht richtig geschlossen wird und der Fuß nach vorne rutscht,

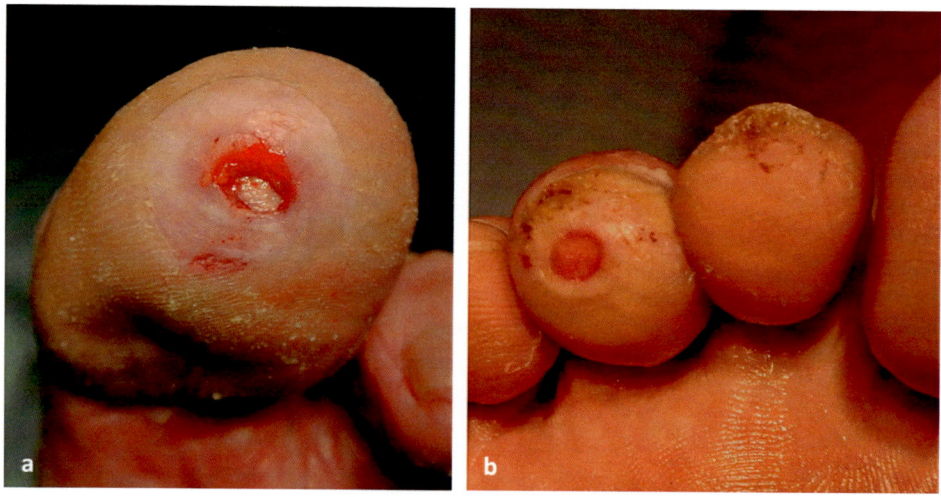

Abb. 8.1   a Läsion an der Spitze der Großzehe. **b** Läsion an der Spitze der 3. Zehe, die an diesem Fuß die längste Zehe ist

bis die Zehenspitzen das weitere Vorrutschen verhindern. Ein besonders deutliches Beispiel dafür bieten Menschen in Rollstühlen, die im Sitzen die Rollstühle rückwärts schieben. Bei ihnen wird von einer vollständigen Entlastung ausgegangen, und doch kommt es gelegentlich zu belastungsinduzierten Läsionen der Zehenkuppen.

8.2   Druckpunkte und Pathobiomechanik

Die **Spitze des knöchernen Nagelkranzes** ist der innere Druckpunkt. Sie ist kaum gegen Druck geschützt. Während an der Zehenbeere ein dickes Polster den Knochen plantar von der Auflagefläche trennt, sind es an der Zehenspitze nur wenige Millimeter. Der knöcherne Nagelkranz befindet sich zudem unmittelbar unter dem Nagelbett (Abb. 8.2), und es kommt daher leicht zu einer Schädigung des benachbarten Nagelbettes.

Eine zweite Struktur an der Zehenspitze ist anfällig für übermäßigen Druck, der **Nagel** (Abb. 8.3). Das Nagelbett kann durch Druck auf den Nagel von vorne und oben leicht traumatisiert werden. Ein langer und verdickter Nagel kann das Trauma intensivieren:

- Ein langer Nagel hat im Gegensatz zu einem kurzen Nagel früher, länger und intensiver Kontakt mit dem Boden und setzt das Nagelbett intensiverem Druck aus.
- Ein langer Nagel hat einen längeren Hebel und übt stärkere Kräfte auf das Nagelbett aus als ein kurzer.
- Ulzerationen unter dem Nagel können über längere Zeiträume hinweg übersehen werden.

Der äußere Druckpunkt bei Plantarisierung ist die Einlage des Schuhs. Im Falle von Anstoßen im Schuhinneren kann der äußere Druckpunkt das Material der Zehenbox der Schuhe sein. Dramatischere Folgen hat das Anstoßen, wenn eine starre Vorderkappe in das Obermaterial integriert wird. Diese Kappe ist Standard in der Produktion herkömmlicher Schuhe, da sie das Leder glatt hält, um ein makelloses Aussehen sicherzustellen.

Abb. 8.2 Weichteilpolsterung der distalen Phalanx der Großzehe im sagittalen Feinschnitt-CT

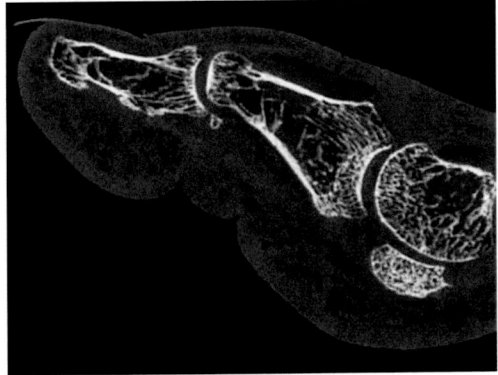

Abb. 8.3 Die subunguale Läsion ist nach partieller Nagelentfernung freigelegt

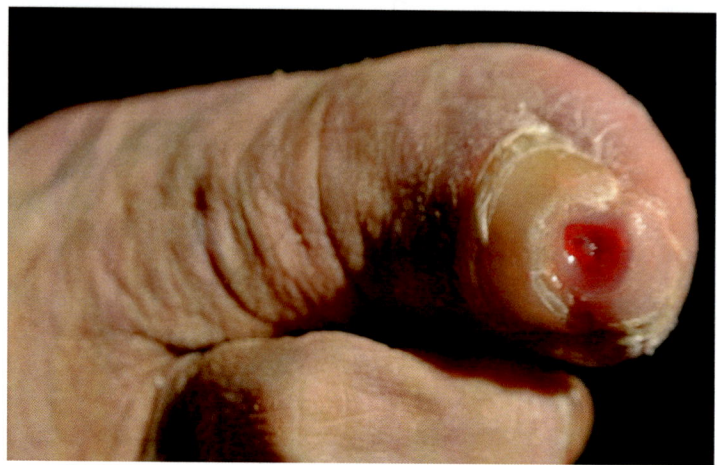

Sie haben in Schuhen für Menschen mit Neuropathie nichts verloren. Faltenbildung des Leders kann ebenfalls stören und durch weiches Leder, sorgfältiges Nähen und eine längere Einleistungszeit vermieden werden (Tovey 1984).

8.3   Durchzuführende Tests

Ist die Deformität in Ruhe nicht sichtbar, so sollte im Rahmen der Untersuchung routinemäßig eine **Überprüfung der Auslösbarkeit einer Hyperflexion** (funktionelle Plantarisierung) durchgeführt werden. Dies ist das Ziel des *Push-up-Tests*, des *Krall-Tests*, des *Funktionstests im Stand* und der Provokation durch *Anheben der Ferse* (s. Abschn. 5.3.1.4).

> **Verletzungen an den Zehenkuppen sollten als Folge einer Plantarisierung angesehen werden, bis eine Plantarisierung aktiv ausgeschlossen wurde.**

Als Teil der Untersuchungsroutine wird auch eine **Verkürzung des Wadenmuskelkomplexes** ausgeschlossen. Diese führt zu einer weiteren Überlastung der gekrallten Zehen. Ein Problem an der Zehenkuppe muss nur selten chirurgisch durch eine Verlängerung der Wadenmuskelgruppe korrigiert werden. Eine Verkürzung hat aber Einfluss auf die Auswahl der Schuhe, und die Kenntnis dieser Fehlstellung vervollständigt das Bild um einen wesentlichen Aspekt.

Die Untersuchung der Schuhe und Fragen bezüglich des Trageverhaltens sind zur Ursachenfeststellung nachrangig. Leider führen sie leicht auf eine falsche Fährte, denn nur wenige Patienten tragen ausschließlich die verordneten Schuhe. Der Untersucher könnte dann versucht sein, ungeeignete Schuhe als Anlass des Ulkus zu vermuten, noch bevor eine Plantarisierung ausgeschlossen ist.

8.4   Statistik

Läsionen an den Kuppen der Zehen D2–D4 weisen im Vergleich zur Großzehe unterschiedliche Eigenschaften auf und bilden somit eine separate Einheit. Zusätzlich werden die Läsionen an der Großzehe danach unterschieden, ob das Nagelbett betroffen ist oder nicht.

Die Zahlen sind in Abb. 8.4 dargestellt. Daraus sind folgende Schlussfolgerungen möglich:

1. Die Läsionen an der Kuppe der Großzehe, besonders wenn das Nagelbett beteiligt ist, sind überdurchschnittlich häufig mit pAVK, Revaskularisation und Amputation unterhalb der Knöchel vergesellschaftet. Sie erreichen oft den Knochen. Die Häufigkeit der Knochenbeteiligung ist bei Läsionen mit Beteiligung des Nagelbettes doppelt so hoch wie bei Läsionen ohne Nagelbettbeteiligung. Dies kann durch die anatomische Nähe beider Strukturen erklärt sein.

   Im Fall einer pAVK kann ein traumatisierter Nagel Reparaturnotwendigkeiten auslösen, wofür die aktuell vorhandene Blutversorgung nicht ausreicht. So sorgt

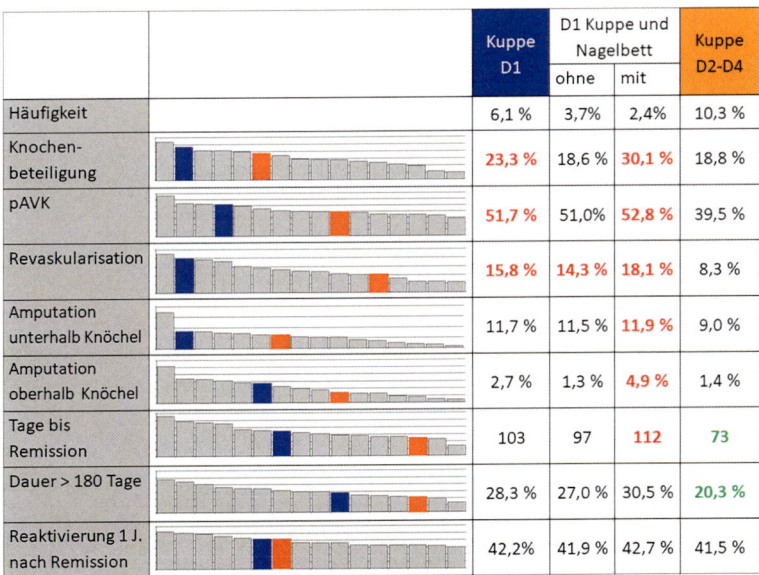

		Kuppe D1	D1 Kuppe und Nagelbett		Kuppe D2-D4
			ohne	mit	
Häufigkeit		6,1 %	3,7%	2,4%	10,3 %
Knochen-beteiligung		23,3 %	18,6 %	30,1 %	18,8 %
pAVK		51,7 %	51,0%	52,8 %	39,5 %
Revaskularisation		15,8 %	14,3 %	18,1 %	8,3 %
Amputation unterhalb Knöchel		11,7 %	11,5 %	11,9 %	9,0 %
Amputation oberhalb Knöchel		2,7 %	1,3 %	4,9 %	1,4 %
Tage bis Remission		103	97	112	73
Dauer > 180 Tage		28,3 %	27,0 %	30,5 %	20,3 %
Reaktivierung 1 J. nach Remission		42,2%	41,9 %	42,7 %	41,5 %

Abb. 8.4 Benchmark-Diagramm der Läsionen an den Zehenkuppen. Die Kuppe der Großzehe ist blau, die Kuppen der 2.–4. Zehe sind orange und die anderen Entitäten grau dargestellt

ein überlanger Nagel für Traumata und zeigt eine relevante pAVK an. In dieser Konstellation reicht auch eine niedrige Belastung der Zehenkuppe aus, um gravierende Schäden auszulösen.

2. Läsionen an den Kuppen der 2.–4. Zehe gehen schnell in Remission über. Dennoch gehört die Rate der Amputationen unterhalb des Knöchels zu den höchsten aller Entitäten. Das deutet darauf hin, dass viele Amputationen unnötig sind. Sie werden dennoch häufig durchgeführt, weil den Behandlern nichts Besseres einfällt, um eine schnelle und endgültige Lösung zu erreichen (Ince et al. 2008).

8.5   Grundlagen der äußeren Entlastung

8.5.1   Plantarisierung der Spitze der Großzehe

Bei der Plantarisierung als Auslöser für eine Läsion an der Kuppe der Großzehe können mehrere Maßnahmen eingesetzt werden. Folgende Maßnahmen können sinnvoll sein:

1. **Vermeidung der Plantarisierung** durch Vermeidung des Krallens der Zehe.
   - Verwendung eines Abstandhalters in der Beugungsfalte *(„Kehlenpolster")* des IP-Gelenkes, der die Zehengelenke dorsalextendiert.
   - *Orthosen* als Abstandhalter, der die Zehengelenke dorsalextendiert und die Zehe in gestreckter Position hält.
   - Einbau eines Steges *(„Greifwulst")* auf der Bettung. Die Verwendung ist jedoch umstritten wegen der Möglichkeit erhöhter Drücke, da die Toleranz des Schuhs für veränderte Bedingungen herabgesetzt wird. Um die Wahrscheinlichkeit von Folgeschäden an solchen Stegen zu verringern, wurde vorgeschlagen, einen Sicherheitsabstand von mindestens 1 cm zwischen dem Knochenvorsprung und der Prominenz der Einlegesohle einzuhalten (Abb. 8.5).
2. Eine **größere Distanz zwischen der Großzehe und dem Schuh** lässt die Zehe später, kürzer und weniger stark in schädigenden Kontakt mit der Bettung treten. Mit diesem Ziel werden folgende Einbauten verwendet:
   - Abrollsohle.
   - Versteifte Sohle.
   - Reduktion einer Erhöhung der Schuhspitze gegenüber dem zentralen Teil (reduzierte Spitzensprengung) und der Ferse (reduzierte Fersensprengung).
   - Hohe Zehenbox ohne versteifte Kappe, die Raum für die Anpassung an Deformitäten bietet.
   - Die Erhöhung der proximalen Anteile der Großzehe und des Vorfußes vergrößert den Abstand zwischen der Zehenkuppe und dem Boden.
3. Eine Änderung der Position des Fußes in eine leichte **Supination/Inversion** erhöht die Belastung des Außenrandes der Fußsohle und schont die Innenseite. Dazu dient eine Stütze der medialen Längswölbung (mediale Wölbungsstütze).

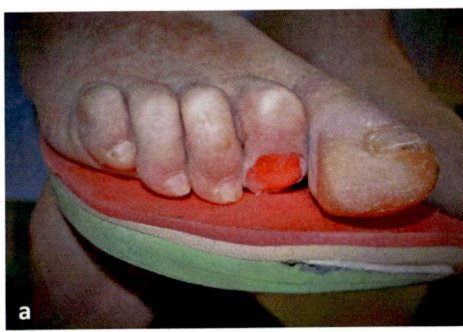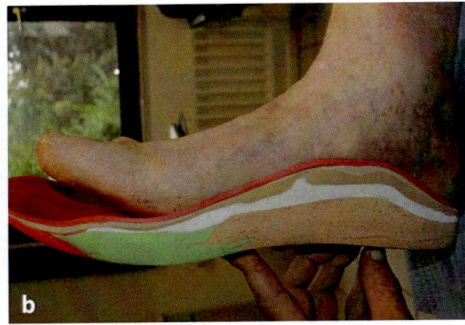

Abb. 8.5 Patient mit Krallenzehen, die gegen den Greifwulst stoßen. Die 2. Zehe wird so gebeugt, dass sie an ihrer Spitze und dorsal verletzt wird

Eine effektive Entlastung der plantarisierten Großzehenkuppe kann schwierig zu erreichen sein, da die Krümmung der Deformität so ausgeprägt sein kann, dass sie jede zusätzliche Distanzerhöhung überwindet. Die Alternative ist die innere Entlastung.

8.5.2 Plantarisierung der Spitze der 2.–4. Zehe

Die äußere Entlastung der plantarisierten Kuppe der 2.–4. Zehe ist oft einfacher als die von D1:

In der Flexionsfalte der IP-Gelenke der Zehen kann ein Polster (*„Kehlenpolster"*) die Zehe strecken und einen Abstand zwischen Zehenkuppe und der Sohle schaffen. Dieses Kehlenpolster kann aus Filzrollen bestehen (Abb. 8.6), die von einem Pflaster in Position gehalten werden.

Eine *Orthose* aus Silikon, die ebenfalls die distale Phalanx streckt und einen Abstand zwischen Zehenkuppe und Bettung schafft, kann von einem qualifizierten Podologen angefertigt werden (Abb. 8.7).

8.5.3 Traumatisierender Kontakt mit der Zehenbox

Ist eine Plantarisierung sicher ausgeschlossen und der Auslöser des Ulkus das Anstoßen der Kuppen der Zehen gegen das Innenfutter der Schuhspitze (= Zehenkappe), können folgende Maßnahmen ergriffen werden:

1. Kontakt mit der Schuhspitze vermeiden: **Raum nach distal** schaffen, z. B. durch etwas mehr Länge im Schuh (ca. Breite des Daumens des Patienten).
2. Kontakt der Zehe mit der Schuhspitze ungefährlich gestalten: **Keine Zehenkappen** verwenden.

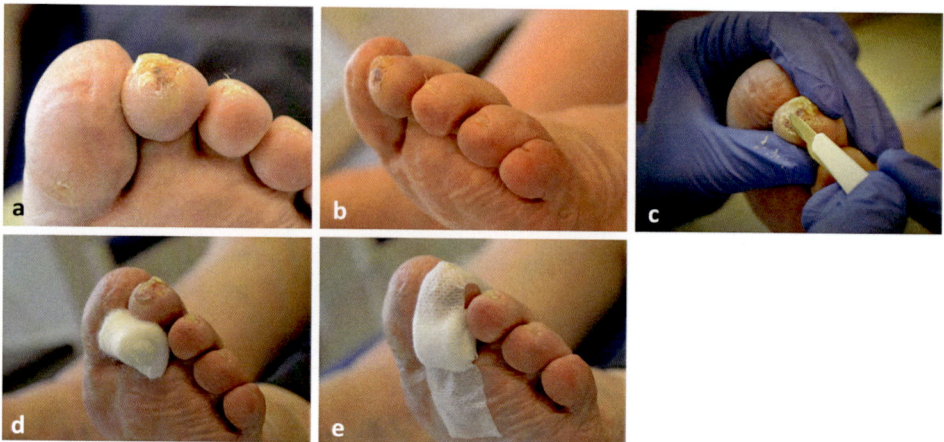

Abb. 8.6 a–e Läsion an der Kuppe der 2. Zehe, die mit einem Débridement behandelt und mit einem Polster in der Beugefalte vor erneuter Belastung geschützt wurde

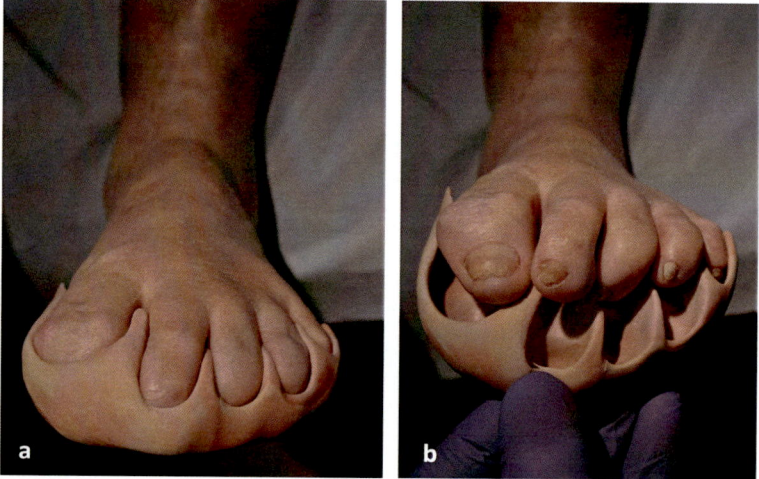

Abb. 8.7 a, b Orthose

3. **Verhindern, dass der Fuß im Schuh nach vorne rutscht:**
   - Der Schuh sollte so konzipiert sein, dass der Fuß bei korrekt geschlossenem Schuh nicht nach vorne rutschen kann.
   - Das Verschlusssystem des Schuhs sollte für den Patienten leicht zu bedienen sein.
   - Der Patient sollte im Umgang mit dem Schuh und im richtigen Schließen des Schuhs geschult werden.
   - Überknöchelhohe Schuhe können den Fuß sicherer halten und ein Vorrutschen in die Zehenbox eher verhindern.

8.6   Grundlagen der inneren Entlastung

Chirurgische Maßnahmen zur inneren Entlastung bei Plantarisierung der Zehenkuppe sind sehr effektiv, wenig invasiv und entlasten die Zehenkuppe dauerhaft. Die detaillierte Beschreibung der einzelnen Eingriffe erfolgt in Kap. 22.

1. Die **Tenotomie der langen Beugesehne** (Abb. 8.8) ist ein wirksames und gut untersuchtes Verfahren für alle Zehen. Es ist in der Regel einfach, mit geringem Risiko durchzuführen und beendet die Plantarisierung (Klein 2012; Laborde 2007; Lountzis et al. 2007; Pollard und Morrison 1975; Tamir et al. 2008; van Netten et al. 2013; Kearney et al. 2010). Diese Form der Tenotomie wurde auch als Büroverfahren („office procedure") bezeichnet (Lountzis et al. 2007), um die einfache Anwendung mittels einer Phlebotomiekanüle (Blutabnahmenadel) zu unterstreichen.
2. Im Falle einer partiellen Fixierung durch eine versteifte, kontrakte Gelenkkapsel kann diese geschlitzt werden. Der Eingriff wird als **„Kapselrelease"** oder als „Kapsulotomie" bezeichnet. Er kann mit derselben Kanüle über denselben Zugang nach der Tenotomie durchgeführt werden.
3. Bei knöchern fixierter Fehlstellung sind aufwendigere Eingriffe wie z. B. eine **Arthrodese** des PIP-Gelenkes oder die noch komplexere Hohmann-OP möglich.
4. Bei Beteiligung des knöchernen Nagelkranzes ist die **Resektion** des nekrotischen Knochens sinnvoll. Der Zugang erfolgt durch die Wunde nach Exzision der Ränder. Anschließend wird die lange Flexorensehne durchtrennt. Nach wenigen Tagen der Entlastung und Antibiotikatherapie sind Infektionszeichen an der Resektionsstelle in der Regel abgeklungen. Die Wunde kann dann mit einer Naht oder Klammerpflastern verschlossen werden.

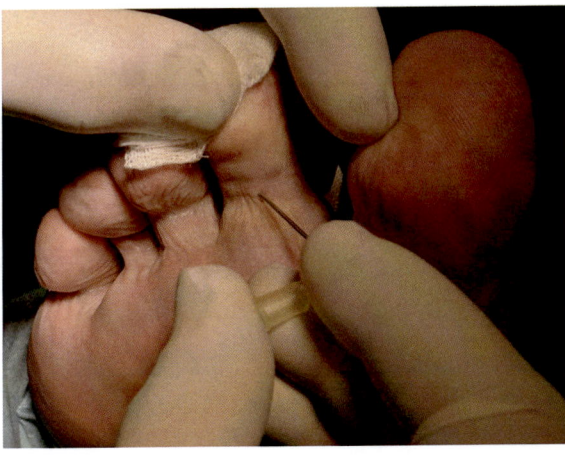

Abb. 8.8 Perkutane Tenotomie der Sehne des Flexor digitorum longus der 2. Zehe des rechten Fußes

Die Zeit bis zur Remission kann bis zu 4-mal länger sein, wenn der Knochen betroffen ist. Bei Patienten, die an der Großzehe mit Wunden im Stadium Wagner 1 oder 2 operiert wurden, betrug die Zeit bis zum Wundschluss im Durchschnitt 13 Tage, jedoch 49 Tage bei Wunden im Stadium Wagner 3 (Klein 2012). Daher sollte die Indikation zur inneren Druckentlastung möglichst früh geprüft werden, bevor es zu einer knöchernen Beteiligung gekommen ist.

8.7   Zusammenfassung

- Läsionen an den Zehenkuppen sind häufig und meist durch Plantarisierung bedingt, seltener durch Anstoßen gegen den Schuh von innen.
- Läsionen an der Großzehenkuppe mit Nagelbeteiligung gehören zu den gefährlichsten Diabetischen Fußulzera. In diesem Fall ist oft die Behandlung einer pAVK erforderlich.
- Die Großzehe ist entscheidend für einen ungestörten Gang und sollte, wenn irgend möglich, nicht amputiert werden.
- An den Langzehen (2–5) sind die innere und äußere Entlastung leicht zu erreichen, und viele Amputationen sind wahrscheinlich unnötig.
- Tenotomien der langen Beugesehnen sind bei flexiblen Plantarisierungen äußerst vorteilhaft. Sie beschleunigen den Wundverschluss, vermeiden Amputationen und beugen Rückfällen vor.
- Zum Zeitpunkt der Diagnose des Ulkus werden oft auch Fehler in den Schuhen entdeckt. Bei näherer Betrachtung sind sie in der Regel aber nicht die eigentliche Ursache. Als Routineschritt der Untersuchung muss daher eine Plantarisierung immer ausgeschlossen werden. Eine Untersuchung der unbekleideten Füße in Stand und andere Tests sind zwingend erforderlich, wenn die Plantarisierung nicht bereits auf andere Weise diagnostiziert wurde. Dies ist notwendig, um die Möglichkeit einer operativen Therapie mit ihren vielen Vorteilen nicht zu übersehen.

8.8   Fallbeschreibung

69 Jahre alter Mann im Ruhestand, alleinstehend, Diabetes mellitus Typ 2 seit 15 Jahren, Polyneuropathie ohne relevante pAVK. Wichtige weitere Erkrankungen: Adipositas. In den letzten 2 Jahren 3 Ulzera an der Kuppe der Großzehe am rechten Fuß. Jetzt Läsion Wagner 3B mit Ostitis des knöchernen Nagelkranzes. Die Behandlung mit Tenotomie und Resektion sowie zweizeitigem operativem Wundschluss ist in Abb. 8.9 dokumentiert.

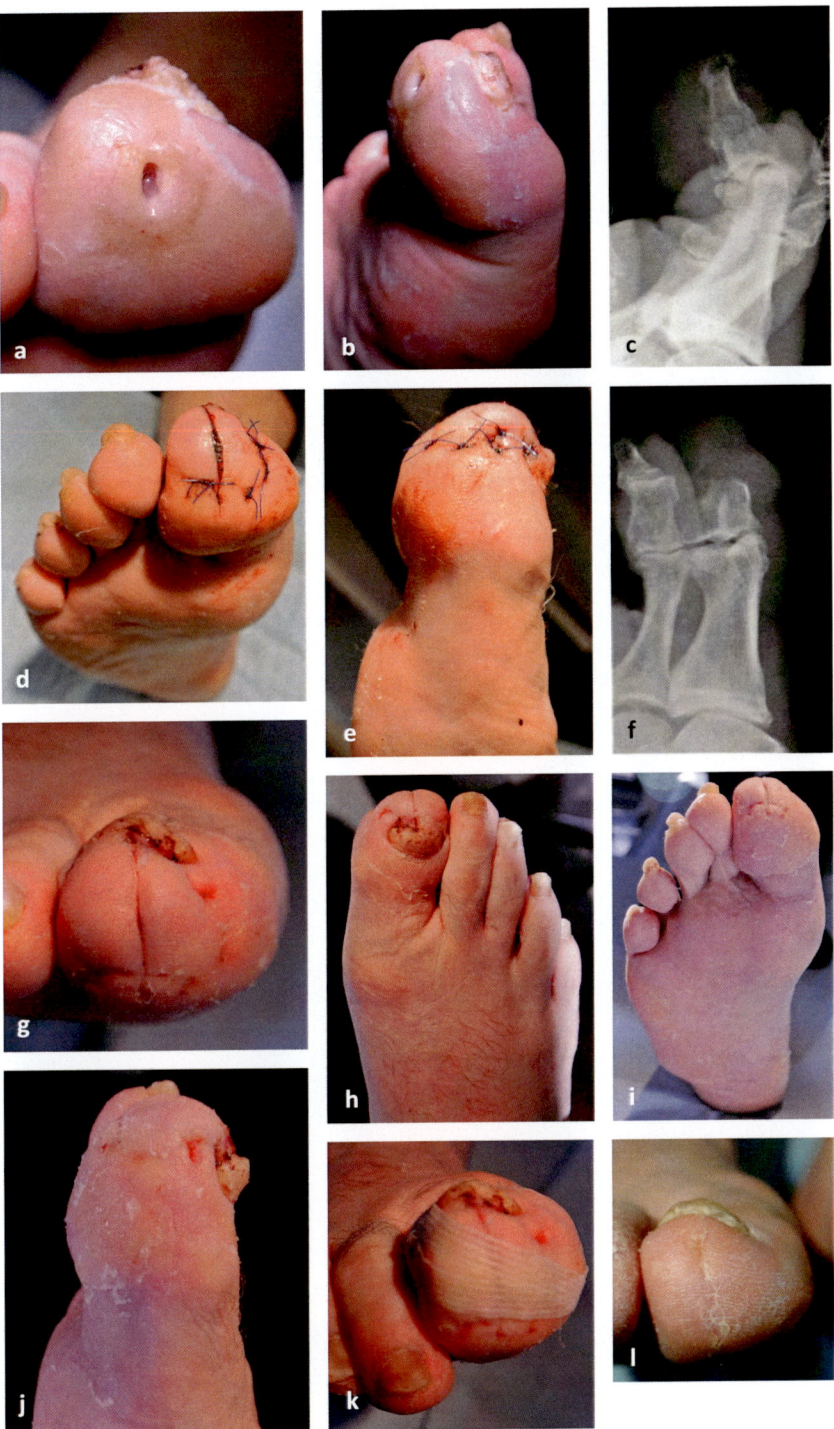

Abb. 8.9 a–l Tenotomie der FHL-Sehne mit gleichzeitiger Entfernung des knöchernen Nagelkranzes, Adaptationsnaht und späterer sekundärer Wundverschluss nach Ende der Infektion, Antibiotikatherapie nach Antibiogramm, ambulante Operation unter Leitungsanästhesie. Entlastungshilfsmittel war ein Therapieschuh. **a–k** Tag 0–27. **l** nach 8 Monaten

Literatur

Ince P, Abbas ZG, Lutale JK, Basit A, Ali SM, Chohan F, Morbach S, Mollenberg J, Game FL, Jeffcoate WJ (2008) Use of the SINBAD classification system and score in comparing outcome of foot ulcer management on three continents. Diabetes Care 31(5):964–967

Kearney TP, Hunt NA, Lavery LA (2010) Safety and effectiveness of flexor tenotomies to heal toe ulcers in persons with diabetes. Diabetes Res Clin Pract 89(3):224–226. https://doi.org/10.1016/j.diabres.2010.05.025

Klein A (2012) Die Tenotomie der Flexor-hallucis-longus-Sehne und Flexer-digitorum-longus-Sehne zur Behandlung von Zehenkuppenläsionen bei Patienten mir Diabetischem Fußsyndrom, Diss Med Köln

Laborde JM (2007) Neuropathic toe ulcers treated with toe flexor tenotomies. Foot Ankle Int 28(11):1160–1164. https://doi.org/10.3113/FAI.2007.1160

Lountzis N, Parenti J, Cush G, Urik M, Miller III OF (2007) Percutaneous flexor tenontomy – office procedure for diabetic toe ulcerations. WOUNDS 19(3):64–8

Pollard JP, Morrison PJ (1975) Flexor tenotomy in the treatment of curly toes. Proc R Soc Med 68(8):480–481

Tamir E, McLaren AM, Gadgil A, Daniels TR (2008) Outpatient percutaneous flexor tenotomies for management of diabetic claw toe deformities with ulcers: a preliminary report. Can J Surg 51(1):41–44

Tovey FI (1984) The manufacture of diabetic footwear. Diabet Med 1(1):69–71

van Netten JJ, Bril A, van Baal JG (2013) The effect of flexor tenotomy on healing and prevention of neuropathic diabetic foot ulcers on the distal end of the toe. J Foot Ankle Res 6(1):3. https://doi.org/10.1186/1757-1146-6-3

Torsion der Großzehe mit Läsionen medial (3)

9

Dirk Hochlenert, Gerald Engels, Stephan Morbach, Stefanie Schliwa und Frances L. Game

Inhaltsverzeichnis

D. Hochlenert (✉)
Amb. Zentrum für Diabetologie, Endoskopie & Wundheilung, Köln, Nordrhein-Westfalen, Deutschland
E-Mail: dirk.hochlenert@cid-direct.de

G. Engels
Dept. Wundchirurgie, Klinik für Diabetologie/Endokrinologie, St. Vinzenz-Hospital, Köln, Nordrhein-Westfalen, Deutschland
E-Mail: gerald.engels@cid-direct.de

S. Morbach
Diabetologie, Marienkrankenhaus Soest, Soest, Deutschland
E-Mail: stephanmorbach@gmail.com

S. Schliwa
Anatomisches Institut, Universität Bonn, Bonn, Nordrhein-Westfalen, Deutschland
E-Mail: s.schliwa@uni-bonn.de

F. L. Game
Dept of Diabetes & Endocrinology, Derby Hospitals NHS Foundation Trust, Derby, UK
E-Mail: frances.game@nhs.net

© Springer-Verlag GmbH Deutschland, ein Teil von Springer Nature 2022
D. Hochlenert et al. (Hrsg.), *Das Diabetische Fußsyndrom*,
https://doi.org/10.1007/978-3-662-64972-5_9

Am medialen Rand der Großzehe gelegene Läsionen (Abb. 9.1) sind in der Regel auf eine Plantarisierung der medialen Zehenseite zurückzuführen. Auch wenn sie streng medial gelegen sind, ist es im Allgemeinen nicht das Obermaterial des Schuhs, das den Druck verursacht. Die Plantarisierung basiert auf mehreren Mechanismen, die jeweils eigene therapeutische Optionen eröffnen.

9.1   Druckpunkte

Es gibt drei knöcherne Vorsprünge am medialen Rand der Großzehe, die zum inneren Druckpunkt eines Ulkus werden können:

1) Die mediale Basis der distalen Phalanx und **2) die mediale Kondyle der proximalen Phalanx** der Großzehe (siehe Abb. 9.1). Im Bereich des Interphalangealgelenks befinden sich zwei benachbarte mediale Vorsprünge der beiden gelenkbildenden Knochen. Oft wird erst im Verlauf einer Operation deutlich, welche der beiden der Verursacher ist.

3) Der mediale Rand des knöchernen Nagelkranzes (Abb. 9.2). Die Kuppe und auch ihr medialer Anteil sind kaum durch Weichteile geschützt.

Bei gesunden Menschen sind diese Prominenzen nicht Teil der Belastungsfläche und werden daher auch nicht durch ausreichend dickes Weichgewebe geschützt. Durch die

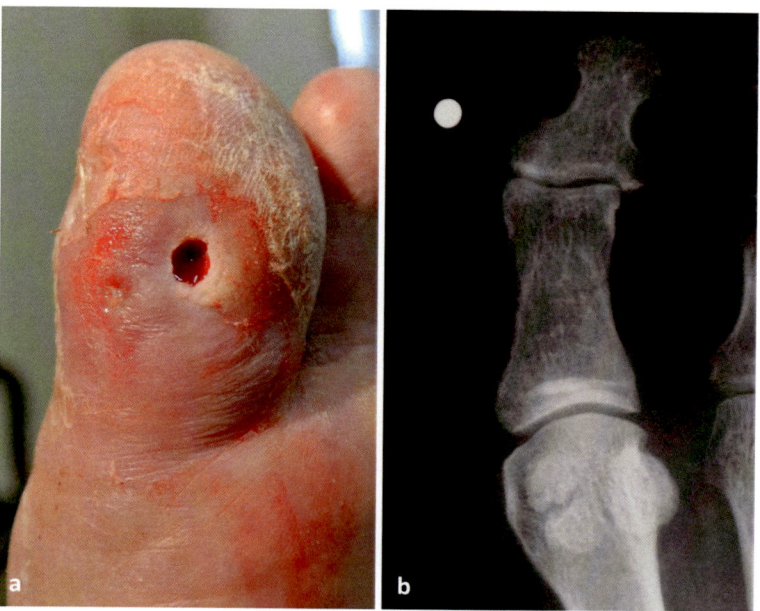

Abb. 9.1 a Drei von vier Läsionen an der medialen Kontur der Großzehe liegen in Höhe des IP-Gelenkes. **b** Kennzeichnung des Ulkus mit einer Bleikugel. Das Ulkus ist auf den Druck der medialen Basis der distalen Phalanx zurückzuführen

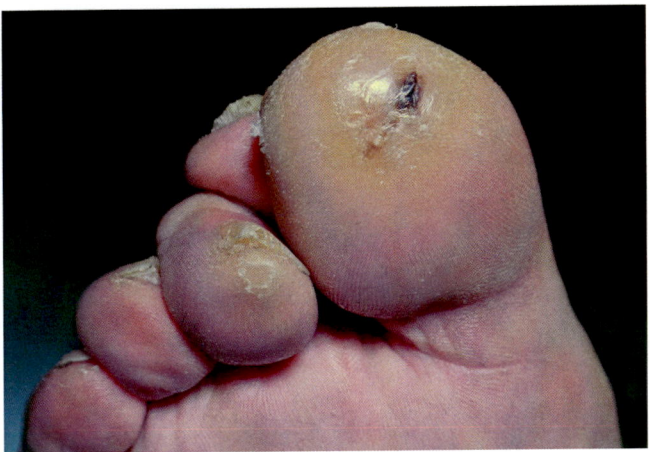

Abb. 9.2   Ulzeration an der Kuppe der Großzehe medial

Abb. 9.3   Plantarisierung
der medialen Großzehe durch
Torsion

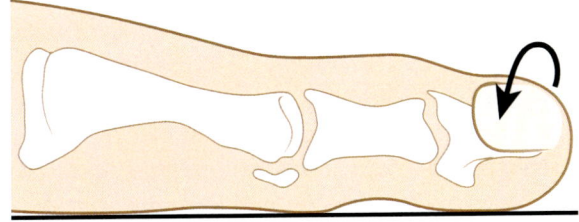

Plantarisierung tragen die Hautabschnitte über den medialen Prominenzen eine größere Last, als ihrer Widerstandsfähigkeit entspricht. Die dafür verantwortliche Bewegung ist eine Drehung der Zehe, gepaart mit mehr oder weniger Hyperflexion im Sinne der Ausbildung einer Krallenzehe oder Hyperextension des Endgliedes als Folge eines Hallux limitus/rigidus. Wenn eine krallende Fehlstellung vorherrscht, befindet sich die Läsion am medialen Rand des knöchernen Nagelkranzes. Wenn dagegen die Drehung überwiegt, entsteht die Läsion oberhalb der medialen Anteile des Interphalangealgelenks (Abb. 9.3). Überwiegt die Hyperextension des Endgliedes, dann befindet sich das Ulkus auf der Plantarseite des IP-Gelenks (s. Kap. 11).

9.2   Pathobiomechanische Phänomene

Mehrere pathobiomechanische Phänomene tragen zu dieser Torsion bei. Einige sind dafür verantwortlich, eine Rotationsbewegung zuzulassen, andere führen zu einer übermäßigen Spannung der Sehnen und drehen die Zehe aktiv. Zusätzlich wird der mediale Rand durch einen großen Abduktionswinkel des Fußes belastet.

9.2.1 Warum kann die Großzehe eine Rotationsbewegung ausführen?

1. Die Knochenstruktur des Metatarsophalangealgelenks ist als **Ellipsoidalgelenk (Eigelenk)** ähnlich einem Kugelgelenk. Nur durch die Einwirkung von Bändern und Kapselstrukturen wird es zu der eingeschränkten Beweglichkeit eines Scharniergelenks gezwungen. Diese Bänder können Festigkeit verlieren („ausleiern") und die grundsätzlich möglichen Bewegungen zulassen.
2. Die **Hallux-valgus-Deformität** ist häufig und in unterschiedlicher Intensität vorhanden. Sie fördert die Lockerung der Bänder im Großzehengrundgelenk und geht selbst oft mit einer Rotationsfehlstellung der Großzehe einher.
3. Das erste Tarsometatarsalgelenk ist oft **hypermobil,** was bedeutet, dass auch seine Bänder gelockert sind. Sie ermöglichen eine Rotationsbewegung des gesamten ersten Strahls, die seine mediale Seite leicht nach plantar dreht, woran der M. fibularis longus beteiligt ist (s. Abschn. 2.5.2.3). Sie ermöglichen auch eine Abduktion des ersten Mittelfußknochens, die oft auffälliger ist als die Drehung und zu einem Hallux valgus führt.
4. Bei Instabilität der medialen Säule (Insuffizienz bzw. Ruptur der Tibialis-posterior-Sehne) **flacht die mediale Wölbung ab.** Der Vorfuß dreht sich dann leicht in eine pronierte und evertierte Position (medial nach unten). Diese Bewegung rotiert auch die Großzehe und bringt die medialen Teile in eine plantare Position.
5. Die Sehne des **M. abductor hallucis** setzt medial an der proximalen und an der distalen Phalanx an. Bei einer Verschiebung des ersten Mittelfußkopfes nach medial wird diese Sehne auf die Plantarseite verlagert und trägt zu einer Drehbewegung und einer Plantarflexion der Großzehe bei (Abb. 9.4).

9.2.2 Warum scheinen die Sehnen zu kurz zu sein?

1. **Diabetes** kann durch molekulare Veränderungen der Kollagenfasern die Sehnen verkürzen. Auch die Muskeln können bei Menschen mit Diabetes kürzer werden und die entsprechenden Sehnen unter gesteigerten Zug bringen. Die Ursache der Muskelveränderung bei Diabetes ist noch nicht geklärt.
2. Die Strecke der plantar liegenden Sehnen der Großzehe vergrößert sich. Die **Last treibt die Enden des medialen Bogens auseinander** und spannt die FHL-Sehne.
3. Die Abflachung des medialen Bogens ermöglicht zusätzlichen Druck durch das unter dem Bogen hervortretende **Os naviculare** (Abb. 9.5).
4. In der **Propulsion** verlängert sich die Strecke zusätzlich, da sich die FHL-Sehne um das Großzehengrundgelenk winden muss. Der analoge Effekt, der beim Windlass-Mechanismus die Plantarfaszie strafft, verleiht der FHL-Sehne in der Propulsion zusätzliche Zugkraft.

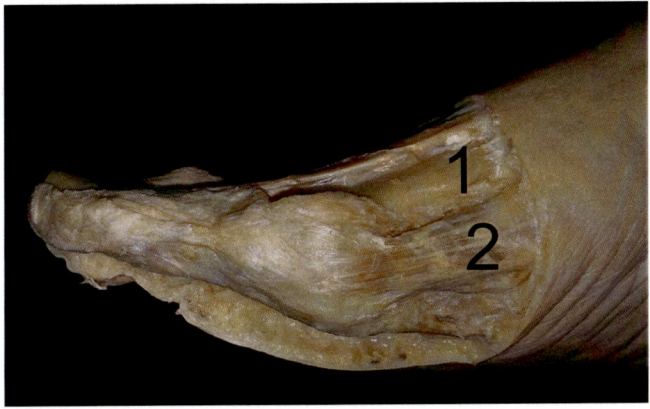

Abb. 9.4 Die Sehne des M. abductor hallucis (2) befindet sich etwas mehr auf der Plantarseite des ersten Mittelfußknochens (1) und seines Kopfes. Bei einem Hallux valgus abduziert der Muskel nicht nur die Großzehe, sondern beugt die Zehe nach plantar und dreht sie

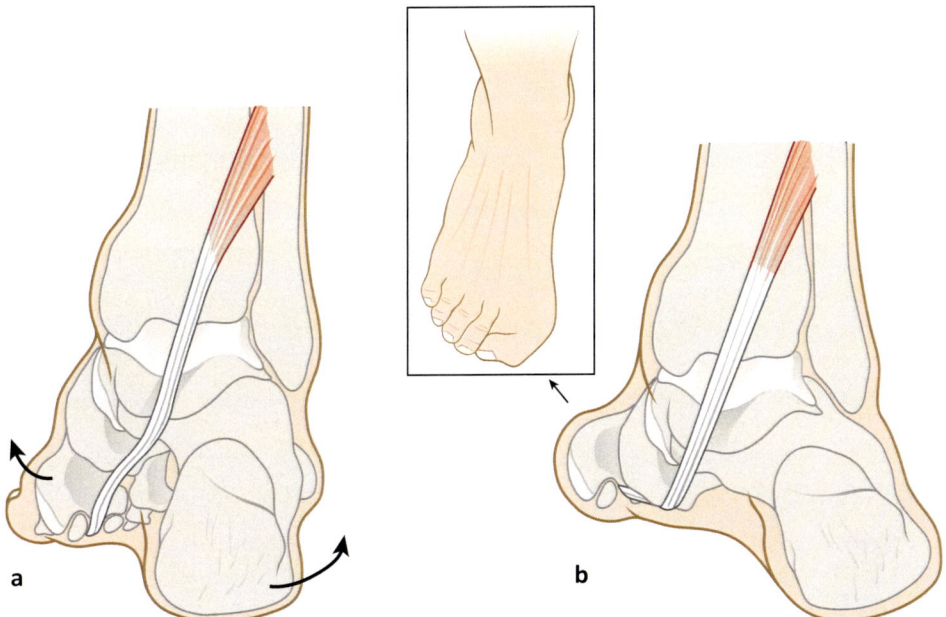

Abb. 9.5 Schematische Darstellung des Verlaufs der FHL-Sehne. Abflachung der medialen Säule mit Zunahme des Zuges der Sehne und daraus resultierender Fehlstellung der Großzehe durch Torsion

9.2.3 Wie dreht diese Spannung die Großzehe?

1. Der sogenannte **„Bogensehnen-Effekt"** oder „Bowstring-Effekt" (Abb. 9.6) ist ein anschauliches Bild und zeigt, wie Zug auf die FHL-Sehne den medialen Bogen biegt und umgekehrt. Die FHL-Sehne ist nicht direkt anliegend an den Mittelfußknochen positioniert, sondern lateral, und stellt die Sehne des Bogens dar. Eine Hallux-valgus-Deformität muss dafür nicht zwingend vorhanden sein. Da die FHL-Sehne das Grund- und IP-Gelenk überspringt und an der Basis des Endgliedes ansetzt, besteht dort, anders als bei einem echten Bogen, die Möglichkeit einer Bewegung. Unter Zug an der Sehne entsteht eine starke Kraft, welche die Großzehenbeere nach plantar presst. Diese Bewegung ist aber durch den Boden schon früh begrenzt, und die einzige Möglichkeit, diese Beugung doch zu erreichen, ist, die Zehe zu drehen. So entsteht die erzwungene, unphysiologische Dreh- und Krallbewegung der Großzehe.

2. Die **FHL-Sehne setzt an der Basis der plantaren distalen Phalanx** an. Zug an dem zumeist schräg stehenden Zehenendglied führt also nicht nur zu Flexion, sondern auch zur Rotation und weiteren Adduktion der Großzehe (Abb. 9.7).

3. Die Plantarisierung der medialen Seite des Hallux wird auch durch einen **abduzierten Fuß** verursacht. Ein abduzierter Fuß rollt über die mediale Seite der Großzehe ab und nicht über den zentralen Teil der distalen Phalanx (Zehenbeere). Viele Menschen mit Plattfüßen (Pes planovalgus) gehen mit abduzierten Füßen („nach außen gestellt") und damit mit weitem Fußwinkel. Warum ist das so? Die Ferse eines Plattfußes wird evertiert, die Gelenke des Rück- und Mittelfußes werden

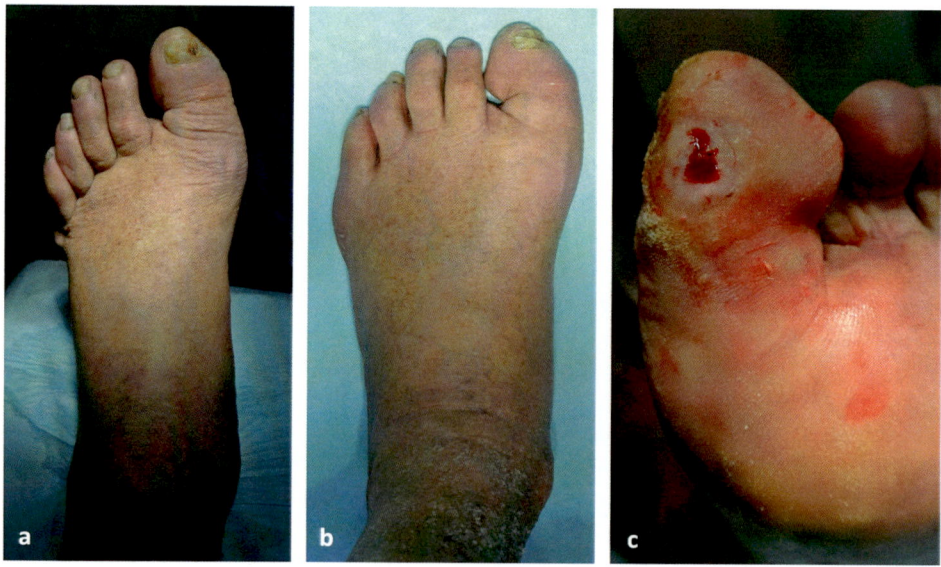

Abb. 9.6 a–c Klinisches Erscheinungsbild des Bogensehneneffektes unter Last

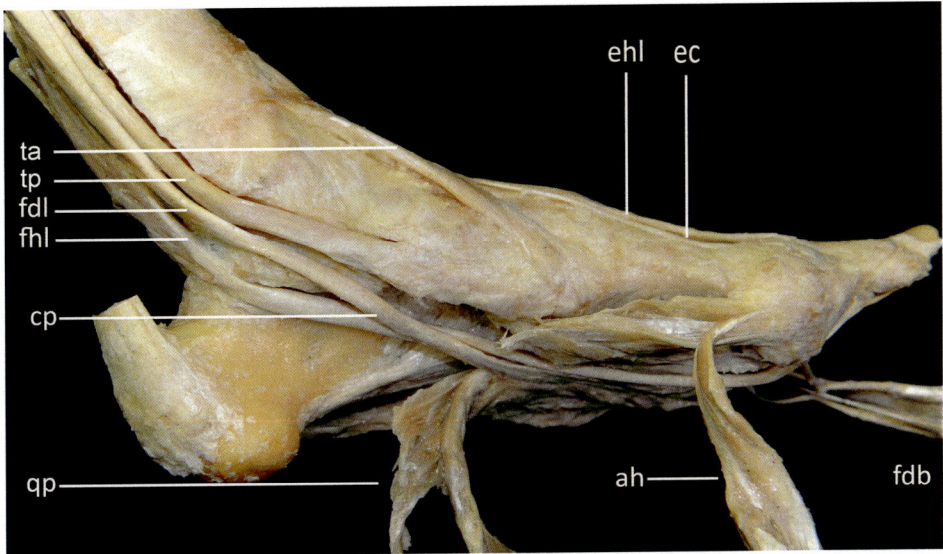

Abb. 9.7 Verlauf der Sehnen auf der medialen Seite im anatomischen Präparat. **ta** Sehne des M. tibialis anterior; **ehl** Sehne des M. extensor hallucis longus; **ec** M. extensor capsularis des 1. MTP-Gelenkes; **tp** Sehne des M. tibialis posterior; **fdl** Sehne des M. flexor digitorum longus; **fhl** Sehne des M. flexor hallucis longus; **cp** Chiasma plantare (Kreuzung der Sehnen des M. flexor digitorum longus und der Sehne des M. flexor hallucis longus); **qp** M. quadratus plantae; **ah** M. abductor hallucis; **fdb** M. flexor digitorum brevis (**qp**, **ah** und **fdb** sind proximal abgetrennt)

deshalb nicht verriegelt, und der Fuß ist biegsam (entriegelt) und zum Abrollen ungeeignet. Der instabile Fuß muss so positioniert werden, dass die Fortbewegung trotzdem möglich wird. Die Betroffenen entwickeln die Angewohnheit, den Fuß mit 15 ° oder mehr abduziert aufzusetzen.

9.3   Durchzuführende Tests

In der Regel handelt es sich um eine funktionelle Deformität. Bei einem entlasteten Fuß kann sie oft nur vermutet werden.

Deshalb sind **provozierende Tests** (s. Abschn. 5.3.1.4) bedeutend: der *Push-up-Test,* der *Krall-Test,* die *Funktionskontrolle im Stand* und das weitere Provozieren durch *Anheben der Ferse.* Bei der Durchführung dieser Tests sind Betroffene manchmal nicht in der Lage, ausreichend unkontrolliert aufzutreten. Um die Funktion und die therapeutischen Möglichkeiten richtig verstehen zu können, muss besonders auf Bewegungen geachtet werden, die Menschen machen, wenn sie abgelenkt werden. Dies kann der Fall sein, wenn sie die Position wechseln oder ein paar Schritte machen.

In einigen Fällen kann die Prüfung mehrere Minuten dauern, bis eine verräterische Bewegung die Funktionsstörung unter Last offenbart.

> **Die Läsionen der medialen Seite der Großzehe sind fast ausschließlich auf eine Plantarisierung zurückzuführen. Sie sollte so lange als Ursache gelten, bis sie durch diese Tests sicher ausgeschlossen ist.**

Zur Beurteilung des Abduktionswinkels und der Funktionsbeeinträchtigung durch Plattfüße ist es notwendig, den **Patienten beim Gehen zu beobachten.**

Die **Untersuchung auf einen kurzen Triceps surae** (Wadenmuskelkomplex) sollte eine Dysfunktion der Achillessehne aufdecken. Diese kann zu einer Überbelastung des Vorfußes oder zu einer Verstärkung des Plattfußes führen.

9.4　Statistik

Die Zahlen in Abb. 9.8 zeigen die häufig rein neuropathische Natur dieser Läsionen. Eine Knochenbeteiligung ist selten, ebenso Amputationen, aber Reaktivierungen sind häufig.

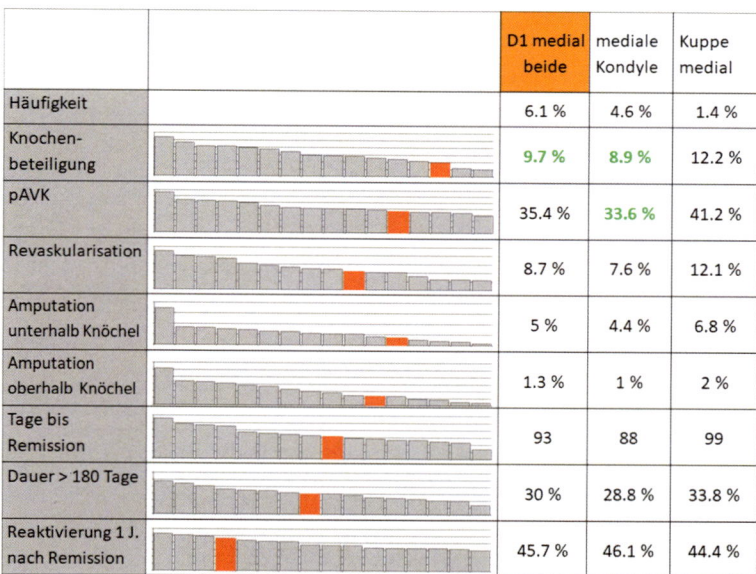

		D1 medial beide	mediale Kondyle	Kuppe medial
Häufigkeit		6.1 %	4.6 %	1.4 %
Knochen- beteiligung		9.7 %	8.9 %	12.2 %
pAVK		35.4 %	33.6 %	41.2 %
Revaskularisation		8.7 %	7.6 %	12.1 %
Amputation unterhalb Knöchel		5 %	4.4 %	6.8 %
Amputation oberhalb Knöchel		1.3 %	1 %	2 %
Tage bis Remission		93	88	99
Dauer > 180 Tage		30 %	28.8 %	33.8 %
Reaktivierung 1 J. nach Remission		45.7 %	46.1 %	44.4 %

Abb. 9.8 Vergleichszahlen von Läsionen der medialen Seite der Großzehe (orange) in einem Rang aller Entitäten in abnehmender Höhe

9.5   Grundlagen der äußeren Entlastung

Entlastende Elemente können Folgendes erreichen:

1. **Unterstützung des distalen Teils der Großzehe.** Dies kann entfallen, wenn die distale Phalanx während des Gehens nicht aktiv gebeugt wird, z. B. nach einer Tenotomie der entsprechenden Beugesehne.
2. **Anheben des 1. Mittelfußkopfes.** Eine Abstützung des 1. Metatarsalkopfes schafft zusätzlichen Raum unter der Großzehe. Ein Nachteil dieser Polsterung kann die verstärkte Verwringung des Vorfußes gegen den Mittelfuß sein. Ist die Anhebung und damit die Verwringung zu stark, kann diese Supination des Vorfußes den Druck auf den 1. Strahl sowie auf den 5. Strahl erhöhen und den Fuß verriegeln.
3. **Absenken und weiche Ausgestaltung der Einlage** unter dem überbeanspruchten Bereich. Bei Wunden wird eine Vertiefung im Bereich von 3–5 mm über den Wundrand hinaus ausgearbeitet. Aussparungen dürfen nicht kreisförmig sein, um ein Fensterödem zu vermeiden. Sie sollten nicht als Einzelmaßnahme, sondern immer in Kombination mit stützenden Elementen eingesetzt werden und die Last vom Ulkus an eine andere Stelle umverteilen.

Die Illustration der Verwendung von Filz zur Entlastung zeigt die ersten drei Prinzipien (Abb. 9.9).

4. Reduzierung der Vorspannung von Sehnen oder Muskeln durch
   - **Vermeidung/Reduktion des Anhebens der Schuhspitze**
   - **Anheben der Ferse bei Verkürzung des Wadenmuskelkomplexes.** Dies muss mit Bedacht erfolgen, denn es senkt den Vorfuß nochmals ab, was den Druck auf die Zehen erhöhen kann. Eine verstärkte Abrollsohle kann beide Notwendigkeiten verbinden.
5. **Das Anheben des medialen Bogens.** Eine Abstützung des medialen Bogens muss unter Berücksichtigung der Gefahr durch den zusätzlichen Druck in diesem Bereich erfolgen. Der mediale Bogen ist anatomisch nicht auf Gewichtsbelastung ausgelegt. Insbesondere am Os naviculare können neue Ulzera auftreten. Daher kann die Bettung in diesem exponierten Bereich mit weicherem Material ausgeführt werden. Eine zu starke Supination/Inversion durch übertriebene Anhebung des medialen Bogens kann den Fuß frühzeitig verriegeln und das Gehen erschweren.
6. Reduktion des Druckes im überlasteten Bereich über die Zeit durch eine **Abrollsohle** mit ihrem Scheitelpunkt unter dem Mittelfußgelenk. Je distaler der Scheitelpunkt ist, desto besser ist die Entlastung der Großzehe, aber desto schwieriger fällt das Gehen in diesen Schuhen. Daher muss ein Kompromiss gefunden werden. Im Falle eines abduzierten Fußes wird die Achse der Rolle entsprechend der Bewegungsrichtung festgelegt (s. Abb. 21.45).

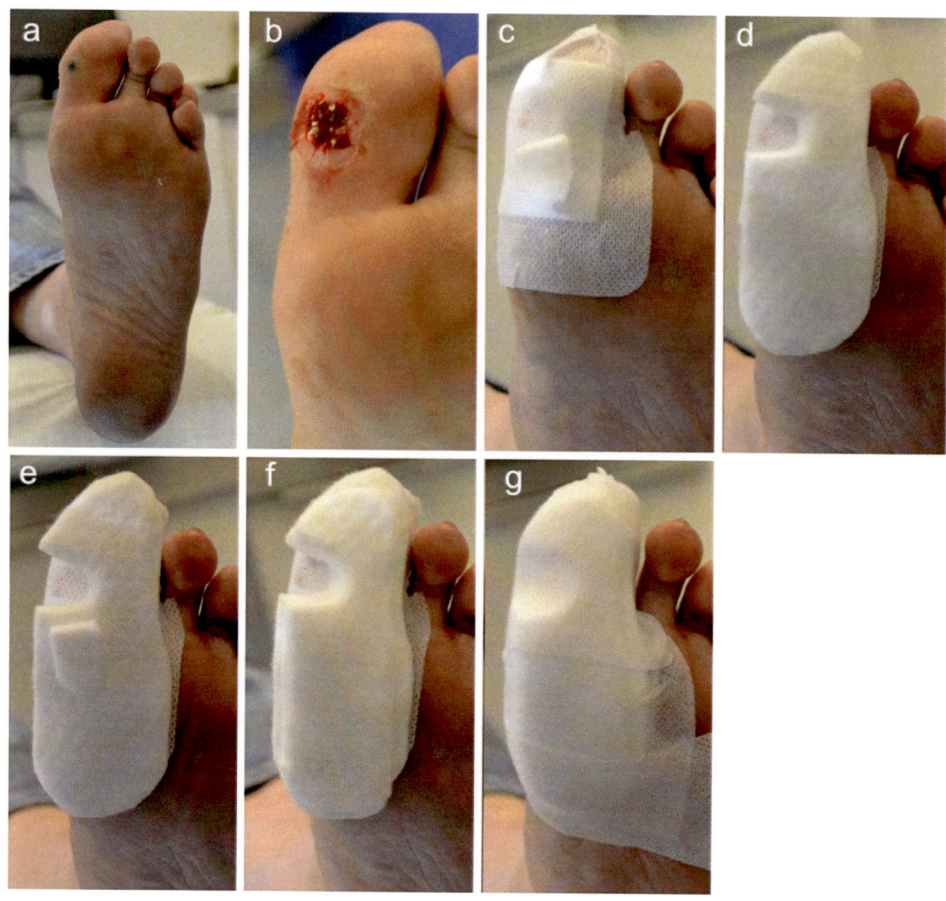

Abb. 9.9 **a–g** Distanzpolster für das IP-Gelenk von D1. Der innere Druckpunkt ist üblicherweise die mediale Kondyle D1, die mit 2–4 Lagen Filz entlastet wird

7. Vermeiden der Biegung der Sohle in der Propulsion nach Anheben der Ferse durch die Verwendung einer Abrollsohle und evtl. durch **Versteifung der Sohle,** um eine Dorsalextension in der Grundgelenkreihe zu verhindern. Dies ist für viele Entitäten eine wirkungsvolle Maßnahme, aber auch für den Patienten eine Herausforderung, da er sich erst allmählich an das Gehen mit steifen Sohlen gewöhnen muss.

Eine **Filz-Fiberglas-Sohle** kann diese Elemente enthalten und ist umso mehr indiziert, je mehr auch eine Überbiegung des IP-Gelenks durch Steifheit des Großzehengrundgelenks vorliegt (Abb. 9.10) (s. Abschn. 21.7, Abb. 21.26 und 21.25).

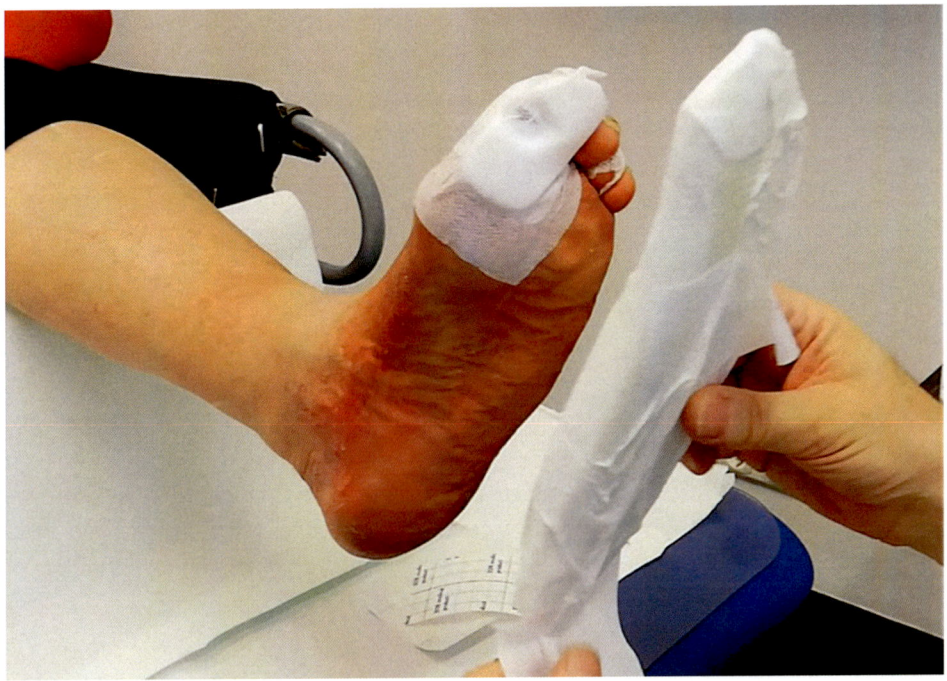

Abb. 9.10 Anbringen einer Filz-Fiberglas-Sohle bei einer Läsion im IP-Gelenk medial durch Torsion und Hallux rigidus

9.6   Grundlagen der inneren Entlastung

Eine sorgfältige Untersuchung im Stehen oder evtl. auch im Gehen ist notwendig, um den genauen Mechanismus der Belastung des medialen Randes zu erkennen.

Die Überlastung wird durch die **Entfernung der inneren Druckpunkte im Interphalangealgelenk** in der Regel dauerhaft beseitigt. Dies kann durch eine mediale Kondylektomie des Kopfes der proximalen Phalanx geschehen (Abb. 9.11). Da es sich hierbei um einen Eingriff am Gelenk und am Knochen handelt, besteht ein höheres Infektionsrisiko als bei den Sehneneingriffen (s. Abschn. 22.5.1.4 und Abb. 22.25).

Eine **Tenotomie der langen Beugesehne der Großzehe (FHL)** kann die Rotation und die Plantarisierung verringern (s. Abschn. 22.4.1). Es kann sinnvoll sein, beide Eingriffe in einer *Schritt-für-Schritt-Strategie* aufeinander aufbauend zu planen. Zunächst wird eine Derotation durch eine Tenotomie der FHL-Sehne ermöglicht, die zumeist schnell und mit niedrigem Risiko durchgeführt werden kann. Reicht diese aus, um die betroffene Region zu entlasten, ist ein zweiter Eingriff nicht mehr nötig. Reicht sie nicht aus, so kann der innere Druckpunkt zusätzlich entfernt werden.

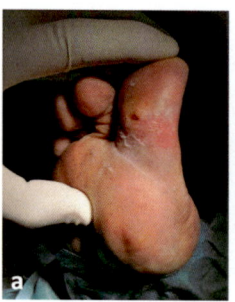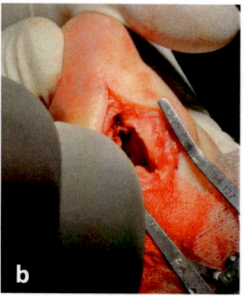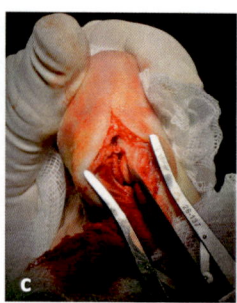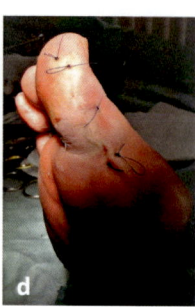

Abb. 9.11 a–d Kondylektomie des Kopfes der proximalen Phalanx **a** vor, **b, c** während und **d** nach der Operation

Bei einem **Hallux valgus kann eine operative Korrektur der Deformität** nach dem Wundschluss angezeigt sein. Manchmal ist dies die einzige Möglichkeit, eine dauerhafte Entlastung zu erreichen. Als weniger eingreifende, aber auch weniger stark korrigierende Maßnahme kann minimalinvasiv ein laterales Release durchgeführt werden (s. Abschn. 22.4.3).

9.7 Zusammenfassung

- **Läsionen am medialen Rand der Großzehe resultieren aus einer Drehung der Großzehe.**
- **Die pAVK ist unterdurchschnittlich häufig. Es handelt sich um eine überwiegend neuropathische Entität.**
- **Läsionen durch Rotation der Großzehe sind langwierig und neigen zu Rezidiven. Deshalb sollte eine operative Stellungskorrektur frühzeitig in Betracht gezogen werden.**
- **Vor der inneren Entlastung ist eine eingehende Untersuchung erforderlich. Die Tenotomie der langen Beugesehne, die Entfernung von Knochenvorsprüngen und Maßnahmen zur Korrektur einer Hallux-valgus-Deformität könnten sinnvoll sein.**

Hallux valgus (1. Metatarsalkopf medial, 4)

10

Dirk Hochlenert, Gerald Engels, Stephan Morbach, Stefanie Schliwa und Frances L. Game

Inhaltsverzeichnis

D. Hochlenert (✉)
Amb. Zentrum für Diabetologie, Endoskopie & Wundheilung, Köln, Nordrhein-Westfalen, Deutschland
E-Mail: dirk.hochlenert@cid-direct.de

G. Engels
Dept. Wundchirurgie, Klinik für Diabetologie/Endokrinologie, St. Vinzenz-Hospital, Köln, Nordrhein-Westfalen, Deutschland
E-Mail: gerald.engels@cid-direct.de

S. Morbach
Diabetologie, Marienkrankenhaus Soest, Soest, Deutschland
E-Mail: stephanmorbach@gmail.com

S. Schliwa
Anatomisches Institut, Universität Bonn, Bonn, Nordrhein-Westfalen, Deutschland
E-Mail: s.schliwa@uni-bonn.de

F. L. Game
Dept of Diabetes & Endocrinology, Derby Hospitals NHS Foundation Trust, Derby, UK
E-Mail: frances.game@nhs.net

© Springer-Verlag GmbH Deutschland, ein Teil von Springer Nature 2022
D. Hochlenert et al. (Hrsg.), *Das Diabetische Fußsyndrom,*
https://doi.org/10.1007/978-3-662-64972-5_10

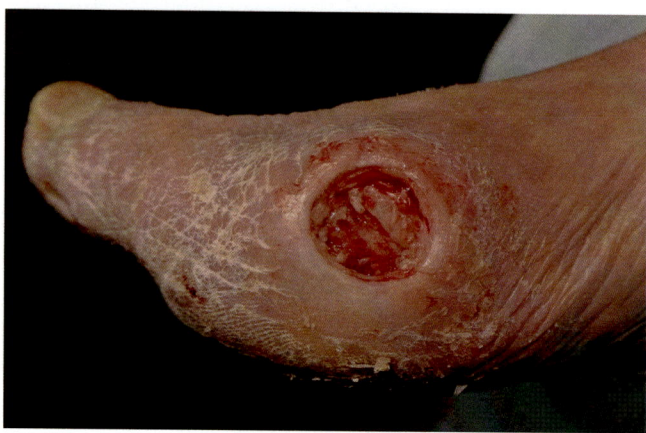

Abb. 10.1 Der Kopf des 1. MTK ist bei einer Hallux-valgus-Deformität besonders vorstehend und gefährdet. Das Ulkus ist vom Gelenkspalt relativ weit entfernt, was zur guten Prognose des überwiegenden Teils dieser Läsionen beiträgt

Die mediale Seite des Kopfes des 1. Mittelfußknochens stellt einen sehr deutlichen Vorsprung dar, der Druckulzera hervorrufen kann (Abb. 10.1).

10.1 Druckpunkte und Pathobiomechanik

Vermehrter Platzbedarf für den Kopf des ersten Mittelfußknochens entsteht zumeist durch einen Hallux valgus oder eher selten durch inflammatorische Schwellung des Gelenks.

Bei einem typischen Hallux valgus weicht der 1. Mittelfußknochen gleichzeitig in Varusstellung ab, und sein Kopf bildet an der medialen Seite des Vorfußes einen deutlichen Vorsprung (s. Abschn. 2.5.5). Ulzera dort sind vom Gelenkspalt entfernt. Bei einer arthritischen Schwellung benötigt das verdickte Gelenk zusätzlichen Platz in Höhe des Gelenkspalts. Ein Schuhkonflikt an diesem „Ballen" kann zu hohem Druck und Ulzerationen führen.

Der innere Druckpunkt ist in der Regel der Kopf des 1. Mittelfußknochens in Varusposition, der äußere Druckpunkt ist fast immer der Schuh.

Oft ist eine Läsion bei Hallux valgus tief, ohne dabei den Knochen zu erreichen. Dabei scheint es, als ob der Wundgrund durch eine eröffnete Bursa gebildet würde. In der Regel handelt es sich um eine Pseudobursa. Eine echte Bursa, also mit einer spezialisierten Schleimhaut, kommt durchaus auch vor, bleibt aber in der Regel ohne Verbindung zu einem Gelenk (Schweitzer et al. 1999).

Über das Gelenk zieht auch die bandförmige Sehne des M. abductor hallucis, der die Großzehe abspreizt. Auch diese zusätzlich polsternde Struktur trägt dazu bei, dass viele der Ulzera den Knochen nicht erreichen.

10.2   Statistik

Die Zahlen sind in Abb. 10.2 dargestellt. Sie zeigen keine extremen Werte.

10.3   Grundlagen der äußeren Entlastung

Distanzpolster (Abstandhalter) sind am besten geeignet, um bei ausreichend breiten Schuhen diese Läsion zu entlasten (Abb. 10.3).

   Nach dem Wundverschluss sind ausreichend weite und breite Schuhe die zentrale Maßnahme, mit der ein Wiederauftreten der Läsion vermieden werden kann.

10.4   Grundlagen der inneren Entlastung

Zahlreiche Strategien zur operativen Korrektur des Hallux valgus sind etabliert. Gemeinsame Ziele dieser Verfahren sind:

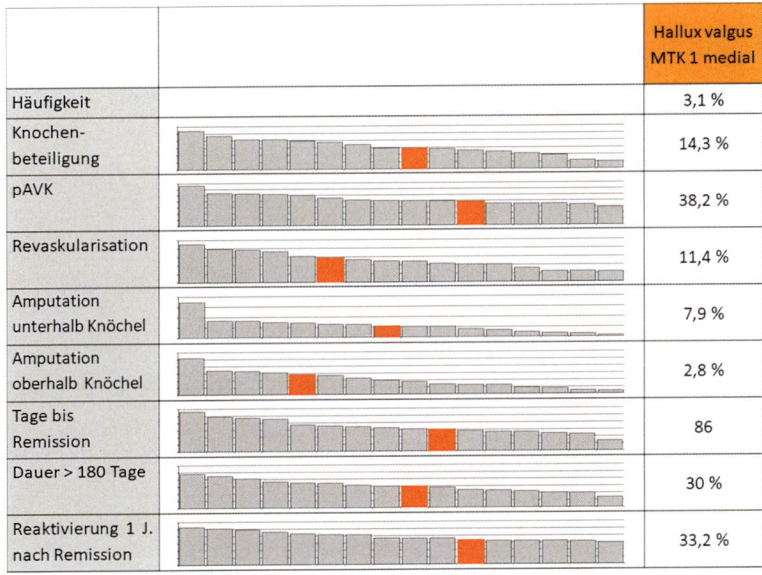

Abb. 10.2 Vergleichszahlen von Läsionen an der medialen Seite des ersten Mittelfußkopfes (orange) in einer Reihe aller Entitäten in abnehmender Höhe

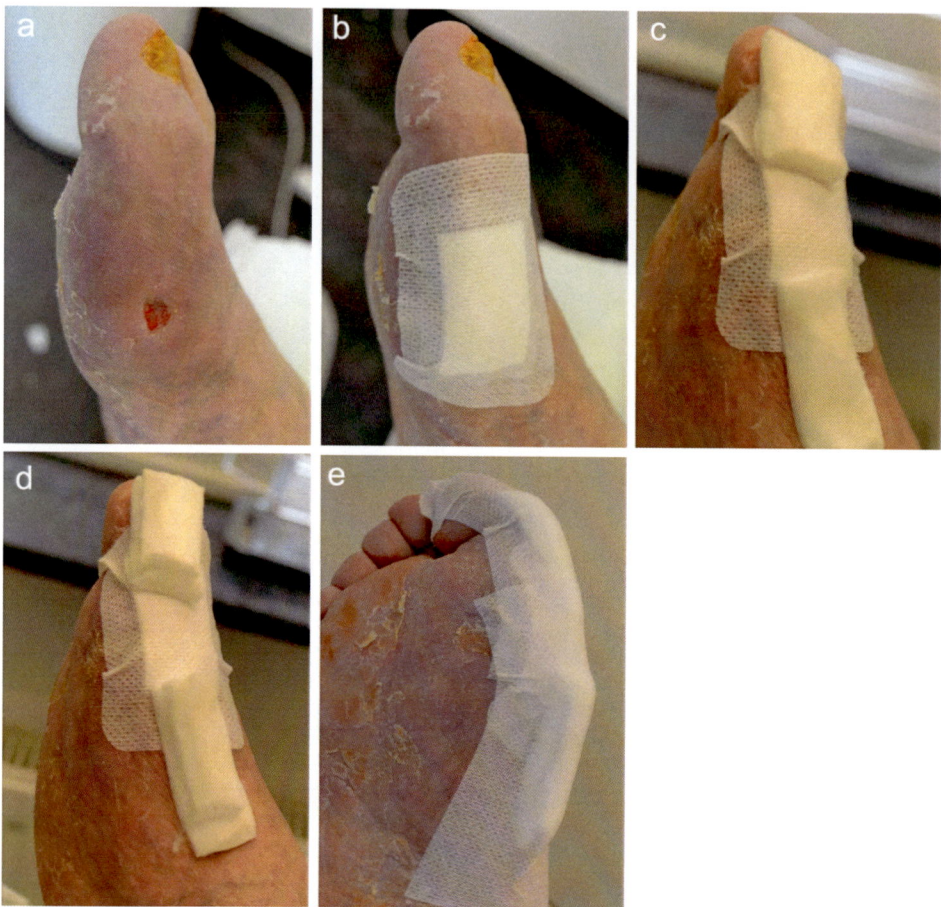

Abb. 10.3 a–e Distanzpolster entlasten ein Ulkus am 1. Mittelfußkopf

1. Der Sesambeinkomplex soll seine Position unter dem Großzehengrundgelenk wieder einnehmen (rezentriert werden). Damit wird der Bowstring-Effekt beseitigt, der die Deformität unterhält.
2. Es handelt sich um komplexe Eingriffe an Knochen und Sehnen mit Implantation von Fremdmaterial.
3. Eine strikte (= erzwungene) Ruhigstellung der operierten Zehe in der postoperativen Phase ist zwingend erforderlich. Um die Füße von Menschen mit LOPS wirksam zu entlasten, muss postoperativ jede mögliche Beanspruchung ausgeschlossen werden (z. B. mit Hilfe eines nicht abnehmbaren TCCs).
4. Eine intensive krankengymnastische Nachbetreuung ist häufig notwendig.
5. Da diese Korrekturen meist die Implantation von Fremdmaterial erfordern, sollte das Ulkus vor der Operation geschlossen sein.

Operative Korrekturen sollten in Betracht gezogen werden, um das hohe Rezidivrisiko zu reduzieren. Manchmal ist bereits der Wundschluss ohne eine Operation aufgrund einer ausgeprägten Deformität nicht möglich. In diesem Fall kann ein „Lateral Release" durchgeführt werden (Hromadka et al. 2013). Dieser Eingriff ist regelhafter Bestandteil konventioneller operativer Strategien zur Korrektur des Hallux valgus, kann aber auch separat durchgeführt werden. Dabei wird die Sehne des M. adductor hallucis in der Nähe seines Ansatzes an der lateralen Basis des Grundgelenkes durchtrennt (Abb. 10.4) (s. Abschn. 22.4.3).

Zusätzlich können mediale Anteile des „überstehenden" Mittelfußkopfes und eine Pseudobursa entfernt werden. Um diesen teilweise repositionierten Knochen für mehrere Wochen an Ort und Stelle zu halten, kann vorübergehend ein Kirschnerdraht verwendet werden, oder der Verband enthält zügelnde Elemente. Nach dem Wundschluss kann überlegt werden, ob eine zweite Operation die Fehlstellung noch weiter knöchern korrigieren soll. Es handelt sich bei diesem Vorgehen nicht um eines der etablierten Verfahren in der Chirurgie des Hallux valgus, sondern um eine Strategie zur Behandlung von Ulzera bei Menschen mit Neuropathie.

Das bestmögliche Verfahren hängt in erster Linie vom biologischen Alter und der körperlichen Leistungsfähigkeit der Betroffenen ab. Bei Operationen am Hallux valgus, wie auch bei anderen Operationen am Diabetischen Fuß, ist weniger manchmal mehr.

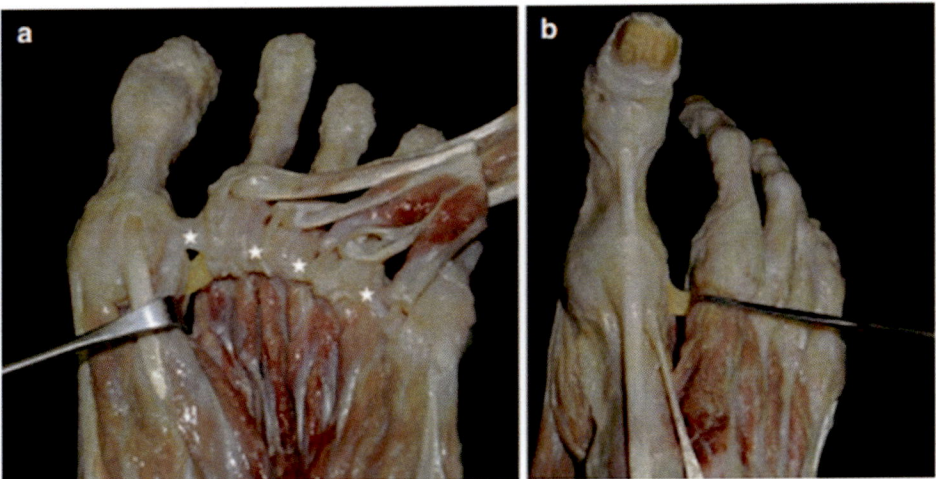

Abb. 10.4 Insertion des transversalen Kopfes des Adductor-hallucis-Muskels (gelb). **a** Plantaransicht mit dem tiefen transversalen Metatarsalband (Sterne). **b** Dorsalansicht, tiefes transversales Metatarsalband entfernt

10.5 Zusammenfassung

- Oft wird eine Pseudobursa eröffnet, die Knochen oder Gelenkflächen meist nicht erreicht.
- Die Behandlung von Ulzera durch äußere Entlastung ist in der Regel erfolgreich.
- Rezidive sind häufig. Während der Remission sollte mit dem Patienten bei Fehlen von Kontraindikationen die Möglichkeit einer chirurgischen Korrektur der Hallux-valgus-Deformität besprochen werden.

Literatur

Hromadka R, Bartak V, Bek J, Popelka S Jr, Bednarova J, Popelka S (2013) Lateral release in hallux valgus deformity: from anatomic study to surgical tip. J Foot Ankle Surg 52(3):298–302. https://doi.org/10.1053/j.jfas.2013.01.003

Schweitzer ME, Maheshwari S, Shabshin N (1999) Hallux valgus and hallux rigidus: MRI findings. Clin Imaging 23(6):397–402

Hallux limitus (IP-Gelenk plantar, 5)

11

Dirk Hochlenert, Gerald Engels, Stephan Morbach, Stefanie Schliwa und Frances L. Game

Inhaltsverzeichnis

D. Hochlenert (✉)
Amb. Zentrum für Diabetologie, Endoskopie & Wundheilung, Nordrhein-Westfalen, Köln, Deutschland
E-Mail: dirk.hochlenert@cid-direct.de

G. Engels
Dept. Wundchirurgie, Klinik für Diabetologie/Endokrinologie, St. Vinzenz-Hospital, Köln, Nordrhein-Westfalen, Deutschland
E-Mail: gerald.engels@cid-direct.de

S. Morbach
Diabetologie, Marienkrankenhaus Soest, Soest, Deutschland
E-Mail: stephanmorbach@gmail.com

S. Schliwa
Anatomisches Institut, Universität Bonn, Bonn, Nordrhein-Westfalen, Deutschland
E-Mail: s.schliwa@uni-bonn.de

F. L. Game
Dept of Diabetes & Endocrinology, Derby Hospitals NHS Foundation Trust, Derby, UK
E-Mail: frances.game@nhs.net

© Springer-Verlag GmbH Deutschland, ein Teil von Springer Nature 2022
D. Hochlenert et al. (Hrsg.), *Das Diabetische Fußsyndrom*,
https://doi.org/10.1007/978-3-662-64972-5_11

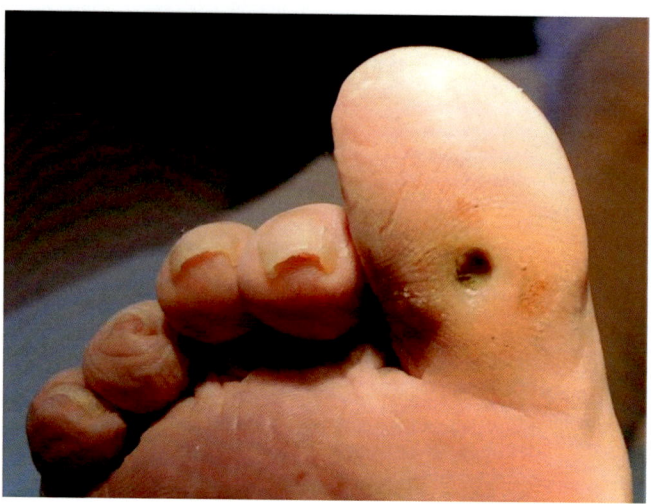

Abb. 11.1 Läsionen plantar am IP-Gelenk

Die Beugefalte des IP-Gelenks auf der Plantarseite der Großzehe ist in der physiologischen Normalsituation nur ausnahmsweise (z. B. Barfußklettern) druckbelastet. Daher ist sie nicht für Belastung gerüstet. Ulzera können leicht entstehen, wenn diese Region unphysiologisch beansprucht wird (Abb. 11.1).

11.1 Pathobiomechanik und Druckpunkte

Zwei pathobiomechanischen Veränderungen sind Grundlage dieser Entität:

1. Pathologische **Hyperextension des Endgliedes im IP-Gelenk als Folge der Versteifung des Großzehengrundgelenks** (Hallux limitus oder rigidus). Die Versteifung des Großzehengrundgelenks kann durch eine arthrosebedingte Verblockung (Ankylose) fixiert sein, kann aber auch funktioneller Natur und somit flexibel sein. Beim „Metatarsus primus elevatus" kommt es zu einer typischen Funktionsstörung. In der Propulsion muss sich die Großzehe im Grundgelenk über den Kopf nach dorsal bewegen. Bei hochstehendem erstem Mittelfußkopf sind die Gelenkflächen nicht kongruent. Die dorsale Basis der Zehe stößt am Kopf an. Bei typischem Verlauf führt dies zu einer Arthrose des Gelenks. Seine Bewegungsfreiheit wird eingeengt (Hallux limitus) bis hin zu einer vollständigen Verblockung (Hallux rigidus). Andere Ursachen für die Arthrose sind chronische Überlastungen, z. B. bei Sportarten wie Fußball oder Langstreckenlauf.

Eine weitere funktionelle Störung entsteht, wenn die mediale Wölbung abflacht und dadurch länger wird. Die FHL-Sehne wird relativ „zu kurz". Die Distanzierung der Enden der medialen Wölbung kann Folge eines Plattfußes sein, der wiederum als Kompensation einer verkürzten Wadenmuskelgruppe entstehen kann (s. Abschn. 5.3.1.4) (Abb. 11.2).

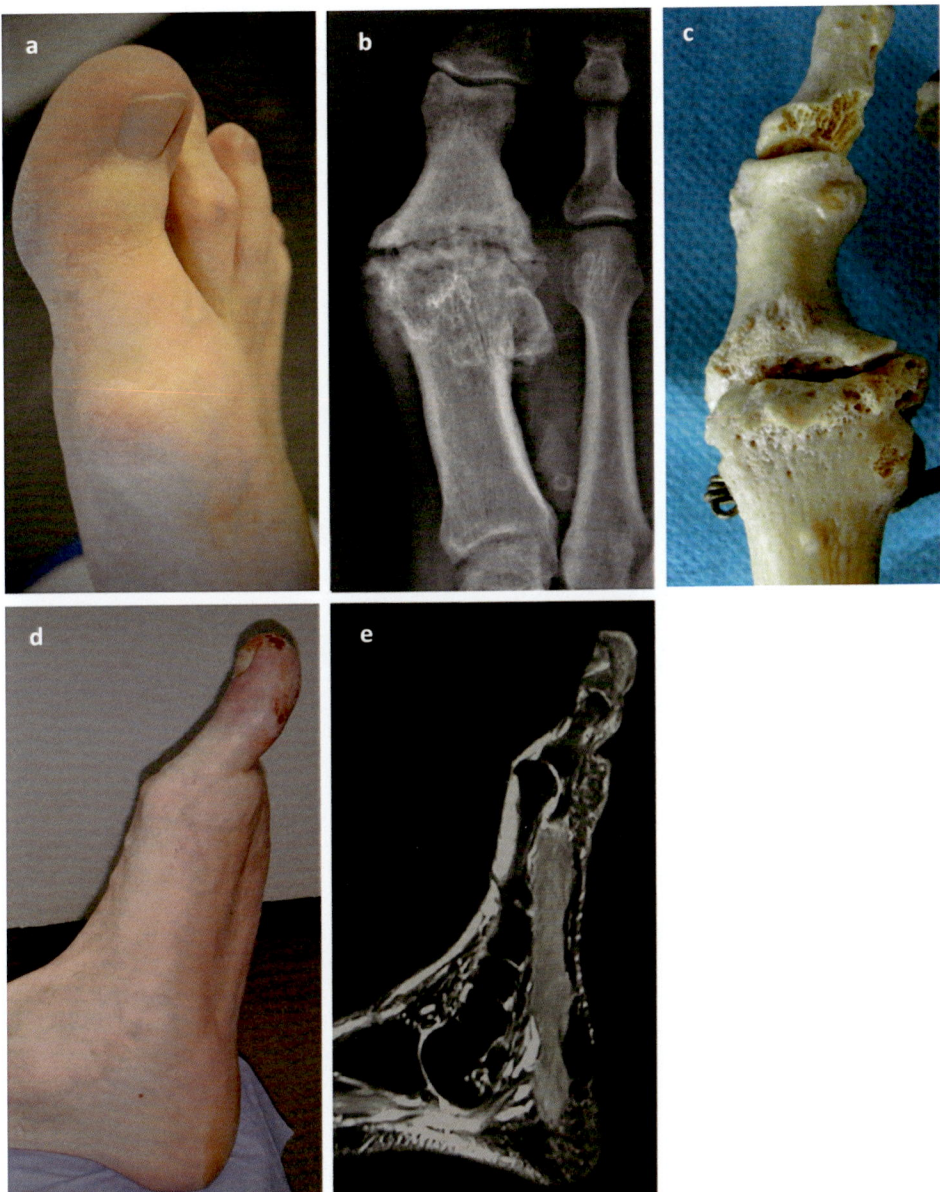

Abb. 11.2 a–c Hallux rigidus: klinisch, radiologisch und als anatomisches Skelettpräparat (mit freundlicher Genehmigung von Prof. Dr. med. Jürgen Koebke, Zentrum für Anatomie der Universität zu Köln). **d–e** Durch funktionelle Begrenzung bei einem Metatarsus primus elevatus

In der Folge ist die Großzehe nicht in der Lage, so weit nach dorsal auszuweichen, wie es für die Bewegungsabläufe beim Gehen zwingend notwendig ist. Das Interphalangealgelenk muss diese Bewegung ersatzweise ausführen. Am Ende der Propulsionsphase würde die starre Großzehe ansonsten den Bewegungsablauf abbrechen. Physiologisch ist im IP-Gelenk keine Dorsalextension über seine Neutralstellung hinaus möglich. Durch diese Überdehnung des IP-Gelenks werden plantare Gelenkanteile zu Teilen der Lauffläche. Knochenvorsprünge dort werden in der Normalsituation durch die Vorwölbung des Fettpolsters der Zehenbeere bei gleichzeitiger physiologischer Beugung des Endgliedes geschützt. Diese Gelenkteile werden nun aber belastet und bilden innere Druckpunkte, die eine Hyperkeratose oder ein Ulkus verursacht. Kommt eine leichte Torsion hinzu, ist oft die Haut über der medialen Kondyle der proximalen Phalanx betroffen.

2. Im Verlauf der langen Beugesehne befindet sich gelegentlich ein akzessorisches Sesambein (Abb. 11.3).

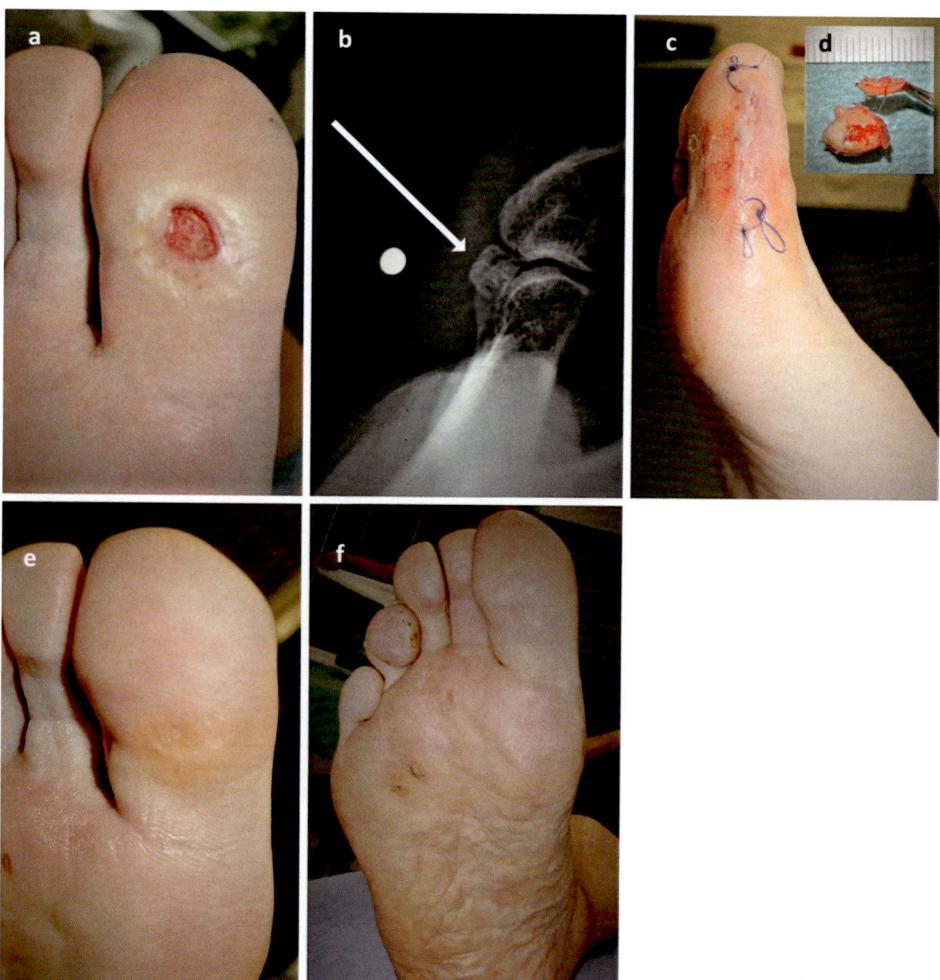

Abb. 11.3 Akzessorisches Sesambein. **a** Anfangsbild. **b** Röntgenaufnahme, die Läsion ist durch eine Bleikugel markiert, das akzessorische Sesambein durch einen Pfeil. **c** Postoperatives Bild. **d** Das entfernte akzessorische Sesambein. **e** 6 Wochen nach dem Eingriff. **f** 2 Jahre nach der Intervention anlässlich einer Tenotomie der FDL-Sehne der 4. und 5. Zehe

Nur in den Fällen, in denen die steife Großzehe als alleinige Ursache des Ulkus nicht plausibel ist, muss nach einem zusätzlichen Sesambein gesucht werden.

Innere Druckpunkte:

1. Am Kopf der proximalen Phalanx, der wie eine Verlängerung des Mittelfußknochens wirkt, sticht vor allem die mediale Kondyle hervor.
2. Ein akzessorisches Sesambein im Verlauf der langen Beugesehne kann zu einem inneren Druckpunkt werden.

11.2 Durchzuführende Tests

In der Regel ist eine fixierte Deformität leicht zu erkennen. Das arthrotische Großzehengrundgelenk bildet häufig Osteophyten aus, die bei der **Inspektion** als Höcker unter der Haut im Bereich des Gelenkes klinisch zu sehen sind. Wird eine Bewegungsbegrenzung vermutet, kann diese durch den Versuch, das Gelenk passiv zu bewegen, bestätigt werden.

Die einzige Herausforderung entsteht, wenn die Bewegungseinschränkung nur unter bestimmten Bedingungen wie beispielsweise unter Last auftritt. Dies wird auch als *„funktioneller Hallux limitus/rigidus"* bezeichnet und durch **provozierende Tests** erkannt: der *Push-up-Test* und der *Versuch, die Großzehe nach dorsal zu extendieren,* während der Fuß in plantigrader Position gehalten wird.

Die **Beobachtung des Ganges** kann weitere überlastende Aspekte aufdecken. Die starre Großzehe ist besonders in der Propulsion störend und behindert den Patienten ab dem Moment des Abhebens der Ferse. Zu diesem Zeitpunkt befinden sich das Gelenk und die Zehe am Boden und unter maximalem Druck. Wenn nur die Einwärtsdrehung der Ferse ermöglicht, den Gangzyklus zu Ende zu bringen, wird die auf den Boden gepresste mediale Kondyle zur Drehachse dieser Rotationsbewegung, und besonders zerstörerische Scherkräfte können sich entwickeln.

Zusätzlich sollte ein **Test auf eine Spitzfußfehlstellung** durchgeführt werden, die zu einer weiteren Steigerung der Überlastung am Vorfuß führt. Das Ergebnis dieses Tests ist wichtig, um die mindestens notwendige Fersensprengung abzuschätzen. Ein flacher Absatz hilft bei der äußeren Entlastung der Großzehenversteifung, ist aber nur bei normal beweglichen Füßen geeignet. Bei einer Verkürzung des Wadenmuskelkomplexes („kurze Achillessehne") erhöht eine Absenkung des Absatzes den Druck auf den Vorfuß.

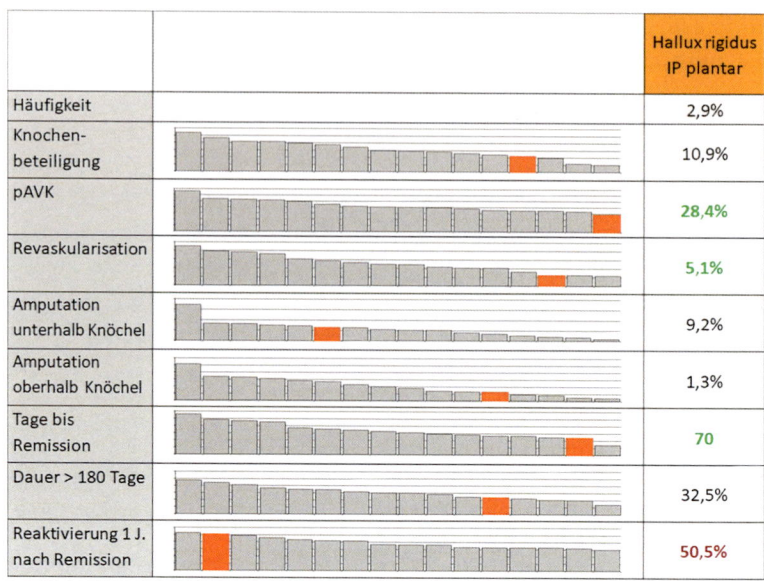

Abb. 11.4 Vergleichszahlen von Läsionen an der Plantarseite des 1. Interphalangealgelenks (orange) in einer Rangliste aller Entitäten in abnehmender Höhe

11.3 Statistik

Die Zahlen sind in Abb. 11.4 dargestellt. Knochen- oder pAVK-Beteiligungen sind selten. Die mediane Dauer bis zum Wundschluss gehört zu den niedrigsten für alle Entitäten, was bedeuten kann, dass die Problematik der Behandlung dieser Art von Läsionen selten sehr komplex ist. Demgegenüber ist allerdings die Reaktivierungsrate sehr hoch, vermutlich weil eine konservative dauerhafte Entlastung oft sehr schwierig ist und chirurgische Verfahren kaum Berücksichtigung finden. Dies zusammen mit dem hohen Anteil von Amputationen könnte dafür sprechen, dass zumindest in dieser Kohorte ein erhebliches Verbesserungspotenzial besteht.

11.4 Grundlagen der äußeren Entlastung

Die folgenden Maßnahmen kommen in Betracht. Am wichtigsten ist die Modifikation der Sohle mit Abrollsohle und evtl. Versteifungen.

1. Mikroentlastung des Druckpunktes, insbesondere bei einem Ulkus
   - **Mulde in der Einlage und Verwendung weicher Materialien** unter dem überbeanspruchten Bereich. Bei Wunden wird eine Aussparung 3–5 mm über den Wundrand hinaus angelegt, was bei der Verwendung von Filz direkt auf der Haut am exaktesten umgesetzt werden kann.

- Auch eine **Unterfütterung der Großzehenbeere** (Zehenbalkon) wird insbesondere bei Ulzera eingesetzt und kann durch Filz ausgeführt direkt auf die Haut geklebt werden.
2. Durch die Verwendung einer **Abrollsohle** können Spitzendruck und Einwirkzeit auf den inneren Druckpunkt reduziert werden. Die größte Entlastung wird erzielt, wenn der Scheitelpunkt knapp proximal des zu entlastenden Gelenks, also in etwa unter dem Großzehengrundglied, liegt. Das aber erschwert das Gehen erheblich. Wird der Scheitelpunkt proximal der Mittelfußköpfe platziert, resultiert ein angenehmes und flüssiges Gehen, aber die Entlastung am IP-Gelenk der Großzehe ist geringer. Gleichzeitig macht die Rolle die Dorsalextension des Gelenks überflüssig, da sie die Biegekräfte in ein Drehmoment der Rolle umwandelt. Die Position der Rolle muss an den Abduktionswinkel des Fußes angepasst werden.
3. Die Wirkung der Abrollsohle kann durch eine zusätzliche **Sohlenversteifung** verstärkt werden, die ihre Biegung vollständig verhindert. Eine passive dorsale Dehnung der Zehengrundgelenke und der Interphalangealgelenke ist dadurch überflüssig und unmöglich. Dabei ist zu beachten, dass der Patient sich langsam an das Gehen mit steifen Sohlen gewöhnen muss. Im Extremfall kann die Versteifung so hart sein, dass eine Biegung ganz ausgeschlossen ist.
4. **Vermeiden auch des geringsten Herausrutschens der Ferse aus der Fersenkappe (Fersenschlupf),** da dies am Vorfuß den Nutzen aller Einbauten im Schuh und Anpassungen der Einlagen zunichtemacht. Durch die Hebelwirkung kann schon ein leichtes Verrutschen der Ferse die Großzehe absenken und unter dem IP-Gelenk großen Druck ausüben. Dies kann durch eine optimierte Abrollsohle und durch einen Schaft erreicht werden, der über den Knöchel reicht.
5. Die Großzehe sollte schon in Ruhe möglichst nicht in Dorsalextension stehen, indem die Schuhspitze gegenüber der Sohle am Mittelfuß möglichst wenig angehoben wird **(reduzierte Spitzensprengung).**
6. Eine flache Längsachse des Fußes durch einen **niedrigen Absatz.** Der Absatz kann nur dann extrem flach sein, wenn die Dorsalextension im Sprunggelenk nicht eingeschränkt ist. Wenn dies doch der Fall ist, muss individuell ein Kompromiss gefunden werden.
7. Eine moderate **Supination**/Eversion des Mittel- und Vorfußes kann durch Anheben des Ballenbereichs (**Unterstützung unter dem 1. Mittelfußkopf und Unterstützung der medialen Säule**) erreicht werden.

Die Verwendung von Filz zur Entlastung ähnelt der Verwendung für die mediale Kondyle bei medialen Ulzera der Großzehe. Im Extremfall eines genau zentralen Ulkus muss auch die Aussparung bis zur Mitte des Gelenks ausgeführt werden (Abb. 11.5).

Mit Hilfe einer Sohle aus Filz und Fiberglas, die unter den Fuß geklebt wird, lassen sich all diese Elemente realisieren. Oft ist es günstig, noch eine Schicht Filz direkt auf den Zeh zu platzieren, um die Mikroentlastung millimetergenau anzubringen (Abb. 11.6).

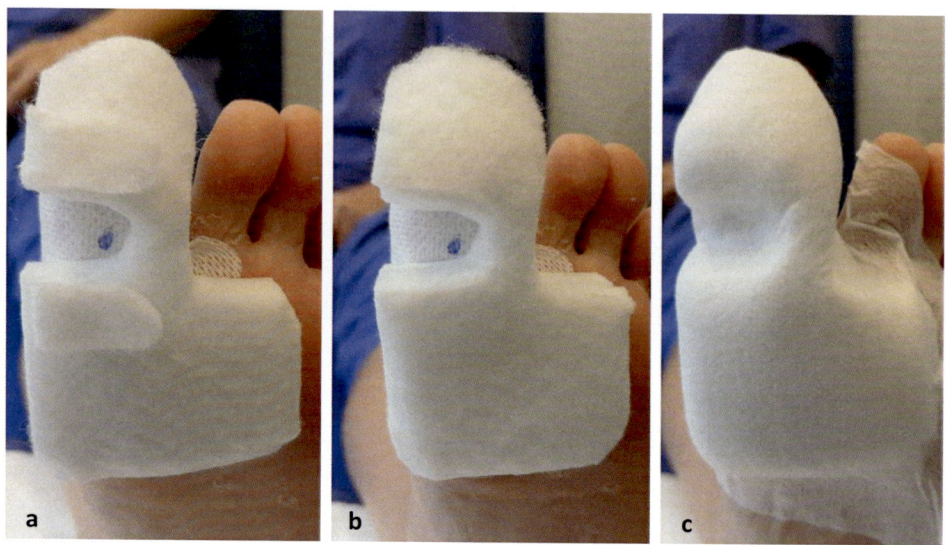

Abb. 11.5 a–c Polsterung zur Entlastung eines Ulkus am plantaren Interphalangealgelenk der Großzehe

11.5 Grundlagen der inneren Entlastung

Die chirurgische Therapie kann den inneren Druckpunkt beseitigen oder das starre MTP-Gelenk mobilisieren.

Wenn das Gelenk noch ausreichend beweglich ist und die mediale Kondyle als innerer Druckpunkt identifiziert wurde, kann eine **mediale Kondylektomie** des Kopfes der proximalen Phalanx ausreichend sein (s. Abschn. 22.5.1.4 und Abb. 9.11a–d).

In einigen Fällen ist es sinnvoll, das **akzessorische Sesambein** innerhalb der Flexorhallucis-longus-Sehne (FHL) zu **entfernen.** Das akzessorische Sesambein muss nicht zwingend entfernt werden, wenn eine andere Möglichkeit als Ursache für die Läsion identifiziert werden kann und das Sesambein nicht infiziert ist.

Die operative Therapie des Hallux rigidus folgt einer spezifischen Klassifikation. Dies geschieht unter Berücksichtigung der verbleibenden Beweglichkeit und der Schmerzen nach Vanore in 4 Stadien (Wolfring 2006). Bei Menschen mit LOPS ist ein schmerzbezogenes Therapieregime nutzlos oder sogar schädlich, da Indikationen verpasst werden. Die Indikation sollte der langfristig zu erwartenden Mobilität und den Anforderungen an die Entlastung Rechnung tragen. Eine häufig verwendete Option ist die **Operation nach Valenti**. Dies ist eine modifizierte Resektionsarthroplastik, die bei Menschen ohne Neuropathie in den Stadien 2 und 3 nach Vanore eingesetzt wird (initiale oder fortgeschrittene Zerstörung des Gelenks, begleitet von Schmerzen). Ein dorsaler Keil des MTK-1-Kopfes wird entfernt, der die zerstörte Gelenkfläche und einen Teil der

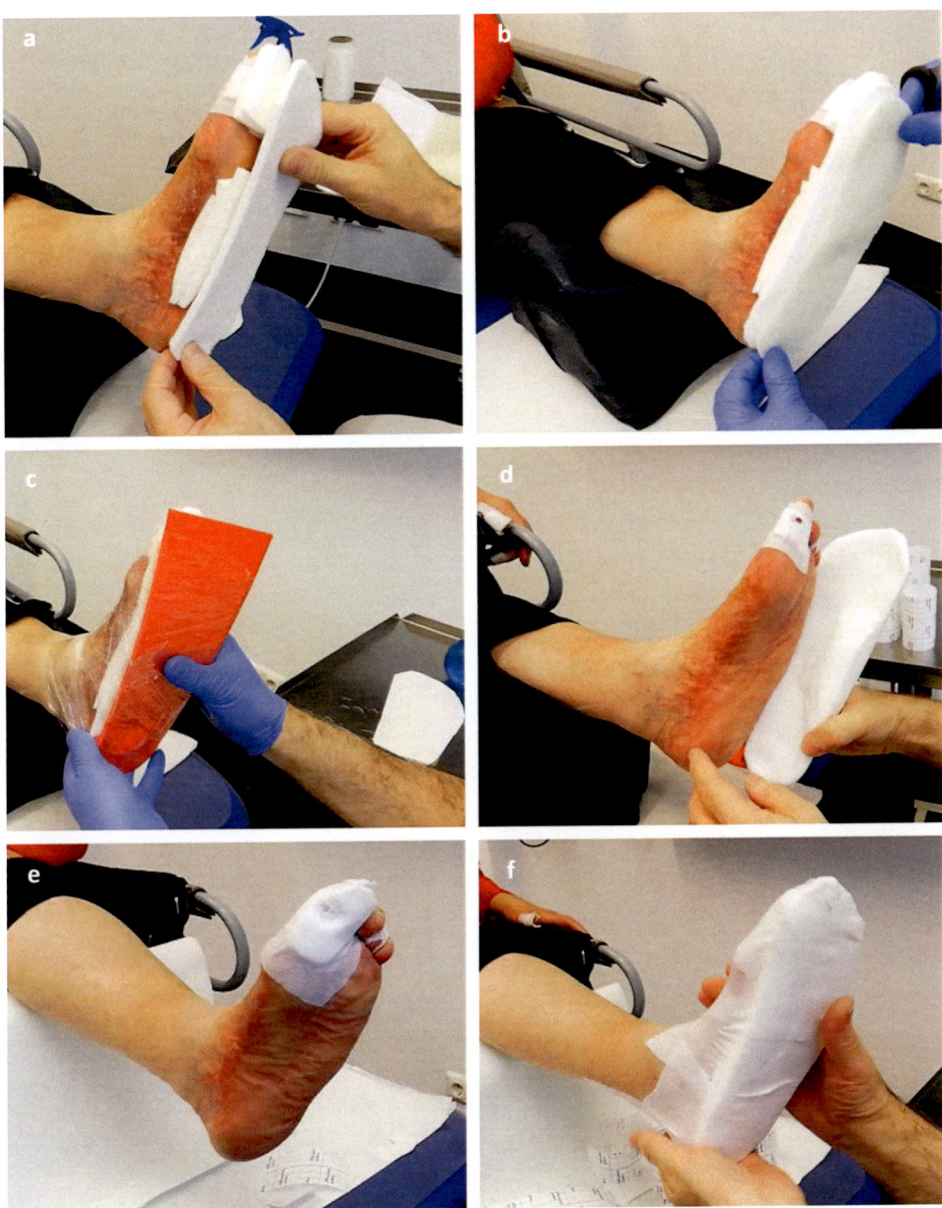

Abb. 11.6 Die Filz-Fiberglas-Sohle zur Entlastung eines Hallux rigidus muss keine wesentliche Distanz zwischen Fußsohle und Fiberglas schaffen und kann sehr schlank am Fuß anliegend
gearbeitet sein. Dafür wurde ein Standard unter dem Markenzeichen FiF!-mobil® eingeführt. **a**
Anbringen der Polsterung aus Filz einschließlich eines zweilagigen Platzhalters an der Großzehe.
b Fiberglas ausschneiden und anbringen. **c** Die Krümmung in der Längsachse wird vorgegeben. **d**
Der Patient hat seinen Fuß 30 min in die Konstruktion gedrückt, während sie handlingsfest wurde.
Krümmungsvorgabe und Platzhalter wurden entfernt und die Sohle mit Klebevlies abgeklebt. **e**
Mikroentlastung direkt auf dem Fuß. **f** Die Sohle wird direkt auf den Fuß geklebt

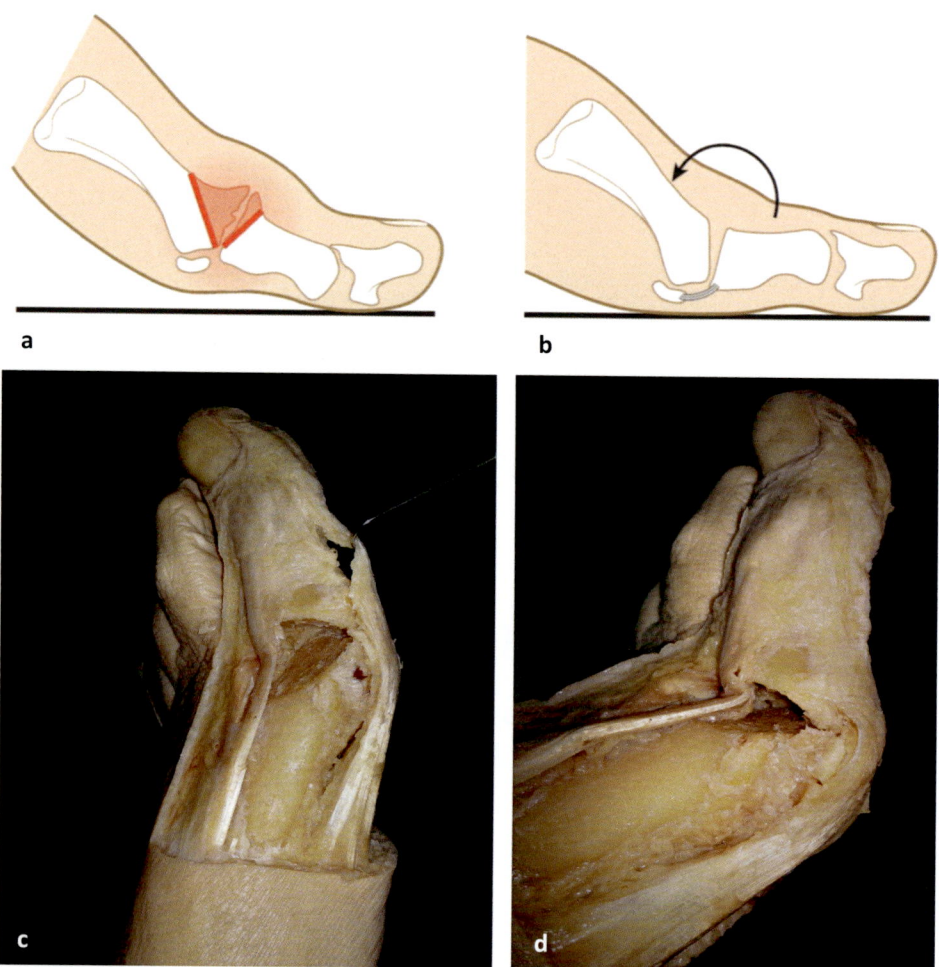

a   b

c   d

Abb. 11.07 **a–b** Grundkonzept der Operation nach Valenti, schematisch dargestellt. **c** Gesehen in einem anatomischen Präparat. **d** wie **c,** aber in der Dorsalflexionsstellung

beiden benachbarten Knochen umfasst, um einen Raum mit einem Winkel von ca. 45 ° zum Fußrücken hin offen zu lassen. Die plantare Oberfläche des Gelenks bleibt erhalten, ebenso wie der mobilisierte Sesambeinkomplex (Abb. 11.7).

Bei verzögertem Wundschluss oder häufigen Rezidiven von Ulzera kann es daran liegen, dass ein kräftiges, faseriges Gewebe Druck ausüben kann wie ein Sesambein, auch wenn es nicht verknöchert und deshalb in der radiologischen Untersuchung nicht sichtbar ist. Es sollte dann wie ein akzessorisches Sesambein chirurgisch entfernt werden.

11.6   Zusammenfassung

- Die klinische Untersuchung kann die wesentlichen Auslöser erkennen, einen Hallux limitus oder rigidus. In unklaren Situationen sollte eine konventionelle radiologische Untersuchung erfolgen, um nach einem akzessorischen Sesambein zu suchen.
- Für die Entlastung sind Abrollsohlen und Sohlenversteifungen besonders wichtig.
- Mehrere Operationsverfahren sind möglich, und die zu bevorzugende Technik wird individuell festgelegt.

Literatur

Wolfring A (2006) Operative Verfahren beim Hallux rigidus. Implantationsarthroplastik im meta-analytischen Vergleich zur Resektionsarthroplastik und Arthrodese. Dissertation zur Erlangung des Grades eines Doktors der Medizin, Fachbereich Medizin der Universität Hamburg, www.d-nb.info/983591423/34 download am 26.5.2022

.

Dirk Hochlenert, Gerald Engels, Stephan Morbach, Stefanie Schliwa
und Frances L. Game

Inhaltsverzeichnis

D. Hochlenert (✉)
Amb. Zentrum für Diabetologie, Endoskopie & Wundheilung, Nordrhein-Westfalen, Köln, Deutschland
E-Mail: dirk.hochlenert@cid-direct.de

G. Engels
Dept. Wundchirurgie, Klinik für Diabetologie/Endokrinologie, St. Vinzenz-Hospital, Köln,
Nordrhein-Westfalen, Deutschland
E-Mail: gerald.engels@cid-direct.de

S. Morbach
Diabetologie, Marienkrankenhaus Soest, Soest, Deutschland
E-Mail: stephanmorbach@gmail.com

S. Schliwa
Anatomisches Institut, Universität Bonn, Bonn, Nordrhein-Westfalen, Deutschland
E-Mail: s.schliwa@uni-bonn.de

F. L. Game
Dept of Diabetes & Endocrinology, Derby Hospitals NHS Foundation Trust, Derby, UK
E-Mail: frances.game@nhs.net

© Springer-Verlag GmbH Deutschland, ein Teil von Springer Nature 2022
D. Hochlenert et al. (Hrsg.), *Das Diabetische Fußsyndrom*,
https://doi.org/10.1007/978-3-662-64972-5_12

Nagel und Nagelbett sind anpassungsfähig und bestimmen ihre Form gegenseitig. Damit sind sie leicht verformbar, Deformitäten sind durch geduldige Pflege oft aber auch wieder korrigierbar.

Druck ist der wichtigste Auslöser für Schäden. Subtile, wiederholte und unterschätzte Mikrotraumata bahnen Deformierungen und Infektionen durch Bakterien oder Pilze (Onychomykose) den Weg. Die typische Anpassung der Haut an Druck durch eine Verdickung der oberflächlichen Schichten wirkt an beschuhten Füßen nicht. Jede Nagelverdickung *(Onychogryposis)* erhöht den Druck oder erleichtert das Abhebeln des Nagels. Das Nagelbett kann sich also weniger anpassen und schützen als das umgebende Gewebe. Es ist damit ein Indikator für übermäßigen Druck und ermöglicht die frühe Einleitung von Schutzmaßnahmen.

12.1   Überblick

Die drei wesentlichen Kategorien von Nagelbettschäden im Rahmen eines DFS sind:

1) **Eingewachsener Zehennagel** (Unguis incarnatus). Hierbei wird der Nagel immer weiter nach proximal in seiner Furche *(Sulkus, Nagelfalz)* gekürzt, der Nagelfalz verstreicht, und ein unbeabsichtigt stehen gelassener Sporn *(Spicula)* wächst ein. In manchen Fällen entsteht durch eine Plantarisierung chronischer Druck auf den Nagel, und das Bild ist ähnlich, aber es gibt keinen verstrichenen Sulkus und keinen eingewachsenen Teil des Nagels. Der Nagel wird durch den Druck von oben oder von der Seite in den Sulkus geschoben, oder der Sulkus wird von unten gegen den Nagelrand gedrückt (s. Abb. 12.4).

2) Hypertrophe Nägel mit **Strukturveränderungen,** z. B. bei Onychomykose oder Psoriasis mit Geschwüren unter dem Nagel. In diesem Zusammenhang findet eine pathologische Verhornung des Nagelbettes in Bereichen des Nagels statt, die sich vom Nagelbett lösen (Abb. 12.8). Dieses chronische Trauma kann auch durch eine Hyperflexion der distalen Phalanx ausgelöst werden.

3) **Trauma** des Nagels, das zu Verletzungen des Nagelbettes führt (Abb. 12.1). Das akute Trauma wirkt typischerweise von vorne auf den Nagel ein und schädigt manchmal das gesamte Nagelbett, manchmal aber auch nur die Wurzel.

Abb. 12.1 Traumatisierter
Nagel

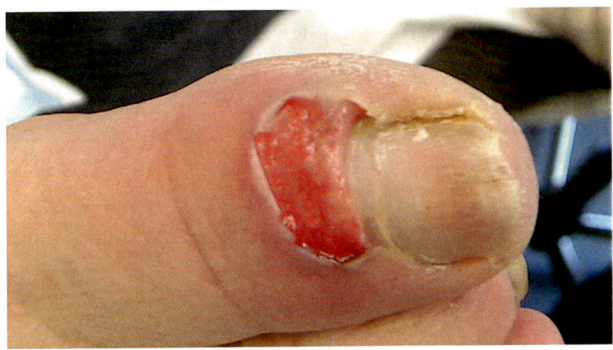

Abb. 12.2 Der richtige
Schnitt

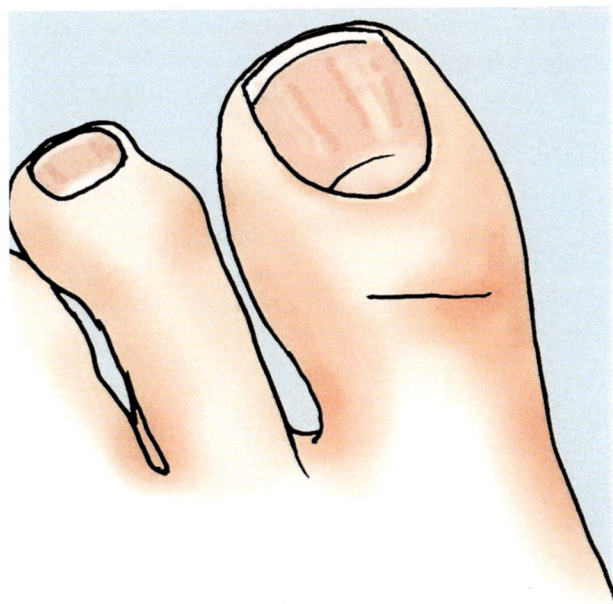

12.2 Director's Cut – das richtige Schneiden der Zehennägel

Der richtige Schnitt folgt der Kuppe der Zehe so, dass der Nagel etwas kürzer wird als die Zehe selbst (ca. 1 mm) (Abb. 12.2). Es ist unwichtig, ob dieser Schnitt gerade oder rund ist, solange er der Form der Zehenspitze folgt. Auf keinen Fall sollten die Ränder so kurz geschnitten werden, dass der Sulkus nicht mehr vom Nagelrand besetzt ist und verstreicht, wodurch der wachsende Nagel einwächst.

12.3   Eingewachsener Zehennagel

Der Zehennagel wächst ein, wenn der Falz nicht mehr bis zum distalen Ende besteht. Durch seitlichen Druck wird der Falz tiefer. Es wird dann immer schwieriger, den Nagel im tiefsten Teil des Falzes zu schneiden, und es kann leicht ein Sporn stehen bleiben (Spicula). Dieser einwachsende Sporn provoziert eine Fremdkörper-Entzündungsreaktion, Schwellung und weitere Einrisse mit möglichen Infektionen, Hypergranulation und auch Schmerzen (Abb. 12.3). Schwellungen und Schmerzen erschweren den Zugang und schränken die Möglichkeiten der Pflege zusätzlich ein, bis die Betroffenen Hilfe suchen.

Milde Fälle (Stadium I nach Mozena; Mozena 2002) sind gekennzeichnet durch eine Schwellung des Nagelfalzes, Ödem, Erythem und evtl. Schmerzen als Folge wiederholter Irritation der Haut durch die Nagelplatte. Mittelschwere Fälle (Stadium II nach Mozena) führen zusätzlich zu entzündlichem Granulationsgewebe, begleitet von einer seropurulenten Exsudation, Infektion und manchmal Ulzeration der Nagelfalz. Je nach Ausdehnung des Granulationsgewebes (< oder > 3 mm) kann in ein Stadium IIa und IIb unterschieden werden (Martinez-Nova et al. 2007; Moellhoff et al. 2021). Schwere Fälle (Stadium III nach Mozena) zeigen zusätzlich eine chronische Entzündung, die Bildung von epithelisiertem Granulationsgewebe und manchmal eine ausgeprägte Hypertrophie des Nagelfalzes. Manche Autoren führen ein Stadium IV auf, in dem die Nagelplatte chronisch deformiert wird, beide lateralen Nagelwälle betroffen sind, hypertrophieren und einen distalen Nagelwall bilden (Martinez-Nova et al. 2007; Moellhoff et al. 2021).

Abb. 12.3 Eingewachsener Zehennagel der Großzehe medial und lateral

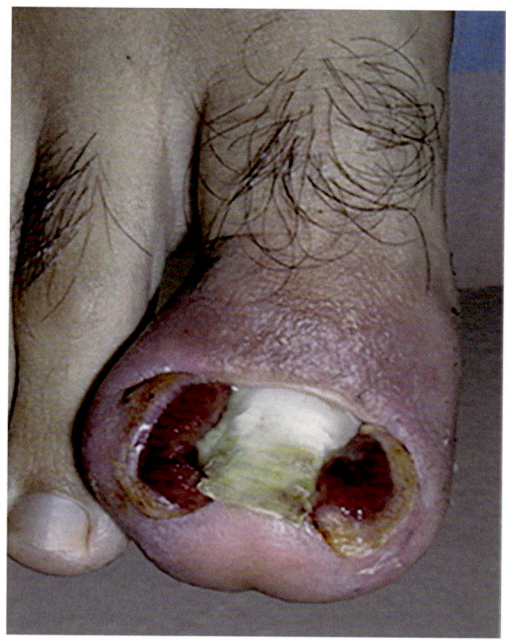

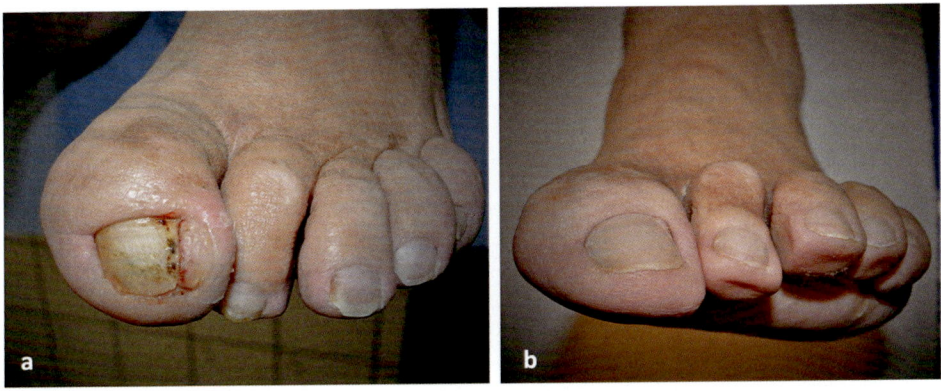

Abb. 12.4   a Der Nagel der fehlgestellten Großzehe wird gegen die deformierte zweite Zehe gepresst, der laterale Nagelfalz wird traumatisiert. **b** Restitutio ad integrum durch eine Tenotomie der FHL- und der FDL-Sehne ohne Nagelchirurgie, lediglich initiale Tamponade

Ein ähnliches Bild kann sich aber auch ohne Sporn und verstrichenen Falz auf zwei Arten bilden:

Der **mediale Falz** der Großzehe kann durch den Druck von Schuhen oder Kompressionsstrümpfen oder durch Hyperflexion und Rotation der distalen Phalanx beschädigt werden. Der verdickte Nagel kann zum Widerlager werden, wenn Weichteile an der Spitze der fehlgestellten Zehe gegen den Nagel gedrückt werden.

Der **laterale Falz** kann durch den gleichen Druck auch geschädigt werden, wenn die gesamte Nagelplatte der Großzehe nach lateral verschoben wird. Der laterale Falz ist durch die benachbarte zweite Zehe begrenzt, sodass hier Druck zwischen dem verschobenen Nagel und der zweiten Zehe entsteht. Der laterale Nagelfalz kann noch stärker gequetscht werden, wenn die zweite Zehe nicht parallel zur Großzehe steht, sondern die Zehen eine gekreuzte Position zueinander einnehmen (Abb. 12.4).

Klinisch erscheinen diese Situationen ebenfalls als eingewachsene Zehennägel, aber die Ursache ist unabhängig vom Wachstum des Nagels. Dies ist wichtig, denn in diesen Fällen ist die Nagelchirurgie möglicherweise weniger erfolgreich als die komplikationsärmere Tenotomie der Beugesehnen, die unmittelbar Entlastung schafft und Rezidive vermeidet.

12.4   Statistik

Die Zahlen sind in der Abb. 12.5 dargestellt.

- 90% aller Nagelbettverletzungen, die als DFS in Fußambulanzen vorstellig wurden, befinden sich an der Großzehe.
- Knochenbeteiligung, pAVK, Revaskularisation, Amputation und Reaktivierung sind relativ selten.
- Die mediane Zeit bis zur Remission beträgt nur die Hälfte vieler anderer Entitäten.

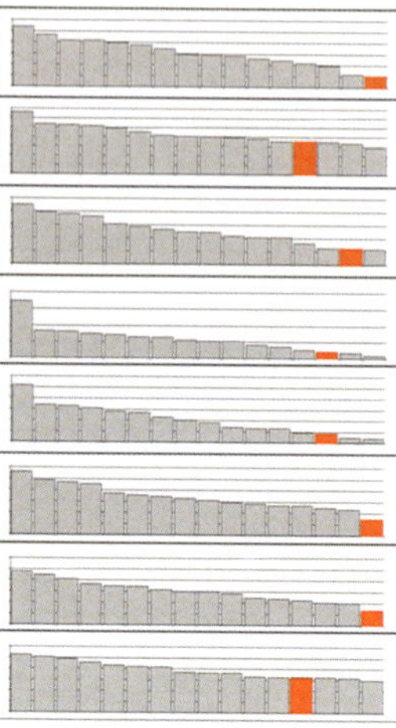

		Nägel gesamt	Nagel D1			Nägel D2-D4
			eingew.	Trauma	Struktur	
Häufigkeit		12,1 %	5,5 %	1,7 %	3,8 %	1 %
Knochen-beteiligung		5,2 %	3,2 %	6,3 %	7,5 %	5,6 %
pAVK		34,9 %	29,2 %	37,5 %	39,8 %	42,4 %
Revaskularisation		5 %	4,4 %	4,6 %	4,6 %	10,3 %
Amputation unterhalb Knöchel		2,8 %	1,7 %	3,4 %	3,8 %	3,7 %
Amputation oberhalb Knöchel		0,8 %	0,3 %	0 %	1,8 %	1,8 %
Tage bis Remission		42	41	39	43	54
Dauer > 180 Tage		13,7 %	10,6 %	16,2 %	16,2 %	17,1 %
Reaktivierung 1 J. nach Remission		32,7 %	29 %	37,6 %	35,7 %	34 %

Abb. 12.5 Vergleichszahlen der Läsionen am Onychostroma (orange) in einer Reihe aller Entitäten mit abnehmender Höhe

12.5   Grundlagen der äußeren Entlastung

Die Therapien verkleinern die Nagelplatte (einige Operationen) oder kommen ohne Verkleinerung der Nagelplatte aus. Der verfügbare Platz für der Nagelplatte wird typischerweise durch das Schuhwerk begrenzt. Ändern Betroffene dieses Schuhwerk, so können konservative Maßnahmen erfolgreich sein. Müssen die einengenden Schuhe weitergetragen werden, so sind operative Maßnahmen zur Verkleinerung der Nagelplatte erfolgversprechender, die im nächsten Abschnitt dargestellt werden.

Ausreichend große und lange **Schuhe** sind die wichtigsten Maßnahmen zur Prophylaxe. Sie sollten einen geraden Rand medial haben und keine versteiften Zehenkappen. Selbst scheinbar unbedeutende Versteifungen oder Druck von der medialen oder lateralen Seite können im Laufe der Zeit zu einem tieferen Nagelfalz beitragen.

> **Merke:** Der Nagel und das Nagelbett sind immer schwächer als der Schuh, selbst wenn das Obermaterial weich ist.

Nagelpflege begrenzt die Traumatisierung.

- Nägel nicht zu lang werden lassen.
- Nicht zögern, verdickte Nägel abzuschleifen.
- Podologische Versorgung nutzen.

Tamponade bei eingewachsenem Zehennagel: Der Nagel wird im Falz nach distal so abgeschrägt, dass kein Rand oder Sporn in das Gewebe drückt. Das Tamponadematerial wird unter den Nagelrand geschoben, um den Druck auf die Haut des Falzes auf eine größere Fläche zu verteilen. Durch diese Tamponade wird verhindert, dass der Nagel die Haut des Falzes traumatisiert (Abb. 12.6).

Orthonyxiespange: Es gibt zahlreiche Modelle von Klammern, und die richtige Anfertigung ist in vielen Ländern Teil der Berufsausbildung zum Podologen. Das Grundprinzip besteht darin, die Ränder mit der Klammer zu heben, die sich wiederum auf den mittleren Teil des Nagels abstützt. Die wenigen randomisierten Studien bescheinigen der Spangenbehandlung gute Ergebnisse (Wang et al. 2020; Marquez-Reina et al. 2020; Kruijff et al. 2008; Eekhof et al. 2012). Befürworter sehen darin auch eine Möglichkeit, Nagelbettdeformitäten dauerhaft zu korrigieren. Die Behandlung dauert mindestens so lange, bis der Nagel einmal von der Wurzel bis zum Apex gewachsen ist. Währenddessen wird die Spange regelmäßig gelöst und nahe der Wurzel neu angesetzt. Bei fehlendem Wachstum ist die Behandlung nicht möglich. Wenn Betroffene nicht bereit

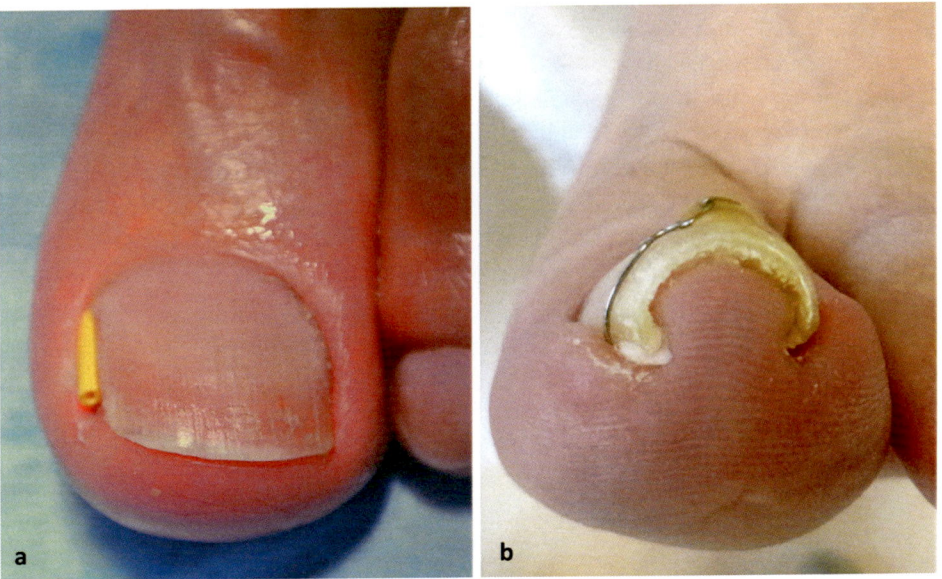

Abb. 12.6 a Sulciprotector. **b** Orthonyxiespange

sind, auf Schuhwerk zu verzichten, das im Bereich der Nägel drückt (Ballerinas, Fußballschuhe…), ist die Spangenbehandlung sinnlos.

Entfernung eines Nagelkeils: Ein möglichst kurzer Nagelabschnitt samt Sporn wird entfernt, wodurch das irritierte Nagelbett sofort entlastet wird. Podologische Pflegemaßnahmen sollen danach erneuten Traumatismus reduzieren und Rezidive vermeiden helfen.

Diese Maßnahmen werden aufeinander abgestimmt und brauchen daher Zeit, sind aber weniger traumatisch, invasiv und verstümmelnd. So können zunächst ein Nagelkeil entfernt, das Ergebnis durch eine Tamponade gesichert und eine Spangenbehandlung nach Abklingen der initialen Entzündung angeschlossen werden.

12.6   Grundlagen der inneren Entlastung

Chirurgische Maßnahmen können das Nagelbett verkleinern und sind insbesondere indiziert, wenn eine Veränderung einengenden Schuhwerks nicht möglich ist.

Nägel nicht ausreißen! Dies ist ein häufig durchgeführter, aber regelhaft unnötiger Eingriff, der das Nagelbett traumatisiert und im besten Fall zu einer Defektheilung mit Narbenbildung führt. Das ursächliche Problem wird nicht in Angriff genommen und damit auch nicht gelöst. Der Nagel wächst häufig anschließend deformierter nach und verursacht so die gleichen Probleme, die ursprünglich zur Extraktion geführt hatten. Bei einer gleichzeitigen pAVK sind die Folgen besonders gravierend und können im Extremfall sogar eine Amputation des gesamten Beines nach sich ziehen. Eine pAVK wird in der alltäglichen Versorgung gerade vor Maßnahmen am Nagel nicht immer sicher ausgeschlossen, auch wenn genau das in Expertensicht als selbstverständlich erachtet wird.

Nagelteilresektion: Dieses gebräuchliche Verfahren ist in Deutschland auch unter dem Namen „Emmert-Plastik" (Waldeck 2012) bekannt und wurde von Baudens (1804–1857) entwickelt. Es ist die chirurgische Entfernung des eingewachsenen Nagelanteils einschließlich der Wurzel und des angrenzenden Onychostromas. Das erneute Nachwachsen des Nagels sollte durch Entfernung aller Reste der Wurzel vermieden werden. Wenn dies nicht gelingt, kommt es zur Reaktivierung (Abb. 12.7).

Phenolisation: Bei diesem Verfahren werden die Reste der Wurzel nach der Nagelteilresektion mit Phenol „verödet". Dazu wird ein in Phenollösung getränkter Tupfer für kurze, definierte Zeit in den Defekt eingebracht an die Stelle der Wurzelanteile des zuvor entfernten Nagelrandes. Das Gewebe, das durch die Lösung erreicht wird, wird nekrotisch, verflüssigt sich und wird dann langsam vom umgebenden Gewebe abgestoßen. Im Vergleich zur chirurgischen Entfernung allein ist eine Reaktivierung selten, der Schmerz verschwindet schneller, und die Patienten können früher wieder arbeiten (Scholz 2000). Ein Cochrane Review bescheinigt der Phenolisation überlegene Ergebnisse gegenüber Eingriffen ohne Verödung (Eekhof et al. 2012). Alle Eingriffe sollten unter Blutsperre und in Leitungsanästhesie durchgeführt werden.

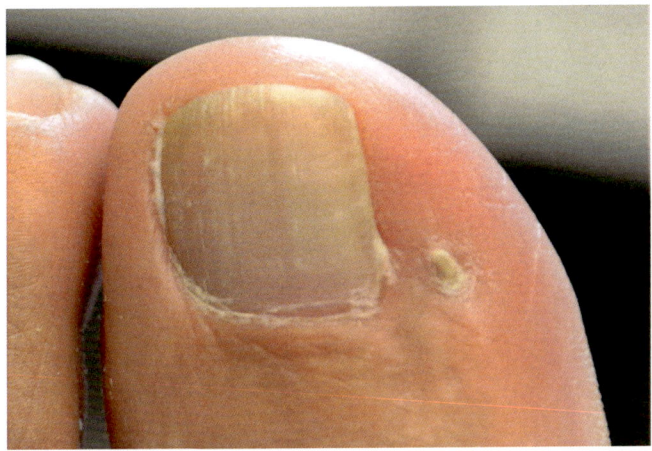

Abb. 12.7 Pathologisches Wachstum eines Nagels nach inkompletter Resektion seiner Wurzel

Die **Tenotomie der langen Flexorensehne einer Nachbarzehe** kann in Betracht gezogen werden, wenn deren Fehlstellung für den Druck auf den Nagelrand verantwortlich ist.

Die **Tenotomie der langen Flexorensehne der Großzehe** kann Druck entlasten bei einer Läsion des distalen Falzes durch Plantarisierung der Großzehe infolge von Hyperflexion und Torsion und durch eine Drucksteigerung interdigital zur 2. Zehe (Abb. 12.4).

12.7 Behandlung der Onychomykose

Eine bedeutende Zahl von Menschen mit DFS leidet auch an einer Onychomykose (Abb. 12.8) (Papini et al. 2013). Es ist charakteristisch für die Pilzinfektion, dass zumindest ein Nagel verschont bleibt, selbst wenn die meisten Nägel einer Person betroffen sind. Bei systemischen Erkrankungen wie der Psoriasis dagegen wirkt sich eine Nagelbeteiligung typischerweise auf ausnahmslos alle Nägel aus. Die Indikation zur Behandlung ist umstritten. Zum einen ist es möglich, die Mykose vollständig zu eliminieren und damit das Reservoir an Pilzen und Sporen zu reduzieren. Andererseits ist die Rate des Wiederbefalls hoch, und als Konsequenz müssen die Maßnahmen lange Zeit aufrechterhalten werden, um erfolgreich zu sein. Bei Menschen mit DFS ist dies oft unrealistisch. Einige der systemisch eingesetzten antimykotischen Substanzen sind hepatotoxisch, sodass ihr Nutzen oft nicht als ausreichend erachtet wird, um ihre Verwendung zu rechtfertigen (Borgers et al. 2005).

Bei jüngeren Patienten, die an einem unschönen Erscheinungsbild oder anderen Folgen der Infektion leiden, kann versucht werden, die Pilze zu beseitigen. Die folgende Anleitung (Tietz 2012) soll dabei unterstützen.

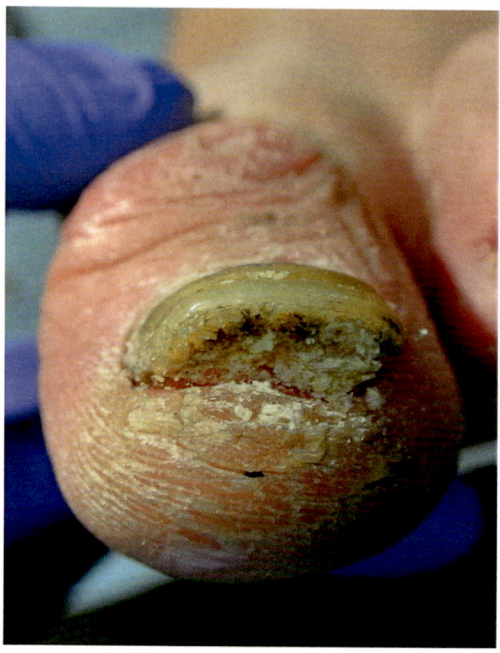

Abb. 12.8 Onychomykose und -gryphose des linken Hallux

Grundsätze einer erfolgreichen Behandlung:

- Schriftliche Informationen für den Patienten. Der Patient muss verstehen, dass die Behandlung langwierig ist und dass die Infektion oft nach dem Ende der Behandlung erneut auftritt. Um trotzdem erfolgreich zu sein, braucht es Geduld, Ausdauer und Konsequenz.
- Ein mikrobieller Nachweis und eine Resistenzbestimmung der Pilze ist erforderlich, wenn eine systemische Therapie geplant ist oder wenn eine Reaktivierung vorliegt. Ein Teil des betroffenen Nagels wird ins Labor geschickt. In der Regel wird kein spezifisches Transportmittel benötigt.
- Die systemische Therapie kann angewendet werden, wenn mehr als zwei Nägel oder die Wurzel eines Nagels betroffen sind.

12.7.1 1. Phase (etwa 2 Wochen): Entfernen der betroffenen Nagelmatrix

Das tägliche Auftragen einer antimykotischen Salbe mit 40 % Harnstoff auf den betroffenen Nagel über einen Zeitraum von 2 Wochen macht den erkrankten Nagel weich. Der Nagel kann dann einfach abgelöst werden. Um die Salbe an Ort und Stelle zu halten, sollte der Nagel mit einem undurchlässigen Pflaster abgedeckt werden. Die nicht betroffenen

Nagelpartien bleiben fest und lösen sich nicht. Sie bleiben oft mit einem sauberen Rand stehen. Das Nagelbett bleibt von Haut bedeckt, und normalerweise entsteht keine Wunde.

12.7.2 2. Phase (bis zu 1 Jahr): Vermeidung der Reinfektion des nachwachsenden Nagels

- Lokale Behandlung mit antimykotischer Creme, Lack oder Spray.
- Desinfektion von Schuhen und anderen Textilien wie z. B. Kompressionsstrümpfen mit einem Desinfektionsmittel, das gegen Sporen wirksam ist.
- Waschen der gesamten Wäsche der Familie, die über mehrere Wochen mit Pilzen oder deren Sporen in Berührung gekommen ist (Handtücher, Wäsche, Socken usw.), mit einem Desinfektionsmittel. Eine Temperatur von 60 °C sollte ausreichen, um Pilze und Sporen abzutöten.
- Falls erforderlich, auch systemische Antimykotikatherapie.

12.7.3 3. Phase (lebenslang): Vermeiden der Reinfektion

Sporen sind überall. Es ist nicht möglich, den Kontakt mit ihnen vollständig zu vermeiden. Ziel ist es daher, eine erneute Etablierung der Pilze zu verhindern.

- Vermeiden von Druck auf die Nägel durch Schuhe und evtl. durch Socken.
- Die Füße sorgfältig abtrocknen, besonders zwischen den Zehen.
- Tragen von Schuhen in Hotelzimmern oder öffentlichen Duschen oder Bädern.

12.8   Zusammenfassung

- **90 % der Nagelbettläsionen betreffen die Großzehe.**
- **Nagelbettläsionen sind im Allgemeinen weniger schwerwiegend oder risikobehaftet als Läsionen anderer Entitäten.**
- **Extraktionen von Nägeln bei Menschen mit LOPS lösen das Problem selten und haben ungünstige Folgen einschließlich hoher Amputationen im Fall einer klinisch inapparenten pAVK.**
- **Von Schuhen ausgeübter Druck ist der Hauptfaktor für die Entstehung und Entwicklung von Nagelpathologien. Bei Prophylaxe und Behandlung ist Schuhwerk obligatorisch, das keinen Druck von den Seiten, von vorne oder von dorsal auf die Zehen ausübt.**
- **Tenotomien zur Korrektur von Zehenfehlstellungen mit Druckerhöhung am Nagel sind in der Lage, Nagelpathologien auch ohne Nagelchirurgie in dauerhafte Remission zu bringen.**

Literatur

Borgers M, Degreef H, Cauwenbergh G (2005) Fungal infections of the skin: infection process and antimycotic therapy. Curr Drug Targets 6(8):849–862

Eekhof JA, Van Wijk B, Knuistingh Neven A, van der Wouden JC (2012) Interventions for ingrowing toenails. Cochrane Database Syst Rev (4):CD001541. doi:https://doi.org/10.1002/14651858.CD001541.pub3

Kruijff S, van Det RJ, van der Meer GT, van den Berg IC, van der Palen J, Geelkerken RH (2008) Partial matrix excision or orthonyxia for ingrowing toenails. J Am Coll Surg 206(1):148–153. https://doi.org/10.1016/j.jamcollsurg.2007.06.296

Marquez-Reina S, Palomo-Toucedo I, Reina-Bueno M, Castillo-Lopez JM, Ortega JR, Calvo-Lobo C, Lopez-Lopez D, Dominguez-Maldonado G (2020) Polyethylene nail brace for ingrown toenails treatment: a randomized clinical trial. Int J Environ Res Public Health 17(21):7741. doi:https://doi.org/10.3390/ijerph17217741

Martinez-Nova A, Sanchez-Rodriguez R, Alonso-Pena D (2007) A new onychocryptosis classification and treatment plan. J Am Podiatr Med Assoc 97(5):389–393. https://doi.org/10.7547/0970389

Moellhoff N, Polzer H, Baumbach SF, Kanz KG, Bocker W, Bogner-Flatz V (2021) Unguis incarnatus – konservative oder operative Therapie? Ein praktischer Behandlungsalgorithmus. Unfallchirurg 124(4):311–318. https://doi.org/10.1007/s00113-020-00903-6

Mozena JD (2002) The mozena classification system and treatment algorithm for ingrown hallux nails. J Am Podiatr Med Assoc 92(3):131–135. https://doi.org/10.7547/87507315-92-3-131

Papini M, Cicoletti M, Fabrizi V, Landucci P (2013) Skin and nail mycoses in patients with diabetic foot. Giornale italiano di dermatologia e venereologia: organo ufficiale, Societa italiana di dermatologia e sifilografia 148(6):603–608

Scholz N (2000) Konservative Behandlung eingewachsener Zehennägel mit Nagel-Korrektur-spangen. Deutsches Ärzteblatt 97(22):A 1532

Tietz HJ (2012) Nagelpilz ist heilbar. Der Hausarzt 16/12, S. 2-5

Waldeck M (2012) Unguis incarnatus: Die Emmert-Plastik und ihre Alternativen. ChirurgenMagazin 10(4):42–46

Wang HH, Yang TH, Liu CW, Tsai TY, Huang YC (2020) Efficacy of nail braces for acute and chronic ingrown toenails: a prospective study. Dermatol Surg 46(2):258–266. https://doi.org/10.1097/DSS.0000000000001905

IP-Gelenk dorsal an Großzehe (7) und 2.–4. Zehe (8)

Dirk Hochlenert, Gerald Engels, Stephan Morbach, Stefanie Schliwa und Frances L. Game

Inhaltsverzeichnis

D. Hochlenert (✉)
Amb. Zentrum für Diabetologie, Endoskopie & Wundheilung, Nordrhein-Westfalen, Köln, Deutschland
E-Mail: dirk.hochlenert@cid-direct.de

G. Engels
Dept. Wundchirurgie, Klinik für Diabetologie/Endokrinologie, St. Vinzenz-Hospital, Köln, Nordrhein-Westfalen, Deutschland
E-Mail: gerald.engels@cid-direct.de

S. Morbach
Diabetologie, Marienkrankenhaus Soest, Soest, Deutschland
E-Mail: stephanmorbach@gmail.com

S. Schliwa
Anatomisches Institut, Universität Bonn, Bonn, Nordrhein-Westfalen, Deutschland
E-Mail: s.schliwa@uni-bonn.de

F. L. Game
Dept of Diabetes & Endocrinology, Derby Hospitals NHS Foundation Trust, Derby, UK
E-Mail: frances.game@nhs.net

© Springer-Verlag GmbH Deutschland, ein Teil von Springer Nature 2022
D. Hochlenert et al. (Hrsg.), *Das Diabetische Fußsyndrom*,
https://doi.org/10.1007/978-3-662-64972-5_13

Läsionen auf dem Rücken der Interphalangealgelenke betreffen in der Regel deformierte Zehen.

Läsionen an der Großzehe (Entität 7) haben einen anderen Hintergrund als die an der 2.–4. Zehe (Entität 8) und werden daher voneinander getrennt behandelt. Die entsprechenden Läsionen der 5. Zehe (Kleinzehe) werden zusammen mit anderen Läsionen der 5. Zehe als Entität 10 betrachtet, da der biomechanische Hintergrund der verschiedenen Kleinzehenläsionen untereinander ähnlich ist.

Die möglichen negativen Auswirkungen einer starren Zehenkappe der Schuhe sind bei Läsionen auf dem IP-Gelenk besonders deutlich.

13.1   Pathobiomechanik und Druckpunkte

Die Läsionen auf den Interphalangealgelenken sind eine der Folgen der Zick-Zack-Deformität. An der 2.–4. Zehe ist in der Regel das proximale Interphalangealgelenk (PIP-Gelenk) betroffen (Abb. 13.1). Die **dorsalen Anteile des Kopfes der proximalen Phalanx** bilden den Zehenrücken an dieser Position. Die selteneren Läsionen auf dem distalen Interphalangealgelenk sind in der Regel auf überlange Zehen oder Schlegelzehen (Mallet Toe) zurückzuführen.

Auf dem Großzehenrücken besteht der innere Druckpunkt aus den **dorsalen Teilen der medialen Kondyle der proximalen Phalanx** der deformierten Zehe (Abb. 13.2). Bei Zehen mit dieser Entität ist das Gelenk oft permanent gebeugt. In dieser Position wird die Durchblutung der Haut am inneren Druckpunkt auch ohne äußeren Druck beeinträchtigt. Erst bei Streckung normalisiert sich die Durchblutung wieder.

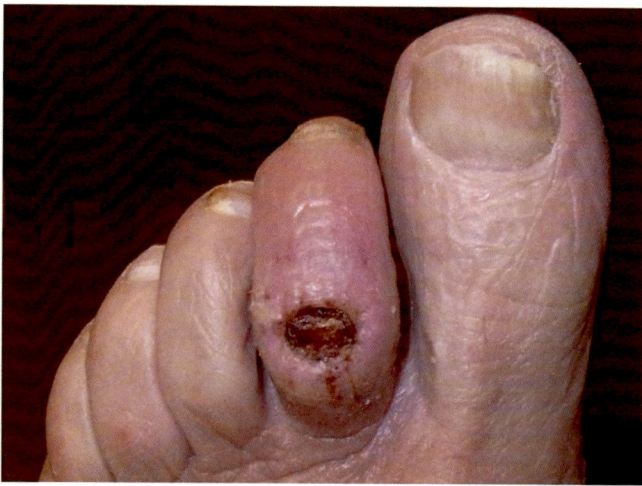

Abb. 13.1 Läsion am PIP-Gelenk der gekrallten 2. Zehe

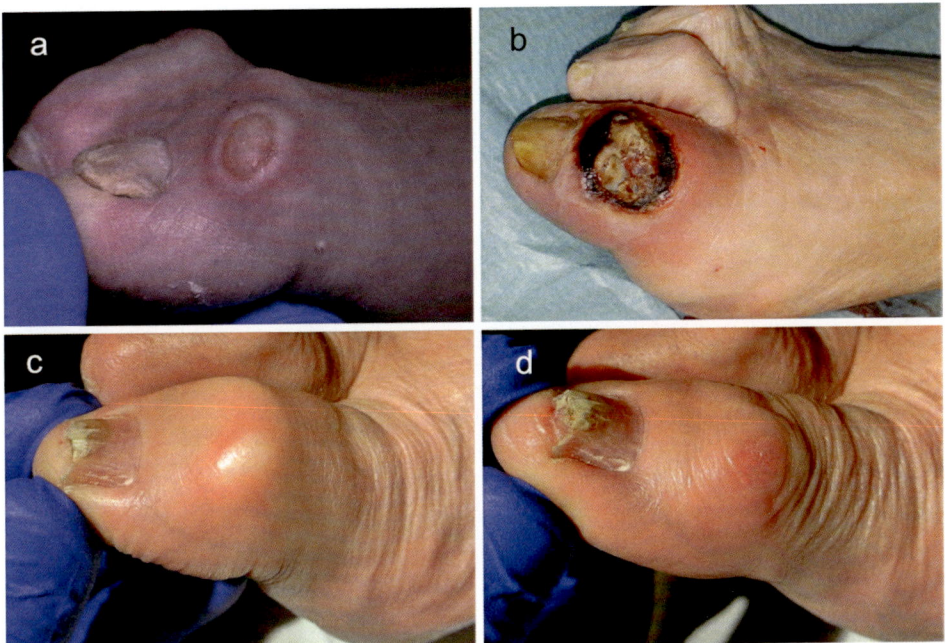

Abb. 13.2 a Ulkus. **b** Ulkus bei gleichzeitiger pAVK. **c** Haut des Großzehenrückens mit Ischämie aufgrund der Hyperflexion. **d** Selbe Zehe wie c mit Reperfusion in Extension; wenn wirksame Maßnahmen verzögert werden, kann es zu massivem Gewebeverlust kommen

Bei gleichzeitigem Hallux valgus führt die sagittale Fehlstellung zu weiteren Problemen. Der Zug der FHL-Sehne, die an der Basis des Endgliedes der Zehe ansetzt, hat jetzt zusätzliche Folgen:

- Gesteigerte Zick-Zack-Fehlstellung (Krallen- oder Klauenzehe)
- Rotation der Zehe mit ihrem Rücken nach medial, sodass dieser nun die mediale Seite der Zehe darstellt

Der äußere Druckpunkt ist immer das Obermaterial des Schuhs, sodass eine eventuelle Versteifung (Zehenkappe) das Verletzungsrisiko erhöht. Jedes starre Material des Schuhs kann in diesem Bereich Druck ausüben.

13.2 Statistik

Die Zahlen sind in der Abb. 13.3 dargestellt.

- Die Läsion ist an den Zehen 2–4 sechsmal häufiger als an der Großzehe.
- Knochenkontakt ist häufiger auf den kleineren Zehen als an der Großzehe.

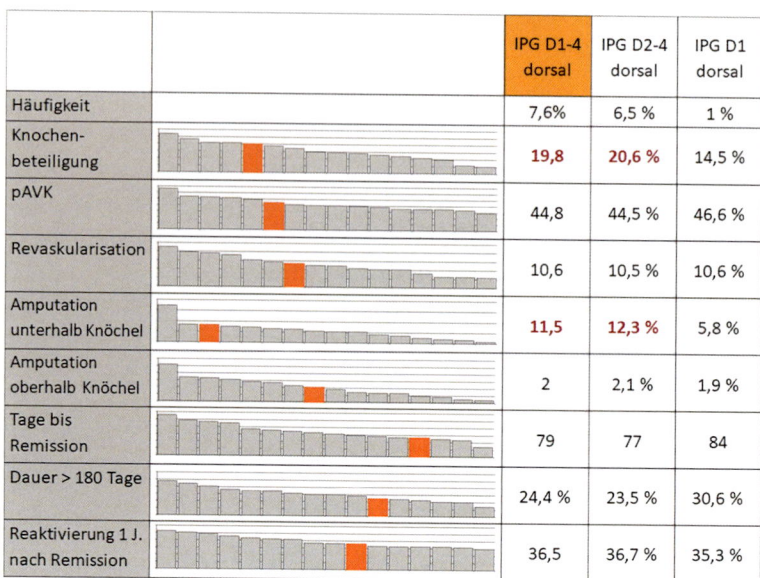

		IPG D1-4 dorsal	IPG D2-4 dorsal	IPG D1 dorsal
Häufigkeit		7,6%	6,5 %	1 %
Knochen-beteiligung		**19,8**	**20,6 %**	14,5 %
pAVK		44,8	44,5 %	46,6 %
Revaskularisation		10,6	10,5 %	10,6 %
Amputation unterhalb Knöchel		**11,5**	**12,3 %**	5,8 %
Amputation oberhalb Knöchel		2	2,1 %	1,9 %
Tage bis Remission		79	77	84
Dauer > 180 Tage		24,4 %	23,5 %	30,6 %
Reaktivierung 1 J. nach Remission		36,5	36,7 %	35,3 %

Abb. 13.3 Vergleichszahlen der Läsionen über den Interphalangealgelenken (orange) in einem Ranking aller Entitäten in abnehmender Höhe

- Auf den kleineren Zehen ist die Remission schneller (auf dem Hallux ist die Zeit bis zur Remission etwa durchschnittlich).
- Trotz guter Prognose und alternativer Therapiemöglichkeiten werden die kleineren Zehen häufig amputiert.

13.3 Grundlagen der äußeren Entlastung

Die folgenden Elemente können zur Entlastung des dorsalen Teils eines hyperflektierten PIP-Gelenkes verwendet werden:

- Distanzpolster (Abstandhalter) auf dem angrenzenden Fußrücken mit 15–20 mm Filz (Abb. 13.4)

- Distanzpolster an der Großzehe unter Abstützung auf der Haut der angrenzenden Anteile des Großzehenrückens
- Schuhe, die im distalen Teil ausreichend geräumig sind und keine Versteifungen des Oberleders in Höhe der Zehen (Vorderkappen) aufweisen.

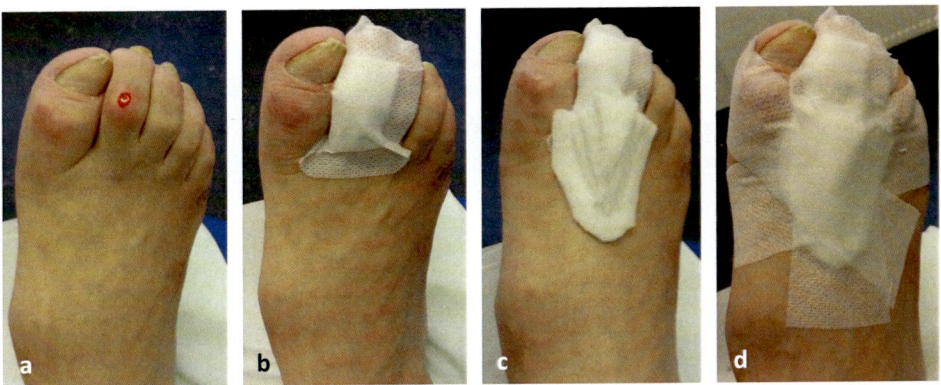

Abb. 13.4 **a–d** Distanzpolster zum Schutz der Haut über dem PIP-Gelenk der 2. Zehe

13.4 Grundlagen der inneren Entlastung auf D2–D4

Eine detaillierte Beschreibung der Operationstechniken findet sich in Kap. 22 „Innere Entlastung".

Die **Tenotomie der langen Beugesehnen** ist eine wenig invasive Option, wenn das DIP-Gelenk flexibel ist. Sie wirkt sich nicht direkt auf das PIP-Gelenk aus, kann die Zehe aber etwas absenken.

Kombination von Sehneneingriffen mit Verkleinerung der Wunde: Eine Kombination aus einer Tenotomie der langen und kurzen Beugesehne mit einer Verlängerung der Strecksehnen reduziert die Krallenbildung und streckt so die Zehe (s. Abschn. 22.4.3). Da der Zug auf der Haut abnimmt, wird die Wundfläche sofort reduziert. Der operative Zugang zu dieser Maßnahme ist sehr klein, und der gesamte Eingriff beschränkt sich auf Weichteile. Im Vergleich zum Defekt nach einer Amputation schließt sich das Ulkus meist schneller und mit weniger Komplikationen. Dies kann insbesondere für Menschen mit pAVK nach sorgfältiger Abwägung aller Risiken und Vorteile als weniger riskante Alternative zu einer Amputation geeignet sein.

Bei Fixierung des Gelenks durch Schrumpfung der Kapsel, aber ohne knöcherne Fixierung in der Röntgenuntersuchung, ist ein **plantares Kapsel-Release** des PIP-Gelenkes mittels Lanzette durch denselben perkutanen Zugang möglich.

Bei knöchern fixierten Deformitäten können auch invasivere Eingriffe wie z. B. **Resektion des PIP-Gelenks** geeignet sein (s. Abschn. 22.5.1.2).

Ist eine Amputation doch unvermeidbar, so sollte die Amputationslinie möglichst in einer der Phalangen verlaufen und so das für die benachbarten Zehen wichtige Zehengrundgelenk mit seinen Bändern erhalten (Ligamentum metatarsale transversum profundum, Abb. 2.8c „rechter Fuß in Propulsion" und Abb. 2.57 „Klauenzehe"). Wenn ein Teil der Zehe verbleiben kann, kann dies auch als Abstandhalter hilfreich sein, um eine Verlagerung der benachbarten Zehen in der Sagittalebene zu vermeiden (Evacuo-Phänomen).

13.5   Grundlagen der inneren Entlastung auf der Großzehe

Die Entscheidung, welche Operation am besten geeignet ist, hängt von der Beweglichkeit im Großzehengrundgelenk und im Interphalangealgelenk ab.

Bei flexiblen Gelenken ist eine **Tenotomie der langen Beugesehne der Großzehe in Kombination mit Verlängerung der Strecksehnen** möglich. Die Flexibilität der Gelenke kann durch ein Kapselrelease wiederhergestellt werden, wenn diese nicht knöchern versteift sind (Ankylose). Durch diese Methode kann eine Streckung der Zehe in beiden distalen Gelenken erreicht werden. Der Zug an den Wundrändern wird sofort beendet, gleichzeitig verringert sich die Wundfläche, und es kommt in der Regel zu einem Verschluss der Wunde (s. Abschn. 22.4.3).

Bei knöchern fixierter Deformität des IP-Gelenkes kann eine **Resektionsarthroplastik** des fixierten Gelenkes zusammen mit einer **Verlängerung der Strecksehne** erforderlich sein (s. Abschn. 22.5.1.2 zu Resektion des PIP-Gelenks und Kombinationen, die dort ebenfalls beschrieben werden).

Bei eröffnetem Gelenk oder freiliegenden Knochen mit Ostitis sollten eine **begrenzte Resektion des infizierten Knochens** und die Schonung der Weichteile in Betracht gezogen werden, bevor die distale Phalanx amputiert wird (s. Abschn. 22.5.1–22.5.4). Nach dieser Resektion kann der Wundschluss etwas länger dauern als nach einer Amputation, und die Zehe kann etwas kürzer sein als vor dem Ulkusereignis. Das Ergebnis wird aber als weniger verstümmelnd erlebt als eine Amputation, und die Zehe kann eine Restfunktion behalten.

13.6   Zusammenfassung

- **Häufig ist eine Knochenbeteiligung vorhanden, die nicht mit einer Amputationsindikation verwechselt werden darf!**
- **Eingriffe an Sehnen und Distanzpolster unter Nutzung benachbarter Fuß- oder Zehenpartien als Abstützung sind einfach durchzuführen und sehr oft erfolgreich.**
- **Als Alternative zu einer Amputation der distalen Phalanx sollte eine Resektion des infizierten Knochens unter Erhaltung der Weichteile in Betracht gezogen werden.**
- **Bei der Prophylaxe und Behandlung von Wunden ist auf die Zehenbox besonders zu achten. Ein Kontakt der gelenkbedeckenden Haut mit steifem Material ist auszuschließen.**

Interdigitalläsionen (9)

14

Dirk Hochlenert, Gerald Engels, Stephan Morbach,
Stefanie Schliwa und Frances L. Game

Inhaltsverzeichnis

D. Hochlenert (✉)
Amb. Zentrum für Diabetologie, Endoskopie & Wundheilung, Köln, Nordrhein-Westfalen,
Deutschland
E-Mail: dirk.hochlenert@cid-direct.de

G. Engels
Dept. Wundchirurgie, Klinik für Diabetologie/Endokrinologie, St. Vinzenz-Hospital, Köln,
Nordrhein-Westfalen, Deutschland
E-Mail: gerald.engels@cid-direct.de

S. Morbach
Diabetologie, Marienkrankenhaus Soest, Soest, Deutschland
E-Mail: stephanmorbach@gmail.com

S. Schliwa
Anatomisches Institut, Universität Bonn, Bonn, Nordrhein-Westfalen, Deutschland
E-Mail: s.schliwa@uni-bonn.de

F. L. Game
Dept of Diabetes & Endocrinology, Derby Hospitals NHS Foundation Trust, Derby, UK
E-Mail: frances.game@nhs.net

© Springer-Verlag GmbH Deutschland, ein Teil von Springer Nature 2022
D. Hochlenert et al. (Hrsg.), *Das Diabetische Fußsyndrom*,
https://doi.org/10.1007/978-3-662-64972-5_14

Abb. 14.1 Interdigitale Läsion des
PIP-Gelenkes der 3. Zehe lateral

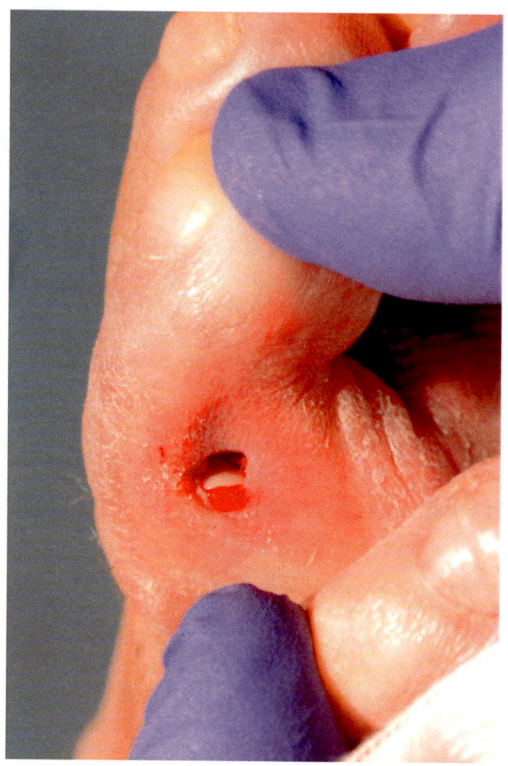

Die Interphalangealgelenke stellen eine physiologische Verdickung der Zehen dar. Wenn die Zehen gegeneinander gedrückt werden, kann das Gelenk Druck auf die benachbarte Zehe ausüben und umgekehrt. Hyperkeratosen und Ulzera können das druckbelastende Gelenk selbst (Abb. 14.1) oder die gegenüberliegende Lokalisation an der Nachbarzehe betreffen. Sind beide betroffen, wird auch der Begriff „kissing ulcers" verwendet.

14.1   Pathobiomechanik und Druckpunkte

Die Ulkusentwicklung an dieser Lokalisation ist vor allem durch die eingeschränkte Beweglichkeit der Gelenke aufgrund der Glykierung (Glykierung = enzymatisch nicht gesteuerte Glykosylierung) der Weichteile in den Gelenken gekennzeichnet. So kann Druck zwischen den Zehen entstehen, ohne dass äußerer Druck durch schlecht sitzende Schuhe zwingend erforderlich wäre (Zimny et al. 2004). Trotzdem spielen enge Schuhe eine wichtige Rolle und können den Druck noch verstärken und Ulzera auslösen.

Innere Druckpunkte sind die Interphalangealgelenke, die PIP-Gelenke häufiger als die DIP-Gelenke.

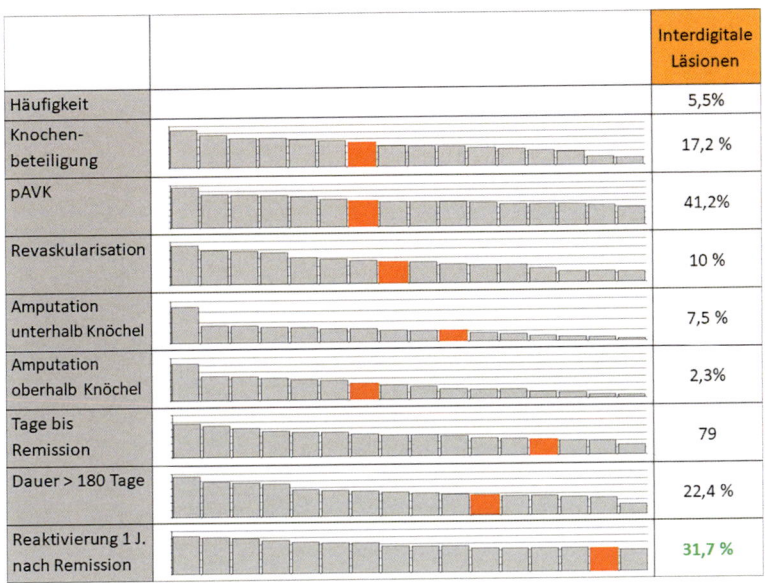

		Interdigitale Läsionen
Häufigkeit		5,5%
Knochen-beteiligung		17,2 %
pAVK		41,2%
Revaskularisation		10 %
Amputation unterhalb Knöchel		7,5 %
Amputation oberhalb Knöchel		2,3%
Tage bis Remission		79
Dauer > 180 Tage		22,4 %
Reaktivierung 1 J. nach Remission		31,7 %

Abb. 14.2 Vergleichszahlen interdigitaler Läsionen (orange) in einem Ranking aller Entitäten in abnehmender Höhe

14.2   Statistik

Die Zahlen in Abb. 14.2 zeigen keine größeren Unterschiede zu den übrigen Entitäten im Allgemeinen außer einer: Im Jahr nach Wundschluss ist die Reaktivierung selten.

14.3   Grundlagen der äußeren Entlastung

Raum für den Vorfuß: Alles sollte vermieden werden, was den Vorfuß einengen könnte. Schuhe, die ihren Halt im Vorfußbereich haben, sind eine häufige Ursache für Kompression. Dazu zählen auch leichte Schuhe, die zu Hause als Hausschuhe, Slipper oder Sandalen verwendet werden, oder „Ballerinas". Sandalen haben oft ein transversales Riemchen, das sie im Bereich der Großzehengrundgelenke fest am Fuß hält. Die Patienten schätzen das leichte Design und unterschätzen den Druck, den sie ausüben können. Besonders gefährlich sind „Flip-Flops", bei denen ein Steg zwischen Großzehe und 2. Zehe verläuft (Abb. 14.3).

Abb. 14.3 Schuhwerk, das ein unterschätztes Schädigungspotenzial darstellt

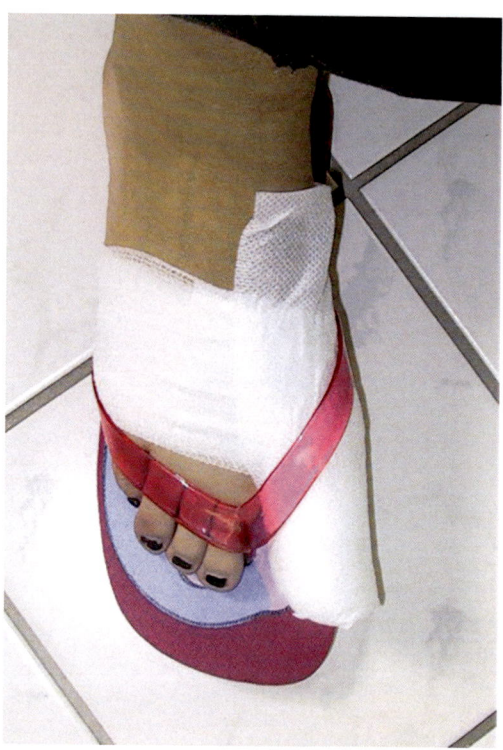

Distanzhalter sollten, wenn überhaupt, nur distal verwendet werden.

Ulzera im Zwischenraum zwischen D4 und D5 profitieren von einem **Abstandhalter lateral an MTK 5.**

Möglicherweise kann die 5. Zehe mit einem **Pflasterstreifen** zusätzlich etwas nach lateral gezügelt und damit der interdigitale Druck reduziert werden (Abb. 14.4).

Wenn der Zwischenraum zwischen 2. und 3. Zehe oder 3. und 4. Zehe eng ist, kann eine **Stütze unter beiden Grundgelenken** der betroffenen Zehen dazu beitragen, den Abstand zwischen ihnen etwas zu vergrößern (Abb. 14.5).

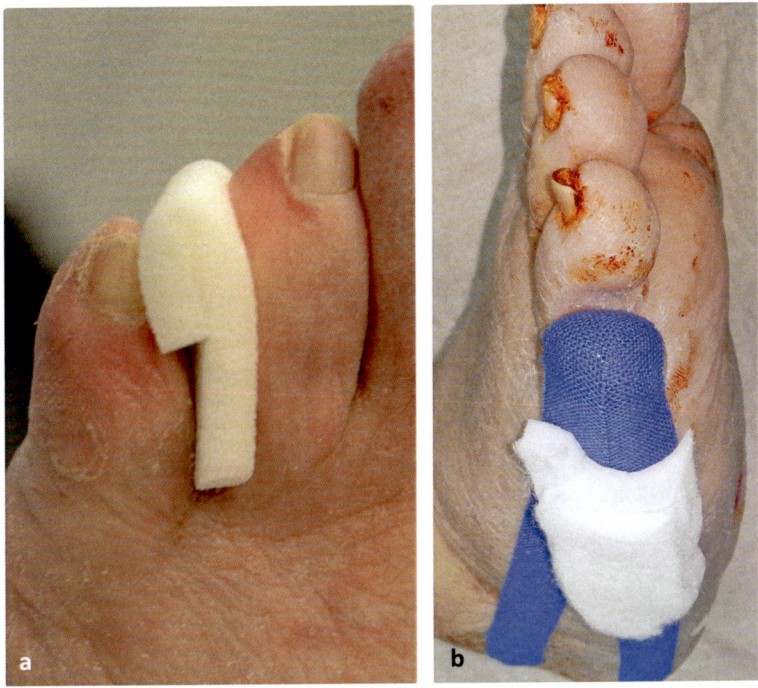

Abb. 14.4 a Abstand wahrender Verband interdigital. **b** Distanzierende Zügelung, hier mit Mecron Tapes®, zusätzlich wurde lateral mittels Filzpolster eine Distanzierung realisiert

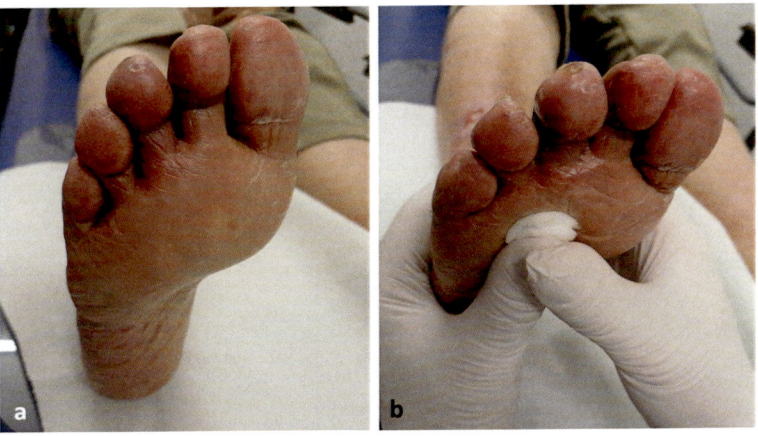

Abb. 14.5 a Fuß in Ruheposition. **b** Eine kleine, zweilagige Filzpelotte zwischen den Köpfen von MTK 3 und 4 distanziert die Zehen unter Last, und die Nekrose an D3 lateral wird entlastet

14.4   Grundlagen der inneren Entlastung

Resektion des Interphalangealgelenks: Dies ist vor allem dann sinnvoll, wenn das Gelenk offen und die Durchblutung ausreichend ist. An den Langzehen ist dies mit Hilfe einer kleinen Luer-Zange einfach durchzuführen. Das kann ambulant erfolgen. Der Verband kann anschließend die Zehen (s. Abschn. 22.5.1.2) fixieren und den Wundbereich stabilisieren.

14.5   Zusammenfassung

- Weite Schuhe und vorsichtig gewählte Abstandhalter können oft Entlastung bringen
- Bei einem offenen Gelenk ist es in der Regel möglich, das Gelenk durch die vorhandene Wunde zu entfernen. Mutmaßlich sind viele, in dieser Situation durchgeführte Amputationen unnötig.

Literatur

Zimny, S., et al. (2004). The role of limited joint mobility in diabetic patients with an at-risk foot. *Diabetes Care* 27(4): 942–946.

Außenseite des Fußes: Kleinzehe (10), MPG 5 lateral (11) und Basis des MTK 5 (12)

15

Dirk Hochlenert, Gerald Engels, Stephan Morbach, Stefanie Schliwa und Frances L. Game

Inhaltsverzeichnis

D. Hochlenert (✉)
Amb. Zentrum für Diabetologie, Endoskopie & Wundheilung, Köln,
Nordrhein-Westfalen, Deutschland
E-Mail: dirk.hochlenert@cid-direct.de

G. Engels
Dept. Wundchirurgie, Klinik für Diabetologie/Endokrinologie, St. Vinzenz-Hospital, Köln,
Nordrhein-Westfalen, Deutschland
E-Mail: gerald.engels@cid-direct.de

S. Morbach
Diabetologie, Marienkrankenhaus Soest, Soest, Deutschland
E-Mail: stephanmorbach@gmail.com

S. Schliwa
Anatomisches Institut, Universität Bonn, Bonn, Nordrhein-Westfalen, Deutschland
E-Mail: s.schliwa@uni-bonn.de

F. L. Game
Dept of Diabetes & Endocrinology, Derby Hospitals NHS Foundation Trust, Derby, UK
E-Mail: frances.game@nhs.net

© Springer-Verlag GmbH Deutschland, ein Teil von Springer Nature 2022
D. Hochlenert et al. (Hrsg.), *Das Diabetische Fußsyndrom*,
https://doi.org/10.1007/978-3-662-64972-5_15

An Vorfuß und Mittelfuß befinden sich seitlich fünf Knochenvorsprünge, drei davon an der kleinen Zehe in unmittelbarer Nachbarschaft. Diese Läsionen an der kleinen Zehe zeigen untereinander keine wesentlichen Unterschiede in Bezug auf Pathobiomechanik, Risiko oder Therapie. Aus diesem Grund werden sie als eine Entität (10) betrachtet.

Auf der Lateralseite des 5. Mittelfußknochens können Läsionen am MTP-Gelenk (11) oder an der Basis des 5. MTK auftreten (12). Insbesondere ihre Therapie ist sehr unterschiedlich. Daher sind die Entitäten getrennt.

15.1 Pathobiomechanik und Druckpunkte

Die **laterale Kontur der 5. Zehe** (Abb. 15.1) zeigt drei natürliche Prominenzen, die Kuppe und die beiden Interphalangealgelenke.

Sie werden durch folgende zwei Phänomene unter Druck gesetzt:

1. Das **Krallen** mit Hyperflexion insbesondere im PIP-Gelenk und zumeist auch Hyperextension im Grundgelenk ist Teil einer gelenkübergreifenden Zick-Zack-Deformität, ähnlich wie bei den anderen Zehen.
2. Die **Rotation** der lateralen Kontur zur Plantarseite hin ist eine typische „Plantarisierung". Diese Rotation kann durch zwei hypermobile Gelenke ermöglicht werden: 1) Eine Hypermobilität im 5. Strahl, der in seinem Tarsometatarsalgelenk mit nur geringer Gelenkfläche flexibel befestigt ist. Diese Flexibilität kann auch

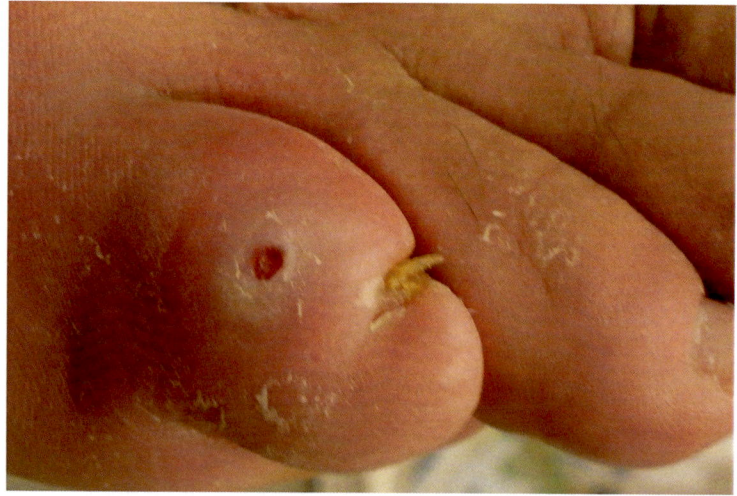

Abb. 15.1 Läsionen an der Außenseite der Kleinzehe haben eine gute Prognose

einem Schneiderballen (Bunionette) den Weg ebnen. 2) Auch ein zu flexibles 5. MTP-Gelenk sorgt für mehr Bewegungsfreiheit als notwendig, was das Drehen der 5. Zehe erleichtert. Wenn diese Drehbewegung möglich ist, kann sie durch die lange Beuge-sehne verursacht werden. Diese zieht schräg von medial proximal nach lateral distal und dreht die Zehe, wenn diese Zugrichtung nicht durch den M. quadratus plantae korrigiert wird. Dieser Muskel kann durch eine Insuffizienz der intrinsischen Muskeln geschwächt sein (s. Abschn. 2.5.4.4).

Das Grundgelenk der 5. Zehe (5. Metatarsophalangealgelenk) stellt eine seitliche Prominenz dar, die größtenteils durch den Kopf des 5. Mittelfußknochens gebildet wird (Abb. 15.2).

An der Basis des 5. Mittelfußknochens befindet sich ein kräftiger Knochenvorsprung, die **Tuberositas des 5. Mittelfußknochens**, an der die wichtige Sehne des M. fibularis brevis (M. peroneus brevis, kurzer Wadenbeinmuskel) ansetzt (Abb. 15.3 und 15.4). Diese Tuberositas tritt im Verhältnis zur umgebenden Oberfläche deutlich hervor, besonders bei Patienten mit reduziertem Weichteilmantel durch die Neuropathie oder andere Umstände. Sie wird häufig Druck ausgesetzt. In diesem Bereich können die Nähte des Schafts oder das Ende einer Versteifung der Fersenkappe ein effektives Widerlager und einen äußeren Druckpunkt darstellen. Die Fibularis (peroneus)-brevis-Sehne ist entscheidend für die Stabilität des gesamten Fußes und das Gleichgewicht, da sie eine Inversion des Fußes verhindert. Ein Funktionsverlust der Fibularis-brevis-Sehne führt zu einem dauerhaften Absinken des äußeren Fußrandes und damit zu einer extremen Belastung der gesamten Außenseite des Fußes. Aus diesem Grund darf diese Tuberositas nicht entfernt werden.

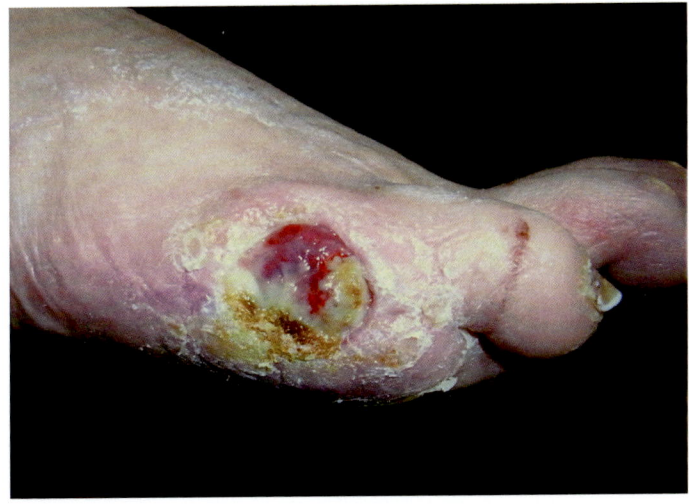

Abb. 15.2 Bei Menschen mit relevanter pAVK können Wunden über dem Kopf des MTK 5 leicht bis in das Grundgelenk der Kleinzehe hineinreichen

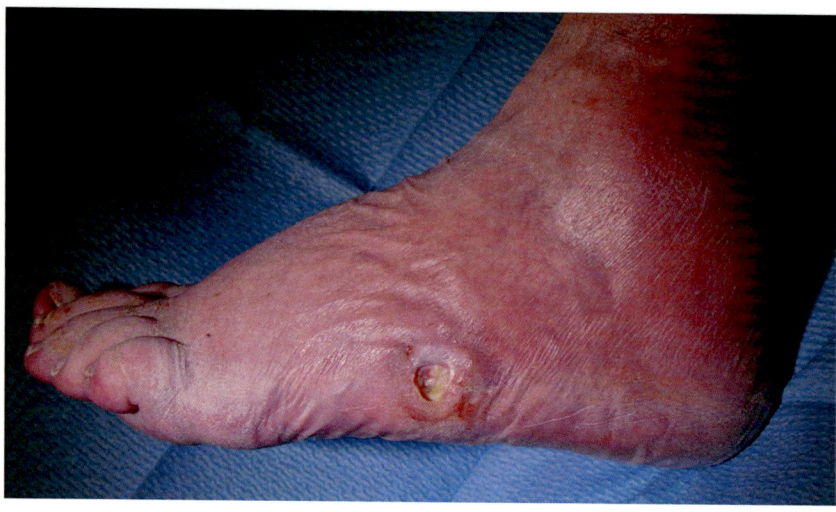

Abb. 15.3 Läsion im Bereich der Insertion des M. fibularis brevis an der Tuberositas der Basis des 5. Mittelfußknochens

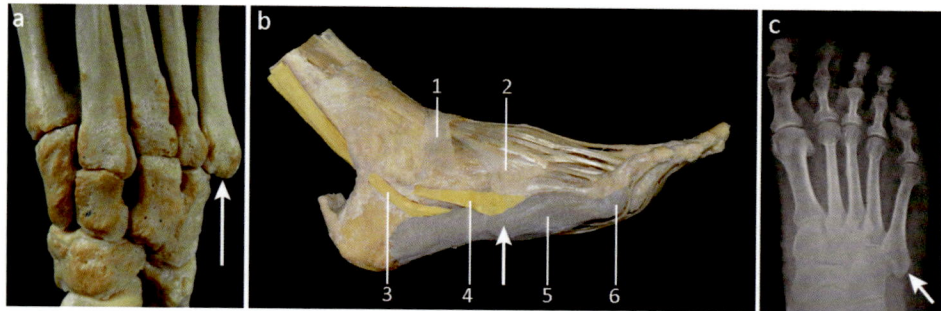

Abb. 15.4 a–c Skelettdarstellung der Prominenz der Basis MTK 5, anatomisches Präparat und Röntgendarstellung. 1: Retinaculum musculorum extensorum inferius; 2: Sehne des M. fibularis (peroneus) tertius; 3: Sehne des M. peroneus longus; 4: Sehne des M. fibularis (peroneus) brevis; Pfeil: Basis ossis metatarsale V; 5: M. abductor digiti minimi; 6: Caput ossis metatarsale V

15.2 Statistik

Die in Abb. 15.5 dargestellten Kennzahlen zeigen einige spezifische Merkmale:

- Eine Knochenbeteiligung ist überdurchschnittlich häufig.
- Ulzerationen an der Kleinzehe schließen sich relativ schnell. Im Gegensatz zu diesem Indikator für den niedrigeren Schweregrad wird in 10,5 % der Fälle eine Amputation durchgeführt (Durchschnitt aller Entitäten 7,9 %). Diese Diskrepanz zeigt nach Ansicht der Autoren Verbesserungspotential auf.

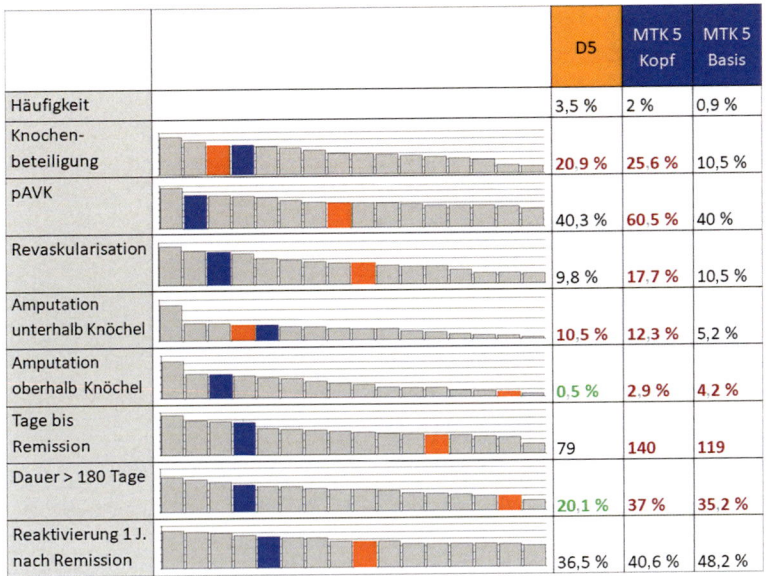

	D5	MTK 5 Kopf	MTK 5 Basis
Häufigkeit	3,5 %	2 %	0,9 %
Knochen- beteiligung	20.9 %	25.6 %	10,5 %
pAVK	40,3 %	60.5 %	40 %
Revaskularisation	9,8 %	17.7 %	10,5 %
Amputation unterhalb Knöchel	10.5 %	12.3 %	5,2 %
Amputation oberhalb Knöchel	0.5 %	2,9 %	4,2 %
Tage bis Remission	79	140	119
Dauer > 180 Tage	20,1 %	37 %	35,2 %
Reaktivierung 1 J. nach Remission	36,5 %	40,6 %	48,2 %

Abb. 15.5 Vergleichszahlen von Läsionen an der Außenseite des Fußes. In den Balkendia-grammen sind die Läsionen der 5. Zehe orangefarben dargestellt, die beiden Läsionen des 5. Mittelfußknochens gemeinsam blau, die anderen Entitäten grau in einer abnehmenden Rangfolge aller Entitäten

Deutliche Unterschiede bestehen bezüglich der pAVK. Obwohl die Kleinzehe distaler gelegen ist und ein Phänomen der „letzten Wiese" aufweisen könnte, ist das Gegenteil der Fall.

- Bei fehlender pAVK neigt der Druck auf die laterale Seite des Fußes dazu, Ulzerationen an der Kleinzehe zu erzeugen.
- Bei einer Angioneuropathie ist der laterale Teil des Mittelfußknochens wahrschein-licher betroffen als die Kleinzehe. Diese Läsionen erfordern doppelt so häufig eine Revaskularisation als Läsionen der Kleinzehe und brauchen viel mehr Zeit, um in Inaktivität überzugehen. Dies steht im Gegensatz zu der Erwartung, dass die Durch-blutungsstörungen umso gravierender sind, je peripherer das Gewebe gelegen ist. Die Ursache könnte in der Perfusion der Haut über dem Grundgelenk und über der Tuberositas an der Basis des 5. Mittelfußknochens liegen. Diese Druckpunkte sind größer als die kleineren Druckpunkte an der Kleinzehe. Durch ein äußeres Widerlager kann die Durchblutung hier über eine längere Strecke kompromittiert werden.
- Die Läsionen an der Außenseite des 5. Mittelfußknochens sind überdurchschnittlich häufig mit einer Amputation oberhalb des Knöchels verbunden, insbesondere die an der Basis des MTK 5.
- Sie benötigen in der Regel auch mehr Zeit, um sich zu schließen, als andere Läsionen.

15.3 Grundlagen der äußeren Entlastung

Ziel ist es, die Nähe des Schuhs zum seitlichen Fußrand zu begrenzen. In Betracht kommen:

- Distanzpolsterung durch Verwendung von Abstandhaltern in der Umgebung, wenn eine Wunde vorhanden ist
- Ausreichende Schuhbreite und -weite

15.4 Grundlagen der inneren Entlastung

Bei freiliegender Gelenkfläche kann die **Entfernung eines der Interphalangealgelenke** der 5. Zehe durch die Wundöffnung mit einer kleinen Luer-Zange angezeigt sein. Dadurch werden Osteomyelitis und Druckpunkt gleichzeitig eliminiert (s. Abschn. 22.5.1.2).

Bei Wunden über dem PIP-Gelenk der 5. Zehe kann eine **Tenotomie der FDL-Sehne** zur Verminderung der Rotation und zur Druckentlastung an der lateralen Zehenseite ausreichend sein (s. Abschn. 22.4.1).

Die **Resektion des Grundgelenkes** (Abb. 15.6) kann angezeigt sein, um den nekrotischen Knochen zu entfernen, wenn die Gelenkfläche frei liegt (s. Abschn. 22.5.1.3).

Nach Korrektur des inneren Druckpunktes und Resektion der Läsion sowie der betroffenen Weichteile kann ein **primärer Wundverschluss** ggf. unter Verwendung einer Redondrainage versucht werden. Dafür muss die Perfusion ausreichen,

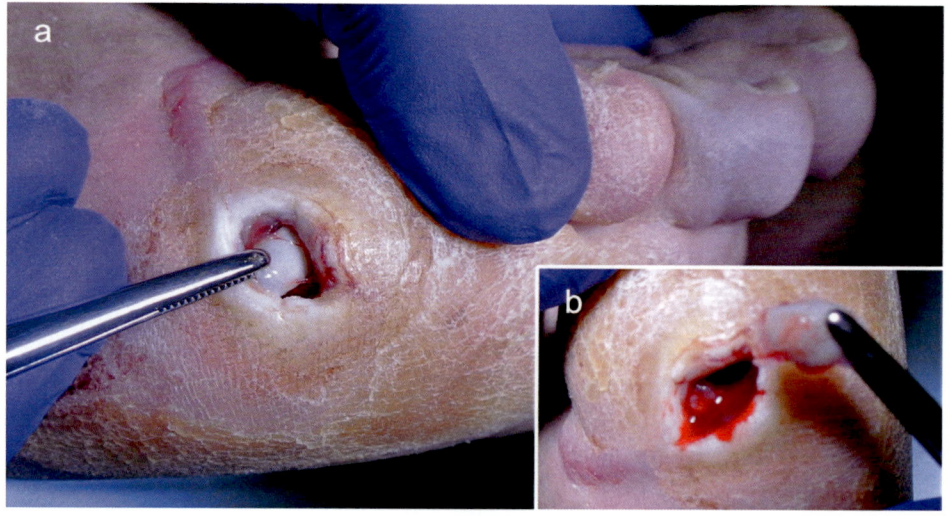

Abb. 15.6 **a–b** Entfernung des Knorpels des 5. Metatarsophalangealgelenks

es muss eine gezielte Antibiotikatherapie erfolgen, und eine engmaschige Nachbeobachtung muss gewährleistet sein.

An der **Basis des 5. Mittelfußknochens** darf höchstens ein kleiner Anteil entfernt werden, da die kurze Fibularissehne eine so außerordentlich bedeutende Funktion hat, ohne die der Fuß invertiert und an seiner lateralen Seite noch stärker belastet wird.

Bei einem **Schneiderballen** ist die Wahrscheinlichkeit einer Reaktivierung hoch. Das kann eine **chirurgische Korrektur** nach Wundverschluss rechtfertigen. Dies ist vergleichbar mit dem Vorgehen bei einem Hallux valgus.

Bei einer Läsion am Kopf des 5. Mittelfußknochens im Falle eines kontrakten Hohlfußes und einer Dysfunktion der Achillessehne sind weitere Untersuchungen wie der „Coleman-Block-Test" notwendig und als Eingriff evtl. die sog. Achillessehnenverlängerung.

Im Fall eines Verlusts der Funktion der Fibularis-brevis-Sehne kommt es zu einer dauerhaften Inversionsfehlstellung. Ist diese noch flexibel, kann ein **Transfer oder „Split" der Tibialis-anterior-Sehne** auf die Fibularis-tertius-Sehne das Problem beheben (s. Abschn. 22.4.6).

15.5 Zusammenfassung

- Bei einer ausgeprägten Angiopathie sind Läsionen des Metatarsophalangealgelenks lateral wahrscheinlicher als Läsionen der 5. Zehe. Wenn nur eine Neuropathie vorliegt, ist die Kleinzehe der wahrscheinlichere Läsionsort.
- Läsionen an der Tuberositas der Basis des 5. Mittelfußknochens sind besonders häufig bei Menschen mit vermindertem Weichteilpolster am Fuß. Sie sind mit pAVK und einer hohen Amputationsrate assoziiert.
- Die Behandlung konzentriert sich vor allem auf die externe Entlastung.
- Ein Sehneneingriff kann an der Kleinzehe nützlich sein.
- Beim 5. Mittelfußknochen zielen chirurgische Maßnahmen häufiger auf die Entfernung von erkranktem Knochen und Débridement als auf die interne Entlastung ab.
- Erfahrene Chirurgen können über Sehnentransfers oder Verlängerungen von Sehnen flexible Fehlstellungen oftmals korrigieren.

Dirk Hochlenert, Gerald Engels, Stephan Morbach,
Stefanie Schliwa und Frances L. Game

Inhaltsverzeichnis

D. Hochlenert (✉)
Amb. Zentrum für Diabetologie, Endoskopie & Wundheilung, Köln, Nordrhein-Westfalen,
Deutschland
E-Mail: dirk.hochlenert@cid-direct.de

G. Engels
Dept. Wundchirurgie, Klinik für Diabetologie/Endokrinologie, St. Vinzenz-Hospital, Köln,
Nordrhein-Westfalen, Deutschland
E-Mail: gerald.engels@cid-direct.de

S. Morbach
Diabetologie, Marienkrankenhaus Soest, Soest, Deutschland
E-Mail: stephanmorbach@gmail.com

S. Schliwa
Anatomisches Institut, Universität Bonn, Bonn, Nordrhein-Westfalen, Deutschland
E-Mail: s.schliwa@uni-bonn.de

F. L. Game
Dept of Diabetes & Endocrinology, Derby Hospitals NHS Foundation Trust, Derby, UK
E-Mail: frances.game@nhs.net

Ulzera im Bereich der Köpfe des ersten (13) und der weiteren (14) Mittelfußknochen (Abb. 16.1) sind zwar deutlich weniger häufig als Läsionen an den Zehen (15,4 % gegen 57,8 %), stellen für viele aber den Inbegriff eines neuropathischen diabetischen Fußsyndroms dar. Diese Läsionen weisen tatsächlich einige der charakteristischen Kernaspekte des DFS auf:

1. Die Atrophie des plantaren Fettpolsters
2. Die Dysbalance der Sehnenzüge mit pathologischem Anstieg des plantaren Druckes im Abrollvorgang

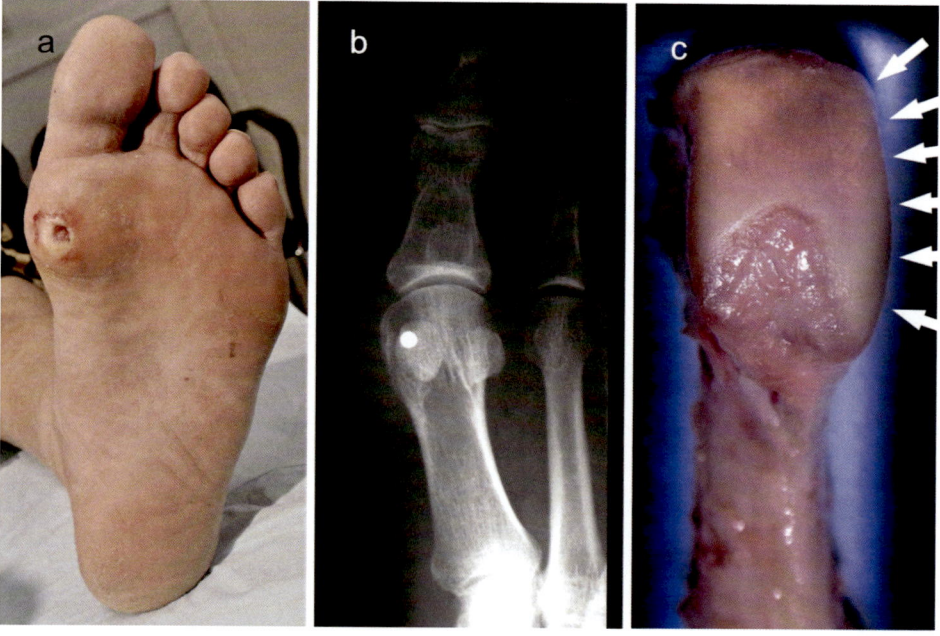

Abb. 16.1 **a** Ulzeration unterhalb des medialen Sesambeins. **b** Konventionelle Röntgenaufnahme mit einer Bleikugel im Bereich einer plantaren Läsion in der Nähe des medialen Sesambeins. **c** Asymmetrische plantare Konfiguration der Mittelfußköpfe 2–5

3. Einsatz von druckminderndem Schuhwerk mit druckmindernden Einlagen und Abrollsohlen

4. Typisches Beschwielungsmuster der Hornhaut mit subkutanen Einblutungen im Vorfeld der Entwicklung von Ulzera

Unter biomechanischen Gesichtspunkten bestehen wesentliche Unterschiede zwischen den Überlastungen unter dem medialen Metatarsalkopf (MTK 1), unter den mittleren Metatarsalköpfen (MTK 2–4) sowie unter dem lateralen Metatarsalkopf (MTK 5). Sie werden daher getrennt dargestellt, beginnend mit einer ausführlichen Beschreibung von Ulzera an MTK 1. Für die mittleren Metatarsalköpfe und den lateralen Metatarsalkopf sind dann nur noch die Unterschiede aufgeführt.

16.1   Pathobiomechanik und Druckpunkte

1. Mittelfußkopf: Mediales und laterales Sesambein rahmen beim Gesunden die Sehne des langen Großzehenbeugers (Flexor hallucis longus, FHL) ein. Beide Köpfe des kurzen Großzehenbeugers (Flexor hallucis brevis) sind distal an den Sesambeinen und an der Basis der proximalen Phalanx der Großzehe befestigt. Ihre Fasern sind verwoben mit denen der Plantarfaszie und der Kapsel des ersten MTP-Gelenks. Zusammen bilden sie die derbe Struktur mit dem bezeichnenden Namen „plantare Platte". Auch die übrigen Kapseln der Zehengrundgelenke sind zu plantaren Platten verstärkt. Untereinander sind sie durch einen transversalen Faserstrang (tiefes transversales Metatarsalband) fest miteinander verbunden. Mit zunehmendem Alter wird der Fuß breiter. Das 1. MTP-Gelenk verlagert sich nach medial. Die Sesambeine verbleiben an ihrem ursprünglichen Platz, denn das tiefe transversale Metatarsalband hält die plantare Platte des Großzehengrundgelenks mit ihren Sesambeinen fest mit den benachbarten plantaren Platten verbunden. (s. Abb. 2.8c, 2.29 und 2.36). Während der Kopf nach medial abweicht, zieht dieses Band die Sesambeine aus ihren Mulden im ersten Metatarsalkopf heraus. Diese Luxation stellt eine schwerwiegende erworbene Deformität dar. Das laterale Sesambein gerät in den Platz zwischen dem ersten und dem zweiten Grundgelenk und wird meist funktionslos. Das mediale Sesambein rutscht allerdings in eine zentrale Position außerhalb seiner Mulde und bildet dann einen deutlichen Vorsprung.

Ein weiterer Mechanismus, der das mediale Sesambein exponiert, ist die Rotation des ersten Strahls mit der medialen Seite nach unten. Die Läsionen können daher auch etwas medial liegen und nicht genau mittig unter dem Kopf des MTK. Beide Mechanismen der Exposition des medialen Sesambeins können gemeinsam auftreten.

2. bis 5. Mittelfußkopf: Mittig zwischen den Kondylen der Metatarsalköpfe verläuft die Beugesehne, die auf diese Weise geschützt wird. Eine der beiden Kondylen ist kräftiger ausgebildet und endet mit einem knöchernen Höcker in Richtung der Fußsohle. Regelhaft ist das die laterale Kondyle (siehe Abb. 16.1c). Zu Beginn der Propulsion stellt dieser spitze Höcker zunächst den inneren Druckpunkt im Bereich des Metatarsalkopfes dar. Der Druck wird noch verstärkt, wenn die Achillessehne durch eine Verkürzung der Soleus- oder Gastrocnemius-Muskulatur zu früh und zu stark zieht. Kurz nach diesem Anfangsmoment wird die Ferse um einige Zentimeter angehoben, der Fuß rotiert um die Metatarsalköpfe, und die Gelenkoberfläche der lateralen Kondyle wird der bodennahe und lasttragende Teil des Kopfes (Abb. 22.31 in Kap. 22 zur inneren Entlastung).

16.2   Durchzuführende Tests

Wenn eine Zick-Zack-Deformität für hohen Druck unter einem Metatarsalkopf bedeutsam ist und die Polsterstrukturen ausdünnen konnte, spricht das dafür, dass sie schon lange besteht. Sie wird daher schon im Ruhezustand erkannt. Im Gegensatz zu Kuppenläsionen sind hier also keine **provozierenden Tests** nötig. Dennoch sind einige Tests wie der Kralltest sinnvoll, da sie das Bild vervollständigen. Sie sind in Kap. 5, Abschn. 5.4.1.2 und Abb. 5.17, ausführlich beschrieben.

Test zur Ermittlung der Kraft der Großzehenbeuger und Integrität der FHL-Sehne: Die Kraft der Plantarflexion der Großzehe wird geprüft (Abb. 16.2). Der kurze Beugemuskel zieht mit reduzierter Kraft, wenn die plantare Platte degeneriert ist. Es ist zudem möglich, dass ein Ulkus unter dem MTK-1-Kopf die lange Beugesehne arodiert hat, die genau zwischen beiden Sesambeinen verläuft. Im ersten Fall ist bereits die Plantarflexion der proximalen Phalanx geschwächt, im zweiten Fall kann insbesondere die distale Phalanx nicht gebeugt werden. Ist diese Kraft reduziert, so ist es nicht möglich, Last mittels „Zehenbalkon" auf die Zehe zu verschieben und so den ersten Metatarsalkopf zu entlasten.

Abb. 16.2 Test der Stärke der Plantarflexion der Großzehe

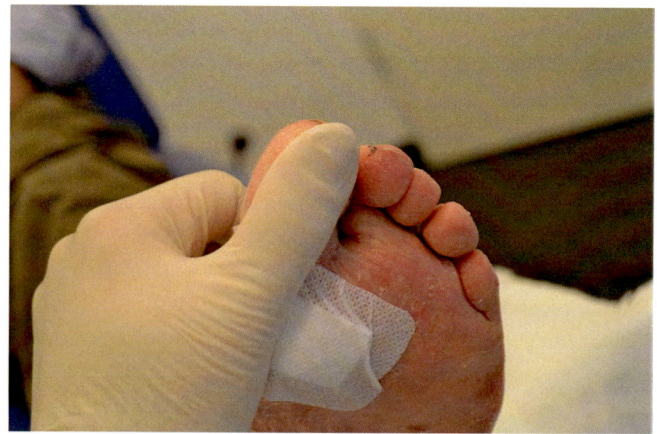

Eine **Spitzfußfehlstellung,** z. B. durch eine Achillessehnenfunktionsstörung, sollte proaktiv ausgeschlossen werden (s. Kap. 5.4.1.4). Der Silfverskjöld-Test kann zur Differenzierung der Ursachen einer solchen Dysfunktion verwendet werden. Übermäßige Spannung der Achillessehne kann verschiedene Folgen haben:

- eine Überlastung des Vorfußes, der früher und länger belastet wird, oder
- die Verstärkung eines Plattfußes oder
- eine Akzentuierung der Folgen eines Ballenhohlfußes mit Inversion der Ferse, Supination des Vorfußes und Überlastung des MTK-5-Kopfes.

Der **Coleman-Block-Test** (s. Abschn. 5.4.1.5) wird im Falle einer Läsion am MTK-5-Kopf und gleichzeitiger Anzeichen für Druck am MTK-1-Kopf relevant. Lässt sich die Inversion der Ferse in diesem Test korrigieren, so wird eine diagonale Außenranderhöhung mit Tieferlegung des ersten Strahls das Problem wahrscheinlich zumindest mindern können.

Es ist notwendig, den Patienten beim **Gehen** zu beobachten, um die Weite des Fußwinkels (Abduktionswinkel) und die mögliche Funktionsbeeinträchtigung durch einen Plattfuß festzustellen.

16.3   Statistik

Die in Abb. 16.3 dargestellten Zahlen weisen einige Besonderheiten auf:

- Bei Läsionen unterhalb der Metatarsalköpfe treten Reaktivierungen im Jahr nach Wundschluss noch häufiger auf als bei den anderen Entitäten. Es ist die höchste Reaktivierungsrate überhaupt.
- Diese Läsionen sind eher rein neuropathischer Genese.
- Sie führen selten zu Amputationen oberhalb der Knöchel.
- Die Zehen werden dennoch häufig amputiert.

16.4   Gemeinsame biomechanische Belastungsmuster

1. Durch die **Ausdünnung des Fettpolsters** bei Polyneuropathie werden die knöchernen Ausziehungen an den lateralen Kondylen der Metatarsalköpfe als innere Druckpunkte relevant (Brash et al. 1999). Der ursächliche Zusammenhang zwischen Polyneuropathie und der Atrophie des Fettpolsters ist noch nicht vollständig verstanden.
2. Eine Zick-Zack-Deformität mit **Krallen- oder Klauenzehen** trägt auf verschiedene Weise zur Überlastung unter den Metatarsalköpfen bei:

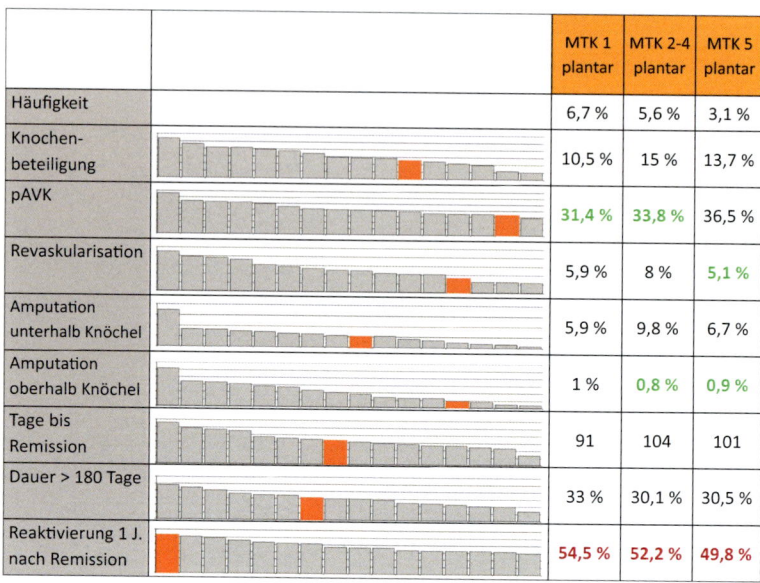

		MTK 1 plantar	MTK 2-4 plantar	MTK 5 plantar
Häufigkeit		6,7 %	5,6 %	3,1 %
Knochen-beteiligung		10,5 %	15 %	13,7 %
pAVK		31,4 %	33,8 %	36,5 %
Revaskularisation		5,9 %	8 %	5,1 %
Amputation unterhalb Knöchel		5,9 %	9,8 %	6,7 %
Amputation oberhalb Knöchel		1 %	0,8 %	0,9 %
Tage bis Remission		91	104	101
Dauer > 180 Tage		33 %	30,1 %	30,5 %
Reaktivierung 1 J. nach Remission		54,5 %	52,2 %	49,8 %

Abb. 16.3 Vergleichszahlen der Läsionen unter den Metatarsalköpfen. In den Balkendiagrammen sind die Läsionen unter den Metatarsalköpfen orange und die anderen Entitäten grau dargestellt. Alle zusammen werden in einer Rangliste in abnehmender Höhe dargestellt

a) Ein ausgeprägtes, permanentes Krallen kann den plantaren Teil der Gelenkskapsel dehnen und ausdünnen. Die Plantarseite der Kapsel ist Teil der plantaren Platte, eines derben Polsters, das zunächst geschwächt wird und dann möglicherweise sogar quer reißt. Die **Polsterstrukturen verlagern sich überwiegend nach distal,** was jeglichen Schutz zerstört und wodurch die Metatarsalköpfe unmittelbar unter der Haut tastbar werden (s. Abschn. 2.5.4.2 und Abb. 2.58).

b) Gekrallte **Zehen „reiten" auf den Metatarsalköpfen,** drücken sie nach plantar und fixieren sie dort. Das Grundgelenk der Zehe wird überstreckt, und die Ansätze der Mm. interossei werden nach dorsal der Grundgelenk-Drehachse verschoben. Nun funktionieren die Interossei als Strecker der Zehen statt als Beuger, und die proximale Phalanx wird noch weiter auf den Rücken der Metatarsalköpfe gezogen. Diese Verlagerung der Zehe auf den Kopf drückt den Kopf des MTK weiter nach plantar. Die tief liegenden Köpfe spannen die Sehnen der FDL und FDB. Die Zehe wird so in den IP-Gelenken überbeugt. Das Ergebnis ist eine Zick-Zack-Deformität. Aufgrund dieser Position der Zehe sind die EDL- und EDB-Sehnen nun „zu lang" und schrumpfen im Laufe der Zeit. Dadurch wird die Zehe in ihrer Krallenposition fixiert (s. Abschn. 2.7.3.1, Abb. 2.57 und 2.58).

c) Diese **Zehen tragen kein Gewicht** mehr, und die Metatarsalköpfe werden zum distalsten Ende der Belastungsfläche.

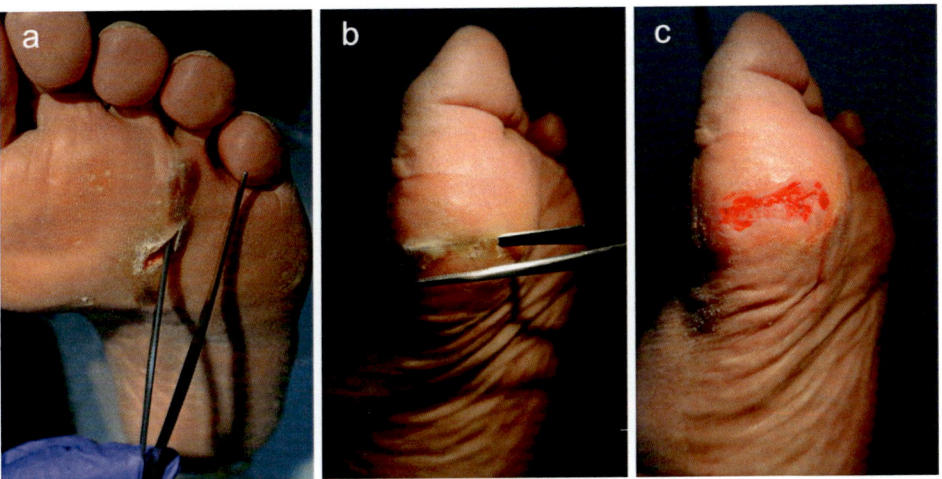

Abb. 16.4 Zwei verschiedene Ulzera mit **a** nach distal sowie **b, c** nach medial ausgepresstes Exsudat

3. Bei **kurzem Wadenmuskelkomplex** tragen die Mittelfußköpfe bereits zu einem früheren Moment des Gangzyklus einen größeren Teil des Körpergewichts, als dies bei normaler Beweglichkeit des Fußes der Fall wäre. Die Kraft wird auch vermehrt in einem Bereich auf die MTK gebracht, in dem die Ausziehungen der Kondyle den inneren Druckpunkt darstellen, also eine sehr kleine Belastungsfläche bieten.

4. **Abszesse oder Hämatome** werden teilweise während des Gehens **nach distal ausgewalkt.** Geschwüre könnten sich dann in den Raum zwischen zwei Metatarsalköpfen, zwischen den Zehen und zum medialen Teil des Ballens ausdehnen (Abb. 16.4). Diese sekundären Läsionen sind in der Regel nicht druckbelastet und schließen sich schnell, wenn die ursächliche Läsion angemessen entlastet wird.

5. Medial unter dem MTK-1-Kopf kann sich durch Scherkräfte, die während des Gehens zwischen Haut und Schuh entstehen, eine **transversale Falte** entwickeln (Abb. 16.5). Sie neigt nicht dazu, sich in die Tiefe auszudehnen, und kann zumeist durch optimiertes Schuhwerk und Podologie unter Kontrolle gehalten werden.

16.5   Mittelfußkopf 1

16.5.1 Besondere biomechanische Belastungsmuster an MTK 1

1. **Mangelnde Kraft** der Beugung der Großzehe
   a) *Die lange Beugesehne der Großzehe* (Flexor hallucis longus, FHL) verläuft zwischen medialem und lateralem Sesambein. Da typischerweise ein Ulkus unter dem medialen Sesambein entsteht, kann ein solches Ulkus die Sehne in der unmittelbaren Nachbarschaft schnell erreichen, und die meist infektgeschädigte Sehne kann sekundär reißen.

Abb. 16.5 Scherkräfte mit einer raghadenähnlichen Falte am Ballen medial

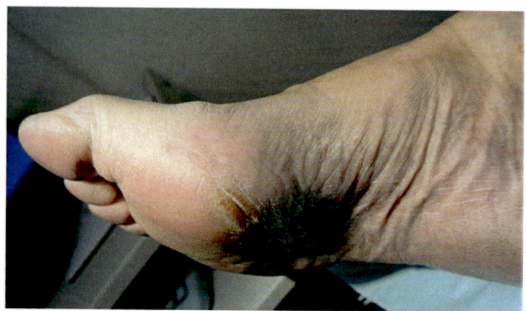

Abb. 16.6 Großzehe mit fehlender Funktion der FHL-Sehne und reduzierter Beschwielung der Großzehenbeere

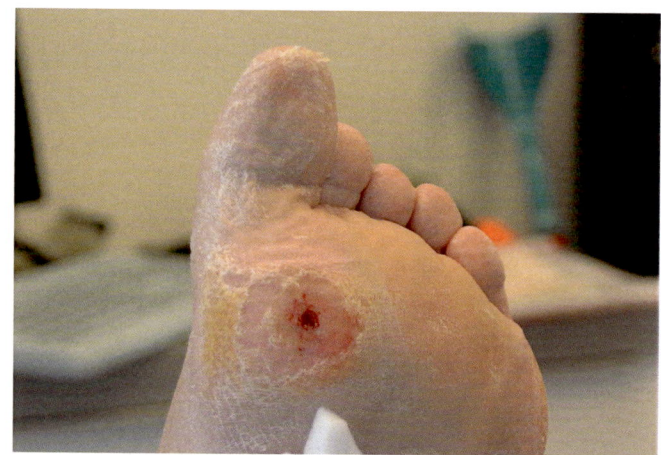

b) Eine weitere Ursache für eine Schwäche der Zehenbeugung kann eine Degeneration oder gar eine *Ruptur der plantaren Platte* sein, wie es bei ausgeprägten Krallen- oder Klauenzehen auftreten kann. Dies schränkt die Funktion des kurzen Großzehenbeugers ein, der über die plantare Platte und die darin eingelassenen Sesambeine die proximale Phalanx beugt.

Ein Zeichen für mangelnde Kraft in der Beugung der Zehe ist das Fehlen des typischen Beschwielungsmusters der Zehenbeere (Abb. 16.6). In beiden Fällen endet der 1. Strahl funktionell gesehen am MTK-1-Kopf, was für die Konzeption der Entlastung wichtig ist.

2. Bei einem **kontrakten Hohlfuß** steht der MTK-1-Kopf üblicherweise tiefer als der benachbarte 2. und auch der 3. Metatarsalkopf. Dies kann unter dem tiefen MTK-1-Kopf vermehrten Druck verursachen, da die höherstehenden Nachbarn keinen Beitrag zur Lastaufnahme leisten können. Es kommt aber noch ein weiteres Phänomen

hinzu: Während der Fuß in der mittleren Standphase auf den Boden abgesenkt wird, erzwingt dieser tiefstehende MTK-1-Kopf eine Supination, also eine Drehbewegung mit der lateralen Seite nach unten. In der Folge wird der Fuß sehr starr, man spricht von einem „verriegelten" Fuß. Das erschwert das Gehen. Zudem kann zusätzlich der MTK-5-Kopf überbelastet werden. Die Läsionen können an MTK 5 oder am MTK 1 oder an beiden lokalisiert sein. Da der 5. MTK einen kürzeren Hebel und eine kleinere Auflagefläche am Kopf hat als der 1. MTK, sind Läsionen am Kopf des 5. MTK häufiger und zumeist ausgeprägter als am ersten. Die zentralen Schritte der Untersuchung sind der Test aus einem verkürzten Wadenmuskelkomplex und der „Coleman-Block-Test".

16.5.2 Grundlagen der äußeren Entlastung an MTK 1

Die einzelnen Techniken sind im Kap. 21 „Externe Entlastung und Ruhigstellung" ausführlich dargestellt. Hier werden sie in ihrem differenzialtherapeutischen Zusammenhang aufgeführt.

1. Das Fehlen der natürlichen Dämpfung kann durch **lokale Entlastung** (Mikroentlastung) kompensiert werden:
   Liegt ein Ulkus vor, so ist auch geringe Last zu vermeiden. Ein Hohlraum plantar des Ulkus gewährleistet die vollständige Entlastung der Wunde und ihrer unmittelbaren Umgebung, erfordert aber zwingend gleichzeitige stützende Maßnahmen anderswo.
   Wenn dagegen kein Ulkus vorliegt, kann das Gewebe belastet werden. Durch Weichpolsterung wird ein Teil der Last von der Haut über dem Knochenvorsprung auf die unmittelbare Umgebung verlagert, auch hier können problemzonenfernere stützende Elemente sinnvoll sein.
2. **Last kann verlagert werden** auf proximale Teile des Strahls oder die Außenseite:
   Eine retrokapitale Unterstützung in Form einer „Pelotte" oder einer „Stufe" verlagert Last nach proximal. Wird sie auf die Fußsohle geklebt, sollte der Abstand zum Wundrand ca. 3 mm betragen, um eine Abstützung zu ermöglichen, jedoch ohne Druck auf den Ulkusrand auszuüben.
   Eine Unterstützung der medialen Wölbung verlagert Last nach proximal und auf den Fußaußenrand.
3. Eine **Abrollsohle** wandelt Druck in eine Drehbewegung um und beteiligt proximale Fußanteile über eine längere Zeit an der Lastaufnahme. Diese sog. „Rolle" muss in Höhe, Achse (Scheitelpunkt proximal der Mittelfußköpfe positioniert) und Orientierung (gedreht entsprechend der Weite des Fußwinkels) angepasst sein (s. Abschn. 21.13, Abb. 21.45).
4. Der Druckanstieg auf die Mittelfußköpfe bei Abheben der Ferse ("terminal stance") kann fast gänzlich vermieden werden. Teilweise wird das schon durch die oben erwähnte Abrollsohle möglich. Eine zusätzliche **Sohlenversteifung** steigert diesen

Effekt. Die Fußsohle bleibt während des Abrollens weitgehend an der gleichen Position und kann durch eine angepasste Bettung im Schuh besser gezielt belastet und Teile entlastet werden. Das ist sehr wirkungsvoll, es wird aber vermutet, dass die Unbeweglichkeit die Atrophie der intrinsischen Muskeln fördert. Deshalb sollten Sohlenversteifungen nur dann eingesetzt werden, wenn sie wirklich notwendig sind. Patienten müssen die versteiften Sohlen nach und nach in ihr Gangmuster einarbeiten und sind anfänglich beim Gehen weniger geschickt. Übungen in den ersten Tagen oder Wochen können helfen, diese Anfangsschwierigkeiten zu überwinden und motivieren, dieses Hilfsmittel auch zu nutzen und nicht sofort beiseite zu stellen. Bis zum Wundschluss kann die Versteifung in Form von Fiberglas in den Verband eingearbeitet sein und kann so nicht entfernt oder vergessen werden. Dafür wurde ein Standard unter dem Markenzeichen FiF!-mobil® eingeführt (s. Abschn. 21.7, Abb. 21.29).

5. Bei einer Spitzfußfehlstellung, z. B. durch eine Funktionsstörung der Achillessehne bei kurzem Wadenmuskelkomplex, kann eine Positionierung des Fußes im Schuh mit einer leichten Erhöhung der Ferse **(Fersensprengung)** von ca. 15–30 mm zu einer Reduzierung der Überbelastung führen.

6. Die Großzehenbeere kann verstärkt beteiligt werden. Druck auf den Kopf des MTK 1 in der späten Standphase wird dadurch nach distal verlagert: Dies kann durch eine **Unterstützung unterhalb der Großzehe (Zehenbalkon)** erreicht werden. Um die Stärke der Plantarflexion und damit den Nutzen dieser Maßnahme im Vorfeld zu bewerten, kann die Kraft der Plantarflexion der Großzehe getestet werden.

7. Bei einem positiven Coleman-Block-Test kann eine **Tieferlegung des ersten Strahls** den MTK-1-Kopf entlasten. Bei gleichzeitig vorliegendem verkürztem Wadenmuskelkomplex („kurze Achillessehne") trägt eine zusätzliche Anhebung der Ferse dazu bei, die Fehlstellung durch den tief stehenden 1. Metatarsalkopf zu reduzieren.

8. **Last auf den MTK-2-Kopf verschieben,** indem Unterstützungen unter diesem Kopf angebracht werden.

9. Als Grundregel wird der Fuß nicht korrigiert, sondern gebettet, da jede Art von Korrektur Druck ausübt. Dennoch kann versucht werden, durch eine moderate Abstützung des medialen Bogens eine leichte **Supination** des Vorfußes und damit eine Entlastung des 1. Metatarsalkopfes zu erreichen.

In der aktiven Phase können diese Elemente in Filz ausgeführt und unter der Fußsohle fixiert werden. Sie können auch in eine Einlegesohle von Therapieschuhen integriert werden, die mit einer versteiften Abrollsohle und ausreichend Platz für die Bettung ausgestattet sind. Im TCC üben diese Elemente ihre Wirkung am besten aus, da das Sprunggelenk ebenfalls immobilisiert ist und Druckspitzen so am effektivsten vermieden werden.

Diese Elemente werden typischerweise kombiniert, so auch wenn sie mit Hilfe von Filz ausgearbeitet und auf die Fußsohlenoberfläche geklebt werden. Zur Entlastung des MTK-1-Kopfes werden die nachfolgenden Elemente verwendet: Anhebung der medialen Wölbung, retrokapitale Unterstützung, Umverteilung der Last auf den 2. und 3. Metatarsalkopf sowie die Großzehenbeere durch dort angebrachte Unterstützungen (Abb. 16.7).

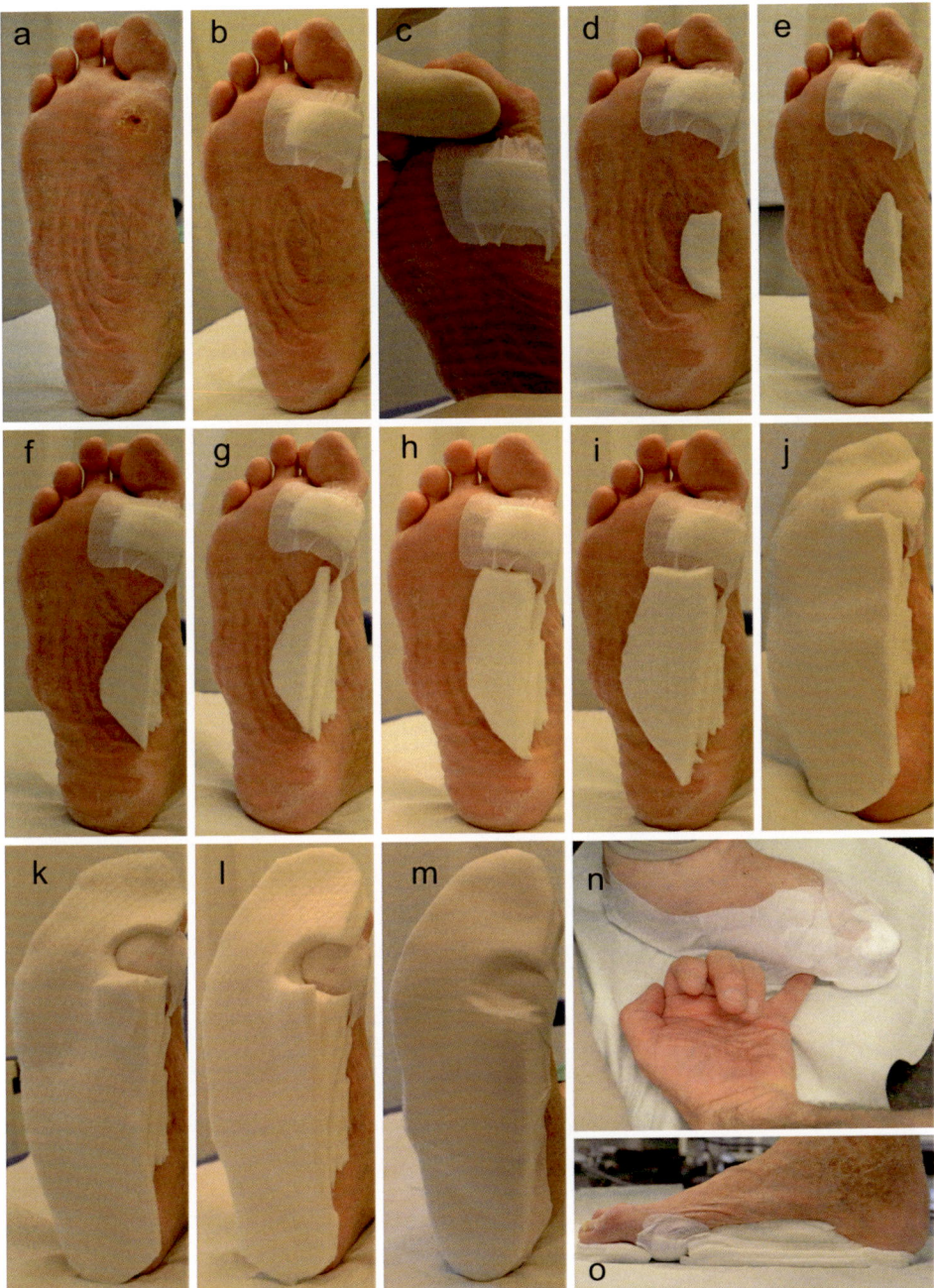

Abb. 16.7 a–o Entlastung des 1. MTK: Das Ulkus wird mit einem Verband versorgt, die Beuge-kraft der Großzehe getestet und dann die Entlastung aufgebaut. **n** Das Ergebnis wird unter Last geprüft

16.5.3 Grundlagen der inneren Entlastung an MTK 1

Die einzelnen Techniken sind im Kap. 22 „Interne Entlastung" ausführlich beschrieben, hier geht es um den Überblick der Differenzialtherapie.

1. Verlängerung der Sehnen der Strecker der Großzehe (Extensor hallucis longus, EHL, und Extensor hallucis brevis, EHB), eventuell zusammen mit einer **Tenotomie** der Sehne des langen Beugemuskels FHL (s. Abschn. 22.4.1 und 22.4.2).
2. **Minimalinvasive Dickenreduktion des medialen Sesambeins.** Dabei wird die Kapsel nicht ganz eröffnet und das Sesambein mit einem Fräskopf in seiner Dicke reduziert (s. Abschn. 22.5.2.2).
3. **Entfernung des medialen Sesambeins.** Das Sesambein befindet sich in der Kapsel des Gelenks, die an dieser Stelle die plantare Platte darstellt. Das Gelenk muss eröffnet werden, um das Sesambein zu entfernen (Details Abschn. 22.5.2.5). Das Risiko für Komplikationen ist daher höher (Abb. 16.8, 16.9 und 16.10).
4. **Operation nach Jones** bei flexiblem erstem Strahl (auch Jones-Prozedur, s. Abschn. 22.4.4).

16.6 Mittelfußkopf 2–4

16.6.1 Besondere biomechanische Belastungsmuster

Die Basis des 2. Mittelfußknochens ist auf drei Seiten zwischen den Keilbeinen eingeschlossen und durch Amphiarthrosen (kaum bewegliche, „straffe" Gelenke) fest verbunden und verblockt. Der erste Mittelfußknochen dagegen ist an seiner Basis kaum fixiert, sondern wird durch Muskeln in Position gehalten. Seine Höhe variiert. Sind diese **Muskeln des 1. Mittelfußknochens erschöpft,** ist der 2. Mittelfußknochen der nächste in der Reihe und muss damit die volle Last aufnehmen. Dies ist die Hauptursache der sog. Metatarsalgie (Mittelfußschmerz), solange die Sensibilität erhalten ist. Bei fortgesetzter Überlastung kann es sogar zu einem Mittelfußbruch, der sog. „Marschfraktur", kommen (s. Abschn. 2.5.6 „Überlastung des 2. Strahls", Abb. 2.41). Nach Verlust der schützenden Sensibilität verursacht diese Überlastung Ulzera. Eine Abrollsohle, wenn notwendig in Verbindung mit einer Versteifung der Sohle und einer retrokapitalen Unterstützung, kann in diesen Fällen hilfreich sein.

Der 2. (und manchmal auch der 3.) Mittelfußknochen können jeweils der **längste Mittelfußknochen** sein, was bedeutet, dass ihr Zehengrundgelenk das jeweils distalste Grundgelenk ist. Der distalste Metatarsalkopf ist auch jeweils der prominenteste

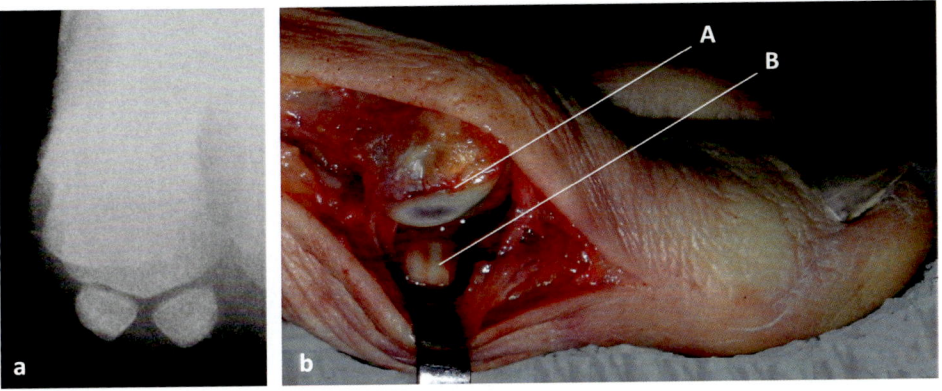

Abb. 16.8 a „Sprinteraufnahme". **b** Anatomische Präparation

während der Propulsion und wird dem höchsten Druck ausgesetzt. Das ist ebenfalls eine der Ursachen einer Metatarsalgie („Propulsionsmetatarsalgie") bei erhaltener Sensibilität und von Ulzera bei reduzierter Sensibilität. Auch in diesem Fall kann eine Abrollsohle helfen, evtl. verstärkt mit einer Sohlenversteifung.

Die Köpfe von MTK 2, 3 oder 4 können jeweils tatsächlich **tiefer stehen** als die Metatarsalköpfe in der Nachbarschaft. Dies kann auch eine Drucksteigerung zur Folge haben (Abb. 16.11).

16.6.2 Grundlagen der äußeren Entlastung der Köpfe von MTK 2–4

Die ersten fünf Techniken, die für den 1. MTK beschrieben wurden (lokale Entlastung, retrokapitale Unterstützung, Abrollsohle, Sohlenversteifung, Absatzhöhe), können auch an den Köpfen der drei mittleren Mittelfußknochen eingesetzt werden. Die Techniken sind auch im Kap. 21 „Externe Entlastung und Immobilisierung" ausführlich dargestellt. Zusätzlich könnten folgende Maßnahmen sinnvoll sein:

Last auf die benachbarten Metatarsalköpfe verlagern. Dafür werden diese unterstützt und der betroffene Metatarsalkopf ausgespart, aber retrokapital unterstützt. Diese Kombination wird in deutschsprachigen Gebieten in der Schuhtechnik als *Schmetterlingsrolle* (Abb. 16.12) bezeichnet.
MTK-2-Kopf: leichte *Supination* durch eine *Unterstützung der medialen Wölbung*.
MTK-4-Kopf: leichte *Pronation* durch eine *Unterstützung des Außenrandes der Fußsohle*.

Typischerweise wird der MTK-2-Kopf durch eine Kombination entlastet, die aus folgenden Elementen besteht: retrokapitale Unterstützung, Unterstützung der Großzehe, der benachbarten Metatarsalköpfe sowie des 5. Mittelfußknochens (Abb. 16.13).

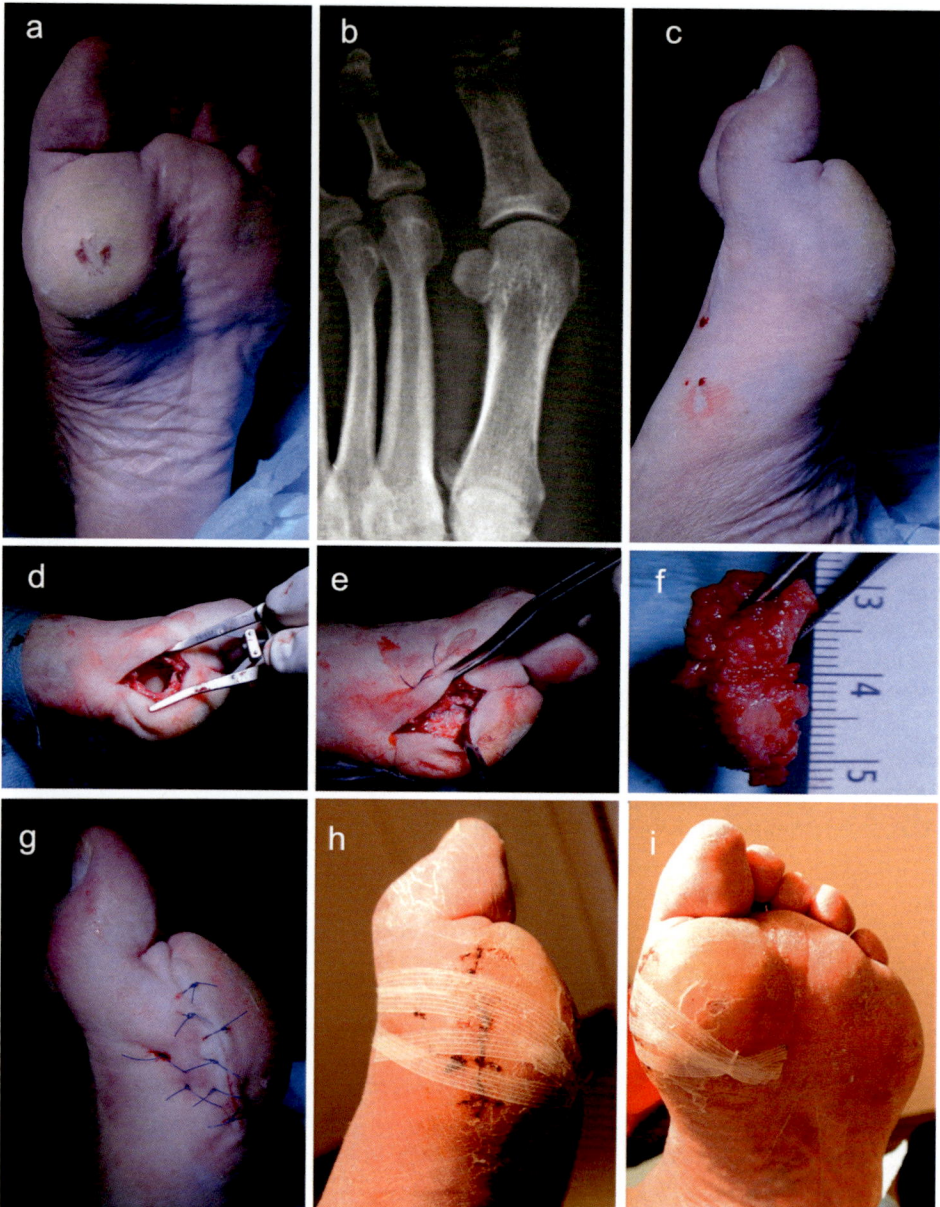

Abb. 16.9 **a**, **c** Befund vor der Operation. **b** Röntgenaufnahme nach Entfernung des medialen Sesambeins. **d–g** Intraoperative Situation. **f** Reseziertes, völlig deformiertes mediales Sesambein. **h–i** Befund am 11. postoperativen Tag

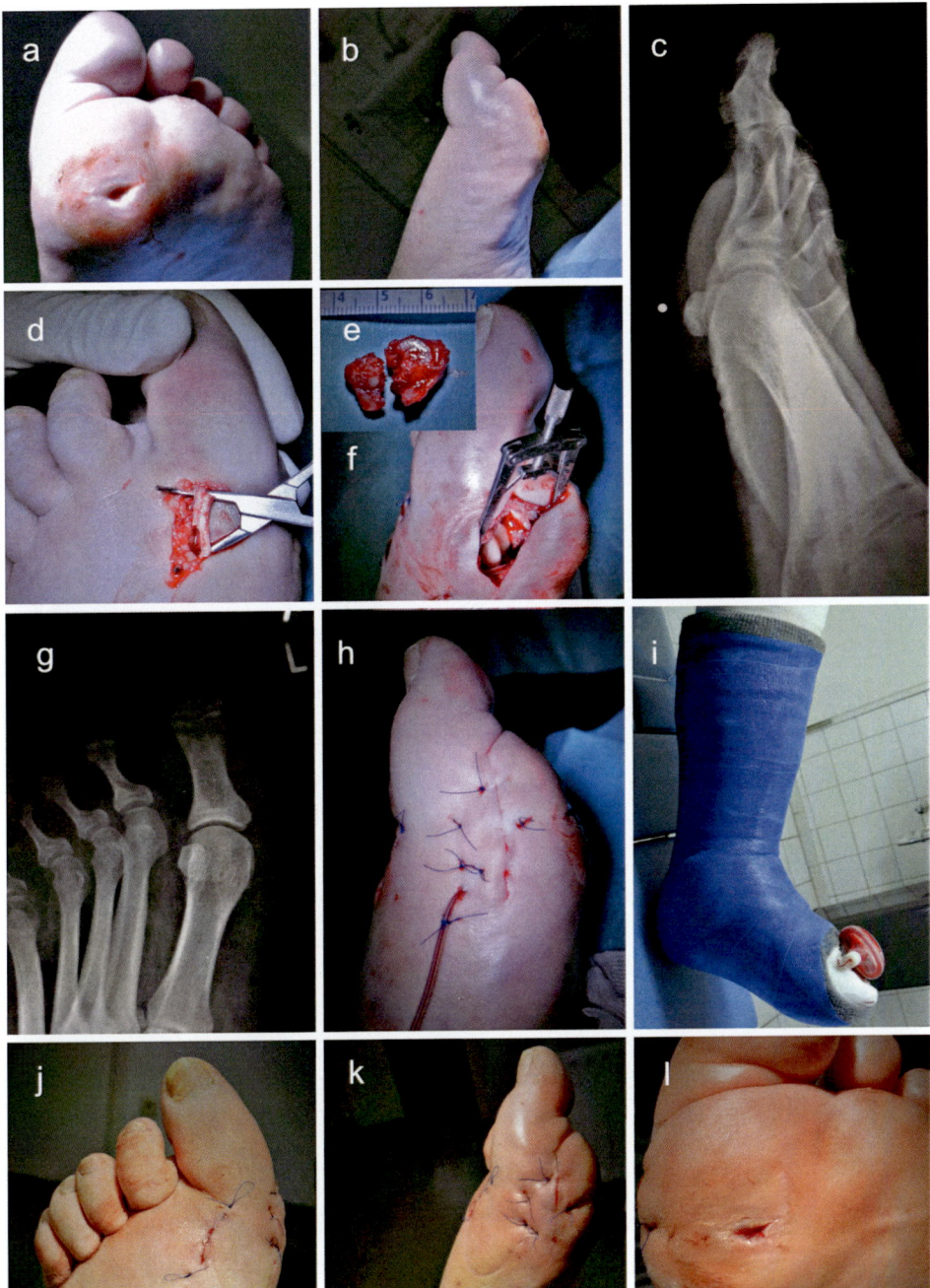

Abb. 16.10 Ulkus am medialen Sesambein. **a, b** Klinisches Bild. **c** Konventionelles Röntgenbild, Ulkus markiert durch eine Bleikugel. **d–f** Verlängerung der EHL-Sehne und Resektion des fragmentierten medialen Sesambeins (**e**). **g** Postoperatives konventionelles Röntgenbild. **h** Postoperative Situation. **i** Entlastung im TCC. **j–l** 2 Tage nach chirurgischem Eingriff

Abb. 16.11 MTK 2
tieferstehend als die
benachbarten Strahle

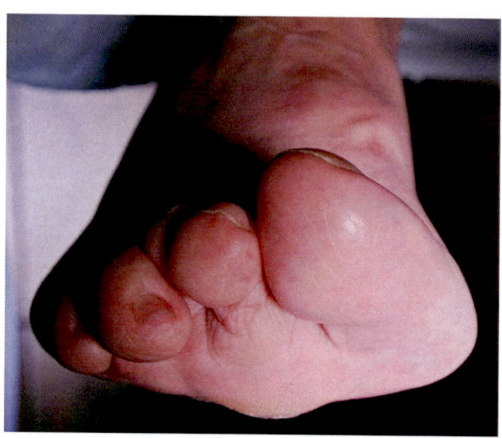

Abb. 16.12 Schmetterlingsrolle

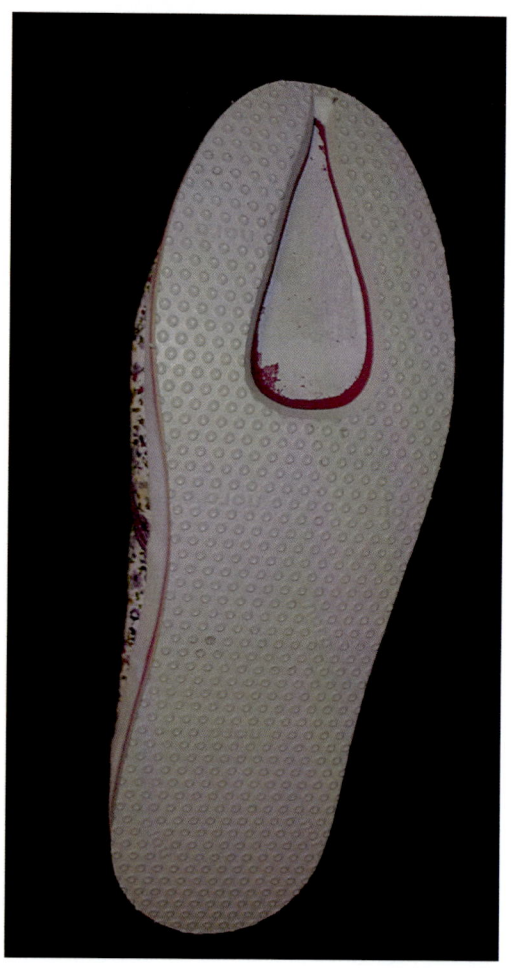

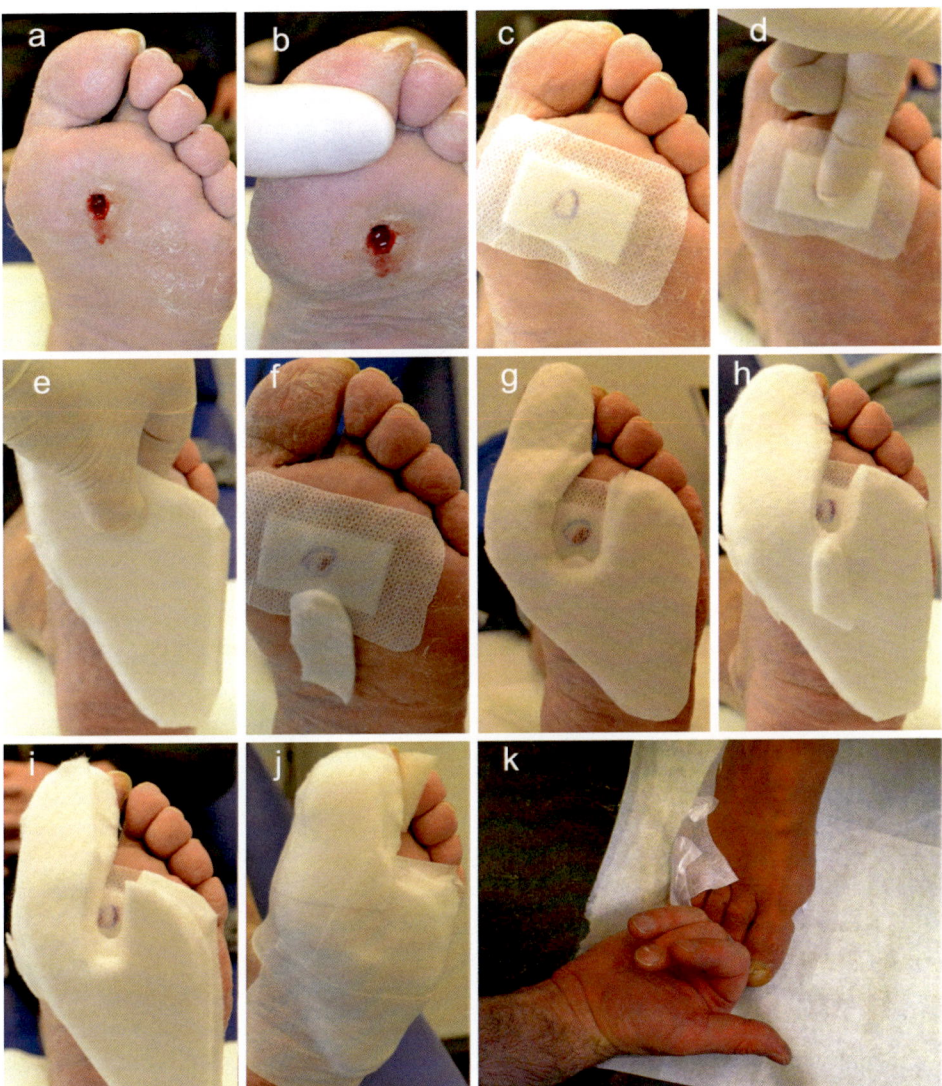

Abb. 16.13 a–j Entlastung einer Läsion unter dem 2. Metatarsalkopf. Die Widerstandskraft der Bereiche, für die eine zusätzliche Lastaufnahme vorgesehen ist, wird getestet und die Wunde abgedeckt (**c**). Im retrokapitalen Bereich werden 4 Schichten aufgebracht, auf den anderen 2 Schichten Filz von je 5 mm Dicke **k** Test der ausreichenden Entlastung mit dem Finger

16.6.3 Grundlagen der inneren Entlastung

Die chirurgischen Maßnahmen mit Auswirkung an den Metatarsalia 2–4 nutzen verschiedene Effekte, welche die Widerstandsfähigkeit erhöhen, und können daher auch kombiniert werden:

Eine **Tenotomie** der FDL und ggf. der FDB-Sehne zusammen mit einer Verlängerung der Extensoren der Zehen kombiniert mit einem dorsalen Release der Grundgelenkkapsel reduziert die Deformität der Krallen- oder Klauenzehe (s. Abschn. 22.4.1–22.4.3). Durch die Streckung der Zehe über das Grundgelenk hinaus nach proximal kehrt das nach distal verlagerte Polstergewebe teilweise unter den Kopf zurück. Ohne den Druck auf den Kopf durch die luxierte Zehe kommt dieser um einige Millimeter nach oben, und der plantare Druck wird geringer. Es handelt sich um eine Maßnahme mit geringem Risiko und oft unerwartet ausgeprägtem Effekt.

Die dorsalisierende Verlagerung des Metatarsalkopfes (**Keilosteotomie, Wedge-Osteotomie**) verschiebt den inneren Druckpunkt etwas nach proximal und hebt ihn an (s. Abschn. 22.5.2.1).

Mit einer 2 mm dicken sog. Shannonfräse kann der Knochen minimal invasiv von dorsal aus durchtrennt und so gekürzt und repositioniert werden (s. Abschn. 22.5.2.2). In der Nähe des Kopfes ist das eine distale minimalinvasive Osteotomie (DMMO = **D**istale **M**inimalinvasive **M**etatarsal **O**steotomie), weiter entfernt vom Kopf eine proximalere Osteotomie (MMO = **M**inimalinvasive **M**etatarsal **O**steotomie) (Abb. 22.28).

Die **Entfernung des Metatarsalkopfes** beendet die Belastung an dieser Stelle. Biomechanisch ist das allerdings sehr ungünstig, und es können Transferläsionen an Nachbarmetatarsalia oder proximal am Metatarsalknochen im Bereich der Resektionskante entstehen. Die Indikation ist bei einer Nekrose des Kopfes gegeben, nicht aber bei biomechanischen Erwägungen wie zur Druckminderung (s. Abschn. 22.5.1.3).

Die **Achillessehnenverlängerung** (Achilles Tendon Lengthening, ATL) verändert die Zeit der Vorfußbelastung. Die Belastung erfolgt später und kürzer (s. Abschn. 22.4.5).

16.7   Mittelfußkopf 5

16.7.1 Besondere biomechanische Belastungsmuster

Der MTK-1-Kopf kann im Falle eines **kontrakten Hohlfußes** durch seinen Tiefstand eine Supination des Vorfußes und dadurch Druck unter dem MTK-5-Kopf auslösen. Da der MTK-1-Kopf einen längeren Hebel und eine größere Auflagefläche als der MTK-5-Kopf hat, sind die Läsionen an MTK 5 oft tiefer als an MTK 1.

Ulzera am MTK-5-Kopf bei einem kontrakten Hohlfuß können auch auf einen **invertierten Rückfuß** zurückzuführen sein. Die einzelnen Schritte der Untersuchung werden im Abschn. 5.4.1.5 „Coleman-Block-Test" detailliert beschrieben.

16.7.2 Grundlagen der äußeren Entlastung

Die ersten fünf Techniken, die für den MTK-1-Kopf beschrieben wurden (**lokale Entlastung, retrokapitale Unterstützung, Ballenrolle, versteifte Sohle und mehr Fersensprengung**), können auch am MTK-5-Kopf eingesetzt werden.

Zusätzlich kann eine leichte Pronation durch Unterstützung der Sohle des Außenrandes (**Außenranderhöhung**) nützlich sein. Diese kann proximal des MTK-5-Kopfes angebracht werden und ihn freilegen.

Der MTK-5-Kopf (Abb. 16.14) wird typischerweise durch eine Kombination aus retrokapitaler Unterstützung, Umverteilung der Last auf den MTK 4 und Unterstützung des äußeren Fußrandes entlastet.

Im Falle einer Überlastung des 1. und 5. Metatarsalkopfes aufgrund einer abgesenkten Position des 1. Metatarsalkopfes und nachfolgender Inversion/Supination (Coleman-Block-Test positiv) wäre eine Kombination aus einer diagonalen Abstützung des äußeren Randes, die eine Absenkung des ersten Metatarsalkopfes zur Folge hat (= Tieferlegung 1. Strahl), zusammen mit einer retrokapitalen Abstützung des 5. MTK und einer Aussparung unterhalb des 5. Metatarsalkopfes möglich (Abb. 16.15).

Die Techniken werden in Kap. 21 ausführlich dargestellt.

16.7.3 Grundlagen der inneren Entlastung

Die Techniken, die für die MTK 2–4 nützlich sind und dort beschrieben wurden, sind auch an MTK 5 sinnvoll (teilweise Begradigung der Zehe durch **kombinierte Tenotomien, Keilosteotomie, minimalinvasive Frästechniken, Entfernung des Metatarsalkopfes** bei Nekrose und **Verlängerung der Wadenmuskelgruppe**). Daneben kommen in Betracht:

Laterale Kondylektomie, wobei der Knochenvorsprung entfernt wird, der am Ende der Standphase und der Propulsion den inneren Druckpunkt darstellt (s. Abschn. 22.5.2.3).
Bei Schneiderballen kann eine **Chevron-(Austin-)Osteotomie** hilfreich sein, die den lateral abweichenden 5. Strahl wieder an die anderen Metatarsalia heranführt.
Am Metatarsalkopf 5 ist bei einem kurzen Wadenmuskelkomplex z. B. eine **Achillessehnenverlängerung** (ATL, s. Abschn. 22.4.5) sinnvoll, wenn zuvor die Möglichkeit der Therapie mit diagonaler Außenranderhöhung im Coleman-Block-Test ausgeschlossen wurde oder sich als nicht ausreichend erwiesen hat.

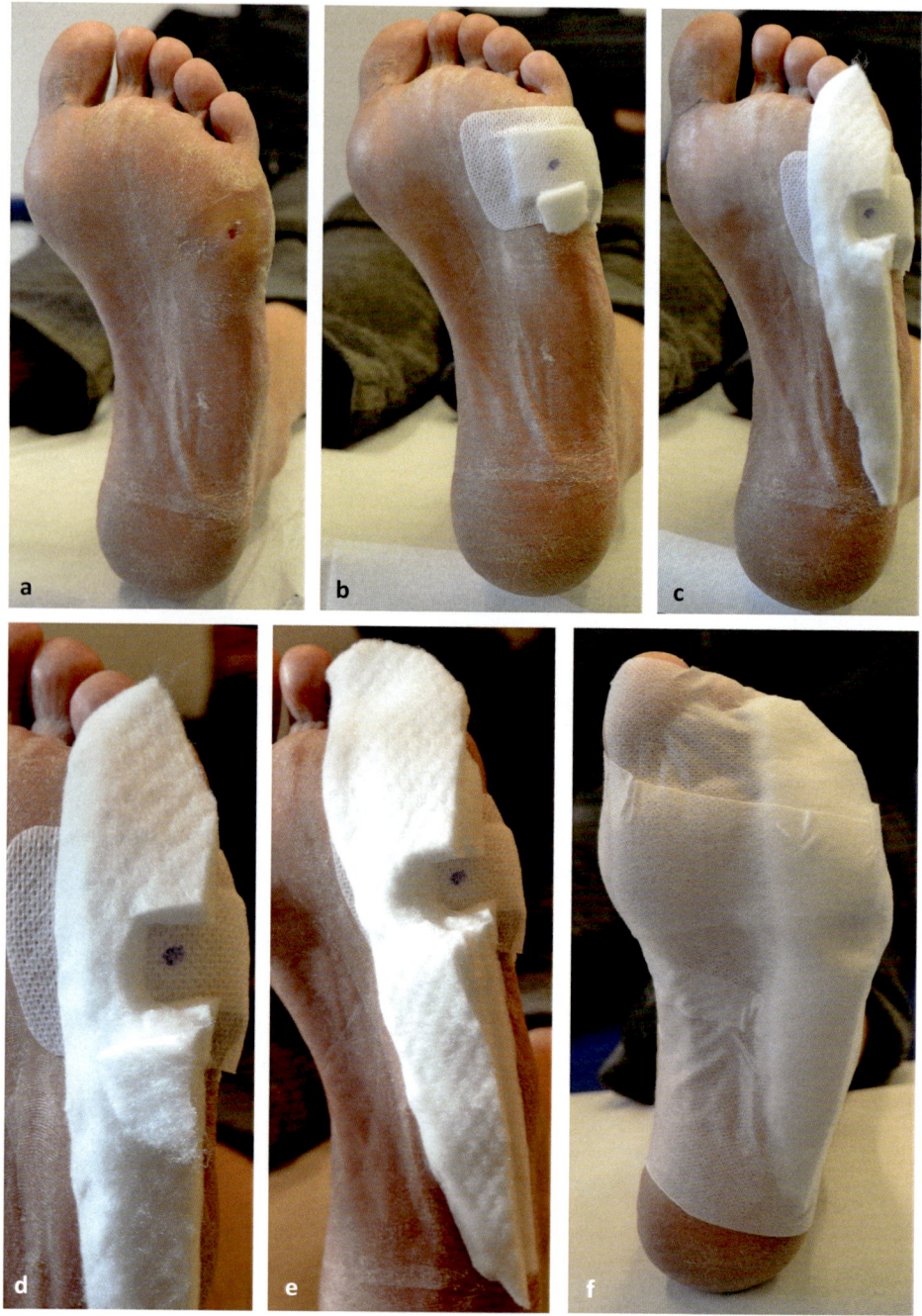

Abb. 16.14 **a–f** Entlastung einer Läsion unter dem 5. Metatarsalkopf

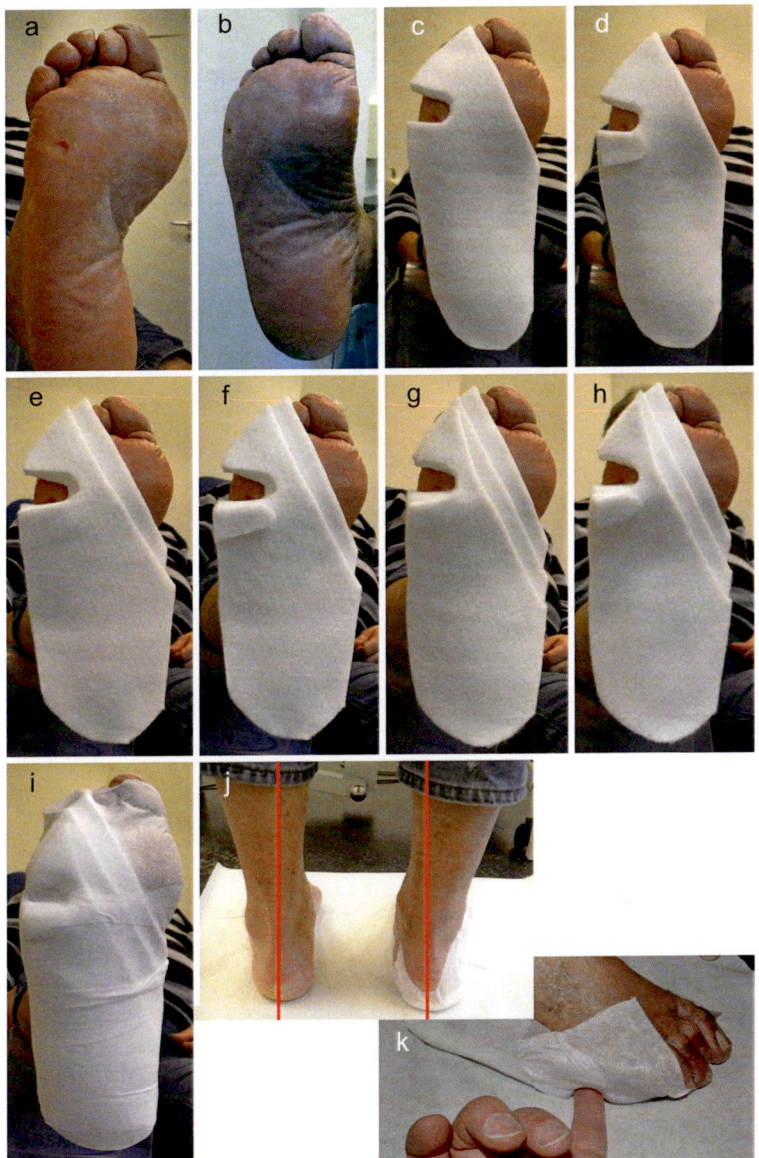

Abb. 16.15 **a** Die Region eines kürzlich und oberflächlich geschlossenen Ulkus im Bereich des 5. MTK. **b** Der MTK-1-Kopf zeigt Anzeichen einer Überlastung. **c** Die Unterstützung hat Aussparungen für den 1. und 5. Metatarsalkopf. **d** Der 5. MTK wird zusätzlich durch eine retrokapitale Unterstützung freigelegt, während der 1. MTK in der Vertiefung versinken darf. **e–h** Weitere zwei oder drei Schichten werden zusammen mit einer retrokapitalen Unterstützung für MTK 5 hinzugefügt. Die Aussparung für den 1. Metatarsalkopf wird in jeder Schicht breiter. Dabei sinken auch der 2. und der 3. MTK in die Aussparung, und der Vorfuß wird proniert (mit der Innenseite nach Unten gedreht). **i** Die gesamte Polsterung ist nicht abnehmbar. **j** Eversion der Ferse durch die diagonale Unterstützung des Außenrandes und die Tieferlegung des ersten Strahls. **k** Test der Wirksamkeit der Entlastung

16.8 Zusammenfassung

- Plantare Läsionen unter den Metatarsalköpfen sind häufig, in der Regel rein neuropathisch und benötigen selten Gefäßeingriffe.
- Sie zeigen die höchste Rezidivhäufigkeit unter allen Entitäten.
- Zahlreiche chirurgische Verfahren zur dauerhaften Verbesserung der Belastbarkeit stehen zur Verfügung, werden aber selten eingesetzt. Das hohe Risiko des Rezidivs kann auf die Notwendigkeit hindeuten, eine chirurgische Entlastung im Verlauf der Krankheit früher in Betracht zu ziehen, insbesondere bei aktiven Menschen.
- Kombinierte Tenotomien, die die Zehen begradigen, sind perkutan ambulant durchführbar und entlasten die MTK oft unerwartet effektiv.

Literatur

Brash PD, Foster J, Vennart W, Anthony P, Tooke JE (1999) Magnetic resonance imaging techniques demonstrate soft tissue damage in the diabetic foot. Diabet Med 16(1):55–61

Knöchelläsionen zentral (15) und in der Region (16)

Dirk Hochlenert, Gerald Engels, Stephan Morbach, Stefanie Schliwa und Frances L. Game

Inhaltsverzeichnis

D. Hochlenert (✉)
Amb. Zentrum für Diabetologie, Endoskopie & Wundheilung, Köln,
Nordrhein-Westfalen, Deutschland
E-Mail: dirk.hochlenert@cid-direct.de

G. Engels
Dept. Wundchirurgie, Klinik für Diabetologie/Endokrinologie, St. Vinzenz-Hospital, Köln,
Nordrhein-Westfalen, Deutschland
E-Mail: gerald.engels@cid-direct.de

S. Morbach
Diabetologie, Marienkrankenhaus Soest, Soest, Deutschland
E-Mail: stephanmorbach@gmail.com

S. Schliwa
Anatomisches Institut, Universität Bonn, Bonn, Nordrhein-Westfalen, Deutschland
E-Mail: s.schliwa@uni-bonn.de

F. L. Game
Dept of Diabetes & Endocrinology, Derby Hospitals NHS Foundation Trust, Derby, UK
E-Mail: frances.game@nhs.net

© Springer-Verlag GmbH Deutschland, ein Teil von Springer Nature 2022
D. Hochlenert et al. (Hrsg.), *Das Diabetische Fußsyndrom*,
https://doi.org/10.1007/978-3-662-64972-5_17

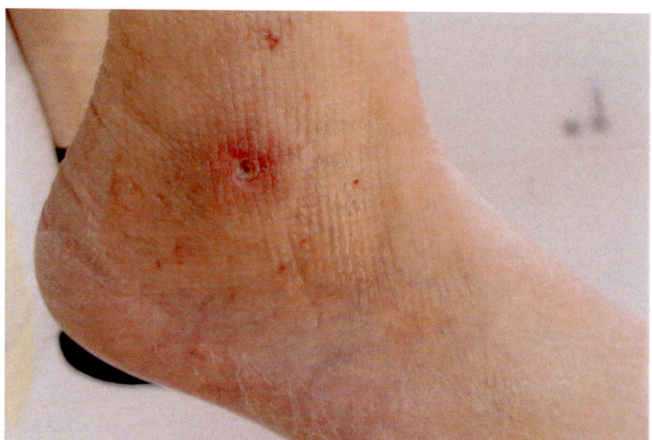

Abb. 17.1 Läsion am Außenknöchel genau zentral auf dem Vorsprung

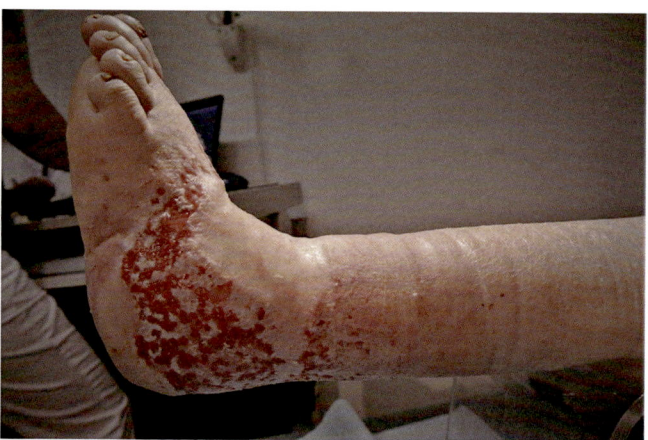

Abb. 17.2 Läsion im Bereich des Außenknöchels

Läsionen, die sich primär zentral direkt auf der Knöchelspitze (Abb. 17.1) präsentieren, unterscheiden sich deutlich von Ulzera, die in der Umgebung auftreten (Abb. 17.2) und möglicherweise sekundär den Knöchel erfassen.

17.1   Pathobiomechanik und Druckpunkte

Die Knöchel sind **Vorsprünge,** die bei gleichzeitiger Präsenz eines äußeren Widerlagers zu einem inneren Druckpunkt werden können. Beispiele für solche Widerlager sind die Schuhe, die Verbände bei einer Kompressionstherapie oder das Bett bei Menschen mit

Dekubitalproblemen. Bei traumatischen Ereignissen können auch ein Gehwagen, ein Rollstuhl oder ein Hindernis in der Umgebung als Widerlager agieren. Die Haut über den Malleolen ist oft atrophisch, beispielsweise aufgrund einer gestörten lokalen Perfusion.

Ulzerationen der **Umgebung der Knöchel,** die die Knöchel einschließen können, ohne dass sie an deren Spitze besonders betont würden oder dort begonnen hätten, weisen dasselbe Spektrum der Differenzialdiagnosen auf wie Unterschenkelgeschwüre (Ulcera cruris). Die Kompressionstherapie ist in diesen Fällen oft ein Eckpfeiler der Therapie. Es ist schwierig, in der Knöchelumgebung gleichmäßigen Druck auszuüben. Kompressionsverbände oder andere Materialien ziehen ein „Zelt" zwischen Ferse, Achillessehne, Tibialis-anterior-Sehne und Knöchel auf. Ohne ein weiteres Hilfsmittel, das diesen Raum ausfüllt, erreicht die Kompression die bedürftige Haut nicht, die Haut auf den Vorsprüngen dagegen wird bis über die Grenze der Belastbarkeit hinaus komprimiert.

17.2   Durchzuführende Tests

Eine detaillierte Anamnese (Trauma, bekannte pAVK oder venöse Insuffizienz) und die Abklärung der arteriellen und venösen Perfusion sind zumeist wegweisend.

Der Gang sollte aufmerksam beobachtet werden, um Ataxien und Anlässen für Traumata auf die Spur zu kommen.

17.3   Statistik

Die in Abb. 17.3 dargestellten Zahlen weisen einige Besonderheiten auf:

- Die exakt auf der Knöchelspitze lokalisierten Läsionen zeigen häufiger eine Knochenbeteiligung und bedürfen häufig einer Revaskularisation. Sie sind mit überdurchschnittlich vielen Majoramputationen verbunden.
- Läsionen in der Knöchelregion zeigen selten eine Knochenbeteiligung, und es kommt weit unterdurchschnittlich zu hohen Amputationen.
  Hinweis: Vor allem bei Ulzera über der Spitze des Außenknöchels besteht ein ausgesprochen hohes Risiko für eine kritische Durchblutungsstörung und hohe Amputationen!
- Knöchelläsionen neigen dazu, besonders lange Zeit bis zum Wundschluss zu benötigen.
- Knöchelläsionen neigen weniger zu Reaktivierungen als andere Entitäten.

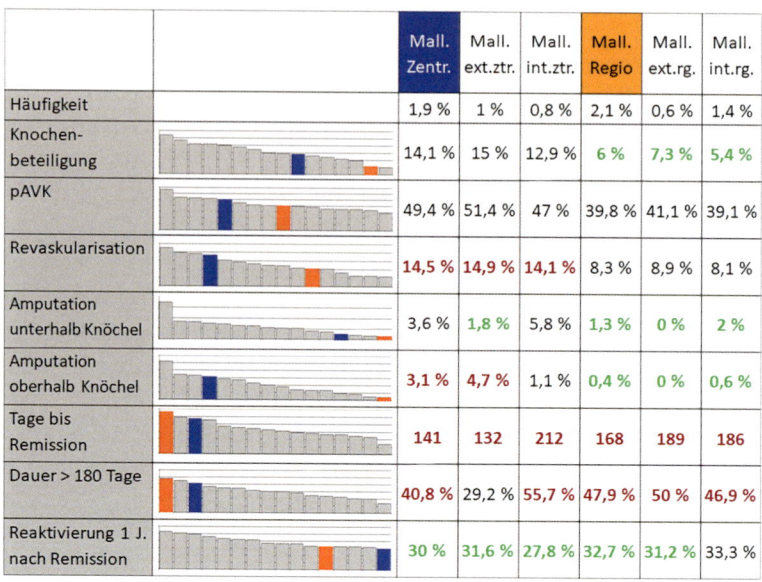

		Mall. Zentr.	Mall. ext.ztr.	Mall. int.ztr.	Mall. Regio	Mall. ext.rg.	Mall. int.rg.
Häufigkeit		1,9 %	1 %	0,8 %	2,1 %	0,6 %	1,4 %
Knochen-beteiligung		14,1 %	15 %	12,9 %	6 %	7,3 %	5,4 %
pAVK		49,4 %	51,4 %	47 %	39,8 %	41,1 %	39,1 %
Revaskularisation		14,5 %	14,9 %	14,1 %	8,3 %	8,9 %	8,1 %
Amputation unterhalb Knöchel		3,6 %	1,8 %	5,8 %	1,3 %	0 %	2 %
Amputation oberhalb Knöchel		3,1 %	4,7 %	1,1 %	0,4 %	0 %	0,6 %
Tage bis Remission		141	132	212	168	189	186
Dauer > 180 Tage		40,8 %	29,2 %	55,7 %	47,9 %	50 %	46,9 %
Reaktivierung 1 J. nach Remission		30 %	31,6 %	27,8 %	32,7 %	31,2 %	33,3 %

Abb. 17.3 Kennzahlen der Läsionen an den Malleoli. In den Balkendiagrammen sind die Läsionen des Bereichs um die Malleoli in Orange, die Läsionen auf den Malleoli in Blau und die anderen Entitäten in Grau dargestellt. Sie sind gemeinsam in abnehmender Höhe angeordnet

17.4   Grundlagen der äußeren Entlastung

Die Kompressionstherapie ist der Eckpfeiler in der Behandlung der venösen Insuffizienz und anderer ödemverursachender Erkrankungen, ist aber potenziell schädlich bei gleichzeitiger pAVK. Der Anteil, den die verschiedenen Pathologien an der Läsion haben, muss genau spezifiziert werden. Fehlentscheidungen führen nicht nur zum Ausbleiben einer wirksamen Therapie, sondern können selbst Schäden zur Folge haben. Es stehen Schutzmaßnahmen zur Verfügung, die eine Kompression bis zu einem gewissen Grad auch im Falle einer pAVK ermöglichen.

Kompressionstherapie: In vielen Ländern werden vergleichsweise unelastische Verbände, sog. Kurzzugbinden (Short Stretch Bandages, SSB) bevorzugt eingesetzt. Diese Verbände können bei unterschiedlichen Beinvolumen angelegt werden, was als Vorteil gegenüber Strümpfen gilt. Sie sollen stärker entstauen als nachgiebigere Verbände, da sie vor allem bei Muskelkontraktion Druck ausüben, also diskontinuierlich (= „hoher Arbeitsdruck"). Langzugbinden dagegen sind elastischer, leichter anzulegen, üben aber kontinuierlich Druck aus, was nachteilig sein soll (= „hoher Ruhedruck"). Kompressionsstrümpfe können zur Prophylaxe von Ödemen praktikabler sein. Weitere Entstauungskonzepte stehen zur Verfügung (s. Abschn. 20.5.1).

Kulissenpolster (Abb. 17.4) üben Druck auf die Haut im Bereich der *Bisgaard'schen Kulisse* bzw. Bisgaard'schen (perimalleoläre) Region aus, einer Mulde zwischen

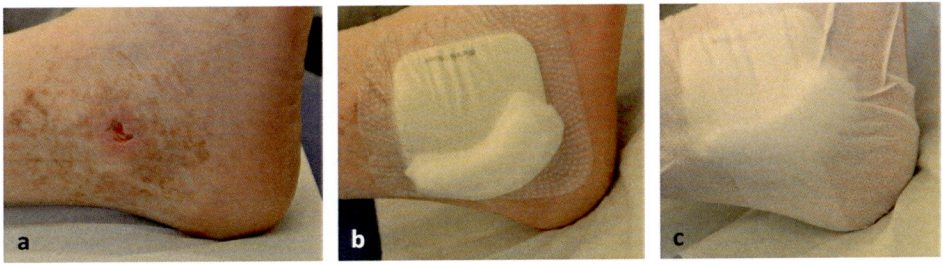

Abb. 17.4 Kulissenpolster, 2 Schichten von je 5 mm

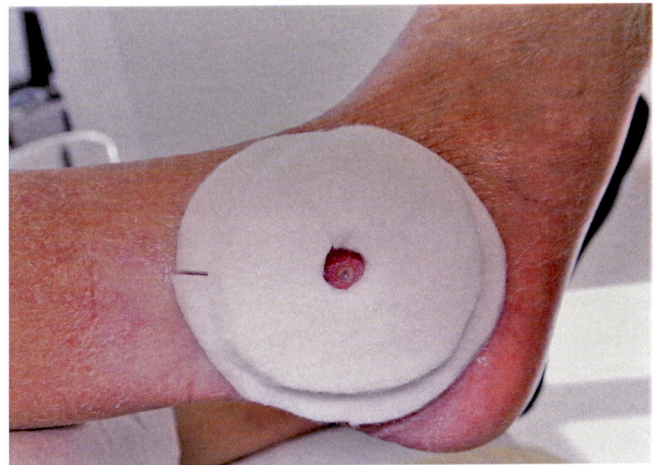

Abb. 17.5 Mehrlagiger Anprallschutz gegen Stöße

Knöchel, Achillessehne und Ferse. Sie tragen dazu bei, den Druck gleichmäßig zu verteilen. Dies ermöglicht einerseits die Kompressionstherapie im Bereich der Kulisse. Andererseits schützen diese Kissen die Knöchelspitzen, da sie einen Teil des Drucks übernehmen, der sonst die Knöchelspitzen ungebremst erreichen würde.

Schutz der Tibialis-anterior-Sehne (s. Abb. 21.15) verhindert Schäden durch eine zu starke Kompressionstherapie. Er ist notwendig, wenn die Sehne besonders markant hervorstehend ausgebildet ist.

Schutz vor Anpralltrauma (Abb. 17.5) Hierfür können Polster von je 2 Filzschichten à 5 mm, mit abgeschrägten Rändern und ausnahmsweise zentraler Aussparung zum Einsatz kommen.

17.5   Grundlagen der operativen Therapie

Die Vorsprünge beider Knöchel können aufgrund ihrer vielfältigen Funktionen nicht operativ entfernt werden.

Bei einer bedeutenden venösen Insuffizienz können verschiedene Gefäßeingriffe wie Varizenchirurgie, Perforansvenenligatur oder Sklerotherapie sinnvoll sein (van Gent und Wittens 2013). Dabei ist zu berücksichtigen, dass diese Patienten für Bypass-Operationen zu einem späteren Zeitpunkt ihres Lebens häufig Venen benötigen.

Die plastische Chirurgie mittels Spalthauttransplantation (Meshgraft) wird in der Knöchelumgebung eingesetzt, während Lappen wie der Suralis-Lappen oder lokale Verschiebelappen zur Abdeckung der Spitzen der Malleoli eingesetzt werden (Schirmer et al. 2013; Blume et al. 2014). In der präoperativen Phase sind vaskuläre Bildgebung und evtl. Revaskularisationen erforderlich (Ignatiadis et al. 2011).

17.6   Zusammenfassung

- **Eine venöse Insuffizienz ist oft die dominante Grunderkrankung, wenn sich die Ulzera in der Umgebung der Malleoli befinden. Dagegen ist eine pAVK bei den Läsionen der Knöchelspitze überproportional häufig die Wundursache und oft auch als kritisch einzustufen.**
- **Bei der Durchführung der Kompressionstherapie ist auf eine gleichzeitige pAVK und möglicherweise hohen Druck auf die Malleoli zu achten.**
- **Ein Kulissenpolster ist gleichzeitig Schutz der Malleoli und Vermittler der Kompression auf die Bisgaard'schen Kulisse zwischen Malleoli und Achillessehne. Es wird oft in der Form einer „L-förmigen" Pelotte eingesetzt.**
- **Ein Trauma oder ein konstanter Druck wie bei Dekubitalläsionen kann durch eine sorgfältige Untersuchung erkannt und durch Schutzmaßnahmen vermieden werden.**
- **Läsionen an den Malleoli brauchen eine lange Zeit, um zur Remission überzugehen, sind aber weniger anfällig für Reaktivierung als andere Entitäten.**
- **Mit pAVK assoziierte Ulzera auf der Spitze der Malleoli sind weit überdurchschnittlich häufig mit hohen Amputationen verbunden.**

Literatur

Blume PA, Donegan R, Schmidt BM (2014) The Role of Plastic Surgery for Soft Tissue Coverage of the Diabetic Foot and Ankle. Clin Podiatr Med Surg 31(1):127–150. ISSN 0891-8422, ISBN 9780323264082, https://doi.org/10.1016/j.cpm.2013.09.006.

Ignatiadis II, Tsiampa VA, Papalois AE (2011) A systematic approach to the failed plastic surgical reconstruction of the diabetic foot. Diabetic foot & ankle 2. https://doi.org/10.3402/dfa. v2i0.6435

Schirmer S, Ritter RG, Fansa H (Sep 13 2013) Vascular surgery, microsurgery and supramicrosurgery for treatment of chronic diabetic foot ulcers to prevent amputations. PLoS ONE 8(9):e74704. https://doi.org/10.1371/journal.pone.0074704

van Gent W, Wittens C (2013) Influence of perforating vein surgery in patients with venous ulceration. Phlebology. 30(2):127–32. PMID: 24357450. https://doi.org/10.1177/0268355513517685

Fersenläsionen an der Tuberositas (17), in der Übergangszone und unter der Sohle (18)

18

Dirk Hochlenert, Gerald Engels, Stephan Morbach, Stefanie Schliwa und Frances L. Game

Inhaltsverzeichnis

D. Hochlenert (✉)
Amb. Zentrum für Diabetologie, Endoskopie & Wundheilung, Köln, Nordrhein-Westfalen, Deutschland
E-Mail: dirk.hochlenert@cid-direct.de

G. Engels
Dept. Wundchirurgie, Klinik für Diabetologie/Endokrinologie, St. Vinzenz-Hospital, Köln, Nordrhein-Westfalen, Deutschland
E-Mail: gerald.engels@cid-direct.de

S. Morbach
Diabetologie, Marienkrankenhaus Soest, Soest, Deutschland
E-Mail: stephanmorbach@gmail.com

S. Schliwa
Anatomisches Institut, Universität Bonn, Bonn, Nordrhein-Westfalen, Deutschland
E-Mail: s.schliwa@uni-bonn.de

F. L. Game
Dept of Diabetes & Endocrinology, Derby Hospitals NHS Foundation Trust, Derby, UK
E-Mail: frances.game@nhs.net

Läsionen können in verschiedenen Bereichen der Ferse auftreten:

- an der Tuberositas calcanei (Entität 17),
- auf der Sohle der Ferse (Entität 18),
- in der Übergangszone zwischen beiden (Entität 18).

In diesen Bereichen gibt es sehr unterschiedliche Arten von Läsionen, die in diesem Kapitel auch gesondert behandelt werden.

Das Eigengewicht des Beines bringt die Tuberositas des Calcaneus im Liegen unter Druck (Entität 17). Die Läsionen an der Fersensohle und im Übergang zwischen Felder- und Leistenhaut zeichnen sich beide dadurch aus, dass kein Knochenvorsprung darunter liegt und viele statistische Eigenschaften ähnlich sind. Daher sind sie als Entität 18 zusammengefasst.

Fersenulzera sind bedeutsam, da sie häufig eine besonders dramatische Entwicklung zeigen. Sie entwickeln sich oft auf der Basis anderer, schwerer Krankheiten, die Entlastung ist schwierig, und die chirurgischen Behandlungsmöglichkeiten sind eingeschränkt.

18.1   Pathobiomechanik und Druckpunkte

Die Ferse ist für erhebliche Drücke bei der Lastaufnahme gut gerüstet (Cichowitz et al. 2009; Sopher et al. 2011; Gefen 2010). Das Fettpolster der Ferse ist ca. 2 cm dick und allen Anforderungen an Druckbeständigkeit gewachsen, die im Laufe eines aktiven Lebens entstehen können. Die Durchblutung wird normalerweise über alle drei fußversorgenden Arterien sichergestellt, die den arteriellen Plexus der Ferse versorgen. Damit es zu erheblichen Schäden an der Fersenstruktur kommt, müssen schwerwiegende Belastungen oder eine eingeschränkte Perfusion oder beides vorliegen. Das kann über folgende Läsionsmuster geschehen:

1. Bei Verletzung durch Eigengewicht im Liegen (**Dekubitalulkus**) ist der typische innere Druckpunkt der *Processus lateralis des Tuber calcanei*. Die Calcaneusregion im Bereich des Achillessehnenansatzes zeigt mehrere knöcherne Protuberanzen. Das Eigengewicht des Beines bei der Auflage auf die Matratze erzeugt einen ausreichenden Druck, um die Mikrozirkulation der Hautabschnitte zu unterbinden und einen Gewebeuntergang einzuleiten (Masaki et al. 2013; Wong et al. 2007). Betroffen sind Patienten, die in ihren spontanen Bewegungen eingeschränkt sind. Gelegenheit dazu besteht insbesondere vor, während und nach langen Operationen sowie bei Immobilität wegen schlechten Allgemeinzustands. Die Ruheposition des Fußes in Rückenlage ist eine außenrotierte Spitzfußstellung. Die Dekubitalläsionen entstehen daher überwiegend in Projektion auf den lateralen Processus des Tuber calcanei im Rahmen von Druck-, Reibe- und Scherkräften (Abb. 18.1).

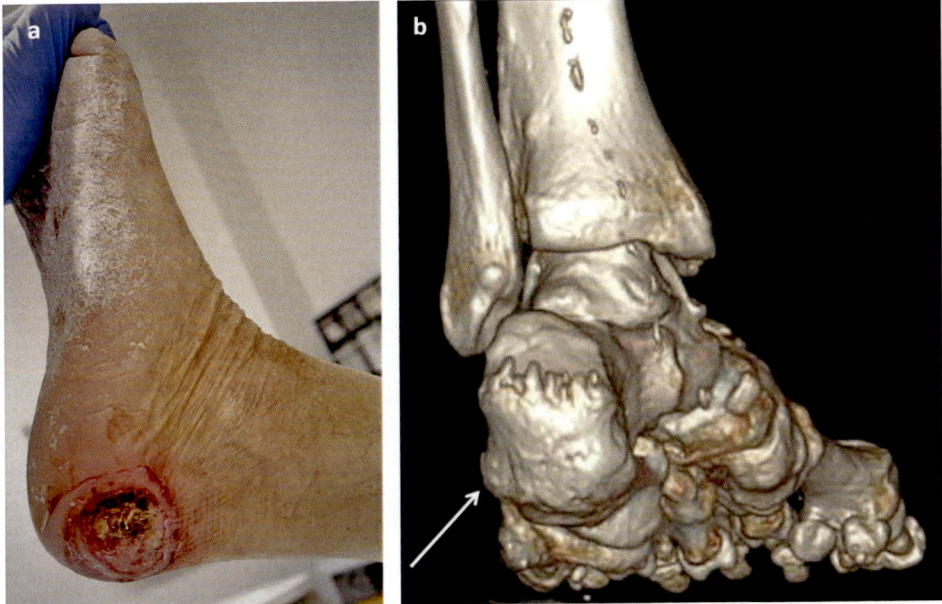

Abb. 18.1 **a** Klinischer Aspekt. **b** Knöcherne Protuberanz in der CT-Rekonstruktion

Abb. 18.2 Rhagade der Ferse

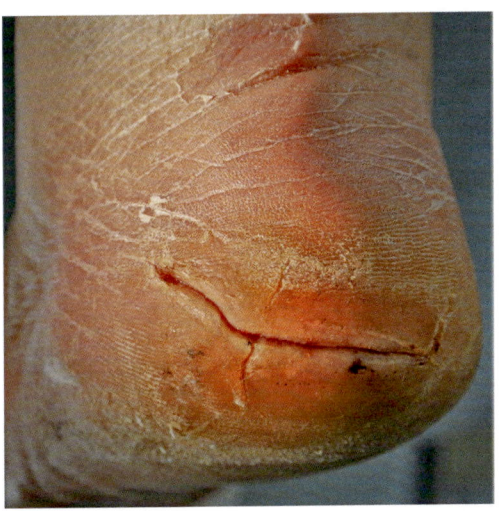

2. Übergang von Leistenhaut zu Felderhaut als Prädilektionsstelle für **Rhagaden** (Abb. 18.2). Rhagaden an der Ferse sind Risse der Haut am Rand des Fersenfettpolsters (Corpus adiposum). Das Fersenfettpolster ist ca. 2 cm dick und nicht komprimierbar, ähnlich einem Gelkissen. Durch Druck von oben wird sein Durchmesser bei jedem Schritt weit und wieder schmal. Die Haut über dem Randbereich

des Polsters wird als Antwort auf diese wiederholte Dehnung hyperkeratotisch und unelastisch. Sobald ein erster Riss entstanden ist, ist eine Schwachstelle geschaffen, und alle Bewegungen erweitern den Riss, sodass er sich nicht mehr schließen kann.

3. Eine Sondersituation ist die extreme **Verletzlichkeit des plantaren Fersenpolsters** (Corpus adiposum der Ferse), wenn seine Elastizität einmal überwunden wurde und ein erster Einbruch in das Polster besteht. Dieser Beginn kann durch ein bedeutsames Trauma verursacht werden. Auch wiederholte geringfügigere Verletzungen können bei gleichzeitiger pAVK den Auftakt bewirken. Eine Infektion kann den Gewebeuntergang besonders beschleunigen, da die Septen zwischen den Fettdepots zwar gut durchblutet und abwehrkompetent angelegt sind, die Fettdepots zwischen ihnen aber kaum.

4. Eine Entlastung erfährt die Ferse durch Zug an der Achillessehne, die Mittel- und Vorfuß zum Einsatz bringt und damit die Belastung der Ferse zeitlich begrenzt. Ein **Funktionsverlust der Achillessehne** kann zu einem *Hackenfuß* führen, z. B. nach einem Riss der Sehne (Abb. 18.3). Die Möglichkeit eines solchen Funktionsverlustes muss im Falle eines Ulkus der plantaren Ferse ausgeschlossen werden.

18.2 Untersuchung

Eine detaillierte Anamnese, eine genaue Abklärung der arteriellen Perfusion und, wenn nicht durch Bettlägerigkeit unmöglich, eine biomechanische Beobachtung des Gangs müssen bei jedem Patienten mit Fersenläsionen erfolgen (Treiman et al. 2000).

Abb. 18.3 Fersenverletzung bei Achillessehnenruptur, Bewegung bei dem Versuch, den Fuß zu beugen und den Vorfuß Richtung Boden zu drücken (!)

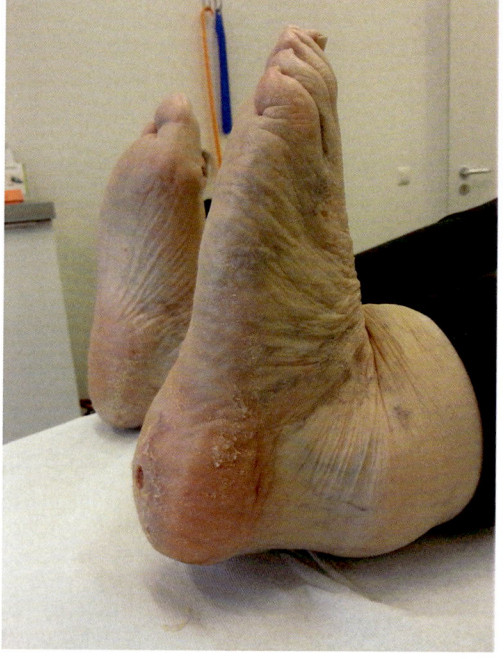

18.3 Statistik

Die Werte in Abb. 18.4 zeigen einige Besonderheiten:

- Läsionen über dem Tuber calcanei erreichen besonders häufig den Knochen. Das dünne Weichteilpolster an der Rückseite der Ferse könnte eine gute Erklärung dafür sein.
- Ulzera der Ferse sind oft durch eine pAVK mitbedingt und benötigen überdurchschnittlich häufig Revaskularisationen, führen zu Amputationen oberhalb des Knöchels und benötigen lange zum Remissionseintritt. Die Läsionen über dem Tuber calcanei sind dabei ungünstiger, die Läsionen im Randbereich günstiger.
- Reaktivierungen im Jahr nach Wundschluss sind dagegen weniger häufig als bei anderen Entitäten.

Anmerkung Rhagaden im Fersenrandbereich sind seltener mit einer pAVK vergesellschaftet und haben eine eher günstige Prognose. In den Fällen mit gleichzeitiger kritischer pAVK sind sie im krassen Kontrast dazu sehr gefährlich, was die Behandler oft überrascht. Dies äußert sich durch Ausbildung areaktiver perifokaler Nekrosesäume (Salcido et al. 2011) (Abb. 18.5).

		Ferse gesamt	Tuber Calcanei	Ferse Rand	Ferse plantar
Häufigkeit		8,8 %	3,2 %	3,8 %	1,8 %
Knochen-beteiligung		14,6 %	19,1 %	10,9 %	14.2 %
pAVK		52,7 %	57,2 %	51,6 %	46,9 %
Revaskularisation		12,2 %	13,6 %	11,9 %	10,4 %
Amputation unterhalb Knöchel		2,5 %	4 %	1,3 %	2,7 %
Amputation oberhalb Knöchel		3,4 %	4,3 %	2,6 %	3,8 %
Tage bis Remission		106	130	89	129
Dauer > 180 Tage		34,6 %	39,3 %	27,7 %	41,7 %
Reaktivierung 1 J. nach Remission		32,5 %	32,3 %	30,5 %	37,5 %

Abb. 18.4 Vergleichszahlen der Läsionen der Ferse (orange) in einem Ranking aller Entitäten (grau) in abnehmender Höhe

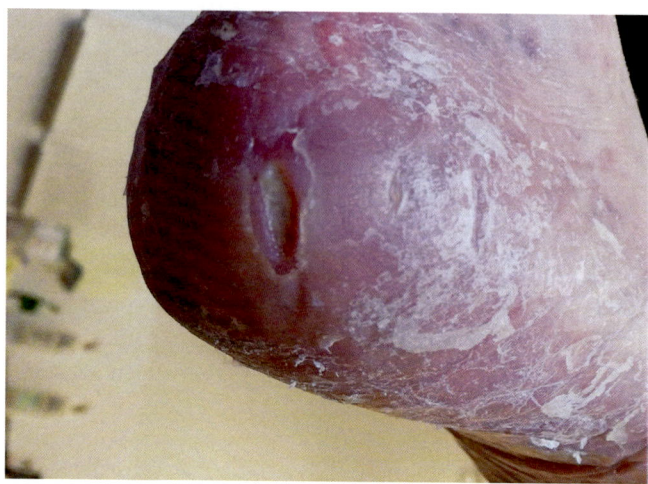

Abb. 18.5 Mit einer Rhagade beginnend hat sich eine Wunde mit areaktivem Wundgrund gebildet. Dies ist ein Alarmsignal für eine hoch kritische Beinischämie

> **Schon ein einzelner Millimeter Nekrosesaum um eine Rhagade ist ein deut-
> liches Warnsignal.**

18.4 Grundlagen der äußeren Entlastung

Bei **Dekubitalulzera** werden erstaunlich viele Maßnahmen über ihren sinnvollen Einsatzbereich hinaus angewandt. Folgende kommen häufig zum Einsatz (Gilcreast et al. 2005; Junkin und Gray 2009):

1. **Hilfsmittel** zur Entlastung der Ferse im Liegen oder Sitzen (z. B. Heelift®).
2. Aus etwas nachgiebigem Cast-Material gefertigte Schienen **„Bedcast"** (Abb. 18.6) (s. Abschn. 21.11).
3. **Abstandhalter in Form eines Ringes.** Diese müssen mit Vorsicht verwendet werden, da sie sich auf umliegendem Gewebe abstützen, das dadurch komprimiert wird. Sie setzen diese Gewebe unter Druck.
4. Hilfsmittel, die durch ihre Nachgiebigkeit die **Auflagefläche vergrößern,** können in der Prophylaxe eingesetzt werden. Sie entlasten weniger als Hilfsmittel, die Last auf einen entfernten Teil des Beines übertragen. Sie gelten als schädlich, wenn sich bereits Ulzera gebildet haben, weil sie die Last auf den Ulkusrand und die angrenzende Haut übertragen. Diese werden für die Gewebereparatur benötigt und dürfen nicht kompromittiert werden.

Abb. 18.6 Bedcast

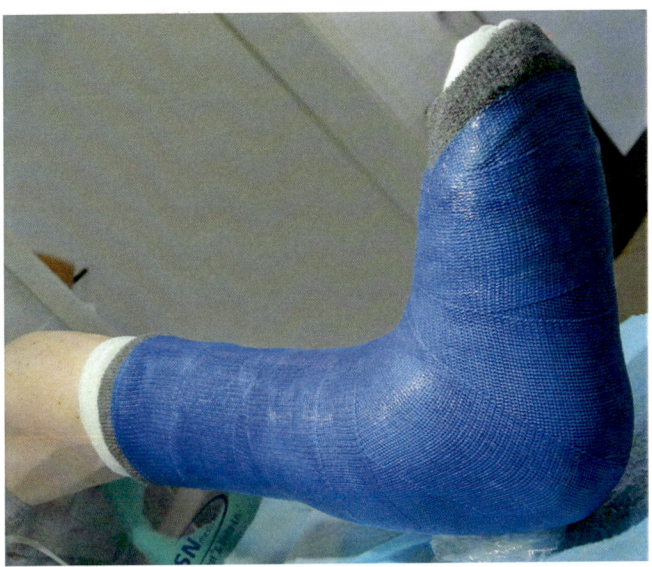

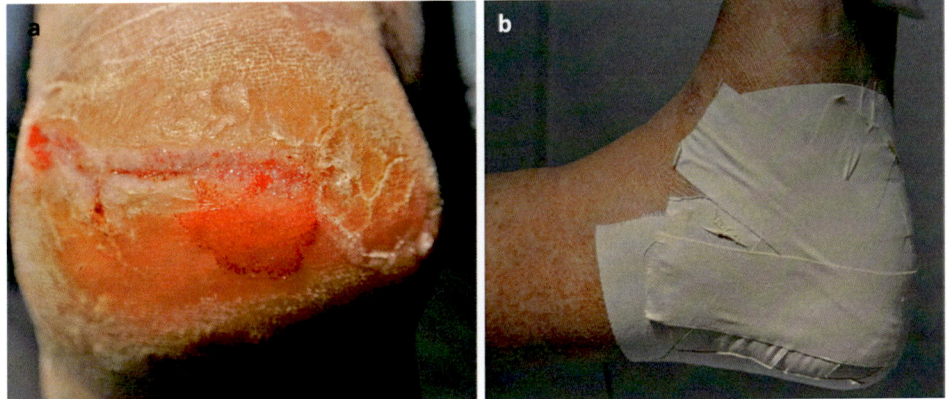

Abb. 18.7 Rhagade von Abb. 18.2, behandelt **a** mit Akrylatkleber und **b** mit Pflasterverband

Sogenannte „**Fellschuhe**" bieten unzureichenden Schutz und keinerlei Druckumverteilung.

Bei **Rhagaden** können folgende Maßnahmen angewandt werden:

- Erhalt der Elastizität:
  a) Entfernen von Hyperkeratosen am Rand der Rhagade
  b) Salben oder pflegende Schäume
- Tapeverbände an der Ferse
- Verklebung mit Akrylaten, eventuell in Kombination mit Pflasterstreifen (Abb. 18.7)

Bei **Läsionen am plantaren Fersenfettpolster** können folgende Maßnahmen helfen:

1. Die Ferse sollte als Ganzes entlastet werden. Dies ist nur bei komplexen Systemen wie TCC, Walker oder einer maßgefertigten Unterschenkelorthese möglich.
2. Distanzpolster z. B. mit Filz oder einem „Fersenentlastungsschuh" können versucht werden, bergen aber die Gefahr neuer Scherkräfte und Überbelastungszonen. Sie führen häufig zu neuen Geschwüren.
3. Mehr Fersensprengung: Ist die Position der Ferse etwas höher, wird Last passiv auf den Mittel- und Vorfuß verlagert. Ist die Achillessehnenfunktion kräftig, so kann es sinnvoll sein, eine umgekehrte Fersensprengung anzuwenden und dem Vorfuß die Möglichkeit zu geben, mittels Muskelkraft mehr zu tragen.
4. Bei Hackenfußposition als Ursache der Läsion, z. B. nach Achillessehnenruptur, muss die Orthese in der Regel im Bereich der Tibiakondylen eine Abstützung aufweisen (Abschn. 21.10, Sarmiento-Gipsverband).

18.5   Grundlagen der inneren Entlastung

Es gibt keine Standardverfahren für die innere Entlastung, die von den Autoren eingesetzt werden.

Nach Traumata im Bereich des Fersenpolsters bedarf es einer sorgsamen chirurgischen Exploration, wie bezüglich der Fußsohle auch im nächsten Kapitel beschrieben.

Bei Ulzera, die tief in das Fersenpolster reichen und bei solchen, die lange bestehen und Narben im Randbereich ausgebildet haben, tritt oft kein Wundschluss mehr ein. In diesen Fällen sind eine Exzision von Ulkus und Narben sowie eine plastisch-rekonstruktive Deckung sinnvoll. Die Verwendung von Spalthauttransplantaten wie die populäre Meshgraft-Transplantation ist für den Einsatz in belasteten Bereichen grundsätzlich weniger geeignet als beispielsweise Verschiebelappen. In besonderen Fällen wie ausgedehnte aber relativ oberflächliche Verbrennungen wurden Spalthauttransplantate auch erfolgreich eingesetzt und bedürfen zur Rezidivprophylaxe besonderer Aufmerksamkeit und Pflege (siehe Fall 2 in Abschn. 7.2, Abb. 18.9).

18.6   Zusammenfassung

Dekubitalläsionen an der Ferse

- … kommen bei immobilen Patienten oder nach Operationen vor. In der Regel sind sie vermeidbar, z. B. durch den Einsatz von Entlastungshilfsmitteln in der Prävention.
- … werden mit äußerer Entlastung behandelt. In vielen Fällen kann trotz schwerer Anfangsläsionen ein Wundverschluss erreicht werden.

Rhagaden

- … sind häufig.
- … können in Verbindung mit kritischer pAVK zu hohen Amputationen führen.
- … werden mit Hautpflege behandelt. Tief reichende Rhagaden können mit Hilfe von Akrylatklebern oder Pflasterstreifen geschlossen werden.

Läsionen im Bereich des Fettpolsters der Ferse

- … können durch Infektionen einen massiven Gewebeverlust einleiten.
- … erfordern oft eine Revaskularisation und führen zu überdurchschnittlich hohen Amputationsraten.
- … werden entlastet unter Verwendung des gesamten Unterschenkels. Dazu dienen Walker, TCC oder eine maßgefertigte Orthese.
- … können den Einsatz plastisch-rekonstruktiver Verfahren erfordern, wenn bei gravierenden Ulzera kein Wundschluss zu erwarten ist.

18.7   Fallbeschreibung

18.7.1 Lappenplastik

Ein 62 Jahre alter Mann mit Diabetes mellitus Typ 2 seit 14 Jahren stellte sich mit einer plantaren Fersenläsion vor. Sie begann als Rhagade am medialen Rand der rechten Ferse. Kritische pAVK und Infektion führten zu einer extremitätenbedrohenden Ulzeration. Nach stationärer Aufnahme mit Revaskularisation, mehrfachen Wunddébridements und Konditionierung der Wunde erfolgte die plastisch-chirurgische Versorgung mit einem Plantaris-medialis-Lappen (Abb. 18.8).

18.7.2 Spalthauttransplantation

Ein 47-jähriger Mann erlitt eine Niedertemperaturverbrennung durch eine Wärmflasche bei bestehender Polyneuropathie auf dem Boden eines Diabetes mellitus sowie einer terminalen Niereninsuffizienz mit Dialyse. Eine Woche nach Nekrektomie und Behandlung mit einem fein- und offenporigen Polyurethanschaum, der täglich gewechselt werden muss, zeigte sich Granulationsgewebe an der Fußsohle. Im Bereich des linken Oberschenkels wurde lateralseitig ein entsprechend großes, 0,3 mm starkes Spalthauttransplantat entnommen und direkt auf die Fußsohle gesetzt. Ein Mesh wurde nicht vorgenommen, das Transplantat wurde eingenäht mit einer fortlaufenden 5.0-Naht. Im Transplantat wurden mit einer 11 mm-Skalpellklinge Schnitte angebracht, die den Abfluss des Exsudates erlauben. Den Abschluss bildete ein Druckverband (Abb. 18.9).

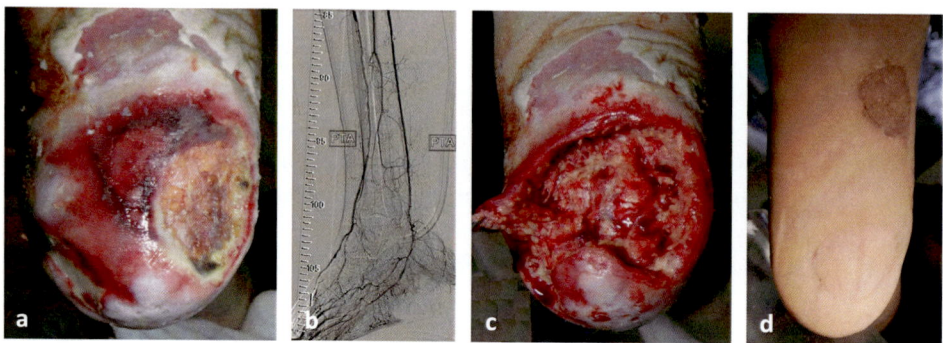

Abb. 18.8 **a** Plantares infiziertes Ulkus der Ferse. **b** Vollständiger Verlust der lokalen Perfusion in der Angiografie. **c** Nach Revaskularisation und chirurgischem Débridement. **d** Nach plastisch-rekonstruktiver Chirurgie (Plantaris-medialis-Lappen)

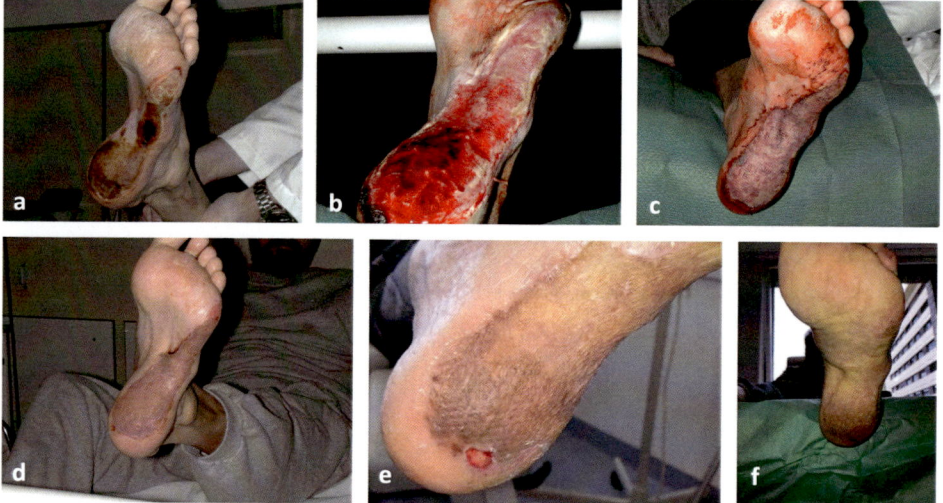

Abb. 18.9 **a** Initialbefund. **b** Nach 1 Woche. **c** Transplantat. **d** Verlauf nach einem Jahr. **e** Rezidivulkus im Übergangsbereich zur Spalthaut nach 5 Jahren. **f** Nach 18 Jahren (mit freundlicher Genehmigung von Dr. Alexander Risse, Dortmund)

Literatur

Cichowitz A, Pan WR, Ashton M (2009) The heel: anatomy, blood supply, and the pathophysiology of pressure ulcers. Ann Plast Surg 62(4):423–429. https://doi.org/10.1097/SAP.0b013e3181851b55

Gefen A (2010) The biomechanics of heel ulcers. J Tissue Viability 19(4):124–131. https://doi.org/10.1016/j.jtv.2010.06.003

Gilcreast DM, Warren JB, Yoder LH, Clark JJ, Wilson JA, Mays MZ (2005) Research comparing three heel ulcer-prevention devices. J Wound Ostomy Continence Nurs: official publication of The Wound, Ostomy and Continence Nurses Society/WOCN 32(2):112–120

Junkin J, Gray M (2009) Are pressure redistribution surfaces or heel protection devices effective for preventing heel pressure ulcers? J Wound Ostomy Continence Nurs: official publication of The Wound, Ostomy and Continence Nurses Society/WOCN 36(6):602–608. https://doi.org/10.1097/WON.0b013e3181be282f

Masaki N, Sugama J, Okuwa M, Inagaki M, Matsuo J, Nakatani T, Sanada H (2013) Heel blood flow during loading and off-loading in bedridden older adults with low and normal ankle-brachial pressure index: a quasi-experimental study. Biol Res Nurs 15(3):285–291. https://doi.org/10.1177/1099800412437929

Salcido R, Lee A, Ahn C (2011) Heel pressure ulcers: purple heel and deep tissue injury. Advances in skin & wound care 24(8):374–380; quiz 381–372. https://doi.org/10.1097/01.ASW.0000403250.85131.b9

Sopher R, Nixon J, McGinnis E, Gefen A (2011) The influence of foot posture, support stiffness, heel pad loading and tissue mechanical properties on biomechanical factors associated with a risk of heel ulceration. J Mech Behav Biomed Mater 4(4):572–582. https://doi.org/10.1016/j.jmbbm.2011.01.004

Treiman GS, Oderich GS, Ashrafi A, Schneider PA (2000) Management of ischemic heel ulceration and gangrene: an evaluation of factors associated with successful healing. J Vasc Surg 31(6):1110–1118

Wong VK, Stotts NA, Hopf HW, Froelicher ES, Dowling GA (2007) How heel oxygenation changes under pressure. Wound Repair Regen: official publication of the Wound Healing Society [and] the European Tissue Repair Society 15(6):786–794. https://doi.org/10.1111/j.1524-475X.2007.00309.x

Dirk Hochlenert, Gerald Engels, Stephan Morbach,
Stefanie Schliwa und Frances L. Game

Inhaltsverzeichnis

In diesem Kapitel werden Läsionen an der Sohle und am Fußrücken, Rhagaden am Mittelfuß und am Vorfuß sowie das Wiederauftreten von Ulzera in bereits bestehenden

D. Hochlenert (✉)
Amb. Zentrum für Diabetologie, Endoskopie & Wundheilung,
Köln, Nordrhein-Westfalen, Deutschland
E-Mail: dirk.hochlenert@cid-direct.de

G. Engels
Dept. Wundchirurgie, Klinik für Diabetologie/Endokrinologie, St. Vinzenz-Hospital, Köln,
Nordrhein-Westfalen, Deutschland
E-Mail: gerald.engels@cid-direct.de

S. Morbach
Diabetologie, Marienkrankenhaus Soest, Soest, Deutschland
E-Mail: stephanmorbach@gmail.com

S. Schliwa
Anatomisches Institut, Universität Bonn, Bonn, Nordrhein-Westfalen, Deutschland
E-Mail: s.schliwa@uni-bonn.de

F. L. Game
Department of Diabetes & Endocrinology, Derby Hospitals NHS Foundation Trust, Derby, UK
E-Mail: frances.game@nhs.net

© Springer-Verlag GmbH Deutschland, ein Teil von Springer Nature 2022   297
D. Hochlenert et al. (Hrsg.), *Das Diabetische Fußsyndrom*,
https://doi.org/10.1007/978-3-662-64972-5_19

Narben erörtert. Gemeinsames Element der Läsionen in diesem Kapitel ist das Fehlen eines typischen inneren Druckpunktes.

Eine Sondersituation stellen Läsionen im Bereich des plantaren Fettpolsters der Ferse und im Randbereich der Ferse dar. Diese Läsionen haben besondere Eigenschaften und werden in Kap. 18 zusammen mit anderen Fersenläsionen behandelt. Dabei werden auch Entstehung, Prophylaxe und Behandlung von Rhagaden ausführlich erörtert.

19.1 Pathobiomechanik

Fußsohlenulzera an anderen Stellen als über typischen Knochenvorsprüngen haben zwei Hauptursachen: schädliche äußere Einflüsse wie Traumata oder Hitze und erworbene Fehlbildungen mit Knochenvorsprüngen als Folge eines Charcot-Fußes (Abb. 19.1) oder einer Amputation. Während Knochenvorsprünge leicht zu erkennen sind, kann es schwierig sein, schädliche äußere Einflüsse zu identifizieren. Möglicherweise wird mehr als ein Gespräch mit dem Patienten und seinen Angehörigen notwendig, bis die Ursache gefunden ist. Diagnose und Therapie des Charcot-Fußes werden in Kap. 24 behandelt.

Läsionen am **Fußrücken** (Abb. 19.2) treten häufig über Sehnen auf, die aufgrund von Muskelatrophie bei motorischer Neuropathie stark hervortreten können. Auch Traumata und thermische Schäden können eine Rolle spielen. Thermische Schäden sind daran erkennbar, dass sie nicht punktuell über Prominenzen gelegen sind, sondern die Auflagefläche der Hitzequelle abbilden (Blickdiagnosekriterien s. Abschn. 7.1).

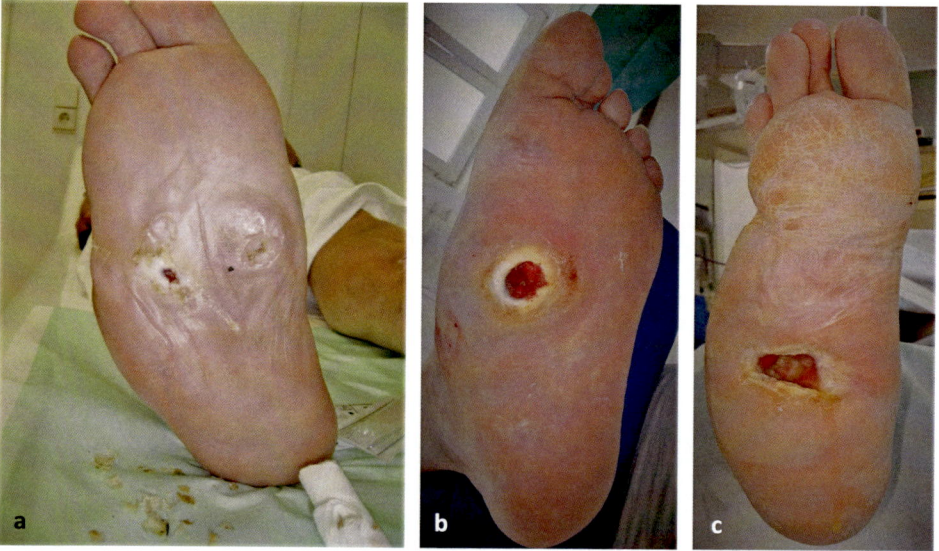

Abb. 19.1 Plantare Ulzeration als Folge eines Charcot-Fußes **a** oberflächlich, **b** tief, **c** in den Knochen eingedrungen

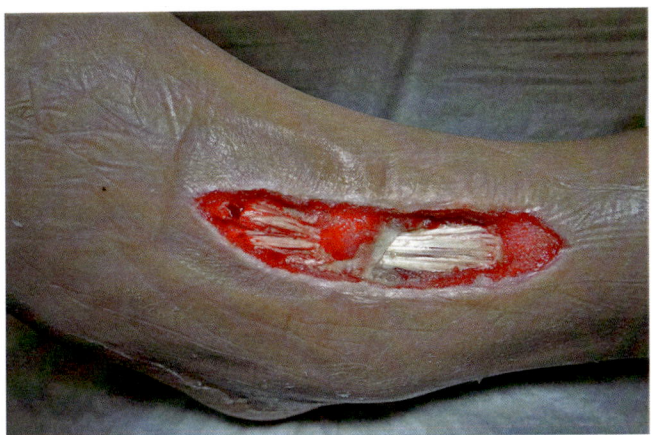

Abb. 19.2   Läsionen mit freiliegenden Strecksehnen der Zehen

Abb. 19.3   Rhagade bei
Anhidrose (reduzierte oder
aufgehobene Schweißbildung)
und Hyperkeratose

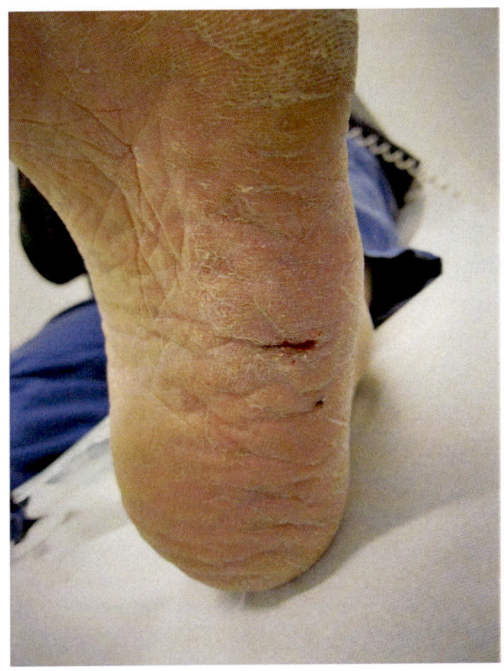

Rhagaden (Abb. 19.3) treten insbesondere an Hyperkeratosen im Übergangsbereich von Leisten- zu Felderhaut auf. Auch Mykosen oder eine ausgeprägte Anhidrose können die Elastizität so einschränken, dass es zu Rhagaden kommt. Der *Übergang von Leistenhaut zu Felderhaut* wird durch Zug-, Biege- und Scherkräfte so beansprucht, dass sich hier Hyperkeratosen besonderen Ausmaßes entwickeln können. Diese können auch Kapillaren enthalten und bei Entfernung Blutungen veranlassen, noch bevor eine ausreichende Abtragung stattgefunden hat.

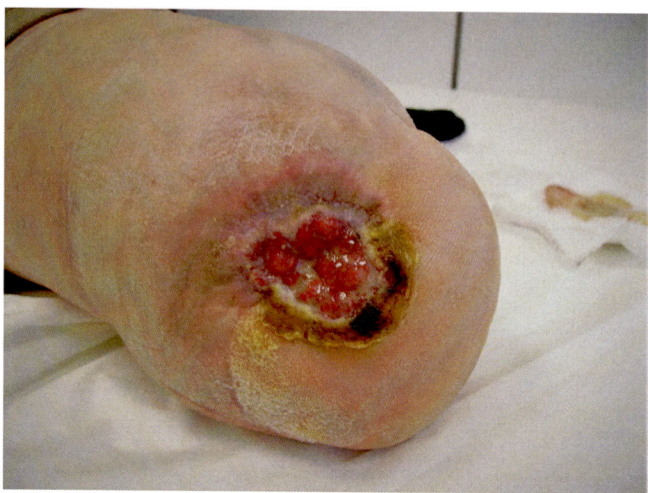

Abb. 19.4 Ulkus im Bereich einer Narbe nach atypischer Amputation des Rückfußes

Läsionen im Bereich lange bestehender **Narben** stoßen im hypotrophen Narbengebiet auf erschwerte Bedingungen (Abb. 19.4) („Wunde in der Narbe einer Narbe…").

19.2   Statistik

Die in Abb. 19.5 dargestellten Zahlen zeigen einige Besonderheiten:

- Läsionen der Fußsohle brauchen lange, um in Remission überzugehen. An der Ferse sind sie oft mit einer pAVK vergesellschaftet, benötigen Revaskularisationen und führen auch oft zu hohen Amputationen. An anderen Teilen der Sohle ist die Verbindung mit einer pAVK weniger häufig. Auch hohe Amputationen sind dort seltener.
- Rhagaden sind im Allgemeinen oberflächlich und gutartig.
- Die Reulzeration im Narbengewebe ist ein schwerwiegendes Ereignis. Sie ist tendenziell tiefgreifender, folgenreicher und langwieriger als alle anderen Entitäten des Diabetischen Fußes.

19.3   Grundlagen der äußeren Entlastung

- Plantare Läsionen außerhalb der Ferse können mit Distanzpolstern entlastet werden, ähnlich den Läsionen im Bereich der Metatarsalköpfe.
- Distanzpolster können zur Entlastung von Läsionen im Bereich des Fußrückens eingesetzt werden.

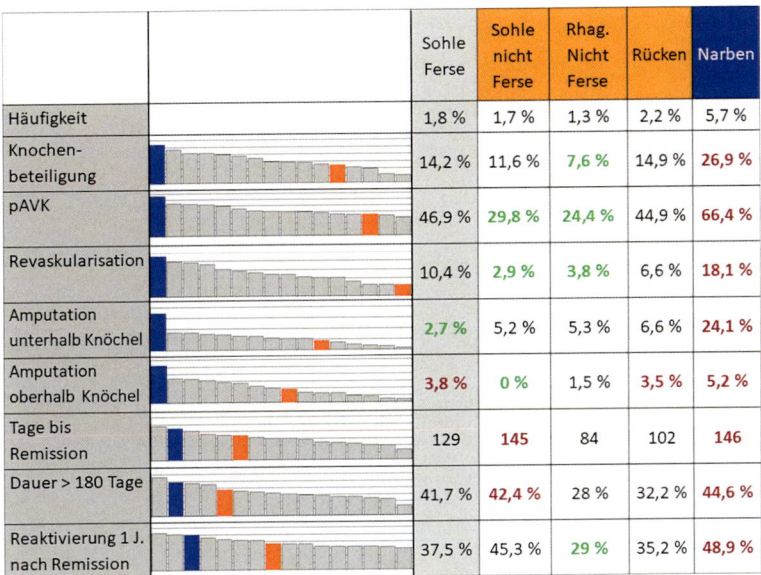

		Sohle Ferse	Sohle nicht Ferse	Rhag. Nicht Ferse	Rücken	Narben
Häufigkeit		1,8 %	1,7 %	1,3 %	2,2 %	5,7 %
Knochen- beteiligung		14,2 %	11,6 %	7,6 %	14,9 %	26,9 %
pAVK		46,9 %	29,8 %	24,4 %	44,9 %	66,4 %
Revaskularisation		10,4 %	2,9 %	3,8 %	6,6 %	18,1 %
Amputation unterhalb Knöchel		2,7 %	5,2 %	5,3 %	6,6 %	24,1 %
Amputation oberhalb Knöchel		3,8 %	0 %	1,5 %	3,5 %	5,2 %
Tage bis Remission		129	145	84	102	146
Dauer > 180 Tage		41,7 %	42,4 %	28 %	32,2 %	44,6 %
Reaktivierung 1 J. nach Remission		37,5 %	45,3 %	29 %	35,2 %	48,9 %

Abb. 19.5 Kennzahlendarstellung. Die blaue Säule entspricht den Läsionen im Narbengewebe. Die orangefarbene Säule zeigt die anderen drei Entitäten dieses Kapitels, und die Säulen der übrigen Entitäten sind grau. In den Zahlen der Spalten sind zur Orientierung auch die plantaren Fersenläsionen aufgeführt. Sie werden im Kap. 18 diskutiert

19.4   Grundlagen der operativen Therapie

Auf dem Fußrücken entstehen Läsionen häufig über prominenten **Sehnenverläufen.** Die Sehnen liegen dann schnell frei, und eine folgenreiche Infektion kann sich rasch entlang der Sehnenverläufe entwickeln. Bei Sehnenbeteiligung ist eine Ruhigstellung in einem geeigneten Hilfsmittel zwingend erforderlich, um die Bewegungen im Sehnenfach und eine Infektausbreitung zu begrenzen. Eine chirurgische Sanierung ist oft notwendig und häufig mit dem Verlust der betroffenen Sehne verbunden.

Nach **Traumata** verbleiben oft kleine und bakteriell kontaminierte Fremdkörper in der Wunde. Daher ist es wichtig, die Tiefe der Läsion zu explorieren, z. B. mit einer feinen Sonde. Daneben muss erfasst werden, wie ausgedehnt die Traumatisierung des Gewebes und die bakterielle Kontamination sind. Hat die Läsion tiefe Kompartimente erreicht und Kontamination/Traumatisierung sind erheblich, ist eine chirurgische Sanierung zwingend notwendig. Ansonsten kann unter völliger Ruhigstellung/Entlastung und Antibiotikagabe bei ausreichender arterieller Perfusion auch 1–2 Wochen zugewartet werden.

Wenn im Bereich einer vorbestehenden Narbe die Bildung von Granulationsgewebe oder Epithel sehr langsam erfolgt oder stagniert, sollte diese Tatsache gut dokumentiert sein und ohne Zeitverlust offensichtlich werden. In dieser Situation sollte frühzeitig erwogen werden, die Narbe zu exzidieren und den Defekt **plastisch-chirurgisch** zu **decken.**

19.5 Zusammenfassung

- **Abszesse und tiefe, kontaminierte Stichkanäle benötigen eine chirurgische Therapie.**
- **Reulzerationen im Narbenbereich dehnen sich rasch in die Tiefe aus, erfassen große Teile des hypotrophen Gewebes und sind oft folgenschwer.**

Dirk Hochlenert, Gerald Engels, Stephan Morbach,
Stefanie Schliwa und Frances L. Game

Inhaltsverzeichnis

D. Hochlenert (✉)
Amb. Zentrum für Diabetologie, Endoskopie & Wundheilung, Köln, Nordrhein-Westfalen,
Deutschland
E-Mail: dirk.hochlenert@cid-direct.de

G. Engels
Dept. Wundchirurgie, Klinik für Diabetologie/Endokrinologie, St. Vinzenz-Hospital, Köln,
Nordrhein-Westfalen, Deutschland
E-Mail: gerald.engels@cid-direct.de

S. Morbach
Diabetologie, Marienkrankenhaus Soest, Soest, Deutschland
E-Mail: stephanmorbach@gmail.com

S. Schliwa
Anatomisches Institut, Universität Bonn, Bonn, Nordrhein-Westfalen, Deutschland
E-Mail: s.schliwa@uni-bonn.de

F. L. Game
Dept of Diabetes & Endocrinology, Derby Hospitals NHS Foundation Trust, Derby, UK
E-Mail: frances.game@nhs.net

Dieses Kapitel gibt einen praxisbezogenen Überblick über Läsionen am Unterschenkel bei Menschen mit Diabetes. Die häufigen Begleiterkrankungen führen zu einem oft komplexeren Verlauf als bei Menschen ohne Diabetes. Bei fortgeschrittener Polyneuropathie sind auch diese Ulzera schmerzärmer, als das Therapeuten von Menschen ohne PNP gewohnt sind. Viele Betroffene haben diese Wunden parallel zu Wunden am Fuß. Daher gehört die Behandlung von Menschen mit diesen Wunden auch zu den typischen Aktivitäten einer Diabetes-Fußambulanz.

20.1   Statistik

Die in Abb. 20.1 dargestellten Zahlen zeigen spezifische Merkmale der Wunden am Unterschenkel. Die Knochenbeteiligung betrifft meist begleitende Wunden an den Füßen. Zusammenfassend resultiert:

- Auf 13 Fälle, bei denen eine Fußwunde dominiert, kommt ein Fall, bei dem die Unterschenkelwunde im Vordergrund steht.
- Knöcherne Strukturen werden eher selten erreicht.
- Dorsale Unterschenkelwunden sind oft Dekubitalulzera und mit Läsionen an der Ferse vergesellschaftet. Sie sind eher tief, z. T. mit Beteiligung der Achillessehne, und benötigen sehr lange Wundschlusszeiten. (Abb. 20.2)
- Die an der Außenseite gelegenen Läsionen an Knöchel und Unterschenkel haben von allen Regionen das höchste Risiko einer Amputation oberhalb der Knöchel.
- Die außerordentliche Gefahr durch Ulzera an der Außenseite ist besonders auffällig im Vergleich zur Innenseite.

	US alle	US ventral	US medial	US lateral	US dorsal
Häufigkeit	7,8 / 100 foot lesions	4,7 %	1,3 %	1,1 %	0,7 %
Knochenbeteiligung	4,5 %	3,5 %	3,7 %	5,3 %	10,9 %
pAVK	34,3 %	30 %	43,1 %	33,9 %	46,5 %
Revaskularisation	3,2 %	1,9 %	5,3 %	3,5 %	8,2 %
Amp. unterhalb Knöchel	1,6 %	1,6 %	0,7 %	1,7 %	2,7 %
Amp. oberhalb Knöchel	1,5 %	0,8 %	1,5 %	4,4 %	1,3 %
Tage bis Remission	94	76	112	142	177,5
Dauer > 180 Tage	30,8 %	23 %	38,8 %	45 %	48,1 %
Reaktivierung nach 1 J.	31,7 %	31,6 %	33,3 %	27,7 %	36,5 %

Abb. 20.1   Kennzahlen von Wunden am Unterschenkel

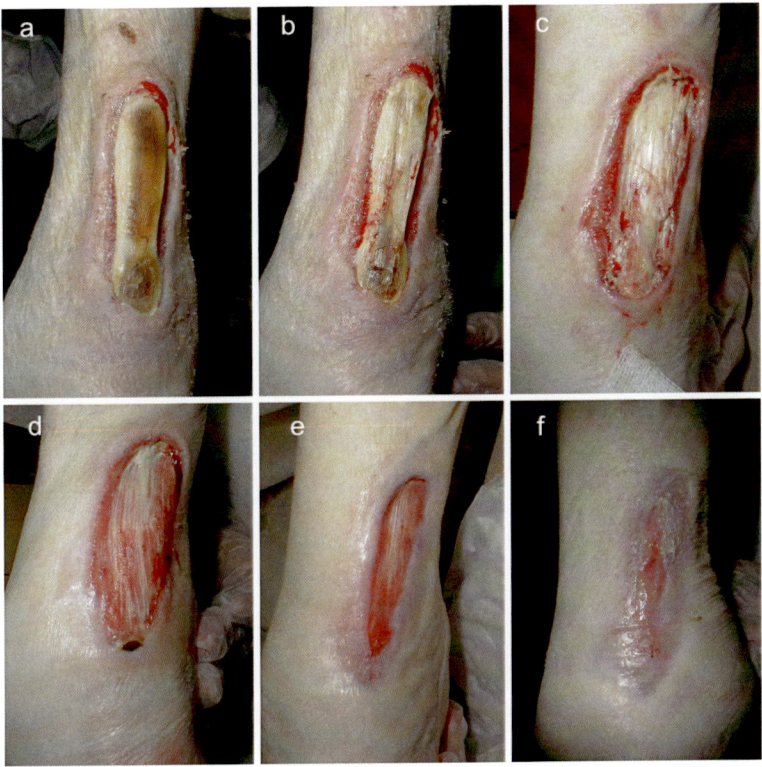

Abb. 20.2 Dekubitalläsion der Unterschenkelrückseite mit Beteiligung der Achillessehne, konservative Behandlung mit Shaving der Sehne, Behandlungsdauer 5 Monate

20.2 Pathophysiologie und Hintergrund

Bei Unterschenkelwunden ist eine genaue Analyse der möglichen Ursachen erforderlich:

- Ödeme bei internistischen Grunderkrankungen (Herz-, Leber- oder Niereninsuffizienz)
- Chronisch venöse Insuffizienz und unzureichende Kompressionstherapie aufgrund von Kontraindikationen oder wegen schlechter Durchführung
- pAVK
- Dekubitalproblematik
- Anpralltraumata
- Verletzung der Epidermis bei „juckender Haut"
- Seltene Ursachen
  - Kutane Manifestationen von Autoimmunerkrankungen (leukozytoklastische Vaskulitis der kleinen Gefäße, Polyarteriitis nodosa o. a.)

- Hautläsionen bei pathologischen Anreicherungen im Interstitium bei entsprechenden Grunderkrankungen (Amyloidose, Calciphylaxie)
- Kutane Manifestationen seltener Anämieformen (Sichelzellanämie, Thalassämie)
- Definierte Erkrankungen unklarer Genese (Pyoderma gangraenosum, Necrobiosis lipoidica)
- Neoplasien (Plattenepithelkarzinom, kutanes Lymphom, Melanom)
- Medikamentenassoziierte Hauterkrankungen (Hydroxyurea, Antikoagulation auf Cumarin-Basis)

20.3 Kommunikation mit dem Patienten

Die Kommunikation mit dem Patienten ist besonders wichtig, da die Behandlung oft im Gegensatz zu tiefsitzenden Überzeugungen steht. So halten viele Patienten Druck auf der Wunde für schädlich, „Luft an die Wunde lassen" für günstig, um zwei Beispiele zu nennen. Diese Überzeugungen sind bedeutsam, auch weil das Patientenverhalten weitgehend das Therapieergebnis bestimmt. Typische Themen sind:

Gehen und Liegen sind hilfreich, Sitzen und Stehen nicht Im Sitzen, ob mit hochgelegtem Bein oder nicht, ist die Muskelpumpe nicht aktiv, und der Höhenunterschied bestimmt die Ansammlung von Flüssigkeiten in den abhängigen Körperabschnitten. Das Sitzen mit erhöhten Beinen kann den Rückfluss von venösem Blut und Lymphe in der Leistenbeuge behindern. Daher ist es sinnvoll, auch die Ruheposition beispielsweise vor dem Fernseher zu besprechen. Eine liegende Position auf dem Sofa mit leicht erhöhter Ablage der betroffenen Extremität auf einem Kissen o. ä. ist eher vorteilhaft als das Sitzen in einem Sessel und das Bein liegt auf einem Hocker davor.

Diuretika sind regelmäßig einzunehmen Es finden sich jeden Tag viele Gründe, weshalb der diuretische Effekt gerade unpassend ist. Ein Ausweg kann die Verlegung der Einnahme auf eine andere Tageszeit sein, sie ist aber nicht gänzlich auszulassen.

Trinkmenge begrenzen Gesundheitsempfehlungen zur Mindesttrinkmenge sind fragwürdig, wenn sie nicht vom Arzt in Kenntnis der individuellen Situation des Patienten ausgesprochen wurden. Bei Menschen mit Diuretikatherapie ist es noch unsinniger, das soeben entzogene Wasser rasch wieder aufzufüllen.

Kochsalzkonsum begrenzen Mit zunehmendem Alter ist der Geschmack von Salz oft weniger intensiv, sodass die Menge des konsumierten Salzes zunehmen kann. Dies ist wichtig für die Entstehung und Therapie von Bluthochdruck und Ödemen.

Schmerzen durch die Kompression Bei der Entstauung praller Beine, besonders mit einer entzündlichen Komponente im Bereich von Wunden, treten regelhaft Schmerzen auf. Diese können auch so stark sein, dass ggf. eine Morphinbehandlung notwendig wird. Die Schmerztherapie folgt dem WHO-Schema, wobei auf eine evtl. Niereninsuffizienz zu achten ist. Dem allgemeinen Gesundheitsempfinden von Laien entspricht eher, den Druck von der Wunde wegzulassen und die als nebenwirkungsreich erlebten Schmerzmittel ebenfalls. Generell kann es sinnvoll sein, mehrere Methoden zur Behandlung des Ödems gleichzeitig anzuwenden, von denen jede nicht so intensiv eingesetzt wird, dass starke Schmerzen entstehen. Dies muss kompromissbereit diskutiert werden, sodass die Kompressionstherapie fortgesetzt wird.

Gesundheitsüberzeugungen Oftmals haben die Patienten eine klare Vorstellung davon, warum und wie sich die Wunde entwickelt hat. Dementsprechend entwickeln sie Strategien, gegen die vermeintlichen Ursachen vorzugehen. Dies ist häufig kontraproduktiv, und es ist sinnvoll, Überzeugungen und die daraus folgenden praktischen Konsequenzen aus Patientensicht zu erfragen.

20.4   Besonderheiten der Therapie

20.4.1 Entstauung

Ein Ödem ist fast immer zumindest Teilursache von Wundheilungsstörungen am Unterschenkel. Damit sind entstauende Maßnahmen ein Eckpfeiler der Therapie. Diese sind:

- Therapie internistischer Begleiterkrankungen, z. B. einer Herzinsuffizienz
- Kompression mit Mehrlagenverbänden, Kompressionsstrümpfen, Zinkleimverbänden
- Manuelle oder maschinelle Lymphdrainage
- Hochlagerung des Beines
- Verhaltensänderungen wie die Änderung der Flüssigkeitsaufnahme, des Salzkonsums, der Akzeptanz von Medikamenten und ihre regelmäßige Einnahme

Ein Versagen dieses grundlegenden Teils der Behandlung beeinträchtigt das Ergebnis und kann den Wundschluss vollständig unterbinden. Bei gleichzeitig vorliegender relevanter pAVK ist die Kompression oft nur mit reduziertem Druck oder erst nach Besserung der pAVK möglich (Apelqvist et al. 1990). In diesem Fall erfolgt in der interdisziplinären Beratung eine sorgfältige Abschätzung des Ausmaßes der pAVK und des durch Kompression verursachten Risikos. Eine milde Kompression, häufige Kontrollen, interdisziplinäre Anstrengungen um die beste Lösung für den einzelnen Patienten und geschultes Personal sind Kernaspekte dieses oft erfolgreichen Kompromisses (Wu et al. 2012). Der Druck kann um 20 mmHg liegen, was erreicht wird, wenn Kurzzugbinden ohne wesentlichen Zug angewickelt werden. Einen Weg der milden Kompression zu finden ist besonders wichtig, wenn sich ein Wundrandödem zeigt. Solange dieses Ödem besteht, wird eine Epithelisierung nur schwerlich stattfinden und damit auch kein Wundschluss (Armstrong und Nguyen 2000).

Daher ist eine gleichzeitig bestehende pAVK keine absolute Kontraindikation für eine Kompressionstherapie.

20.4.2 Exsudatkontrolle

Stark absorbierende Saugkompressen mit Superabsorbern nehmen Flüssigkeiten auf und lassen sie unter Druck nicht austreten. Sie können unter der Kompression eingesetzt werden. Die Exsudate enthalten autolytische Enzyme, und ihre Absorption ist ein wirksamer Schutz des unversehrten Gewebes in der Wunde sowie der Haut in der Umgebung (Wundrandschutz).

20.4.3 Kontrolle der selbstunterhaltenen Inflammation

Wundrandschutz: Autolytische Enzyme im Exsudat sind oft in der Lage, die Entzündungsprozesse auszudehnen und die Wunde zu vergrößern. Daher ist der Einsatz effizienter Absorber auch zu Kontrolle der Entzündung sinnvoll. Der Wundrandschutz kann z. B. mit einem nicht klebenden Verband wie einem Hydrofaserprodukt oder Fettgaze in Kombination mit einem stark absorbierenden Sekundärverband erreicht werden, welche wundrandüberlappend auf die Wunde aufgelegt wird. *Antibiotika* werden wahrscheinlich zu häufig eingesetzt, weil der Therapeut glaubt, eine Infektion nicht ausschließen zu können. Dennoch kann in vielen Fällen (kein Fieber, nur mäßige Leukozytose oder geringe CRP-Erhöhung, Vorgeschichte einer schlechten aber stabilen Situation am Bein) auf eine Antibiotikagabe verzichtet werden. Häufig hilfreich, auch begleitend zu einer Antibiotikagabe, ist der Einsatz von *Kortikosteroiden* als Salbe und evtl. auch kurzzeitig systemisch.

Die Entzündung ist häufig dann unter Kontrolle, wenn der Wundschmerz nachlässt.

20.4.4 Invasive Korrektur venöser Rückstromprobleme

Zur Beschleunigung der Abheilung und Verringerung der Rezidivwahrscheinlichkeit sollten ggf. chirurgische Maßnahmen zur Ergänzung der Kompressionstherapie erwogen werden (Armstrong 2007).

20.5 Zusammenfassung

Besonderheiten der Unterschenkelwunden bei Menschen mit Diabetes:

- Unterschenkelläsionen (wie auch Knöchelläsionen) an der Außenseite sind mit einer hohen Rate von Majoramputationen verknüpft.
- Die Kompression, evtl. auch nur moderat bei gleichzeitiger pAVK, ist zumeist der Eckpfeiler der Therapie.
- Eventuell Ergänzung um invasive Maßnahmen der Korrektur dysfunktionaler venöser Strukturen.
- Eine besondere Bedeutung kommt den Gesprächen mit dem Patienten zu, da Maßnahmen wie Kompression und regelmäßige Medikamenteneinnahme auf verständlichen, aber kontraproduktiven Widerstand stoßen.

20.6 Fallbeispiel

Bei einer 74 Jahre alten Frau mit Diabetes mellitus Typ 2 seit 22 Jahren, behandelt mit Insulin, hatte sich ein kruropedaler Bypass nach 3 Jahren verschlossen und konnte durch eine PTA des Bypasses wiedereröffnet werden. Es lag ein Ulcus cruris der betroffenen Extremität lateral mit klinisch ausgeprägtem Wundrandödem und stagnierendem Wundschluss vor. Die Behandlung erfolgte mit moderater Kompression durch gegenläufig gewickelte Kurzzugbinden (Abb. 20.3) für eine Dauer von 4,5 Monaten.

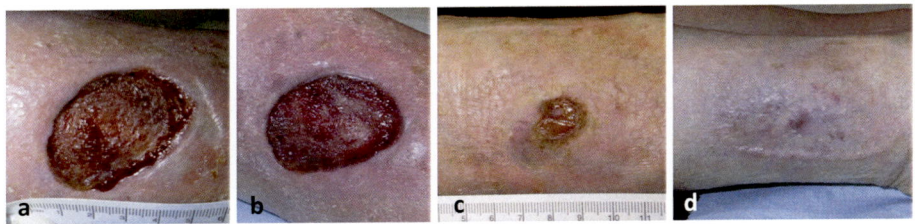

Abb. 20.3 a–d Kompressionstherapie zur Reduzierung des Ödems an den Wundrändern und zur Erleichterung der Epithelisierung trotz koexistierender pAVK

Weiterführende Literatur
Joachim Dissemond: Blickdiagnose chronischer Wunden: Über die klinische Inspektion zur Diagnose

Viavital, 2., erweiterte und vollständig überarbeitete Auflage (17. September 2012), ISBN-13: 978-3934371484

Überwiegend geht es in dieser gut verständlichen Monografie um Wunden seltenerer Ätiologie, die mit vielen Bildern auf 288 Seiten schlüssig beschrieben werden.

Literatur

Apelqvist J, Larsson J, Agardh CD (1990) The importance of peripheral pulses, peripheral oedema and local pain for the outcome of diabetic foot ulcers. Diabet Med: J British Diabet Assoc 7(7):590–594

Armstrong DG (2007) Addition of surgical correction to compression therapy reduced recurrences in chronic venous leg ulceration. ACP J Club 147(3):73

Armstrong DG, Nguyen HC (2000) Improvement in healing with aggressive edema reduction after debridement of foot infection in persons with diabetes. Arch Surg 135(12):1405–1409

Wu SC, Crews RT, Najafi B, Slone-Rivera N, Minder JL, Andersen CA (2012) Safety and efficacy of mild compression (18–25 mm Hg) therapy in patients with diabetes and lower extremity edema. J Diabetes Sci Technol 6(3):641–647

Äußere Entlastung und Ruhigstellung

21

Dirk Hochlenert, Gerald Engels, Stephan Morbach,
Stefanie Schliwa und Frances L. Game

Inhaltsverzeichnis

D. Hochlenert (✉)
Amb. Zentrum für Diabetologie, Endoskopie & Wundheilung, Köln, Nordrhein-Westfalen,
Deutschland
E-Mail: dirk.hochlenert@cid-direct.de

G. Engels
Dept. Wundchirurgie, Klinik für Diabetologie/Endokrinologie, St. Vinzenz-Hospital, Köln,
Nordrhein-Westfalen, Deutschland
E-Mail: gerald.engels@cid-direct.de

S. Morbach
Diabetologie, Marienkrankenhaus Soest, Soest, Deutschland
E-Mail: stephanmorbach@gmail.com

S. Schliwa
Anatomisches Institut, Universität Bonn, Bonn, Nordrhein-Westfalen, Deutschland
E-Mail: s.schliwa@uni-bonn.de

F. L. Game
Dept of Diabetes & Endocrinology, Derby Hospitals NHS Foundation Trust, Derby, UK
E-Mail: frances.game@nhs.net

© Springer-Verlag GmbH Deutschland, ein Teil von Springer Nature 2022
D. Hochlenert et al. (Hrsg.), *Das Diabetische Fußsyndrom*,
https://doi.org/10.1007/978-3-662-64972-5_21

Lastumverteilung und Ruhigstellung sind die Kausaltherapie des DFS. Dieses Kapitel beschäftigt sich mit Methoden, die keine Operation erfordern. Sie können in vielen Fällen einfach umgesetzt werden, lösen das Problem aber nicht definitiv. Chirurgische Maßnahme haben daher Vorteile und werden im nächsten Kapitel beschrieben.

Der Schwerpunkt liegt in diesem Kapitel auf grundlegenden Aspekten, die mehrere Entitäten umfassen. In den vorausgehenden Kapiteln über die Entitäten werden diese Techniken dagegen unter differenzialtherapeutischen Aspekten auf die einzelne Entität bezogen erörtert. Die ersten Abschnitte beschäftigen sich mit baulichen Komponenten der Entlastung und ihren spezifischen Vor- und Nachteilen. Die Kombination dieser Komponenten zu Hilfsmitteln wird in den hinteren Abschnitten beschrieben.

Es ist von Bedeutung, Techniken der Druckumverteilung zu lehren, aber auch neue zu finden. Sie sind die Eckpfeiler in der Prophylaxe und Behandlung der überwiegenden Mehrheit der Menschen mit DFS. Sie entscheiden über den Erfolg im Sinne von Ulkusfreiheit, über den Erhalt der Mobilität als Teil der Gesamtprognose, aber auch über die Lebensqualität im Rahmen der Behandlung.

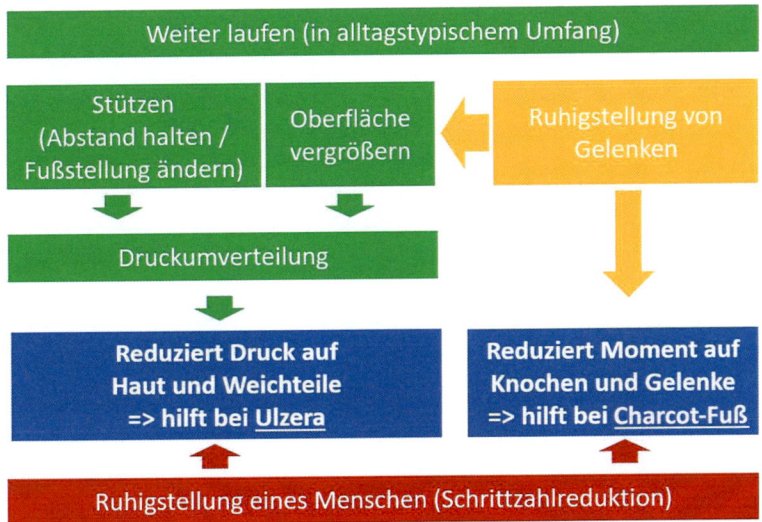

Abb. 21.1 Übersicht von Ursache und Wirkung der äußeren Entlastung: immobilisierende Verfahren (rot und gelb), nicht immobilisierende (grün) und Ziele (blau). Die Ruhigstellung von Gelenken nimmt eine intermediäre Position ein. Sie reduziert die Geschicklichkeit, nicht aber die Schrittzahl

21.1 Übersicht

Die mechanische Belastung eines bestimmten Bereichs der Fußsohle kann durch Begrenzung der Anzahl der Schritte oder durch Begrenzung des Drucks, der bei jedem Schritt auf diesen Bereich ausgeübt wird, verringert werden. (Abb. 21.1).

Die **Schrittzahlreduktion** ist einfach zu verordnen, aber schwierig durchzuführen. Die Behandlung des diabetischen Fußes zielt primär darauf ab, die Mobilität zu erhalten. Mobilität ist ein Schlüssel für Unabhängigkeit und Lebensqualität der Betroffenen. Ein aktiver Lebensstil ist auch für eine günstige Entwicklung des Stoffwechsels und für die Gesamtprognose von Bedeutung. Eine mehrwöchige oder monatelange Einschränkung der Mobilität würde diesem übergeordneten Ziel entgegenstehen und es derart gefährden, dass es möglicherweise für den Rest des Lebens nicht mehr erreicht werden kann.

Die Reduktion der Anzahl der Schritte sollte daher im Rahmen des Behandlungskonzeptes NICHT länger als für einen kurzen Zeitraum in Anspruch genommen werden.

> **Das Gehen zu verhindern hilft dem Fuß, aber schadet dem Menschen.**

Die wichtigste Maßnahme zur Vorbeugung und Behandlung diabetesbedingter Fußulzera ist die **Umverteilung der Belastung**. Last ist definiert als „äußere Kräfte und Momente, die auf ein Objekt wirken". Am Fuß wirken sich Kräfte insbesondere als Druck aus.

Eine Behandlungsstrategie ist die **Vergrößerung der Oberfläche,** was Druck reduziert (Druck = Kraft/Fläche). Dazu dienen Weichpolster und an die Fußsohle modellierte Bettungen. **Stützen** (Distanzpolster) sind eine weitere Strategie. Sie schaffen Abstand zwischen Untergrund und schutzbedürftigen Teilen der Fußsohle. Durch Stützen und Vergrößerung der Auflagefläche werden tragende Aufgaben des Fußes den Bereichen zugewiesen, die das schadlos übernehmen können.

Eine **Ruhigstellung von Gelenken** reduziert drehende Belastung auf Knochen und Gelenke (Momente, Biegekräfte), was in der Behandlung des Charcot-Fußes wichtig ist. Die Ruhigstellung stellt zudem sicher, dass der Fuß in der gesamten Gangphase mit einer großen Fläche in Kontakt mit der Schuhsohle steht. Sie ist daher auch druckentlastend. Der Einsatz von Hilfsmitteln zu diesem Zweck wird jedoch von mehreren unerwünschten Wirkungen begrenzt: Stärker in automatisierte Bewegungsabläufe eingreifende Hilfsmittel wie z. B. starre, lähmende Schuhe behindern Patienten und werden in der Regel weniger genutzt. Zudem führt die Nichtbenutzung ruhiggestellter Muskelgruppen zu deren Atrophie, was weiteren Schäden Vorschub leisten kann.

Das notwendige Ausmaß der Entlastung und Ruhigstellung ist individuell festzulegen. Das Motto könnte lauten: **„So wenig wie möglich, so viel wie nötig".**

21.2 Innere und äußere Entlastung

Durch spezielle Maßnahmen zur Entlastung eines Teils des Fußes werden Kräfte auf einen anderen Teil übertragen. Die Summe der Kräfte bleibt gleich, zumindest so lange, wie die Mobilität nicht eingeschränkt wird. Die Nachteile einer Mehrbelastung anderer Teile des Fußes sollten durch eine Kombination verschiedener Verfahren begrenzt werden.

Maßnahmen zur Veränderung des inneren Druckpunktes werden als „innere Entlastung" bezeichnet. Die äußere Entlastung dagegen optimiert die Übertragung des Drucks von der Haut auf die Umgebung.

- Die *„äußere Entlastung"* wird durch die Verwendung von Hilfsmitteln oder Bestandteilen des Verbandes ermöglicht. Sie können individuell hergestellt werden oder vorgefertigt sein, manchmal mit der Möglichkeit individueller Modifikationen. Die Wirksamkeit hängt von der ununterbrochenen Anwendung durch den Patienten ab.
- Die *„innere Entlastung"* erfolgt durch Operationen und zielt darauf ab, die Wirksamkeit eines inneren Druckpunktes dauerhaft zu reduzieren. Ihr Effekt ist unabhängig vom Verhalten des Patienten.
- Beide können kombiniert werden. Die äußere Entlastung stellt in der Regel die Basismaßnahme dar, die auch mehrere Regionen schützten kann. Die innere Entlastung kann sehr effektiv sein und einen entscheidenden Beitrag leisten. So kann eine Operation den Fuß so rekonstruieren, dass er mit Schuhen versorgbar wird.

Bei der Behandlung eines aktiven DFS muss die Entlastung wesentlich strikter erfolgen als in der anschließenden Prophylaxe.

21.3   Lückenlose Anwendung

Die ununterbrochene Wirkung einer Maßnahme der äußeren Entlastung ist schwierig zu erreichen, wenn die Maßnahme unterbrochen werden kann. Zum Beispiel scheinen *Bettruhe* oder Ruhigstellung im *Rollstuhl* maximal entlastend zu sein. Theoretisch ist der Fuß gänzlich unbelastet. Dies entspricht in der praktischen Umsetzung regelhaft einer Vollbelastung mehrfach täglich, z. B. bei Toilettengang und anderen Ereignissen, die irrtümlich als unbedeutend angesehen werden. Für die Entlastung von Ulzera und für die Ruhigstellung von aktiven Charcot-Füßen sollten nicht abnehmbare Hilfsmittel Vorrang haben. Die effektivste (weil praktikable und angewandte) Methode ist der *Total Contact Cast (TCC)*. Er bewirkt Entlastung und Ruhigstellung sowohl im stationären als auch im ambulanten Bereich. In seiner nicht abnehmbaren Version gilt er als Goldstandard der äußeren Entlastung plantarer Fußulzera (Wu et al. 2008; Armstrong et al. 2005; Lavery et al. 2014).

> **Wer abnehmbare Entlastungshilfsmittel verordnet, verordnet ihr Ablegen.**

Kompromisse bei der Behandlung eines aktiven DFS verlängern die Dauer bis zur Wiedererlangung eines belastbaren Fußes und schaden dem Betroffenen. Während der lebenslangen Prophylaxe sind Kompromisse bei der äußeren Entlastung notwendig. Nur sehr wenige Patienten verzichten nach dem Erwerb von schützenden Spezialschuhen auf alle ihre Standardschuhe. Diese Schuhe werden behalten, weil Patienten sie in Zukunft auch wieder tragen wollen.

Angesichts dieser vielen Unsicherheiten im Verhalten von Betroffenen wurde der Ruf nach mehr *Forschung für neue Verfahren* laut, die auf psychologische und verhaltensbezogene Faktoren abzielen (NICE 2015). Ebenso erscheint sinnvoll, chirurgische Maßnahmen der inneren Entlastung konsequent anzuwenden, wenn das Risiko vertretbar ist.

21.4   Weichpolster

Ein *Weichpolster* zwischen einem harten Knochenvorsprung und einer harten Auflagefläche vergrößert die Kontaktfläche und entlastet die Vorsprünge.

Die gekammerten Fettpolster und sehnigen Platten der Fußsohle schonen auf diese Weise knöcherne Vorsprünge. Eine weiche Bettung im Schuh funktioniert ähnlich. Sie vergrößert die Auflagefläche des gesamten Fußes, insbesondere wenn sie sich durch ihre Form an die Fußsohle anschmiegt. Ohne eine solche Bettung trägt nur etwa 60 % der Fußsohle. Der tragende Anteil kann mit einer Bettung stark vergrößert werden, was den Druck über exponierten Punkten vermindert.

Ein **Defekt in der Fußsohle durch Druck eines Knochenvorsprungs verändert
diese Gegebenheiten vollständig.** Nun sinkt der knöcherne Vorsprung in den Defekt
ein. Die weiche Bettung führt zum tieferen Einsinken des Knochenvorsprungs durch
den Defekt hindurch in die weiche Bettung. In der Folge entstehen eine Zugbelastung
und vermehrter Druck im Randbereich des Defekts. Mit anderen Worten: Ein Weichpolster über einer plantaren Wunde schont zwar den Knochenvorsprung, belastet aber die
Weichteile im Randbereich der Wunde (Abb. 21.2).

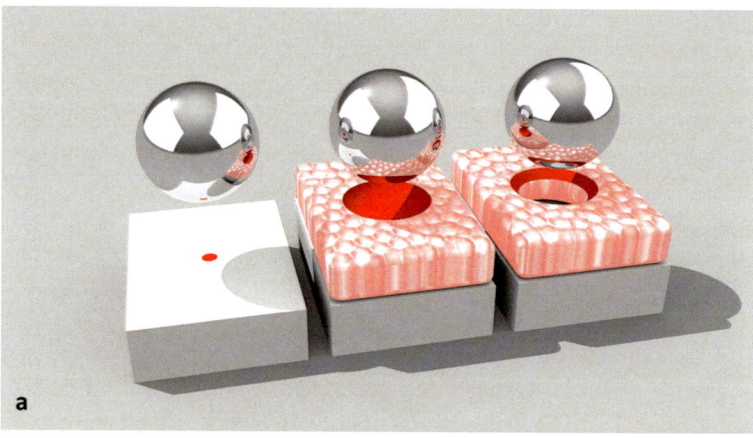

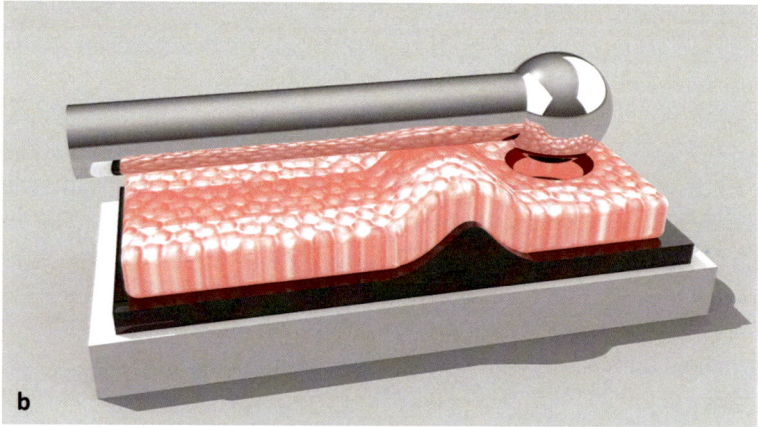

Abb. 21.2 Druckverhältnisse durch den Knochenvorsprung (Kugel), Weichteile Haut- und Fettgewebe sowie sehnige Platten (rosa) und harte Unterlage (hellgrau). **a** Die Kugel auf der harten
Oberfläche hat eine kleine Kontaktfläche (rot) und auf der weichen Unterlage eine große Kontaktfläche. Haben die Weichgewebe einen Defekt (Ulkus, rechts), wird der Rand mit Druck und Zug
belastet. Ein tieferes Einsinken beispielsweise durch eine weiche Bettung würde das verstärken. **b**
Heilungsprozesse werden erleichtert, wenn das Einsinken des Knochenvorsprungs in den Defekt
verhindert wird. Beispielsweise kann ein Röhrenknochen wie ein MTK etwas entfernt vom inneren
Druckpunkt durch eine feste Bettung (schwarz) gestützt werden

Als Einzelmaßnahme ist die Weichpolsterung eines Defekts wenig hilfreich.

21.5 Entlastung durch distanzpolsternden Verband

Die entlastenden Prinzipien sind für Einlagen und distanzpolsternde Verbände gleich. Ein (mit Filz) gepolsterter Verband hat gegenüber einer Polsterung im Schuh oder im Walker den Vorteil, unabhängig vom Trageverhalten des Patienten am Fuß zu verbleiben. Der Höhenunterschied zugunsten der Seite mit Wunde ist klein, sodass in der Regel kein Höhenausgleich erforderlich ist und die Gangsicherheit erhalten bleibt.

Diese Druckumverteilung benötigt ein durchdachtes Vorgehen und kombiniert feste Materialien (Abstandhalter) mit Aussparungen und Einsätzen aus weichen Materialien. Für die Anlage gibt es einige Konzepte und Regeln zu beachten. Um erprobte Standards auch für Schulungen und in der Anwendung sicherzustellen wurden die Marken F!-mobil® für Filzentlastungen und FiF!-mobil® für Filz-Fiberglas-Sohlen eingetragen.

21.5.1 Grundregeln (Dos)

1. Druckulzera entstehen über Knochenvorsprüngen. Haut und Weichteile werden zwischen Auflagefläche und Knochenvorsprung gequetscht, und ein Druckulkus ist das Resultat. Üblicherweise befinden sich Knochenvorsprünge am verdickten Ende eines Röhrenknochens. Damit wird es möglich, den Knochen etwas entfernt vom Vorsprung selbst mit einem **Abstandhalter** zu stützen. Dafür werden geeignete Stellen ausgewählt.
2. **Aussparungen oder weiche Einsätze** können ergänzen, dürfen aber nicht die einzigen Maßnahmen sein. Sie dürfen nicht so groß sein, dass der Fuß dort einsinkt und in Richtung der Aussparungen kippt.
3. **Gezielte Eversion/Pronation oder Inversion/Supination** werden durch Randerhöhung wie eine Außenranderhöhung oder eine Tieferlegung wie die des MTK 1 erreicht. Sie führen dazu, dass der Fuß in Richtung der niedrigeren Seite kippt und dort eine größere Last getragen wird als im Bereich der Erhöhung, die entlastet wird.

21.5.2 Was man nicht tun sollte (Don'ts)

1. **Aussparungen in der Bettung als Einzelmaßnahme** sind dagegen ungünstig. Der Fuß ist kein starrer Block, auf den man tritt, sondern passt sich der Auflagefläche an. Eine Aussparung in der Auflagefläche zur Entlastung eines Vorsprungs führt dazu, dass der Vorsprung in die Aussparung einsinkt und der Rand der Aussparung die Unterstützung übernimmt. Dies hat mehrere ungünstige Effekte:

a) Es verlängert und verstärkt den Druck auf diesen abgesenkten Bereich während des Abrollvorgangs.

b) Weichteile, die den Vorsprung bedecken, werden gespannt und damit dünner und weniger widerstandsfähig.

c) Druck auf den Rand erzeugt dort gefährliche Mehrbelastung.

Diese schädigenden Effekte sind umso größer, je größer die Aussparung ist und je tiefer der Vorsprung darin einsinken kann. Eine Aussparung sollte klein gehalten und der Rand der Aussparung an geeigneter Stelle verstärkt sein und bewusst stützen.

Eine Aussparung sollte nie das einzige Funktionsprinzip sein, sondern ergänzt stützende Abstandhalter.

Stützen vor Aussparen!

2. Bei **zirkulären Aussparungen** wird zudem die interstitielle Flüssigkeit in Richtung der Aussparung massiert und bildet dort ein "Fensterödem". Einfache Entlastungsringe sind gängig und oft mit liebevollen Spitznamen versehen: „Ananasscheiben", „Donuts", „Apfelringe", um nur einige zu nennen (Abb. 21.3). Sie sind selten erfolgreich und haben dazu beigetragen, die Methode des Filzens in vielen Ländern in Verruf zu bringen.

Bei zirkulären Aussparungen bewirkt ein Vorschub des Fußes im Schuh, wie es normalerweise während des Abrollvorgangs geschieht, dass der eingesunkene Anteil gegen den distalen Rand der Aussparung stößt. Zur Abhilfe wird die Aussparung manchmal nach distal auslaufen gelassen, sodass eine Tropfenform entsteht. Schuhmacher nennen Sohlen dieser Art „Schmetterlingssohle".

3. Filzpolster werden typischerweise **unterdimensioniert**. Eine einzelne Lage aus 5 mm relativ weichem Filz wird beim Gehen auf 1–2 mm eingetaucht. Damit kann, egal

Abb. 21.3 Risiken bei plantaren Polstern: 1. Fensterödem bei ringförmiger Entlastung plantar, 2. Verrutschen der Polsterung

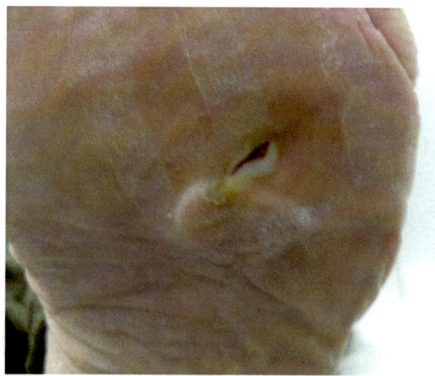

was erreicht werden sollte, nicht mehr gelingen. Das Ausmaß des Einstauchens ist in erster Linie eine Materialeigenschaft des Filzes. Schwerere Menschen stauchen schneller ein und leichte langsamer, der Endzustand variiert aber wenig.

4. Die Filzkonstruktion wird mit Klebevlies oder ähnlichem fixiert. Da der Filz einstaucht, muss die Fixierung unter Zug angebracht werden, sonst stabilisiert sie nach wenigen Minuten nicht mehr. Manche Anwender fürchten Hautschäden und **fixieren ohne Zug**. Damit ist eine Stabilisierung der Konstruktion gegen seitliche Verschiebung nicht mehr möglich.

Bei der Verwendung von Polstermaterialien sind viele Fehler möglich. Daher ist eine Schulung aller Anwender gut investierte Zeit.

21.5.3 Einzelne Elemente

Die folgenden Elemente werden häufig verwendet, um Prominenzen durch Distanzpolster zu entlasten. Sie werden typischerweise kombiniert, um eine ausreichende Druckentlastung zu erreichen, ohne dass eine andere Region überlastet wird. Die Konzepte sind identisch, ob sie nun in Bettungen im Schuh oder als Teile des Verbands umgesetzt werden.

1. **Retrokapitale Unterstützung**: Hier werden unmittelbar fersenwärts der Köpfe der Mittelfußknochen Filzpolster angebracht. Sie erhöhen und entlasten die Mittelfußköpfe. Sie haben die Form eines Tropfens oder einer geschwungenen Stufe, wenn mehrere Mittelfußköpfe entlastet werden. Je unflexibler die Mittelfußknochen sind, desto breiter muss diese Auflage sein und kann die gesamte Sohlenbreite erfassen. Hergestellt aus Filz ist die Höhe nach mehrstündigem Gebrauch von ca. 10 mm auf 3–4 mm geschrumpft (Abb. 21.4). Diese Elemente kommen bei Ulzera unter den Mittelfußköpfen zum Einsatz.

2. **Zehenbalkon**: Zehen, die Last aufnehmen können, werden besonders unterstützt (Abb. 21.5). Die Entlastung dadurch kann sehr wirksam sein, wenn distal und proximal des Ulkus gestützt wird. Dies ist bei Krallenzehen nicht möglich.

3. **Außenranderhöhung**: Hier werden der 5. Mittelfußknochen und etwas weniger auch der 4. angehoben, indem unter diese Knochen 5–10 mm Filz angebracht werden (Abb. 21.6).

4. **Tieflegung des 1. Strahls** (Abb. 21.7): Sie korrigiert eine Inversion des Fußes, die durch einen tiefstehenden MTK 1 ausgelöst wird. Bei der Untersuchung von hinten zeigt die Ferse keine Inversion mehr. Wenn ein tiefliegender 1. Strahl ursächlich für die gesamte Fehlstellung ist, dann entlastet das Einsinken der Fußinnenseite sowohl den MTK 1 als auch den MTK 5. Ein weiterer Effekt ist bedeutend: Die Lamina

Abb. 21.4 Retrokapitale
Unterstützung

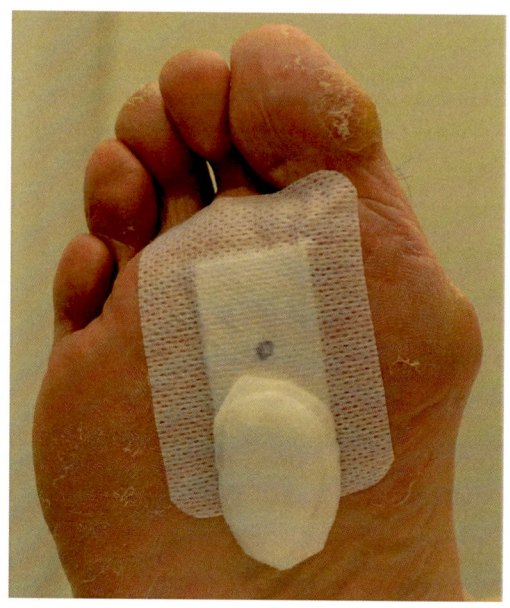

Abb. 21.5 Zehenbalkon unter
der Großzehe

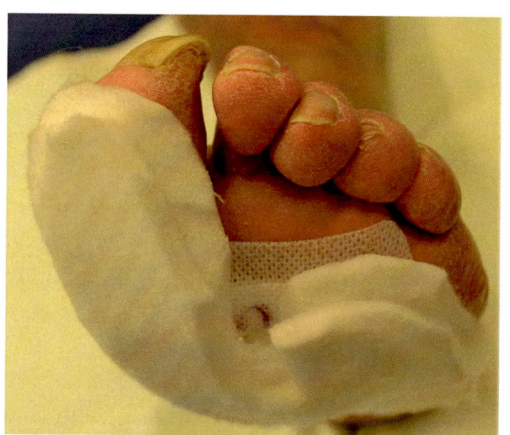

pedis wird „entriegelt", und der Fuß wird weniger steif. Der Effekt lässt sich durch
den positiven *Coleman-Block-Test* (s. Abschn. 5.3.1.5) prüfen. Insbesondere sollte
daran gedacht werden, wenn Überlastungszeichen an den Metatarsalköpfen 1 und 5
gleichzeitig zu erkennen sind.

5. **Mediale Wölbungsstütze**: Unter der medialen Wölbung werden ca. 20 mm hoch
abgestufte Schichten von Filz so angebracht, dass die mediale Längswölbung des
Fußes angehoben wird (Abb. 21.8). Das ist hilfreich bei mehreren Entitäten am 1.
und 2. Strahl (Entitäten 1, 3, 5 und 13).

Abb. 21.6 Außenranderhöhung kombiniert mit retrokapitaler Unterstützung bei einem Ulkus unter MTK 5

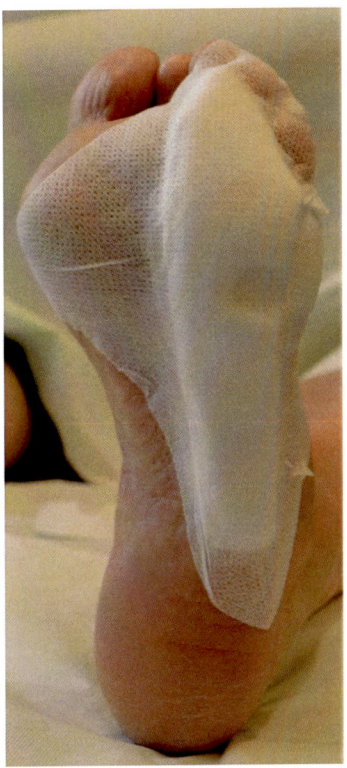

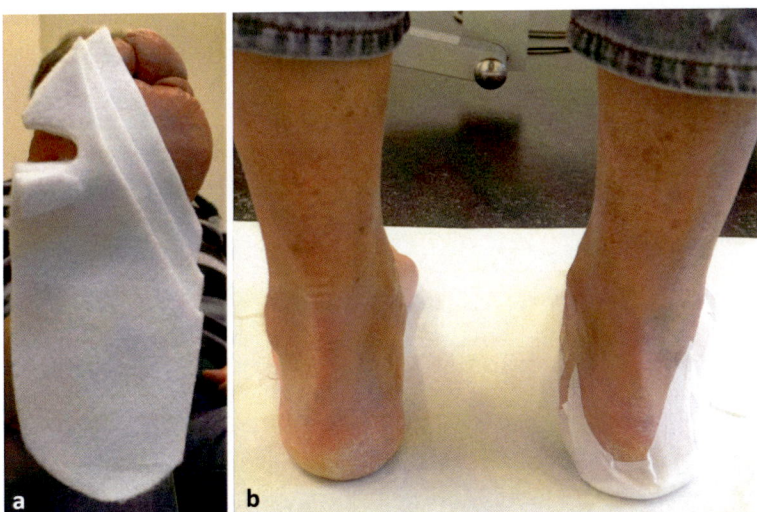

Abb. 21.7 a Tieferlegung des 1. Strahls. Sie entlastet bei einem tiefliegenden MTK 1 diesen selbst und den 5. MTK. **b** Beide Füße haben die gleiche Fehlstellung. Während die Ferse links noch invertiert steht, hat die Entlastung rechts diese Fehlposition korrigiert

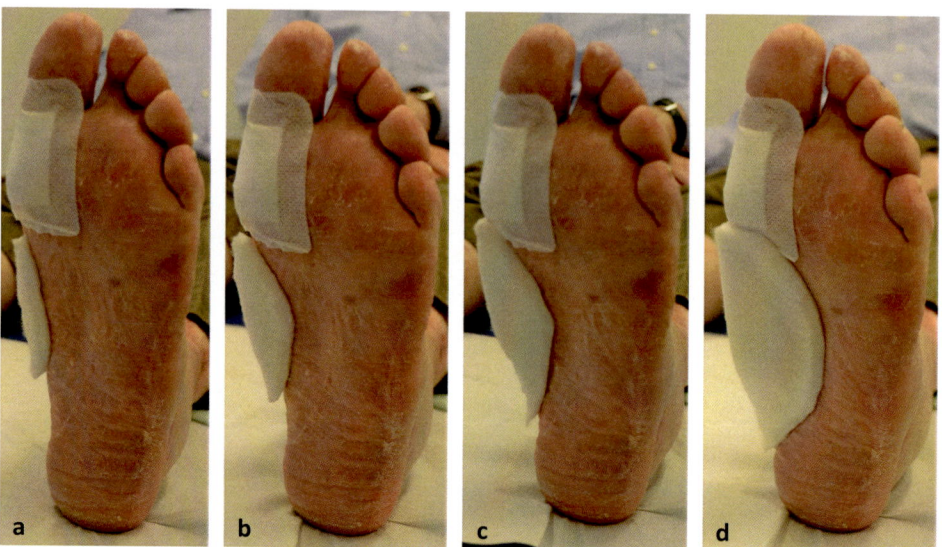

Abb. 21.8 a–d Mediale Wölbungsstütze

Diese Stütze supiniert den Fuß, was zur Entlastung dieser Entitäten erwünscht ist. Die Supination/Inversion kann aber auch zu einer Verriegelung des Fußes führen und vom Patienten als belästigend und unangenehm erlebt werden. Dann muss die Höhe reduziert werden. Manchmal ist es ausreichend, eine Lage wegzulassen.

6. **Mediale und laterale Abstandhalter**: Abstandshalter an den medialen oder lateralen Fußrändern verhindern den Kontakt der Knochenvorsprünge mit dem Obermaterial der Schuhe. Bestehen sie aus Filz, dann sollten sie eine Dicke von 10 mm und mehr haben, damit diese bei der Verwendung auf etwa 3–4 mm schrumpfen können. Diese Polsterungen schaffen an einem (Abb. 21.9), besser zwei Punkten (Abb. 21.10) Abstand. Die typischen Knochenvorsprünge sind die Grundgelenke der 1. und 5. Zehe sowie die Basis von MTK 5. Abstandhalter können auch für ungewöhnliche Läsionen eingesetzt werden (Abb. 21.11). Vorwiegend sind es die Entitäten 4, 10, 11, 12, 19 und 20, bei denen diese einfache Methode förderlich ist.

7. **Kehlenpolster** der Zehen zum Schutz der Zehenkuppen bei Krallenzehen: Hier wird ein etwa 15–20 mm breites und 50–100 mm langes Stück 5 mm dicken Filzes abgeschnitten, aufgerollt und in die Beugung der Krallenzehe eingebracht, sodass die Kuppe der Krallenzehe nicht mehr mit ihrer Spitze aufkommt, sondern gar nicht oder mit der plantaren Fläche (Abb. 21.12). Dies ist bei den Entitäten 1 und 2 sinnvoll.

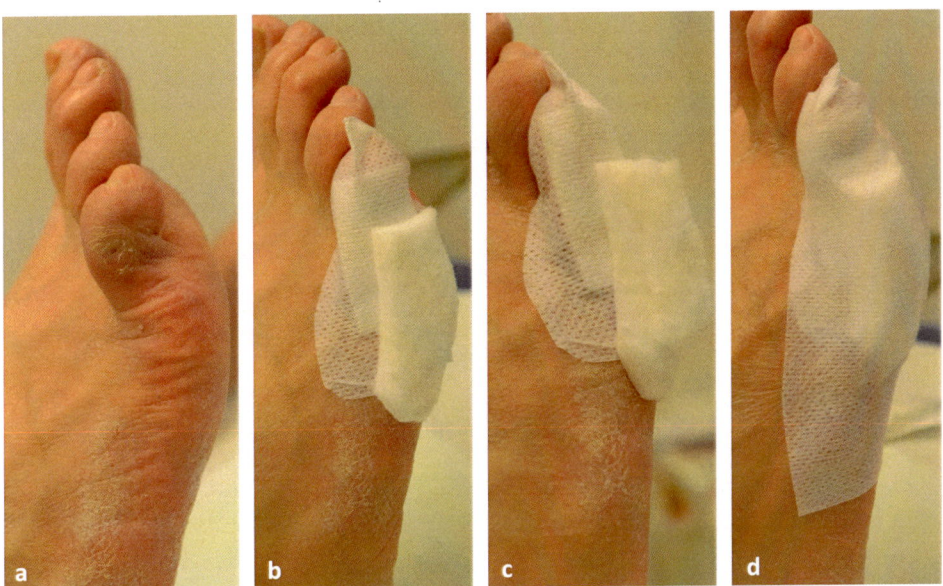

Abb. 21.9 a–d Schutz der 5. Zehe gegen seitlichen Druck mittels einer Abstützung

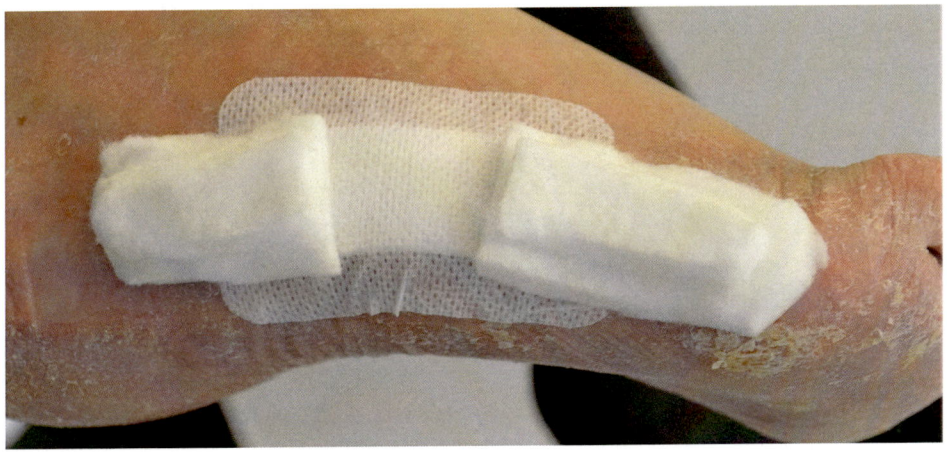

Abb. 21.10 Distanzpolster der Basis MTK 5 mit 2 Abstützpunkten

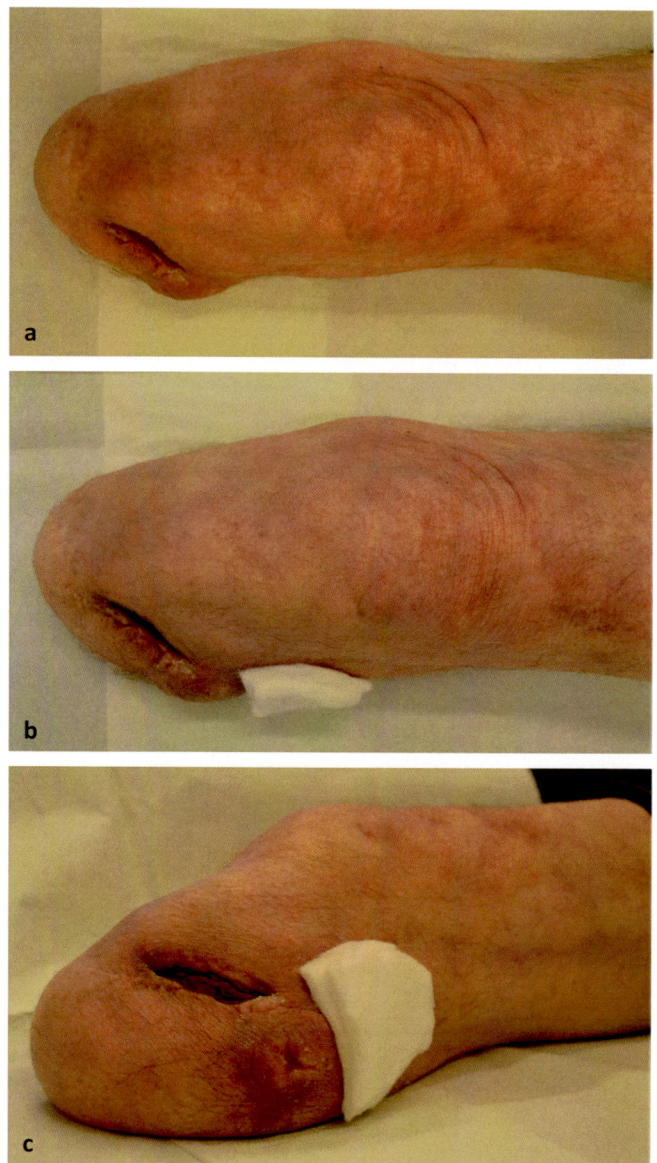

Abb. 21.11 **a–c** Abstandhalter bei Stumpfulkus in der Prothese, die weitergetragen wird

Abb. 21.12 Kehlenpolster im plantaren Falz des proximalen und des distalen Interphalangealgelenks einer Krallenzehe

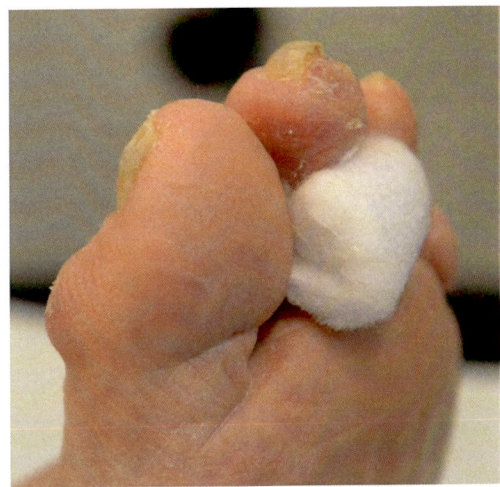

Abb. 21.13 Fußrückenpolster

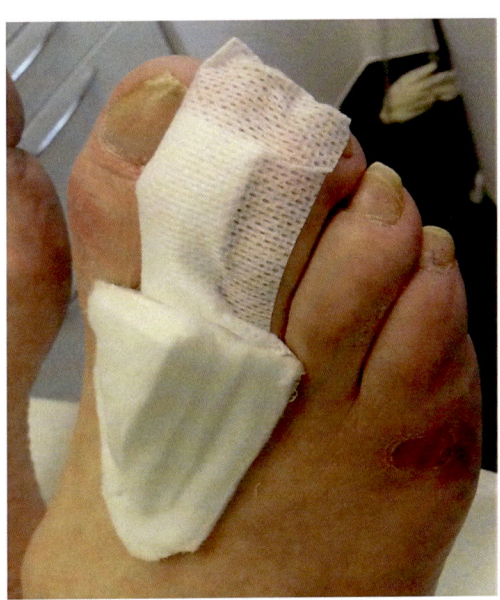

8. **Fußrückenpolster** als Distanzpolster zum Schutz der Interphalangealgelenke auf dem Rücken von Krallenzehen. Dazu sind 3–4 Schichten à 5 mm oder mehr notwendig (Abb. 21.13), die in Gebrauch auf 7–10 mm schrumpfen. Menschen mit Neuropathie und kritischer pAVK dürfen sich mit diesen Polstern nicht in enge Schuhe zwängen. In diesem Fall wäre das Rückenpolster in der Lage, ausgedehnte Nekrosen zu erzeugen. Die Entitäten, bei denen die Polster sinnvoll sind, betreffen den Rücken der Großzehe (7) und der Langzehen (8).

Abb. 21.14 Kulissenpolster

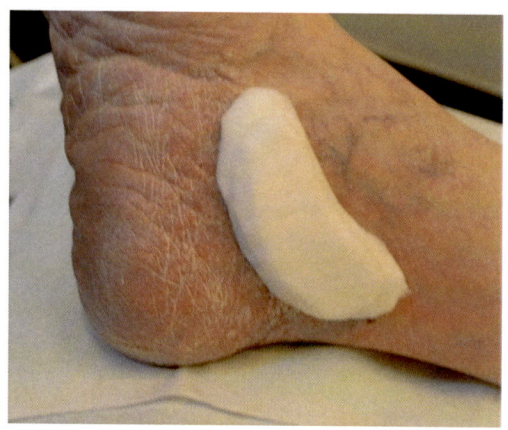

9. **Kulissenpolster**: Weicher Filz in ca. 10 mm Höhe in verschiedenen Stufen kleidet die Kulisse (Regio calcaneo-malleolaris, Bisgaard'sche Kulisse) so aus, dass a) eine Kompression auch in diesem Gebiet wirksam wird und b) dass der Spitzendruck auf den Knöcheln gemindert wird (Abb. 21.14). Dies wird bei den Entitäten 15 und 16 eingesetzt.

10. **Tibialis-anterior-Sehnenschutz** (Abb. 21.15) verhindert Traumatisierung des Gewebes über der Sehne durch eine exzessive Kompression. Der Einsatz ist bei sehr prominenten Sehnen wichtig, insbesondere wenn sie den exzessiven Druck durch Warnzeichen wie Rötungen zu erkennen geben.

11. **Fersenpolster**: Die Tuberositas calcanei (Entität 17), an der die Achillessehne ansetzt, kann mithilfe eines runden Filzpolsters mit ausnahmsweise zentraler Aussparung entlastet werden (Abb. 21.16). Das ist deutlich weniger effektiv als komplexere Entlastungen, kann aber bei noch mobilen Patienten ein Minimalschutz sein.

12. **Knöchelschutz**: Ulzera auf der Kuppe der Knöchel (Entität 15) können gegen Anpralltraumata durch 10–15 mm hohe Filzringe geschützt werden (Abb. 21.17).

13. **Kondylenpolster** *D1*: Die medialen Anteile der gelenkbildenden Knochen des IP-Gelenks D1 können eine starke Prominenz ausbilden (Entität 3), die durch ein kleines aber effektives Polster entlastet werden kann (Abb. 21.18).

21.5.4 Anfertigung von Distanzpolstern

Zunächst wird eine **haftende Wundauflage mit den Wundrändern markiert** und die Wunde damit abgedeckt. So ist die Lokalisation noch erkennbar, wenn die Entlastung angebracht und fixiert wird. Den Betroffenen kann ein **Schnittmuster** mitgegeben

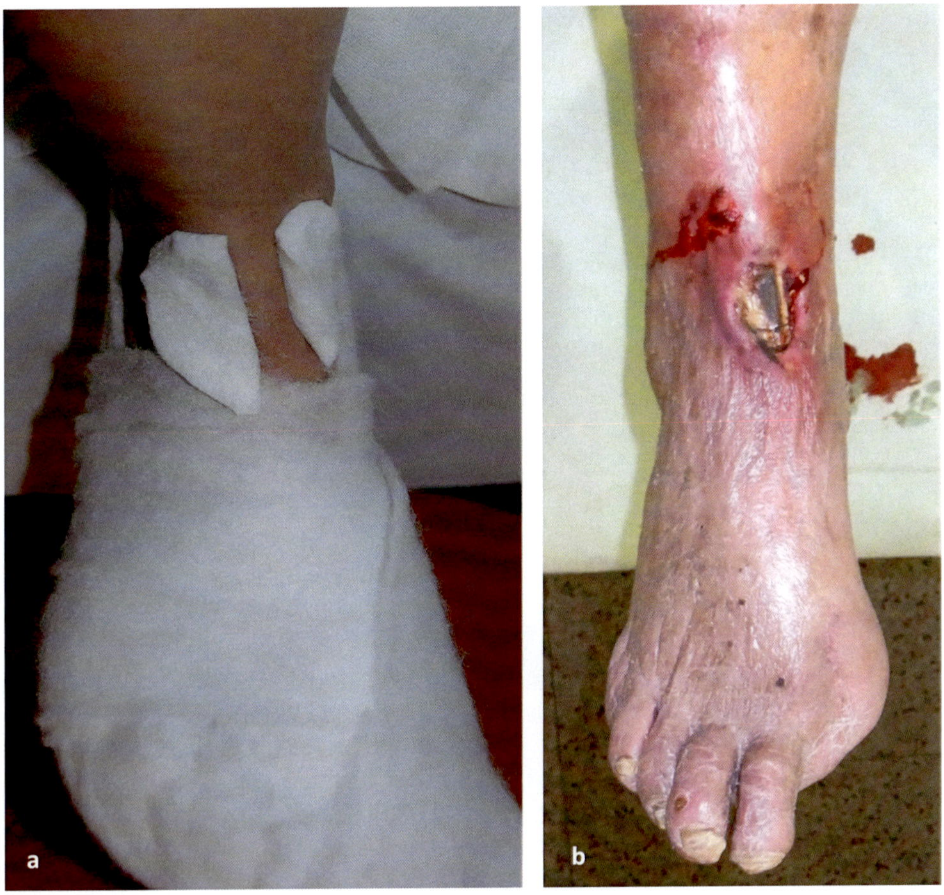

Abb. 21.15   a Läsion entstanden durch Kompressionswicklung über der Tibialis-anterior-Sehne.
b Schützendes Polster, das Druckspitzen verhindert

Abb. 21.16   Schutz der
Tuberositas calcanei

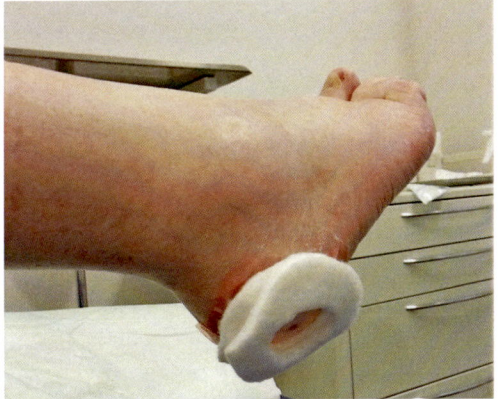

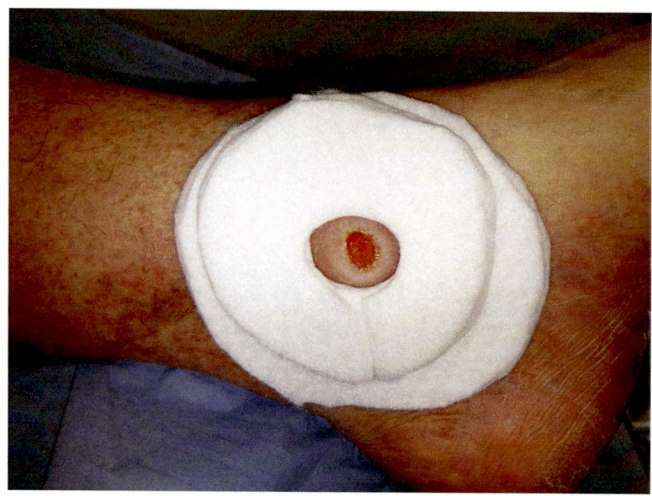

Abb. 21.17 Knöchelschutz

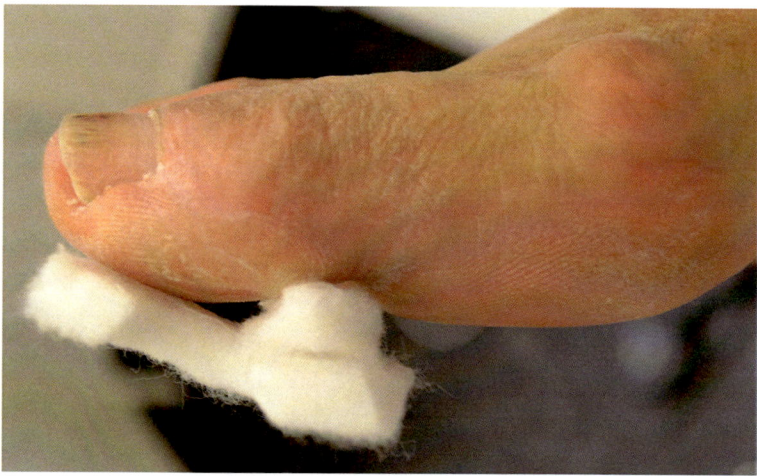

Abb. 21.18 Kondylenpolster für das IP-Gelenk D1, abgebildet ist die erste von zwei Schichten

werden, damit sie oder Angehörige das Polster in der häuslichen Umgebung vorbereiten können (Abb. 21.19).

Kanten in druckbelasteten Gebieten werden angeschrägt, da es zumeist beabsichtigt ist, einen gleitenden Übergang zwischen Druckunterstützung und nicht druckunterstützen Bereichen zu schaffen. In der Nähe der entlasteten Oberfläche kann es sinnvoll sein, die Kanten nicht anzuschrägen und die Druckunterstützung ohne gleitenden Übergang zu beenden.

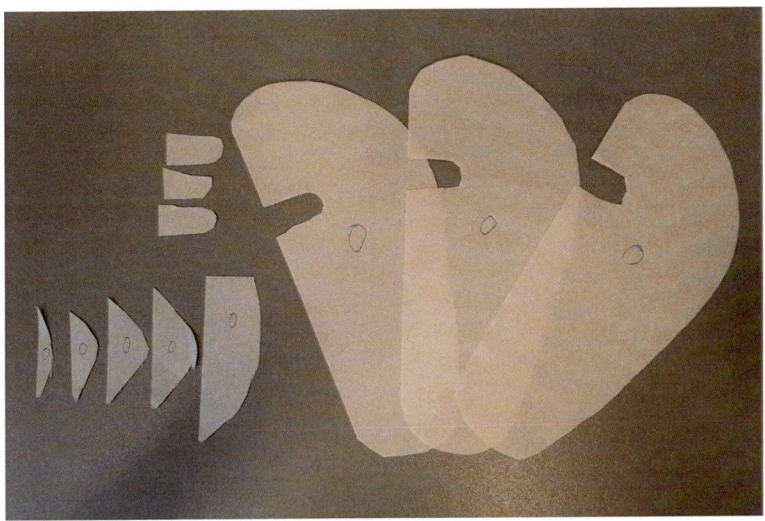

Abb. 21.19 Schnittmuster, um die korrekte Herstellung der Lagen zu erleichtern. Diese Muster werden dem Patienten zusammen mit einer ausführlichen Beschreibung übergeben

Bei mehrlagigen Polstern verjüngen sich die Lagen mit zunehmendem Abstand von der Haut, wenn das nicht zu instabilen Konstruktionen führt. Die **Reihenfolge** ist aber zumeist nicht wichtig.

Es ist nicht immer einfach, eine **Aussparung an genau der richtigen Stelle zu schneiden.** Eine Markierung mit einem *Lippenstift* kann hilfreich sein (Abb. 21.20). Die Läsion wird verbunden, und auf dem Verband genau über dem Ulkus wird Lippenstift dick aufgetragen oder aufgespachtelt. Dann wird der Fuß in ein Entlastungshilfsmittel platziert, und der markierte Bereich zeichnet sich präzise auf der Sohle ab. Beim Zuschneiden von Filz kann es zügiger sein, *Daumen und Zeigefinger wie eine Zange zur Markierung* zu benutzen. Der Nagel des Zeigefingers der linken Hand (bei Linkshändern der rechten Hand) wird auf die verbundene Wunde gelegt, der Filz darüber gehalten und zwischen Daumen und Zeigefinger genau im Bereich der auszuschneidenden Stelle gepackt. So kann der Filz gedreht werden, bis er eine Position hat, in der sich bequem schneiden lässt (Abb. 21.21).

Die Wirkung der Abstandhalter variiert in Abhängigkeit von Eigenschaften des Materials, der Position, der Flexibilität des Fußes und andere Faktoren wie dem Gewicht des Patienten. Daher ist es notwendig, die **Wirksamkeit der Filzkonstruktion im Einsatz zu testen.** Neben teuren pedobarografischen Messplatten kann in vielen Fällen ein einfacher *Test mit dem kleinen Finger* des Untersuchers/der Untersucherin ausreichen (Abb. 21.22).

Die Filzkonstruktion wird *unter Zug mit Klebevlies fixiert.* Dieser Zug ist wichtig, weil der Filz einstaucht und ohne diesen Zug eine seitliche Fixierung nicht vorhanden ist.

Abb. 21.20 Markierung mit
einem Lippenstift

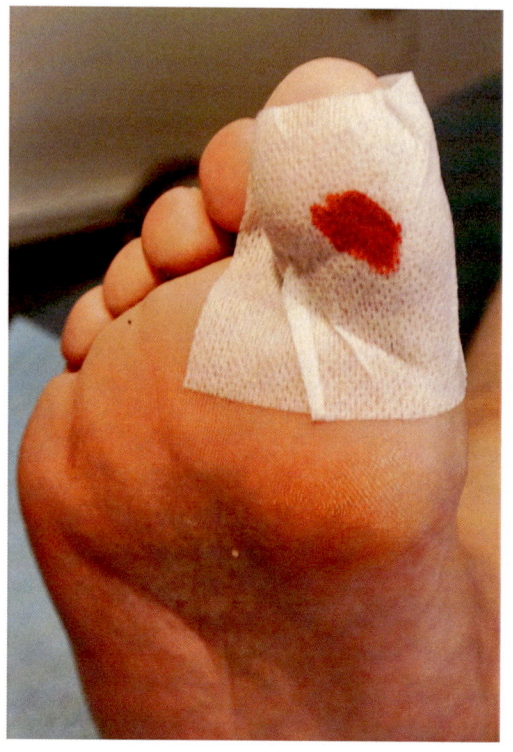

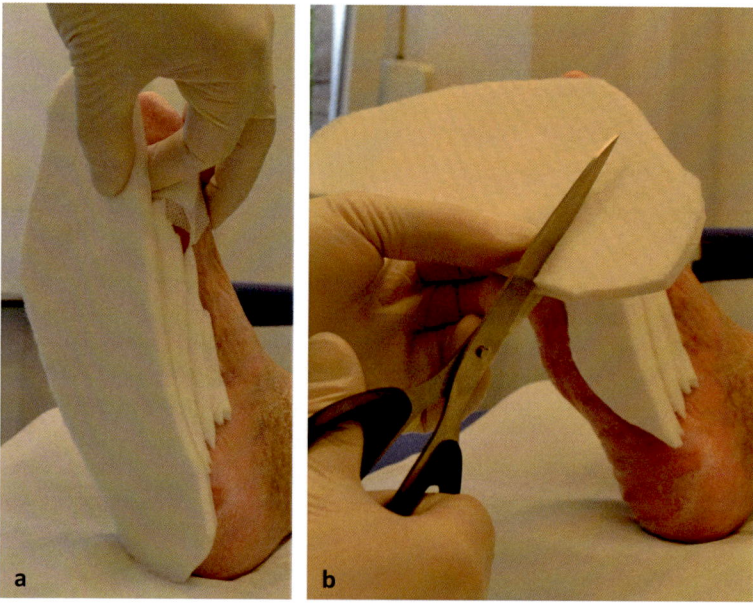

Abb. 21.21 **a** Platzierung und **b** umschneiden eines Zangengriffs zur Fixierung der auszuschneidenden Stelle

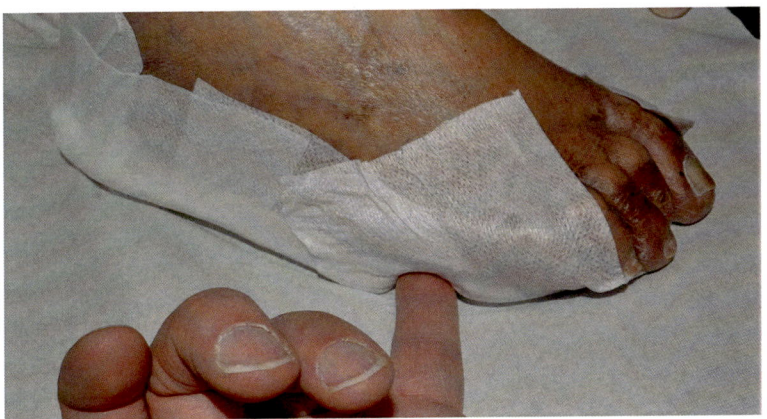

Abb. 21.22 Test der Effektivität einer diagonalen Außenranderhöhung zur Entlastung des MTK 5

21.5.5 Vermeidung von Zeitfressern

Ein wesentliches Argument gegen aufwendiges Filzen ist der Zeitaufwand, der zudem für viele Anwender nicht vergütet ist. Zeitsparende Abläufe sind daher von großer praktischer Bedeutung.

Tätigkeiten delegieren: Patienten und Angehörige können die Polster ausschneiden. Der Klebeschutz des Filzes kann als Schnittmuster ausgehändigt werden. Das Original wird markiert, z. B. mit einem „O". Die Helfer übertragen das Original-Schnittmuster mit einem Stift auf den Filz und schneiden dann sorgfältig aus. Der Schulungsaufwand ist gering, aber die Schritte bei zwei oder drei Anlässen wiederholt zu erklären ist oft notwendig.

Vorbereitetes **schriftliches Material aushändigen:** Helfer sind von der Informationsflut oft überfordert oder können nicht bei Terminen in der Fußambulanz anwesend sein. Schriftliche Informationen mit Fotostrecke sind daher hilfreich.

Scharfe Papierschere: Eine scharfe Papierschere kostet im Jahr 2021 weniger als 2 sterile Skalpelle. Stumpf geworden wird sie üblicherweise entsorgt. Hochwertige Scheren, die regelmäßig geschliffen werden, werden oft als Alternative angeführt. Die Pflege dieser Scheren ist ein eigenständiger Prozess, sodass die Entscheidung für diese Scheren das Filzen an sich zum Erliegen bringen kann (Abb. 21.23).

Berücksichtigung der Händigkeit der Schere: Linkshänderscheren sind teurer als normale Scheren. Viele Linkshänder kommen damit besser zurecht. Sie sollten nicht nur den Griff für Linkshänder optimiert haben, sondern die untere Klinge soll nach links zeigen, sodass die Klingen beim Schneiden verkantet werden können.

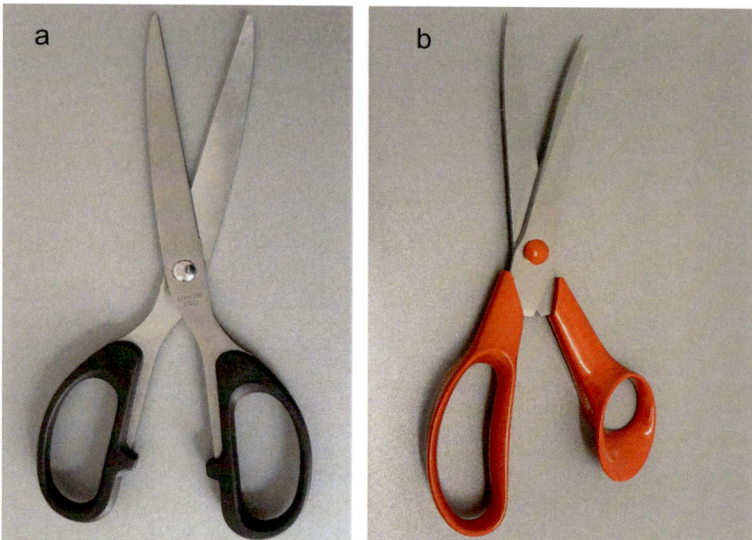

Abb. 21.23   **a** Papierschere 20 cm. **b** Linkshänderschere

Zeitsparende **Arbeitsweise planen und einüben:**

- Jede der oben beschriebenen Polster kann mit Landmarken am Fuß, die durch Druck in den Filz übertragen werden (Kniffe mit dem Fingernagel, Ritzen mit der Schere), **freihändig** und in einem Stück geschnitten werden. Dadurch lässt sich gegenüber Abmalen des Umrisses viel Zeit einsparen.
- Die Innenseite des Fußes ist eine Gerade. Die Filzplatte hat gerade Kanten. Diese **Gerade** zu nutzen erspart einen großen Teil der notwendigen Schnitte.
- Einige Momente brauchen viel **Konzentration**, z. B. das Anbringen der Fixierung unter Zug. Es kann hilfreich sein, sich bewusst zu machen, welche Momente das sind, und die Patienten zu bitten, mal einen Augenblick nichts zu sagen, damit man sich konzentrieren kann.

Ein **ergonomisch sinnvoller Arbeitsplatz** mit optimaler Arbeitshöhe, gerader Ausrichtung ohne erzwungene Fehlhaltung und griffbereiten Werkzeugen hilft auch beim Einhalten eines engen Zeitgerüstes.

21.6   Ruhigstellung

Von der Druckentlastung konzeptionell zu trennen ist die Ruhigstellung, die den Schwerpunkt auf die Einschränkung von Gelenkbewegungen und damit die Verhinderung von **Hebeleffekten** der gelenkbildenden Knochen legt. So kann beispielsweise ein schützender Schuh mit weicher Sohle in Kombination mit einer Bettung entlasten, aber nicht ruhigstellen. Eine Ruhigstellung, beispielsweise der Zehengrundgelenke mithilfe einer Sohlenversteifung, führt dagegen immer auch zu einer **Druckentlastung.**

Die Ruhigstellung ist oft eingreifender als die reine Druckentlastung. Der sohlenversteifte Schuh beispielsweise wird als schwerer und manchmal auch als hinderlicher erlebt. Wird ein Schuh als behindernd erlebt, suchen die Betroffenen nach Alternativen. Zudem ist zu vermuten, dass die Verhinderung der Muskelarbeit für die ohnehin hypotrophe intrinsische Muskulatur ungünstig sein dürfte. Daher ist individuell sehr genau zu überlegen, ob eine Ruhigstellung über die reine Entlastung hinaus notwendig ist. Eine **Überversorgung** ist nicht nur unökonomisch, sie wird in der Regel auch weniger genutzt, damit ist sie weniger wirksam.

Die Ruhigstellung eines Gelenks ist oft auch hilfreich, wenn es nicht um Druckentlastung geht, sondern um **Wundruhe.** Der Wundschluss ist leichter zu erreichen, wenn sich nicht bei jedem Schritt alles bewegt: Wundgrund, Wundrand, Wundauflagen, Faszien und andere Gewebe unter der Wunde. Ein Beispiel für diese Indikation sind Ulzera über der Achillessehne.

21.6.1 Kriterien

Die Ruhigstellung beim DFS betrifft zwei Gelenkgruppen: die Zehengrundgelenkreihe und die Sprunggelenke. Therapeutisch genutzt werden Ruhigstellungen der Zehengrundgelenkreihe alleine oder in Kombination mit den Sprunggelenken. Diese Eskalationen bedeuten jeweils einen Anstieg des Aufwands für Betroffene und Therapeuten, aber auch des Effekts der Entlastung. Einen Einstieg in die Indikationsfindung bietet die Abb. 21.24. Grüne Kreise weisen auf Lokalisationen hin, bei denen die Maßnahme indiziert sein kann. Eine rote Kontur weist auf die verstärkte Notwendigkeit bei zusätzlichen aggravierenden Faktoren hin, wie beispielsweise ein narbiger Wundgrund nach mehreren Rezidiven an gleicher Stelle, hohe Laufleistung oder Schrittlänge. Rote Kreise beschreiben, dass die Indikation an dieser Lokalisation üblicherweise besteht. Die alleinige Ruhigstellung der Sprunggelenke ist selten notwendig.

21.6.2 Ruhigstellung der Zehengrundgelenke

Die Zehengrundgelenke werden im Abrollvorgang ab dem Abheben der Ferse passiv dorsalextendiert. Das Gewicht liegt auf Grundgelenken und Zehen, was dort zu Spitzendrücken führt. Auch die Hebelwirkungen im Fußskelett sind nun maximal. Dies ist bei großen Schritten ausgeprägter als bei kleinen. Die Ruhigstellung der Grundgelenke verhindert die Mehrbelastung der Zehen und der Mittelfußköpfe. Mittel- und Rückfuß werden durch die steife Sohle länger an der Druckaufnahme beteiligt.

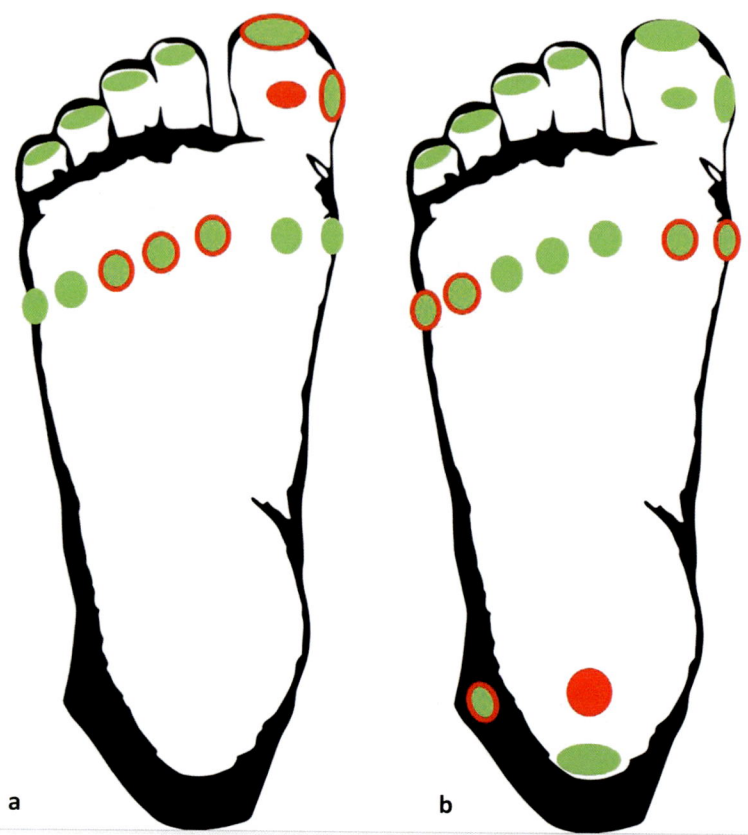

Abb. 21.24 Regionen mit häufiger Indikation zur Ruhigstellung von Gelenkgruppen über last-umverteilende Maßnahmen hinaus. **a** Ruhigstellung der Zehengrundgelenkreihe (z. B. mit Filz-Fiberglas Sohle, Sohlenversteifungen, sohlenversteiften Therapieschuhen, s. auch Abschn. 21.7), **b** Ruhigstellung beider Gelenkgruppen (z. B. mit TCCs, RCM-Walker, überknöchelhohen und ver-steiften Maßschuhen). grün = kann indiziert sein, mit rotem Kreis = üblicherweise indiziert und rot = in der Regel notwendig

21.6.2.1 Abgestufte Intensität

Eine Reduktion der Belastung im Abrollvorgang wird schon durch eine gekrümmte Sohle (= **Abrollsohle,** Abrollhilfe, Rolle oder Tintenlöschersohle) unter dem Schuh erreicht. Details werden im Abschnitt „Elemente der Schuhversorgung" am Ende dieses Kapitels erörtert.

Durch eine zusätzliche **Sohlenversteifung** wird die passive Dorsalextension der Zehen völlig verhindert. Sie kann in alle Hilfsmittel eingebaut werden, die eine aus-reichende Abrollhilfe haben (Abb. 21.25). Auch eine Entlastungsschiene mit Filz und Fiberglas kann eine Sohlenversteifung realisieren.

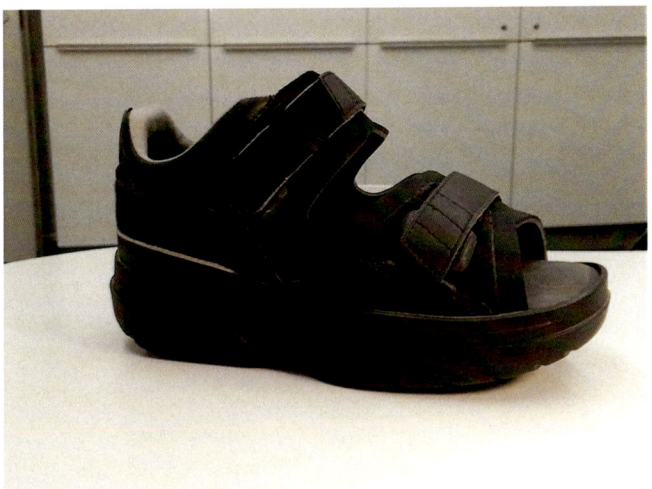

Abb. 21.25   Beispiel für eine Ruhigstellung der Zehengrundgelenksreihe

21.6.2.2 Indikation

Bei plantaren Läsionen am IP-Gelenk von D1 durch einen Hallux rigidus ist eine Sohlenversteifung besonders wichtig, und es ist schwer, ohne sie auszukommen. Bei funktionsloser Großzehe oder wenn die Großzehe fehlt, endet der Fuß biomechanisch an den Metatarsalköpfen oder an der Amputationskante. Eine Sohlenversteifung kann entscheidend Druck von den Metatarsalköpfen oder dieser Kante nehmen. Bei allen Läsionen unter den MT-Köpfen ist sie effektiv, man kommt aber oft mit einer Abrollsohle ohne Sohlenversteifung aus. Bei allen übrigen Vorfußläsionen ist sie hilfreich, aber nicht unabdingbar.

21.6.3 Ruhigstellung der Sprunggelenke

Die Sprunggelenke ermöglichen, dass der starke Zug an der Achillessehne die Ferse abhebt und den Vorfuß belastet. Die Zehengrundgelenke und Sprunggelenke sind zwei Gelenkgruppen, die das Abheben der Ferse zum gleichen Zeitpunkt ermöglichen. Die Ruhigstellung der Sprunggelenke verhindert die Mehrbelastung des Vorfußes. Die Hilfsmittel wie ein TCC, die das vollständig tun, immobilisieren auch die Zehengrundgelenkreihe und beteiligen den Unterschenkel an Lastaufnahme. Ihr Effekt und ihre Indikationen sind daher weiter gefasst als nur über die Ruhigstellung des Sprunggelenkes.

21.6.3.1 Abgestufte Intensität

Die Ruhigstellung des Sprunggelenkes ist eingreifend, weil die gelenkübergreifenden Hilfsmittel Unterschenkel und Fuß fassen. In einem kniehohen, enganliegenden und voll versteiften Hilfsmittel wie einem Vollkontaktgips ist das Sprunggelenk vollends ruhiggestellt. Will man dieses Maß an sicherer Ruhigstellung auch in der Dauerversorgung erreichen, so ist dies mit einer kniehohen Orthese möglich, beispielsweise aus Carbon.

Eine abgeschwächte Form ist eine überknöchelhohe Versorgung mit einer Versteifung im Sprunggelenkbereich, z. B. einer Arthrodesenkappe in einem Maßschuh oder ein gelenkstabilisierender Verband (Sprunggelenkorthose, Sprunggelenksschiene, Knöchelstütze, ankle brace). Je weicher die Materialien und je niedriger die überknöchelhohe Versorgung, umso schwächer wirkt die Ruhigstellung des Sprunggelenks. Die Faltenbildung am Schuh im Übergang zwischen Spann und Schienbeinvorderkante gibt einen Hinweis auf die Beweglichkeit im oberen Sprunggelenk.

21.6.3.2 Indikation

In der Behandlung von Charcot-Füßen ist das Vermeiden von Drehmomenten und damit die Ruhigstellung beider Gelenkgruppen zumeist entscheidend. Alle Vorfußläsionen und Amputationsstümpfe am Fuß profitieren zudem von einer Ruhigstellung im Sprunggelenk. Läsionen mit Beteiligung von Sehnen, die das Sprunggelenk übergreifen (Achillessehne und andere), schließen sich oft erst mit der Ruhigstellung des Sprunggelenks.

Plantare Fersenulzera werden in einem kniehohen Entlastungshilfsmittel entlastet, weil lasttragende Aufgaben von der gesamten Fläche der Fußsohle und zusätzlich vom Unterschenkel und insbesondere von der Schienbeinvorderkante übernommen werden.

21.7   Umsetzung – die Filz-Fiberglas-Sohle

Die Ruhigstellung der Zehengrundgelenke wird in vielen Therapieschuhen zur Ulkusbehandlung, Schutzschuhen zur Prophylaxe und weiteren Hilfsmitteln genutzt. Diese sind alle abnehmbar. Die hier vorgestellte Filz-Fiberglas-Sohle ist eine individuell hergestellte Entlastungshilfe mit

- druckoptimierter Kontaktfläche sowie
- Sohlenversteifung und Abrollhilfe,

die unter den Fuß geklebt zwischen den Verbandwechseln dort verbleibt. Sie verbindet die Flächenvergrößerung und die stützenden Eigenschaften der Filzversorgung mit der Sohlenversteifung und Abrollung einer Fiberglasschiene. Sie ist indiziert als

- Eskalation der Entlastung bei Vorfußläsionen,
- beim Hallux rigidus und
- bei nicht beherrschbaren Anwenderfehlern der Versorgung mit Filz alleine.

Folgende Materialien werden benötigt (Abb. 21.26):

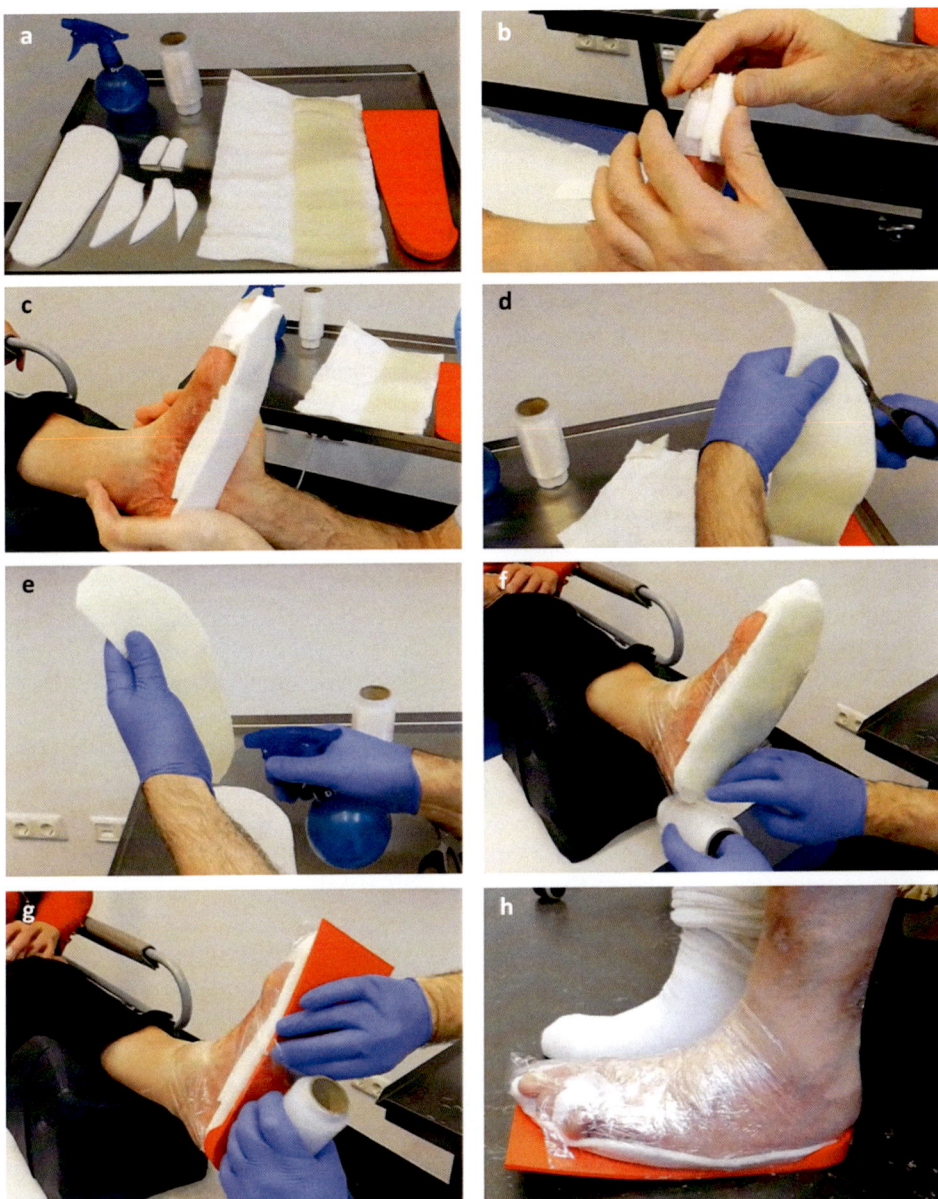

Abb. 21.26 FiF!-mobil (R)-Sohle zur Versorgung eines Ulkus der Großzehe durch einen Hallux rigidus, erster Arbeitsschritt. **a** Vorbereitete Materialien. **b** Platzhalter anbringen. **c** Filz anbringen. **d** Fiberglas zuschneiden. **e** Fiberglas tauchen. **f** Fiberglas mit Packfolie anwickeln. **g** Auch Krümmungsvorgabe anwickeln. **h** In Form pressend aushärten

1. Filz
   a) 5 mm, eingestaucht 1–2 mm
   b) Mit Papierschere zu schneiden
2. Fiberglas
   a) Material für Gipsschienen, ca. 3 mm Stärke
   b) Mit Schere zu schneiden
   c) Die Kanten werden beim Aushärten scharf. Es muss sich jederzeit mindestens eine Lage Filz zwischen Fiberglas und Haut befinden.
   d) Bindet ab mit Wasser (bei warmem Wasser schneller):
      i. In 20–30 min. handlingfest (mit Schere Korrekturen möglich)
      ii. In 24 h endfest (oszillierende Säge für Korrekturen notwendig)
3. Klebevlies
   a) Zugstabil in mindestens eine Richtung: Die Ferse wird mit Zug in Längsrichtung hinten hoch fixiert.

Die Filz-Fiberglas-Sohle weist drei Krümmungen auf:

1. Längskrümmung
   a) Die Längskrümmung wird durch die Krümmungsvorgabe bestimmt.
   b) Sie wird etwas abgeflacht, weil die Wartezeit bis zur Endfestigkeit in aller Regel nicht eingehalten werden kann.
   c) Durch Benutzung vor Endfestigkeit ist sie automatisch kompatibel mit dem Gang der Betroffenen.
2. Querbiegung im Randbereich
   a) Die mediale Kante folgt der Fußkontur leicht.
   b) Dadurch bildet sich eine Halbschale mit starker Erhöhung der Steifigkeit.
3. Um den Fersenball
   a) Ein leichter Rand verbessert, zusammen mit der medialen Wölbung, die „automatisch" richtige Position am Fuß.

Zunächst wird der Filz geschnitten. Platzhalter füllen die späteren Lücken aus. Dann wird er aufgeklebt, aber nicht mit Vlies fixiert.

Fiberglas wird zugeschnitten, getaucht, angebracht und mit Packfolie fixiert. Anschließend wird die Krümmungsvorgabe ebenfalls angebracht und mit Packfolie fixiert.

In einer Pause von 20–30 min wird die Fiberglassohle handlingfest. Die Betroffenen treten in dieser Zeit ihren Fuß im Sitzen in die fest werdende Konstruktion.

Anschließend wird die Filz-Fiberglas-Sohle vorsichtig gelöst und fertig gemacht. Platzhalter werden entfernt, sodass Vertiefungen wieder erscheinen. Eine Abdeckung mit Klebevlies vervollständigt die Filz-Fiberglas-Sohle, die mit Vlies unter dem Fuß angebracht wird (Abb. 21.27). Die Krümmungsvorgabe bestimmt die Abrundung der

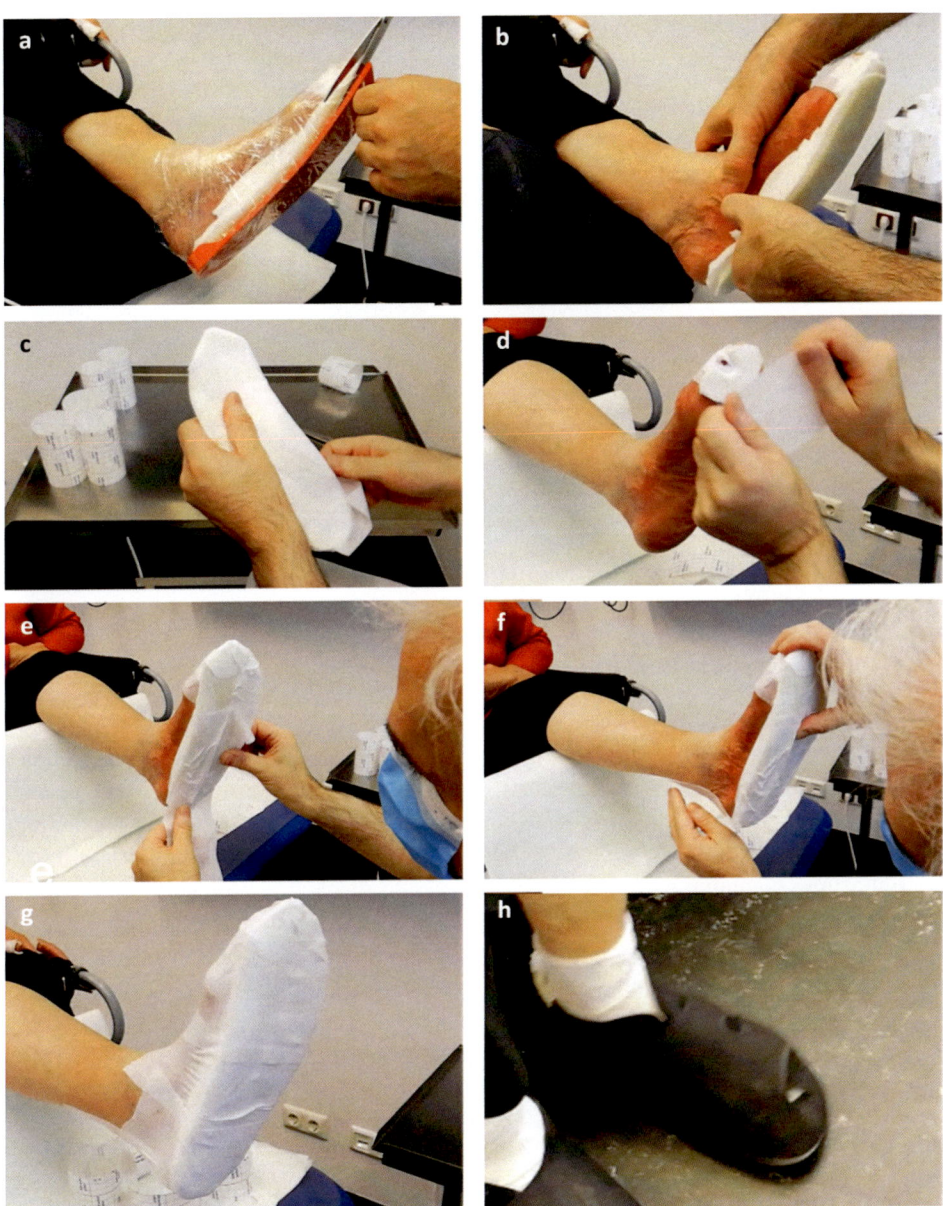

Abb. 21.27 Filz-Fiberglas-Sohle bei Hallux rigidus, zweiter Arbeitsschritt. **a** Lösen der Packfolie. **b** Vorschichtiges Ablösen der Sohle. **c** Abdecken der Sohle. **d** Zusätzliches Distanzpolster zum Schutz der medialen Kondyle. **e** Anbringen mit Zug an der Ferse. **f** Gut an der Ferse befestigen. **g** Die gesamte Sohle fixieren. **h** In einfachen Verbandschuhen mobil

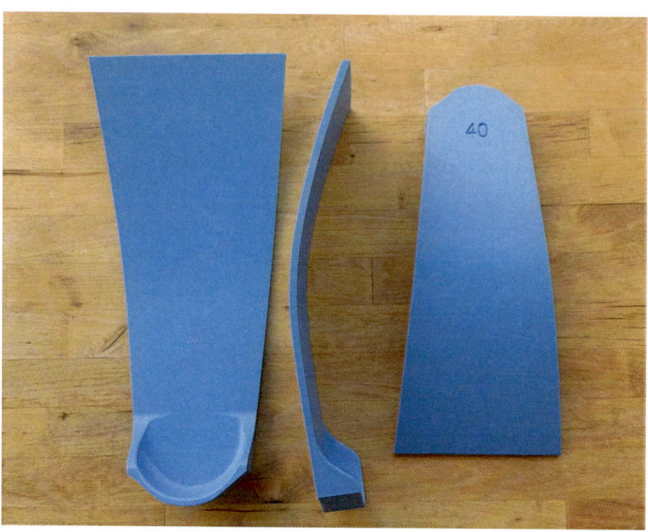

Abb. 21.28 Set von Krümmungsvorgaben in verschiedenen Größen. Diskussion und Download von Druckdateien unter cid-direct.de/blog/fifi-sohle

Sohle in Längsrichtung und die Abrundung eines eventuellen Randes an der Ferse (Abb. 21.28).

21.7.1 Unterschiede H. rigidus/plantare Läsionen

Zur Entlastung plantarer Läsionen der Fußsohle sind die Schritte leicht unterschiedlich. Bei einem Hallux rigidus ist die Filz-Fiberglas-Sohle insbesondere zur Ruhigstellung da. Distanzhalter werden zusätzlich auf die Haut geklebt und erneuert, weil sie dann präziser am richtigen Ort liegen. Plantare Läsionen der Fußsohle können entlastet werden, indem ausreichend Platz zwischen der Läsion und dem Schuhboden sichergestellt wird. Dafür wird nicht nur eine Aussparung geschaffen, sondern der Knochen an der Basis des Ulkus wird etwas entfernt vom Ulkus gestützt. Die Unterschiede bei plantaren Läsionen:

- Der Aufbau ist höher, um genügend Platz schaffen zu können.
- Die Aussparungen werden in den Filz geschnitten und während des Fertigungsprozesses mit Platzhaltern aufgefüllt.
- Die mediale Wölbung auszufüllen hat nicht nur den Zweck, das Verrutschen der Sohle zu verhindern, sondern auch, die mediale Säule zu stützen und den Fuß leicht zu supinieren. Hier besteht eine Fehlermöglichkeit: Ist diese Stütze zu ausgeprägt, rutscht der Fuß lateral von der Sohle ab. Die Filzentlastung ist in dieser Eigenschaft robuster, weil der Filz nicht nur mit Vlies stabilisiert wird, sondern vollflächig unter den Fuß geklebt wird. Bei der Filz-Fiberglas-Sohle wird nur der Rand verklebt, das Abrutschen ist also leichter möglich.

Im Gegensatz zur Filzentlastung wird die Filz-Fiberglas Sohle wiederverwendet. Die Höhe kann nach der Anfertigung verstärkt werden. Die Sohle wird also mit der Zeit besser. Es gibt also drei Arbeitsschritte: Anlage von Filz, Fiberglas und Krümmungsvorgabe (Abb. 21.29) lösen der Sohle und Abkleben der Ränder (Abb. 21.30) und die kontinuierliche Überarbeitung. Die Sohle muss erneuert werden, wenn sie zu hart geworden ist. Je nach Anwendung kann das nach 1–3 Monaten der Fall sein ober beispielsweise, wenn sie feucht und wieder trocken wurde.

21.7.2 Sensorgesteuerte Wundtherapie

In die Filz-Fiberglas-Sohle kann Sensorik zu sensorgesteuerten Wundtherapie eingebaut werden (Abb. 21.31).

21.8 Anlage des TCCs

Der *Total Contact Cast (TCC))*, zu Deutsch *Vollkontaktgips,* gilt in seiner nicht abnehmbaren Form als Goldstandard der Ruhigstellung und äußeren Entlastung beim DFS (Burnett 1987). Er immobilisiert alle Gelenke, hat eine steife und geformte Sohle, und die Wand trägt einen wesentlichen Teil der Last (Begg et al. 2016). Die tragenden Eigenschaften des Unterschenkels ermöglichen auch eine Entlastung der Ferse, sodass eine Indikation bei allen Fußulzera bestehen kann.

Die Techniken der Anfertigung sind sehr unterschiedlich. Vielen gemeinsam ist:

- Polsterungen werden an empfindlichen Stellen angebracht.
- Der TCC endet 2 Querfinger breit unter dem Fibulakopf.
- Mehrere Cast-Materialien werden verwendet, von denen eines sehr steif wird und die Fußsohle schient.
- Eine Laufsohle wird unter den TCC geschnallt oder geschäumt. Sie beinhaltet eine Rolle, auch Rockerbottom oder Tintenlöscher genannt. Die Rolle ermöglicht die Gangabwicklung.

Unterschiede bestehen insbesondere darin, ob der TCC

- ... auch vom Patienten geöffnet und wieder geschlossen werden kann *(Removable TCC)*. Dazu werden zumeist Schlitze angelegt, die den TCC in 2 Teile zerlegbar machen *("Zwei-Schalen-TCC")*.
- ... nur vom Behandler geöffnet und wieder geschlossen werden kann. Diese TCCs werden in der Regel mit einer Gipsbinde verschlossen, die mit einer Säge wieder geöffnet werden muss *("rendered irremovable TCC")*.

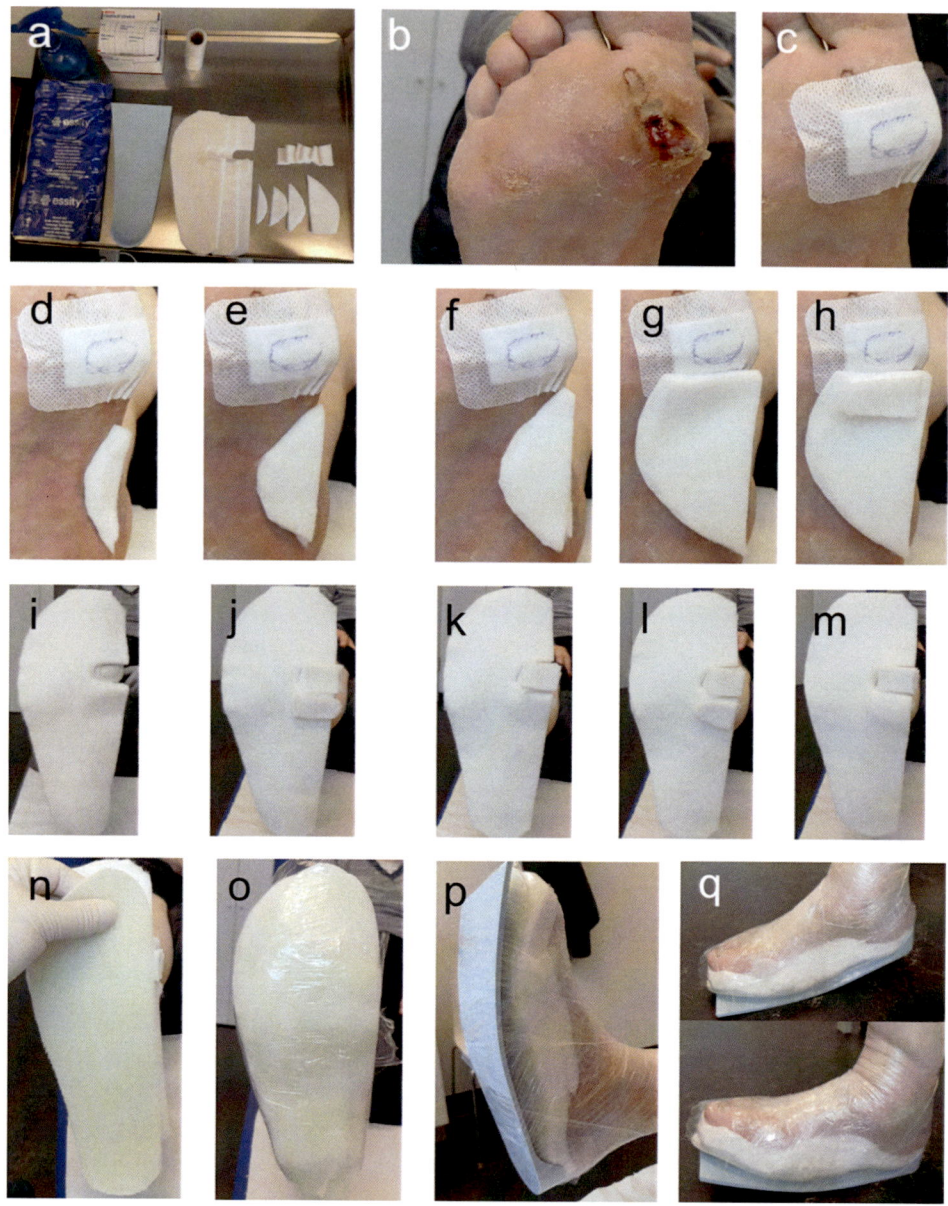

Abb. 21.29 a Materialien für eine FiF!-mobil(R)-Sohle zur Entlastung plantarer Wunden. **b** Ulkus unter MTK 1. **c** Abdeckung des Ulkus mit einer Markierung, die weiter erkennen lässt, wo sich das Ulkus befindet. **d–g** Ausfüllen der medialen Wölbung. **h** Erste retrokapitale Unterstützung. **i** Erste Sohle. **j** Platzhalter in der Aussparung sowie zweite retrokapitale Unterstützung. **k** Zweite Sohle. **l** Dritte retrokapitale Unterstützung und Platzhalter in der Aussparung. **m** Dritte Sohle. **n** Anpassen der Fiberglassohle. **o** Die getränkte Fiberglasschicht wird mit Folie angewickelt. **p** Die Krümmungsvorgabe wird ebenfalls angewickelt. **q** Im Sitzen presst der Patient seinen Fuß über 20–30 min in die Sohle

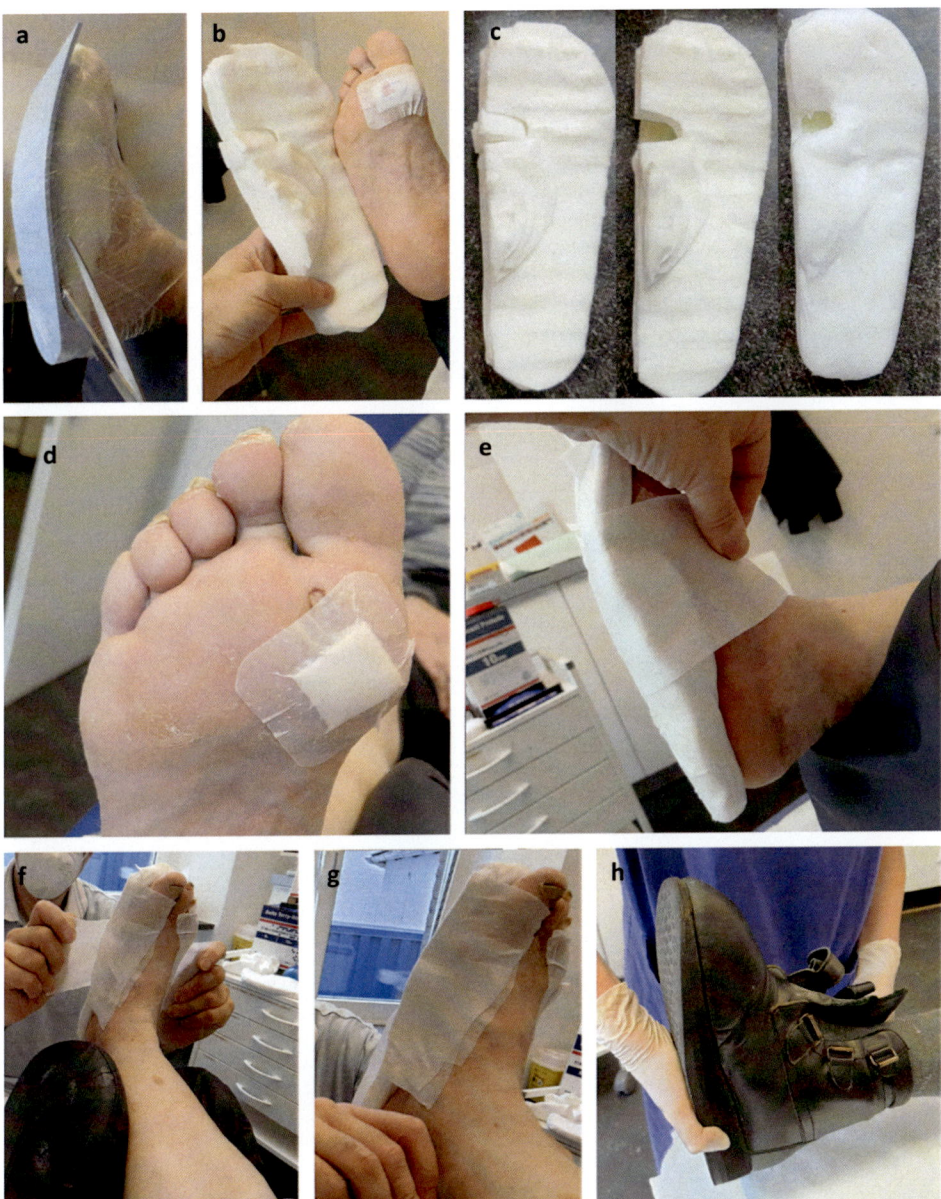

Abb. 21.30 **a** Die Folie wird vom Verband gelöst. **b** Der Verband wird vorsichtig vom Fuß gelöst. **c** Die Platzhalter werden entfernt, die Sohle mit Klebefließ abgedeckt. **d** Das Ulkus wird versorgt. **e** Die Sohle wird angebracht und **f** stramm fixiert, insbesondere **g** an der Ferse. **h** Socke und Schuhe – ohne ihre Einlage – werden angezogen

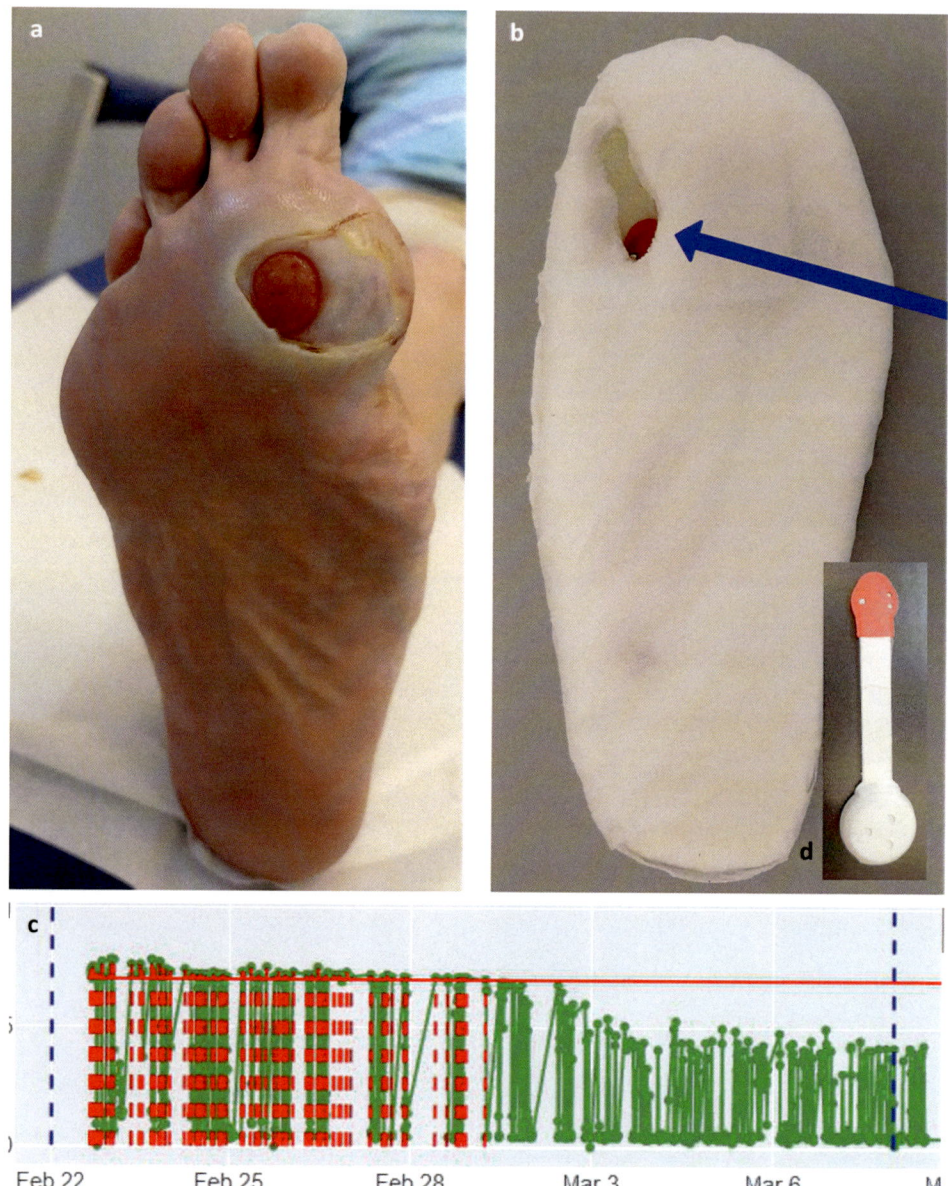

Abb. 21.31 Sensorik in einer Filz-Fiberglas-Sohle. **a** Läsion zu Beginn. **b** Sohle mit Sensor (Pfeil). **c** Beispiel einer der grafischen Anzeigen, in diesem Fall der Druckalarme über 4 Wochen bei einem Patienten mit Fersenulkus. **d** Sensoreinheit mit Sensorik im Kopf und Stromversorgung, Prozessor und Übertragung in der Basis Nach zwei Wochen hatte der Patient sein Gehverhalten so anpassen können, dass keine Alarme mehr auftraten. Die Schrittzahl musste er dafür nicht reduzieren

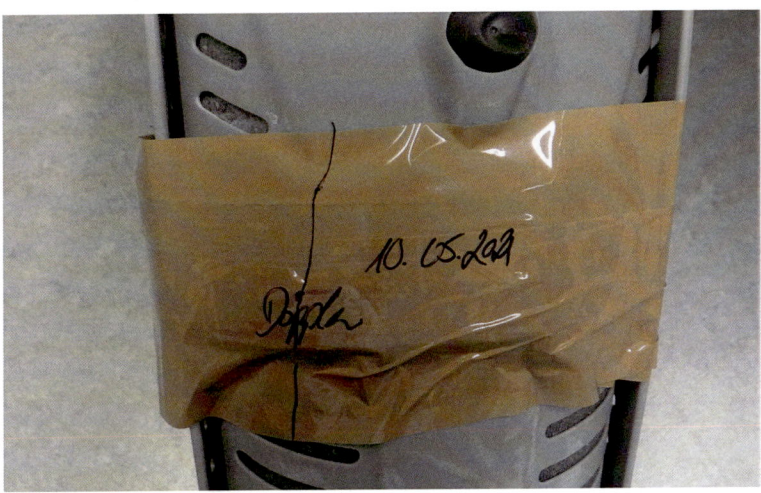

Abb. 21.32 Instant Total Contact Cast, verschlossen mit Paketband und Unterschrift (Dank an Dr. Karl Zink, Bad Mergentheim)

- ... nicht vom Betroffenen entfernt werden kann, aber den Zugang zum Ulkus erlaubt, damit Verbände gewechselt werden können *("windowed TCC")*. Das Fenster kann sich im tragenden Bereich oder im nicht tragenden Teil des TCC befinden. Ein Fenster im ventralen Teil wurde von den Autoren vorgeschlagen *("ventral windowed" = VW-TCC)*.
- ... zum einmaligen Gebrauch gedacht ist und dann entsorgt wird. Dieser ist auch nicht vom Patienten zu öffnen („klassischer oder Standard-TCC").
- ... im Bereich der Zehen nur eine Sohle angefertigt wird (offen) oder auch eine Zehenbox (geschlossen).

Zusätzlich wird in der Literatur der sog. „instant TCC (i-TCC)" beschrieben, bei dem serienmäßig gefertigte Orthesen mittels Kabelbinder (Piaggesi et al. 2007) oder mithilfe einer Gipsbinde (Katz et al. 2005; Armstrong et al. 2002, 2005) verschlossen und gegen ein Abnehmen durch den Patienten gesichert werden (Abb. 21.32).

Während die wiederverwendbaren Typen über Monate oder Jahre einsetzbar sind und sehr robust ausgeführt werden, ist die Version zum Einmalgebrauch leicht und dünn gefertigt. Bei der Herstellung werden bei den mehrfach verwendbaren Typen an empfindlichen Stellen *Platzhalter* auf die Haut aufgebracht, die nach dem Öffnen wieder entfernt werden und eine Aussparung hinterlassen, die einen zusätzlichen Schutz vor Verletzungen darstellt. Sie lassen sich leicht *nachpolstern*. Auf den Verband wird Lippenstift angebracht, der die Stelle im TCC markiert, die evtl. doch noch Kontakt hat. Der TCC „lernt daher den Fuß kennen" und wird mit der Zeit immer besser.

Die *Zehenbox* schützt vor dem Eintritt von Fremdkörpern und vor Traumata, verwehrt aber den Blick auf die Zehen und damit auf warnende Zeichen einer evtl. Durchblutungsstörung. Die Zehenbox kann zudem Druck ausüben und Ulzera auslösen. Bei Techniken, die dem Patienten keine Möglichkeit geben, seinen Fuß zu inspizieren, wird oft den freien Zehen der Vorzug gegeben, während bei der „removable" Variante oder dem „VW-TCC" die Vorzüge der geschlossenen Zehenbox eher überwiegen.

Die Behandlung mit dem TCC ist eine *aufklärungspflichtige* Maßnahme. Sie engt die Freiheit des Patienten ein. Aber auch die Vorsichtsmaßnahmen beim Gehen und beim Autofahren müssen sicher kommuniziert sein, und die Risiken wie Verletzungen im oder durch den TCC (z. B. am kontralateralen Bein) sowie Stürze mit dem TCC müssen dem Patienten bekannt sein. Hierbei kommt es nicht auf die Unterschrift an, sondern darauf, dass der Patient strukturiert, am besten anhand eines Bogens, über alles Notwendige instruiert wird und eine freie und informierte Entscheidung fällen kann.

Es ist für eine Einrichtung mit Versorgungsschwerpunkt „Diabetischer Fuß" sehr sinnvoll, eine Cast-Technik zu beherrschen. Damit hat die Einrichtung den Goldstandard des wesentlichsten Behandlungskonzeptes selbst in der Hand und kann ihn bei Bedarf ohne Zeitverzögerung einsetzen. Insbesondere können *Variationen* umgesetzt werden, die auf besondere anatomische Gegebenheiten (z. B. eine Spitzfußdeformität oder Amputationen) oder therapeutische Notwendigkeiten (Positionskorrekturen oder Einarbeiten eines Fixateurs) eingehen.

Bei der Herstellung müssen viele Fertigkeiten beherrscht werden:

- Polsterung: richtige Polsterung und mögliche Gefahren durch Fehler.
- Bindenführung: wie die Binde geführt wird und wie ihr eine Richtung gegeben wird.
- Versteifung des Sprunggelenks: mithilfe besonderer Bahnen in Form einer „8" um die Ferse, analog zu Sprunggelenkstützverbänden.
- Überblick behalten über die Dicke des Casts an den verschiedenen Stellen.
- Anmodellieren des Casts an den Fuß und das Bein.
- Schnittführung beim Aufsägen des Casts.
- Umgang mit der Säge und den Scheren zum Öffnen des Casts.
- Abkleben der Ränder und Ausbessern von Fehlern.

Beim Erlernen ist es sinnvoll,

- einen Kurs dazu zu besuchen,
- sich möglichst viele dieser Techniken im Vorfeld mit elastischen Binden oder beim Herstellen sog. „Watteschuhe" anzueignen,
- einen bestimmten Tag für die Herstellung des ersten eigenen Casts auszuwählen und alle Materialien zu beschaffen,
- wenige Tage zuvor mit einem Tutor die Technik nochmals in mehreren Stunden intensiv zu lernen und an einem „Modell" zu üben.

Notwendige **Instrumente** für die meisten dieser Techniken:

- 1 Schere, mit der noch nicht ausgehärteter Cast geschnitten werden kann (billigste Ausführung genügt)
- 1 Schere zum Zuschneiden des Polstermaterials und des Klebevlieses (muss scharf sein, billigste Ausführung genügt)
- Böckchen zur Unterstützung des Oberschenkels
- Sprühflasche zum Benetzen des Casts
- Dicker Filzstift zum Anzeichnen der Schnittführung vor dem Aufsägen
- Oszillierende Säge
- Kleine und große Schere zum Aufschneiden des Casts

Die verwendeten **Materialien** variieren stark nach Technik und Vorlieben. Hier beispielhaft die von den Autoren bevorzugte Technik:

- 5 mm starker selbstklebender Filz zur Anfertigung der Polsterungen
- 2 cm dicker offenporiger Schaumstoff für die Polsterung der Zehenbox
- Klebevlies zur Befestigung der Polsterungen und zum Ausgleich von Unebenheiten
- Frotteeschlauch, der die Innenseite des TCC darstellen wird
- 12,5 cm breite Cast-Longuette aus Fiberglas, die die Sohle versteift
- 7,5 cm breite Cast-Binden aus Polyester für die Touren am Fuß
- 10 cm breite Cast-Binden aus Polyester für die Touren am Bein
- Schrumpffolie 10 cm breit, einzusetzen nach Einsprühen zum besseren Lagenverbund und zur besseren Verteilung der Flüssigkeit sowie Glätten der Oberfläche.
- Klettmaterial (Klett und Flausch, eines selbstklebend) zur Realisierung eines Verschlusses
- Laufsohlen in unterschiedlichen Größen mit entsprechenden Verschlüssen

Die Anlage des TCC in *Schritten* (Abb. 21.33):

1. Zunächst wird eine Kompresse zwischen die Zehen gelegt, um die Breite der Zehenbox über ein Mindestmaß hinaus zu erhöhen.
2. Dann werden Platzhalter an den Knöcheln, der Schienbeinkante und der Tibialis-anterior-Sehne an deren Übergang zum Fuß angebracht.
3. Zweilagig werden Platzhalter in dem Bereich befestigt, der wegen einer Wunde besonders entlastet werden soll. Wird der TCC für einen Charcot-Fuß angefertigt, so entfällt dieser Schritt (Abb. 21.33a).
4. Dann wird Watte ein- bis zweilagig aufgebracht, beginnend mit den Zehenspitzen, an denen die Watteschicht nach vorne fünflagig ist. Auch dies dient der Absicherung einer Mindestgröße der Zehenbox (Abb. 21.33b).

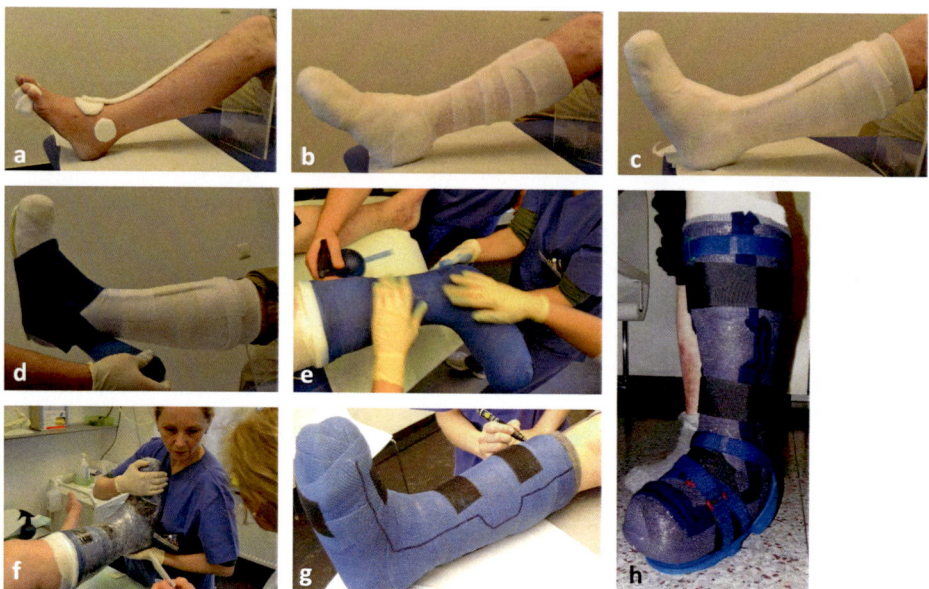

Abb. 21.33 Anlegen eines TCC. **a** Abstandhalter unter der Watte, die beide als später entfernte Abstandhalter gedacht sind. **b** Anlegen von Watte. **c** Polsterung auf dem Frotteeschlauchverband. **d** Die erste Binde, die als „8" um die Ferse angelegt wird. **e** Benetzen des Gipsverbandes. **f** Anmodellieren des Gipsverbandes. **g** Markierte Schnittlinien. **h** TCC geschlossen

5. Nun wird der Frotteeschlauch, der die Innenseite des fertigen TCC repräsentieren wird, über die Watte gezogen. Alles, was sich zwischen Frotteeschlauch und Bein befindet, wird später entfernt. Es sichert einen ausreichenden Abstand zwischen Bein und Cast, insbesondere im Bereich der druckgefährdeten Regionen.

6. Auf den Frotteeschlauch werden weitere Polster angebracht, die den TCC an bestimmten Stellen innen nachgiebig machen. Im Bereich der späteren Zehenbox ist dies ein 2 cm dicker, offenporiger Schaumstoff. An den übrigen Stellen wird Filz verwendet. Die Lokalisationen sind die Knöchel und die Schienbeinkante, die Ferse sowie die Sohle (Abb. 21.33c). Die Sohle wird bei der Indikation „Charcot-Fuß" einlagig, bei der Indikation „Wunde" dreilagig gestaltet. Bei letzterer Indikation werden 2 Lagen mit Aussparungen im Bereich der Wunden korrespondierend zu den zuvor aufgebrachten Platzhaltern zuerst aufgebracht, darüber eine durchgängige Lage. Die Ausschnitte entsprechen genau den zuvor auf den Ulzera angebrachten Abstandshaltern.

7. Die Polstermaterialien werden unter Zug mit dem Klebevlies befestigt. Dabei werden evtl. Unregelmäßigkeiten ausgeglichen. Größere Vertiefungen werden vorher mit Filz aufgefüllt. Dieser Schritt ist sehr wichtig. Die inneren Schichten quellen

sonst in der Aushärtungsphase des Cast-Materials in diese Vertiefungen und werden zu Höckern und scharfen Kanten auf der Innenseite des TCC.

8. Zum Schutz der Therapeuten und ihrer Kleidung werden Handschuhe und Schürzen getragen. Die Sohle wird aus der Fiberglas-Longuette ausgeschnitten und mit der ersten, 7,5 cm breiten Binde angewickelt. Die erste Binde ist für die Ferse zuständig, die mit einer „8" umwickelt wird, wie dies für sprunggelenkstabilisierende Verbände üblich ist (Abb. 21.33d).

9. Die zweite Binde beginnt mit 5 Lagen für die Zehenbox. Diese Binde ist insbesondere für den Vorfuß gedacht.

10. Es folgen weitere 4–8 Binden je nach Größe, Gewicht und erwarteter Laufintensität des Patienten.

11. Der TCC wird mit Wasser eingesprüht, sodass er ganz getränkt ist (Abb. 21.33e).

12. Die selbstklebenden Klettverschlüsse werden aufgelegt.

13. Die Schrumpffolie (aus der Verpackungsindustrie) wird stramm um den TCC gezogen.

14. Der TCC wird anmodelliert, insbesondere plantar und im Bereich der Kulisse der Malleolen (Abb. 21.33f).

15. Nach etwa 10 min ist der TCC so fest, dass er seine Form behält, wenn er nicht gedrückt wird. Nach 20 min etwa kann der Patient damit im Rollstuhl gefahren werden.

16. Das Aufsägen mit einer oszillierenden Säge benötigt unelastisches, ausgehärtetes Cast-Material. Idealerweise wird der TCC daher erst am Folgetag aufgesägt. Manchmal ist das aus organisatorischen Gründen nicht möglich, mindestens 2 Stunden sollten aber verstrichen sein.

17. Die Linien der *Schnittführung* werden angezeichnet, sodass die vordere Schale etwas kleiner ausfällt als die Hintere, der Patient aber noch gut aus dem TCC heraus und wieder hineinkommt (Abb. 21.33g). Dann werden die steifen Materialien gesägt, die Polsterungen mit der Schere durchgeschnitten, die beiden Schalen an den Rändern mit Randpolstern abgeklebt (Abb. 21.33h).

Der Patient darf das Sprunggelenk während der Anlage der Binden nicht bewegen. Kommt es doch zu Bewegungen, so entstehen Falten, die mühsam wieder ausgeschliffen werden müssen. Eventuell muss eine Assistenz den Fuß fixieren.

Vor jedem Wiederverschließen muss der TCC **geprüft** werden. Er wird von innen abgefühlt, um zu erkennen, ob inzwischen *Vorsprünge* tastbar geworden sind. Die Polstermaterialen schrumpfen unter Belastung, sodass Unebenheiten im Verlauf zutage treten können, die zuvor noch bedeckt waren. Bei jeder Vorstellung in der Einrichtung muss der TCC zudem auf Passgenauigkeit im Unterschenkel und eventuelle Fremdkörper überprüft werden.

Sowohl TCCs als auch Walker haben in der Regel eine sehr kräftige Sohle, die das Bein um 3–4 cm „verlängert". Daher ist in der Regel eine **Sohlenerhöhung auf der Gegenseite** notwendig. Grundsätzlich müssen auch **Gehhilfen** zur Verfügung gestellt werden, auch wenn diese allenfalls in der Anfangszeit genutzt werden.

21.9   VW-TCC

Laut einer Untersuchung tragen Patienten einen TCC oder Walker, der an- und ausgezogen werden kann (RCW), nur während 28 % der Schritte, die sie gehen (Armstrong et al. 2003). Damit ist eine schlechtere Heilung verbunden, sodass die Autoren der Studie einen nicht abnehmbaren TCC empfahlen.

Leitlinien fordern ein „kniehohes, nicht entfernbares" Entlastungshilfsmittel (Bus et al. 2016), das aus Praktikabilitätsgründen zudem die Wundversorgung erlauben sollte. Eine Möglichkeit ist, den TCC bei jedem Verbandwechsel neu anzufertigen. Kann der Patient aber nicht zu jedem Verbandwechsel in die Fußambulanz kommen, so muss ein Pflegedienst Zugang zur Wunde haben, der Patient selbst sollte das Hilfsmittel aber nicht ablegen können. Eine Möglichkeit besteht darin, zum Verschluss Kabelbinder oder ähnliche Methoden einzusetzen. Handwerklich geschickte Patienten setzen sich darüber schon mal trickreich hinweg. Gravierender ist aber, dass vom Pflegedienst immer wieder andere Mitarbeiter die Besuche tätigen. Daher müssen die Verschlüsse gelagert werden, was aus logistischen Gründen häufig beim Patienten selbst erfolgt, mit den zu erwartenden Konsequenzen. Zudem akzeptieren einige Patienten eine so offensichtlich disziplinierende Maßnahme schlecht.

Fenster in der Belastungszone haben sich in den Augen der Autoren nicht bewährt. Die Innenteile können verkanten und Druck ausüben, Flüssigkeiten können eindringen, der Rand des Fensters kann ebenfalls Druck ausüben.

Eine realistische Möglichkeit ist die Aufteilung der Vorderschale in zwei Hälften. Die distale Hälfte kann abgenommen und der Fuß ein Stück aus dem TCC gezogen werden (**VW-TCC = Ventral Windowed TCC**) (Abb. 21.34, 21.35). So können Verbandwechsel erfolgen, die Integrität von Haut und TCC können überprüft werden. Da die Polsterung dabei regelmäßig nachgearbeitet wird, verliert sie ihre druckumverteilenden Eigenschaften nicht. Diese Technik ist bei einer völlig atrophierten Wade nicht durchführbar. Das proximale Ende der Vorderschale muss im Bereich der Tibia stärker gepolstert werden als üblich, da es einem höheren Druck ausgesetzt ist. Wenn ein leichter Zugang zur Ferse erforderlich ist, verlaufen die Schnittlinien in einer etwas dorsaleren Ebene als üblich. In diesem Fall wird die dorsale Schale schlanker und muss verstärkt werden. Im Vergleich zwischen einem Zeitabschnitt mit Verwendung des VW-TCC gegenüber der Zeit davor ohne VW-TCC war die Zeit bis zum Erreichen einer Belastbarkeit halbiert (Hochlenert und Fischer 2020).

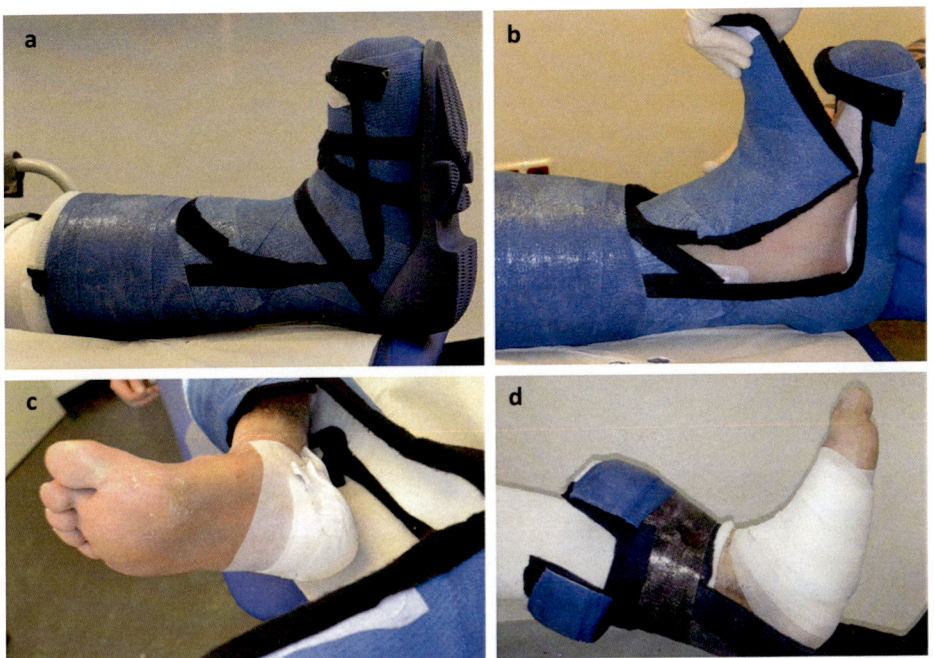

Abb. 21.34 **a** VW-TCC: nicht entfernbarer zweischaliger TCC mit **b** abnehmbarem, distalem Teil der vorderen Schale. **c** Sie ermöglicht den Zugang auch zu plantaren Läsionen oder Fersenulzera. **d** Weitere Konstruktionselemente wie Klappen können zusätzlich angebracht werden

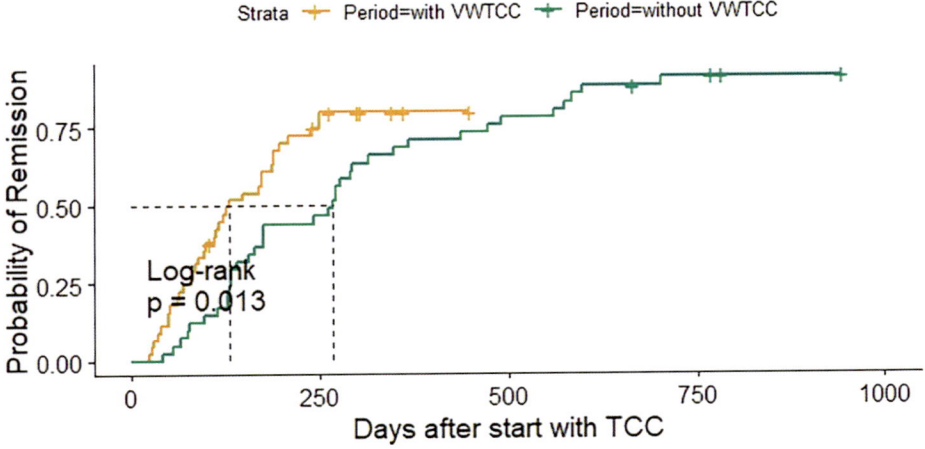

Abb. 21.35 Im historischen Vergleich gegenüber einer Periode ohne Verfügbarkeit des VW-TCC war die Zeit bis zur Belastbarkeit halbiert

21.10 Kondyläre Abstützung – Sarmiento-Gipsverband

In den bisher dargestellten Steifverbänden gelingen eine Ruhigstellung und über ein besonders geeignetes Interface zwischen Fußsohle und Sohle des Steifverbandes eine Entlastung. Eine komplette Entlastung der gesamten Fußsohle ist aber nicht das Ziel. Falls erforderlich, kann eine Zwei-Schalen-Orthese, die an den Kondylen des Schienbeinkopfes aufsetzt oder alternativ durch einen Cast-Verband, der dieses Konzept ebenfalls umsetzt (Sarmiento-Gipsverband) eingesetzt werden. Dieser besonders hergestellte Cast nutzt die Tibia-Kondylen und die Kniescheibenunterseite zur Lastaufnahme bei gestrecktem Knie und ist auf der Rückseite im Bereich des Kniegelenkes so konstruiert, dass das Knie zum Sitzen gebeugt werden kann (Abb. 21.36).

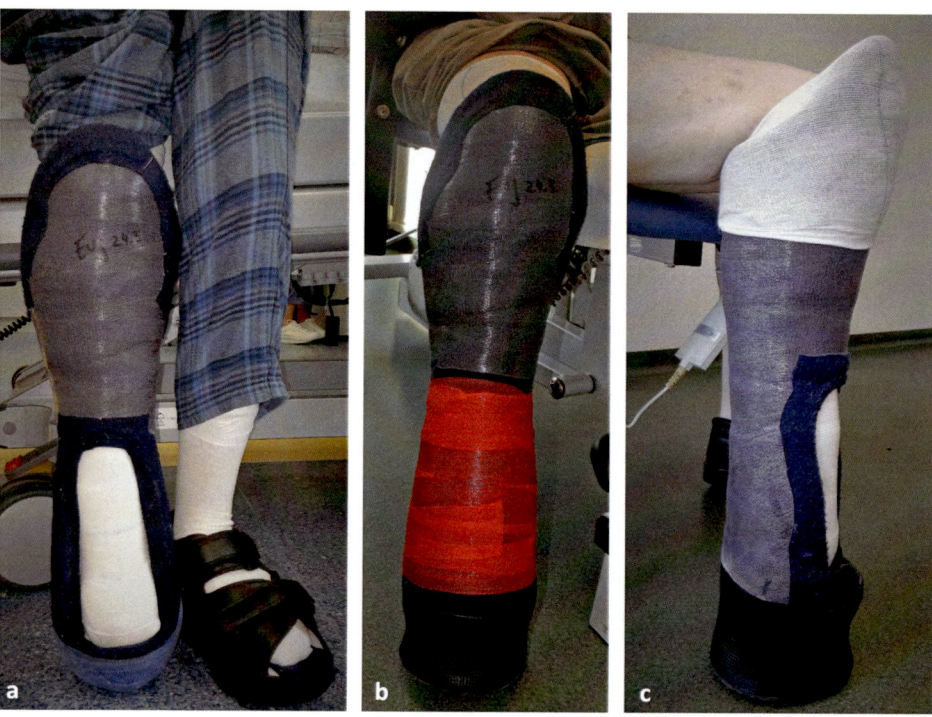

Abb. 21.36 Sarmiento-Gipsverband bei einem Patienten mit frischem Syme-Stumpf **a** im Stehen, das distal-ventrale Fenster ist zur Wundkontrolle angebracht und kann geschlossen werden, **b** im Sitzen und **c** im Sitzen seitlich, zwischenzeitlich wurde eine Zurichtung zum Längenausgleich und zur Ermöglichung der Belastung angebracht. Der Stumpf „schwebt" im Cast und wird nicht belastet

21.11 Bett-Cast

Mit flexiblem Cast-Material in Kombination mit einer steifen L- Schiene lässt sich eine leichte Bauart des Vollkontaktgipses realisieren, die insbesondere zur Entlastung der Ferse im Bett geeignet ist. Gebräuchliche Namen sind „Bett-Cast" oder „Flex-Cast". Das Material kann mit einer Gipsschere aufgeschnitten werden, sodass keine Säge angeschafft werden muss. Die Zehenbox entfällt. Die später entfernte Polsterung auf der Haut und dem Verband schafft Distanz insbesondere für die Knöchel und die Ferse. Die Polsterung zwischen Frotteeschlauch und Cast bringt nachgiebiges Material insbesondere zur Abdeckung der steifen Schiene sowie im Bereich der Knöchel zum Einsatz (Abb. 21.37, 21.38).

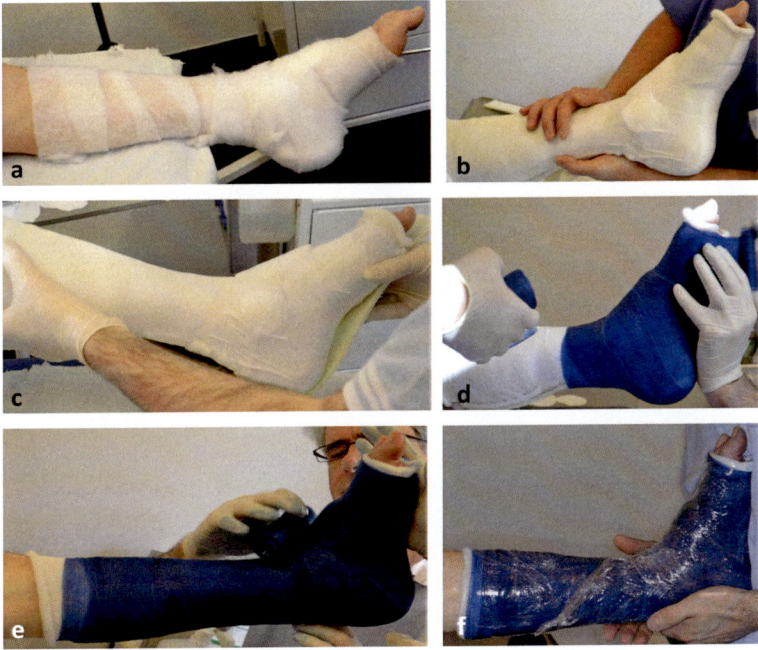

Abb. 21.37 Anfertigung eines Bett-Cast. **a** Platzschaffende Polsterung an Ferse und Knöchel. **b** Frotteeschlauch mit schützenden Einsätzen. **c** Schiene aus starrem Cast. **d, e** flexibles Cast-Material. **f** Anfeuchten und Modellieren

Abb. 21.38 Bett-Cast für einen Patienten mit rezidivierenden Ulzera der Ferse und des Fußes lateral

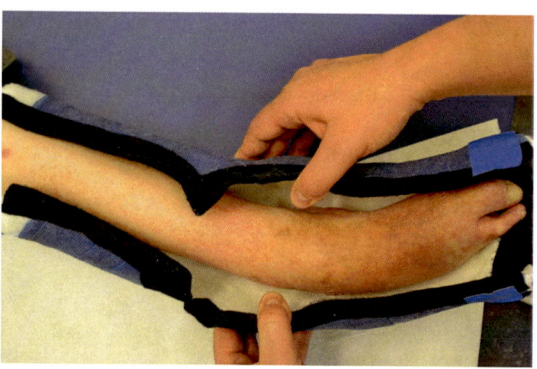

21.12 Einige konfektionierte Hilfsmittel

Die Auswahl orientiert sich an Zweckmäßigkeit, Verfügbarkeit, Praktikabilität und Preis. Der Zweck besteht entweder in der Druckentlastung einer Region, z. B. einer Wunde, oder in einer Ruhigstellung der Fußgelenke, letzteres insbesondere beim Charcot-Fuß.

Der Nachweis der **Zweckmäßigkeit** eines Hilfsmittels zur Druckentlastung plantarer Ulzera gelingt durch vergleichende Druckmessungen im Bereich der Fußsohle mit geeigneten druckmessenden Einlagensystemen. Eine Reihe von Hilfsmitteln stehen zur Auswahl (Koller und Kersken 2013; Morbach et al. 2009). Verglichen werden meist Konfektionsschuhe mit orthopädischen Maßschuhen, Vorfußentlastungsschuhen, Therapieschuhen, *Removable-Cam-Walkern* (RCW), nicht abnehmbaren Walkern = instant Total Contact Cast (iTCC) und nicht abnehmbarem TCC (Bus et al. 2008).

In den Studien zur Druckentlastung beim DFS wird deutlich, dass der Nachweis der Reduktion der Hochdruckzonen mit der klinischen Reduktion der Abheilungszeit bei Nutzung der einzelnen Hilfsmittel korreliert. Das bedeutet, je besser die Druckentlastung in den Messverfahren, desto besser die Abheilung (Armstrong et al. 1998).

Die **Praktikabilität** entscheidet, ob der Patient mit dem Hilfsmittel seinen Alltag bewältigen kann. Dabei sind der Grad der zu erreichenden Mobilität, die Sturzgefahr, die Geschwindigkeit, mit der das Hilfsmittel angelegt werden kann, und die insgesamt einfache Anwendung ohne wesentliche Fehlerquellen von Bedeutung. Die konsequente Tragweise durch den schmerzunempfindlichen Menschen und damit die Wirksamkeit eines zweckmäßigen Hilfsmittels ist von der Praktikabilität abhängig, es sei denn, der Betroffene kann es nicht ablegen.

In Studien wird ebenfalls ersichtlich, dass die zeitliche Nutzung der Hilfsmittel durch die Betroffenen mit der Zeit bis zum Erreichen der Remission korreliert. Je seltener das Hilfsmittel getragen wird, desto langsamer die Abheilung (Armstrong et al. 2003).

Die Druckentlastung (% foot pressure reduction) bei Removable-Cam-Walkern schneidet im Vergleich zum geschalten TCC (Removable TCC) nur marginal schlechter ab (Piaggesi et al. 2007). Wenn man die Betroffenen durch geeignete Maßnahmen dazu zwingt, das Hilfsmittel dauerhaft zu tragen, sind die Unterschiede in der Abheilung im Vergleich zum TCC nur noch gering (Waaijman et al. 2013; Gutekunst et al. 2011).

Aus praktischer Sicht besteht ein wichtiger Vorteil des TCC darin, dass er an besondere Situationen angepasst werden kann. Dies können z. B. Fehlstellungen, Amputationen, Deformitäten einer Extremität, notwendige Lagekorrekturen oder die Integration eines externen Hilfsmittels wie eines Ansaugpads einer Unterdruck-Wund-therapie oder ein Fixateur externe sein. Die Ausbildung sollte jedoch an weniger komplexen Fällen erfolgen, und es sollte sichergestellt werden, dass vor der Behandlung komplexerer Krankheitsbilder die volle Anwenderkompetenz erreicht wird.

21.12.1 Hilfsmittelgruppen

In Deutschland existiert mit dem *Hilfsmittelverzeichnis* eine umfangreiche Sammlung an Definitionen, Indikationen und Beschreibungen. Das Verzeichnis ist unter anderem auf der Internetseite des GKV-Spitzenverbandes (hilfsmittel.gkv-spitzenverband.de) einseh-bar. In der Produktgruppe 8 sind die Einlagen aufgeführt, in der Produktgruppe 31 die Schuhe. In der Folge werden daher nur einige Beispiele in Grundzügen dargestellt.

21.12.1.1 Verbandschuhe

Verbandschuhe sind Schuhe, die so geräumig angefertigt sind, dass sie den Fuß mit zugehörigem Verband aufnehmen können. Sie schützen den Verband vor mechanischer Beschädigung und vor Schmutz. In der Regel fehlt eine Bettung. In der Erkrankungs-phase ist der Betroffene nur reduziert mobil, und fußbettende Funktionen werden oft weniger intensiv benötigt und vom Verband übernommen. Diese Schuhe, die beim Patienten den Eindruck von Filzpantoffeln hinterlassen, dürfen bei verbesserter Geh-fähigkeit und Wegfall des Verbandes nicht ohne eine Einlage weiterverwendet werden (Abb. 21.39).

21.12.1.2 Therapieschuhe

Therapieschuhe versuchen, neben Geräumigkeitsaspekten für den Verband auch druck-umverteilende Elemente zu realisieren. Im Hilfsmittelverzeichnis wird der Begriff für stabilisierende Schuhe bei neurologischen Erkrankungen eingesetzt. Die in der DFS-Versorgung gebräuchlichen Therapieschuhe sind in der Diktion des Hilfsmittelverzeich-nisses Verbandschuhe.

Therapieschuhe für das DFS haben in der Regel versteifte Sohlen, eine Abrollsohle und sind mit Einlagensystemen kompatibel, die mitgeliefert und zugerichtet werden oder vom Orthopädieschuhmacher anzufertigen sind (Abb. 21.40).

Abb. 21.39 Beispiel eines Verbandschuhs

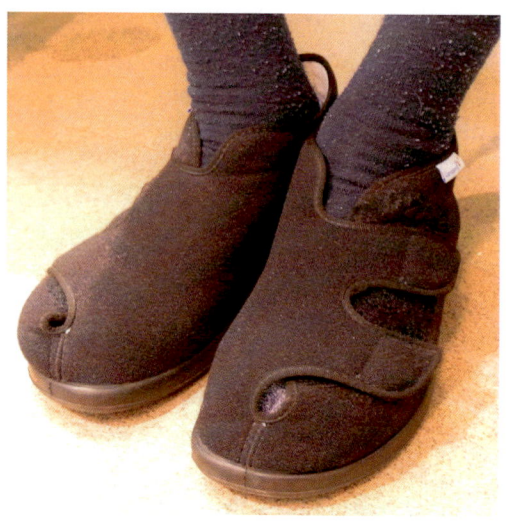

Abb. 21.40 Beispiel eines individualisierten Therapieschuhs

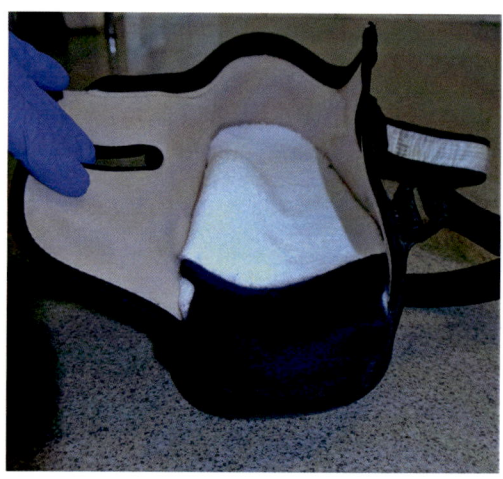

Fußteil-Entlastungsschuhe, also sog. Vorfußentlastungsschuhe und *Rückfußentlastungsschuhe* waren in den 80er- und 90er-Jahren des letzten Jahrhunderts der Standard in der Entlastung von Menschen mit Neuropathie und einem plantaren Ulkus. In den letzten Jahren werden sie bei Menschen mit eingeschränktem Schmerzempfinden seltener eingesetzt. Der Vorfußentlastungsschuh soll so genutzt werden, dass der kranke Fuß immer vor dem gesunden Fuß steht und mit diesem kleinschrittigen Gang nur die notwendigsten Strecken in der Wohnung bewältigt werden. Gebrauchsspuren an der Vorderkante des Entlastungsschuhs (Abb. 21.41) sowie am Verband wiesen aber sehr

Abb. 21.41 Abnutzungsspuren an der Vorderkante des „Vorfußentlastungsschuhs" belegen den regelwidrigen Gebrauch durch Menschen mit Neuropathie und das Schadenspotenzial

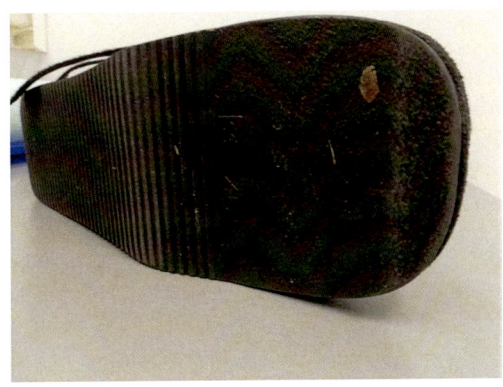

häufig darauf hin, dass es mit diesen Schuhen zu Maximalbelastungen gekommen war, wenn Patienten versucht hatten, normaler zu gehen und den gesunden Fuß vor den kranken Fuß zu setzen. Zudem soll es unter der Nutzung einzelner Modelle zur Entwicklung von akuten Charcot-Füßen gekommen sein. Rückfußentlastungsschuhe hatten Ausweitungen der Ulzera auf das benachbarte Areal im Bereich der Bruchkante zur Folge. Die Autoren setzen diese beiden Formen der Therapieschuhe nur noch in seltenen Ausnahmefällen ein. Die ICW (Initiative Chronische Wunde e. V.) hat eine Stellungnahme veröffentlicht, in der die Probleme dezidiert beschrieben werden und die Verordnung bei Menschen mit PNP und Vorfußläsionen ausdrücklich als „falsch" bezeichnet wird (Kröger et al. 2015).

21.12.1.3 Walker

Walker sind Hilfsmittel, die für sich reklamieren, einen Vollkontakt zu realisieren, ohne dass der Therapeut eine Cast-Technik beherrschen muss. Sie werden auch als *"instant total contact casts"* bezeichnet, die durch Gipsbinden, Kabelbinder oder ähnliches „irremovable" gemacht wurden. Grundsätzlich unterscheidet man den nicht abnehmbaren instant Total Contact Cast *(iTCC)* und den Removable Cam Walker (RCW). Im Hilfsmittelverzeichnis werden sie als Unterschenkelorthese (PG 23 Orthesen/Schienen) geführt. Zur Anpassung an die Beinform werden unterschiedliche Techniken verwendet, sodass wenig Spielraum besteht und die beabsichtigte Immobilisierung auch gewährleistet wird. (Abb. 21.42).

Abb. 21.42 Beispiel eines
Walkers

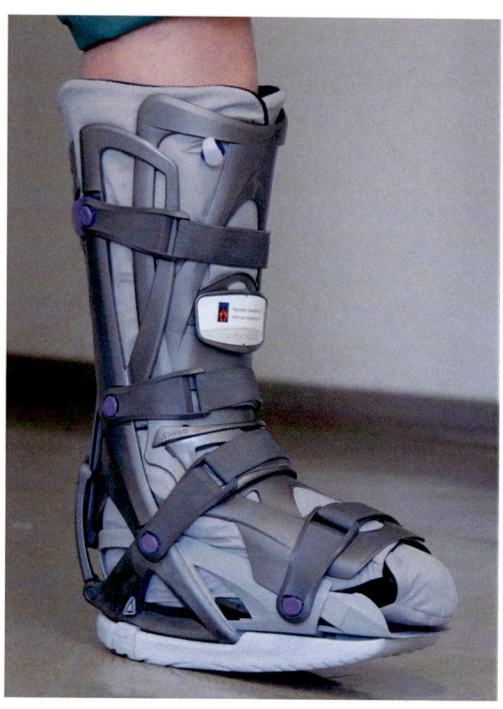

21.13 Elemente der Schuhversorgung

Die vertrauensvolle Zusammenarbeit der Fußambulanz mit einem Orthopädieschuhmacher ist die Grundlage der effektiven Versorgung auch von Problempatienten. In der
Regel ist die Fußambulanz froh, einen Schuhmacher zu finden, der sich kompetent,
liebevoll und geduldig auch der schwierigsten Patienten annimmt und nicht finanziellen
Fehlanreizen zum Opfer fällt. Ist dieser gefunden, wird die Fußambulanz die Zusammenarbeit hegen und pflegen. Diese **Zusammenarbeit** ist zum Wohl der Patienten wichtig
und erwünscht. Sie ist in Kooperationsvereinbarungen, wie sie die AG Fuß der
Deutschen Diabetes Gesellschaft fordert, klar geregelt. Umso mehr müssen beide Partner
darauf achten, sich nicht, auch nicht mit Kleinigkeiten, angreifbar zu machen und
korruptionsverdächtige Handlungen strikt zu meiden.

Ein Schuh schützt nicht nur vor widrigen Umwelteinflüssen, er kann auch den Druck
auf die Fußsohle während des Abrollvorgangs verändern. Vor allem dient er dem Gehen,
und man muss darin **gut laufen können.** Dafür sind die Eigenschaften der Sohle entscheidend. Die Sohle ist leicht gekrümmt, wobei man die Krümmung der Spitze nach
oben „Spitzenhub" nennt und die Erhöhung des Absatzes gegenüber dem Ballen
„Fersensprengung".

Das schützende Schuhwerk für Menschen mit DFS versucht, feste Elemente nur wo erforderlich und weiche Elemente wo immer möglich einzusetzen. Für den **Halt** sind zwei Bereiche wichtig: Zum einen verjüngt sich der Fuß proximal der Grundgelenksreihe etwas, vergleichbar einer Taille. Riemen bei Sandalen oder auch Schnürungen nutzen dies, um Halt zu erzeugen. Zum anderen kann die Fersenkugel zur Erzeugung des Halts eingesetzt werden. Dadurch wird der Fuß zwischen Spann und Fersenkugel gehalten. Druck auf die Zehen ist immer zu vermeiden, die Zehen dürfen nicht zum Halt eingesetzt werden. Im Bereich der Großzehe medial muss das Obermaterial zur Schuhinnenseite gerade gehalten werden und darf die Zehe nicht nach lateral drücken. Versteifende Materialien im Bereich der Zehen sind unangebracht, und das Leder ist hier betont weich (Tovey 1984).

Gesunde und fußgerechte Schuhe (Abb. 21.43) müssen bestimmte Kriterien erfüllen:

- Im Zehenraum müssen sie ausreichend hoch sein. Schuhe sollten nicht länger, sondern eher weiter gekauft werden. Der Halt nach vorne darf nicht über Druck auf die Zehen hergestellt werden.
- Sie müssen lang genug sein. Vor der längsten Zehe muss Daumenbreite, mindestens aber 10–12 mm Schubraum, vorhanden sein (1).
- Im Ballenbereich müssen sie ausreichend breit, aber nicht zu weit sein, um ein Hin- und Herrutschen zu vermeiden (2).
- Die Großzehe darf nicht in eine spitze Form, also nach lateral gedrückt werden. Deshalb sollten sie an der Innenseite bis zum Ende der Großzehe gerade geschnitten sein (3). Die Schuhform sollte zur Fußform passen. Ein anatomisch leicht angepasstes Fußbett verteilt den Druck gleichmäßiger auf die gesamte Fußsohle.
- Sie geben dem Fuß Halt, indem sie auf dem Fußrücken durch Schnürung oder Klettverschluss geschlossen werden (4). Der Halt entsteht zwischen Fußrücken (Rist), Ferse und Sohle.
- Der Fuß liegt im Fersenbereich an.
- Die Fersenkappe ist fest, aber weich gepolstert (5).
- Der Absatz soll eine maximale Fersensprengung von 3,5 cm erlauben.
- Die Sohle soll ein ungehindertes Abrollen ermöglichen. Die Schuhsohle und der Absatz sollten aus trittdämpfendem Material bestehen.
- Der Schaft soll aus einem atmungsaktiven Material gefertigt sein, in dem ein gutes Fußklima herrscht. Die Materialien dürfen kein PCP, kein Chrom6, keine AZO-Farbstoffe oder Formaldehyd enthalten.

Die Bauteile der Schuhe (Abb. 21.44) werden miteinander verklebt oder vernäht, ohne dass dadurch von innen tastbare Verletzungsquellen entstehen dürfen. Die Zehenbox sollte möglichst keine Versteifung (Zehenkappe) beinhalten, damit ein Anprall der Zehen schadlos bleibt. Dieser Schuhkonflikt ist möglicherweise bei Auslieferung des

Abb. 21.43 Gesunde und
fußgerechte Schuhe

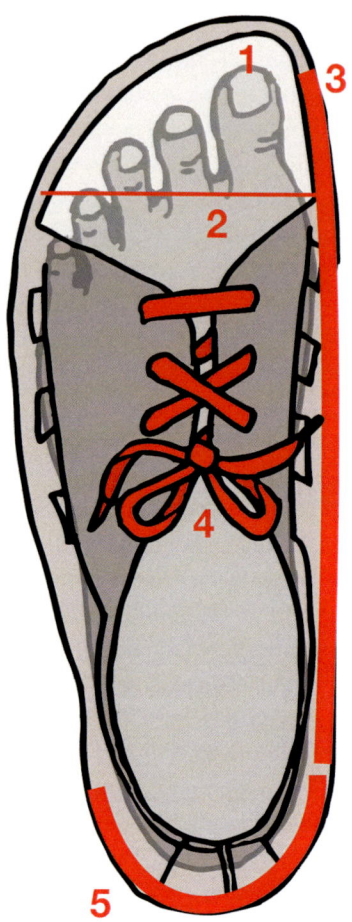

Schuhs noch nicht präsent, sondern entsteht nach dem Einlaufen und durch nicht fest geschlossene Schuhe oder beim unwillkürlichen Hochziehen der Großzehe beim Laufen.

Schuhe für gesundheitsbewusste Menschen erfüllen zumeist nur Teile dieser Kriterien und werden mit unterschiedlichen Bezeichnungen belegt wie z. B. „Bequemschuhe". Auch Laufschuhe können viele dieser Kriterien erfüllen. Sie sind nicht Leistung der gesetzlichen Krankenkassen. Der einfachste Schuh, der diesen Kriterien vollständig entspricht und als Leistung der gesetzlichen Krankenkassen verordnet werden kann, ist ein sog. **Diabetesschutzschuh.** Dieser kann von einem Schuhmacher angefertigt werden oder kommt mit Standardmaßen in Länge und Weite aus der spezialisierten Massenfertigung (Busch und Chantelau 2003; Uccioli et al. 1995).

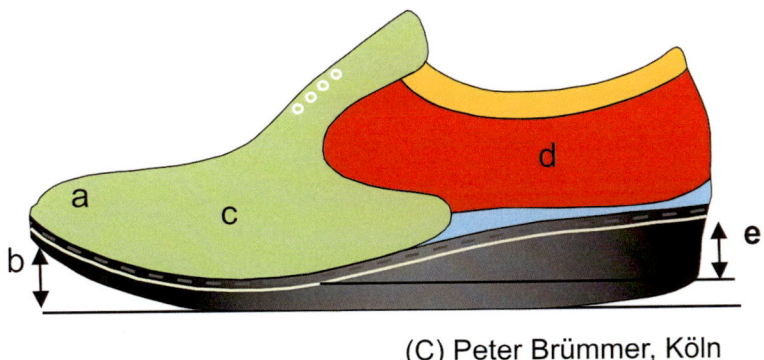

(C) Peter Brümmer, Köln

Abb. 21.44 Abbildung eines Schuhs von der Seite mit **a** Zehenbox, **b** Spitzenhub ,**c** Vorderblatt, **d** Schaft im Rückfuß, **e** Fersensprengung. Der Schuh hat eine Ballenrolle und eine Sohlenversteifung (hellgelb) (mit Dank an P. Brümmer, Köln)

Der **Maßschuh** wird über einen individuellen Leisten des Patienten gefertigt. Der Schuh muss sich in jeder Phase des Gangzyklus an die veränderte Fußform anpassen. Dies drückt sich in dem Kernsatz aus: „Mehr als genau zu sein muss der Schuh tolerant sein" (Orthopädie-Schuhtechnikermeister P. Brümmer, Köln). Der Leisten ist deshalb keine einfache Nachbildung des Fußes, sondern eine Anfertigungshilfe mit Platzhaltern dort, wo der Schuh weiter sein muss, und Taillierung, wo er seinen Halt finden soll. Größenverhältnisse sowie die Kompensationen für Funktionsstörungen fließen ebenfalls in die Fertigung des Leistens ein. Alle verwendeten Teile müssen für diesen Patienten vom Orthopädieschuhmacher angefertigt werden. Vorgefertigte Teile dürfen nicht verwendet werden. Einzelne Kassen handhaben diese Kriterien flexibler.

Alle Schuhe können mit einer gewölbten Sohle, genannt **„Abrollsohle"** (auch „Rolle" oder „rocker bottom sole"), ausgestattet werden. Diese Sohlen sind unter dem Rück- und Mittelfuß dicker als normale Sohlen und werden distal, im Bereich der zu entlastenden Sohlenanteile zunehmend dünner. Die geschwungene Form bewirkt zwei Besonderheiten: Zum einen macht sie einen Teil der Dorsalextension der Zehengrundgelenke in der Terminal-Stance-Phase unnötig. Der Fuß rollt über die Krümmung ab, wodurch eine geringere passive Dorsalextension dieser Gelenke erfolgt, die somit partiell immobilisiert werden. Zweitens wird ein Teil der Kraft, die vor dem Scheitelpunkt der Kurve ausgeübt wird, in ein Drehmoment umgewandelt, was die Strukturen vor dem Scheitelpunkt entlastet. Diese Rollen finden sich auch in vielen Sportschuhen und sind für das ungestörte Gehen wichtig. Sie entlasten immer den unmittelbar vor dem Scheitelpunkt liegenden Teil. Sie unterscheiden sich somit in der Position, aber auch in dem Winkel zur Symmetrieachse des Schuhs und der Form und Ausprägung der Krümmung. Dafür existieren viele und verwirrende Namen: Ballenrolle, Torsionsrolle etc.

Abb. 21.45 Positionierung
der Ballenrolle

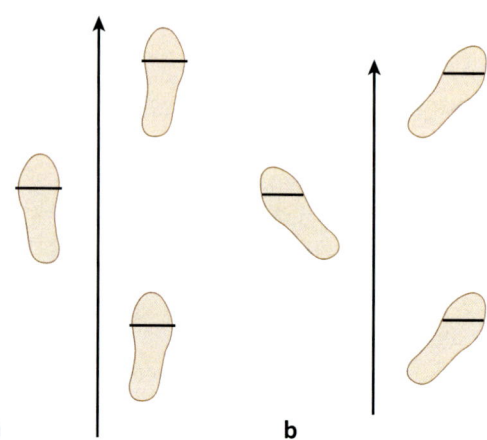

Eine **Sohlenversteifung** versteift den Schuh so, dass eine Abrollbewegung mit diesen Schuhen nur noch über eine zusätzliche Abrollsohle erfolgen kann, die zwingend zu einer Sohlenversteifung gehört. Die Rolle wird in der Gangrichtung des Patienten ausgerichtet, also mit der Achse nicht senkrecht zur Hauptachse des Schuhs, sondern entsprechend dem Abduktionswinkel positioniert (Abb. 21.45). Die Rolle kann zudem etwas weiter vorne platziert werden, wenn der Patient einen stabilen Stand benötigt. Hierdurch wird das Abrollen aber erschwert. Liegt die Rolle etwas zurück, gelingt das Abrollen sehr gut, der Stand wird aber instabil. Der Schuhmacher wird die richtige Position auch anhand der Gangintensität des individuellen Patienten anpassen.

Die **Sprengung** beschreibt, um wie viel höher die Ferse gegenüber dem Ballen zu liegen kommt. Angesichts der häufig vorhandenen Verkürzung von Achillessehne und Wadenmuskulatur ist eine Sprengung von wenigen Zentimetern oft sinnvoll. Wird die Sprengung sehr hoch, was sich manche Patienten wünschen, so ist der Fuß nicht mehr im Rückfuß zu halten und rutscht im Schuh nach vorne. Die Höhe der Schuhspitze im Verhältnis zur Fußsohle unterhalb der MT-Köpfe ist die **Spitzenhub**.

Eine **Arthrodesenkappe** ist eine Versteifung im Bereich des oberen Sprunggelenks, die nur bei Verwendung **überknöchelhoher Schäfte** möglich ist. Sie soll dazu beitragen, das Sprunggelenk möglichst wenig bewegen zu können, wie das bei Versorgung nach akutem Charcot-Fuß häufig indiziert ist.

21.13.1 Bettung

Die einfachste Bettung ist eine **Standardweichbettung**. Sie besteht aus einem nicht weiter bearbeiteten Schaumstoffstück, im Fersenbereich härter, im Vorfußbereich weicher.

Etwas aufwendiger, mehrschichtig und mit ausgearbeitetem Fußbett ausgestattet, ist die **Weichpolstereinlage**.

Die sog. **handwerklich gefertigte** Bettung **wird über einen individuellen Leisten des Patienten angefertigt. Wenn der Orthopädieschuhmacher weiterführende Kurse besucht und eine spezielle Qualitätssicherung betreibt, kann er diese Bettung auch diabetesadaptierte Fußbettung nennen, kurz DAF.**

Grundsätzlich kann jede Art von Bettung in jeder Art von Schuh Anwendung finden, wobei einige Kombinationen nicht sinnvoll erscheinen. So braucht eine diabetes-adaptierte Fußbettung, die angefertigt wird, um den Fuß besonders ausgeklügelt zu betten, und steife Abschnitte mit weichen kombiniert, eine Sohlenversteifung mit Ballen-rolle, weil der Fuß sonst im Abrollvorgang seine Position ändert und die beabsichtigte Entlastung nicht erreicht wird. Die versteifte Sohle benötigt eine gewölbte und dickere Sohle, was den Nachteil hat, dass der Schuh schwerer und unflexibler wird. Dies kann nicht nur wegen Design-Problemen für den Patienten inakzeptabel sein, sondern auch, weil das Gehen anstrengender und behindernder werden kann. Der beste Schuh im Schrank nützt nichts. Eine bessere Entlastung kann daher manchmal erreicht werden, wenn die Einlegesohle weniger komplex und die Sohle biegsam und leicht geschwungen ist.

Die AG Fuß der Deutschen Diabetes Gesellschaft (DDG) hat ein Verordnungsmodell in Stufen verabschiedet (www.ag-fuss-ddg.de). Es erleichtert den Einstieg und evtl. Dis-kussionen bei der Kostenübernahme. Der Bogen kann als Anlage zur Verordnung dienen und steht auf der Internetseite der AG Fuß der DDG zum Download zur Verfügung.

21.13.2 Kompromissfindung bei Schuhen

Seit 2016 sind Langlaufschuhe mit einer dicken Sohle (maximal 4 cm), einer starken Abrollung und gelegentlich auch mit einer Carbonplatte erhältlich. Schon zuvor wurden Schuhen mit extremer Abrollung besondere Gesundheitseigenschaften nach-gesagt, und einige Marken (z. B. Joya®, MBT®) spezialisierten sich auf diese Schuhe. Diese Konfektionsschuhe mit Abrollsohle stellen für Menschen mit DFS manchmal eine gute Alternative dar, weil sie sehr leicht sein können und von Patienten, die diese Schuhe selbst kaufen, eher akzeptiert werden. Eine umstellende Operation kann ein Downgrading in der Schuhversorgung und damit mehr Kompromisse ermöglichen (Abb. 21.46). Für die Fußambulanz stellt diese Beratung einen hohen Aufwand dar, weil nicht alle Schuhe für Marathonläufer für jeden DFS-Patienten geeignet sind. Manche haben einen so starken Spitzenhub, dass das Verletzungspotenzial gesteigert wird. Für andere stellt keiner dieser Schuhe eine Alternative dar, weil beispielsweise eine Stabilisierung im Sprunggelenk notwendig ist. Zusammenfassend stellt die Einbeziehung dieser Schuhe in die Versorgung zumindest eine deutliche Erweiterung der Möglich-keiten dar.

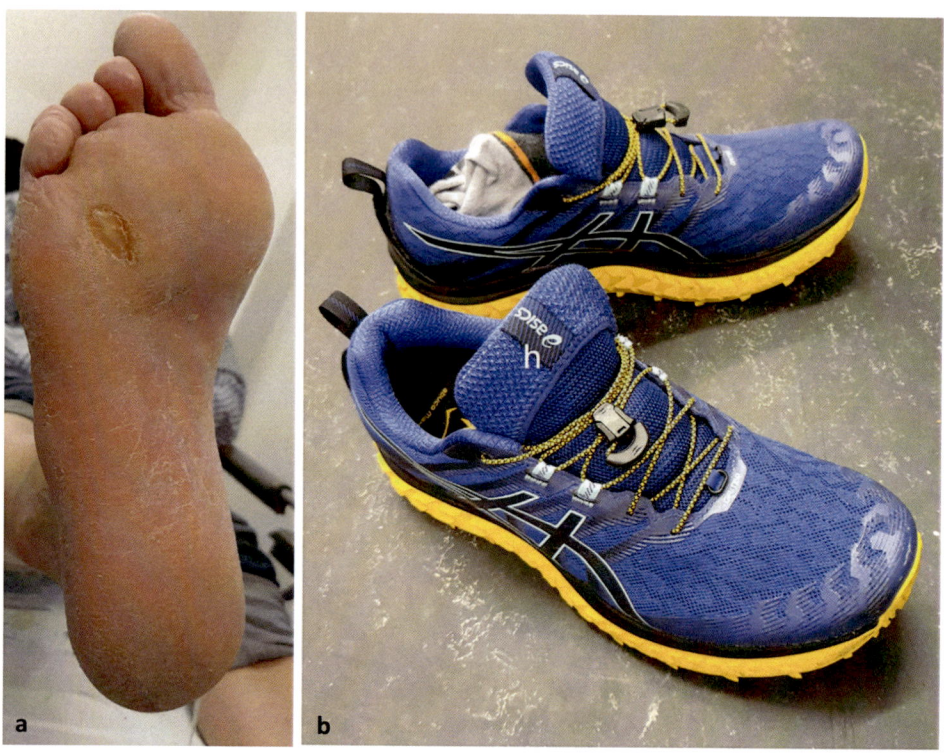

Abb. 21.46 **a** Füße mit plantarer Narbe nach DMMO rezidivfrei in **b** Marathon-Laufschuhen

21.14 Zusammenfassung

Entlastung soll die Integrität des Fußes bewahren, ohne die Lebensführung therapeutisch einzuschränken. Schrittzahlbegrenzungen haben entscheidende Nachteile und sollten nur in Ausnahmefällen für kurze Zeit eingesetzt werden, beispielsweise postoperativ oder auf der Intensivstation.

Die Entlastung wird unterschätzt: von Patienten in der Notwendigkeit des lückenlosen Einsatzes und von Therapeuten im Ausmaß der Nichtanwendung. Wenn diese Methoden/Hilfsmittel für unerlässlich gehalten werden, beendet die Auswahl nicht ablegbarer Varianten beide Probleme.

Lastumverteilung ist der Eckpfeiler in den meisten Fällen der Prophylaxe und Behandlung des DFS. Diese Techniken sind erst am Anfang ihrer Möglichkeiten. Neue zu finden, vorhandene weiterzuentwickeln, sie zu standardisieren und zu lehren macht einen bedeutenden Teil des Entwicklungspotenzials bei der Betreuung von Menschen mit DFS aus.

Eine Ruhigstellung der Gelenke kann Druck reduzieren und Drehmomente an Knochen und Gelenken begrenzen. Sie hat viele Nachteile, die gegenüber anderen Methoden abgewogen werden müssen. Überprotektion sollte vermieden werden.

Das Entitätenkonzept standardisiert Entlastung und kann bei der Auswahl helfen.

Weiterführende Literatur
Baumgartner/Möller/Stinus: Orthopädieschuhtechnik.

320 Seiten, 1000 + Abbildungen, 3. Auflage 2018: C. Maurer Druck und Verlag GmbH & Co. KG, ISBN 978-3-87.517-058-0.Seit 2010 Standardwerk zum angegebenen Thema, sehr verständlich, anschaulich bebildert, vollständig und kurzweilig.

Ernst Chantelau (Hrsg): Diabetische Füße und ihre Schuhversorgung.

2. Auflage (2010) Walter de Gruyter ISBN 978-3-11-021.943-2.In der uns bekannten Form wird der aktuelle Wissensstand zur orthopädieschuhtechnischen Versorgung von Menschen mit neuropathischem Fuß verständlich und nachvollziehbar auf 150 Seiten dargestellt.

Literatur

Armstrong DG, Lavery LA, Bushman TR (1998) Peak foot pressures influence the healing time of diabetic foot ulcers treated with total contact casts. J Rehabil Res Dev 35(1):1–5

Armstrong DG, Lavery LA, Kimbriel HR, Nixon BP, Boulton AJ (2003) Activity patterns of patients with diabetic foot ulceration: patients with active ulceration may not adhere to a standard pressure off-loading regimen. Diabetes Care 26(9):2595–2597

Armstrong DG, Lavery LA, Wu S, Boulton AJ (2005) Evaluation of removable and irremovable cast walkers in the healing of diabetic foot wounds: a randomized controlled trial. Diabetes Care 28(3):551–554

Armstrong DG, Short B, Espensen EH, Abu-Rumman PL, Nixon BP, Boulton AJ (2002) Technique for fabrication of an "instant total-contact cast" for treatment of neuropathic diabetic foot ulcers. J Am Podiatr Med Assoc 92(7):405–408

Begg L, McLaughlin P, Vicaretti M, Fletcher J, Burns J (2016) Total contact cast wall load in patients with a plantar forefoot ulcer and diabetes. J Foot Ankle Res 9:2. https://doi.org/10.1186/s13047-015-0119-0

Burnett O (1987) Total contact cast. Clin Podiatr Med Surg 4(2):471–479

Bus SA, Valk GD, van Deursen RW, Armstrong DG, Caravaggi C, Hlavacek P, Bakker K, Cavanagh PR (2008) The effectiveness of footwear and offloading interventions to prevent and heal foot ulcers and reduce plantar pressure in diabetes: a systematic review. Diabetes Metab Res Rev 24(Suppl 1):S162-180. https://doi.org/10.1002/dmrr.850

Bus SA, van Deursen RW, Armstrong DG, Lewis JE, Caravaggi CF, Cavanagh PR (2016) Footwear and offloading interventions to prevent and heal foot ulcers and reduce plantar pressure in patients with diabetes: a systematic review. Diabetes Metab Res Rev 32(Suppl 1):99–118. https://doi.org/10.1002/dmrr.2702

Busch K, Chantelau E (2003) Effectiveness of a new brand of stock 'diabetic' shoes to protect against diabetic foot ulcer relapse. A prospective cohort study. Diabet Med 20(8):665–669

Gutekunst DJ, Hastings MK, Bohnert KL, Strube MJ, Sinacore DR (2011) Removable cast walker boots yield greater forefoot off-loading than total contact casts. Clin Biomech 26(6):649–654. https://doi.org/10.1016/j.clinbiomech.2011.03.010

Hochlenert D, Fischer C (2020) Ventral windowed total contact casts safely offload diabetic feet and allow access to the foot. J Diabetes Sci Technol 16(1):137–143. 1932296820964069. https://doi.org/10.1177/1932296820964069

Katz IA, Harlan A, Miranda-Palma B, Prieto-Sanchez L, Armstrong DG, Bowker JH, Mizel MS, Boulton AJ (2005) A randomized trial of two irremovable off-loading devices in the management of plantar neuropathic diabetic foot ulcers. Diabetes Care 28(3):555–559

Koller A, Kersken J (2013) Hilfsmittel beim Diabetischen Fußsyndrom. Total Contact Cast und Orthesen. Orthopädie-Technik 7:1–6

Kröger K, Bültemann A, Dissemond J, Gerber V, Jäger B, Münter C (2015) Vorfußentlastungsschuh bei Diabetischem Fußsyndrom – Eine Stellungnahme der Initiative Chronische Wunden e. V. Wund Management 9(2):3

Lavery LA, Higgins KR, La Fontaine J, Zamorano RG, Constantinides GP, Kim PJ (2014) Randomised clinical trial to compare total contact casts, healing sandals and a shear-reducing removable boot to heal diabetic foot ulcers. Int Wound J. https://doi.org/10.1111/iwj.12213

Morbach S, Müller E, Reike H, Risse A, Rümenapf G, Spraul M (2009) Diabetisches Fußsyndrom. Diabetologie und Stoffwechsel 4(S 02):S157–S165. https://doi.org/10.1055/s-0029-1224580

NICE (2015) Diabetic foot problems: prevention and management; 2 Research recommendations. NICE. https://www.nice.org.uk/guidance/ng19/chapter/2-Research-recommendations. Zugegriffen: 27. März 2018

Piaggesi A, Macchiarini S, Rizzo L, Palumbo F, Tedeschi A, Nobili LA, Leporati E, Scire V, Teobaldi I, Del Prato S (2007) An off-the-shelf instant contact casting device for the management of diabetic foot ulcers: a randomized prospective trial versus traditional fiberglass cast. Diabetes Care 30(3):586–590. https://doi.org/10.2337/dc06-1750

Tovey FI (1984) The manufacture of diabetic footwear. Diabetic Med J Br Diabetic Assoc 1(1):69–71

Uccioli L, Faglia E, Monticone G, Favales F, Durola L, Aldeghi A, Quarantiello A, Calia P, Menzinger G (1995) Manufactured shoes in the prevention of diabetic foot ulcers. Diabetes Care 18(10):1376–1378

Waaijman R, Keukenkamp R, de Haart M, Polomski WP, Nollet F, Bus SA (2013) Adherence to wearing prescription custom-made footwear in patients with diabetes at high risk for plantar foot ulceration. Diabetes Care 36(6):1613–1618. https://doi.org/10.2337/dc12-1330

Wu SC, Jensen JL, Weber AK, Robinson DE, Armstrong DG (2008) Use of pressure offloading devices in diabetic foot ulcers: do we practice what we preach? Diabetes Care 31(11):2118–2119. https://doi.org/10.2337/dc08-0771

Innere Entlastung

Dirk Hochlenert, Gerald Engels, Stephan Morbach,
Stefanie Schliwa und Frances L. Game

Inhaltsverzeichnis

D. Hochlenert (✉)
Amb. Zentrum für Diabetologie, Endoskopie & Wundheilung, Köln, Nordrhein-Westfalen,
Deutschland
E-Mail: dirk.hochlenert@cid-direct.de

G. Engels
Dept. Wundchirurgie, Klinik für Diabetologie/Endokrinologie, St. Vinzenz-Hospital, Köln,
Nordrhein-Westfalen, Deutschland
E-Mail: gerald.engels@cid-direct.de

S. Morbach
Diabetologie, Marienkrankenhaus Soest, Soest, Deutschland
E-Mail: stephanmorbach@gmail.com

S. Schliwa
Anatomisches Institut, Universität Bonn, Bonn, Nordrhein-Westfalen, Deutschland
E-Mail: s.schliwa@uni-bonn.de

F. L. Game
Dept of Diabetes & Endocrinology, Derby Hospitals NHS Foundation Trust, Derby, UK
E-Mail: frances.game@nhs.net

Die innere Entlastung nutzt chirurgische Maßnahmen zur Umverteilung der Last oder zur Veränderung der Position eines inneren Druckpunktes. Einige Maßnahmen entfernen zusätzlich geschädigtes Gewebe oder schließen Wunden primär.

Die meisten Operationstechniken wurden ursprünglich entwickelt, um bei Menschen mit normaler Sensibilität überlastungsbedingte Schmerzen zu behandeln. Bei der Anwendung dieser Techniken zur Entlastung von Arealen an Füßen von Menschen mit reduzierter Schmerzwahrnehmung sind geringfügige Abwandlungen vorzunehmen. In der Regel wird die Nachsorge intensiviert und die OP-Technik auf Kernelemente reduziert.

Die vorgeschlagenen Methoden wurden aufgrund der persönlichen Erfahrungen der Autoren ausgewählt. Ihre angenommenen Vorteile liegen in der Vermeidung von Amputationen, Rezidiven, langen Genesungszeiten und den damit verbundenen Folgen für Patienten und Gesellschaft. Derzeit werden diese oft einfachen, aber außerordentlich effektiven Verfahren noch selten eingesetzt.

Grundlegende Konzepte und gängige Vorgehensweisen werden in diesem Kapitel beschrieben. In den Kapiteln über die Entitäten werden diese Verfahren in allgemeiner Form erwähnt und erläutert, um ihre Indikation und ihren möglichen Nutzen im Zusammenhang der Behandlung der entsprechenden Entität zu beschreiben. In diesem Kapitel wird die jeweilige gesamte Prozedur mit ihren praktischen Aspekten beschrieben.

Andere chirurgische Maßnahmen, die nicht dazu dienen, Bereiche des Fußes zu entlasten, wie z. B. Amputationstechniken, sind in diesem Kapitel nicht enthalten.

22.1 Übersicht

Deformitäten begünstigen die Entstehung neuropathischer Fußulzera. Erworbene Fehlstellungen sind häufig, weil eine ausgeprägte sensible Neuropathie oft mit einer motorischen Neuropathie einhergeht, die wiederum eine Hauptursache für erworbene Fußdeformitäten ist. In seltenen Fällen können auch angeborene Fehlstellungen vorliegen.

Eine eingeschränkte Beweglichkeit der Gelenke („*limited joint mobility*") kann den Druck ebenfalls erhöhen, da das ungestörte Gehen einen flexiblen Fuß erfordert und Steifheit während des Gangzyklus zwangsläufig unerwünschte Kräfte auslöst.

Sowohl Deformitäten als auch eine eingeschränkte Beweglichkeit der Gelenke verstärken den Druck auf knöcherne Protuberanzen (Vorwölbungen), die als Hypomochlion (Umlenkrolle) wirken. Die Haut, die sie bedeckt, muss gleichzeitig transversalem Zug und vertikalem Druck widerstehen. Übersteigt die Beanspruchung die Widerstandsfähigkeit, entstehen Gewebeschäden.

Wenn die Schmerzwahrnehmung nicht oder nur gering eingeschränkt ist, verursachen wiederholte Überbeanspruchungen Ausgleichsreaktionen durch Kompensation, wie beispielsweise Entlastungshinken und andere Versuche, die überbeanspruchten Areale zu schonen. Fuß- und Sprunggelenkchirurgen haben Strategien entwickelt, um diese schmerzhaften Beeinträchtigungen auszugleichen.

Bei gleichzeitiger Neuropathie ist das Schmerzempfinden jedoch reduziert, Kompensationsmechanismen entfallen, und es kann zu Ulzera kommen. **Ulzera sind das Äquivalent von Schmerzen bei Patienten, die keine Schmerzen empfinden.**

Die chirurgischen Strategien zur Entlastung sind im Wesentlichen die gleichen. Anstatt einen so weit wie möglich normalen und damit schmerzlosen Zustand wiederherzustellen, zielen sie in diesem Fall darauf ab, die schadensfreie Funktion des Fußes zu ermöglichen. Um diese Aufgabe zu erfüllen, sind in der Regel weniger komplexe Eingriffe erforderlich. Da aber der traditionelle Indikator Schmerz fehlt, der für die funktionelle Chirurgie so wichtig ist, werden diese Möglichkeiten häufig noch übersehen.

Korrigierende Eingriffe und schützende Schuhe ergänzen sich. Die Vorteile der inneren Entlastung sind die ununterbrochene Wirkung und der Komfort. Nach der Operation ist es gelegentlich möglich, dass Schuhe mit massiven und behindernden Schutzmaßnahmen auf weniger intensive Formen umgestellt werden können, die sich besser in ein normales Leben integrieren lassen. Kompromisse im täglichen Leben werden eher schadenfrei überstanden.

Der Nutzen der inneren Entlastung zur Schmerzprävention liegt auf der Hand. Da die alternative äußere Entlastung für die Prophylaxe und Therapie diabetischer Fußgeschwüre intensiv untersucht wurde, wird für die operativen Verfahren zur inneren Druckentlastung oft ebenfalls *externe Evidenz* verlangt.

Studien zur Untersuchung des Nutzens chirurgischer Eingriffe bei DFS gehen meist nicht über die Ebene von Fallserien hinaus. Insbesondere gibt es oft keine Kontrollgruppe. Bei vielen Verfahren beziehen sich die veröffentlichten Fallserien nicht auf neuropathische Patienten, sondern auf die Beseitigung schmerzhafter Fehlstellungen bei nicht neuropathischen Patienten. Der von der IWGDF (International Working Group on the Diabetic Foot) 2015 durchgeführte Review ergab keine schlüssige Evidenz für oder gegen chirurgische Strategien in kontrollierten Studien (Peters et al. 2016). Im Update der Leitlinienempfehlung von 2019 werden jedoch erstmals chirurgische Verfahren mit weiterhin geringer Evidenz empfohlen (Bus et al. 2020b).

Dieser Mangel an Beweisen für eine Wirksamkeit der chirurgischen Prozeduren hat mehrere Ursachen. Zum einen befinden sich die Techniken in ständiger und rascher Entwicklung, da sie erst seit Kurzem zur Vorbeugung oder zum schnelleren Verschluss von Läsionen beim DFS eingesetzt werden. Ihre schnelle Entwicklung macht es schwierig, langjährige randomisierte kontrollierte Studien sinnvoll zu planen. Zweitens besteht ein kultureller Unterschied zwischen chirurgischen und medizinischen Disziplinen. Die Standardisierung der Verfahren und die Durchführung kontrollierter Studien sind für Diabetologen unerlässlich, um Methoden zu bewerten, welche die Entwicklung von Diabeteskomplikationen verhindern sollen. Diabetologen können die Vermeidung von Komplikationen nur durch kontrollierte Studien erkennen. In der Vergangenheit sahen sich Diabetologen mit dem Problem konfrontiert, dass weitverbreitete medikamentöse Therapien aufgegeben werden mussten, nachdem sie sich in großen, multizentrischen, randomisierten kontrollierten Studien (RCTs) als ineffektiv oder sogar schädlich erwiesen hatten. Chirurgen nehmen die Wirkung ihrer Bemühungen allerdings direkter wahr. Sie variieren ihre Techniken auch basierend auf persönlichen Erfahrungen. Dies erschwert die Standardisierung der Prozeduren, die Durchführung multizentrischer Studien und das Lernen aus den Ergebnissen einer Studie. Beispielsweise wäre es fraglich, ob der Effekt einer an der 2. Zehe durchgeführten Tenotomie der langen Beugesehne auf eine Tenotomie an der 5. Zehe übertragen werden könnte. Oder wären die Ergebnisse offener auf perkutan durchgeführte Operationen übertragbar und umgekehrt?

Da die Vorteile der Chirurgie das Risiko von Komplikationen in den Fallserien um ein Vielfaches übersteigen und die persönliche Erfahrung der Autoren so überzeugend ist, haben sie diese Verfahren zu einem Teil der täglichen Routine gemacht. **Es empfiehlt sich, ihren Einsatz zumindest dann in Betracht zu ziehen, wenn Amputationen das alternative Verfahren wären, oder bei Rezidiven, die auf ein hohes Risiko künftiger Amputationen hinweisen.**

Der breitere Einsatz von Chirurgie kann eine Schlüsselrolle im Kampf um die Reduktion der Krankheitslast für Menschen mit DFS und für die Gesellschaft spielen (Abb. 22.1).

Werden diese Verfahren jedoch nicht frühzeitig als innere Entlastung eingesetzt, kann es oft zu spät sein, um eine Amputation zu vermeiden. Dies führt zu einer Situation, in der die Zahl der Amputationen am Fuß hoch ist (und in vielen Ländern seit Jahrzehnten steigt), aber die Alternativen als zu gefährlich angesehen werden, obwohl die gravierendste Komplikation genau diese Amputation am Fuß wäre. Als Folge davon bestehen gleich zwei Schwierigkeiten in der Verbreitung dieser nützlichen Operationen: Erstens müssen Chirurgen davon überzeugt werden, Menschen mit Diabetes operieren zu können, auch wenn Wunden vorliegen. Zweitens glauben Diabetologen, dass die Methoden nicht gut genug erprobt seien, und sind somit mit den Vorteilen nicht vertraut.

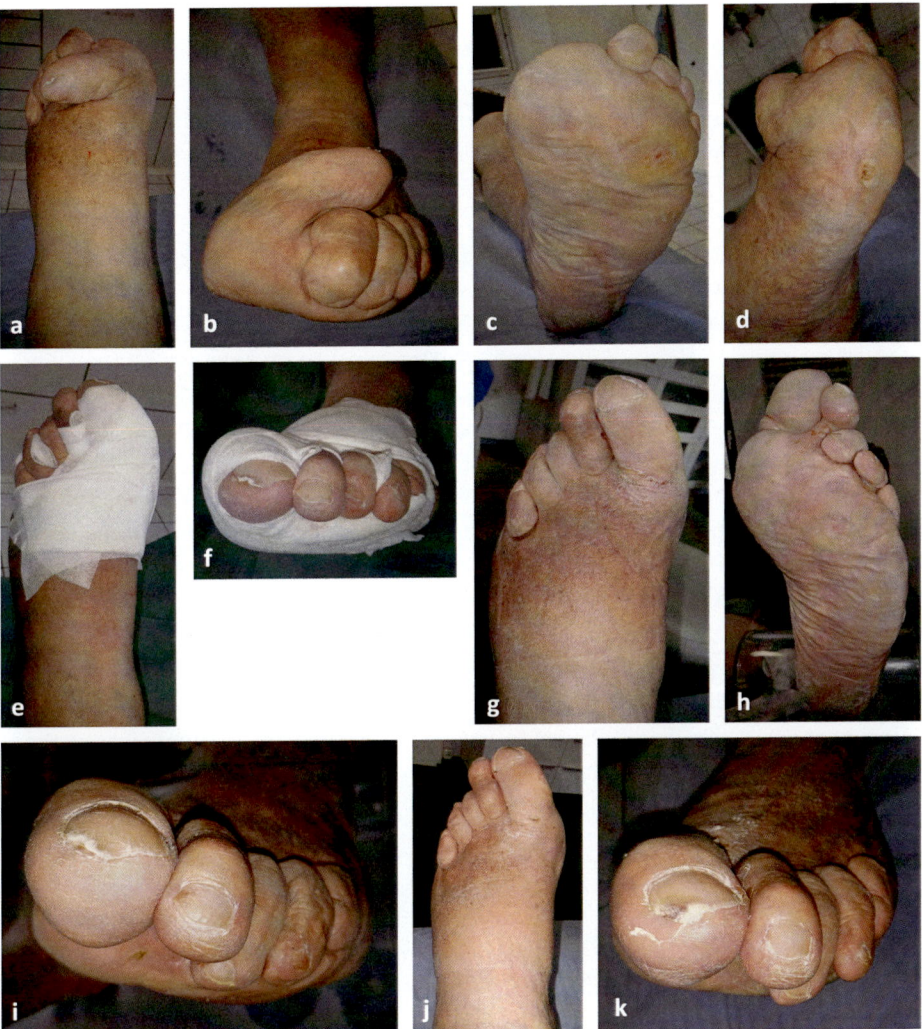

Abb. 22.1 Potenzial der minimalinvasiven Chirurgie unter ausschließlicher Verwendung einer Kanüle zur Blutentnahme. **a–d** Präoperatives Bild. **e, f** Postoperatives Bild nach Tenotomie der FHL-Sehne, lateralem Release, Tenotomie der Strecksehnen D1 und einem dorsalen Release des MTP-Gelenkes sowie Tenotomie der FDL- und FDB-Sehnen der 2. Zehe in perkutaner Technik. **g–i** 7. Tag und **j, k** 4 Wochen postoperativ. Im weiteren Verlauf ist die Tenotomie der FDL-Sehnen D3–5 indiziert

Einige Methoden benötigen weniger Blutzufuhr als andere. Menschen mit höherer Mobilität benötigen andere Maßnahmen als Menschen, die nur wenige Schritte pro Tag gehen. Unter Umständen kann Zeit der wichtigste Faktor sein. Dies ist bei Patienten mit endovaskulärem Fremdmaterial der Fall, da die wiederholte Bakteriämie als Folge von Wunden in Belastungszonen eine lebensbedrohliche Endokarditis verursachen kann. In anderen Situationen kann die Notwendigkeit einer raschen Wiedereingliederung ins Berufsleben das Hauptanliegen sein.

> Die Indikationsfindung für eine Operation und die Wahl der richtigen Methode, die so wenig invasiv wie möglich, aber dennoch funktionell ausreichend ist, basiert auf Informationen über arterielle Perfusion, erreichbare Mobilität, implantiertes Fremdmaterial, sozioökonomische Fragen und allgemeine Bedingungen.

Diese Interventionen müssen in eine interdisziplinäre, interprofessionelle und sektorübergreifende Strategie von Shared Care integriert werden. Im Rahmen eines Netzwerks mit interdisziplinärer Arbeitsteilung hat der Chirurg eine Schlüsselfunktion mit Ausdehnung der Behandlungsmöglichkeiten zur Vermeidung von Amputationen, zur Vermeidung von Krankenhausaufenthalten, zur Vermeidung von Rezidiven und zur Beschleunigung des Wundschlusses, was für den Erhalt eines Arbeitsverhältnisses entscheidend sein kann (Engels 2010; Engels et al. 2016).

Die Forschung und die fachliche Weiterbildung in diesem Bereich sind von entscheidender Bedeutung, um die große Zahl bedürftiger Menschen flächendeckend behandeln zu können. Um die Methoden bei dem überwiegenden Teil dieser Patienten einsetzen zu können, müssen sie in hohem Maß akzeptabel für die betroffenen Patienten sein.

Minimalinvasive Techniken sind auch für Menschen mit erheblichen Einschränkungen akzeptabel. Sie haben daher entscheidende Vorteile in Bezug auf Akzeptanz, Anwendbarkeit und Nutzen.

Chirurgen, die sich dieser Patienten annehmen, sollten minimalinvasive Methoden beherrschen und bei der überwiegenden Zahl der Patienten einsetzen. In mehreren Ländern haben sich die Verbände der Fuß- und Sprunggelenkchirurgen dieser Möglichkeit bereits angenommen.

22.2 Besonderheiten der Chirurgie zur Entlastung eines Diabetischen Fußes

Viele Interventionen können **ambulant** durchgeführt werden. Bei ausreichender Blutversorgung und kontrolliertem Glukosestoffwechsel zeigen die Fallreihen Komplikationsraten, die nicht höher sind, als bei Menschen ohne Diabetes zu erwarten wäre (van Netten et al. 2013; Engels et al. 2016). Im Allgemeinen ist eine örtliche Betäubung wie z. B. Leitungsanästhesie („ankle bloc") ausreichend. Eine Ausnahme bilden Eingriffe bei schweren Infektionen, die einer Vollnarkose oder Spinalanästhesie bedürfen.

Minimalinvasive Techniken können eine gute Alternative zu einem offenen Eingriff sein, vor allem in der ambulanten Chirurgie. Es ist ein großer Vorteil, wenn Chirurgen mit Schwerpunkt in der Behandlung von Menschen mit einem DFS darin erfahren sind. Kostenintensive Ausrüstung ist nur für bestimmte Eingriffe an Knochen oder andere Verfahren in hoch spezialisierten Zentren erforderlich. Nadeltenotomien gehören zu den beliebtesten minimalinvasiven Techniken und erfordern keine spezielle Ausstattung mit Geräten.

Die Indikation wird oft als Alternative zu konservativen Verfahren gesehen, wenn diese keine ausreichende Entlastung erreichen. Die Entscheidung für eine Operation sollte nicht aufgeschoben werden, weil keine Entlastungshilfen getragen wurden. Diese Verzögerung würde dazu führen, dass man weiterhin endlose Schleifen von Ermahnungen und Misserfolgen durchläuft. Im Zusammenhang mit der Indikationsstellung bedeutet **„optimiertes Schuhwerk"**, dass es keine behebbaren biomechanischen Fehler in der Konstruktionsweise des Schuhwerks gibt und jedes nützliche Element bereits integriert ist.

Im Allgemeinen wird die **Operationsindikation** dann gestellt, wenn eine **„Indikatorläsion"** in einem Bereich auftritt, in dem die beabsichtigte Intervention die lokale Belastung reduzieren kann.

Eine „Indikatorläsion" ist

1. eine präulzerative Läsion, die in optimiertem Schuhwerk rezidiviert, oder
2. ein Ulkus an einer Stelle, die in optimierten Entlastungshilfen oder prognostisch nach dem Wundschluss in optimiertem Schuhwerk nicht ausreichend entlastet werden kann,
3. oder wenn als mögliche Therapie eine Amputation diskutiert wird.

> **„Optimiertes Schuhwerk/Hilfsmittel" bedeutet, dass es aus biomechanischer Sicht fehlerfrei ist und jedes nützliche Element integriert wurde. Die Optimierung der Einstellung des Patienten zum Schuhwerk/Hilfsmittel ist NICHT gemeint.**

Die Eingriffe werden grundsätzlich **ohne Blutsperre** durchgeführt, weil diese aufgrund der Mediasklerose schwer zu erreichen und nicht zwingend notwendig ist.

Die vor dem Eingriff verwendeten Entlastungshilfsmittel werden im Allgemeinen nach geringfügigen Änderungen auch weiterhin verwendet.

Beim schichtweisen Verschluss kann eine **Nahttechnik** verwendet werden, die von üblichen Verfahren außerhalb der septischen Chirurgie abweicht. Bei Eingriffen am Diabetischen Fuß wird die Verwendung von resorbierbarem Material für subkutane Nähte oft vermieden. Resorbierbares Material würde durch weitere Schichten überdeckt postoperativ für viele Wochen einen Fremdkörper darstellen, der Infektionen des bakteriell belasteten Gewebes begünstigt und ohne Eröffnen des gesamten Situs nicht entfernt werden könnte. Stattdessen werden die subkutanen Schichten einschließlich Gelenkkapseln und Muskelfaszien mit nicht resorbierbarem Fadenmaterial fortlaufend adaptiert, das entfernt der Wunde transkutan ein- und ausgeleitet und oberhalb des Hautniveaus verknotet wird. So kann das gesamte Fremdmaterial bei Bedarf auch frühzeitig ohne Eröffnen der verschlossenen Wundregion entfernt werden.

Möglicherweise muss überlegt werden, ob **Antikoagulanzien** oder Thrombozytenaggregationshemmer (PAI = Plasminogen-Aktivator-Inhibitoren) perioperativ abgesetzt werden sollen oder nicht. Dies hängt vor allem von folgenden Faktoren ab:

1. von der Möglichkeit, den Operationssitus nach dem Eingriff mechanisch zu komprimieren, sowie
2. von dem durch den Eingriff verursachten Trauma.

Andere Faktoren können die Entscheidung beeinflussen:

1. die möglichen Folgen einer Unterbrechung der Präventionsmaßnahmen,
2. die emotionalen Auswirkungen dieses Risikos auf den Patienten,
3. die persönliche Erfahrung des Chirurgen und
4. praktische Fragen.

Bei den meisten der von den Autoren durchgeführten Tenotomien wird die Behandlung mit Thrombozytenaggregationshemmern nicht unterbrochen. In Bezug auf die Antikoagulation besteht eine Möglichkeit darin, sie durch eine Unterbrechung für einige Tage lediglich in einen therapeutischen Grenzbereich zu bringen. Bei anderen, eher traumatisierenden Eingriffen kann jedoch ein Absetzen der Medikamente erforderlich sein.

Etwa ein Drittel der Patienten hat eine Beeinträchtigung der Blutzufuhr zum Fuß. Eine ausreichende **Durchblutung** ist allerdings entscheidend für ein gutes Ergebnis der chirurgischen Therapie. Falls erforderlich, muss daher vor einer planbaren operativen Intervention eine Revaskularisation durchgeführt werden. Diese Überlegungen können bei der Suche nach der besten Option für den Patienten einfließen:

A) Es muss bedacht werden, dass einige der Zielstrukturen kaum durchblutet und leicht zugänglich sind, wie z. B. oberflächliche Sehnen.
B) Wenn die Alternative darin besteht, alles so zu belassen, wie es ist: Viele minimalinvasive Verfahren erfordern weniger zusätzliche Blutversorgung als die fortgesetzte Traumatisierung des Ulkus.
C) Wenn die Alternative eine Amputation ist: Eine relevante Gefäßkrankheit rechtfertigt wahrscheinlich die Bevorzugung einer Amputation am Fuß gegenüber einer inneren Entlastung nicht, da der Bedarf der zur Reparatur erforderlichen zusätzlichen Blutversorgung nach einer Amputation aufgrund des traumatischeren Eingriffs häufig höher ist.

Operationen sind bei Menschen mit Durchblutungsstörungen nicht grundsätzlich kontraindiziert, sondern bedürfen einer sorgfältigen und individuellen Abwägung.

Bei minimalinvasiven, transkutanen Techniken zur Durchtrennung von Sehnen oder zur Lösung kontrakter Kapseln wird oft eine einfache **Blutentnahmekanüle** verwendet. Diese Kanüle wird gebogen, um die Richtung zu markieren, in der die Spitze der Kanüle geschliffen ist (Abb. 22.2).

22.3   Perioperative Risiken

Patienten müssen die möglichen Komplikationen und andere Umstände verstehen, die das tägliche Leben erschweren können, um ihr Einverständnis in Kenntnis der Sachlage zu erteilen. Generell bestehen bei chirurgischen Eingriffen die Gefahren von Blutungen, Entzündungen, Nerven- und Gefäßschäden, Thrombosen und Embolie. Spezifische Komplikationen und entsprechende Verhaltensregeln im Zusammenhang mit innerer Entlastung sind folgende:

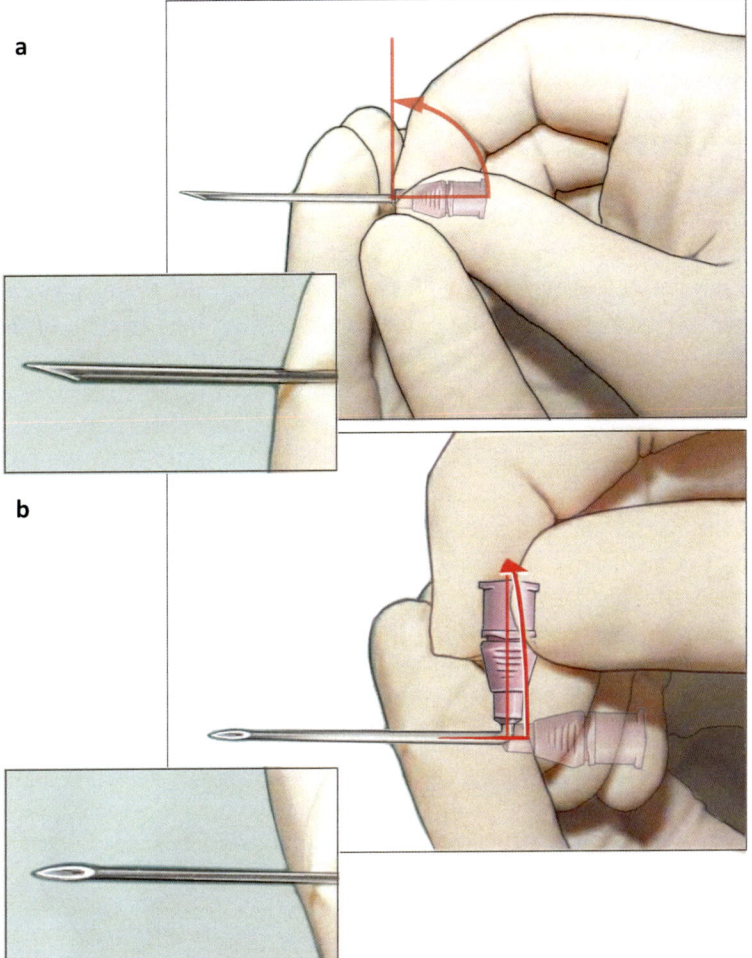

Abb. 22.2 Die Kanüle wird am oberen Ende (in der Nähe des Luer-Lock) so gebogen, dass der Chirurg weiß, in welcher Ebene sich die Schnittseite der geschliffenen Spitze befindet. Aus Sicht der Autoren ist eine Biegeposition des Luer-Lock parallel zur Schliffebene der Kanülenspitze günstig **b**, da dann das Kanülenende zwischen den Kuppen des Daumens, des Zeige- und des Ringfingers sehr stabil gehalten werden kann. (Abbildung mit freundlicher Genehmigung von Engels, G., H. Stinus, D. Hochlenert und A. Klein. 2016. [Concept of plantarisation for toe correction in diabetic foot syndrome]. Oper Orthop Traumatol 28 (5):323–334. https://doi.org/10.1007/s00064-016-0453-9

- Durch die Lastumverteilung können sogenannte **Transferläsionen** an primär nicht betroffenen Arealen entstehen. Die gefährdeten Areale müssen beobachtet und eventuelle Überlastungen zügig abgestellt werden, bevor ein Ulkus auftritt.
- **Nachsorge** zur Früherkennung von entstehenden Transferläsionen oder Lokalrezidiven mit der Konsequenz weiterer Eingriffe.

- **Verlust der Zehen** bei Infektionen und daraus resultierenden Durchblutungsstörungen (septisch-embolische akrale Nekrose).
- **Nicht ausreichende Entlastung** trotz erfolgreicher Operation mit der eventuellen Notwendigkeit einer weiteren chirurgischen Korrektur.
- **„Verbot" von Duschen oder Baden** bis zum sicheren Wundschluss.

Patienten mit endokardialen Problemen können eine *infektive Endokarditis* (IE) entwickeln, wenn Wundinfektionen und in der Folge eine Bakteriämie (Blutstrominfektion) auftreten. Eine prophylaktische perioperative Behandlung mit Antibiotika (AP = Antibiotikaprophylaxe) soll dieses Risiko reduzieren. Die Leitlinien wurden in den letzten Jahrzehnten erheblich verändert und unterscheiden sich zwischen den empfehlenden Institutionen stark. Führende Autoritäten in dieser laufenden Diskussion sind das britische NICE (National Institute for Health and Care Excellence), die amerikanische AHA (American Heart Association) und die europäische ESC (European Society of Cardiology). Während das NICE keine routinemäßige AP empfiehlt, empfiehlt die AHA die Prophylaxe für Personen mit dem höchsten Risiko für einen nachteiligen Ausgang einer IE (z. B. künstliche Herzklappen), die sich einem Hochrisikoeingriff (z. B. auf infizierter Haut oder an Muskel-Skelett-Gewebe) unterziehen, und die ESC empfiehlt sie für Personen mit dem höchsten Risiko für eine IE (z. B. native Klappenerkrankung), die sich einem Hochrisikoeingriff mit Perforation der Mundschleimhaut unterziehen (Thornhill et al. 2017). Über Evidenz ist schwer zu diskutieren, da die Krankheit selten, aber dramatisch ist. Bei Menschen mit DFS kann eine Bakteriämie unabhängig von einem Eingriff häufig auftreten, da sich die Bakterien durch einfache Belastung der infizierten Wundregion ausbreiten können. Auf der anderen Seite werden viele Patienten mit infizierten Wunden in Fußambulanzen mit Antibiotika behandelt. Daher ist eine individuelle Betrachtung erforderlich.

22.4 Weichteilchirurgie

Die „Weichteilchirurgie" widmet sich nichtknöchernen anatomischen Strukturen. Am Fuß sind vor allem Sehnen, Bänder oder Gelenkkapseln Ziel der Eingriffe. Der Nutzen besteht vor allem in der effektiven und dauerhaften Entlastung sowie den seltenen Komplikationen. Ein weiterer Vorteil ist die Durchführbarkeit bei moderaten Durchblutungsstörungen. Dies ist möglich, weil Sehnen und Bänder ohnehin nur spärlich durchblutet sind und Reparaturvorgänge nach Eingriffen an ihnen keine deutlich gesteigerte Durchblutung erfordern (s. auch Abschn. 22.2).

22.4.1 Tenotomie der Flexorensehnen

Die *Tenotomie der Flexor-hallucis-longus-Sehne* (FHL) und die *Tenotomie der Flexor-digitorum-longus-Sehne* (FDL) dienen der Entlastung der Kuppen von flexiblen

Krallenzehen (van Netten et al. 2013). Diese werden durch eine Plantarisierung aufgrund einer Hyperflexion der distalen Phalanx oder der Torsion der 5. Zehe belastet (s. Kap. 8, 9 und 15). Nach diesem Eingriff kann die distale Phalanx nicht mehr aktiv plantarflektiert (gebeugt) werden. Anstelle der Kuppen werden die hierfür geeigneten plantaren Zehenbeeren wieder anatomiegerecht belastet. Häufig schließen sich nach einem solchen Eingriff Läsionen an der Zehenkuppe überraschend schnell, auch wenn sie vorher schon lange bestanden haben.

Indikation Dieses Verfahren entlastet die plantarisierten Teile der Zehen: die Zehenspitze oder die äußere Seite der Kleinzehe bei Krallenzehen und die mediale Seite der Großzehe bei Drehfehlstellungen (Torsion). Die Indikation muss immer aktiv gesucht werden, da es sich um eine funktionelle Deformität handeln kann, die in Entlastung häufig nicht erkennbar ist. Wenn die Deformität nicht fixiert (also bereits in Entlastung sichtbar) ist, müssen daher Personen, die an „Indikatorläsionen" an der Zehenspitze oder der Außenseite der 5. Zehe, der medialen Seite des IP-Gelenkes der Großzehe oder der medialen Großzehenkuppe leiden, mit Tests wie dem „Kralltest" (s. Abschn. 5.3.1.4, Abb. 5.17 a–b) untersucht werden. Dies ist auch dann erforderlich, wenn ein möglicher Verursacher in Form unzureichenden Schuhwerks gefunden wurde. Andernfalls wird die Möglichkeit einer endgültigen Korrektur der Plantarisierung übersehen. Eine gestörte Blutversorgung ist keine absolute Kontraindikation, sondern bedarf einer sorgfältigen Beurteilung. Eine Ankylose (knöcherne Fusion eines Gelenkes, Abb. 22.18 f–g) macht den Eingriff sinnlos, aber andere Ursachen einer rigiden (in einer Fehlstellung unbeweglichen) Zehe können durch zusätzliche, zeitgleich durchgeführte minimalinvasive Techniken wie z. B. einen Release kontrakter Gelenkkapseln korrigiert werden.

Vorgehen Die Sehne kann mit einer Blutentnahmekanüle perkutan erreicht werden, ohne tiefere Gewebestrukturen zu verletzen. Alternativ ist der Zugang durch einen kleinen, längsgerichteten, lateralen oder medialen Schnitt möglich. Es ist Sache des Chirurgen, den bevorzugten Weg zu wählen. Transversale Inzisionen wurden verlassen, da häufig Wunddehiszenzen aufgrund einer postoperativen belastungsinduzierten Dehnung der Inzision an der Plantarfläche der Zehe mit Ausriss des Nahtmaterials beobachtet wurden.

Die Tenotomie sollte aus Sicht der Autoren selektiv die lange Beugesehne (FDL) betreffen. Die kurze Sehne sollte nicht durchtrennt werden, da in diesem Fall die Strecksehnen keine ausgleichenden Gegenspieler mehr haben. Die sich daraus ergebende Streckung des PIP-Gelenkes bewirkt gelegentlich eine „aufrechte Zehe" („cocked-up toe"), insbesondere bei vorbestehender Zick-Zack-Deformität mit Überstreckung der Zehe im Grundgelenk (Abb. 22.3).

Diese Komplikation wird vermieden, indem die Krallenzehe im DIP-Gelenk bei gleichzeitigem Druck von dorsal auf das PIP-Gelenk überstreckt wird, um die angespannte Sehne direkt unter der Haut auffinden zu können. Hilfreich ist zusätzlich eine aktive Beugung durch den Patienten (Abb. 22.4 und 22.5).

Abb. 22.3 „Cocked-up toe"

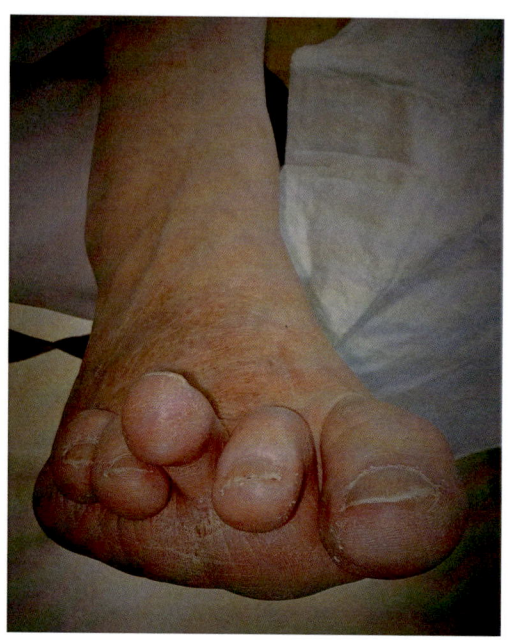

Nachbehandlung Für einige Tage werden Redressionsverbände zur Dorsalisierung der distalen Phalanx angelegt (Abb. 22.6). Kontrollen finden nach 1–2 Tagen, nach 1, 3 und 8 Wochen und dann alle 3 Monate statt, um Vorstufen von Transferläsionen oder eine unzureichende funktionelle Korrektur festzustellen. Falls Wunden im Bereich der operierten Zehen bestehen, geben diese die Häufigkeit der Kontrollintervalle vor.

Spezifische Risiken

- Deformität der Zehe im Sinne eines „Cocked-up Toe" (Abb. 22.3) bei versehentlicher oder absichtlicher Durchtrennung auch der Flexor-digitorum-brevis-Sehne (FDB, kurze Beugesehne). An der Großzehe besteht dieses Risiko aus anatomischen Gründen nicht.
- Deformitäten und Einschränkung der aktiven Zehenbewegung.
- In seltenen Fällen (meist vorübergehender) unsicherer Gang bei vorbestehender ausgeprägter Polyneuropathie.

Evidenz Eine Studie mit Kontrollgruppe existiert nicht, wohl aber viele Fallserien, teilweise mit großen Fallzahlen. Systematische Übersichten (Bonanno und Gillies 2017; Scott et al. 2016) zeigten gute Ergebnisse in Bezug auf Wundschluss und neue Ulzera. Die mittlere Dauer bis zum postoperativen Wundschluss betrug 29,5 Tage bei einer Wundschlussrate von 97 %. Die Rezidivrate betrug 6 %. Keine der prophylaktisch operierten Zehen entwickelte Ulzera. Die Komplikationsrate war insgesamt niedrig.

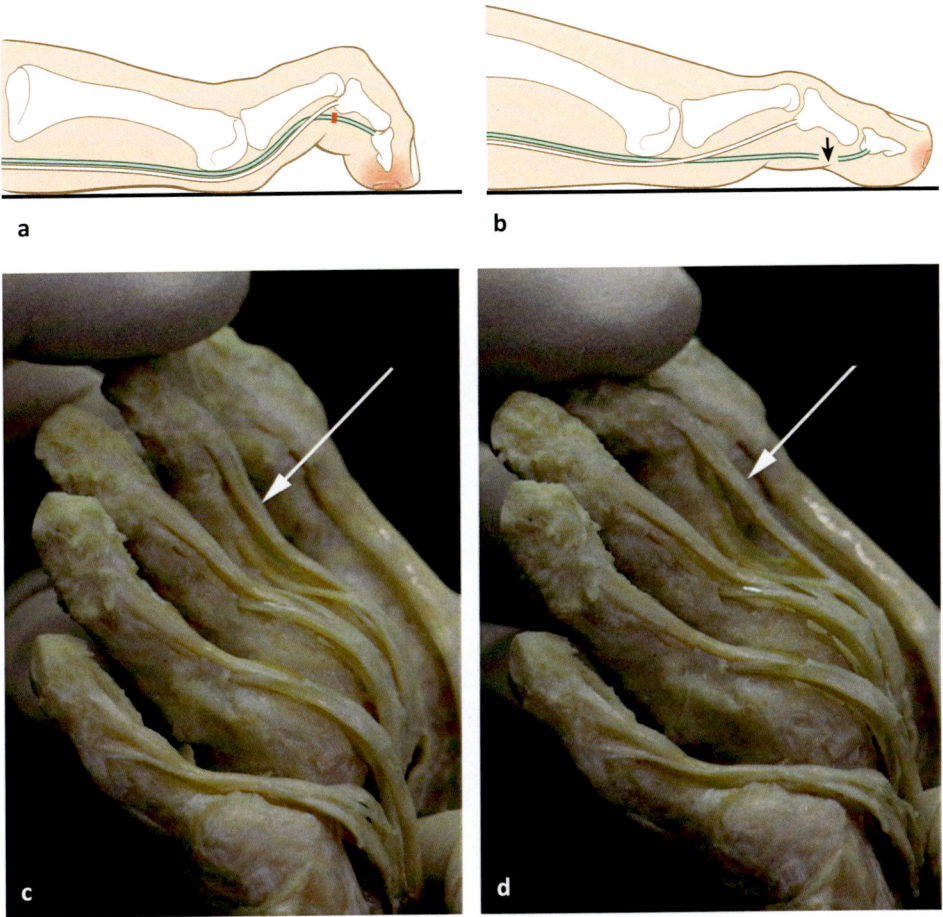

Abb. 22.4 a, b Schematische Darstellung einer Tenotomie der Flexor-digitorum-longus-Sehne. **c** Anatomische Darstellung in gebeugter und **d** in überstreckter Stellung der Zehe. Die Verlagerung der FDL-Sehne nach plantar in Überstreckung bei gleichzeitigem dorsalem Druck auf das PIP-Gelenk ist gut sichtbar

Transferläsionen an benachbarten Metatarsalköpfen wurden von mehreren Autoren berichtet. (Dies erklärt sich möglicherweise durch eine kombinierte Tenotomie der FDL- und der FDB-Sehnen der entsprechenden Zehe. Daraus resultiert ein „Cocked-up toe" [Abb. 22.3] und damit eine funktionelle Plantarisierung des Mittelfußkopfes durch die Überstreckung der Zehe im Grundgelenk bei den nun fehlenden Gegenspielern der Streckerfunktion). Eine Fallserie behandelte explizit auch angioneuropathische Patienten mit guten Ergebnissen (Rasmussen et al. 2013). In der aktuellen Leitlinie der IWGDF wird das Verfahren erstmals trotz geringer Evidenz mit schwachem Empfehlungsgrad erwähnt (Bus et al. 2020b) (Abb. 22.7a–c).

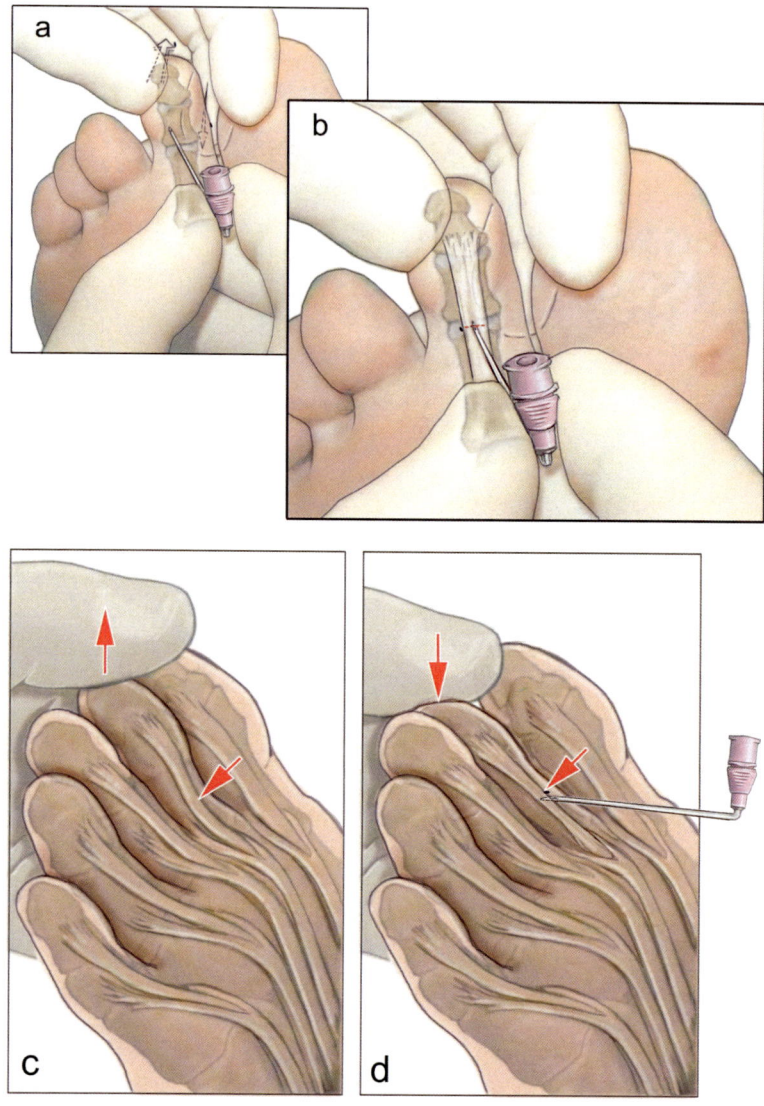

Abb. 22.5 **a** Der Mittelfinger der Hand, welche die Zehe hält, drückt diese im Bereich des proximalen Interphalangeal- (PIP) oder Interphalangealgelenks (IP) nach plantar. Der Daumen überdehnt die distale Phalanx im DIP- oder IP-Gelenk durch Druck auf die Plantarseite der distalen Phalanx in entgegengesetzter Richtung. Dies führt dazu, dass die lange Beugesehne unter die plantare Haut der Zehe verlagert wird. **b** Die Kanüle wird nun mittig und leicht proximal zur Beugefalte des distalen Gelenks eingeführt. **c** Durch kurze Lockerung des Daumendruckes kann die Spitze der Kanüle zwischen Haut und Sehne platziert werden. Die Flexor-digitorum-longus (FDL)- oder Flexor-hallucis-longus (FHL)-Sehne wird dann vorsichtig quer tenotomiert. **d** Dabei wird der Druck des Daumens auf das distale Zehenglied langsam wieder erhöht und die Sehne dadurch gedehnt. Das Ergebnis der kompletten Durchtrennung der Sehne ist klinisch gut kontrollierbar. (Abbildungen mit freundlicher Genehmigung von Engels, G., H. Stinus, D. Hochlenert, and A. Klein. 2016. [Concept of plantarisation for toe correction in diabetic foot syndrome]. *Oper Orthop Traumatol* 28 (5):323–334. https://doi.org/10.1007/s00064-016-0453-9)

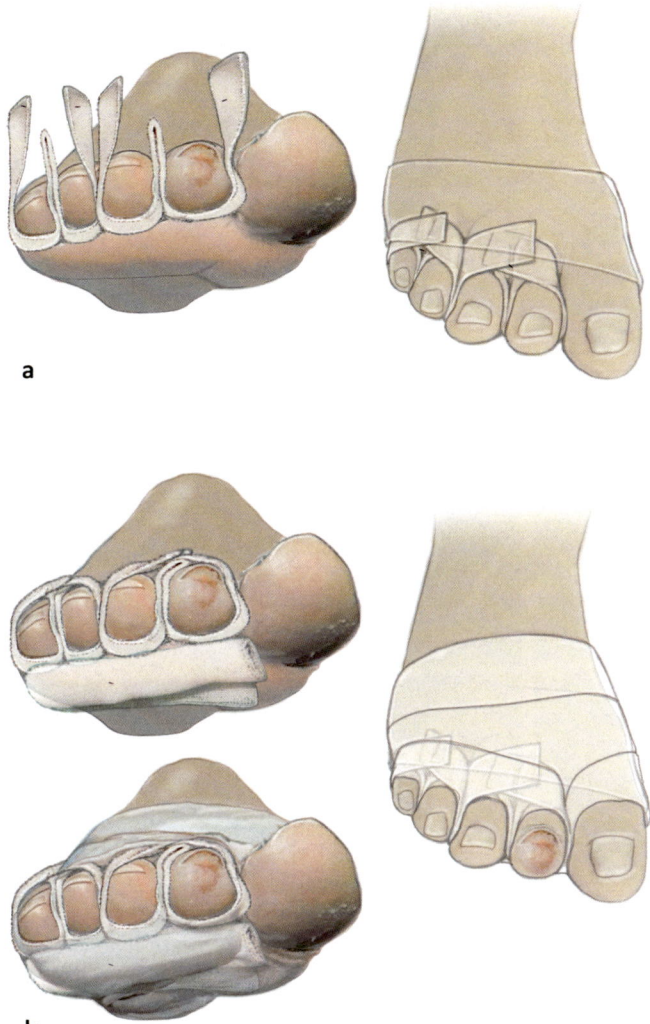

Abb. 22.6 Nach einer kurzen Kompression der Punktionsstelle stoppt die anfängliche Blutung der Hautgefäße regelhaft. **a** Der Wundverband wird mit einer Kompresse (10 × 10 cm) angelegt, die aufgefaltet (10 × 20 cm) und dann zweimal in Längsrichtung gefaltet (3,3 × 20 cm) wird. Als Schlaufe hält sie die operierte Zehe und die benachbarten Zehen in dorsaler Position und wird mit einem elastischen Klebepflaster auf dem Fußrücken fixiert. **b** Zusätzlich wird eine weitere Kompresse aufgerollt, in die Beugefalten der Zehen eingelegt und ebenfalls mit einem elastischen Klebeverband fixiert. (Abbildungen mit freundlicher Genehmigung von Engels, G., H. Stinus, D. Hochlenert, and A. Klein. 2016. [Concept of plantarisation for toe correction in diabetic foot syndrome]. *Oper Orthop Traumatol* 28 (5):323–334. https://doi.org/10.1007/s00064-016-0453-9)

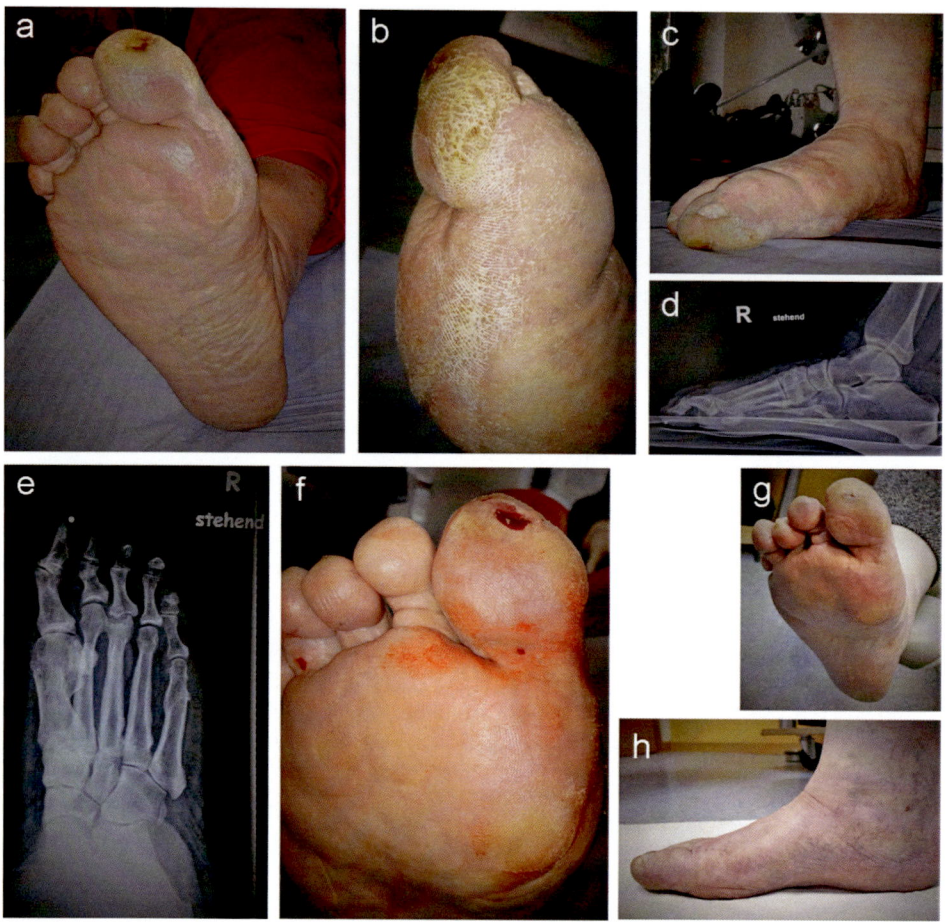

Abb. 22.7 Präoperativer Befund einer apikalen Läsion der Großzehe, die Läsion besteht seit 9 Monaten. **c** Plantarisierung der Zehenspitze in Belastung; **d–e** radiologischer Befund im Entlastungszustand, Ulkus markiert durch eine Bleikugel; **f** postoperativer Befund nach Tenotomie der FHL und FDL-Sehne der 4. Zehe; **g–h** postoperativer Befund nach 4 Wochen.

22.4.2 Verlängerung der Strecksehnen der Zehen

Eine übermäßige Dorsalextension der Zehen im MTP-Gelenk verlagert und fixiert die MT-Köpfe in plantarer Richtung. Ein Beispiel für diese Art von Deformität sind die Zehen eines Pes cavus. Das pathophysiologische Konzept wird in Abschn. 2.7.3.1 diskutiert, für weitere Aspekte der typischen Läsionen auf dem IP-Gelenk s. Kap. 13 und unter dem MTK Kap. 16.

An der *Großzehe* kann dies zu plantaren Läsionen in Projektion auf das mediale Sesambein führen. Dieses Hypomochlion (anatomischer Drehpunkt) ist extremen Druckspitzen ausgesetzt (Abb. 22.34). Die Verlängerung der Strecksehnen ermöglicht eine

Beugung im Zehengrundgelenk und damit die geradere Ausrichtung der Zehe, nicht zuletzt passiv über den Windlass-Mechanismus (s. Abschn. 2.5.4.6).

Die Wiederherstellung der geraden Ausrichtung der Zehe hat mehrere positive Folgen:

- Zum einen wird die Wunde weniger auseinandergezogen, und die Wundränder nähern sich einander an.
- Zum anderen verschiebt sich die Wunde nach proximal aus der unmittelbaren Druckzone heraus.
- Drittens verlagert sich durch diese Verschiebung weniger geschädigtes Gewebe unterhalb des inneren Druckpunktes, was die Schutzfunktion von Fettpolster und plantarer Platte teilweise wiederherstellt. Diese Polster vergrößern die Kontaktfläche, und der Spitzendruck wird reduziert.
- Und viertens wird eine Reduzierung der Spitzendrücke auch durch einen geringeren Druck auf den Mittelfußkopf von oben durch die Grundgliedbasis gewährleistet. Der Mittelfußkopf kann wieder um einige Millimeter nach dorsal ausweichen, was oft entscheidend ist.

Eine Verlängerung der Extensoren der *2.–5. Zehe* kann ebenso eine Überstreckung im dazu gehörenden Zehengrundgelenk reduzieren und Spitzendrücke unter dem Metatarsalkopf abschwächen. Ohne Begrenzung durch die zuvor dorsal positionierte Zehe ist der Metatarsalkopf dann wieder in der Lage, bei plantarem Druck in dorsaler Richtung auszuweichen. Zudem werden analog zum Großzehengrundgelenk Polster verschoben und Wundränder angenähert.

Manchmal ist zusätzlich ein dorsales Release der kontrakten Grundgelenkkapsel erforderlich, um eine Mobilisierung der Zehe in Richtung ihrer anatomisch ursprünglichen Position zu ermöglichen.

Wird dieser Eingriff bei Krallenzehen als eine einzige Prozedur durchgeführt, steigt der Druck an den Zehenkuppen deutlich an. Daher wird er meist mit einer Tenotomie der Beugesehnen kombiniert.

Indikation Eine Überstreckung der Zehen im Grundgelenk mit konsekutiven „Indikatorläsionen" auf dem Rücken des PIP-Gelenkes oder unterhalb des MT-Kopfes kann Indikation für diesen Eingriff sein. Eine Ankylose (knöcherne Fusion, Abb. 22.18f, g) des Zehengrundgelenkes kann auf diese Weise nicht korrigiert, aber andere Ursachen der Rigidität können zeitgleich gelöst werden (z. B. durch ein dorsales Kapselrelease). Eine Ankylose kann im Vorfeld durch eine konventionelle Röntgenaufnahme gesichert werden. Ein fixiertes Grundgelenk schränkt die Indikation möglicherweise ein.

Vorgehen (Abb. 22.8) Der Eingriff wird unter örtlicher Betäubung mit zwei Längsschnitten am distalen und proximalen Fußrücken parallel zur EHL-Sehne begonnen. Nach sorgfältiger Präparation wird sie distal und proximal je zur Hälfte quer eingeschnitten. Die beiden Schnitte werden in der jeweils entgegengesetzten Hälfte der Sehne durchgeführt,

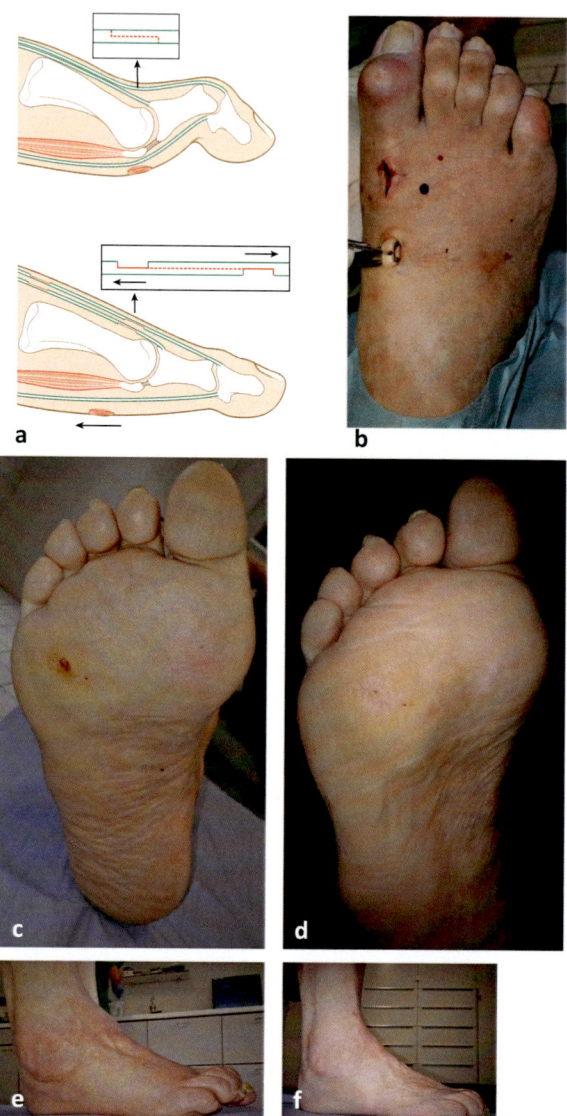

Abb. 22.8 **a** Schematische Darstellung der Verlagerung des plantaren Weichgewebes und der Verschiebung der plantaren Läsion von unterhalb des Sesambeins nach proximal durch eine Verlängerung der Strecksehnen mit einer Z-Plastik am ersten Strahl. **b** Intraoperatives Bild. **c–f** Fallbeispiel eines kombinierten Eingriffs mit Tenotomie der FDL- und FDB-Sehnen und gleichzeitiger Tenotomie der Extensoren und dorsalem Kapselrelease der MTP-Gelenke D2–5 rechts. Dieser Patient zeigte über Jahre hinweg rezidivierende Plantarläsionen am Kopf des 4. Metatarsale in orthopädischen Maßschuhen mit guter Bettung bei einer Arthrose im oberen Sprunggelenk mit einem rigiden Spitzfuß. Nach dem Eingriff war der Patient 72 Monate lang ohne Rezidiv. **c, e** Tag der Operation. **d, f** 2. postoperativer Tag

um jede Faser nur einmal zu durchtrennen. Danach wird die Sehne durch eine Plantar-flexion der Zehe durch den Operateur bei gleichzeitiger aktiver Extension verlängert. Der Abstand zwischen den beiden Schnitten bestimmt, in welchem Maße die Sehne verlängert werden kann, ohne ihre Kontinuität zu verlieren. Eine Naht der Sehne ist in der Regel nicht erforderlich. Der Begriff „*Z-Plastik*" wird häufig zur Beschreibung dieser Art der Sehnenverlängerung verwendet, auch an anderen Sehnen wie z. B. der Achillessehne. Geübte Operateure können diesen Eingriff auch perkutan durchführen.

Nachbehandlung Plantarisierende Zügelverbände werden über 6 Wochen angelegt. Nach 1–2 Tagen, nach 1, 2, 3 und 8 Wochen und dann alle 3 Monate finden Kontroll-untersuchungen statt, um Transferläsionen oder unzureichende Korrekturen der Funktion festzustellen. Das Nahtmaterial wird nach 10–14 Tagen entfernt.

Spezifische Risiken

- Deformitäten und Einschränkung der aktiven Zehenbewegung
- In seltenen Fällen unsicherer Gang bei ausgeprägter Polyneuropathie (meist vorüber-gehend)
- Veränderungen im täglichen Leben, z. B. beim Anziehen von Strümpfen oder Schuhen durch die veränderte Zehenstellung (meist vorübergehend)

Evidenz Dieses Verfahren wird als Teil komplexerer Methoden in Fallberichten beschrieben (Blank 1978), unseres Wissens wurde es aber für den Diabetischen Fuß bis-her nicht publiziert.

22.4.3 Kombinierte Weichteileingriffe

Wie oben beschrieben, wird die Verlängerung der Strecksehnen oft mit einer Tenotomie der langen und manchmal auch der kurzen Beugesehne kombiniert. So können z. B. Hammerzehen auf diese Weise gestreckt werden, wenn im proximalen Interphalangealgelenk (PIP-Gelenk) und im Metatarsophalangealgelenk (MTP-Gelenk) eine gewisse Beweglichkeit erhalten ist. Wenn diese Gelenke versteift sind und die Versteifung nicht durch eine knöcherne Verbindung (Ankylose) verursacht ist, kann ein Kapselrelease durchgeführt werden. Dabei handelt es sich um eine **plantare Kapsulotomie des PIP-Gelenkes** oder um ein **dorsales Release des MTP-Gelenkes**.

Bei der Behandlung einer Hallux-valgus-Deformität wird regelmäßig ein sogenanntes „laterales Release" im Bereich des Großzehengrundgelenks zusammen mit anderen Ver-fahren eingesetzt, die im Wesentlichen knöcherne Stellungskorrekturen des Metatarsale 1, gelegentlich auch des Grundgliedes der Großzehe beinhalten (Hromadka et al. 2013). Beim lateralen Release werden in der Regel drei Elemente kombiniert: Die gemeinsame Sehne (Adductor-hallucis-Sehne) und das transversale Metatarsalband (das am lateralen

Sesambein ansetzt) werden durchtrennt, und die laterale Gelenkkapsel wird gelöst. Dadurch wird die Basis des Grundgliedes der Großzehe von ihren Verbindungen zu den weiter lateral liegenden Teilen des Vorfußes befreit und ermöglicht damit wieder ihre „geradere" Ausrichtung. Dies kann auch transkutan mit einer Nadeltechnik oder einem Beavermesser erfolgen.

Bei einer Hallux-valgus-Deformität, welche die als „**Superductus**" oder „**Infraductus**" positionierte 2. Zehe gefährdet (s. Abschn. 2.7.3.3, Abb. 2.60), kann ebenfalls eine Kombination von Tenotomien hilfreich sein. In diesem Fall werden die FHL- und die EHL-Sehnen durchtrennt, und gleichzeitig wird ein perkutanes laterales Release durchgeführt. Ein **Bogensehneneffekt** besteht hier, weil die Sehnen lateral der nach medial „gebogenen" Knochen-Gelenkachse des 1. Strahles liegen und durch den Sehnenzug, wie bei einem gespannten Bogen, die Krümmung dieser Achse verstärken. Dieser Effekt wird durch den Eingriff so weit reduziert, dass ein Wundschluss z. B. im Bereich des medialen 1. Mittelfußkopfes oder der unter Druck geratenen Zehen erreicht werden kann. Eines der Standardverfahren zur Korrektur der Hallux-valgus-Deformität könnte im weiteren Verlauf durchgeführt werden, wenn dies im Hinblick auf Alter und Mobilität als sinnvoll erachtet wird (Abb. 22.9).

Kombinationen sehnenchirurgischer Verfahren können auch Eingriffe am Knochen einschließen (Abb. 22.10).

Eine Resektion des PIP-Gelenkes ist manchmal notwendig, wenn es durch ein Ulkus dorsal eröffnet wird (s. Abschn. 22.5.1.2 „Resektion des PIP-Gelenks"). Weitere Indikationen für eine Resektion des PIP-Gelenkes sind die Ankylose in Beugestellung oder Ulzera an einer extrem langen 2. Zehe. Würde Letztere allein mit Tenotomien behandelt, würde die Zehe funktionell noch länger werden und wäre damit apikalen Verletzungen (z. B. im Schuh) ausgesetzt.

22.4.4 Jones-Prozedur

Eine weitere Möglichkeit, eine plantare Läsion in Projektion auf den ersten Metatarsalknochen zu entlasten, ist die Proximalisierung des Zuges der langen Strecksehne der Großzehe (EHL) (Abb. 22.11und 22.34).

Indikation Eine chronische Überlastung des 1. MT-Kopfes, insbesondere bei einem Pes cavus, der eine Indikatorläsion induziert hat, kann eine Indikation für dieses Verfahren sein. Voraussetzung ist eine ausreichende Beweglichkeit des ersten1. Strahls im TMT-1-Gelenk (Metatarso-Cuneiforme-I-Gelenk), im Grundgelenk der Großzehe und im IP-Gelenk.

Vorgehen Der Zugang erfolgt am Fußrücken. Die lange Strecksehne wird präpariert und distal in der Nähe ihres Ansatzes durchtrennt. Ein transversales Loch wird im distalen Metatarsale I gebohrt, und die Sehne wird durch dieses hindurch gezogen. Anschließend wird sie dann dorsal-proximal mit sich selbst vernäht. In der Regel wird

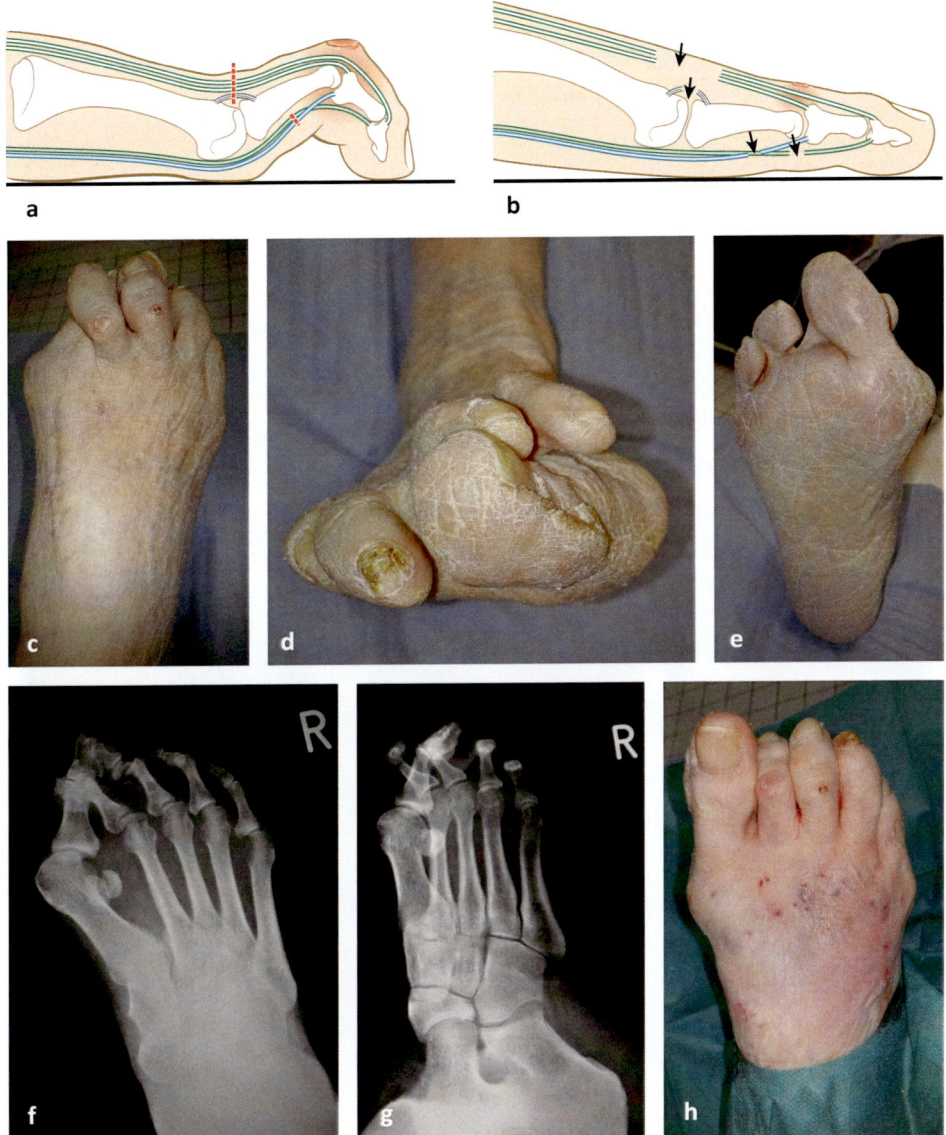

Abb. 22.9   a, b Schematische Darstellung des Effekts der Kombination einer Tenotomie der FDL- und der FDB-Sehnen mit einer Tenotomie der Extensorensehnen und einem dorsalen Release des MTP-Gelenkes zur Entlastung einer Läsion am PIP-Gelenk dorsal. **c–e** Klinisches Bild eines Hallux valgus infraductus (dieser Vorfuß hat keinen Platz im Schuh). **f, g** Radiologischer Befund. **h–j** Intraoperative Situation nach perkutaner Tenotomie der Extensoren- und Beugesehnen aller Zehen, lateralem Release der Großzehe und dorsalem Release der Grundgelenke der 2.–4. Zehe. **k, l** Postoperatives radiologisches Bild. **m** Klinisch nach 3 Wochen

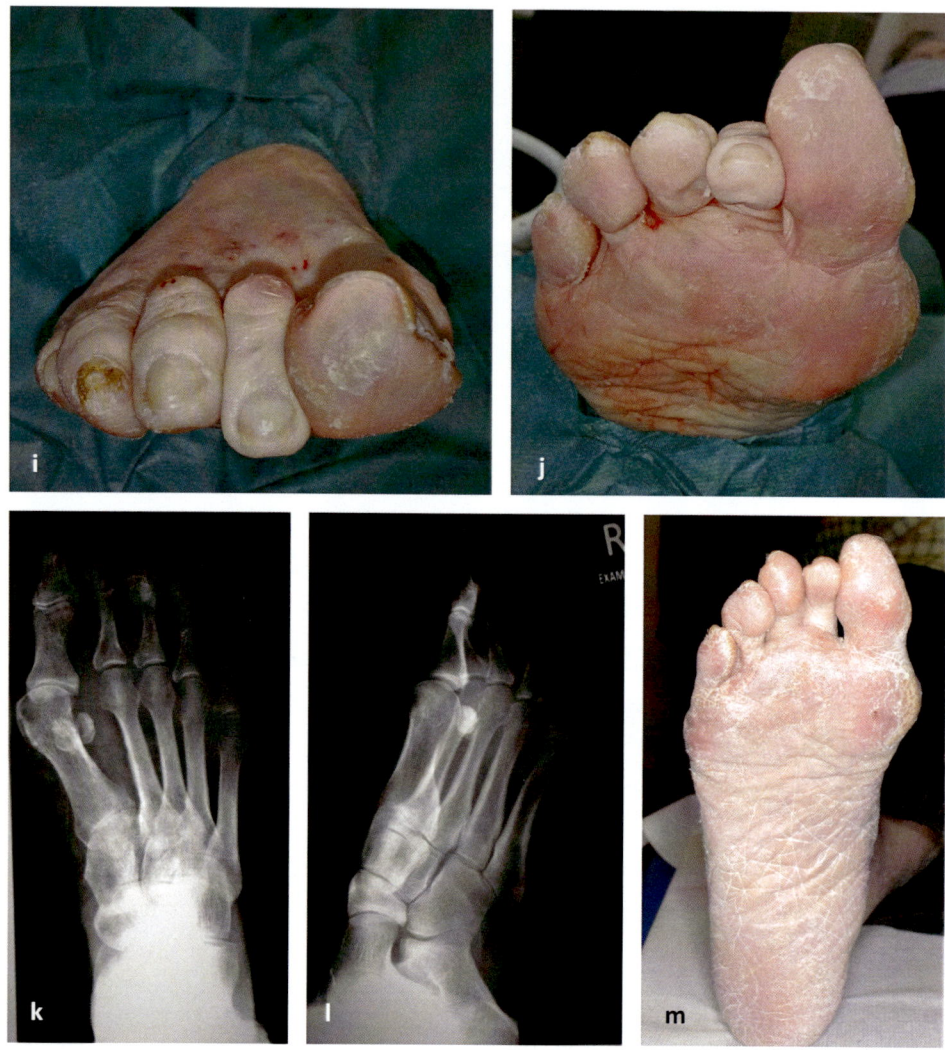

Abb. 22.9 (Fortsetzung)

diese Vorgehensweise mit einer Arthrodese des IP-Gelenks kombiniert, um eine stärkere Plantarflexion der gesamten Zehe zu gewährleisten, oder mit anderen Interventionen (s. „Evidenz" weiter unten). Modifiziert kann dieses Verfahren in Einzelfällen auch am 5. Mittelfußstrahl bei plantaren Läsionen unter dem Mittelfußkopf eingesetzt werden, da auch dieser Strahl anatomisch relativ flexibel ist (Abb. 22.12).

Nachsorge Die angestrebte Wirkung dieses Vorgehens ist die Aufhebung der Zick-Zack-Fehlstellung und eine aktive Anhebung des 1. Mittelfußstrahles über die nach proximal verlagerter EHL-Sehne, was bei gleichzeitiger Beugung der Großzehe im Grundgelenk zu einer erheblichen aktiven Entlastung des 1. Mittelfußkopfes führt. Dies sollte in der

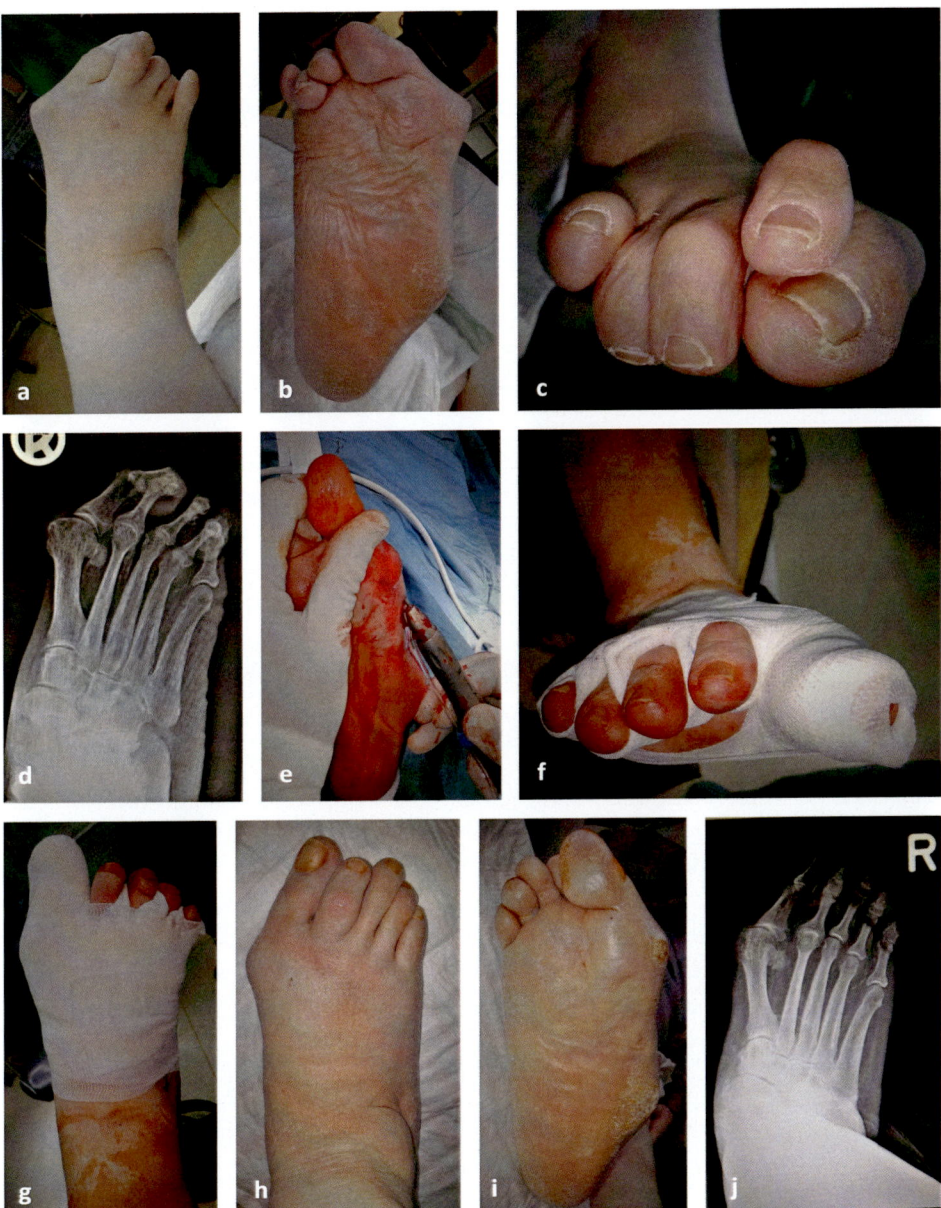

Abb. 22.10 Kombinierter Eingriff an Sehnen und Knochen, Anästhesie mittels Knöchelblock, perkutane Tenotomie der EHL-, FHL-Sehnen sowie der FDL-, FDB- und EDL-Sehnen der 2.–5. Zehe, perkutanes laterales Release und minimalinvasive Abtragung der medialen „Pseudoexostose" des 1. MT-Kopfes. **a–d** Präoperativ. **e** Intraoperativ. **f, g** Postoperativer Befund. **h, i** 4 Wochen später. **j** Postoperatives Röntgenbild

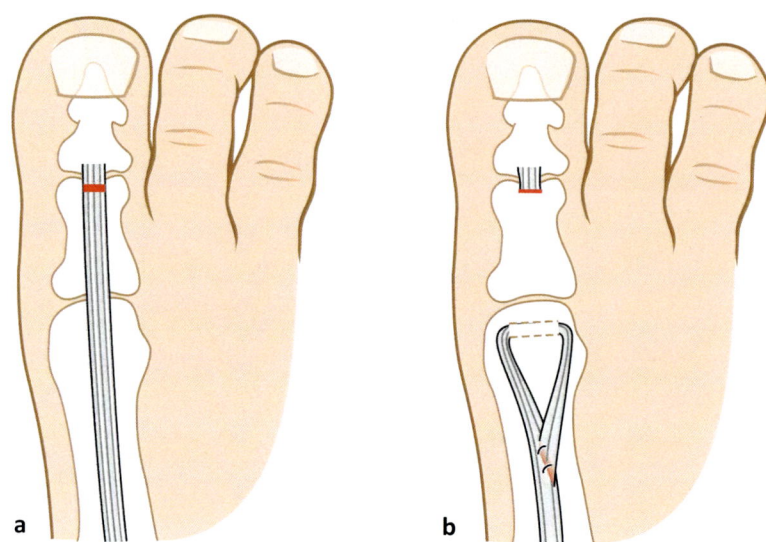

Abb. 22.11 a, b Schematische Darstellung der Proximalisierung der langen Strecksehne (EHL) nach Jones, auch als Jones-Verfahren oder Jones-Prozedur bekannt. Dies ist insbesondere bei einem Hohlfuß und ausreichend beweglicher Großzehe im Grundgelenk hilfreich, die in Zick-Zack-Position fehlgestellt ist. Eine solche Fehlstellung steigert den Druck auf die plantaren Weichteile im Bereich des Sesambeinkomplexes

Nachsorge gefördert und kontrolliert werden. Ein Zügelverband sollte für 6 Wochen angelegt werden. Kontrollen sind nach einem Tag und nach 1, 2, 3, 6 und 8 Wochen und danach alle 3 Monate sinnvoll, um Transferläsionen oder eine unzureichende funktionelle Korrektur rechtzeitig zu erkennen. Die Entfernung des Nahtmateriales erfolgt nach 10–14 Tagen, das Arthrodesematerial für das IP-Gelenk wird, falls erforderlich, nach etwa 8 Wochen entfernt. Im Fall einer IP-Gelenkarthrodese erfolgen Röntgenkontrollen postoperativ und nach 6–8 Wochen.

Spezielle Risiken

- Deformitäten
- Einschränkung der aktiven Bewegung der Zehe, in seltenen Fällen instabiler Gang bei ausgeprägter Polyneuropathie (meist vorübergehend)
- Dislokation des eingebrachten Fremdmaterials
- Riss der Sehnennaht

Evidenz In einer Kohortenstudie wurden 26 Menschen mit Diabetes und chronischen Ulzerationen unter dem ersten Mittelfußkopf mit einem modifizierten Jones-Transfer der Sehne des M. extensor hallucis longus und einem Transfer der Flexor-hallucis-longus-Sehne behandelt. War das funktionell nicht ausreichend, so wurde auch die Sehne des

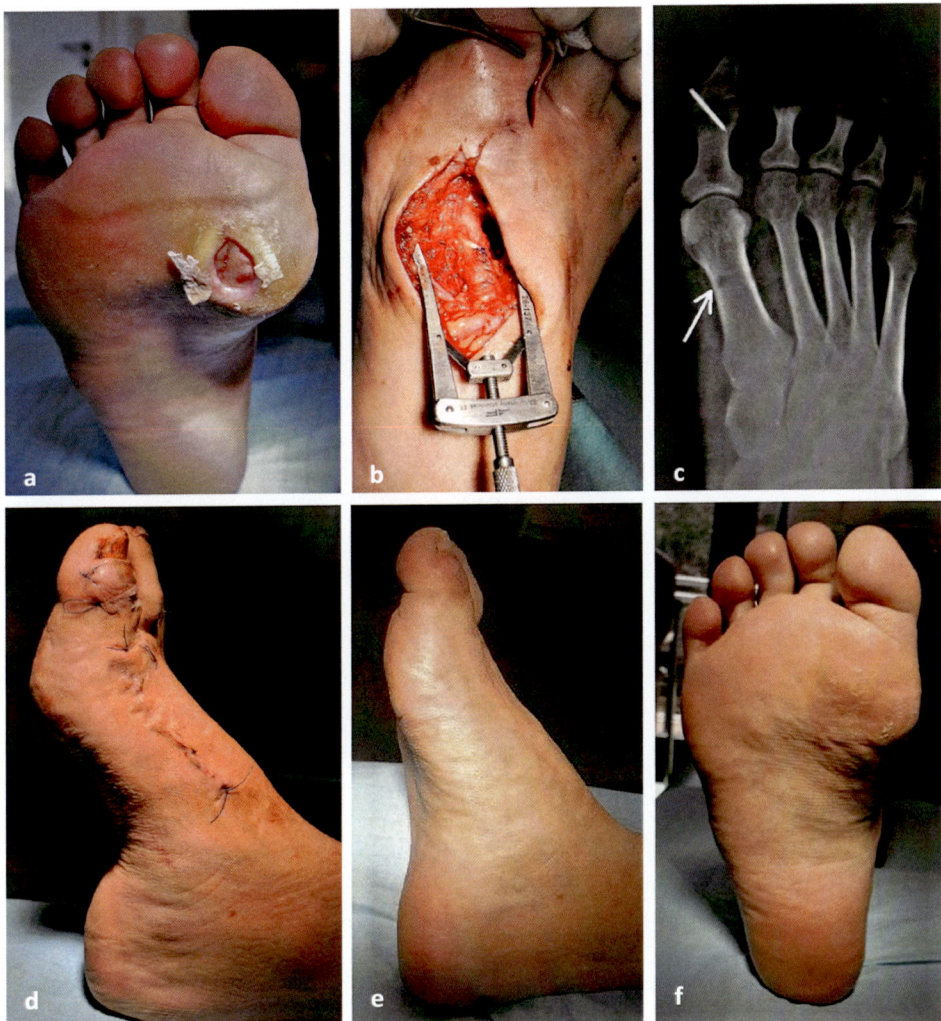

Abb. 22.12 26-jährige Frau, die an Typ-1-Diabetes erkrankt ist und bei der in der Vorgeschichte eine chirurgische Behandlung eines spinalen Lipoms durchgeführt wurde, die zu einem neurogenen Pes cavus führte. Viele Jahre lang traten Läsionen unter dem 1. MT-Kopf auf. Sie arbeitet als Friseurin, und eine ausreichende Entlastung mittels Schuhen ist nicht akzeptabel. **a** Anfangsbefund. **b** Intraoperativer Aspekt, Jones-Prozedur und Achillessehnenverlängerung wurden einzeitig durchgeführt. **c** Postoperatives Röntgenbild (Kirschnerdraht-Arthrodese des IP-Gelenkes, das Bohrloch im MTK 1 ist mit einem Pfeil markiert). **d** Befund am 2. postoperativen Tag. **e, f** 9 Monate nach der Operation (die mediale Säule ist deutlich abgeflacht), Tragen von Turnschuhen mit weichen, maßgefertigten Einlagen

M. fibularis longus auf die Fibularis-brevis-Sehne transferiert. Die Evaluation zeigte einen Wundverschluss im Durchschnitt nach 4,4 Wochen (2–8). Im Nachbeobachtungs-zeitraum von durchschnittlich 39,6 Monaten (12–61) nach der Operation gab es keine Rezidive von Ulzerationen unter dem ersten Mittelfußkopf. Lag die Dorsalextension im Sprunggelenk unter 5° bei gestrecktem Knie, wurde eine Gastrocnemius-Rezession durchgeführt (Dayer und Assal 2009) (s. hierzu Abschn. 4.5).

22.4.5 Achillessehnenverlängerung (ATL)

Ein hoher Prozentsatz von Menschen mit Diabetes zeigt eine klinisch signifikante Ver-kürzung des Triceps surae der Wade, die auch als „Verkürzung der Achillessehne" bezeichnet wird. Dies steigert den Druck auf die Fußsohle im Vorfußbereich deutlich, und die Dauer des hohen Drucks wird während des Gehens dort gleichzeitig verlängert. Umgekehrt kann eine chirurgische Verlängerung des Triceps surae den plantaren Druck auf den Vorfuß vermindern (Mueller et al. 2003).

Ein Zug an der Achillessehne bei Plantarflexion des Fußes führt zu einer Inversion (Einwärtsdrehung) des Fersenbeins, und die subtalaren Strukturen werden blockiert. Man spricht hier von einer „Verriegelung der subtalaren Platte". Tritt dies zu früh während des Gangzyklus auf, kommt es zu einer verfrühten Verriegelung. Mit anderen Worten: Der Fuß wird beim Gehen früher als normal und dann in einer Inversionsposition versteift.

Indikation Die Indikation für diese Maßnahme findet sich im Rahmen der klinischen Untersuchung (s. Abschn. 5.3.1.4 und 5.3.1.5). Eine Spitzfußdeformität, die durch konservative Methoden nicht ausreichend kompensiert werden kann und Indikator-läsionen verursacht hat, kann eine Indikation für eine Achillessehnenverlängerung oder eine Verlängerung der Gastrocnemius-Muskelfaszie (Gastroc Slide, s. unten) sein.

Vorgehen Das Verfahren kann in einer lokalen Infiltrationsanästhesie in Bauchlage erfolgen und umfasst zwei oder drei perkutane mediane Längsschnitte in unterschied-licher Höhe. Die distale hälftige Tenotomie erfolgt in der Regel lateral, die anderen jeweils hälftigen Tenotomien erfolgen entgegengesetzt zum distal nächstgelegenen Schnitt. Bei den drei Schnitten beträgt der empfohlene Abstand 4–5 cm, bei zwei Schnitten etwas mehr. Die Lage des Nervus suralis und der Vena saphena parva müssen hierbei berücksichtigt werden. Die gewonnene Länge hängt von dem Ausmaß ab, in dem der Fuß nach den Inzisionen dorsalextendiert wird. Die gewünschte Länge wird durch Streckung (= Dorsalextension) des Fußes im oberen Sprunggelenk auf 5–10° erreicht (Abb. 22.13a–c und 22.14a–c). Wenn die Dysfunktion allein auf eine Kontraktur des M. gastrocnemius zurückzuführen ist, kann ein Eingriff an der Muskelfaszie der Gastrocnemius-Muskulatur durchgeführt werden. Das ist als Gastrocnemius-Release bekannt (synonym für Strayer-Prozedur, Gastroc-Rezession, Gastroc Slide). Die Entscheidung wird auf der Grundlage des Silfverskjöld-Tests (s. Abb. 5.14, Fallbeispiel Abb. 5.19) gefällt.

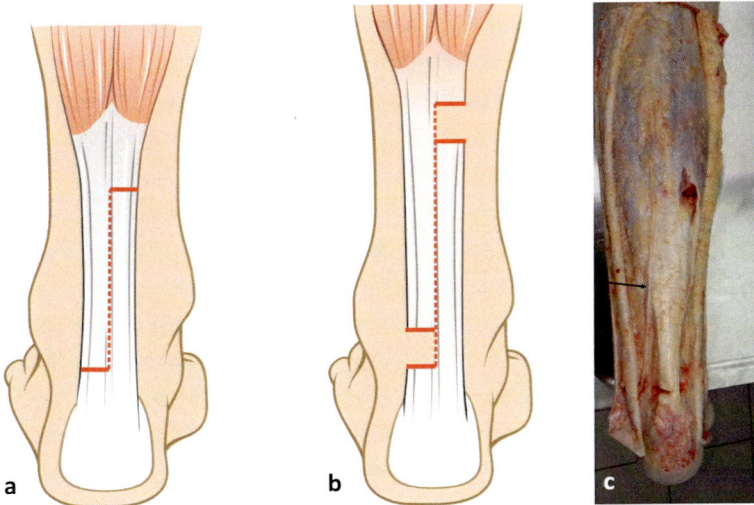

Abb. 22.13 a–c Schematische Darstellung und anatomische Präparation für die Technik mit zwei Schnitten, der Verlauf des Nervus suralis ist mit einem Pfeil markiert

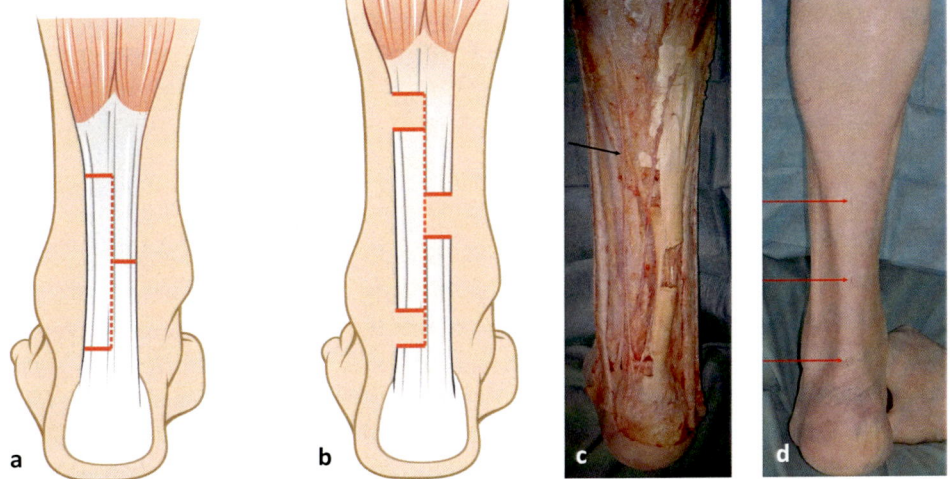

Abb. 22.14 a–c Schematische Darstellung und anatomische Präparation für die Technik mit drei Schnitten, der Verlauf des Nervus suralis ist mit einem Pfeil markiert. **d** Die Hautinzisionen sind mit je einem Pfeil markiert

Nachsorge Ein funktionell befriedigendes OP-Ergebnis bedarf eines sicheren Schutzes vor unbeabsichtigter weiterer Verlängerung. Dies wird beispielsweise mit Hilfe eines TCCs erreicht, der 6 Wochen lang sicher ununterbrochen getragen werden muss. Nach einem Gastrocnemius-Release ist ein Schutz im TCC, alternativ im Walker für 4 Wochen erforderlich. Eine Kompressionstherapie mit zwei gegenläufig angelegten

Kurzzugbinden kann 14 Tage postoperativ in Betracht gezogen werden, dies ist natürlich bei einem nicht abnehmbaren Hilfsmittel nicht durchführbar. Eine komplette Tenotomie der Sehne sollte vermieden werden, da die Gefahr einer Überbelastung der Ferse in der Folge hoch ist („Hackenfuß"). Postoperative Kontrollen erfolgen nach 1 und 3 Tagen, nach 1, 2, 3 und 6 Wochen. Das Nahtmaterial kann nach 10–14 Tagen entfernt werden. Zu diesem Zeitpunkt kann der Schuh angemessen werden, auch hierfür muss das Hilfsmittel dann für den Orthopädieschuhmacher abnehmbar sein.

Spezielle Risiken

- Riss der Sehne mit hohem Risiko eines Fußsohlenulkus an der Ferse (insbesondere bei unsicherer postoperativer Retention im TCC, z. B. wenn dieser abnehmbar gestaltet wird).
- Verletzung der Vena saphena parva oder des Nervus suralis.
- Der Gips muss 24 Stunden am Tag 6 Wochen lang ohne Unterbrechung getragen werden. Um dies zu gewährleisten, sollte ein nicht abnehmbarer Gips verwendet werden (s. auch Abschn. 21.9 „VW TCC").

Evidenz Eine randomisierte kontrollierte Studie an Patienten mit neuropathischen Ulzerationen der Plantarseite des Vorfußes, Diabetes mellitus und eingeschränkter Dorsalextension des Sprunggelenks ($\leq 5°$) verglich den TCC allein mit dem TCC nach ATL. Die Forscher fanden einen schnelleren Wundverschluss (100 % gegenüber 88 %) und weniger Rezidive nach 7 Monaten (15 % gegenüber 59 %) (Mueller et al. 2003). Andere Autoren betonen die Notwendigkeit, eine übermäßige Verlängerung zu verhindern und dadurch Transferläsionen an der Ferse auszuschließen (Colen et al. 2013; Holstein et al. 2004). Sie berichten auch über eine allgemein geringe Anzahl von Rezidiven und Nebenwirkungen (Laborde 2008; Lin et al. 1996).

In einer Fallserie von 11 Personen, die mit einer Verlängerung der Achillessehne als alleinige Behandlung von Diabetischen Fußulzera am plantaren Mittelfuß behandelt wurden, konnten bei 10 Betroffenen Wundschlüsse erreicht werden. Die letzte Person erreichte nach einer zusätzlichen Mittelfußfusion einen Wundschluss. Bei der Nachbeobachtung (im Durchschnitt 36 Monate) kam es zu einer Majoramputation aufgrund eines neuen Ulkus und zu zwei Todesfällen aus medizinischen Gründen, unabhängig vom DFS (Laborde 2009). Auch die Verlängerung der Achillessehne zur Therapie von plantaren Vorfußulzerationen ist in der 2019 aktualisierten IWGDF-Leitlinie mit einem schwachen Empfehlungsgrad hinterlegt (Bus et al. 2020a).

22.4.6 Tibialis-anterior-Sehnentransfer oder -Split

Läsionen im plantaren oder plantar-lateralen Bereich des 5. MT-Kopfes sind vor allem mit einer Supination des Vorfußes, einer Inversion des Mittel- und Rückfußes und einer Überlastung des seitlichen Fußrandes assoziiert. Dies kann auf ein Muskelungleichgewicht zurückzuführen sein, welches durch eine Schwäche der Fibularis-Muskulatur bei gleichzeitiger Dominanz des M. tibialis anterior gekennzeichnet ist. Eine Verlagerung der Tibialis-anterior-Sehne ganz („Transfer") oder hälftig („Split") auf die laterale Seite des Fußes wird zusammen mit anderen Sehnentransfers zur Korrektur von Deformitäten bei Kindern eingesetzt (Mulhern et al. 2016). Unseres Wissens ist die Anwendung dieser Methode zur Korrektur eines biomechanischen Ungleichgewichts bei Menschen mit DFS bisher noch nicht beschrieben worden.

Indikation Chronische Überlastung des Außenrandes aufgrund einer ungenügenden Funktion der Fibularis-Muskeln oder eines Verlustes der Fibularis-brevis-Sehne im Rahmen einer Amputation des 5. Mittelfußstrahles, die bei einem flexiblen Fuß Indikatorläsionen induziert hat (Abb. 22.15).

Vorgehen Bei deutlich eingeschränktem Schmerzempfinden genügt eine Leitungsanästhesie, anderenfalls ist eine Allgemeinnarkose oder Spinalanästhesie notwendig. Zunächst wird die Tibialis-anterior-Sehne distal nahe dem Ansatz medial über eine Längsinzision freigelegt. Nun erfolgt etwas oberhalb des oberen Sprunggelenkes ventral über der tastbaren Sehne eine Längsinzision. Die Sehne wird hier ebenfalls präpariert und freigelegt. Beim „Split" wird nun proximal eine Längsinzision in der Sehne angelegt und hierüber ein kräftiger geflochtener Faden (raue Oberfläche) eingeführt. Mit dem Faden wird die Sehne vorsichtig längs im Faserverlauf mittels Durchzugs des gedoppelten Fadens nach distal geteilt. Der laterale Zügel wird nach distaler Armierung mit einem Faden quer durchtrennt und anschließend nach kranial über die proximale Inzision herausgezogen. Anschließend wird über eine laterale Inzision die Fibularis-tertius-Sehne freigelegt. Der nach kranial durchgezogene Anteil der Tibialis-anterior-Sehne wird mit einem von distal lateral aus eingeführten Instrument unter dem Retinaculum musculorum extensorum in die Insertionsregion durchgezogen. Der Fuß wird in Neutralstellung im oberen Sprunggelenk und einer Eversion eingestellt und gehalten. In dieser Position wird der durchgezogene Sehnenanteil mit der Fibularis-tertius-Sehne in Längsrichtung mit einem nicht resorbierbaren Faden vernäht. Die Tibialis-anterior-Sehne liegt hierbei unter der Fibularis-tertius-Sehne. Alternativ kann die Sehne auch mit einem Knochenanker fixiert werden. Der Verschluss der Haut erfolgt medial und ventral wie üblich, lateral über dem Sehnentransfer wird zusätzlich eine transkutan fortlaufende Subkutannaht angelegt (für Einzelheiten zur Nahttechnik s. Abschn. 22.2). Beim Tibialis-anterior-Sehnentransfer wird die komplette Sehne in identischem Vorgehen nach lateral verlagert.

Nachbehandlung Postoperative Kontrollen erfolgen nach 1, 3, 7 Tagen, 2, 4 und 6 Wochen. Das Nahtmaterial im Bereich der Haut wird nach 10–14 Tagen entfernt. Die Nachbehandlung erfolgt im TCC oder einem anderen kniehohen Entlastungshilfsmittel für 6 postoperative Wochen, 24 Stunden am Tag, daher ist auch in diesem Fall ein nicht abnehmbares Hilfsmittel sinnvoll. Nach Abschwellen kann mit der

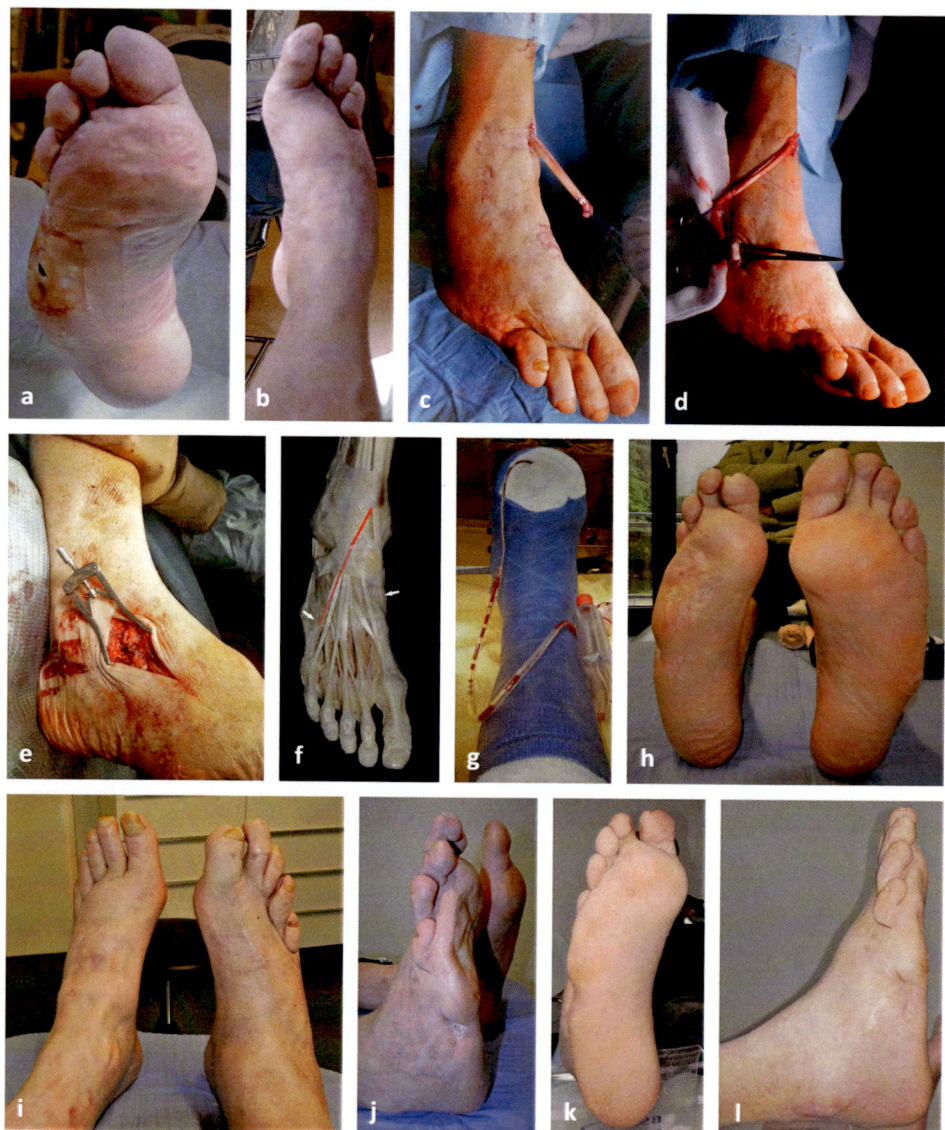

Abb. 22.15 Tibialis-anteriorer-Sehnentransfer. **a, b** Präoperativ bei einer vorausgegangenen Amputation des 5. Mittelfußstrahles mit Verlust der Funktion des M. fibularis brevis und einer lange bestehenden chronifizierten Läsion lateroplantar im Bereich der Basis des MTK 5. **c** Intraoperativ: Die Sehne wird medial ansatznah durchtrennt, **d** lateraler Transfer, die Fibularis-tertius-Sehne wird dargestellt, **e** die distale Tibialis-anterior-Sehne wird unter der Sehne des Fibularis tertius vernäht. **f** Darstellung des Transfers in der anatomischen Präparation. Die rote Linie stellt den Verlauf der Sehne nach dem Transfer dar, sie liegt unterhalb des Retinaculum musculorum extensorum. **g** Postoperative Ruhigstellung im TCC für 6 Wochen. **h–j** Klinische Situation 32 Monate und **k, l** 60 Monate nach der Operation. Versorgung im überknöchelhohen Maßschuh mit diabetesadaptierter Fußbettung wie vor dem Eingriff

Schuhversorgung begonnen werden. Eine perioperativ begonnene Antibiotikatherapie kann für 7 Tage fortgeführt werden, insbesondere, wenn zum Operationszeitpunkt eine Wunde bestanden hat.

Spezifische Risiken Die Sehne kann im Bereich der Insertionsstelle abreißen. Das nichtresorbierbare Nahtmaterial kann sich infizieren. Daher ist ein verletzungsfreier Fuß Hinweis für einen günstigen Operationszeitpunkt. Dies wird in der Regel durch die präoperative Nutzung eines TCC erreicht, der dann postoperativ weiter genutzt werden kann und bereits initial den Fuß in der gewünschten postoperativen Stellung korrigiert einstellt.

22.4.7 Verlängerung der Tibialis-anterior-Sehne nach Ponseti

Das Verfahren wurde ursprünglich von Ignacio Ponseti (1914–2009) Mitte des letzten Jahrhunderts als Prozedur an der Achillessehne zur Therapie des Klumpfußes bei Kindern eingeführt. Später wurde sein Name auch zur Beschreibung anderer Eingriffe an Sehnen zur Korrektur von Fußdeformitäten verwendet. Die Adaptation der Technik zur Korrektur von Überlastungen bei Diabetischen Füßen durch einen Eingriff an der Tibialis-anterior-Sehne ist nach unserem Wissen bisher noch nicht publiziert worden.

Indikation Die Indikation wird durch eine „Indikatorläsion" auf der plantaren oder plantar-lateralen Seite, insbesondere am MT-5-Kopf, eines supinierten Fußes gestellt. Diese Supinationsfehlstellung muss auf eine Kombination aus übermäßiger Spannung der Tibialis-anterior-Sehne und verminderter Spannung der Fibularis-Sehnen zurückzuführen sein. Die Stärke dieses Verfahrens liegt darin, dass es nur ein geringes operatives Trauma verursacht, was bei einer nicht revaskularisierbaren pAVK wichtig sein kann. Der Nachteil ist die Möglichkeit, dass ein Riss in der Sehne zu einem gestörten Gang führt. Es wird daher von den Autoren für Patienten im hohen Alter, mit Komorbidität und reduzierter Mobilität als das beste Verfahren ausgewählt (Abb. 22.16).

Vorgehen Im Verlauf der Tibialis-anterior-Sehne wird diese nach lokaler Infiltrationsanästhesie zwischen dem medialen Ansatz bis etwas proximal des Retinaculum musculorum extensorum in unterschiedlichen Sehnenbereichen mit einer Blutabnahmekanüle bei gleichzeitiger aktiver Extension im Faserverlauf so geschwächt, dass hierdurch eine Verlängerung des Sehnenverlaufes erreicht wird. Das positive Ergebnis ist sofort sichtbar, wenn der Fuß bei aktiver Dorsalextension nicht mehr in die Inversionsstellung gezogen, sondern über die Extensor-digitorum-longus-Sehnen (in Abb. 22.16d mit Pfeil markiert) nun verstärkt lateral angehoben wird.

Nachbehandlung Die Ruhigstellung wird im TCC oder Walker für etwa 2–3 Wochen sichergestellt. Bei weitgehend immobilen Menschen kann auch ein Tapeverband

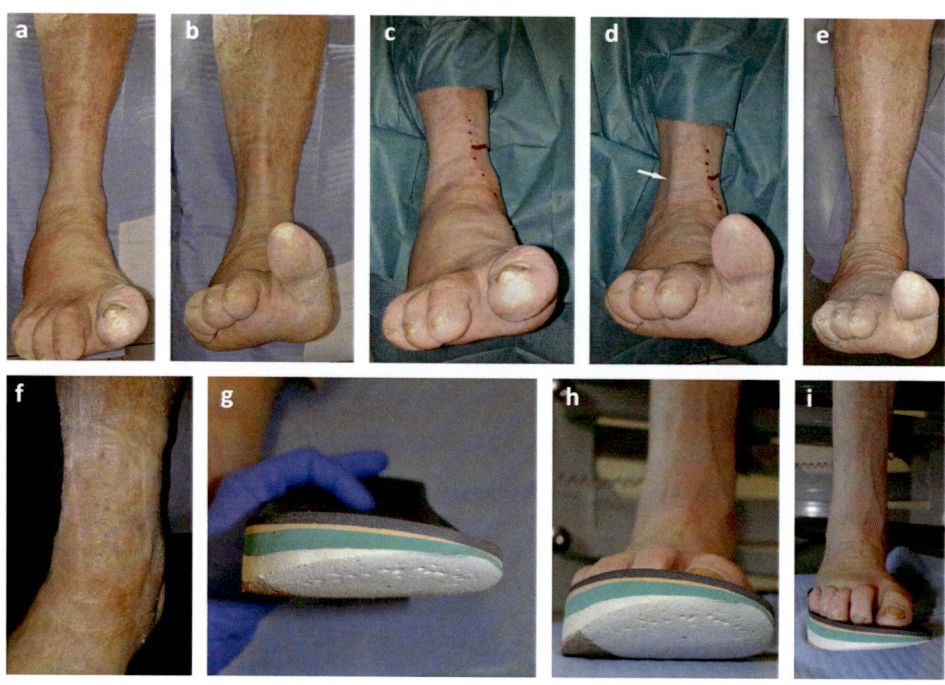

Abb. 22.16 Verlängerung der Tibialis-anterior-Sehne nach Ponseti. **a** Präoperativ entspannt. **b** Präoperativ aktive Streckung. **c** Postoperativ entspannt. **d** Postoperativ aktive Streckung,
die mit Pfeil markierte Sehne des M. extensor digitorum longus ist sichtbar gespannt. **e** 1. postoperativer Tag, aktive Streckung. **f** 1. postoperativer Tag, Lokalbefund in der Region der perkutanen Verlängerung. **g–i** Einlagenversorgung mit einer diagonalen Außenranderhöhung und
tiefgezogenem 1. Mittelfußkopf, hiermit ist eine lotgerechte Versorgung im Schuh realisierbar

ausreichend sein. Das Schuhwerk wird mit angemessener Erhöhung der Außenseite
und lokaler Entlastung der Verletzungsregion im Bereich der Bettung angepasst, der 1.
Mittelfußkopf muss in der Bettung Platz nach unten erhalten. Postoperative Kontrollen
erfolgen am 1. und 3. postoperativen Tag, dann nach 2 und 6 Wochen.

Spezielle Risiken Ein Riss der Sehne ist möglich, in dem Fall aber bei Menschen mit
reduzierter Mobilität meist ohne relevante Problematik. Es kann zu einer lokalen Nach-
blutung über eventuell verletzte Venen kommen, daher ist ein leichter lokaler Druckverband für einen Tag sinnvoll.

22.5 Knochenchirurgie

Die knochenchirurgischen Verfahren zur Behandlung von Menschen mit Diabetischem
Fuß unterscheiden sich erheblich voneinander, je nachdem, ob der Knochen infiziert ist
oder nicht. Kombinierte Behandlungen einschließlich der Eingriffe am Knochen haben

sich im Vergleich zur konservativen Behandlung allein als vorteilhaft erwiesen (Piaggesi et al. 1998). Bei Osteitis wird ein chirurgischer Eingriff durchgeführt, um Gewebe zu entfernen, das als nekrotisch gilt. Wenn keine Knocheninfektion vorliegt, wird die Operation zur Lastumverteilung oder zur Entlastung des inneren Druckpunktes eingesetzt.

Spezielle Risiken bei Operationen an Knochen, welche die oben beschriebenen allgemeinen Risiken überschreiten und über die die Patienten informiert werden müssen, um ihr Einverständnis dazu geben zu können, sind:

- Perioperative Wundinfektionen, die eine Störung der Wundheilung nach sich ziehen, sind bei Eingriffen am Knochen häufiger als bei Eingriffen an Weichteilen. Je proximaler sie lokalisiert sind, desto dramatischer können die Folgen sein. Aufsteigende Infektionen über die Kompartimente sind möglich und können zu zusätzlichen Operationen und manchmal zu Amputationen führen. Infektionen treten auch häufiger auf, wenn bereits zum Zeitpunkt des Eingriffes eine Knocheninfektion vorliegt.
- Dass es durch Operationen bei Menschen mit Diabetischem Fuß zu einer Entstehung oder Aktivierung eines Charcot-Fußes kommen kann, wird immer wieder erwähnt. Dieser Zusammenhang ist bisher aber nicht wissenschaftlich aufgearbeitet oder bewiesen. Zumindest kann bei Nutzung von Fremdmaterial im Rahmen von Rekonstruktionen ein Zusammenhang nicht ausgeschlossen werden. Schwierig ist dann allerdings, eine mögliche postoperative Infektion des Fremdmaterials von einem Charcot-Fuß zu unterscheiden. Es handelt sich bei den Beschreibungen um einzelne Fallberichte (Jeffcoate und Macfarlane 1995) (s. Abschn. 24.1).
- Eine perioperative Antibiotikaprophylaxe oder -behandlung kommt angesichts des Infektionsrisikos an der Operationsstelle und des Risikos einer infektiösen Endokarditis in Betracht (s. auch Abschn. 22.2).

Da die hier erörterten Maßnahmen der Vermeidung von Amputationen dienen und das maximale Risiko in den meisten Fällen gerade diese Amputation sein kann, sollten diese Bedenken nicht die Indikation selbst in Frage stellen, sondern bei der Auswahl der geeigneten perioperativen Versorgung helfen.

Die **Nachsorge** berücksichtigt in der Regel folgende Aspekte: Je nach Vorliegen (oder nicht) und Zustand des plantaren Ulkus sowie der erforderlichen Intensität der Entlastung können Therapieschuhe, ggf. mit einer Filzentlastung kombiniert, Orthesen oder TCCs verwendet werden. Das Nahtmaterial wird nach 12–14 Tagen, im Falle einer Infektion jedoch sofort entfernt. Die klinischen Kontrollen finden nach einem Tag, nach 3 Tagen, nach 1, 2 und 8 Wochen und dann alle 3 Monate statt, um Infektionen, Transferläsionen oder unzureichende funktionelle Effekte zu erkennen. Je nach Wundzustand kann auch eine häufigere Kontrolle erforderlich sein. Da die Nachsorge in der Regel sehr ähnlich ist, werden in den folgenden Beschreibungen des Vorgehens nur zusätzliche Aspekte beschrieben.

22.5.1 Chirurgie der Osteitis

Um unnötige Amputationen zu vermeiden, ist es notwendig, zwischen infiziertem und nekrotischem Knochen zu unterscheiden. Entzündung ist eine Reaktion des vitalen Gewebes, und daher ist es nicht zwingend notwendig, Knochen zu entfernen, der durch eine Infektion angegriffen ist. Eine Sichtweise auf die Knochenchirurgie des Diabetischen Fußes unter der Zielvorstellung einer Infektionskontrolle könnte irreführend sein und zum Entfernen von Knochen führen, der durch zielgerichtete und konsequente Entlastung in Kombination mit einer gezielten Antibiotikatherapie möglicherweise wieder gesunden kann.

Eine Unterscheidung zwischen infiziertem und nekrotischem Knochen kann daher hilfreich sein. Eine Gewebereparatur ist in beiden Zuständen grundsätzlich möglich, aber in nicht nekrotischem Gewebe wesentlich einfacher zu erreichen. Eine Knochennekrose könnte histologisch nachgewiesen werden. Die klinische Bewertung kann als Kriterium für die Unterscheidung einerseits die Festigkeit gegenüber mechanischer Beanspruchung und andererseits die Neigung zu Blutungen bei Verletzungen einbeziehen. Ein spongiöser Knochen, der mit einer Kürette ohne Blutung leicht entfernt werden kann, könnte in dieser Hinsicht als nekrotisch angesehen werden. Noch schwieriger ist es, die regionale Begrenzung einer Infektion des Knochens zu bestimmen. Sensible Untersuchungen wie MRTs zeigen auch in weiter entfernten Teilen noch eine Entzündungsreaktion (Osteoödem = Flüssigkeitseinlagerung). In der mikrobiologischen und histologischen Aufarbeitung von chirurgischen Resektionsrändern zeigt sich oft ein mikrobiologisches Wachstum, auch wenn sich eine Läsion bisweilen ohne Antibiotikatherapie zwischenzeitlich geschlossen hat, bis das Untersuchungsergebnis eintrifft. Als Hinweis auf die beste Resektionshöhe könnte das Kriterium „infizierter Knochen" zu einer übertriebenen Entfernung führen und ist zu ungenau, um von Nutzen zu sein.

Als Alternative zur Resektion wird in einigen Ländern eine langfristige Antibiotikabehandlung über viele Monate bevorzugt. In anderen Ländern wird Chirurgie eingesetzt, um Knochen zu entfernen, der als nekrotisch gilt. Und in einer dritten Gruppe von Ländern wird Chirurgie verwendet, um Knochen, der vermutlich infiziert ist, zu entfernen (Malone et al. 2021; Lipsky et al. 2020; Game und Jeffcoate 2008; Uckay et al. 2014; Senneville et al. 2008; Aragon-Sanchez et al. 2008). Um zu entscheiden, in welchen Fällen, in welchem Ausmaß und zu welchem Zeitpunkt eine Operation hilfreich sein könnte, kann das Kriterium der **Knochennekrose** helfen, einen Weg möglichst nahe am Wunsch des Patienten zu finden.

Die chirurgische Behandlung der Osteitis ist besonders dann sinnvoll, wenn sie die Entfernung des nekrotischen Knochens mit einer inneren Entlastung kombiniert. Beispiele sind:

- die Entfernung des apikalen knöchernen Zehenendgliedes (Nagelkranz), kombiniert mit einer Tenotomie der FDL/FHL-Sehne,
- die Entfernung eines infizierten IP-Gelenks oder MTP-Gelenks in Kombination mit Tenotomien der Beugesehnen und Verlängerung/Tenotomie der Strecksehnen zur Abschwächung der Zick-Zack-Deformität.

Fallserien zeigen die oft mögliche selektive Entnahme von infiziertem oder nekrotischem Knochen zur Vermeidung von Amputationen (Faglia et al. 2012; Tamir et al. 2016).

Neuere Strategien zum Erhalt von infiziertem Knochen setzten Calciumsulfat/Hydroxyapatit in Kombination mit einem über einen längeren Zeitraum (ca. 3 Wochen) in nicht toxischer Dosierung abgegebenen lokal wirksamen Antibiotikum (Gentamycin oder Vancomycin) ein. Fallserien der Anwendung innerhalb des infizierten Knochengewebes z. B. am Calcaneus deuten erfolgversprechende Ergebnisse an. In einer prospektiven Untersuchung bei 100 Patienten konnte in 96 Fällen bei der ersten operativen Intervention, bei den übrigen 4 Patienten nach einer weiteren chirurgischen Intervention die Ausheilung einer chronischen Osteomyelitis erreicht werden (McNally et al. 2016). Calciumsulfat/Hydroxyapatit ist ein synthetisches Knochenersatzmaterial, welches die Eigenschaften von Spongiosa imitiert. Durch kontrollierte Resorption des synthetischen Materials soll künftiger Knocheneinwuchs unterstützt werden (Whisstock et al. 2020; Hofmann et al. 2020). Die Autoren setzen dieses Verfahren insbesondere bei Osteitiden im Bereich des Calcaneus ein, da bei dieser Entität ein sehr hohes Risiko eines Extremitätenverlustes besteht (Abb. 22.17).

22.5.1.1 Entfernung des knöchernen Nagelkranzes

Die Resektion einer Osteolyse des apikalen Zehenendgliedes durch eine ovale Exzision der bestehenden Läsion zusammen mit einer Tenotomie der FHL- oder FDL-Sehne scheint die naheliegendste Reaktion auf diese Art von Läsion zu sein.

Indikation Tiefe Ulzeration der Zehenspitze mit freiliegendem Knochen.

Vorgehen Je nach Lage und Form der Läsion erfolgt eine ovale Exzision mit größerem Durchmesser in der transversalen oder sagittalen Ebene. Entsprechend der Erfahrung der Autoren kann ein zweizeitiges Vorgehen mit Aufschieben des Wundverschlusses bis zum Zeitpunkt der Konditionierung der Wundoberfläche zu einem guten Ergebnis beitragen. Dies erfordert einige Tage der Entlastung und Behandlung mit Antibiotika. Die Tenotomie der Beugesehne entspricht einer sofortigen Beendigung des fortgesetzten Traumatismus der Läsion, was zu einem raschen Rückgang der Inflammationszeichen im Wundbereich führt. Daher ist dieser Eingriff als Notfallverfahren bei ausreichender Blutversorgung geeignet und sinnvoll (s. Abb. 8.9a–l).

Nachsorge Diese entspricht der Beschreibung für die Tenotomie der FDL-/FHL-Sehne; eine Antibiotikatherapie wird in der Regel für ca. 5 Tage benötigt. Nach dem Schließen einer Wunde durch Naht muss alle 1–5 Tage überprüft werden, ob es zu Infektionszeichen kommt. In diesem Fall muss das Nahtmaterial sofort entfernt werden.

Spezielle Risiken Neben dem oben beschriebenen Infektionsrisiko hat dieser Eingriff über die der üblicherweise gleichzeitig durchgeführten FDL/FHL-Tenotomie hinaus keine speziellen Risiken.

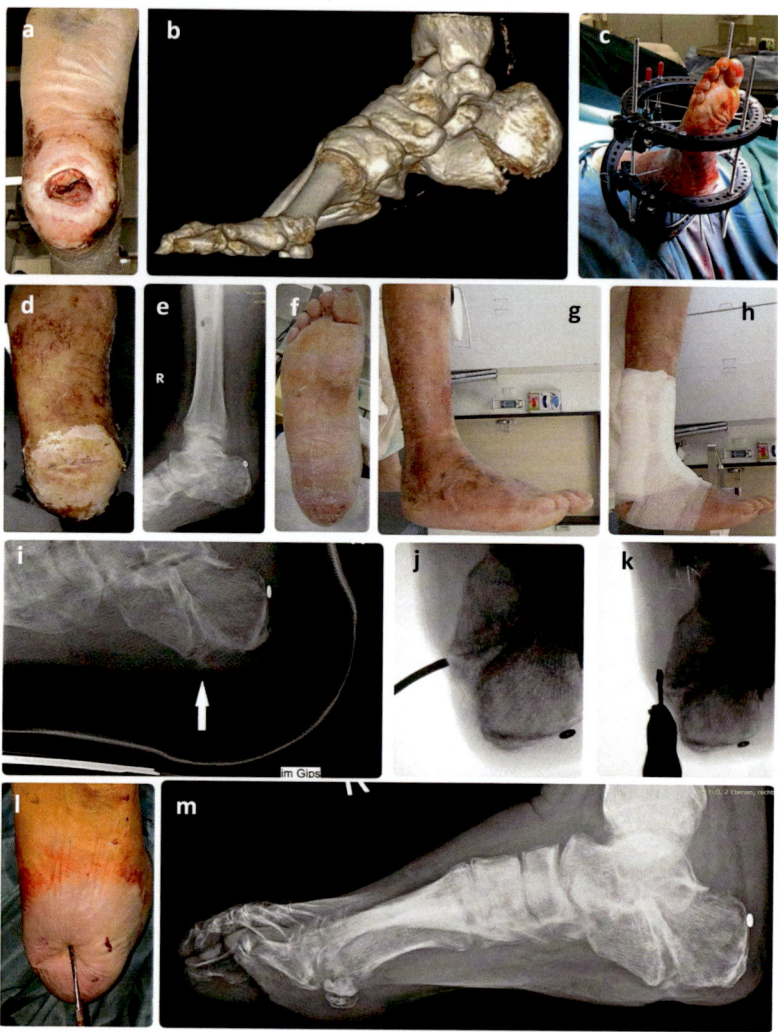

Abb. 22.17 Beispiel für den Einsatz von Calciumsulfat/Hydroxyapatit + Gentamycin (Cerament G®) bei einem 55-jährigen Patienten mit einer septischen pathologischen Calcaneusfraktur rechts im Zusammenhang mit einer plantaren Fersenläsion **a** Präoperativer klinischer Befund, **b** Präoperatives CT, 3D-Rekonstruktion, **c** Intraoperativer Befund, nach Knochendébridement und Frakturreposition mit temporärer Osteosynthese, Anlage eines Ring-Hybridfixateurs, Einbringen von Cerament G® in den Frakturspalt und primärem Wundverschluss, **d** Klinischer und **e** Radiologischer Befund zum Zeitpunkt der Entfernung des Fixateurs nach 14 Wochen mit anschließender Protektion im nichtabnehmbaren TCC, **f** 5 Monate nach dem Eingriff, zu diesem Zeitpunkt wurde zur Protektion der Zugwirkung auf den proximalen Calcaneusanteil eine Achillessehnenverlängerung durchgeführt. **g** Präoperativ, **h** Postoperativ. **i** 2 Wochen später, eine relevante Pseudoexostose (im seitlichen Röntgenbild im TCC mit Pfeil markiert) wurde bei drohender Läsion plantar in minimalinvasiver Technik abgetragen. Intraoperativer Befund **j–l** und postoperatives Röntgenbild **m** die Fraktur ist klinisch und radiologisch weitgehend stabil konsolidiert, eine Unterlegscheibe der temporären Osteosynthese ist verblieben

Evidenz Bei kombinierten Eingriffen zusammen mit Tenotomien der langen Beugesehne kam es in einer Fallserie von 15 Patienten mit Osteomyelitis (Engels et al. 2016) bei allen Patienten zu einem Wundschluss, bei 11 von ihnen ohne weitere Eingriffe.

22.5.1.2 Resektion des PIP-Gelenks der 2.–5. Zehe

In der Chirurgie der Krallenzehen wurden verschiedene Verfahren entwickelt, die eine Resektion oder Arthrodese des PIP-Gelenkes beinhalten. Diese Eingriffe sind in der Regel komplex und beinhalten die Implantation von Fremdmaterial. Daher sind sie für die Behandlung eines infizierten Gelenks nicht geeignet. Traditionell werden diese Läsionen mit Amputationen behandelt. Durch Vermeidung von Fremdmaterial und die Kombination von Arthroplastik und Tenotomien zur Korrektur der Fehlstellung der Zehe kann eine Arthrodese oder Resektionsarthroplastik eine wertvolle Alternative zur Amputation sein. Wir konnten keine publizierten Daten zu dieser Art von Intervention bei DFS finden.

Diese Resektion wird auch zur Behandlung von Interdigitalulzera oder Ulzera an der 1. und 5. Zehe eingesetzt, wenn sie ein IP-Gelenk an seiner medialen oder lateralen Seite eröffnet haben. Diese Situationen stellen, abgesehen von den oben genannten allgemeinen Aspekten, keine besonderen operativen Herausforderungen dar.

Indikation Die Indikation besteht in der Regel bei Läsionen, die ihre Ursache in einem überstreckten Grundgelenk haben. Daher wird dieser Eingriff üblicherweise mit anderen Maßnahmen kombiniert, die zusammen eine Korrektur der Überlastung im Rahmen der Deformität der Zehe zum Ziel haben. Die deformierten Zehen können auch mehrere überlastungsgefährdete Druckpunkte aufweisen, die gleichzeitig einer Maßnahme bedürfen. Bei Krallenzehen können z. B. dorsale Läsionen am PIP-Gelenk gemeinsam mit Läsionen des knöchernen Nagelkranzes und den plantaren Mittelfußköpfen auftreten. In diesen Fällen kann eine kombinierte Entfernung des PIP-Gelenkes und des knöchernen Nagelkranzes eine gute Alternative zur oft durchgeführten Amputation der Zehe sein. Gleichzeitig sollten Areale, die unter starkem Druck stehen durch eine Kombination mit Sehneneingriffen zusätzlich entlastet werden. Ein „*Evacuo-Phänomen*" und die damit verbundenen Komplikationen, wie sie oft nach einer Zehenamputation auftreten, lassen sich dadurch vermeiden.

Die Resektion des MTP-Gelenkes und des PIP-Gelenkes kann auch dann eingesetzt werden, wenn die Gelenke knöchern verwachsen sind (Ankylose, Abb. 22.18f–g) und Weichteileingriffe nicht in Frage kommen (Abb. 22.18 a–e und 22.19).

Vorgehen Der Zugang erfolgt über einen Längsschnitt der Haut des Zehenrückens über dem PIP-Gelenk (bei einer bestehenden Läsion kann die Exzision ggf. auch quer erfolgen). Dieser Schnitt wird in ausgedehnten Fällen bis über das MTP-Gelenk verlängert und erreicht distal die ovale Exzision der Läsion. Ist die Strecksehne betroffen, wird das nekrotische Gewebe in Längsrichtung entfernt. Bei größeren Schäden kann die Sehne auch transversal durchtrennt werden. Das Gelenk wird mit feinen Hohmann-

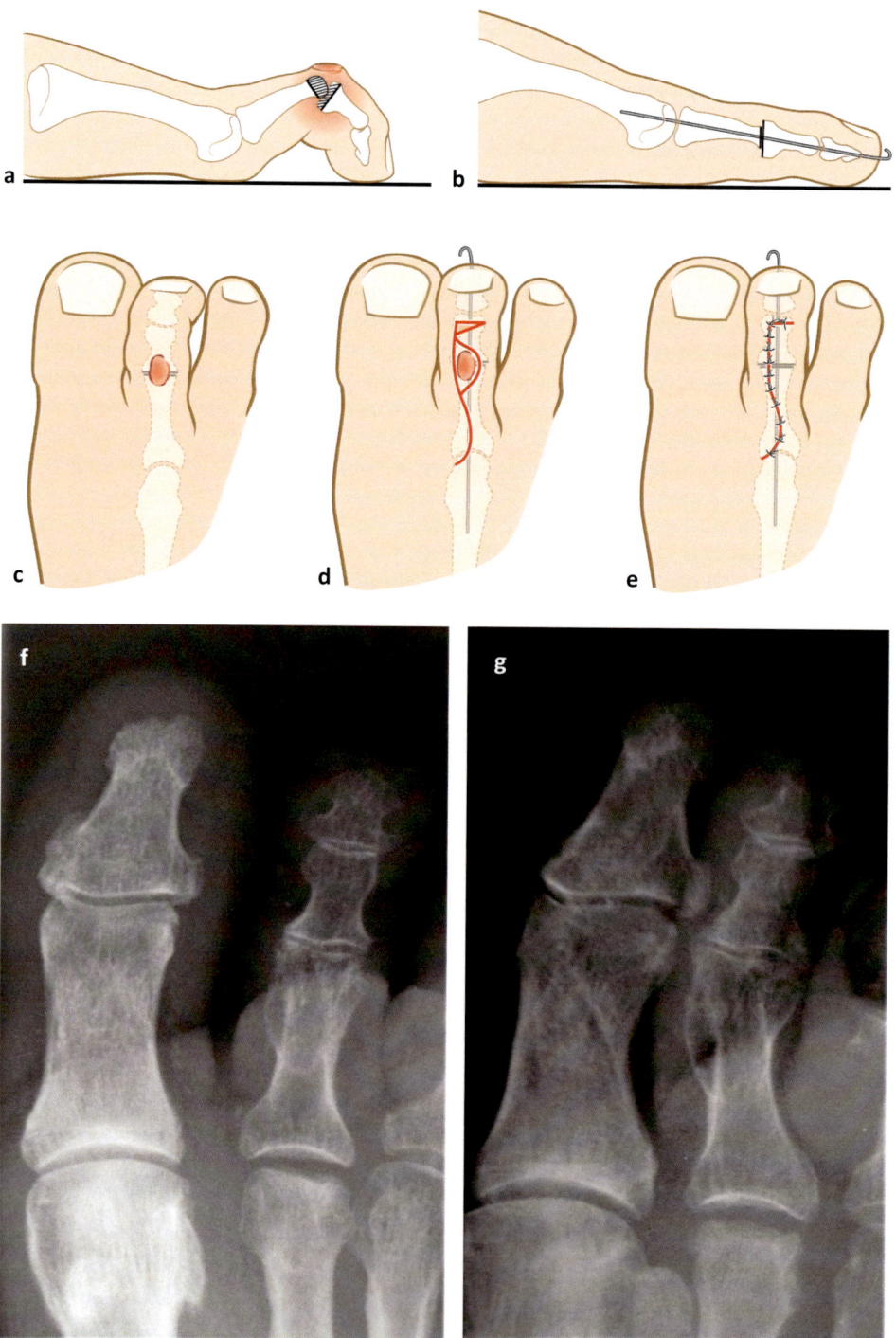

Abb. 22.18 **a–e** Schematische Darstellung einer Resektionsarthroplastik des PIP-Gelenkes mit Exzision einer dorsalen Läsion, modifizierter Z-Plastik der Haut und Arthrodese mit Kirschnerdraht, „Hohmann-Operation". **f–g** Radiologische Darstellung einer bestehenden Ankylose des PIP-Gelenkes D2 nach einem Anpralltrauma vor vielen Jahren

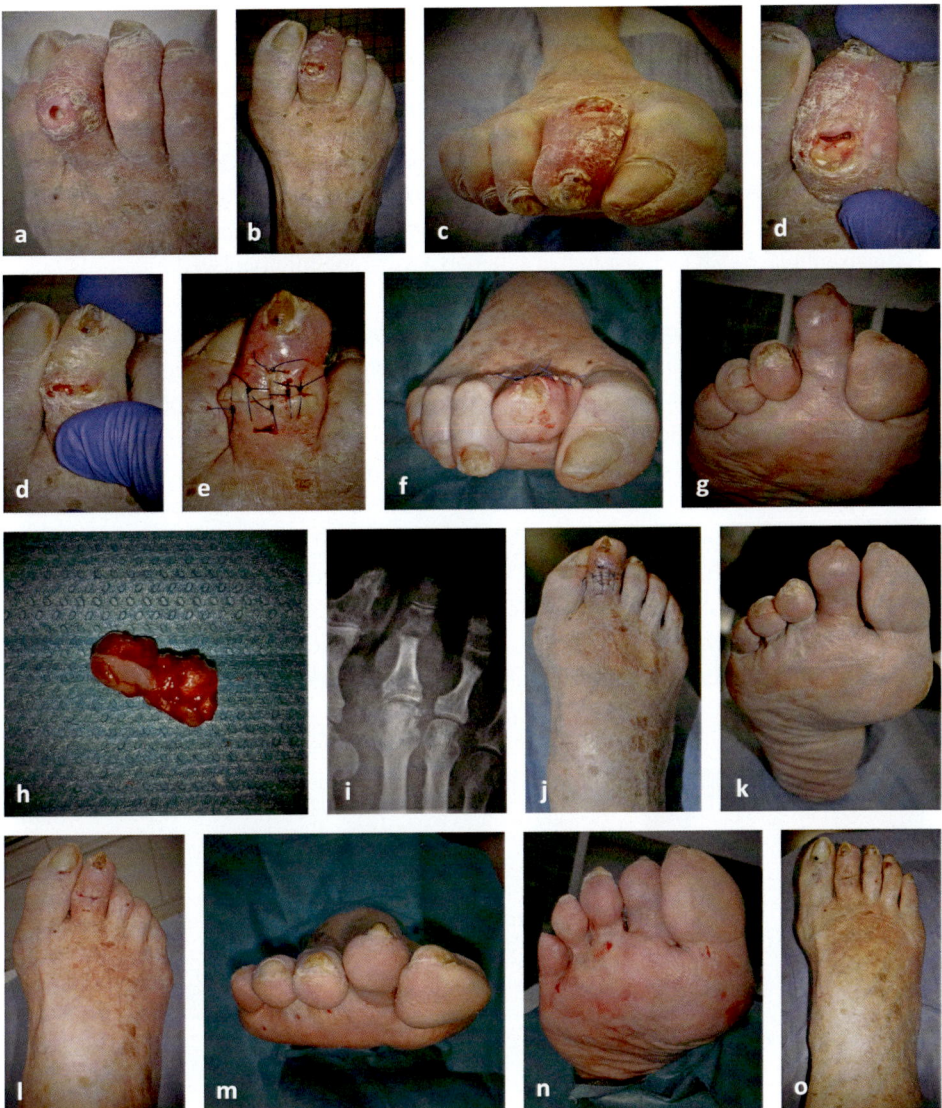

Abb. 22.19 Beispiel einer Resektion des PIP-Gelenkes bei einem Patienten mit einem dorsalen Ulkus auf dem PIP-Gelenk, offener Kapsel und Osteonekrose. **a** Anfängliche Läsion. **b, c** Nach **3 Monaten** konservativer Behandlung trat eine Infektion auf. Die Indikation zur Amputation der Zehe wurde nacheinander von drei Kliniken gestellt, wozu der Patient aber nicht bereit war. **d** Passive Plantarflexion. **e** Passive Dorsalextension; Therapie: Es wurden Tenotomien an allen Extensoren und Flexoren der Zehe, ein dorsales Release des MTP-Gelenkes und eine Resektion der Osteonekrose mit primärem Wundverschluss durchgeführt. **f, g** Postoperatives Bild. **h** Präparat des sparsam entfernten Kopfes der proximalen Phalanx. **i** Postoperatives Röntgenbild. **j, k** Bild am 5. postoperativen Tag. **l–n** 2 Wochen später kehrte der Patient zur geplanten Tenotomie der FDL- und FDB-Sehnen der 3.–5. Zehe und der FHL-Sehne zurück. **o** 3 Wochen nach der Resektion des PIP-Gelenkes D2 und 1 Woche nach Tenotomie der Flexorensehnen 3–5 und der FHL-Sehne

Haken freigelegt, um Schäden an Nerven und Gefäßen zu vermeiden. Der Kopf der proximalen Phalanx und die Basis der mittleren Phalanx werden mit dem schmalen Lambotte-Meißel im Bereich des spongiösen Knochens reseziert. Die Strecksehne wird transkutan mit einer U-förmigen Naht von distal nach proximal mit nicht resorbierbarem Material adaptiert. Anschließend wird die Haut mittels einer modifizierten Z-Plastik verschlossen. Manchmal kann ein Release des MTP-Gelenkes zusammen mit der Mobilisierung der plantaren Platte sinnvoll sein. Eine temporäre Arthrodese mittels Kirschnerdraht (1,6–1,8 mm) ist nur in seltenen Ausnahmefällen notwendig.

Nachsorge Ein Zügelverband, der die mittlere und distale Phalanx gegenüber der proximalen Phalanx dorsalisiert, wird bis zum stabilen Wundschluss angelegt. Gelegentlich ist bei Release des MTP-Gelenkes zusätzlich eine plantarisierende Zügelung des Grundgliedes für 6 Wochen sinnvoll (Abb. 22.20). Zur Entlastung werden Therapieschuhe mit ausreichend Platz im Bereich der Zehenbox eingesetzt.

Zur Korrektur knöchern konsolidierter Zehenfehlstellungen werden künftig zunehmend minimalinvasive operative Verfahren Einzug in das Behandlungsspektrum finden (s. unten). Insbesondere an den Langzehen scheinen diese Verfahren aus Sicht der Autoren komplikationsärmer als die offenen konventionellen Prozeduren zu sein. Wichtig ist in der Nachbehandlung eine korrekte Zügelung der operierten Zehen bis zur knöchernen Konsolidierung in der endgültig gewünschten Position (Abb. 22.21).

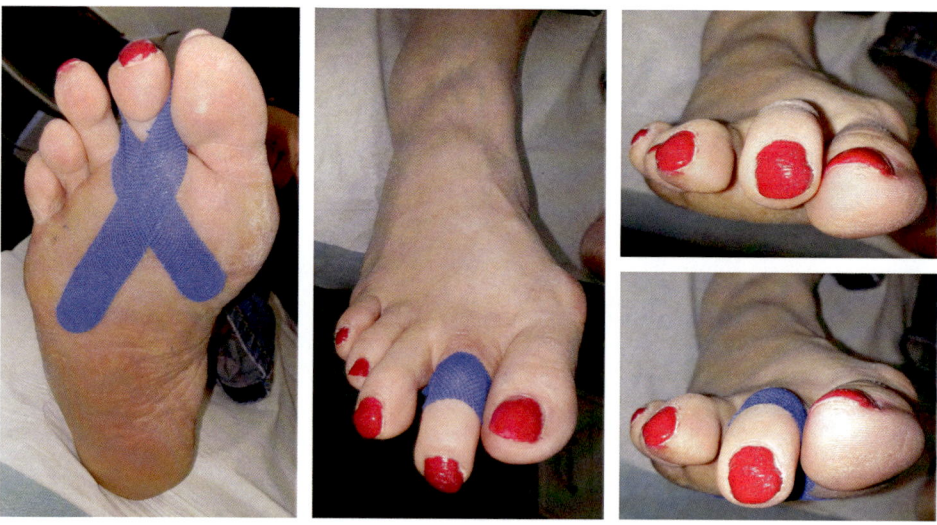

Abb. 22.20 Beispiel für einen plantarisierenden Zügelverband des Grundgliedes D2, hier mit einem elastischen Tape (MECRON ReadyDressment Strips®) zur Therapie einer Ruptur der plantaren Platte D2

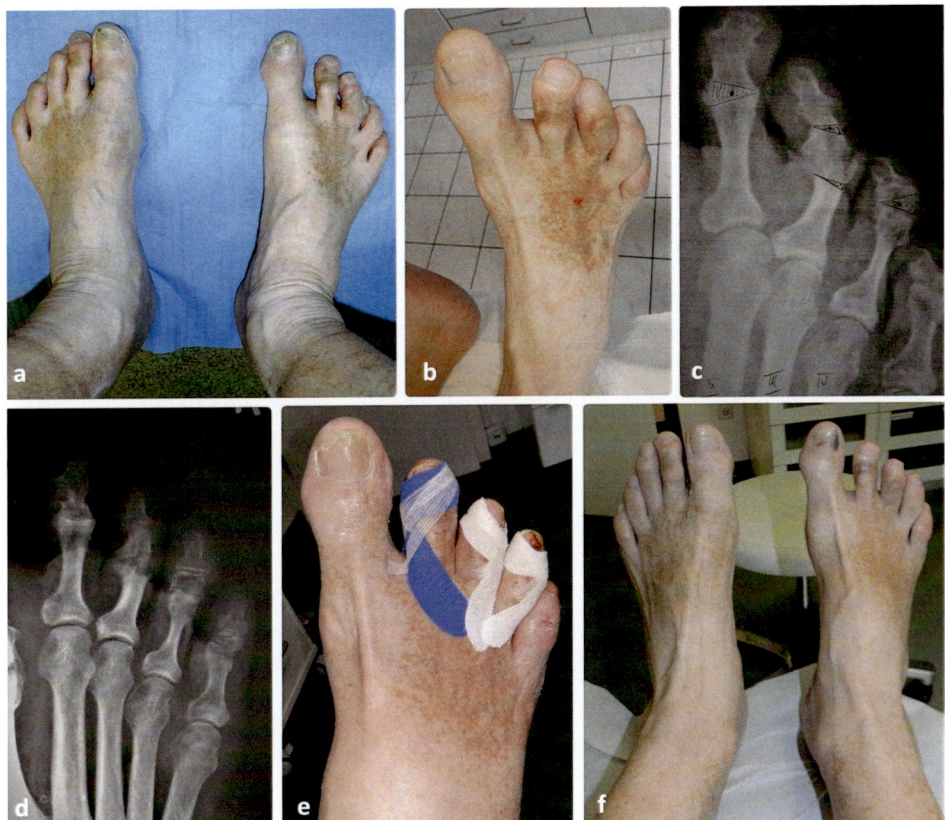

Abb. 22.21 67-jähriger   Typ-2-Diabetiker,   Pes   cavus,   Langzehenfehlstellungen   mit rezidivierenden, aber oberflächlichen Wunden beidseits. Minimalinvasive knöcherne Zehen-korrekturen zunächst links, später rechts, jeweils D2–5. **a** Belasteter Initialbefund klinisch. **b** Klinisch präopertiv entlastet. **c** Röntgenbefund rechts präoperativ mit eingezeichneter OP-Planung. **d** Röntgenbefund postoperativ. **e** Zügelverband für 6 postoperative Wochen (Wechselintervalle etwa wöchentlich). **f** Klinischer Befund 5 Monate nach dem Eingriff links und 3 Monate nach dem Eingriff rechts

Spezielle Risiken

- Infektionsgefahr, besonders, wenn zur temporären Arthrodese ein Kirschnerdraht ver-wendet wird.
- Konsolidierung der Umstellungen in Fehlstellungen, insbesondere bei den minimal-invasiven Korrekturverfahren infolge insuffizienter postoperativer Redressements (Abb. 22.22).

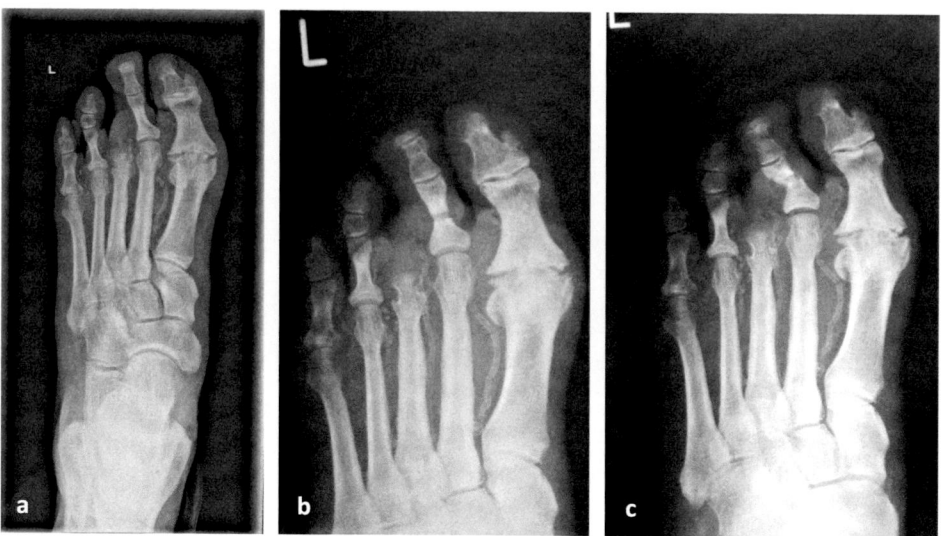

Abb. 22.22 Minimalinvasive Korrektur der 2. Zehe links bei Ankylose des DIP-Gelenkes mit Mallet Toe und Plantarisierung der Zehenkuppe D2 mit rezidivierenden Läsionen und Zustand nach Nagelkranzosteomyelitis, Zustand nach Amputation der 3. Zehe im Grundgelenk in der Vergangenheit bei identischer Situation. **a** Initiales Röntgenbild. **b** Postoperative Röntgenkontrolle nach Osteotomie des Grund- und Mittelgliedes in MIS-Technik D2. **c** Röntgen-Verlaufskontrolle bei Wiedervorstellung nach 7 Wochen und ungenügendem Redressement in der Zwischenzeit. Evacuo-Phänomen der 2. Zehe in die Amputationslücke ohne klinische Relevanz bei in lateraler Achsabweichung konsolidierter Osteotomie des Grundgliedes. Nebenbefundlich ausgeprägte Mönckebergsklerose und Hallux rigidus mit Ankylose des Grundgelenkes D1

22.5.1.3 Resektion des Zehengrundgelenks (MTP-Gelenk)
Indikation

Bei plantaren Wunden unter Beteiligung des MTP-Gelenkes kann eine Gelenkresektion („innere Amputation") sinnvoll sein. Eine distale Resektion von zwei Drittel der Mittelfußknochen war in vielen Ländern lange beliebt. Nach dem Eingriff treten aufgrund der großen Wundhöhle jedoch häufig Probleme beim Wundschluss auf. Viele Chirurgen bevorzugen daher heute eher eine distale Resektion in Höhe des spongiösen gelenkbildenden Knochens, der in den meisten Fällen allerdings nicht infektionsfrei ist. Das OP-Ergebnis scheint dadurch aber meist nicht gefährdet zu sein. Das Risiko einer Schädigung des verbleibenden Mittelfußknochens bei Resektionen im metaphysären Bereich durch eine Degeneration, die in der radiologischen Untersuchung als charakteristischer „Candy Stick" auffällt, soll auf diese Weise vermieden werden (Abb. 22.23).

Wenn das Gelenk nicht durch das Ulkus eröffnet ist, würden die Autoren andere Eingriffe mit geringeren Auswirkungen auf biomechanische Gegebenheiten bevorzugen, wie z. B. kombinierte Tenotomien der Streck- und Beugesehnen und ein dorsales Release des MTP-Gelenkes, eine dorsale Closing-Wedge-Osteotomie oder eine minimalinvasive

Abb. 22.23 Typische Candy-Stick-Deformierung hier nach innerer Amputation des 5. Mittelfußknochens im metaphysären Anteil, nebenbefundlich Gefäßklammern nach Voroperation mit Amputation des 2. Strahls

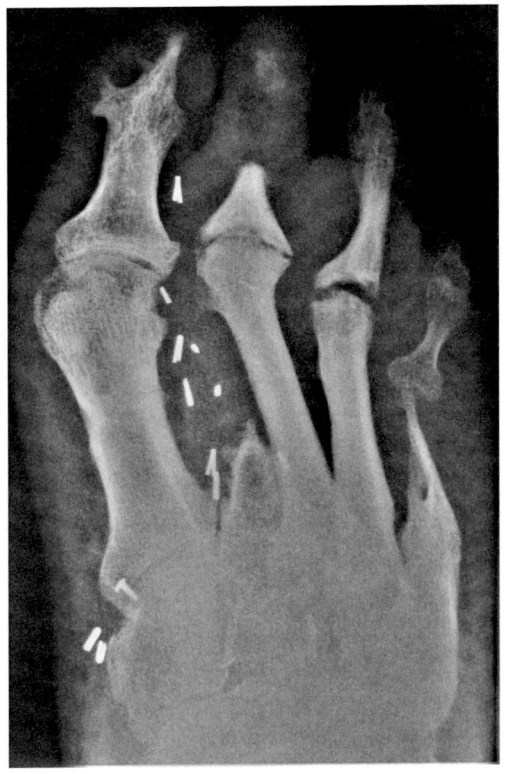

Osteotomie (DMMO = **D**istale **M**inimalinvasive **M**etatarsale **O**steotomie) (s. hierzu Abschn. 22.5.2).

Vorgehen Der Zugang liegt dorsal (dorsomedial beim 1. Mittelfußkopf oder dorso-lateral beim 5. Mittelfußkopf). Die Operation selbst erfolgt in üblicher Vorgehensweise. Gelenkkapselstrukturen, Sehnen und die plantare Platte, an der Großzehe meist auch der Sesambeinkomplex werden ebenfalls entfernt. Die Resektionsgrenzen befinden sich im spongiösen Bereich des Knochens und werden plantar angeschrägt.

Wenn die plantare Wunde den Mittelfußkopf bereits freigelegt hat, kann die Osteo-tomie proximal des Kopfes im spongiösen Bereich auch in minimalinvasiver Technik mit einer Fräse durchgeführt und der distal der Osteotomie liegende Metatarsalkopf anschließend über die plantare Läsion entfernt werden, die meist nach einer Exzision primär verschlossen wird (minimalinvasiv gestützte innere Amputation) (Abb. 22.24).

Nachsorge Wie oben in Bezug auf die Knochenchirurgie beschrieben, werden Röntgen-untersuchungen nach 2–3 Tagen und 6–8 Wochen durchgeführt, um eine fortschreitende Osteitis insbesondere der angrenzenden Metatarsalköpfe auszuschließen.

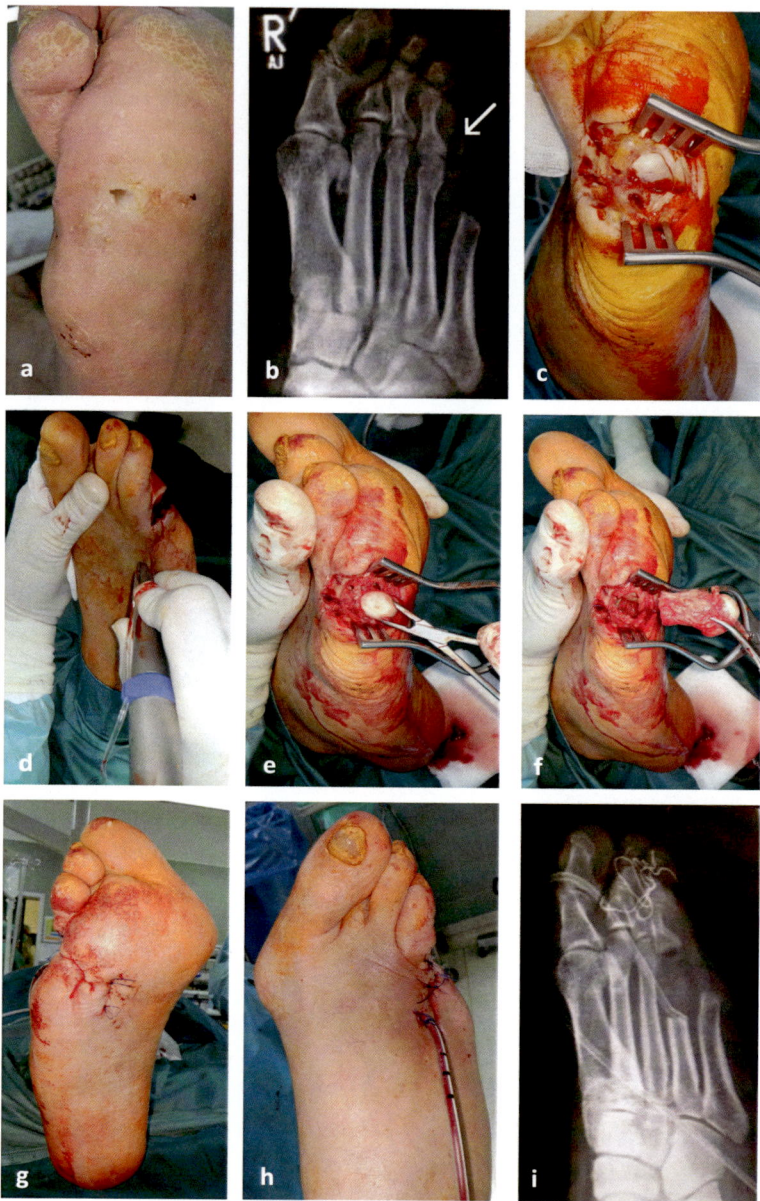

Abb. 22.24 Plantare Läsion mit Knochenkontakt über dem Mittelfußkopf 4 bei Zustand nach Amputation D5 im Grundgelenk. **a** Klinischer Aspekt. **b** Präoperatives Röntgenbild (Luft-einschluss angrenzend an den Mittelfußkopf 4 mit Pfeil markiert). **c** Exzision der plantaren Wunde und Darstellen des Grundgelenkes. **d** Minimalinvasive Osteotomie. **e, f** Das distal der Osteotomie liegende Fragment wird entfernt. **g, h** Nach Wundverschluss mit Einlage einer Redondrainage. **i** Postoperatives Röntgenbild, die Redondrainage ist noch abgebildet, weiterhin röntgendichte Fasern des postoperativen Verbandes

Spezielle Risiken

- Risiko der Schädigung des verbleibenden Mittelfußknochens oder der benachbarten knöchernen Strukturen durch fortschreitende Osteitis/Osteomyelitis
- Transferläsion unter den benachbarten Mittelfußköpfen

22.5.1.4 Resektionen im Bereich des IP-Gelenkes der Großzehe

Diese Resektionen betreffen die mediale Kondyle der proximalen Phalanx der Großzehe, die mediale Basis der distalen Phalanx oder ein akzessorisches Sesambein innerhalb der FHL-Sehne. Bei eingeschränkter Beweglichkeit des ersten MTP-Gelenkes (Hallux limitus oder rigidus) kann die Großzehe die passive Dorsalextension im Grundgelenk nicht so ausgedehnt ausführen wie nötig, und das IP-Gelenk übernimmt diese Bewegung (s. Abschn. 2.7.4.3 und Kap. 11). Das IP-Gelenk ist normalerweise nicht in der Lage, sich über die Neutralposition von 0° zu strecken, ist aber in dieser Situation gezwungen, sich sogar zu überstrecken. Der plantare Anteil des IP-Gelenkes und insbesondere die mediale Kondyle der Grundphalanx sind daher einer ungewöhnlichen Exposition durch Druck ausgesetzt. Manchmal kann ein akzessorisches Sesambein in der FHL-Sehne in Höhe des IP-Gelenks relativ groß sein und als zusätzliches Hypomochlion fungieren. Die Lokalisation der Läsion kann zentral oder medial liegen, je nachdem, in welchem Ausmaß eine gleichzeitige Torsion der Großzehe vorliegt. Im Allgemeinen wird erst während der Operation klar, welche Struktur den inneren Druckpunkt darstellt und entfernt werden sollte. Die Entfernung der medialen Kondyle oder eines akzessorischen Sesambeins innerhalb der FHL-Sehne korrigiert selektiv den inneren Druckpunkt. Der Eingriff soll den Wundverschluss erleichtern und ein Rezidiv vermeiden. Wir konnten keine publizierten Daten zu diesem Verfahren bei der Behandlung des DFS finden.

Indikation Wenn eine Überlastung der medioplantaren oder plantaren Seite des IP-Gelenkes der Großzehe zu einer „Indikatorläsion" führt, kann es sich lohnen, dieses Verfahren in Betracht zu ziehen, besonders dann, wenn der Betroffene älter und der Mobilitätsgrad geringer ist. Die mediale Grundgliedkondyle kann auch mit einem Verfahren der minimalinvasiven Fußchirurgie abgetragen werden (Abb. 20.26).

Vorgehen Der Zugang erfolgt über einen medialen Schnitt über dem IP-Gelenk. Das Gefäß-Nerven-Bündel muss bei der Öffnung der Kapsel geschont werden. Die mediale Kondyle wird freigelegt, mit dem Lambotte-Meißel entfernt und ist manchmal überraschend groß. Danach kann die FHL-Sehne betrachtet und bei Vorhandensein eines akzessorischen Sesambeines kann dieses erkannt und entfernt werden (Beispiele Abb. 9.11a–c und 11.3a–c). Die Wunde wird mit einer transkutanen, fortlaufenden Kapselnaht unter Verwendung von nicht resorbierbarem Material und einer Hautnaht verschlossen (Abb. 22.25). Selten wird auch eine Redondrainage eingelegt. Die Vorgehensweisen der minimalinvasiven Chirurgie können eine gute Alternative für dieses Verfahren darstellen (Abb. 22.26).

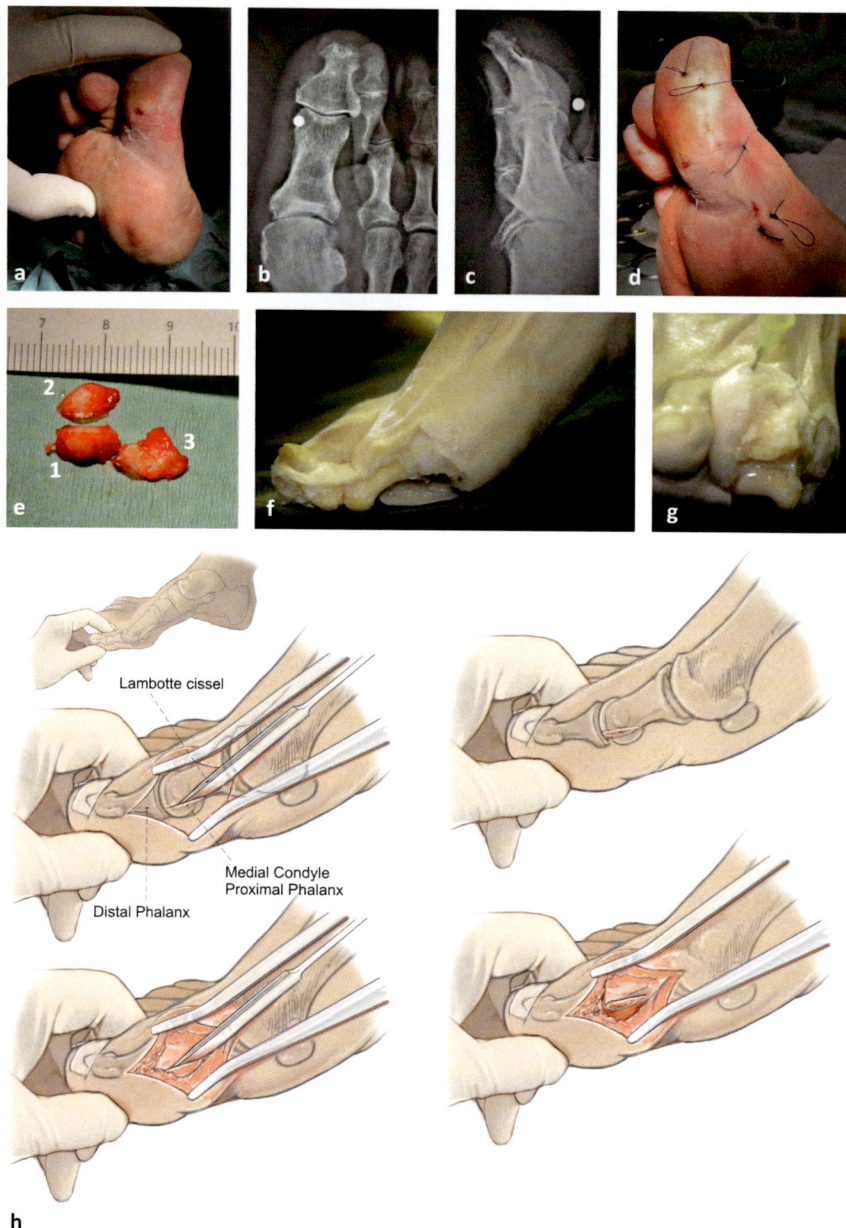

Abb. 22.25 **a** Hallux rigidus, präoperativ. **b, c** Präoperativer radiologischer Befund. **d** Postoperativer Befund. **e** Entfernte mediale Kondyle der proximalen Phalanx (1), entferntes akzessorisches Sesambein der FHL-Sehne (2), entfernte plantare Fibrose (3). **f, g** Anatomisches Bild eines ähnlichen Befundes. **h** Chirurgischer Eingriff, schematisch. (Abbildung 22.25h mit freundlicher Genehmigung von Engels, G., H. Stinus, D. Hochlenert, and A. Klein. 2016. [Concept of plantarisation for toe correction in diabetic foot syndrome]. *Oper Orthop Traumatol* 28 (5):323–334. https://doi.org/10.1007/s00064-016-0453-9)

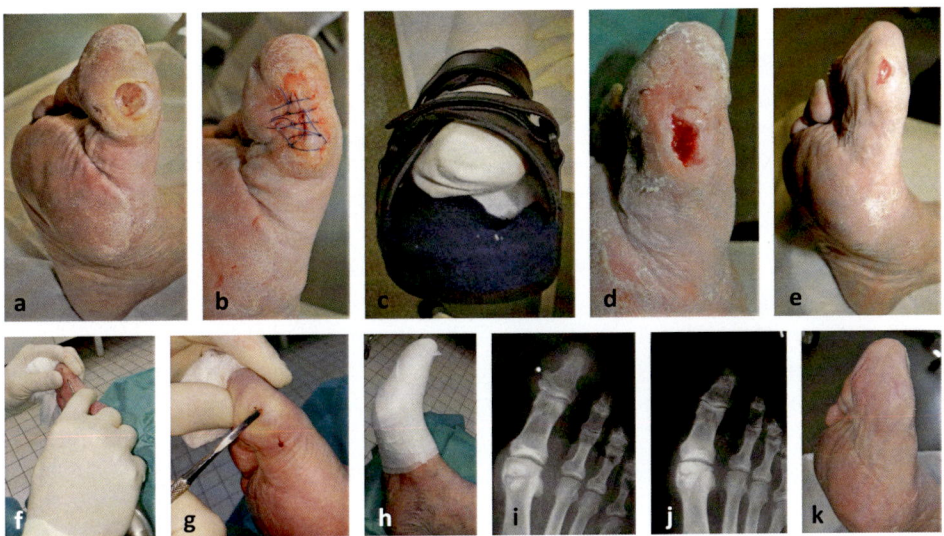

Abb. 22.26 Beispiel für eine minimalinvasive Abtragung der medialen Grundgliedkondyle und der medialen Basis der Endphalanx D1 rechts bei einem 91-jährigen Patienten mit mittlerem Mobilitätsgrad. **a–c** Klinischer Initialbefund, zu diesem Zeitpunkt Tenotomie der FHL-Sehne und Naht der Läsion nach chirurgischem Débridement, Entlastung im zugerichteten Therapieschuh. **d** Klinischer Befund nach 14 Tagen. **e** Nach zwischenzeitlichem Wundschluss und Versorgung im Schutzschuh mit Weichbettungseinlage Rezidiv 3 Monate später, Entschluss zur minimalinvasiven Abtragung der medialen Endgliedkondyle bei einer ausgeprägten Pseudoexostose nach einer Fraktur im Jugendalter (Huftritt durch ein Pferd). **f, g** Intraoperativer Befund. **h** Dorsalisierender postoperativer Zügelverband. **i** Präoperatives und **j** postoperatives Röntgenbild. **k** 3 Wochen nach dem Eingriff. Der Patient läuft nun wieder in seinem Schutzschuh mit Weichpolstereinlage

Nachsorge Wie oben in Bezug auf die Knochenchirurgie beschrieben, werden Röntgenkontrollen nach 2–3 Tagen durchgeführt.

Spezielle Risiken Dieser Eingriff hat über die oben dargestellten Risiken der Knochenchirurgie hinaus keine speziellen Risiken.

22.5.2 Knöcherne Umstellungen zur Entlastung von Läsionen

22.5.2.1 Dorsale Closing-Wedge-Osteotomie des 2.–5. Metatarsalkopfes

Dieser Eingriff ist seit vielen Jahren bekannt, und entsprechend viele Synonyme sind etabliert: Keil-Osteotomie, dorsale offene Keilresektion, Dorsal-Osteotomie; Knips-Osteotomie, „dorsal open wedge resection", „wedge osteotomy", „dorsiflexion osteotomy", um nur einige zu nennen. Die Beschreibung als „offen" oder „geschlossen" könnte verwirrend sein, da der Knochenkeil einen Winkel hat, der nach dorsal offen ist, aber entfernt wird. Der entsprechende Mittelfußkopf wird etwas angehoben, und die Lücke nach Entfernung des Keils wird so geschlossen. Dadurch wird der Mittelfußknochen auch etwas verkürzt.

Indikation Eine „Indikatorläsion" unter einer prominenten Kondyle eines MT-Kopfes würde auf die Anwendbarkeit dieses Verfahrens hinweisen. Andererseits würden die Autoren bei dem 5. MT-Kopf mit einem (leicht) supinierten Fuß die alleinige Resektion der Kondyle vorzugsweise minimalinvasiv und/oder einen der Sehneneingriffe zur Reduzierung der Supination als Initialmaßnahme bevorzugen. Wenn das Ulkus bereits das Gelenk eröffnet hat, würden die Autoren eine Resektion des MT-Kopfes der Keil-osteotomie vorziehen oder eine minimalinvasive Osteotomie (MMO, s. unten) erwägen. Hierbei ist darauf zu achten, dass die Osteotomie so ausfällt, dass der Kopf definitiv nach mediodorsal ausweichen kann.

Vorgehen Der Zugang erfolgt von dorsal. Durch den dorsalen Schnitt wird im spongiösen Knochen am Übergang zwischen Metaphyse und Kopf ein Keil quer mit seinem breiteren Teil nach dorsal gesägt oder gemeißelt. Die plantare Kortikalis wird unbeeinflusst belassen. Durch Druck von plantar wird der Kopf leicht nach oben geschoben, der Keil schließt sich, der Mittelfußknochen wird etwas kürzer, und der Mittelfußkopf verlagert sich nach dorsal. Beide funktionsrelevanten Veränderungen führen zu einer plantaren Entlastung. Die Fragmente bleiben zusammen und benötigen keine Osteosynthese. Gelegentlich ist hierbei eine gleichzeitige Verlängerung der Extensorensehnen und manchmal auch die Resektion der Basis des Zehengrundgliedes erforderlich, um die Zehe orthograd einstellen zu können. Besonders bei ausgeprägter Überstreckstellung der Zehe kann die Grundgliedbasis den operativen Zugang zum Mittelfußkopf blockieren. Als Voraussetzung sollte die plantare Platte erhalten und der Knochen infektfrei sein (Abb. 22.27).

22.5.2.2 Minimalinvasive Eingriffe DMMO und MMO

Die Möglichkeiten der **minimalinvasiven Fußchirurgie** eigenen sich vermutlich zur inneren Druckentlastung bei Läsionen über den plantaren Mittelfußköpfen 2–4 am besten. Bei oberflächlichen Läsionen präferieren die Autoren die distale minimalinvasive Osteo-tomie (DMMO = **D**istale **M**inimalinvasive **M**etatarsal **O**steotomie), falls es im Bereich der Läsion zu tieferen Gewebedefekten und lokaler Infektion gekommen ist, eher eine proximalere Osteotomie (MMO = **M**inimalinvasive **M**etatarsal **O**steotomie) (Abb. 22.28).

Vorgehen In geeigneter Analgesieform – der Eingriff kann gut in einem Fußblock durchgeführt werden – erfolgt eine kleine Hautinzision dorsal entweder medial oder lateral im Bereich der Grundgliedmitte (DMMO) oder etwas weiter dorsal (MMO). Die Präparation bis auf das Metatarsale gelingt mit einem feinen Raspatorium. Anschließend wird die Osteotomie mit der 2×12 mm Shannon-Fräse von plantar nach dorsal durch-geführt. Die optimale Position kann am besten mittels intraoperativer Röntgendurch-leuchtung sichergestellt werden. Es sollte auf eine leicht nach medial abfallende Schräge der Osteotomieposition geachtet werden, damit der Mittelfußkopf möglichst nach dorsal

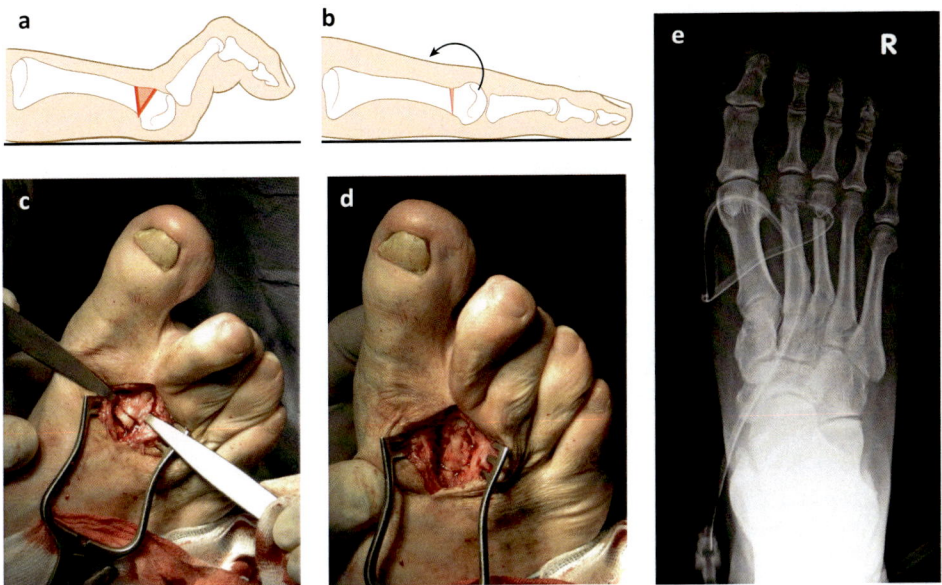

Abb. 22.27 a, b Schematische Darstellung der dorsalisierenden Entfernung eines Keiles im distalen Mittelfußknochen und Reposition des MTP-Gelenkes zur Entlastung eines Plantarulkus. **c, d** Intraoperativer Befund, bei **c** ist der Keil ausgeschnitten, aber noch nicht entfernt (hier sind die Hohmann-Haken zum Schutz der Gefäß-Nerven-Bündel noch eingesetzt), bei **d** ist der Keil entfernt, und der Spalt wird geschlossen, indem man von der Plantarseite auf den Mittelfußkopf drückt. **e** Postoperatives Röntgenbild nach Keilosteotomie des MT 2 und 3 mit noch einliegender Redondrainage am 2. postoperativen Tag

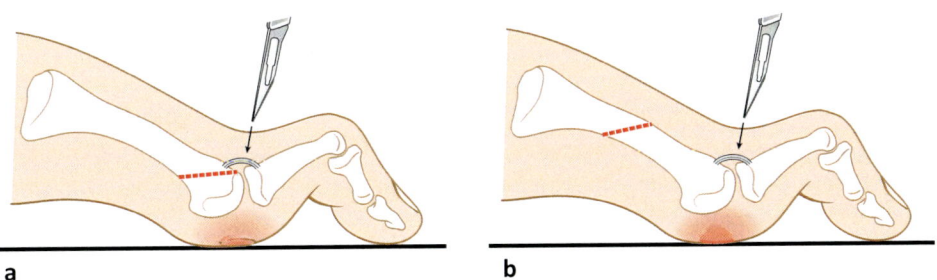

Abb. 22.28 Schematische Darstellung. **a** DMMO. **b** MMO

und medial ausweicht. Das positive Resultat lässt sich allerdings auch klinisch gut nach-vollziehen, wenn der entsprechende Mittelfußkopf durch plantaren Druck nach dorsal ausweicht (Abb. 22.29). Das entstandene Fräsmehl sollte zur Vermeidung von Fremd-körperreaktionen und Infekten mit der Raspel und mittels Spülung entfernt werden. Es gibt allerdings auch Fußchirurgen, die dieses Fräsmehl zur besseren Osteotomie-heilung belassen. Häufig sind begleitende sehnenchirurgische Verfahren und ein dorsales Release der MTP-Gelenkkapsel sinnvoll (Abb. 22.30). Es ist ebenfalls möglich, eine dorsal offene Keilosteotomie analog zum oben beschriebenen offenen Verfahren in minimalinvasiver Technik durchzuführen.

Nachsorge Wie oben für die Knochenchirurgie beschrieben, werden Röntgenkontrollen nach 2–3 Tagen und nach 6–8 Wochen durchgeführt.

Spezielle Risiken Die minimalinvasiven Prozeduren am Knochen haben über die oben beschriebenen Risiken der Knochenchirurgie hinaus das Risiko der Entwicklung von Pseudarthrosen („Falschgelenke" bei fehlender Osteotomieheilung), die im Gegensatz zu Menschen ohne vermindertes Schmerzempfinden jedoch regelhaft keine schmerz-assoziierten Beschwerden auslösen. Weiterhin kann es gelegentlich zu enormen Knochenneubildungen kommen (s. Abb. 22.30 f rechter Fuß), die wiederum neue Druck-phänomene auslösen und weitere chirurgische Maßnahmen induzieren können. Hierüber müssen die betroffenen Patienten aufgeklärt werden. Auch bei diesen Verfahren kann es zu Transferläsionen im Bereich der benachbarten Mittelfußköpfe kommen. Daher kann es bei klinischen Hinweisen hierfür gegebenenfalls sinnvoll sein, diese in der gleichen Sitzung ebenfalls operativ zu behandeln.

22.5.2.3 Resektion der lateralen Kondyle des 5. Mittelfußkopfes

Dieser Eingriff entfernt das Hypomochlion selektiv und ist weniger invasiv als eine Resektion des gesamten 5. MT-Kopfes.

Die laterale Kondyle des 5. Mittelfußkopfes ist anatomisch, wie bei den übrigen Mittelfußköpfen des 2.–4. Strahles, etwas ausgeprägter angelegt als die mediale. Sie kann bei einem supinierten Fuß durch die Rotation in der Sagittalachse zusätz-lich exponiert (plantarisiert) werden. Dies ist z. B. bei einem Hohlfuß zusammen mit einer ausgeprägten Dorsalextension der 5. Zehe im MTP-Gelenk der Fall (Zick-Zack-Fehlstellung). Die Entfernung dieser Prominenz führt zu einer wirksamen Verschiebung des inneren Druckpunktes.

Die Entfernung des gesamten MT-Kopfes hat positive Aspekte gezeigt, da sie mit weniger Reulzerationen verbunden war als eine konservative Behandlung (Armstrong et al. 2005). Die mutmaßlichen Vorteile der selektiveren Entfernung der lateralen Kondyle scheinen folgende: Erhaltung der Gewichtsbelastung, mindestens vergleichbare Vermeidung von Reulzerationen sowie geringeres Risiko für Transferläsionen und ein schnellerer Wundverschluss.

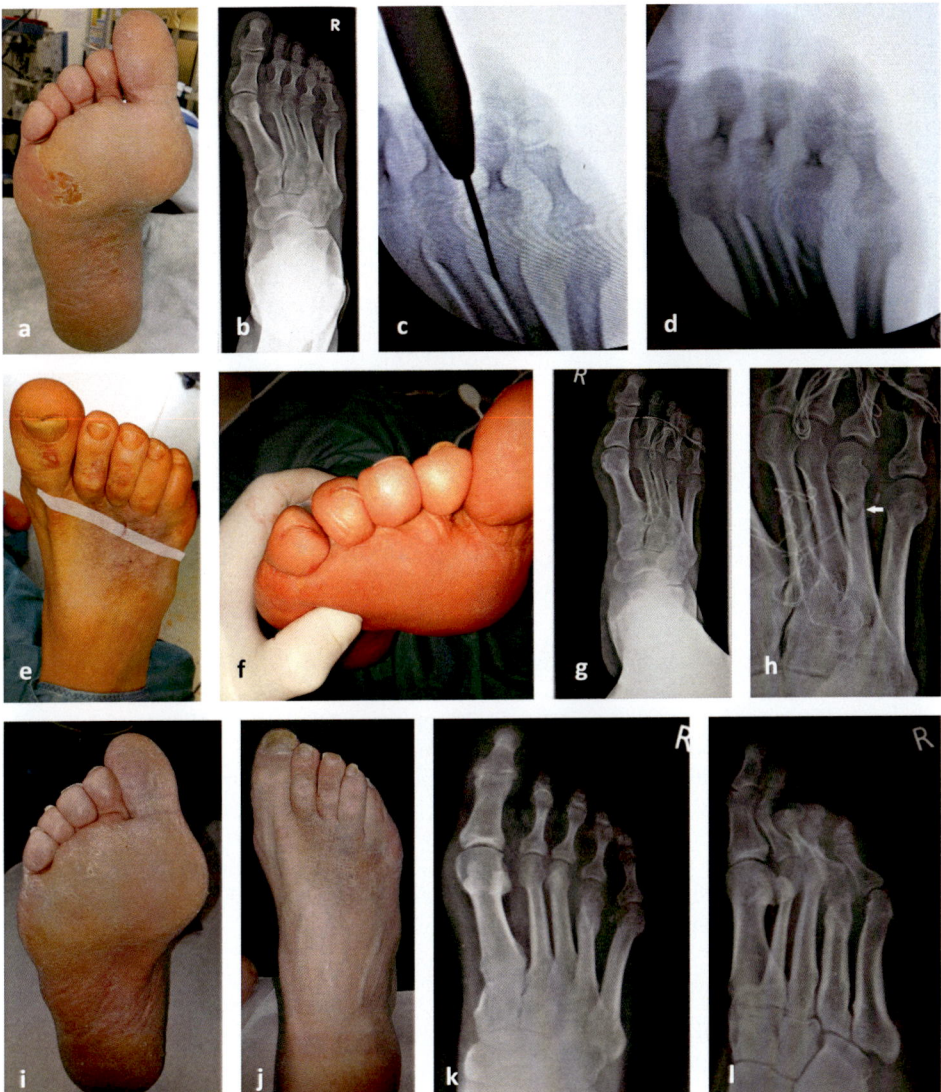

Abb. 22.29 DMMO, Beispiel für eine minimalinvasive operative Behandlung eines 52-jährigen Typ-1-Diabetikers, seit Jahren rezidivierende plantare Läsionen im Bereich des MT-4-Kopfes. DMMO Metatarsale 4: **a** Präoperativer klinischer Befund. **b** Präoperatives Röntgenbild. **c–f** Intraoperative Bilder. **g** Postoperatives Röntgen. **h** Ausschnitt des postoperativen Röntgenbildes, die Osteotomie ist mit einem Pfeil markiert, nebenbefundlich sieht man die strahlenundurchlässigen eingewebten Fasern im postoperativ angelegten Kompressenverband. **h–l** Klinischer und radiologischer Befund 7 Monate postoperativ. Der Patient erscheint zur Kontrolle im weichen Turnschuh und einer dünnen therapeutischen Einlage, er ist berufstätig und war ab der 3. Woche postoperativ wieder uneingeschränkt arbeitsfähig

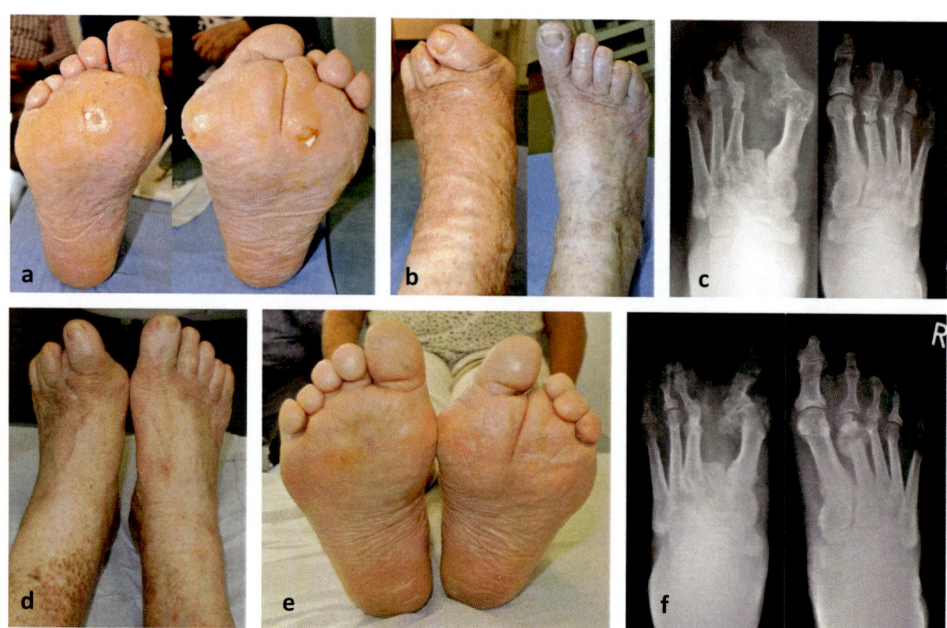

Abb. 22.30 Beispiel der minimalinvasiven operativen Therapie einer 74-jährigen Patientin, Diabetesdauer 22 Jahre mit aufgehobenem Schmerzempfinden. Seit Jahren rezidivierende Läsionen beidseits, Zustand nach proximaler Strahlamputation D2 links mit Hallux valgus evacuo (Verlust der Platzhalterfunktion der 2. Zehe). Zweizeitige ambulante operative Behandlung zunächst rechts mit DMMO des MT 2, 6 Wochen später des linken Fußes mit MMO des 3. Strahls, Lateral Release, Verlängerung der EHL-Sehne und minimalinvasive basisnahe mediale Osteotomie des Grundgliedes D1 sowie Resektion der medialen Pseudoexostose des MT-1-Kopfes. **a, b** Präoperativer Befund. **c** Postoperativer Röntgenbefund, **d, e** Klinisches Ergebnis 8 Monate postoperativ. **f** Röntgenbild jeweils 8 Wochen postoperativ, hier zeigen sich im Bereich der Osteotomien stabile Callusheilungen

Indikation Eine „Indikatorläsion" unter einer prominenten lateralen Kondyle eines (leicht) supinierten Fußes kann die Intervention indiziert erscheinen lassen. Falls das Ulkus bereits in das Gelenk eingebrochen ist, würden die Autoren eine Resektion des MT-Kopfes bevorzugen, bei infektionsfreier Situation könnte auch eine MMO (s. oben) versucht werden.

Vorgehen Der Zugang zum Gelenk erfolgt am besten von lateral proximal des Gelenks. Die Gelenkkapsel wird präpariert und durch einen Längsschnitt unter Berücksichtigung des Gefäß-Nerven-Bündels geöffnet. Der Metatarsalkopf wird präpariert und die laterale Kondyle mit dem Lambotte-Meißel abgetrennt. Die Gelenkkapsel wird mit einer transkutan fortlaufenden Naht mit nicht resorbierbarem Material vernäht, und es folgt eine Hautnaht (Abb. 22.31). In seltenen Fällen wird eine Redondrainage eingelegt (für Einzelheiten zur Nahttechnik s. Abschn. 22.2).

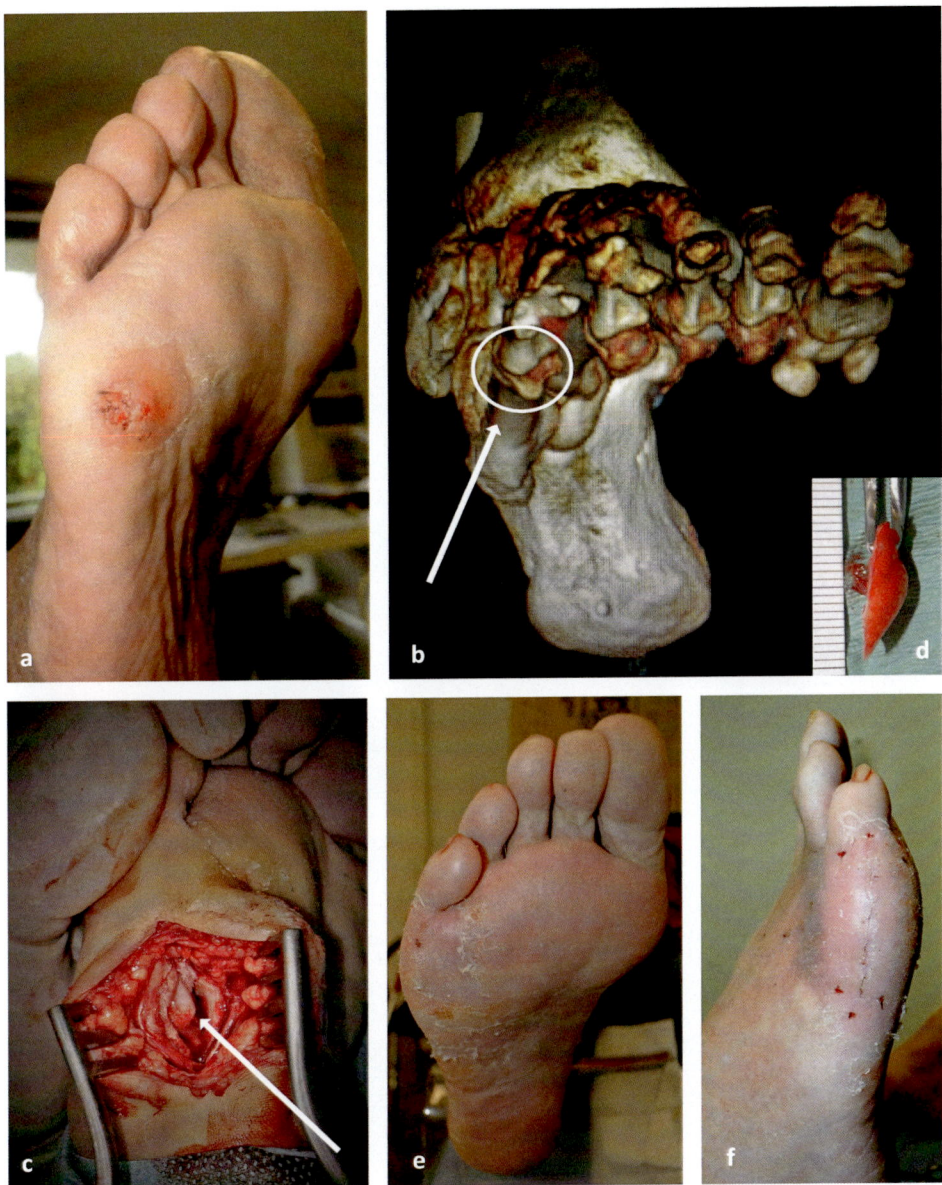

Abb. 22.31 Offene Resektion der lateralen Kondyle des 5. MTK. **a** Klinisches Bild zur Übersicht. **b** CT-3D-Rekonstruktion. **c** Intraoperative Situation. **d** Entfernte Kondyle. **e, f** Ergebnis
während der Nachsorge. Die Kondyle ist in einigen Bildern durch einen Pfeil markiert

Bei relevanter Extensionsstellung der Zehe im MTP-Gelenk sind zusätzliche sehnenchirurgische Verfahren und meist auch ein Release der dorsalen Grundgelenkkapsel
notwendig, um eine orthograde Zehenstellung zu erreichen und dem Mittelfußkopf ein
Ausweichen nach dorsal zu ermöglichen.

Dieser Eingriff kann ebenfalls von einer minimalinvasiven Technik profitieren. Der Zugang liegt lateral außerhalb der Belastungszone etwas proximal des Zielgebietes. Nach der Hautinzision und Eröffnen des Gelenkes mit dem feinen Raspatorium wird mit der Fräse die laterale Kondyle entfernt. Hier ist es wichtig, wie bei allen minimalinvasiven Verfahren, bei denen Knorpelstrukturen reseziert werden, das Fräsmehl komplett zu entfernen, um Fremdkörperreaktionen und Infekte zu vermeiden (Abb. 22.32).

Nachsorge Gegenüber den oben beschriebenen Grundsätzen sind nur die Röntgenkontrollen nach 2–3 Tagen zu erwähnen.

Spezielle Risiken Über die oben dargestellten Risiken der Knochenchirurgie hinaus hat dieser Eingriff keine speziellen Risiken.

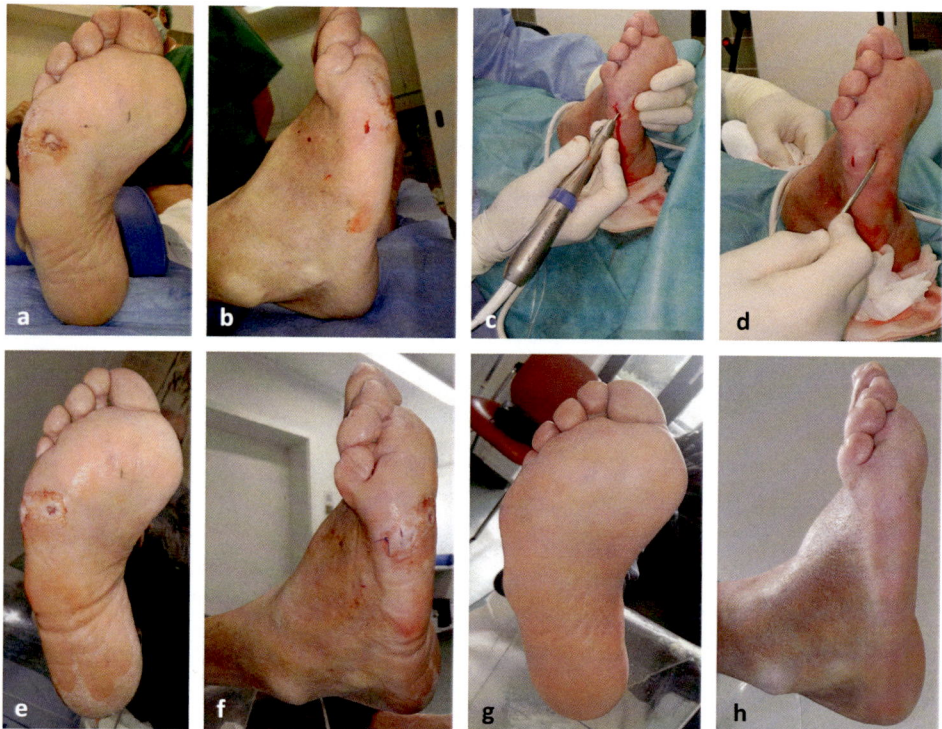

Abb. 22.32 Resektion der lateralen Kondyle des MT-5-Kopfes in minimalinvasiver Technik in Kombination mit Verlängerung der Extensoren D5 und dorsalem Release des MTP-Gelenkes in perkutaner Technik bei einem Patienten mit Ballenhohlfuß und rezidivierenden Läsionen trotz optimierter Schuhversorgung. **a, b** Präoperativer Befund. **c, d** Intraoperative Situation, nach der Entfernung der Kondyle ist ein lokal gutes Weichteilpolster entstanden. **e, f** 2. postoperativer Tag. **g, h** 6 Wochen nach der Operation, die plantare Wunde ist stabil geschlossen und der Patient wieder in seinem orthopädischen Schuh mobil

22.5.2.4 Operation nach Valenti

Dieses auch als Valenti-Resektionsarthroplastie und als Valenti-Prozedur bekannte Verfahren ist weit verbreitet, um den Hallux rigidus als Ursache von Schmerzen bei Patienten ohne Neuropathie zu korrigieren (s. Abschn. 11.5). Die Ergebnisse wurden in Fallserien beschrieben (Nicolosi et al. 2015; Roukis 2010). Für die Behandlung dieser Fehlfunktion bei neuropathischen Patienten konnten wir nicht einmal eine Fallserie finden. Da dieser Eingriff bei einem Hallux rigidus oder limitus das IP-Gelenk entlastet, soll er dazu beitragen, Läsionen an dieser Stelle zum Verschluss zu verhelfen und Rezidive zu vermeiden.

Indikation Dieser Eingriff ist indiziert bei einem Hallux rigidus/limitus und konsekutiver Läsion im Bereich des plantaren IP-Gelenkes, insbesondere bei Menschen mit höheren Mobilitätsgraden (s. Kap. 11).

Vorgehen Der Zugang zum Gelenk erfolgt dorsal. Die Kapsel des Grundgelenkes wird freigelegt und eröffnet, der Schnitt wird in Längsrichtung durchgeführt, wobei darauf zu achten ist, dass die Gefäß-Nerven-Bündel nicht geschädigt werden. Die dorsalen Osteophyten im Bereich des Grundgelenkes werden entfernt. Eine schräge Osteotomie wird so durchgeführt, dass ein V-förmiger Teil des dorsalen Mittelfußkopfes in einem Winkel von etwa 45° von dorsal nach plantar entfernt werden kann. Anschließend werden die gelenknahen Anteile der proximalen Phalanx sparsam reseziert. Die Sesambeine werden ggf. mobilisiert, hierbei bleiben die plantaren Gelenkanteile erhalten, und die dorsale Gelenkkapsel wird transkutan fortlaufend vernäht. Intraoperativ sollte die Dorsalextension der Zehe mindestens 75° zum Metatarsalknochen betragen. In der Regel wird eine Redondrainage eingebracht. Die plantaren Anteile des Gelenkes werden so erhalten, und der Windlass-Mechanismus bleibt intakt. Abschließend wird nach der Kapselnaht die Haut ebenfalls verschlossen (s. Abb. 11.6 a–d) (für Einzelheiten zur Nahttechnik s. Abschn. 22.2). Geübte Operateure können auch diesen Eingriff in minimalinvasiver Technik unter Bildverstärkerkontrolle durchführen (Abb. 22.33).

Nachsorge Bei Menschen ohne Neuropathie muss das „neue Gelenk" in der Nachsorge durch schmerzhafte Physiotherapie mobilisiert werden. Wer keine Schmerzwahrnehmung hat, mobilisiert frühzeitig und kraftvoll und vermeidet so diesen Nachteil des Eingriffs. Weitere Aspekte sind wie oben beschrieben. Die Röntgenkontrolle wird nach 2–3 Tagen durchgeführt.

Spezielle Risiken Dieser Eingriff hat über die oben dargestellten Risiken der Knochenchirurgie hinaus das Risiko, dass es durch die frühzeitige schmerzfreie und möglicherweise dadurch uneingeschränkte Belastung zu Nahtdehiszenzen kommen kann. Problematisch ist die Region über der dorsalen Grundgelenkfalte. Hier kann es im Rahmen einer Nahtdehiszenz zur Freilegung der EHL-Sehne kommen. Die Autoren nutzen in diesem Bereich einige zusätzliche Rahmennähte der Haut, um diesem Problem entgegenzuwirken. Bei bekanntermaßen sehr mobilen Menschen empfiehlt sich eine Protektion in einem Therapieschuh mit einer steifen Sohle für die ersten 2 Wochen postoperativ bis zum stabilen Wundschluss und dem Zeitpunkt der Entfernung des Nahtmaterials.

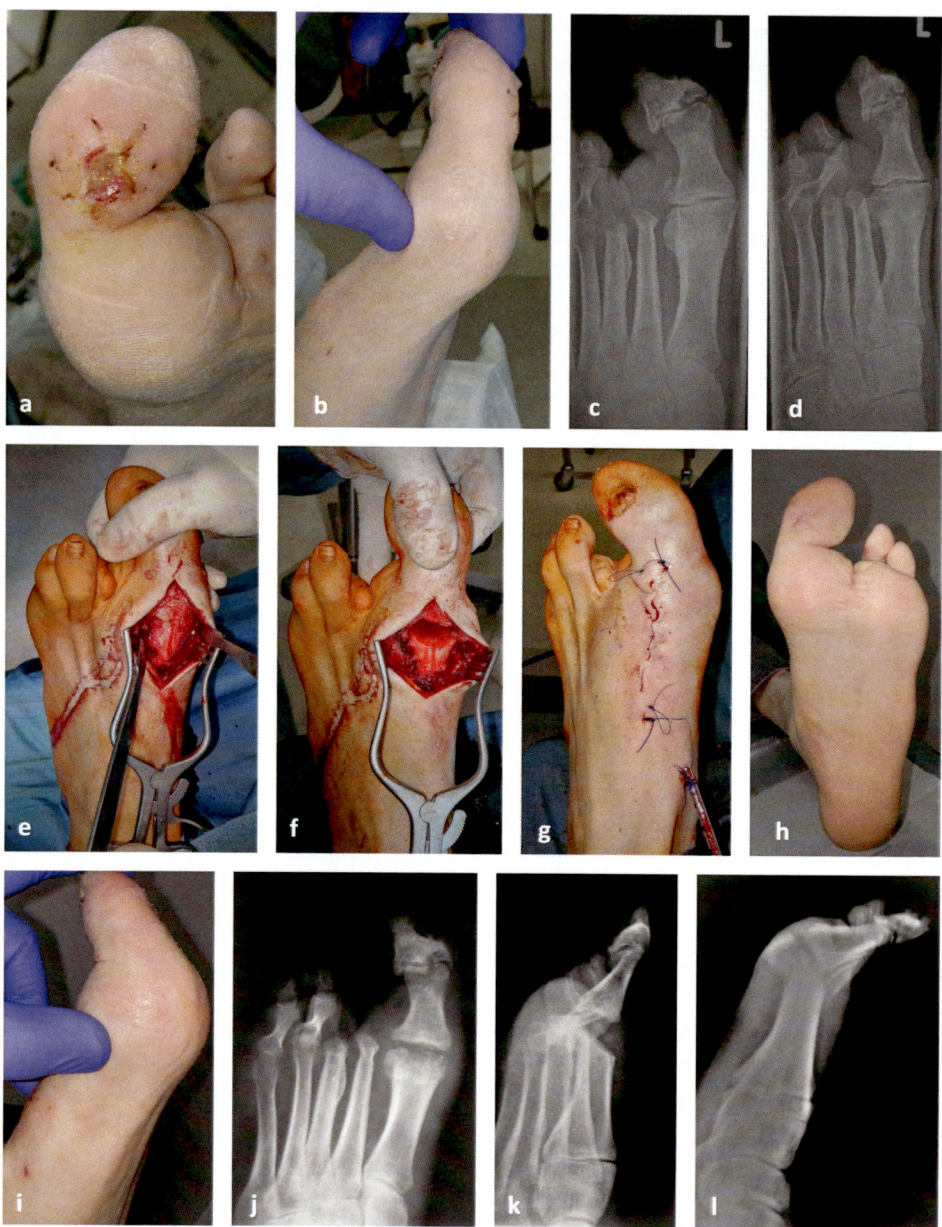

Abb. 22.33 Valenti-Operation: Zum Operationszeitraum 38-jähriger Typ-1-Diabetiker, seit Jahren rezidivierende Läsionen im Bereich des plantaren IP-Gelenkes D1 links, aktuell seit mehreren Monaten bestehendes Lokalrezidiv. **a, b** Präoperativer klinischer Befund. **c, d** Präoperativer radiologischer Befund. **e–g** Intraoperativer Befund. **h, i** Befund 3 Wochen nach der Operation klinisch und **j–l** radiologisch; in **l** ist die Propulsion simuliert

Evidenz Viele Patienten ohne Neuropathie haben bei einem Hallux rigidus durch eine konservative Behandlung weniger Schmerzen und können ihre körperliche Aktivität wiederherstellen, etwa ein Drittel muss operiert werden (Grady et al. 2002). Für die Behandlung dieser Erkrankung bei neuropathischen Patienten konnten wir keine publizierten Daten finden.

22.5.2.5 Resektion des medialen Sesambeines

Die Sesambeine mit ihren Bändern sind wichtig für die kraftvolle Plantarflexion der Großzehe in der Propulsion. Die FHL-Sehne verläuft zwischen den beiden Sesambeinen wie durch einen Tunnel, ist somit geschützt und dadurch in der Lage, die Zehe auch während der Propulsion durch diese freie Gleitfunktion gegen den Boden zu drücken. Die Entfernung des medialen Sesambeins reduziert diese Leichtgängigkeit, weshalb andere Methoden bevorzugt werden sollten, wenn sie verfügbar und ausreichend wirksam sind. Die Resektion wurde zur Behandlung der Osteonekrose des Sesambeins verwendet (Mauler et al. 2017) und soll das Gewebe entlasten, welches diese Protuberanz bedeckt.

Indikation Eine Indikation könnte eine „Indikatorläsion" am medialen Sesambein bei einem Pes Cavus mit tiefstehendem 1. MT-Kopf und Zick-Zack-Deformität der Großzehe sein (Abb. 22.34).

In diesem Fall kann eine Verlängerung der Wadenmuskelgruppe (Triceps surae) in Kombination mit einer Verlängerung der EHL-Sehne, eventuell auch eine zusätzliche Tenotomie der FHL-Sehne je nach Mobilitätsgrad ausreichend sein. In der Nachbehandlung kann ein Schuh mit diagonaler Außenranderhöhung, rückversetzter Ballenrolle, ggf. mit einer Sohlenversteifung verwendet werden, dessen Bettung dem Kopf des ersten Mittelfußkopfes ausreichend Platz zum Boden verschafft und dort weich sein muss (Mikroentlastung). Bei einem Rezidiv kann das Sesambein entfernt werden (s. Abb. 16.1a, b, 16.8a, b, 16.9a–i und 16.10a–l). Dieses schrittweise Vorgehen sollte nicht zu einer gefahrbringenden Verzögerung führen. Der jeweils nächste Schritt sollte von Anfang an in Betracht gezogen werden, da das Gelenk nach der Eröffnung durch ein Ulkus häufig nicht mehr erhalten werden kann.

Vorgehen Der Zugang liegt medial. Die Kapsel des Grundgelenkes wird in Längsrichtung präpariert und geöffnet, wobei das Gefäß-Nerven-Bündel nicht beeinträchtigt werden darf. Das Sesambein wird dann aus den plantaren Teilen der Kapsel befreit. Nach der Entnahme wird die Kapsel mit einer transkutan fortlaufenden Naht mit nicht resorbierbarem Material vernäht (für Einzelheiten zur Nahttechnik s. Abschn. 22.2). Auch plantare Defekte der Kapsel werden, wenn vorhanden, vernäht. Manchmal muss eine Redondrainage verwendet werden. Danach erfolgt die Hautnaht.

Nachsorge Grundsätzliche Aspekte sind wie oben beschrieben. Die Röntgenkontrolle wird nach 2–3 Tagen durchgeführt.

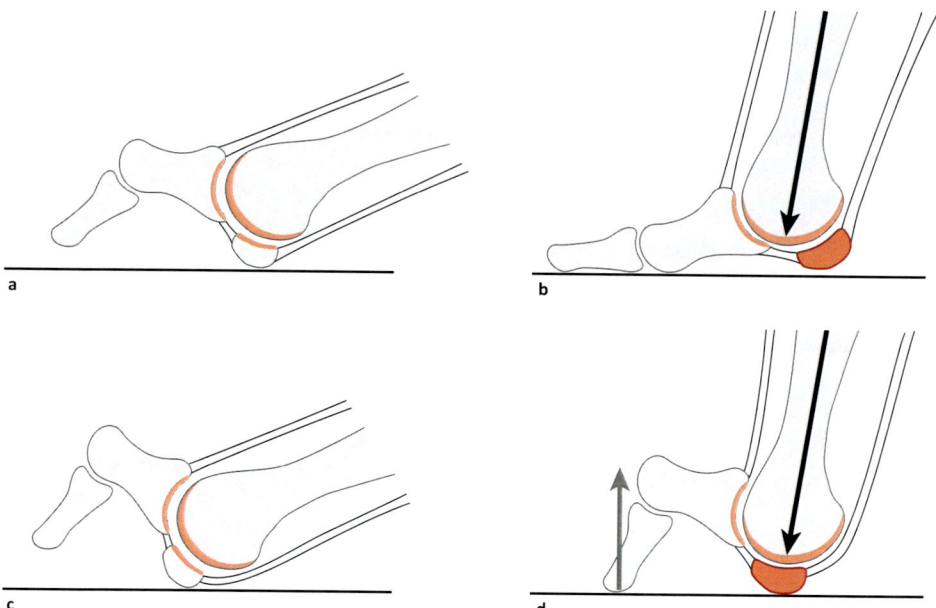

Abb. 22.34 Normale physiologische Stellung der Großzehe **a** in entlasteter Situation, **b** in der Propulsionsphase. Der Kopf des Metatarsale 1 „hängt" zwischen dem Sesambeinkomplex und der Basis der Grundphalanx D1. **c** Entlastete Situation bei Zick-Zack-Deformität, die Grundphalanx der Zehe „nimmt den Sesambeinkomplex nach distal mit". **d** Propulsionsphase bei Zick-Zack-Deformität, der Sesambeinkomplex liegt nun plantar des MT-1-Kopfes und wird unphysiologisch belastet. Zusätzlich wird die Fehlstellung durch das steilstehende Endglied der Zehe verstärkt, und die Zugwirkung auf die plantaren Weichteile nimmt zu

Spezielle Risiken Dieser Eingriff hat über die oben dargestellten Risiken der Knochenchirurgie hinaus keine speziellen Risiken.

Alternativ kann das mediale Sesambein auch durch minimalinvasive Techniken plantar teilweise abgetragen werden. Die Autoren nutzen die Möglichkeit der minimalinvasiven partiellen Entfernung des medialen plantaren Sesambeines als **ersten Schritt** bei fehlendem Wundschluss, einem Lokalrezidiv im konservativen Vorgehen oder nach alleinigen sehnenchirurgischen Entlastungsmaßnahmen vor einer kompletten Resektion des Sesambeines. Der knöcherne Anteil sollte bestenfalls durch das Ulkus noch nicht erreicht sein (Abb. 22.35 und 22.36).

Vorgehen Unter Bildverstärkerkontrolle wird der Zugang am medialen Fuß etwas proximal des Zielgebietes mittels einer Stichinzision gewählt. Anschließend erfolgt die Distanzierung der plantaren Weichteile vom medialen Sesambein mit dem kleinen Raspatorium. Nach Einbringen der Fräse (3,1 mm wedge) wird unter Sicht (Bildverstärker) der plantare spitze Anteil des Sesambeines so weit abgefräst, bis ein ausreichendes Weichteilpolster erreicht ist. Hierbei ist darauf zu achten, dass die abgefrästen Knochen-

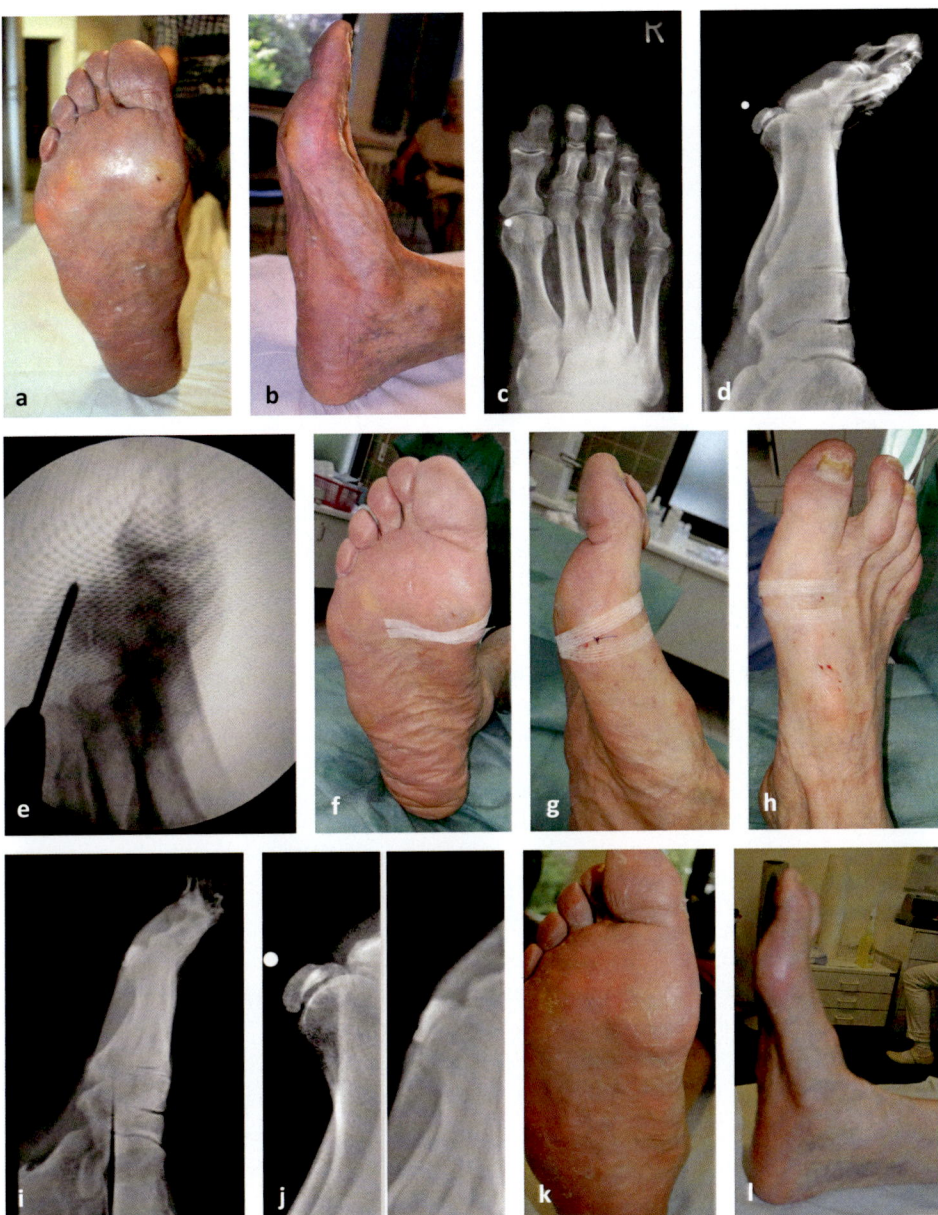

Abb. 22.35 Beispiel für eine partielle Resektion des plantaren medialen Sesambeines, kombiniert mit einer minimalinvasiven Z-Plastik der EHL-Sehne rechts bei einem 75-jährigen Patienten mit mittlerem Mobilitätsgrad bei rezidivierenden plantaren Läsionen über dem rechten medialen Sesambein trotz Versorgung im orthopädischen Maßschuh mit Sohlenversteifung, rückversetzter Ballenrolle und diabetesadaptierter Fußbettung. **a, b** klinischer Befund präoperativ. **c, d** Radiologischer Befund präoperativ, die Läsion ist mit einer Bleikugel markiert. **e** Intraoperative Durchleuchtung. **f–h** Postoperativer Befund. **i** Postoperativer Röntgenbefund. **j** Ausschnitt des prä- und postoperativen Röntgenbildes. **k, l** Klinischer Befund 6 Wochen postoperativ

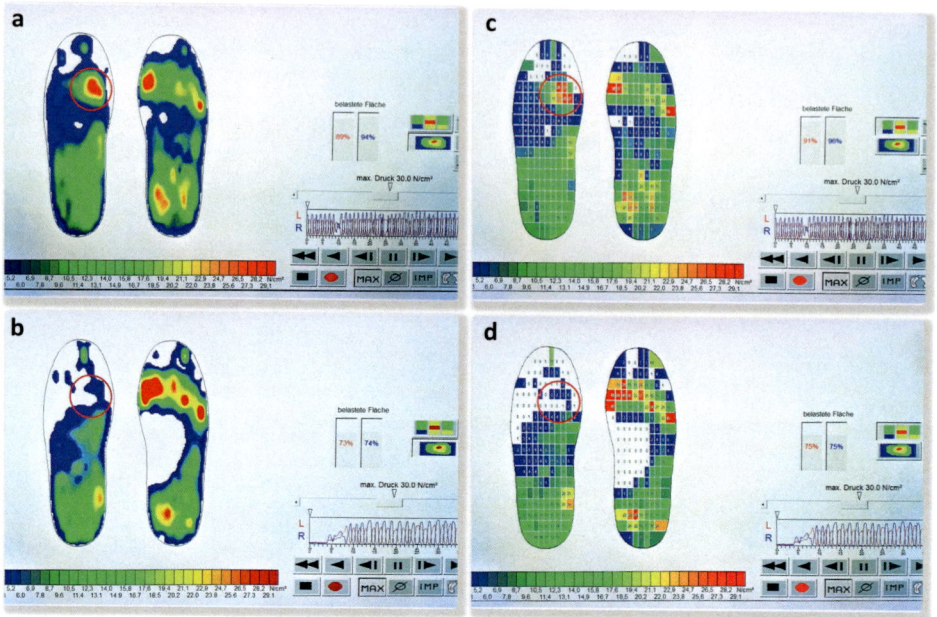

Abb. 22.36 Beispiel für eine präoperative und postoperative Insole-Druckmessung vor und nach partieller plantarer Resektion des medialen Sesambeines links in minimalinvasiver Technik. **a, b** Präoperativ, **c, d** postoperativ gemessen. Auffällig ist die erhebliche Drucksteigerung im Bereich des Metatarsale-1-Kopfes des nicht operierten rechten Fußes, erklärt durch die postoperative Nutzung eines Konfektionsschuhs ohne Einlage im Rahmen der Messung, während bei der prä-operativen Messung der orthopädische Maßschuh mit einer diabetesadaptierten Bettung getragen wurde. Im Bereich der Problemzone des linken Fußes zeigt sich präoperativ ein kumulativer Spitzendruck von ca. 280 kPa (Kilo Pascal), postoperativ gesenkt auf ca. 30 kPa

und Knorpelanteile möglichst komplett aus dem Resektionsgebiet entfernt werden, um eine ungerichtete Knochenneubildung oder eine Infektion/Fremdkörperreaktion zu ver-meiden. Häufig wird diese Maßnahme mit einer Verlängerung der Strecksehne kombiniert, um die meist gleichzeitig bestehende Zick-Zack-Deformität zu behandeln. Der Verschluss der Inzision erfolgt in der Regel mit einem sterilen Klammerpflaster.

Nachsorge Grundsätzliche Aspekte sind, wie oben beschrieben, zügelnde Verbände bis zum Wundschluss, die Röntgenkontrolle erfolgt nach 2–3 Tagen ap (= anterior/posteriorer Strahlengang) und streng seitlich, Entlastung der ehemaligen Läsionsregion wie präoperativ.

Spezielle Risiken Dieser Eingriff hat über die oben dargestellten Risiken der Knochen-chirurgie hinaus das seltene Risiko der Zerstörung der FHL-Sehne mit der Fräse. Hier-bei handelt es sich dann möglicherweise um eine gravierende Komplikation, wenn auf die biomechanische Wirkung der Funktion der FHL-Sehne zur aktiven Entlastung des MT-1-Kopfes im Rahmen der Plantarflexion der Großzehe im Weiteren nicht verzichtet werden kann.

Wie bei allen anderen Verfahren der minimalinvasiven Knochenchirurgie kann es durch verbliebenes abgefrästes Knochen-/Knorpelmaterial in Kombination mit einem lokalen Hämatom zu einer Fremdkörperreaktion kommen, die wie eine lokale Infektion mit Schwellung und Rötung imponiert. Nach Entfernung des Fadens oder des Klammerpflasters entleert sich meist Exsudat, die mikrobiologische Austestung weist aber sehr oft kein Keimwachstum nach, eine Antibiotikatherapie ist von der jeweiligen klinischen Situation abhängig. Häufig verschwinden die klinischen Infektionszeichen nach Entleerung des Exsudates innerhalb weniger Tage. Die Autoren empfehlen den operierten Patienten eine postoperative Schonung und Einschränkung der Gehstrecken für etwa 1 Woche im geeigneten Entlastungshilfsmittel.

Mit zunehmender Erfahrung in der minimalinvasiven Knochenchirurgie werden diese in den entsprechenden Zentren die offenen Verfahren bei Menschen mit neuropathischen Läsionen in geeigneten Fällen ablösen und bisweilen sogar zur notfallmäßigen Druckentlastung exponierter Wundregionen eingesetzt werden.

Die Röntgenkontrollen bei allen minimalinvasiven knochenchirurgischen Verfahren sollten durch Untersucher erfolgen, die diese Verfahren kennen. Dadurch lassen sich Fehlinterpretationen der postoperativen Röntgenbefunde mit gelegentlich fatalen therapeutischen Konsequenzen bis hin zur Empfehlung von Amputationen durch unerfahrene Therapeuten vermeiden.

Die Spitzendrücke im maßgefertigten orthopädischen Schuhwerk oder maßgefertigten Einlegesohlen sollten verglichen mit dem zuvor getragenen Schuhwerk um 30 % reduziert sein und bei weniger als 200 kPa liegen (Messung mit einem validierten und kalibrierten Druckmesssystem mit einer Sensorgröße von 2 cm^2) (Bus et al. 2013; Ulbrecht et al. 2014; Bus et al. 2020b).

Diese Messtechnik könnte möglicherweise künftig analog zum Nachweis der Effektivität therapeutischen Schuhwerks auch für Ergebnisse operativer Strategien in Studien Verwendung finden.

22.6 Zusammenfassung

Jede Operationsmethode zur Behandlung Diabetischer Füße hat spezifische Voraussetzungen. Der erfahrene Chirurg wählt zwischen den Eingriffen unter Berücksichtigung der Durchblutung, des gewünschten Mobilitätsgrades und der allgemeinen Gegebenheiten.

Es gibt viele Alternativen zu Amputationen, und die Angst vor Komplikationen ist nicht gerechtfertigt, denn die maximale Komplikation ist in der Regel genau diese Amputation.

Sind mehrere Methoden möglich, so wird die weniger invasive und dennoch funktionell ausreichende Alternative bevorzugt.

Trotz des hohen Potenzials dieser Eingriffe, der oft dauerhaften Problemlösung und der geringen Komplikationsrate werden sie aufgrund des Mangels an erfahrenen Chirurgen und der Unkenntnis der Diabetologen im Hinblick auf die beschriebenen Verfahren häufig nicht in die Therapieplanung einbezogen und nicht eingesetzt.

Empfohlene Literatur

De Prado, Ripoll, Golanó: Minimally Invasive Foot Surgery

2009, Barcelona

Präsentation innovativer Vorgehensweisen der minimalinvasiven Chirurgie von Fußdeformitäten. Hervorragende Fotografien, die während der Durchführung der Operationen an Leichenpräparaten gemacht wurden, beschreiben die Techniken sehr überzeugend. (Das Buch ist leider vergriffen. Die Autoren raten aufgrund negativer Erfahrung bei der Bestellung über hierzulande wenig bekannte Onlineportale zu besonderer Vorsicht beim Kauf.)

Banks, Downey, Martin, Miller: McGlamry's Forefoot Surgery

Lippincott Williams & Wilkins, 2004–620 Seiten

Umfassendes Standardwerk zur Vorfußchirurgie

Thomas Zgonis (Editor): Surgical Reconstruction of the Diabetic Foot and Ankle

2009 Wolters Kluwer, ISBN 978-0-7817-8458-0

Umfassender Überblick über Vorgehensweisen der chirurgischen Therapie einschließlich der chirurgischen Versorgung des Charcot-Fußes, des infizierten Charcot-Fußes, der rekonstruktiven Chirurgie und des therapeutischen Schuhwerks. Viele leicht verständliche Schemata der Krankheitsbilder.

Literatur

Aragon-Sanchez FJ, Cabrera-Galvan JJ, Quintana-Marrero Y, Hernandez-Herrero MJ, Lazaro-Martinez JL, Garcia-Morales E, Beneit-Montesinos JV, Armstrong DG (2008) Outcomes of surgical treatment of diabetic foot osteomyelitis: a series of 185 patients with histopathological confirmation of bone involvement. Diabetologia 51(11):1962–1970. https://doi.org/10.1007/s00125-008-1131-8

Armstrong DG, Rosales MA, Gashi A (2005) Efficacy of fifth metatarsal head resection for treatment of chronic diabetic foot ulceration. J Am Podiatr Med Assoc 95(4):353–356

Blank HA (1978) Extensor release. J Foot Surg 17(2):58–59

Bonanno DR, Gillies EJ (2017) Flexor Tenotomy Improves Healing and Prevention of Diabetes-Related Toe Ulcers: A Systematic Review. J Foot Ankle Surg 56(3):600–604. https://doi.org/10.1053/j.jfas.2017.02.011

Bus SA, Armstrong DG, Gooday C, Jarl G, Caravaggi C, Viswanathan V, Lazzarini PA, International Working Group on the Diabetic F (2020a) Guidelines on offloading foot ulcers in persons with diabetes (IWGDF 2019 update). Diabetes Metab Res Rev 36(Suppl 1). https://doi.org/10.1002/dmrr.3274

Bus SA, Lavery LA, Monteiro-Soares M, Rasmussen A, Raspovic A, Sacco ICN, van Netten JJ, International Working Group on the Diabetic F (2020b) Guidelines on the prevention of foot ulcers in persons with diabetes (IWGDF 2019 update). Diabetes Metab Res Rev 36(Suppl 1). https://doi.org/10.1002/dmrr.3269

Bus SA, Waaijman R, Arts M, de Haart M, Busch-Westbroek T, van Baal J, Nollet F (2013) Effect of custom-made footwear on foot ulcer recurrence in diabetes: a multicenter randomized controlled trial. Diabetes Care 36(12):4109–4116. https://doi.org/10.2337/dc13-0996

Colen LB, Kim CJ, Grant WP, Yeh JT, Hind B (2013) Achilles tendon lengthening: friend or foe in the diabetic foot? Plast Reconstr Surg 131(1):37e–43e. https://doi.org/10.1097/PRS.0b013e3182729e0b

Dayer R, Assal M (2009) Chronic diabetic ulcers under the first metatarsal head treated by staged tendon balancing: a prospective cohort study. J Bone Joint Surg Br 91(4):487–493. https://doi.org/10.1302/0301-620X.91B4.21598

Engels G (2010) Ambulante chirurgische Prozeduren beim Diabetischen Fußsyndrom. Diabetes, Stoffwechsel und Herz 19(2):111–115

Engels G, Stinus H, Hochlenert D, Klein A (2016) Concept of plantarization for toe correction in diabetic foot syndrome. Oper Orthop Traumatol 28(5):323–334. https://doi.org/10.1007/s00064-016-0453-9

Faglia E, Clerici G, Caminiti M, Curci V, Somalvico F (2012) Feasibility and effectiveness of internal pedal amputation of phalanx or metatarsal head in diabetic patients with forefoot osteomyelitis. J Foot Ankle Surg 51(5):593–598. https://doi.org/10.1053/j.jfas.2012.05.015

Game FL, Jeffcoate WJ (2008) Primarily non-surgical management of osteomyelitis of the foot in diabetes. Diabetologia 51(6):962–967. https://doi.org/10.1007/s00125-008-0976-1

Grady JF, Axe TM, Zager EJ, Sheldon LA (2002) A retrospective analysis of 772 patients with hallux limitus. J Am Podiatr Med Assoc 92(2):102–108

Hofmann A, Gorbulev S, Guehring T, Schulz AP, Schupfner R, Raschke M, Huber-Wagner S, Rommens PM, Group CES (2020) Autologous Iliac bone graft compared with biphasic hydroxyapatite and calcium sulfate cement for the treatment of bone defects in tibial plateau fractures: A prospective, randomized, open-label, multicenter study. J Bone Joint Surg Am 102(3):179–193. https://doi.org/10.2106/JBJS.19.00680

Holstein P, Lohmann M, Bitsch M, Jorgensen B (2004) Achilles tendon lengthening, the panacea for plantar forefoot ulceration? Diabetes Metab Res Rev 20(Suppl 1):S37-40. https://doi.org/10.1002/dmrr.452

Hromadka R, Bartak V, Bek J, Popelka S Jr, Bednarova J, Popelka S (2013) Lateral release in hallux valgus deformity: from anatomic study to surgical tip. J Foot Ankle Surg 52(3):298–302. https://doi.org/10.1053/j.jfas.2013.01.003

Jeffcoate W, Macfarlane R (1995) The Diabetic Foot: an illustrated guide to management. Chapman & Hall, London

Laborde JM (2008) Neuropathic plantar forefoot ulcers treated with tendon lengthenings. Foot Ankle Int 29(4):378–384. https://doi.org/10.3113/FAI.2008.0378

Laborde JM (2009) Midfoot ulcers treated with gastrocnemius-soleus recession. Foot Ankle Int 30(9):842–846. https://doi.org/10.3113/FAI.2009.0842

Lin SS, Lee TH, Wapner KL (1996) Plantar forefoot ulceration with equinus deformity of the ankle in diabetic patients: the effect of tendo-Achilles lengthening and total contact casting. Orthopedics 19(5):465–475

Lipsky BA, Senneville E, Abbas ZG, Aragon-Sanchez J, Diggle M, Embil JM, Kono S, Lavery LA, Malone M, van Asten SA, Urbancic-Rovan V, Peters EJG, International Working Group on the Diabetic F (2020) Guidelines on the diagnosis and treatment of foot infection in persons with diabetes (IWGDF 2019 update). Diabetes Metab Res Rev 36(Suppl 1). https://doi.org/10.1002/dmrr.3280

Malone M, Erasmus A, Schwarzer S, Lau NS, Ahmad M, Dickson HG (2021) Utilisation of the 2019 IWGDF diabetic foot infection guidelines to benchmark practice and improve the delivery of care in persons with diabetic foot infections. Journal of foot and ankle research 14(1):10. https://doi.org/10.1186/s13047-021-00448-w

Mauler F, Wanivenhaus F, Boni T, Berli M (2017) Nonsurgical Treatment of Osteomyelitis of the Hallux Sesamoids: A Case Series and Literature Review. J Foot Ankle Surg 56(3):666–669. https://doi.org/10.1053/j.jfas.2017.01.025

McNally MA, Ferguson JY, Lau AC, Diefenbeck M, Scarborough M, Ramsden AJ, Atkins BL (2016) Single-stage treatment of chronic osteomyelitis with a new absorbable, gentamicin-loaded, calcium sulphate/hydroxyapatite biocomposite: a prospective series of 100 cases. Bone Joint J 98-B (9):1289–1296. doi:https://doi.org/10.1302/0301-620X.98B9.38057

Mueller MJ, Sinacore DR, Hastings MK, Strube MJ, Johnson JE (2003) Effect of Achilles tendon lengthening on neuropathic plantar ulcers. A randomized clinical trial. J Bone Joint Surg Am 85-A (8):1436–1445

Mulhern JL, Protzman NM, Brigido SA (2016) Tibialis anterior tendon transfer. Clin Podiatr Med Surg 33(1):41–53. https://doi.org/10.1016/j.cpm.2015.06.003

Nicolosi N, Hehemann C, Connors J, Boike A (2015) Long-Term Follow-Up of the Cheilectomy for Degenerative Joint Disease of the First Metatarsophalangeal Joint. J Foot Ankle Surg 54(6):1010–1020. https://doi.org/10.1053/j.jfas.2014.12.035

Peters EJ, Lipsky BA, Aragon-Sanchez J, Boyko EJ, Diggle M, Embil JM, Kono S, Lavery LA, Senneville E, Urbancic-Rovan V, Van Asten SA, Jeffcoate WJ, International Working Group on the Diabetic F (2016) Interventions in the management of infection in the foot in diabetes: a systematic review. Diabetes Metab Res Rev 32(Suppl 1):145–153. https://doi.org/10.1002/dmrr.2706

Piaggesi A, Schipani E, Campi F, Romanelli M, Baccetti F, Arvia C, Navalesi R (1998) Conservative surgical approach versus non-surgical management for diabetic neuropathic foot ulcers: a randomized trial. Diabet Med 15(5):412–417. https://doi.org/10.1002/(SICI)1096-9136(199805)15:5<412::AID-DIA584>3.0.CO;2-1

Rasmussen A, Bjerre-Christensen U, Almdal TP, Holstein P (2013) Percutaneous flexor tenotomy for preventing and treating toe ulcers in people with diabetes mellitus. J Tissue Viability 22(3):68–73. https://doi.org/10.1016/j.jtv.2013.04.001

Roukis TS (2010) The need for surgical revision after isolated valenti arthroplasty for hallux rigidus: a systematic review. J Foot Ankle Surg 49(3):294–297. https://doi.org/10.1053/j.jfas.2010.02.001

Scott JE, Hendry GJ, Locke J (2016) Effectiveness of percutaneous flexor tenotomies for the management and prevention of recurrence of diabetic toe ulcers: a systematic review. Journal of foot and ankle research 9:25. https://doi.org/10.1186/s13047-016-0159-0

Senneville E, Lombart A, Beltrand E, Valette M, Legout L, Cazaubiel M, Yazdanpanah Y, Fontaine P (2008) Outcome of diabetic foot osteomyelitis treated nonsurgically: a retrospective cohort study. Diabetes Care 31(4):637–642. https://doi.org/10.2337/dc07-1744

Tamir E, Finestone AS, Avisar E, Agar G (2016) Toe-Sparing Surgery for Neuropathic Toe Ulcers With Exposed Bone or Joint in an Outpatient Setting: A Retrospective Study. Int J Low Extrem Wounds 15(2):142–147. https://doi.org/10.1177/1534734616636311

Thornhill MH, Dayer M, Lockhart PB, Prendergast B (2017) Antibiotic Prophylaxis of Infective Endocarditis. Curr Infect Dis Rep 19(2):9. https://doi.org/10.1007/s11908-017-0564-y

Uckay I, Gariani K, Pataky Z, Lipsky BA (2014) Diabetic foot infections: state-of-the-art. Diabetes Obes Metab 16(4):305–316. https://doi.org/10.1111/dom.12190

Ulbrecht JS, Hurley T, Mauger DT, Cavanagh PR (2014) Prevention of recurrent foot ulcers with plantar pressure-based in-shoe orthoses: the CareFUL prevention multicenter randomized controlled trial. Diabetes Care 37(7):1982–1989. https://doi.org/10.2337/dc13-2956

van Netten JJ, Bril A, van Baal JG (2013) The effect of flexor tenotomy on healing and prevention of neuropathic diabetic foot ulcers on the distal end of the toe. Journal of foot and ankle research 6(1):3. https://doi.org/10.1186/1757-1146-6-3

Whisstock C, Volpe A, Ninkovic S, Marin M, Meloni M, Bruseghin M, Boschetti G, Brocco E (2020) Multidisciplinary approach for the management and treatment of diabetic foot infections with a resorbable, gentamicin-loaded bone graft substitute. J Clin Med 9 (11). doi:https://doi.org/10.3390/jcm9113586

Dirk Hochlenert, Gerald Engels, Stephan Morbach, Stefanie Schliwa und Frances L. Game

Inhaltsverzeichnis

D. Hochlenert (✉)
Amb. Zentrum für Diabetologie, Endoskopie & Wundheilung, Köln, Nordrhein-Westfalen, Deutschland
E-Mail: dirk.hochlenert@cid-direct.de

G. Engels
Dept. Wundchirurgie, Klinik für Diabetologie/Endokrinologie, St. Vinzenz-Hospital, Köln, Nordrhein-Westfalen, Deutschland
E-Mail: gerald.engels@cid-direct.de

S. Morbach
Diabetologie, Marienkrankenhaus Soest, Soest, Deutschland
E-Mail: stephanmorbach@gmail.com

S. Schliwa
Anatomisches Institut, Universität Bonn, Bonn, Nordrhein-Westfalen, Deutschland
E-Mail: s.schliwa@uni-bonn.de

F. L. Game
Dept of Diabetes & Endocrinology, Derby Hospitals NHS Foundation Trust, Derby, Großbritannien
E-Mail: frances.game@nhs.net

© Springer-Verlag GmbH Deutschland, ein Teil von Springer Nature 2022
D. Hochlenert et al. (Hrsg.), *Das Diabetische Fußsyndrom*,
https://doi.org/10.1007/978-3-662-64972-5_23

Dieses Kapitel beschreibt die Lokaltherapie von Ulzera sowohl im Hinblick auf die konservative Therapie als auch auf operative Maßnahmen. Die Möglichkeiten, den natürlichen Prozess der Gewebereparatur und des Wundverschlusses ohne Operation zu verbessern, sind begrenzt. Der physiologische Prozess insgesamt ist bisher nur unzureichend verstanden. Daher werden hier die Mechanismen der Gewebereparatur in grundlegenden Begriffen dargestellt. Die Methoden der plastisch-rekonstruktiven Chirurgie inklusive neuerer regenerativer Ansätze werden ausführlicher vorgestellt, weil sie die Möglichkeit bieten, den natürlichen Verlauf eines Ulkus wirklich zu verändern und die Amputationsvermeidung zu unterstützen.

Wir haben das Wort „Heilung" bewusst ausgeklammert, weil die mangelnde Anerkennung als lebenslange Erkrankung eines der Hauptprobleme bei der Organisation der Versorgung von Menschen mit DFS ist. Das Wort „Heilung" suggeriert, dass das Problem mit dem Wundschluss verschwunden ist und danach nichts Besonderes mehr berücksichtigt werden muss.

23.1 Überblick

Zur Wundversorgung bei Menschen mit DFS liegen nur wenige randomisierte kontrollierte Untersuchungen mit dem patientenrelevanten Zielparameter „Wundverschluss" vor. Die Planung und Durchführung solcher Studien gestalten sich sehr schwierig. Die Wundheilung gleicht einem Staffellauf, bei dem die Stafette von der initialen Schadensbegrenzung bis zum belastungsstabilen Hautschluss von einer Vielzahl gleichzeitiger und nacheinander geschalteter Prozesse getragen wird. Wollte man also den Effekt einer Maßnahme überprüfen, die einen singulären Prozess unterstützt, so müssten für den Effektivitätsnachweis alle begleitenden Faktoren standardisiert und eine hohe Zahl von Probanden untersucht werden, um den Effekt der anderen Maßnahmen und die natürliche Streuung durch Mittelung auszuschalten. Kürzlich wurde eine solche Studie zugunsten eines bestimmten Verbandes bei Patienten mit moderat ischämischen, nicht infizierten, flächigen Wunden ohne Abheilungstendenz unter Standardtherapie veröffentlicht (Edmonds et al. 2018). Da es solche Studien für die allermeisten Fragestellungen und spezifische Patientenbilder jedoch noch immer nicht gibt, sind die Therapeuten häufig auf die sichere Einschätzung der führenden Pathologien der jeweiligen Wunde sowie auf ihre Erfahrung und Intuition angewiesen. Sie begleiten den natürlichen Reparaturprozess und korrigieren vorliegende Wundheilungsblockaden. Dafür werden zahlreiche Materialien angeboten. Deren Unterschiede sind gering und führen nur zu wenigen Differenzialindikationen. Bei der Auswahl kommt es insbesondere darauf an, mögliche Fehler zu vermeiden, und weniger darauf, den „bestmöglichen Verband" zu finden.

Die Leitlinien, die wir hier zugrunde gelegt haben, sind die IWGDF, die Guidelines on Use of Interventions to Enhance Healing of Chronic Foot Ulcers in Diabetes (IWGDF 2019 update) (Rayman et al. 2020), die Practical Guidelines on the Management and Prevention of the Diabetic Foot (IWGDF 2019 update) (Schaper et al. 2019), die

Primäre Wundheilung

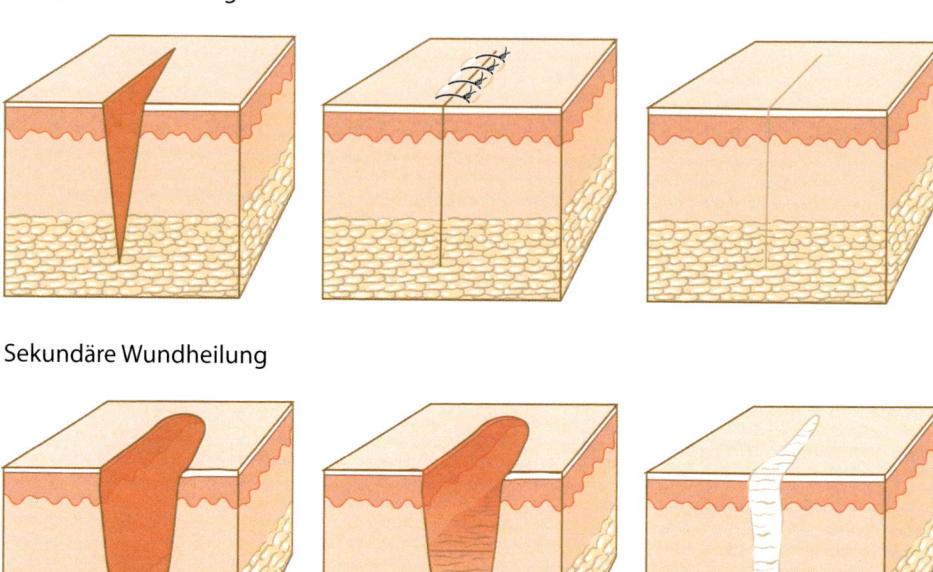

Sekundäre Wundheilung

Abb. 23.1 Primäre und sekundäre Wundheilung

Nationale Versorgungsleitlinie Diabetischer Fuß (Medizin 2006), die jeweils aktuelle Praxisempfehlung „Diabetisches Fußsyndrom" der DDG (Morbach et al. 2020) sowie die Leitlinie „Lokaltherapie chronischer Wunden bei Patienten mit den Risiken periphere arterielle Verschlusskrankheit, Diabetes mellitus, chronische venöse Insuffizienz" (Ruttermann et al. 2013).

23.2 Unterteilungen

Bei der Wundbehandlung wird traditionell ein „primärer" (*per primam intentionem* oder p.p.) und ein „sekundärer" Wundschluss (*per secundam intentionem* = p.s.) unterschieden. Eine Wunde kann sich primär schließen, wenn ihre Ränder dicht beieinanderstehen und keine wesentliche Infektion besteht. Der Wundschluss erfolgt dann weitestgehend ohne Narben, im Gegensatz zum sekundären Wundschluss, der bei größeren Defekten und solchen mit Infektion eintritt. In beiden Fällen wird der Defekt zunächst mit Fibrin oder Schorf gefüllt, an dessen Stelle Granulationsgewebe tritt, das später durch eine Narbe ersetzt wird (Abb. 23.1). Nur das Ausmaß des Ersatzgewebes und der späteren Narbe sind unterschiedlich. Minimale Defekte führen zu einer begrenzten Menge an Granulationsgewebe und damit zu minimalen Narben.

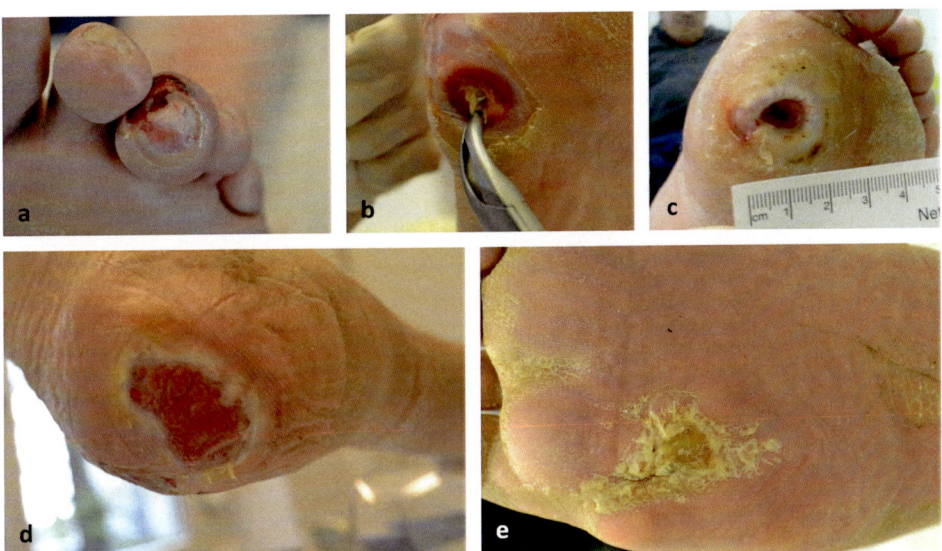

Abb. 23.2 Beispiele für Ulzera in den verschiedenen Phasen der Reparatur. **a** Infektions-phase, keine Abgrenzung der Ränder, begrenztes Débridement möglich. **b** Infektionsphase mit Abgrenzung, die die vollständige Entfernung des gesamten nekrotischen Gewebes mit Hilfe der Luer-Zange erlaubt. **c** Ulkus, das durch ständiges Trauma unterhalten wird, was an den punkt-förmigen Einblutungen in den Randbereichen zu erkennen ist. Der Wundverschluss stoppt während der Granulationsphase. **d** Fersenläsion in der Epithelisierungsphase mit Granulations-gewebe auf der Höhe der Haut. **e** Plantare Narbe mit Hyperkeratose

Die Reparaturprozesse können besonders gut bei dem länger andauernden sekundären Wundschluss beobachtet werden. Sie werden im zeitlichen Verlauf vereinfachend in Phasen eingeteilt (Abb. 23.2). Problematisch dabei: Die verschiedenen Phasen können gleichzeitig an unterschiedlichen Stellen einer Wunde bestehen. Zudem sind die Ein-teilungen starke Vereinfachungen eines Konzerts von Prozessen, die sich überlagern und vielfach noch unverstanden sind. Die Darstellung in Phasen erleichtert aber das grund-legende Verständnis und soll dabei unterstützen, bei unerwünschtem Verlauf alternative Wege zu überlegen. Daher wird die Einteilung in Phasen auch in diesem Buch benutzt.

23.2.1 Phase 1 – Entzündungsphase, Reinigungsphase

In der Wunde befinden sich Fremdkörper, Blutreste mit Erythrozyten, Leukozyten und Blutplättchen sowie traumatisiertes Gewebe, z. T. abgestorben, z. T. noch revitalisier-bar. Mikroorganismen breiten sich ungehindert in avitalen Bereichen aus. Das noch vitale Gewebe bildet eine Grenzzone aus und bringt weiße Blutkörperchen, insbesondere Granulozyten, Monozyten und Makrophagen, in diese Grenzzone. Bald demarkiert sich das vitale gegenüber dem avitalen Gewebe erkennbar. Autolytische Enzyme aus den

abgestorbenen körpereigenen lokalen Zellen und aus eingewanderten Granulozyten/
Makrophagen verhalten sich vergleichbar mit Verdauungsenzymen in Magen und Darm.
Sie zersetzen avitale organische Strukturen und verflüssigen sie. Überschießend können
diese Enzyme auch noch intakte Umgebungshaut angreifen und die Wunde vergrößern.
Diese Enzyme spielen auch in weiteren Schritten der Wundheilung eine Rolle und
werden unter dem Begriff der *MMPs* (**M**atrix-**M**etallo**P**roteinasen) zusammengefasst,
da sie ein Metallatom in ihrer Molekülstruktur aufweisen. In der ersten Phase haben sie
neben dem autolytischen Débridement zusätzlich die Aufgabe, die Basalmembran zu
öffnen (Fenestrierung) und die Zellmigration zu fördern. Eine überschießende Wirkung
sollen ihre Inhibitoren, die TIMPs (**T**issue **I**nhibitors of **M**etallo**P**roteinases), verhindern (Lobmann et al. 2002, 2005; Armstrong und Jude 2002). Eine aktuelle Studie
hat gezeigt, dass unter Einsatz einer Substanz, die MMPs hemmt, der Anteil der nach
20 Wochen abgeheilten Wunden gegenüber der Standardtherapie zunimmt (Edmonds
et al. 2018). Dies deutet darauf hin, dass MMPs in bestimmten Fällen eine Rolle beim
verzögerten Wundschluss beim diabetischen Fuß spielen könnten.

In manchen Darstellungen wird die Entzündungsphase in eine erste **exsudative Phase**
der ersten Stunden mit der Ausbildung des Wundschorfs und eine zweite, **resorptive
Phase** der darauffolgenden Tage mit autolytischen Prozessen und dem Beginn des
Wachstums von Granulationsgewebe unterteilt.

Mögliche Einflussnahmen Ein feuchtes Milieu begünstigt die Autolyse, da die Enzyme
eine feuchte Matrix benötigen. Das autolytische Débridement kann zudem durch
mechanisches oder biochirurgisches Débridement ergänzt werden, was die Entzündungsphase abkürzt.

Die Entzündungsphase sollte unter adäquater Therapie nicht länger als 3–5 Tage
andauern.

23.2.2 Phase 2 – Granulationsphase

Die Wunde wird mit Gefäßschlingen gefüllt, die an der Oberfläche wie ein Rasen
kleiner Erhabenheiten (Körner = Granula) anmuten, und daher als Granulationsgewebe bezeichnet werden. Es dient dazu, rasch eine Fläche auf gleicher Höhe mit der
Umgebung zu bilden und die Epithelisierung zu ermöglichen. In einem späteren Schritt
wird dieses Ersatzgewebe seinerseits von Fibroblasten durch Kollagenfasern vollständig
ersetzt und zu einer weißen Narbe. Das heißt, in der Belastungszone ist es ungünstig,
großflächige und tiefe Wunden zugranulieren zu lassen. Evtl. ist hier eine plastische
Deckung z. B. mit Verschiebelappen günstiger. Von dieser Ausnahme abgesehen ist
das Granulationsgewebe aber erwünscht und Voraussetzung für die anschließende
Epithelisierung. Die MMPs haben in dieser Phase die Aufgabe, die Gefäßsprossung zu
fördern.

Mögliche Einflussnahmen Auch für das Wachstum ist eine feuchte Umgebung notwendig (Winter 1963). Eine lange Zeit sehr feuchte Wunde, z. B. im Randbereich eines Fistelkanals, kann sogar zu einer *Hypergranulation*, einem *„Granulationspilz"* führen, was die Epithelisierung erschwert. Das überstehende Granulationsgewebe kann einfach abgeschnitten werden. Außer einer kurzen, leicht stillbaren Blutung muss nicht mit Komplikationen gerechnet werden. Das Granulationsgewebe kann auch durch einen komprimierenden Verband versorgt werden, wenn es das Hautniveau nicht allzu sehr überragt. Entscheidend ist dagegen, die Ursache dieser fortgesetzten Entzündung und Sekretproduktion zu erkennen und zu beenden. Solche Ursachen sind beispielsweise infizierte Knochen- oder Knorpelsequester in nicht einsehbaren, tiefen Teilen der Wunde.

23.2.3 Phase 3 – Epithelisierungsphase

Die Epithelisierung benötigt weniger Feuchtigkeit. In dieser Phase führt die Wundkontraktion dazu, dass die Ränder zur Mitte gezogen werden. Epithelzellen sprießen bei oberflächlichen Wunden aus Schweißdrüsen, Haarfollikeln und Talgdrüsen heraus, die sich auch im Wundbereich befinden. Bei tiefen Wunden ist dies nicht möglich. Die Wunde epithelisiert dann nur vom Rand aus, was längere Zeitintervalle benötigt. Die neue Haut zeigt sich als zart rosafarbener Saum. In einzelnen Fällen sind aber auch weiße Stellen in der Wunde erkennbar. Dort sind Epithelinseln verblieben, die den Wundschluss deutlich beschleunigen (Abb. 23.3).

Die Ausbildung von Granulationsgewebe und seine Epithelisierung gehen oft nahtlos ineinander über, sodass in manchen Darstellungen beide Prozesse unter dem Begriff **„Proliferationsphase"** zusammengefasst werden.

Mögliche Einflussnahmen In der Epithelisierungsphase ist es günstig, wenn die Wunde weniger feucht ist, ohne dabei ganz einzutrocknen. Zudem muss die Wundoberfläche auf einer Höhe mit der Umgebung liegen, ein *Wundrandödem* mit tiefer Stufe zum granulierenden Wundgrund behindert die Epithelisierung. Daher kann es sinnvoll sein, die Wunde bei Wundrandödemen mit Binden zu komprimieren.

23.2.4 Phase 4 – Remodelling: Festigung der Haut und Narbenbildung

Nach dem ersten Wundschluss, erkennbar an fehlendem Exsudat und fehlender Verschorfung der Wunde, ist diese noch nicht belastungsstabil. Es vergehen noch Monate, bis sich die Endfestigkeit der Haut eingestellt hat, und diese erreicht in der Regel nicht die ursprüngliche Belastbarkeit. Je nach Ausmaß der zu erwartenden Belastung kann die Wunde typischerweise nach 2–4 Wochen als relativ belastungsstabil gelten. Die Belastung kann im schützenden Schuhwerk begonnen werden. Kurzfristige Kontrollen sorgen dafür, dass bei Misserfolg zügig gegengesteuert werden kann (Singer und Clark 1999).

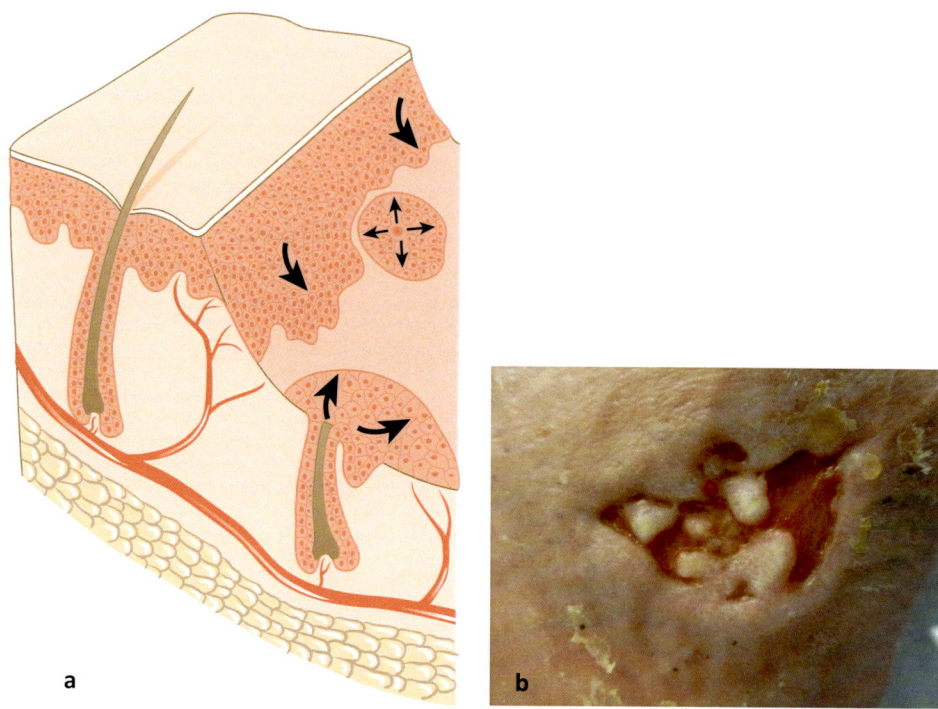

Abb. 23.3 **a** Wege der Proliferation während der Epithelisierung. **b** Durch Hautinseln beschleunigte
Epithelisierung

23.2.5 Regulierung der Wundheilung

Die Regulierung der Wundheilung ist noch nicht vollständig geklärt. Beteiligt sind
lytische Enzyme (MMPs), ihre Hemmstoffe (TIMPs) sowie Wachstumsfaktoren. Letztere
haben Aufgaben bei Entzündung, Gewebeaufbau und Hautbildung:

- Steuerung der Zellwanderung
- Steuerung der Infektabwehr
- Koordination des Gewebeauf-, ab- und -umbaus
- Stimulation der Kollagenproduktion
- Förderung der Gefäßeinsprossung

Die Therapie mit einzelnen Wachstumsfaktoren hat die in sie gesetzten Erwartungen
bisher nicht erfüllt. Das wird unter anderem damit erklärt, dass die Wundheilung durch
gleichermaßen bedeutsame Prozesse von Abbau und Aufbau gesteuert wird und ein
geordnetes Zusammenspiel von Enzymen, Inhibitoren und Wachstumsfaktoren in

zeitlicher Abfolge erfordern. Es gibt derzeit keine zuverlässige Möglichkeit zu bestimmen, welche Faktoren zu einem gegebenen Zeitpunkt fehlen oder im Überschuss vorhanden sind. Daher ist noch kein gezielt regulierender Eingriff möglich (Falanga 2005).

23.3 Débridement

Unter Débridement versteht man die Entfernung avitaler Materialien und Gewebe aus der Wunde und von Hyperkeratosen der Wundumgebung. Es hat mehrere Funktionen:

- Es erlaubt eine Beurteilung des Ulkus.
- Es schafft die Voraussetzung für eine Biopsie oder einen tiefen Abstrich.
- Es kann die Zeit bis zum Wundverschluss verkürzen, da die Entfernung von leblosen Rückständen ohne diese therapeutische Intervention nur von der körpereigenen Autolyse abhängen würde.
- Es verbessert die Heilungschancen durch
  - Reduktion des Nährbodens für Bakterien und die Menge der pathogenen Erreger,
  - Beseitigung von mechanischen Störungen durch Nekrosen in der Wunde,
  - Reduktion von Druckbelastungen der Wachstumszone am Wundrand,
  - Verbesserung des Zugangs von Antiseptika auf die Wundfläche.

Das Débridement kann mechanisch, biochirurgisch, autolytisch und mit anderen, seltener eingesetzten Techniken erfolgen. Das chirurgische Débridement ist eine Variante des mechanischen Débridements, das durch den chirurgisch tätigen Arzt durchgeführt wird. Manchmal wird die *Wundreinigung,* die nicht bis in intaktes Gewebe hinein reicht, vom Débridement, das darüber hinausgehen kann, unterschieden.

Chirurgisches Débridement nist die invasivste Form und hat zum Ziel, alles Leblose aus der Wunde zu entfernen. Daher erfasst es in der Regel auch geringe Anteile gesunden Gewebes. Zum Einsatz kommen verschiedene Instrumente, insbesondere das Skalpell. Es bedarf einer ausreichenden Anästhesie, wobei die Neuropathie hier Medikamente einsparen hilft. Ungeübte Therapeuten führen ein Débridement häufig zu wenig radikal durch. Richtig durchgeführt kann es zu Blutungen kommen, führt aber in der Regel zu einer Konversion der chronifizierten Wunde in eine akute Wunde. Damit ist der Grundstein für eine physiologische Wundheilung gelegt (Abb. 23.4). Es stellt daher die effektivste Form des Débridements als Basis für eine stadiengerechte Wundtherapie dar (Steinsträßer et al. 2008; Coerper 2003; Dissemond und Goos 2004; Steed et al. 1996). Aus verschiedenen Gründen, beispielsweise bei hohem Narkoserisiko, kann ein chirurgisches Débridement nicht möglich oder sinnvoll sein.

Weniger invasive Methoden des **einfachen mechanischen Débridements** reichen vom Einsatz abrasiver Gazen oder Kompressen bis zum Einsatz scharfer Instrumente (**"scharfes Débridement"),** z. B. von Skalpellen, Ringküretten oder scharfen Löffeln. Ein einfaches

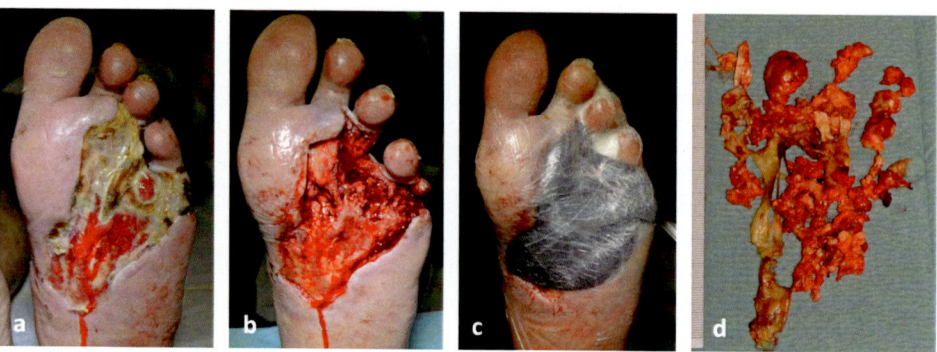

Abb. 23.4 Plantares Ulkus **a** vor und **b** nach chirurgischem Débridement. **c** Anlegen eines Unter-druckverbandes. **d** Resezierte Gewebereste

mechanisches Débridement kann in Lokalanästhesie durchgeführt werden, wenn die Schmerzempfindung nicht vollständig erloschen ist. Dafür eignen sich topisch wirksame Lokalanästhetika. Auf die notwendige Einwirkzeit ist zu achten (Abb. 23.5). Bei jedem Verbandwechsel ist zu erwägen, ob ein mechanisches Débridement erforderlich ist, z. B. weil noch nekrotische Reste in der Wunde verblieben sind oder der Wundruhe der Vorzug gewährt wird. Für letzteres spricht eine befriedigende Entwicklung der Wundgröße.

Unter **Biofilmen** versteht man mikrobielle Lebensgemeinschaften an natürlichen Grenz-flächen, die ausreichend Wasser enthalten. Typisches Beispiel ist der Zahnbelag. Bio-filme versetzen die darin vorhandenen Mikroorganismen in die Lage, Nährstoffe auch aus einer sehr nährstoffarmen Umgebung anzureichern, und erhöhen ihre Resistenz gegen-über Umgebungsbedingungen. Es wird angenommen, dass sie zu Wundinfektion und ver-zögertem Wundschluss beitragen können (Percival et al. 2012). Sie zu entfernen bedeutet auch, die Wundoberfläche zu traumatisieren sowie Faktoren und Enzyme zu entfernen. Der Nutzen der Entfernung des Biofilms ist deshalb umstritten. Teilweise wird versucht, zwischen pathogenem und nicht pathogenem Biofilm zu unterscheiden (Percival et al. 2015).

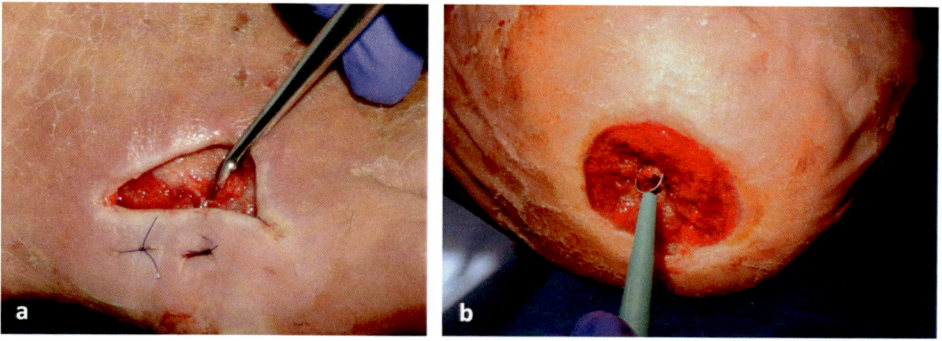

Abb. 23.5 Débridement **a** mit scharfem Löffel, **b** mit Ringkürette

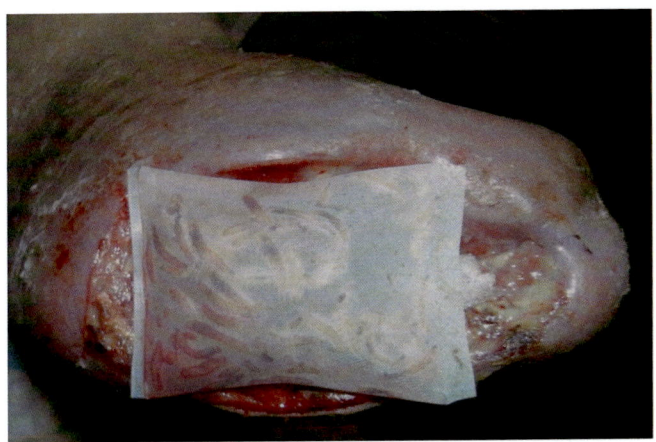

Abb. 23.6 Behandlung mit Fliegenmaden im Biobag, einem beutelartigen Fertigprodukt, nach 3-tägiger Applikation

Als **biologisches Débridement (Biochirurgie)** wird die Wundbehandlung mit sterilen Fliegenmaden, derzeit insbesondere der Gattung *Lucilia sericata*, bezeichnet. Nach Erkenntnissen über Säuberung infizierter Wunden nach Besiedlung mit Fliegenmaden war es W. S. Baer, der seit 1928 bakteriell besiedelte Wunden bei chronischer Osteomyelitis systematisch mit Fliegenmaden behandelte und die Ergebnisse publizierte (Baer 2011).

Die Verdauungssekrete der Maden führen zu einer selektiven Nekrolyse im Bereich der Wunde und zu einer Grenzzonennekrosektomie, welche in der Regel keine Blutungen verursacht. Durch die noch weitgehend unerforschten Effekte der Verdauungssekrete kommt es nach Meinung von Befürwortern auch zu einer Hemmung des Bakterienwachstums in der Wunde und zu einer positiven Beeinflussung der Wundheilung (Thomas et al. 1996, 2001; Armstrong et al. 2005).

Der Einsatz dieses „Fertigarzneimittels" erfolgt als sogenannte „Freiläuferbehandlung" oder in speziellen „Biobags" (Abb. 23.6). Als notwendige Menge gelten etwa 5–10 Maden/ cm² Wundoberfläche. Aktuell (2021) ist der Bezug nur über Krankenhausapotheken möglich.

Bei **Lavagetechniken** kommen Flüssigkeiten zur Spülung der Wunden zum Einsatz, entweder in Bädern oder gezielt an der Wunde. Dies erfolgt im Sinne einer Niedrigdruckspülung oder mit sehr hohen Drücken als Wasserstrahlschneidetechnik, die auch eine Nekrosektomie erreichen kann. Diese Hochdruckverfahren sind bisher nicht flächendeckend implementiert und im Hinblick auf unerwünschte Effekte wie z. B. Einschleppung von Mikroorganismen in tiefer gelegene Gewebestrukturen teilweise nicht ausreichend untersucht (Dissemond und Goos 2004; Peters und Rennekampf 2008).

Beim **enzymatischen Débridement** werden Enzyme eingesetzt, die gezielt am Fibrin und Kollagen des nekrotischen Gewebes in der Wunde ansetzen. In einer vergleichenden Studie konnte ein signifikanter Effekt auf die Wundheilung für keine der auf dem Markt befindlichen Substanzen nachgewiesen werden (König et al. 2005).

Das **autolytische Débridement** vertraut auf die wundeigenen Enzyme, insbesondere aus nekrotischen Zellen und aktivierten Phagozyten. Hierzu reicht es, die Wunde feucht zu halten, wobei die Feuchtigkeit bei therapeutischem Einsatz durch Träger-systeme wie sterile Feuchtverbände, Hydrogele oder Superabsorber stabilisiert wird. Diese Trägersysteme sind kombinierbar mit lokal wirksamen Wundantiseptika wie polyhexanidhaltigen Hydrogelen. Das autolytische Débridement ist schmerzfrei und sicher, allerdings ist die erforderliche Zeitspanne bis zur vollständigen Nekrolyse erheb-lich länger als bei den mechanischen Verfahren.

In der Anfangsphase ist das Débridement notwendigerweise ausgedehnter als in späteren Phasen der Wundheilung und kann einen entscheidenden Vorteil gegenüber dem Spontanverlauf erzeugen. Avitale Gewebefragmente werden zügig und mit scharfen Instrumenten entfernt. Die Autolyse muss dann nur noch wenige verbliebene Reste beseitigen, und die zweite Phase der Wundheilung kann rasch beginnen.

Beim Débridement werden Traumatisierung, Entfernung von Mediatoren aus der Wunde, Auskühlen der Wunde und eine Veränderung des chemischen Milieus in Kauf genommen. In Phasen des erfolgreichen Fortgangs der Heilung, der sogenannten „stabilen Heilungs-phase", muss daher bei jedem Verbandwechsel abgewogen werden, ob ein Débridement überhaupt erfolgen soll oder eine *Wundruhe* nicht der aktuell sinnvollere Ansatz ist.

23.4   Stabile Nekrose

Dieses alternative Behandlungskonzept für Menschen mit kritischer pAVK besteht darin, eine *trockene Nekrose* zu stabilisieren und die langsame autolytische Abstoßung *(„Auto-amputation")* abzuwarten. Eine operative oder interventionelle Perfusionsverbesserung ist in diesen Fällen nicht sinnvoll möglich oder dem betroffenen Patienten aufgrund seiner Komorbiditäten nicht zumutbar. Eine Amputation in der minderperfundierten Region stellt auch keine gute Option dar, da der Eingriff das Wundareal vergrößert und nachfolgend die Chancen eines Wundschlusses noch weiter verschlechtert. Die pAVK verursacht eine areaktive Gesamtsituation, welche die Entzündung und die Ausbildung von Granulationsgewebe begrenzt, sodass die minimale Restperfusion ausreicht. In diesem Fall ist auch die PNP segensreich, da der gesamte Prozess für viele Patienten völlig schmerzfrei abläuft oder zumindest Schmerzmittel eingespart werden können.

Zunächst bildet sich eine Nekrose aus, auf die die Umgebung kaum reagiert. Während die Nekrose trocknet und zur *„stabilen Nekrose"* wird, bildet sich im Randbereich eine Demarkationszone mit Mikroabszessen aus. Diese *Mikroabszesse* ermöglichen ein räum-lich sehr begrenztes autolytisches Abstoßen der Nekrose. Parallel dazu erfolgt ein Haut-schluss auf kaum erkennbarem Granulationsgewebe. Die Nekrose an sich verändert ihre Konsistenz hin zu einer lederartigen Struktur im Sinne einer *„Mumifikation"*. Sie schützt die Wundfläche und erfüllt evtl. noch mechanische Funktionen, z. B. beim Transfer. Schließlich erfolgt eine Autoamputation mit oft narbenlosem Hautschluss (Abb. 23.7).

Abb. 23.7 Fast narbenloser
Hautschluss nach
Autoamputation sämtlicher
Zehen

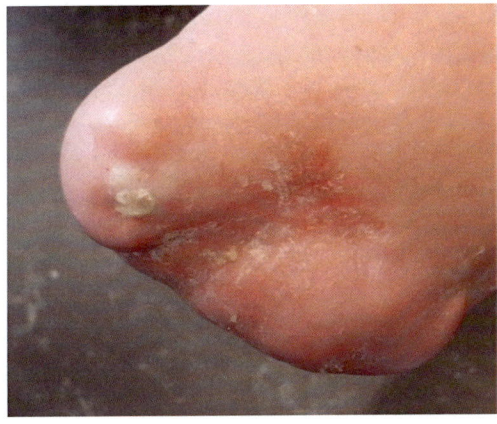

Die therapeutischen Einflussmöglichkeiten betreffen flankierende Maßnahmen.
Zu Beginn und im Verlauf kann eine Antibiotikatherapie notwendig sein. Auch
sollte die ursprüngliche Entscheidung, die Nekrose zu belassen und auf eine evtl.
Revaskularisationsmaßnahme zu verzichten, wiederholt einer kritischen Prüfung unterzogen
werden. Im Rahmen der **Nekrosenrandpflege** muss die *Demarkationszone* vom Detritus
befreit werden, damit eventuelle Exsudate Abfluss haben. Im Rahmen der Nekrosenrandpflege kommt es auch gelegentlich zur Ablösung der bereits teilweise autoamputierten
Nekrosen (Abb. 23.8). Desinfizierende Verbandmaterialien haben in diesem Zusammenhang
für längere Zeiträume eine Berechtigung, als es in anderen Wundsituationen üblich ist.

Der Wundschluss tritt als Behandlungsziel in den Hintergrund. In erster Linie sollen die
Patienten durch das Ulkus in ihrer Lebensqualität wenig beeinträchtigt werden, d. h. schmerz-
frei sein und gehen oder sich abstützen können. Lebensbedrohliche Situationen durch eine
Sepsis oder eine Amputation bei unzureichender Durchblutung sollen vermieden werden.

Der Prozess ist sehr langwierig. Weitere Nachteile entstehen durch evtl. doch
bestehende Schmerzen und die emotionale Belastung der Umgebung, die möglicher-

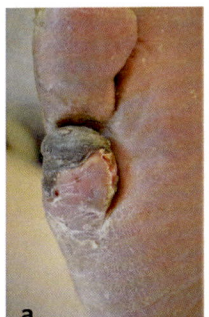
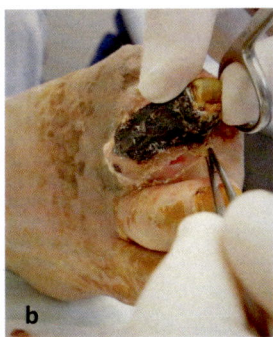
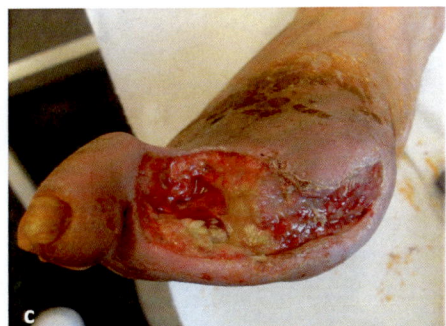

a b c

Abb. 23.8 Pflege der Randzone einer stabilen Nekrose. **a** Frühes Stadium. **b** Fortgeschrittenes
Stadium mit überwiegend autolytischer Randzone. **c** Nach Ablösung der Zehe

weise Schwierigkeiten damit hat, auf den ungewöhnlichen Anblick angemessen im Sinne des Betroffenen zu reagieren. Neben der ausführlichen Aufklärung aller Beteiligten kann ein Informationsblatt für Angehörige und Pflegende hierbei hilfreich sein.

Dafür entfallen die Risiken einer Amputation. Im Gegenteil: Die Autoamputation erfolgt genau an der Grenzlinie, an der die Perfusion zum Überleben des Gewebes noch ausreicht, exakter als es eine ärztlich durchgeführte Grenzzonenamputation vermag. Die Nekrose selbst bedeckt die Wundfläche und erfüllt evtl. noch mechanische Funktionen bei kurzzeitiger Belastung. Insgesamt ist das Verfahren wenig belastend, wenn es gelingt, Schmerzen und Infektionen zu begrenzen (Fikri et al. 2011; Levy und Luft 1962).

Die Fallbeispiele (Abb. 23.9 und Abb. 23.10) zeigen Entwicklungen im Rahmen der „palliativen Wundtherapie", die sich bei frühzeitiger Amputation der Extremitäten nicht hätten entwickeln können.

23.5   Verbandmaterialien

Die Verbandstoffe können unterschieden werden in Primärverbände, die unmittelbaren Kontakt zur Wunde haben, Sekundärverbände, die für Flüssigkeitsregulation zuständig sind, und einen äußeren Verband für Halt, Wärme und Anprallschutz. In anderen Einteilungen werden diese Gruppen auch als „Wundfüller", „Wundabdeckung" und „Fixierung" bezeichnet, oder die Primärverbände werden in *inaktive* (Distanzgitter), *hydroaktive* (Flüssigkeit aufnehmende oder abgebende) und *aktive* (mit Einflussnahme auf Faktoren oder Enzyme) Wundauflagen gruppiert.

23.5.1 Primärverband

Primärverbände haben Wundkontakt. Ihre Aufgabe ist es, ein Mikroklima zu schaffen, das den Anforderungen in der jeweiligen Phase der Reparatur hinsichtlich Feuchtigkeit und Wärme entspricht. Einige können das Bakterienwachstum reduzieren oder versuchen, Mediatoren zu beeinflussen, um in die Regulierung der Wundheilung einzugreifen. Die Auswahl der Wundauflage im individuellen Fall sollte anhand der Wundausdehnung, der Exsudatmenge, des Vorliegens oder Fehlens von Infektionszeichen, der vorliegenden Evidenz sowie anhand von Kosteneffektivitätskriterien getroffen werden (Morbach et al. 2020).

Die Reihenfolge, in der die Materialien in diesem Kapitel vorgestellt werden, spiegelt die Phase des Wundverschlusses wider, für die sie als zweckmäßig erachtet werden.

23.5.1.1 Amorphe Hydrogele

Hydrogele sind dreidimensionale Polymernetze mit hohem Wassergehalt, die mehr oder weniger fest sein können. Die amorphen Wundgelpräparate sind gerade so fest, dass sie nicht „wegfließen", aber Druck nicht widerstehen. Sie werden in Tuben oder Spritzen angeboten, aus denen sie ohne großen Kraftaufwand herausgedrückt werden können. Sie werden zur Rehydratation eingesetzt. Sie halten das Ulkus feucht und helfen autolytischen Enzymen, ihre Wirkung zu entfalten.

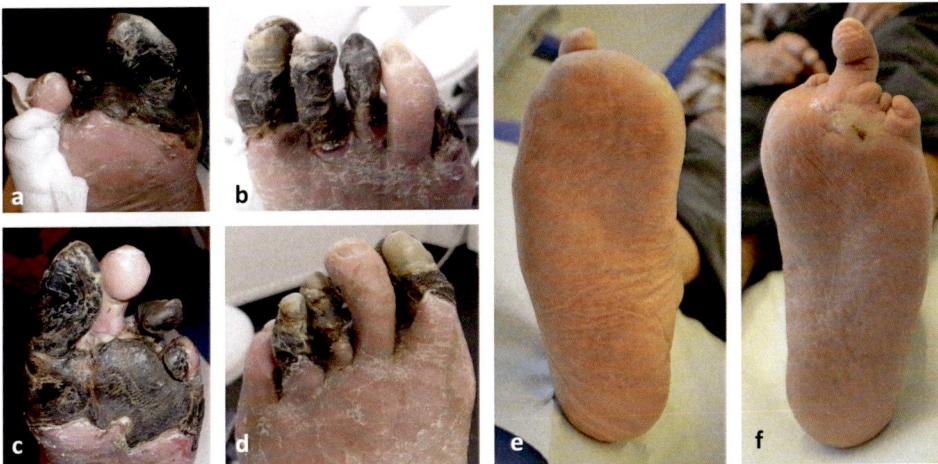

Abb. 23.9 Fallbeschreibung 1: 70-jähriger Patient, beidseitige Autoamputation der Zehen, Hämodialyse bei gichtbedingter Nierenschädigung seit 15 Jahren mit Unterbrechung für 10 Jahre nach Nierentransplantation, immunsuppressive Dauertherapie (Tacrolimus und Cortison), Diabetes mellitus seit einem Jahr, Z. n. pTA beidseits mit Restperfusion über mehrfach stenosierte Arteria tibialis anterior. Großes Leistenhämatom nach der pTA, sodass weitere Revaskularisierungsversuche nicht mehr vorgenommen wurden, Verlauf über 15 Monate. Am Rollator mobil, Entlastung mit Schaumgummieinlage 1 cm im Verbandschuh, trockene antiseptische Verbände in der Grenzzone und Watteschuh zum Schutz vor Kälte und Stößen. a–d zeigen die Zehen während der Mumifikation, e und f zeigen den Fuß ein Jahr nach Autoamputation und Wundschluss. Der Patient ist mobil und außer oberflächlichen Läsionen verletzungsfrei

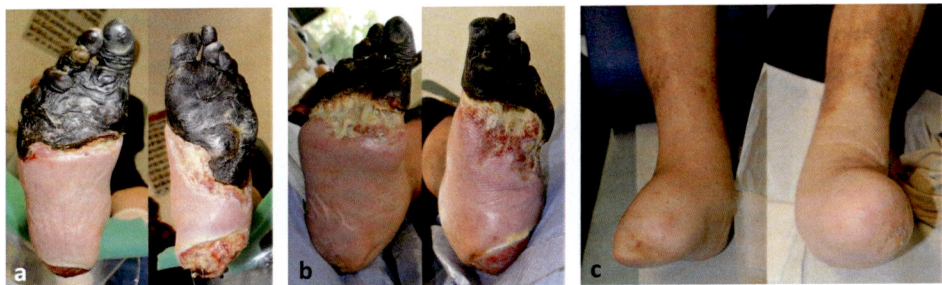

Abb. 23.10 Fallbeschreibung 2: 63-jähriger Mann mit Diabetes mellitus Typ 1, Hämodialysebehandlung seit 4 Jahren, pAVK mit komplettem Querschnittverschluss beidseits, auf Wunsch des Betroffenen erfolgte die seinerzeit indizierte Majoramputation beider Extremitäten nicht. Die Betreuung erfolgte ambulant. **a** Behandlungsbeginn. **b** Nach 7 Monaten. **c** Nach 36 Monaten

Vorsicht bei amorphen Hydrogelen Bei trockener Nekrose in einer unzureichend durchbluteten Extremität sollen sie nicht verwendet werden.

23.5.1.2 Grob- und gemischtporige Schäume

Diese Polymerschäume (z. B. *Polyurethanschäume*) sind gute Träger für Hydrogele und lassen Flüssigkeiten, die aus der Wunde drainiert werden sollen, durch ihr grobes Maschengeflecht hindurchfließen. Sie können in der 1. und 2. Phase der Wundheilung eingesetzt werden.

Zu beachten beim Einsatz

1. Die Schäume sind recht steif und müssen so zugeschnitten werden, dass sie mit *sanftem Druck* an der Wundfläche liegen. Das Material darf nicht mit Kraft in Wundhöhlen oder Fistelgänge gedrückt oder in mehreren Teilen eingebracht werden.
2. Da Granulationsgewebe einwachsen kann, sollten die Schäume *nicht länger als 2–3 Tage* in der Wunde verbleiben und müssen **sicher** komplett entfernt werden.

23.5.1.3 Alginate

Alginate (Braunalgenzellwände, spiralisch gedrehte Polysaccharide) werden in der feuchten Wunde zu einem Gel und verkleben nicht mit der Wunde. Sie nehmen Flüssigkeit auf und transportieren sie durch die Kapillaren in ihrem Inneren. Sie werden in der 1. und 2. Phase der Wundheilung eingesetzt. In der 1. Phase können sie mit antiseptischen Zusätzen wie Silberverbindungen getränkt sein, die in die Wunde abgegeben werden. Sie sollen durch die Abgabe von Ca++ blutstillende Eigenschaften haben.

Zu beachten beim Einsatz

1. Alginate sollten den *Wundrand nicht überlappen,* da sie dort entweder leicht eintrocknen und eine feste Verbindung mit dem Wundrand eingehen oder Flüssigkeit in die Umgebung transportieren. Damit behindern sie die Drainage von Exsudaten und ziehen die Wundumgebung in Mitleidenschaft.
2. Wegen der Möglichkeit der Austrocknung sollen Alginate *nicht auf Periost* oder ähnliche Strukturen aufgelegt werden, ohne sie vorher zu befeuchten.

23.5.1.4 Feinporige Schäume

Diese Schäume haben kleine und offene Poren, die auf der wundzugewandten Oberfläche teilweise versiegelt sind. So kann das wachsende Granulationsgewebe nicht in sie eindringen. Sie werden in der 2. und 3. Phase der Ulkusreparatur eingesetzt. Es gibt silberhaltige Schäume, aber in dieser Phase der Ulkusreparatur sind Desinfektionsmittel nicht indiziert, und die Kombination ist in der Regel unnötig. Durch die Integration von Superabsorbern können sie in die Lage versetzt werden, eine größere Menge an Flüssigkeiten aufzunehmen.

Vorsicht bei der Verwendung feinporiger Schaumstoffe Diese Schäume sind einfach in der Anwendung. Unter Kompression kann das Exsudat jedoch wieder in das Ulkus zurückgedrückt werden. Bei Ulzera mit starker Exsudation können Schaumstoffe mit Superabsorbern verwendet werden.

23.5.1.5 Distanzgitter

Hydrophobe Distanzgitter wie beispielsweise *Fettgazen* verhindern lediglich, dass die Oberfläche des Ulkus am Verband klebt, und stellen somit eine Grundform des Primärverbandes dar. Sie werden eingesetzt, wenn das Ulkus keine Bewahrung von Feuchtigkeit mehr benötigt. Wenn sogar eine deutliche Reduzierung der Exsudatmenge erforderlich ist, kann das Distanzgitter mit einer hochabsorbierenden Saugkompresse mit Superabsorbern kombiniert werden.

Zu beachten beim Einsatz von Distanzgittern Distanzgitter sind im Einsatz ebenfalls unkompliziert.

23.5.1.6 Feste Hydrogele

Feste Hydrogele sind dreidimensionale Polymernetze mit niedrigerem Wasseranteil als die amorphen Hydrogele. Sie sind als Platten verfügbar, die aus ihren Materialeigenschaften heraus kleben, daher keine zugesetzten Kleber benötigen und die Haut wenig reizen sollen. Sie sind okklusiv und schützen vor Austrocknung.

Zu beachten beim Einsatz Bei der „trockenen Nekrose" als therapeutisches Zwischenziel dürfen feste Hydrogele nicht zum Einsatz kommen.

23.5.1.7 Hydrofasern

Hydrofasern bestehen aus Carboxymethylcellulose. Sie vergelen mit dem Wundexsudat und nehmen Flüssigkeiten vertikal auf, leiten sie also nicht auf den Wundrand. Sie rehydrieren Wunden.

Zu beachten beim Einsatz Auch Hydrofasern dürfen nicht bei beabsichtigter trockener Nekrose zum Einsatz kommen.

23.5.1.8 Hydrokolloide

Hydrokolloide gehörten zu den ersten Produkten der sogenannten „modernen Wundversorgung", sind aber aus dem Mode gekommen. Sie verschließen die Wunde, und in der Okklusion entsteht eine übelriechende, wie Eiter imponierende Flüssigkeit. Beim diabetischen Fuß wurden sie mit Wundinfektionen in Verbindung gebracht.

23.5.2 Sekundärverband

Mit dem Sekundärverband wird die Wunde abgedeckt. Seine Hauptaufgabe ist es, die Flüssigkeit geregelt abzuleiten, also entweder Flüssigkeit aufzunehmen oder sie in der Wunde zu belassen.

23.5.2.1 Kompresse

Eine Kompresse, evtl. schon in ein Pflaster integriert, stellt die einfachste Form eines Sekundärverbandes dar. Sie nimmt wenig Flüssigkeit auf.

23.5.2.2 Einfache Saugkompresse

Einfache Saugkompressen bestehen in der Regel aus Zellulose. Sie können begrenzte Mengen von Flüssigkeit aufnehmen. Ihr Hauptnachteil besteht darin, dass sie unter Druck (beispielsweise unter einem Kompressionsverband) die Flüssigkeit auch wieder abgeben.

23.5.2.3 Saugkompresse mit Superabsorber

Saugkompressen mit Superabsorbern binden die Flüssigkeit in einem Kern aus aufquellendem Material, bestehend aus *Acrylaten*. Dabei handelt es sich um hoch hygroskopische Substanzen, die in der Lage sind, große Mengen von Flüssigkeit aufzunehmen und auch unter Druck wie unter einem Kompressionsverband nicht mehr abzugeben („Wundwindel").

23.5.3 Äußerer Verband

Der äußere Verband dient dem mechanischen Schutz, der Befestigung der darunter liegenden Wundauflagen und hält die Extremität warm. Grundsätzlich wird auf irritierte Haut oder bei bekannter Überempfindlichkeit für Klebstoffe *(„Pflasterallergie")* nicht geklebt, sondern mittels nichthaftendem Verband, beispielsweise Schlauchgaze, fixiert. Ansonsten haben klebende Verbände den Vorteil, schnell angebracht werden zu können und wenig verschieblich zu sein.

23.5.3.1 Klebevlies

Klebevlies gehört zu den meistverwendeten Produkten in vielen Fußambulanzen. In der Regel sind sie nur in eine Richtung dehnbar, in die andere fest.

23.5.3.2 Mullbinden und Schlauchverbände

Typischerweise werden elastische gegenüber unelastischen Mullbinden bevorzugt, da sie sich leichter anwickeln lassen und besseren Halt geben.

Schlauchverbände sind dehnbar. Einige nehmen danach ihre ursprüngliche Form wieder an, andere nicht. Sie haben gegenüber Mullbinden den Vorteil, keinen Anwendungsfehler zu erlauben, der zu einer Strangulation führen könnte. Sie sollten allerdings an den Zehen nicht gedreht und am Ende nicht verknotet werden, da dies an den Zehen und am Unterschenkel zur Abschnürung und zu Druckulzera führen kann.

23.5.3.3 Verbandwatte

Verbandwatte besteht aus einem Synthetikmaterial, das besser auf der Haut vertragen wird und weniger Kleinstpartikel abgibt als das Naturprodukt. Sie wärmt und kann im Notfall auch etwas Flüssigkeit aufnehmen. Watte sollte nicht das Material auf der Außenseite des Verbandes sein und nicht direkt auf die Haut kommen.

Watte, die mit Wundsekret feucht wurde und anschließend getrocknet ist, kann hart sein und schädigenden Druck ausüben. Zudem ist Verbandwatte recht teuer, sodass sie in manchen Einsatzgebieten von *Schaumstoffbinden* abgelöst worden ist. Diese sind waschbar und tragen somit zur Kostensenkung bei.

23.5.3.4 Beispiel Watteschuh

Für Patienten mit einem angioneuropathischen Fuß kann der sogenannte Watteschuh sinnvoll sein. Fuß und Unterschenkel bis zu einer Höhe, die individuell festgelegt wird, werden mit Mullbinde oder Schlauchverband abgedeckt. Danach wird die Watte so aufgebracht, dass eine möglichst einheitliche Schicht entsteht, sowie ein Anprallschutz der Zehen. Dafür werden 3–5 Lagen Watte übereinandergelegt. Diese Lagen werden gemeinsam auf die Zehen gebracht und mit der verbliebenden Watte angewickelt.

Auch wenn ein gewisser Anprallschutz gewährleistet ist, so ist der entlastende Effekt bei plantaren Wunden sehr begrenzt (Abb. 23.11). Im Bereich der Ferse wird so gewickelt, dass nicht zu viel Material auf dem Spann und zu wenig an der Ferse zu liegen kommt. Dazu werden die Lagen in der Form einer 8 um die Ferse gewickelt, wie dies bei gelenkstabilisierenden Verbänden oder bei der Anfertigung eines TCCs üblich ist. Die Befestigung erfolgt mit einem Schlauchverband.

23.5.4 Auswahl des Materials und Fehlervermeidung

Viele Wege führen nach Rom und auch zur Wundheilung. „Wundauflagen erzeugen mit magischer Kraft den Glauben, dass sie das Geschwür heilen, während sie es bedecken", so wird Paul Wilson Brand (1914–2003) zitiert, der Pionier der Behandlung neuropathischer Druckgeschwüre in der westlichen Welt. Die Angebotsvielfalt des Verbandschranks scheint mehr dem Charakter des Therapeuten zu entsprechen als den Wunden seiner Patienten. Manche schöpfen gerne aus einer Fülle von Möglichkeiten, andere bevorzugen wenige Linien einer einfachen Strategie. 2018 wurde eine Studie mit Hinweisen auf Vorteile einer Wundauflage mit MMP-bindenden Substanzen publiziert (Edmonds et al. 2018). In dieser

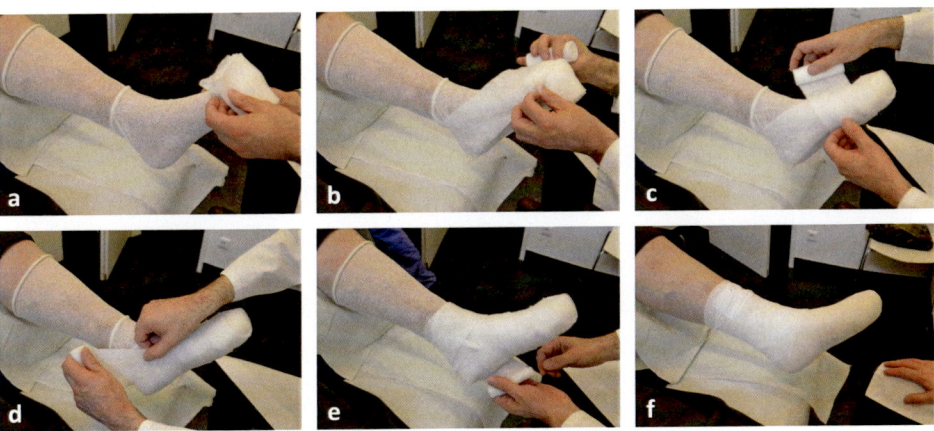

Abb. 23.11 Beispiel für einen Watteschuh. **a–c** 3 Lagen Watte als Anprallschutz vor den Zehen anwickeln, **d** 8er-Tour um die Ferse, **e** das Bein hoch, **f** zum Ende

großen multizentrischen doppelblinden randomisierten kontrollierten Studie wurde der Effekt der Anwendung einer mit Sucrose-Octasulfat imprägnierten Wundauflage auf den Heilungsverlauf nicht-infizierter, neuroischämischer (ABI<0,9 oder TBI<0,7 bei einem Zehendruck>50 mm Hg) und einer Wundgröße zwischen 1 und 30 cm^2 ohne Knochenbeteiligung untersucht. Kam es innerhalb der zweiwöchigen Run-in-Phase unter Standardtherapie zu einer Abnahme der Wundgröße von mehr als 30 %, erfolgte der Ausschluss des Patienten aus der Studie. Nach 20 Wochen war ein signifikant höherer Anteil der mit der Sucrose-Octasulfat imprägnierten Wundauflage behandelte Wunden abgeheilt (48 versus 30 %). Die aktuelle IWGDF-Leitlinie zum entsprechenden Thema empfiehlt aufgrund dieser Datenlage, die Verwendung dieser Wundauflage bei Patienten mit moderat ischämischen, nicht infizierten Wunden ohne Abheilungstendenz zu erwägen. Die Autoren der IWGDF-Leitlinie weisen darauf hin, dass zu dieser Intervention bisher nur diese Einzelstudie vorliegt (Rayman et al. 2020).

Die erste Entscheidung betrifft die Frage, ob die Wunde eher mehr Feuchtigkeit benötigt oder Feuchtigkeit eher abgeleitet werden soll. Das hängt einerseits von der Exsudatbildung, andererseits von den aktuellen Bedürfnissen der Wunde ab (Tab. 23.1). Die konkrete Entscheidung des Materials orientiert sich an Praktikabilität (Intervalle des Verbandwechsels, Kompetenz der verbandwechselnden Personen, Fehlermöglichkeiten und mechanische Eigenschaften), Preis und persönlicher Erfahrung.

Es gilt insbesondere, mögliche Fehler zu vermeiden. Die meisten dieser Fehler betreffen die Fehleinschätzung des Flüssigkeitsangebots aus der Wunde und der Möglichkeiten des Verbandes, darauf einzugehen.

23.5.4.1 Aggressive Exsudate verbleiben auf Wunde und Umgebung

Die Folge ist eine sich selbst unterhaltende Entzündungsreaktion. Vermieden wird dies, indem in der ersten Phase der Wundheilung bei stark entzündeten Wunden Verbände bevorzugt werden, die Exsudate gut ableiten.

23.5.4.2 Große Mengen Exsudate verbleiben

Auch wenn Exsudate keine aggressiven Eigenschaften haben, so können große Mengen Mazerationen der Umgebung oder Hypergranulationen auslösen. Als Ursache kommen hohes Flüssigkeitsangebot beispielsweise bei Ödemen und auch Verbände ohne ausreichende Drainagemöglichkeit in Frage. Verbände, die Flüssigkeiten gut ableiten, können hier eingesetzt werden.

Tab. 23.1 Elemente der Festlegung des Flüssigkeitsbedarfs einer Wunde

Eher trocken	Eher feucht
Primäre Wundheilung	Sekundäre Wundheilung
Akute Bagatellwunde	Problemwunde (Ort, Tiefe, entblößte Strukturen, Fläche)
Epithelisierungsphase	Entzündungs- und Granulationsphase
Trockene Nekrose/pAVK	

23.5.4.3 Flüssigkeitsansammlung unter einem harten Deckel beim Einsatz von Alginaten

Alginate können zusammen mit Wundexsudat vergelen und später wieder trocknen. Dabei können sie eine feste Verbindung mit der Umgebung eingehen und einen Verschluss erzeugen, der an Schorf erinnert. Im Gegensatz zum Schorf kann die Flüssigkeitsmenge unter einem solchen unauffälligen Deckel unter Druckerhöhung ansteigen und zu Fistelgängen und Schädigung bisher vitalen Gewebes führen.

23.5.4.4 Eintrocknen von oberflächlichen Wunden nach der Eröffnung von Blasen

Die Folge sind Nekrosen von Hautschichten, die bisher nicht betroffen waren, und die Induktion großflächiger, tiefer Wunden. Einfache Distanzgitter auf eine eröffnete Blase sind daher oft weniger zielführend. Ein festes Hydrogel oder ein Hydrokolloid sind geeigneter und werden auch als „Blasenpflaster" vertrieben.

23.5.4.5 Anfeuchten trockener Nekrosen bei kritischer pAVK

Das nekrotische Material soll insbesondere keinen bakteriellen Zersetzungsprozess erfahren und möglicher Ausgangspunkt einer bakteriellen Invasion werden. Ebenso soll keine erhebliche Abwehrreaktion notwendig werden, da im schlecht durchbluteten Fuß die verfügbaren Kräfte gering sind. Daher ist eine Aktivierung des Prozesses durch Anfeuchten der Wunde und Versuch der Anregung eines großflächigen autolytischen Débridements kontraproduktiv.

23.5.5 Weitere Wundtherapeutika

Vielen Substanzen, Naturprodukten oder anderen Materialien werden wundheilungsfördernde Eigenschaften zugeschrieben. Mit Ausnahme der Desinfizienzien gehören sie nicht zum etablierten Standard in der Behandlung des diabetischen Fußes. Darunter befinden sich:

- Nahrungsmittel (Honig, Zucker etc.)
- Pflanzenextrakte (Teebaumöl etc.)
- Hormonpräparationen anderer Indikationsgebiete (Insulin etc.)
- Vitamine oder Provitamine (Dexpanthenol, Vitamin E etc.)
- Bestandteile von Enzymen (Zink etc.)
- Weitere Moleküle biologischer Herkunft (Hämoglobin etc.)

Einige sind schon lange bekannt, andere werden als neue und vielversprechende Ansätze beworben. Eine abschließende Beurteilung ist derzeit nicht möglich. Es darf nicht vergessen werden, dass der Einsatz von Materialien wie Nahrungsmitteln, die nicht für die Wundtherapie zugelassen sind, der Inverkehrbringung eines Medizinprodukts mit allen rechtlichen Konsequenzen entspricht („Zitronensafturteil").

23.5.5.1 Wunddesinfektion

Im Gegensatz zu Antibiotika, die sich in den bakteriellen Stoffwechsel einbringen und dadurch Bakterien spezifisch schädigen, wirken Desinfektionsmittel weniger präzise und hemmen oder töten Bakterien, Pilze, Viren, Protozoen und auch körpereigene Zellen. Sie können daher nicht systemisch verabreicht werden, sondern nur lokal. Die gebräuchliche Bezeichnung „Lokaldesinfektion" ist daher redundant. Für die Wunddesinfektion werden Substanzen eingesetzt, die körpereigene Zellen eher wenig schädigen sollen. Für die Auswahl sind daneben noch weitere eventuell vorhandene ungünstige Eigenschaften relevant: Inaktivierung der Desinfektionsmittel durch Eiweiße („Eiweißfehler"), färbende Eigenschaften, Notwendigkeit langer Einwirkzeiten, kurze Haltbarkeitszeiten und Schmerzen. Daher sind nur wenige Wirkstoffe im Gebrauch. Beispiele sind: hypochlorische Säure, Octenidin, Phenoxyethanol, Polyvidon-Iod, Polyhexanid und Silberverbindungen. Wichtig ist insbesondere, sie nicht als Routine unreflektiert einzusetzen, sondern ihre Anwendung auf die initiale Entzündungsphase und wenige andere Ausnahmen zu begrenzen.

23.5.6 Physikalische Methoden zur Beschleunigung des Wundschlusses

Es gibt wohl nur wenig, was nicht im Lauf der Jahrhunderte zur Beschleunigung des Wundschlusses versucht wurde. Kaum eine der angewandten Methoden hat sich jedoch als effektiv erwiesen. Die Hyperbare Sauerstofftherapie(„HyperBaric Oxygen", HBO) ist umstritten. In einer gut durchgeführten randomisierten Doppelblindstudie konnte gezeigt werden, dass diese Methode bei einer gemischten Population von Patienten mit adäquater Durchblutung oder nicht rekonstruierbarer pAVK zu einem schnelleren Wundverschluss führt (Londahl et al. 2006, 2010, 2011). Zwei Folgestudien gleicher Qualität zeigten keinen statistisch signifikanten Unterschied (Fedorko et al. 2016; Santema et al. 2018). Gegenüber diesen Studien besteht in der praktischen Versorgung ein wesentlicher Unterschied: Außerhalb von Studien werden diese Patienten ärztlich durch den Tauchmediziner betreut. Tauchmediziner mit Kompetenz in Entlastung und Kommunikation mit Patienten mit Leibesinselschwund sind vermutlich selten. Die Autoren verwenden HBO nicht.

Auch bei der Unterdruckwundtherapie („Negative Pressure Wound Therapy" (NPWT) besteht kein eindeutiger Wirksamkeitsbeleg (Dumville et al. 2013). Sie ist aber weniger umstritten und wird auch durch die Autoren eingesetzt. Hier wird die Wunde mithilfe eines Folienverbands luftdicht abgeschlossen und die entstehende Kammer mithilfe einer elektronisch gesteuerten Pumpe einem definierten Unterdruck ausgesetzt. Mit verschiedenen Wundauflagen wird dabei sichergestellt, dass der Unterdruck auch alle Areale der Wunde erreicht. Insbesondere sind dies grob- und offenporige Polyurethanschäume oder Polyvinylschäume. Befürworter dieser Therapie gehen von einem beschleunigten Wachstum des Granulationsgewebes aus (Venturi et al. 2005; Armstrong et al. 2004). Eine randomisierte Studie aus Deutschland hat als Besonderheit Patienten kaum selektiert. Damit entsprach die Population den typischen Patienten, aber die Variabilität war hoch, und ein signifikantes Ergebnis blieb aus (Seidel et al. 2020).

Der Gemeinsame Bundesausschuss g-BA hat beide Verfahren (HBO und NPWT) zur Honorierung durch Krankenkassen sowohl ambulant als auch stationär zugelassen.

23.6 Verfahren der plastisch-chirurgischen Defektdeckung

Wundschluss mit den Methoden des körpereigenen Reparaturprozesses kann bei diabetischen Fußulzera zeitaufwendig und manchmal sehr schwierig zu erreichen sein. Bei großen Defekten können Methoden der plastisch-rekonstruktiven Chirurgie den Weg abkürzen und einen Wundschluss überhaupt erst denkbar werden lassen. Es ist insbesondere abhängig von der Wundlokalisation und der Durchblutung, ob Hauttransplantate, lokale Lappen, gestielte Lappen oder freie Lappentransplantate zur Anwendung kommen können. Diese Verfahren werden im Folgenden zusammenfassend dargestellt.

23.6.1 Hauttransplantation

Bei der Hauttransplantation wird Haut des Patienten aus einem entfernten, gesunden Areal entnommen und auf die Wunde übertragen. Die Dicke und die Art und Weise der weiteren Vorbereitung dieser entnommenen Haut ist namensgebend für die jeweilige Prozedur. So spricht man beispielsweise von einem Spalthauttransplantat oder einem Vollhauttransplantat. Oft wird auch nicht die ganze Wundfläche bedeckt, sondern der endgültige Wundschluss entsteht, indem aus der übertragenen Haut neue Haut auf das umgebende Granulationsgewebe wächst.

Die Hauttransplantation bietet sich an, wenn die Ulzera gut durchblutet und mit einem gesunden Granulationsgewebe bedeckt sind. Eine erfolgreiche Einheilung der Transplantate ist jedoch regelhaft nur bei einer sichergestellten lokalen Druckentlastung gewährleistet.

23.6.1.1 Spalthaut

Spalthaut enthält die oberflächennahen Anteile der Epidermis. Bei einer Spalthauttransplantation wird mit einem *Dermatom* eine dünne Schicht Haut auf dem Oberschenkel oder einer anderen unbelasteten Hautpartie entfernt und auf die zu deckende Stelle gelegt und dort befestigt. Die Vorteile liegen in der guten Einheilungsrate, die transplantierte Haut ist aber später wenig belastbar. Spalthauttransplantate schrumpfen um ca. 20 %.

Die Spalthaut kann zusätzlich vergrößert werden, indem sie mit einem sogenannten „Mesher" in ein Netz verwandelt wird und damit die ursprüngliche Transplantatgröße in der Regel auf das 1,5- oder 3-fache der ursprünglichen Größe gedehnt werden kann. Dies nennt sich **Meshgraft**. Es ist das am weitesten verbreitete Verfahren für die unbelasteten Hautabschnitte. Meshgraft schrumpft um ca. 30 %. Sie ist besonders vorteilhaft, wenn wenig Spenderhaut verfügbar ist, und wird gerne in der Verbrennungsmedizin genutzt. Das Transplantat wird in der initialen Einheilungsphase (ca. 5 Tage) häufig mittels einer Unterdruckwundtherapie (NPWT) gesichert (Abb. 23.12).

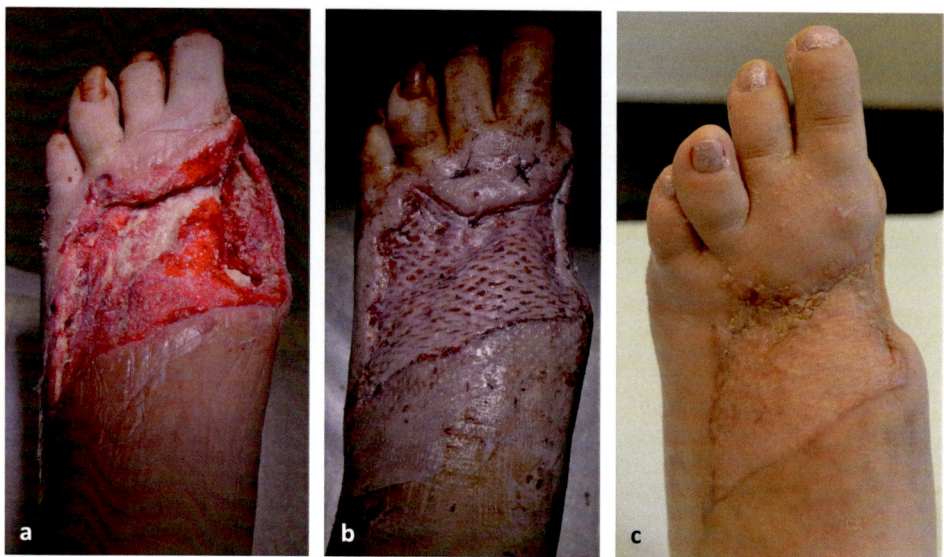

Abb. 23.12 a Tiefe Wunde des Fußrückens nach chirurgischem Débridement und Konditionierung mittels NPWT. **b** Das Ulkus wird durch ein Spalthauttransplantat als Mesh-Graft (1:1,5) abgedeckt. **c** Ergebnis nach 9 Monaten. Die Schrumpfung der transplantierten Haut kann erheblich sein, dies sollte in der Strategie berücksichtigt werden

23.6.1.2 Vollhaut

Vollhauttransplantate enthalten die gesamte Epidermis, die gesamte Dermis und Inseln des subdermalen Fettgewebes. Die mechanische Belastbarkeit und das kosmetische Endresultat sind hier am besten. Die Schrumpfung beträgt nur ca. 10 %. Vollhaut ist aber in der Einheilung anspruchsvoll. Vollhauttransplantate sind eine Herausforderung, da das Gewebe dicker als Spalthaut ist und das Wachstum neuer Gefäße zur Wiederherstellung der Durchblutung mehr Zeit benötigt. In der Übergangszeit kann das Transplantat abgestoßen werden.

Bei der **Reverdin-Plastik** wird der Defekt nur teilweise durch das Vollhauttransplantat gedeckt, und die verbliebenen Wundanteile schließen sich durch Wachstum aus dem Transplantat und der Wundumgebung. Sie ist beliebt, da sie einfach in der Durchführung ist. Hierfür werden an einer unbelasteten Stelle kleine Hautstücke angehoben und mit dem Skalpell tangential abgetrennt. Die so gewonnen Hautstücke werden auf die granulierende Wunde aufgebracht und von dieser mit neuen Kapillaren innerhalb einiger Tage an die Versorgung angeschlossen. In den Randbereichen handelt es sich um Spalthaut, in der Mitte der Inseln um Vollhaut. Die Epithelisierung des umgebenden Granulationsgewebes vervollständigt anschließend den Hautschluss (Abb. 23.13).

Abb. 23.13 Reverdin-Plastik (mit freundlicher Genehmigung von Dr. med. Peter Mauckner)

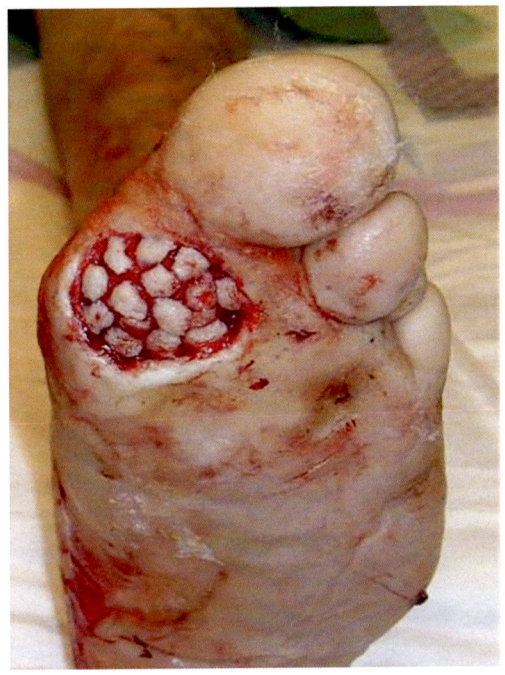

23.6.2 Verschiebelappen

Hierbei wird Haut möglichst spannungsfrei aus benachbarten Arealen auf die Wunde verschoben. Diese Lappen behalten ihre ursprüngliche Durchblutung durch Gewebe unter dem Lappen und durch benachbarte Hautareale bei. Schnitte durchtrennen die Haut und das subkutane Fettgewebe und bilden einen Block in vordefinierter Form. Eine Seite dieses Blocks bleibt oft mit dem ursprünglichen Bereich verbunden, um die Durchblutung auch unmittelbar nach der Operation durch den subkutanen Plexus zu ermöglichen. Dieser Block wird dann in eine benachbarte Position verschoben, wobei so wenig Spannung wie möglich entstehen soll. Er bedeckt damit einen größeren Bereich einschließlich des ursprünglichen Ulkus. Diese Lappen sind vorteilhaft in lasttragenden Bereichen der Leistenhaut, auch wenn die intakte Haut der Belastungszone eingeschnitten werden muss.

Die Schnitte folgen unterschiedlichen Mustern, die oft namensgebend für den Lappen sind. Ein Beispiel dafür ist etwa die *Z-Plastik*. Hierbei handelt es sich um ein Verfahren, bei dem zwei ineinandergreifende dreieckige Klappen versetzt werden. Die resultierende Naht hat die Form eines „Z". Sie wird gerne bei Narbenkontrakturen eingesetzt und kann beträchtliche Verlängerungen im Narbenbereich erzielen (Abb. 23.14).

Abb. 23.14 Z-Plastik dorsal D3 links bei Hyperextensionsstellung zur Stellungskorrektur der Zehe. **a** Präoperativ. **b** Intraoperativ (die beiden Hautecken sind mit + und * markiert, um die Verlagerung zu demonstrieren). **c** Postoperativ nach 7 und **d** nach 21 Tagen, das Nahtmaterial war nach 14 Tagen entfernt worden

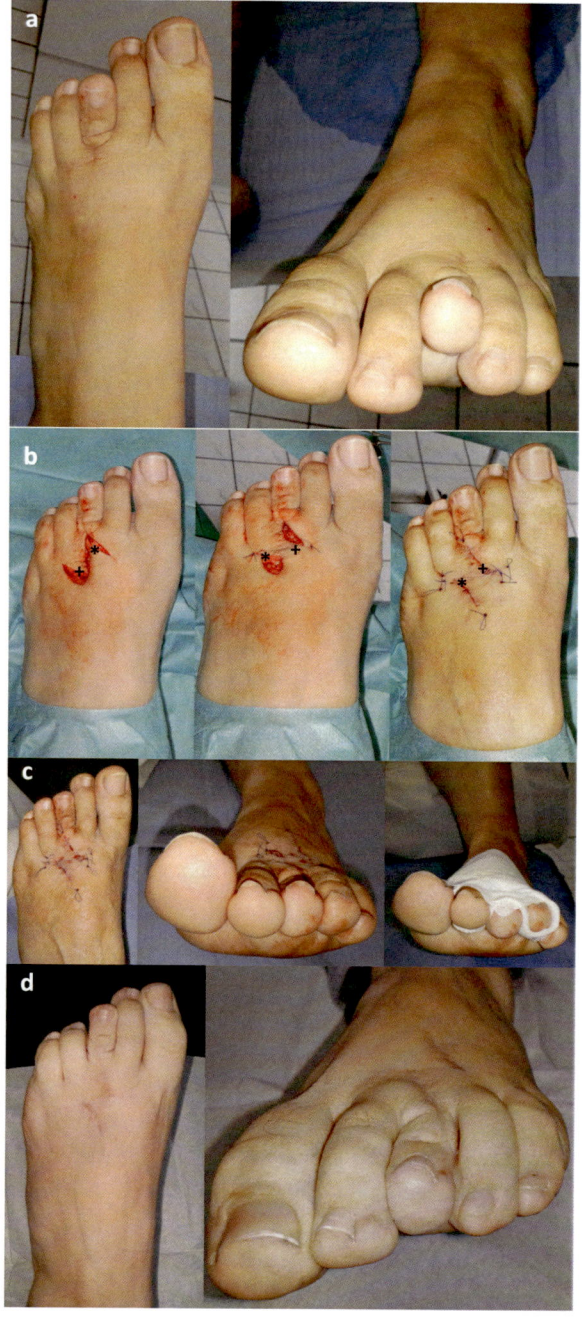

23.6.2.1 V-Y-Verschiebelappen

Zur Durchführung dieser Lappen wird ein Schnitt in der Form eines gleichschenkligen Dreiecks angebracht. Die Basis dieses Dreiecks liegt in der Nähe des zu bedeckenden Ulkus. Diese Anordnung von Schnitten ähnelt dem Buchstaben „V" mit dem Ulkus im offenen Teil des Buchstabens. Das Ulkus wird ausgeschnitten und die Basis des Dreiecks über den Defekt gezogen, der damit gedeckt wird. Die resultierende Nahtlinie hat dann die Form des Buchstabens „Y" (Abb. 23.15).

23.6.2.2 Doppel-V-Y-Verschiebelappen

Ist der Defekt größer, so müssen zwei V-Y-Verschiebelappen so miteinander kombiniert werden, dass die beiden Basen der Dreiecke aneinander liegen.

23.6.3 Gestielte Lappen

Gestielte Lappen werden erzeugt, indem eine anatomisch schon vorhandene Nachbarschaft von Arterie und Vene, die ein Hautareal versorgen, dazu genutzt wird, einen Stiel zu formen. Das versorgte Areal (Angiosom) wird als Ganzes ausgeschnitten und in der Nachbarschaft wieder eingesetzt. Der Stiel versorgt den Lappen über seine Gefäße weiter. Das hat den großen Vorteil, dass der Lappen seine ursprüngliche Versorgung weiter in Anspruch nimmt. Die Durchblutungssituation ist daher weniger begrenzend als bei freien Lappen. Die Lappen beziehen ihre Bezeichnungen aus dem Herkunftsareal, wobei es anatomisch günstige Standardareale zur Lappenhebung und Deckung definierter Nachbarbereiche gibt. So wird z. B. der Suralis-Lappen zur Deckung von Defekten an der Ferse bevorzugt. Der Hebedefekt wird in der Regel mit Spalthaut versorgt.

23.6.4 Freie Lappen

Wenn es keine Möglichkeit für eine der vorgenannten Techniken gibt, sollte die Möglichkeit eines freien Lappens in Betracht gezogen werden. Bei freien Lappen werden die Gefäße im Stiel durchtrennt und am Aufnahmeort des Transplantats an geeignete Gefäße mikrochirurgisch angeschlossen. Das kann kritisch sein, weil ein Teil des Blutflusses in das Transplantat gelenkt wird. Das führt gegebenenfalls zu einer Verschlechterung der Versorgung der übrigen von dieser Arterie abhängigen Gebiete bis hin zu einem Gewebeuntergang, was als „Steel-Phänomen" beschrieben wird. Sind keine geeigneten Gefäße vorhanden, um einen freien Lappen anzuschließen, kann eine zusätzliche Blutversorgung der betreffenden Region durch einen Bypass in Betracht gezogen werden. Der Gefäßchirurg wird zunächst einen funktionierenden Bypass schaffen, ein freier Lappen wird in einem zweiten Arbeitsgang nachträglich an den Bypass (Loop) angeschlossen. Hinter einem Bypass hat das Steel-Phänomen Vorteile, da es den Abstrom des Blutes hinter dem Bypass sicherstellt und der Bypass dadurch eine höhere Offenheitsrate hat als ohne dieses Transplantat.

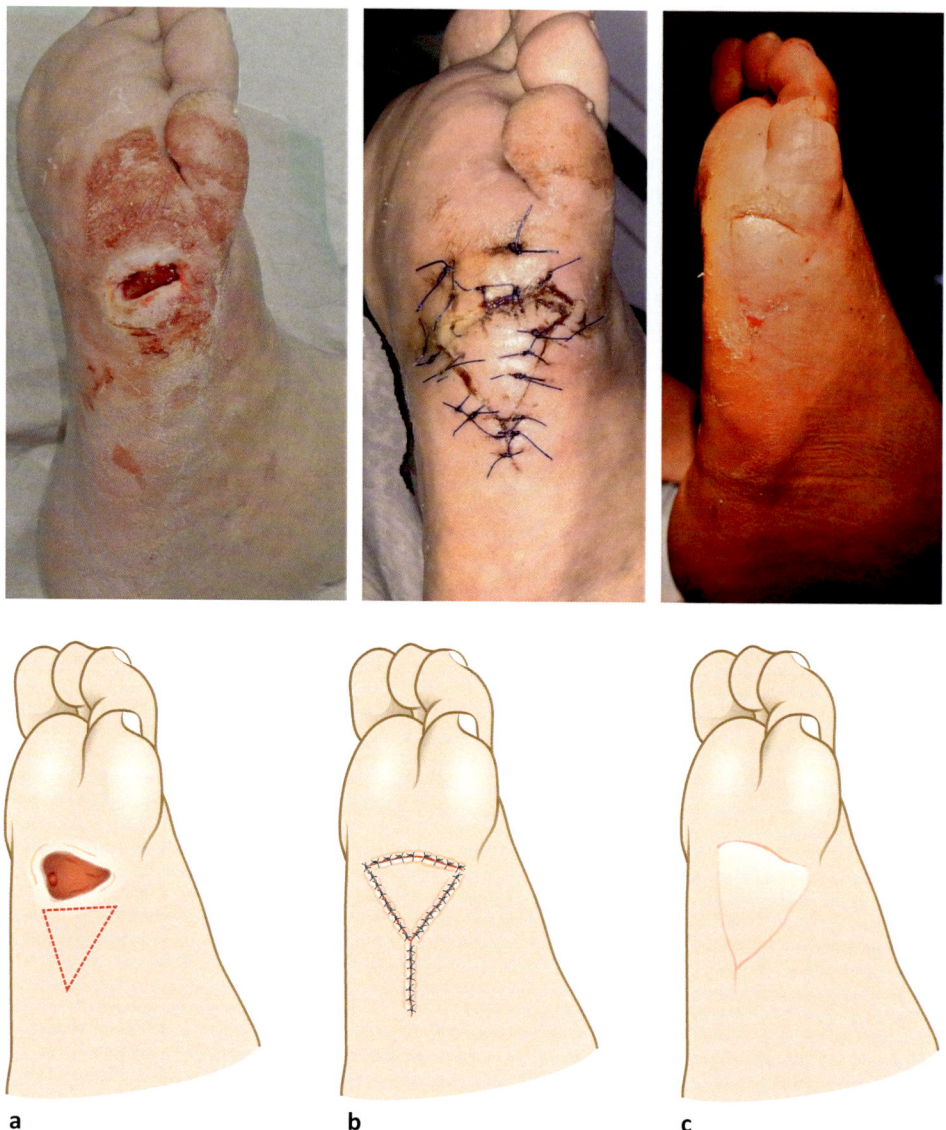

Abb. 23.15 Decken einer Läsion über dem 5. MTK mit Hilfe eines V-Y-Verschiebelappens, klinisch und schematisch. **a** Position des Ulkus und Schnittführung durch die gesunde Haut **b** das Dreieck wird mobilisiert und in den Defekt gebracht **c** nach der Einheilung ist der Defekt mit spezialisierter Leistenhaut gedeckt

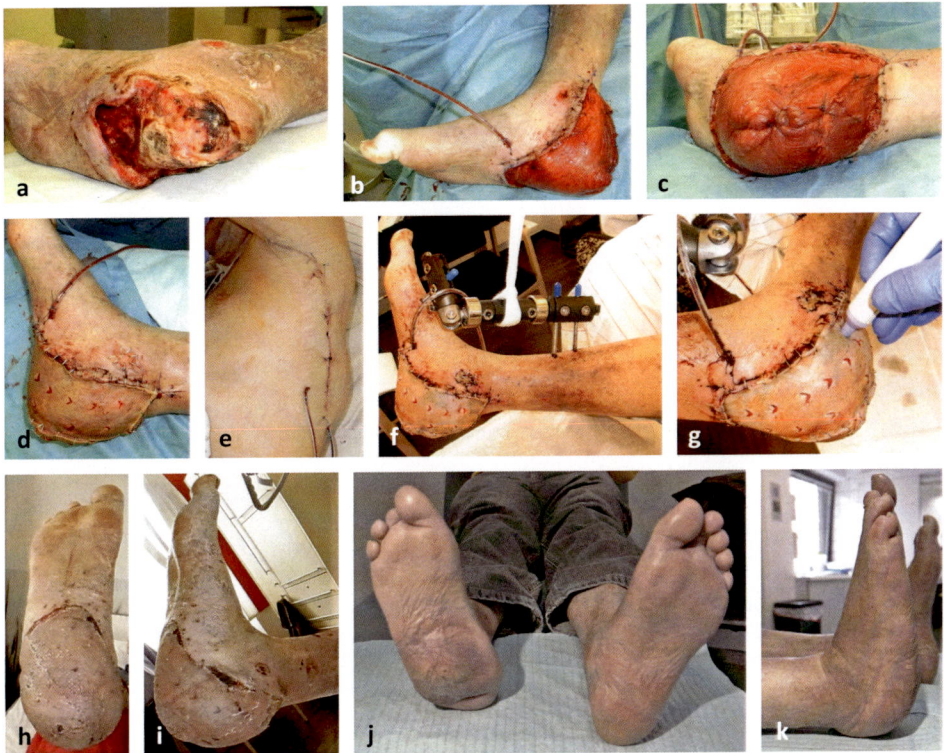

Abb. 23.16 **a** Großflächige Fersenläsion rechts mit Calcaneusosteitis. **b, c** Deckung mit Latissimus-dorsi-Lappen nach Calcaneusteilresektion. **d** Deckung des Transplantates mit Spalthaut. **e** Entnahmestelle des Lappentransplantates links thorakal. **f** Sicherung des Transplantates durch Aufhängen am Fixateur extern. **g** Postoperative dopplersonografische Perfusionskontrolle der Transplantatarterie. **h, i** Postoperativer Zustand nach 4 Wochen und **j, k** nach 1 Jahr und orthopädischer Schuhversorgung

Das freie Transplantat ist nicht an die anatomischen Voraussetzungen der Nachbarschaft zum Ulkus gebunden und kann größere Areale decken. Viele freie Lappen wurden beschrieben. Die Auswahl erfolgt unter Berücksichtigung verschiedener Gegebenheiten, im Wesentlichen auch die Durchblutungssituation der Empfängerregion (Abb. 23.16).

23.7 Hautersatzpräparate und alternative Therapieverfahren

In der neuesten Auflage der IWGDF-Leitlinie zur Lokaltherapie des diabetischen Fußsyndroms wurde die aktuelle Studienlage zu Wachstumsfaktoren, azellulären dermalen Matrizes sowie zellbasierten Therapien dargestellt (Vas et al. 2020; Rayman et al. 2020).

Für einige Verfahren finden sich randomisiert kontrollierte Studien mit positivem Ergebnis. Für die allermeisten Produkte jedoch liegen bisher keine Studien ausreichender Größe vor, die einen Vorteil gegenüber Standardverfahren bei der Behandlung des DFS belegen.

23.7.1 3C Patch®

Eine einzelne randomisierte kontrollierte Studie zeigte eine Beschleunigung der Abheilung von Wunden bei DFS bei wöchentlicher Anwendung eines autologen, leukozyten- und plättchenreichen Fibrin-Pads (3C Patch®) in Ergänzung der bestmöglichen Standardtherapie (Game et al. 2018). Hierbei wird aus venösem Patientenblut durch Zentrifugierung ein dünner, zirkulärer Patch gewonnen, der sich von anderen autologen Plättchenprodukten durch die hohe Konzentration von Fibrin sowie Thrombo- und Leukozyten unterscheidet. In-vitro-Stimulationen zeigen, dass der 3C Patch durch zeitgleiche Freisetzung pro- und antiinflammatorischer Zytokine ein ausgewogenes Immunsignal herbeiführt. Hierdurch werden Migration und Wachstum von Keratinozyten sowie die Epithelialisierung der Wunde unterstützt.

23.7.2 Plazentabasierte Wundprodukte

Auch für plazentabasierte Produkte gibt es erste Studienergebnisse, die auf eine positive Beeinflussung des Behandlungsverlaufs chronischer Wunden hinweisen (Lavery et al. 2014). Untersuchungen zur Kosteneffektivität der routinemäßigen Anwendung dieser Verfahren bei der Behandlung des DFS sind bisher jedoch nicht publiziert.

23.7.3 Marine Wundmatrix

Die marine Wundmatrix, in der Laienpresse oft als „Fischhaut" bezeichnet bietet aufgrund der strukturellen Ähnlichkeit mit menschlicher Dermis Fibroblasten ein Substrat zur Einsprossung und Vermehrung. Ein hoher Gehalt an Omega-3-Fettsäuren soll zudem die Regenerationsprozesse in der Wunde unterstützen und antibakteriell wirken. Die Methode soll in Augen ihrer Befürwortern bei anergen, stagnierenden Wunden zum Einsatz ge langen (Abb. 23.17) Freiliegende Knochen oder Sehnen können hierdurch eine vitale Abdeckung erhalten und damit die Grundlage für weitere plastisch-chirurgische Verfahren schaffen. Ein erster Erfahrungsbericht zur Methode unter Beteiligung mehrerer deutscher Zentren wurde mittlerweile publiziert (Dorweiler et al. 2018), eine größere europäische Multicenterstudie ist in Arbeit.

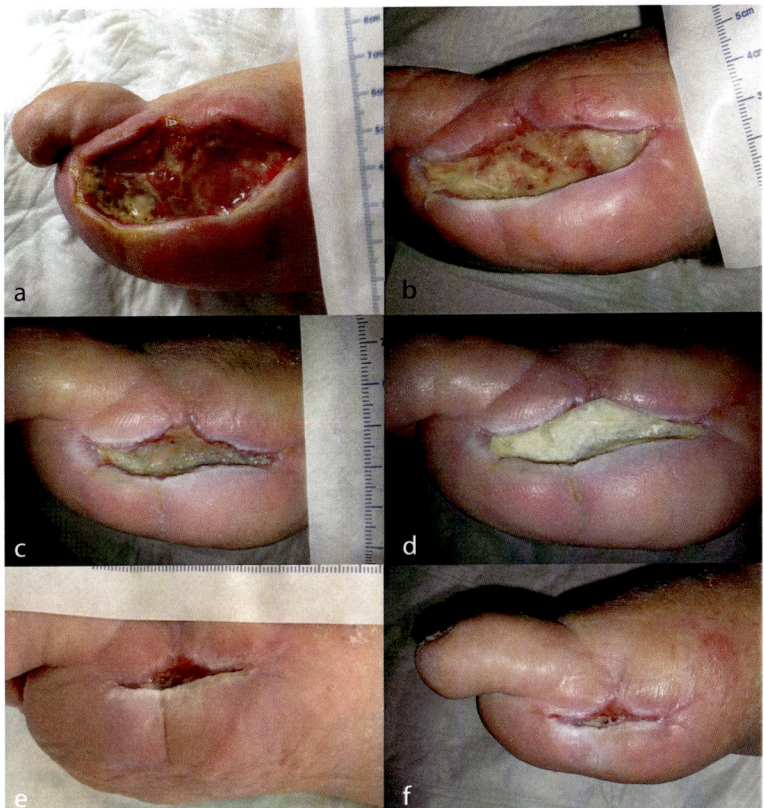

Abb. 23.17 Heilungsverlauf einer tiefgehenden Wunde mit Knochenkontakt am rechten Vorfuß nach Resektion der Großzehe bei DFS. **a** Ausgangsbefund. **b** Verlauf nach 4 Wochen. **c** Verlauf nach 8 Wochen und **d** Nachapplikation der marinen Wundmatrix. **e** Verlauf nach 16 Wochen. **f** Weitgehender Wundverschluss nach 18 Wochen (Dank an Prof. Dorweiler, Köln, für die fachliche Unterstützung und die Bilderserie)

23.7.4 Fettstammzellen

Ein in der Indikation DFS ebenfalls neuartiges Therapieverfahren stellt auch das Einbringen von regenerativen mesenchymalen Fettstammzellen dar. Auch bei dieser Behandlungsmethode kommt körpereigenes Material zur Anwendung. Durch ein einfaches Verfahren kann körpereigenes Fettgewebe z. B. wasserstrahlassistiert am Bauch oder den Oberschenkeln/Reiterhosen gewonnen werden. Durch ein entsprechendes Prozessierungsverfahren direkt im Operationssaal wird die sogenannte stromale vaskuläre Fraktion aus dem Fettgewebe separiert. Diese kann dann mit Mikrofett ggf. auch in Kombination mit plättchenreichem Plasma durch eine bestimmte Verbandsanlage (okklusives Onfield-

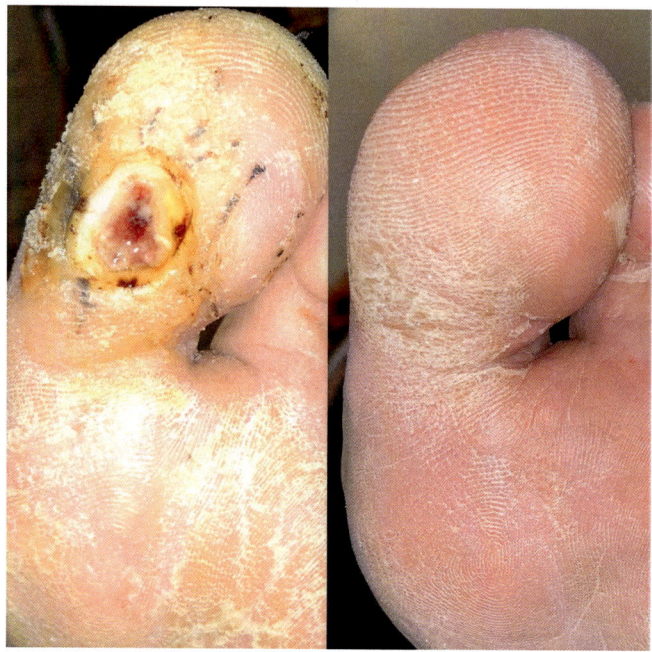

Abb. 23.18 Kurzfristiger Wundverschluss bei einem lange therapieresistenten Malum perforans ohne Abheilungstendenz nach einmaliger Einbringung der regenerativen Zellen in Wundrand und Wundgrund (Dank an Dr. Dennis Simunec, Soest)

Lipofilling = OKOFLIP-Verfahren) in atrophe bzw. bradytrophe Wunden eingebracht werden. Das Potenzial der regenerativen mesenchymalen Stammzellen liegt insbesondere in der Tatsache begründet, dass diese hochgradig angiogenetisch, also die Einsprossung von neuen Gefäßen stimulierend, aber auch antiinflammatorisch wirken können (Zhao et al. 2020) (Abb. 23.18 und 23.19).

23.8 Hautpflege

Hautpflege ist relevant im Rahmen der Prophylaxe bei trockener Haut, aber auch zur Pflege der entzündeten Haut in der Wundumgebung.

23.8.1 Prophylaxe

Trockene Haut bleibt elastischer und widerstandsfähiger, wenn sie gefettet wird. Dazu werden Salben (Wasser-in-Öl-Emulsionen) verwendet, die Zusätze wie Harnstoff haben können. Harnstoff kann irritierend sein. Empfohlene Konzentrationen bewegen sich um

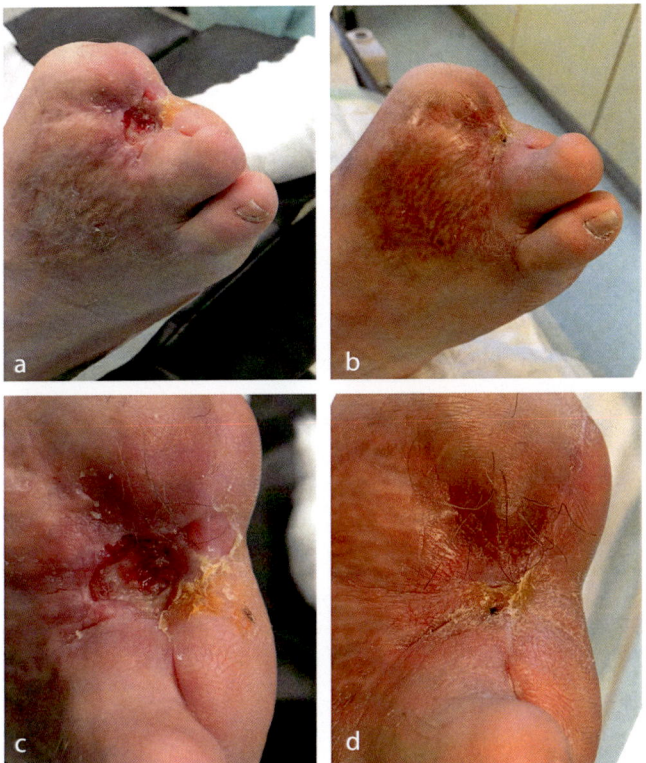

Abb. 23.19 Nach Amputation der Großzehe im Rahmen eines Arbeitsunfalls in einer BG-Klinik wurde mehrfach Spalthaut transplantiert. Im Bereich der Hauptbelastungszone kam es jedoch zu einer persistierenden Wundheilungsstörung. Nach Einbringen regenerativer Fettstammzellen in die Wundzone kam es nach einigen Wochen zum dauerhaften Verschluss der Defektzone. Auch zeigte sich die zuvor sehr starre und rigide Spalthautformation nach Zelltherapie deutlich weicher und elastischer (Dank an Dr. Dennis Simunec, Soest)

5–10 %. Im Gegensatz zum sprachlich Erwarteten sollen Feuchtigkeitscremes (Öl-in-Wasser-Emulsionen) die anhydrotische Haut eher austrocknen, da sie schnell verdunsten und den Emulgator zurücklassen.

23.8.2 Entzündliche Begleitreaktion

In der Wundumgebung kann die Haut durch die entzündliche Reaktion in der Nähe, durch Exsudate oder Kleber der Pflaster mitreagieren. Diese entzündlichen Reaktionen klingen in aller Regel nach dem Wundschluss wieder ab, evtl. begleitet von Kompression und/oder einer kortikoidhaltigen Creme.

Weiterführende Literatur

Chronische Wunden: Diagnostik – Therapie – Versorgung. Joachim Dissemond (Herausgeber), Knut Kröger (Herausgeber), Initiative Chronische Wunden e. V. (Herausgeber)1. Auflage November 2019

Dieses Buch gibt einen umfassenden Überblick über alle relevanten Wundtypen und deren Behandlung.

Literatur

Armstrong DG, Jude EB (2002) The role of matrix metalloproteinases in wound healing. J Am Podiatr Med Assoc 92(1):12–18

Armstrong DG, Attinger CE, Boulton AJ, Frykberg RG, Kirsner RS, Lavery LA, Mills JL (2004) Guidelines regarding negative wound therapy (NPWT) in the diabetic foot. Ostomy Wound Manage 50(4B Suppl):3–27

Armstrong DG, Salas P, Short B, Martin BR, Kimbriel HR, Nixon BP, Boulton AJ (2005) Maggot therapy in „lower-extremity hospice" wound care: fewer amputations and more antibiotic-free days. J Am Podiatr Med Assoc 95(3):254–257

Baer WS (2011) The classic: the treatment of chronic osteomyelitis with the maggot (larva of the blow fly). 1931. Clin Orthop Relat Res 469(4):920–944. https://doi.org/10.1007/s11999-010-1416-3

Coerper S (2003) Indikation und Technik der limitierten, fußerhaltenden Knochenresektion beim Diabetischen Fußulcus. ZfW 5:169–174

Dissemond J, Goos M (2004) Optionen des Débridements in der Therapie chronischer Wunden. JDDG 9(2):743–751

Dorweiler B, Trinh TT, Dunschede F, Vahl CF, Debus ES, Storck M, Diener H (2018) The marine Omega3 wound matrix for treatment of complicated wounds: a multicenter experience report. Gefasschirurgie 23(Suppl 2):46–55. https://doi.org/10.1007/s00772-018-0428-2

Dumville JC, Hinchliffe RJ, Cullum N, Game F, Stubbs N, Sweeting M, Peinemann F (2013) Negative pressure wound therapy for treating foot wounds in people with diabetes mellitus. Cochrane database of systematic reviews 10:Cd010318. https://doi.org/10.1002/14651858.CD010318.pub2

Edmonds M, Lazaro-Martinez JL, Alfayate-Garcia JM, Martini J, Petit JM, Rayman G, Lobmann R, Uccioli L, Sauvadet A, Bohbot S, Kerihuel JC, Piaggesi A (2018) Sucrose octasulfate dressing versus control dressing in patients with neuroischaemic diabetic foot ulcers (Explorer): an international, multicentre, double-blind, randomised, controlled trial. Lancet Diab Endocrinol 6(3):186–196. https://doi.org/10.1016/S2213-8587(17)30438-2

Falanga V (2005) Wound healing and its impairment in the diabetic foot. The Lancet 366(9498):1736–1743. https://doi.org/10.1016/s0140-6736(05)67700-8

Fedorko L, Bowen JM, Jones W, Oreopoulos G, Goeree R, Hopkins RB, O'Reilly DJ (2016) Hyperbaric oxygen therapy does not reduce indications for amputation in patients with diabetes with nonhealing ulcers of the lower limb: a prospective, double-blind. Randomized controlled clinical Trial. Diabetes Care 39(3):392–399. https://doi.org/10.2337/dc15-2001

Fikri R, Bicknell CD, Bloomfield LM, Lyons SP, Samarasinghe DG, Gibbs RG, Valabhji J (2011) Awaiting autoamputation: a primary management strategy for toe gangrene in diabetic foot disease. Diabetes Care 34(8). https://doi.org/10.2337/dc11-0848

Game F, Jeffcoate W, Tarnow L, Jacobsen JL, Whitham DJ, Harrison EF, Ellender SJ, Fitzsimmons D, Londahl M, LeucoPatch IItt, (2018) LeucoPatch system for the management of hard-to-heal diabetic foot ulcers in the UK, Denmark, and Sweden: an observer-masked, randomised controlled trial. Lancet Diabetes Endocrinol 6(11):870–878. https://doi.org/10.1016/S2213-8587(18)30240-7

König M, Vanscheidt W, Augustin M, Kapp H (2005) Enzymatic versus autolytic debridement of chronic leg ulcers: a prospective randomised trial. J Wound Care 14(7):320–323

Lavery LA, Fulmer J, Shebetka KA, Regulski M, Vayser D, Fried D, Kashefsky H, Owings TM, Nadarajah J, Grafix Diabetic Foot Ulcer Study G (2014) The efficacy and safety of Grafix(®) for the treatment of chronic diabetic foot ulcers: results of a multi-centre, controlled, randomised, blinded, clinical trial. Int Wound J 11(5):554–560. https://doi.org/10.1111/iwj.12329

Levy L, Luft S (1962) Healing in an uncontrolled diabetic following severe infection and spontaneous amputation of the fifth toe. J Am Podiatry Assoc 52:836–837

Lobmann R, Ambrosch A, Schultz G, Waldmann K, Schiweck S, Lehnert H (2002) Expression of matrix-metalloproteinases and their inhibitors in the wounds of diabetic and non-diabetic patients. Diabetologia 45(7):1011–1016. https://doi.org/10.1007/s00125-002-0868-8

Lobmann R, Schultz G, Lehnert H (2005) Proteases and the diabetic foot syndrome: mechanisms and therapeutic implications. Diabetes Care 28(2):461–471

Londahl M, Katzman P, Nilsson A, Hammarlund C, Sellman A, Wykman A, Hugo-Persson M, Apelqvist J (2006) A prospective study: hyperbaric oxygen therapy in diabetics with chronic foot ulcers. J Wound Care 15(10):457–459

Londahl M, Katzman P, Nilsson A, Hammarlund C (2010) Hyperbaric oxygen therapy facilitates healing of chronic foot ulcers in patients with diabetes. Diabetes Care 33(5):998–1003

Londahl M, Katzman P, Hammarlund C, Nilsson A, Landin-Olsson M (2011) Relationship between ulcer healing after hyperbaric oxygen therapy and transcutaneous oximetry, toe blood pressure and ankle-brachial index in patients with diabetes and chronic foot ulcers. Diabetologia 54(1):65–68. https://doi.org/10.1007/s00125-010-1946-y

Medizin ÄZfQid (2006) Nationale VersorgungsLeitlinie Typ-2-Diabetes Präventions- und Behandlungsstrategien für Fußkomplikationen. Programm für Nationale VersorgungsLeitlinien

Morbach S, Lobmann R, Eckhard M, Müller E, Reike H, Risse A, Rümenapf G, Spraul M (2020) Diabetisches Fußsyndrom. Diabetologie 15(Suppl 1):S206–S215

Percival SL, Hill KE, Williams DW, Hooper SJ, Thomas DW, Costerton JW (2012) A review of the scientific evidence for biofilms in wounds. Wound repair and regeneration: official publication of the Wound Healing Society [and] the European Tissue Repair Society 20(5):647–657. https://doi.org/10.1111/j.1524-475X.2012.00836.x

Percival SL, McCarty SM, Lipsky B (2015) Biofilms and wounds: an overview of the evidence. Adv Wound Care (New Rochelle) 4(7):373–381. https://doi.org/10.1089/wound.2014.0557

Peters T, Rennekampf HO (2008) Mechanisches Débridement. Wund Manage 5:224–228

Rayman G, Vas P, Dhatariya K, Driver V, Hartemann A, Londahl M, Piaggesi A, Apelqvist J, Attinger C, Game F, International Working Group on the Diabetic F (2020) Guidelines on use of interventions to enhance healing of chronic foot ulcers in diabetes (IWGDF 2019 update). Diabetes Metab Res Rev 36(Suppl 1). https://doi.org/10.1002/dmrr.3283

Ruttermann M, Maier-Hasselmann A, Nink-Grebe B, Burckhardt M (2013) Local treatment of chronic wounds: in patients with peripheral vascular disease, chronic venous insufficiency, and diabetes. Deutsches Arzteblatt int 110(3):25–31. https://doi.org/10.3238/arztebl.2013.0025

Santema KTB, Stoekenbroek RM, Koelemay MJW, Reekers JA, van Dortmont LMC, Oomen A, Smeets L, Wever JJ, Legemate DA, Ubbink DT, Group DCS (2018) Hyperbaric oxygen therapy in the treatment of ischemic lower-extremity ulcers in patients with diabetes: results of the DAMO2CLES multicenter randomized clinical trial. Diabetes Care 41(1):112–119. https://doi.org/10.2337/dc17-0654

Schaper N, van Netten JJ, Apelqvist J, Bus SA, Hinchliffe RJ, Lipsky B, International Working Group on the Diabetic F (2019) IWGDF Practical guidelines on the prevention and management of diabetic foot disease. 2019 IWGDF Guidelineson the Prevention and Managementof Diabetic Foot Disease

Seidel D, Storck M, Lawall H, Wozniak G, Mauckner P, Hochlenert D, Wetzel-Roth W, Sondern K, Hahn M, Rothenaicher G, Kronert T, Zink K, Neugebauer E (2020) Negative pressure wound therapy compared with standard moist wound care on diabetic foot ulcers in real-life clinical practice: results of the German DiaFu-RCT. BMJ Open 10(3). https://doi.org/10.1136/bmjopen-2018-026345

Singer AJ, Clark RA (1999) Cutaneous wound healing. N Engl J Med 341(10):738–746. https://doi.org/10.1056/nejm199909023411006

Steed DL, Donohoe D, Webster MW, Lindsley L (1996) Effect of extensive debridement and treatment on the healing of diabetic foot ulcers. Diabetic Ulcer Study Group. J Am Coll Surg 183 (1):61–64

Steinsträßer L, Hasler R, Hirsch T, Langer S, Steinau HU (2008) Therapieoptionen der Zukunft bei chronischen Wunden. Der Chirurg; Zeitschrift fur alle Gebiete der operativen Medizen (6):555–559

Thomas S, Jones M, Shutler S, Jones S (1996) Using larvae in modern wound management. J Wound Care 5(2):60–69

Thomas S, Jones M, Wynn K, Fowler T (2001) The current status of maggot therapy in wound healing. British J Nurs 10(22 Suppl):5–8, 10, 12

Vas P, Rayman G, Dhatariya K, Driver V, Hartemann A, Londahl M, Piaggesi A, Apelqvist J, Attinger C, Game F (2020) Effectiveness of interventions to enhance healing of chronic foot ulcers in diabetes: a systematic review. Diabetes Metab Res Rev 36(Suppl 1). https://doi.org/10.1002/dmrr.3284

Venturi ML, Attinger CE, Mesbahi AN, Hess CL, Graw KS (2005) Mechanisms and clinical applications of the vacuum-assisted closure (VAC) Device: a review. Am J Clin Dermatol 6(3):185–194

Winter GD (1963) Effect of air exposure and occlusion on experimental human skin wounds. Nature 200:378–379

Zhao X, Guo J, Zhang F, Zhang J, Liu D, Hu W, Yin H, Jin L (2020) Therapeutic application of adipose-derived stromal vascular fraction in diabetic foot. Stem Cell Res Ther 11(1):394. https://doi.org/10.1186/s13287-020-01825-1

Der Charcot-Fuß

Dirk Hochlenert, Gerald Engels, Stephan Morbach,
Stefanie Schliwa und Frances L. Game

Inhaltsverzeichnis

D. Hochlenert (✉)
Amb. Zentrum für Diabetologie, Endoskopie & Wundheilung, Köln, Nordrhein-Westfalen,
Deutschland
E-Mail: dirk.hochlenert@cid-direct.de

G. Engels
Dept. Wundchirurgie, Klinik für Diabetologie/Endokrinologie, St. Vinzenz-Hospital, Köln,
Nordrhein-Westfalen, Deutschland
E-Mail: gerald.engels@cid-direct.de

S. Morbach
Diabetologie, Marienkrankenhaus Soest, Soest, Deutschland
E-Mail: stephanmorbach@gmail.com

S. Schliwa
Anatomisches Institut, Universität Bonn, Bonn, Nordrhein-Westfalen, Deutschland
E-Mail: s.schliwa@uni-bonn.de

F. L. Game
Dept of Diabetes & Endocrinology, Derby Hospitals NHS Foundation Trust, Derby, UK
E-Mail: frances.game@nhs.net

© Springer-Verlag GmbH Deutschland, ein Teil von Springer Nature 2022
D. Hochlenert et al. (Hrsg.), *Das Diabetische Fußsyndrom*,
https://doi.org/10.1007/978-3-662-64972-5_24

In diesem Kapitel wird der Charcot-Fuß erörtert. Synonyme sind Charcot-Neuroosteoarthropathie (CN) oder *diabetisch-neuropathische Osteoarthropathie (DNOAP)*. Es handelt sich um ein entzündliches (inflammatorisches) Syndrom, das durch eine unterschiedlich starke Zerstörung der Knochen und Gelenke als Folge einer Neuropathie, eines Traumas und von Störungen des Knochenstoffwechsels gekennzeichnet ist. Pathogenetische Hintergründe werden nur in geringem Umfang, so sie zum Verständnis notwendig sind, einbezogen, aber nicht erschöpfend dargestellt. Dies auch, weil Teile der Pathogenese auch über 120 Jahre nach dem Tod von Jean-Martin Charcot noch kontrovers diskutiert werden und über das Stadium der Hypothese nicht hinausgekommen sind.

24.1 Übersicht

„Das diabetesbedingte Charcotfußsyndrom ist eine ernsthafte und möglicherweise beingefährdende Komplikation des Diabetes." So beginnt das gemeinsame Konsensusdokument von ADA und APMA zum Charcot-Fuß (Rogers et al. 2011). 1883 beschrieb Jean-Martin Charcot (1825–1893) die Zerstörung des Fußskeletts bei aufgehobenem Schmerzempfinden im Rahmen der Neuro-Syphilis (Tabes dorsalis) (Hoche und Sanders 1992). Schon damals entbrannte eine Diskussion darüber, ob externe Faktoren wie die uneingeschränkte Weiterbelastung der betroffenen Extremität nach einem Trauma oder interne Faktoren wie eine veränderte Gefäßregulation oder ein gestörter Knochenstoffwechsel das Geschehen dominieren, die bis heute anhält (Sanders 2004; Chantelau und Onvlee 2006). Weltweit ist heute der Diabetes mellitus die mit Abstand häufigste der Neuroosteoarthropathie zugrunde liegende Erkrankung. Eine Vielzahl distal betonter Neuropathien (durch Alkohol oder medikamentös induziert, bei Lepra) sowie Erkrankungen des Rückenmarks und der Nervenwurzeln (beispielsweise die Syringomyelie) können ebenfalls mit einem Charcot-Fuß einhergehen.

Einigkeit besteht mittlerweile darüber, dass kein Einzelfaktor zur Ausbildung eines Charcot-Fußes führt, sondern unterschiedliche Risikofaktoren oder vorausgehende Ereignisse die Anfälligkeit für seine Entwicklung erhöhen.

Als gesichert kann heute gelten:

1. **Das Vorliegen einer Neuropathie ist ein durchgängig vorhandenes Merkmal betroffener Extremitäten mit reduzierter Schmerzantwort auf ein sonst typischerweise schmerzhaftes Ereignis.** Die fortgesetzte relativ schmerzfreie

Belastung des verletzten Fußes führt erst zu den ausgedehnten Bildern, die Charcot bei Polyneuropathie durch Syphilis beschrieb und die bei allen klinischen Formen der Neuropathie auftreten können (z. B. diabetische Neuropathie, hereditäre Neuropathie, alkoholinduzierte Neuropathie, Neuropathie bei Lepra) (Wienemann et al. 2012).

2. **Die Durchblutung reicht aus, um eine erhebliche Entzündung (Inflammation) zu unterhalten.** Die Entwicklung eines aktiven Charcot-Fußes bei relevant eingeschränkter Durchblutung ist wohl selten. Die Zeit nach Normalisierung der Durchblutung durch Bypass oder Angioplastie gilt sogar als besonders riskant für die Entwicklung (Edelman et al. 1987). Grundsätzlich schließt das Vorliegen einer peripheren arteriellen Verschlusskrankheit einen Charcot-Fuß allerdings nicht aus (Palena et al. 2013).

Daneben existiert eine Reihe von Hypothesen, die darauf abzielen, klinische Beobachtungen beim Charcot-Fuß pathophysiologisch einzuordnen:

1. Charcot selbst vermutete einen neuropathiebedingten Knochenstoffwechselfehler als Ausgangspunkt des Geschehens (Hoche und Sanders 1992). Eine vorbestehende *Osteopenie* spielt möglicherweise bei Menschen mit Typ-1-Diabetes eine ursächliche Rolle (Petrova et al. 2004).

2. Die Rolle der *Adipositas* als Risikofaktor für die Entwicklung des Charcot-Fußes ist umstritten (Stuck et al. 2008).

3. Das Vorliegen einer peripheren autonomen Neuropathie mit Fehlregulierung des kapillären Blutflusses *("Luxusperfusion")* wurde lange Zeit ebenfalls als wesentlicher Pathomechanismus für die Entwicklung des akuten Charcot-Fußes angesehen (Edmonds et al. 1982; Duncan und Shim 1977). Eine neuere Untersuchung fand bei Patienten mit diabetischer Neuropathie schwere Einschränkungen der C-Faser-Funktion, unabhängig davon, ob sie eine Neuroosteoarthropathie ausbildeten oder nicht. Bei den Patienten, die einen Charcot-Fuß entwickelten, war jedoch im Gegensatz zu den Nichtbetroffenen die maximale mikrovaskuläre hyperämische Antwort (MMH) überraschenderweise deutlich besser erhalten (Baker et al. 2007). In einer Publikation aus dem Jahre 2011 schließlich interpretieren die Autoren ihre Beobachtungen in der Weise, dass die beim akuten Charcot-Fuß vorliegende Hyperämie lediglich Ausdruck der lokal ablaufenden inflammatorischen Prozesse und nicht einer peripheren sympathischen Neuropathie ist (Christensen et al. 2011).

4. Es wird heute gemeinhin angenommen, dass die durch ein (häufig unbemerktes) Trauma ausgelöste Erkrankung bei hierfür anfälligen Individuen durch eine unkontrollierte Entzündungsreaktion unterhalten wird. Fieber, Leukozytose oder ein CRP-Anstieg sind hierbei häufig weit weniger ausgeprägt als das klinische Entzündungsbild mit Schwellung, Rötung und Überwärmung (Petrova et al. 2007). Der beschriebene Inflammationsprozess wird durch die Freisetzung proinflammatorischer Zytokine (TNF-α, Interleukin-1β) angestoßen, was wiederum zur verstärkten Expression des Receptor Activator of NF-κB Ligand *(RANKL)* aus verschiedenen

lokalen Zelltypen führt. *RANKL* stimuliert die Synthese von NF-κB. Unter physio-logischen Bedingungen wird hierdurch die Reifung von Osteoklasten (Zellen, die Knochensubstanz abbauen) aus Vorläuferzellen ebenso angeregt wie die Produktion des Gegenspielers Osteoprotegerin aus Osteoblasten (Zellen, die Knochensubstanz aufbauen). Die kontinuierliche Produktion von proinflammatorischen Zytokinen, *RANKL*, NF-κB und Osteoklasten bei fortgesetzter Traumatisierung der geschädigten Extremität führt zu den für den Charcot-Fuß typischen osteolytischen Prozessen (Jeffcoate et al. 2005).

5. Zudem wird postuliert, dass ein operatives Trauma die einem Charcot-Fuß zugrunde liegenden Prozesse auslösen kann (Aragon-Sanchez et al. 2010). In einer britischen Registerstudie war bei 12 % der Patienten mit der Diagnose eines aktiven Charcot-Fußes irgendein operativer Eingriff am betroffenen Fuß in den 6 Monaten vor Diagnosestellung durchgeführt worden (Game et al. 2012). Möglicherweise handelt es sich bei den beobachteten Osteodestruktionen jedoch auch um postoperative Knochen-infektionen. Weiterhin ist zu beachten, dass Menschen mit Neuropathie durch den Ver-lust des schützenden Schmerzempfindens nach operativen Maßnahmen am Fuß und Sprunggelenk anders geschützt werden müssen als diejenigen ohne Neuropathie.

Die Primärmanifestation des späteren Charcot-Fußes ist häufig milder Ausprägung (Phase 1 und 2, s. Abb. 24.4), kann jedoch durch wiederholte unbemerkte Traumatisierung der betroffenen Extremität rasch an Intensität zunehmen (Phase 3). Aufgrund des universell vorliegenden eingeschränkten Schmerzempfindens der Betroffenen („loss of protective sensation" = LOPS) sind Patientenangaben zu vorangegangenen Traumata oft wenig ver-lässlich (Armstrong et al. 1997b).

Gelegentlich kann ein nachvollziehbares Bagatelltrauma mit Knochen- oder Bänderverletzungen zu Fehldiagnosen führen, die die Diagnose des Charcot-Fußes verzögern.

Der klassische klinische Befund in dieser Phase beinhaltet einen deutlich geschwollenen, überwärmten und häufig geröteten Fuß mit nur mildem oder mäßigem Schmerz oder Missempfinden (Caputo et al. 1998) (Abb. 24.1).

Häufig finden sich bei Untersuchung der Hauttemperatur des betroffenen Fußes mehrere Grad Unterschied im Seitenvergleich (McGill et al. 2000). Neben der klinischen Ein-schätzung eignet sich die vergleichende Messung der Hauttemperatur daher als ergänzende Methode sowohl zur Diagnosestellung (Armstrong et al. 1997a) als auch zur Verlaufs-beobachtung des akuten Charcot-Fußes (Armstrong und Lavery 1997). Der *Temperatur-unterschied* wird mithilfe eines *Oberflächenthermometers* erfasst und gilt ab 1 °C Temperaturdifferenz zugunsten der betroffenen Seite als pathologisch (Abb. 24.2). Ein Fehlerpotenzial dieser Methode kann in einer seitendifferenten Durchblutungsstörung liegen.

Zur Erfassung ist es wichtig, die Haut über der verdächtigen Region sorgfältig abzu-scannen. Die Temperaturerhöhung kann auch einen nur kleinen Bereich betreffen und für die Beurteilung radiologischer Befunde zielführend sein.

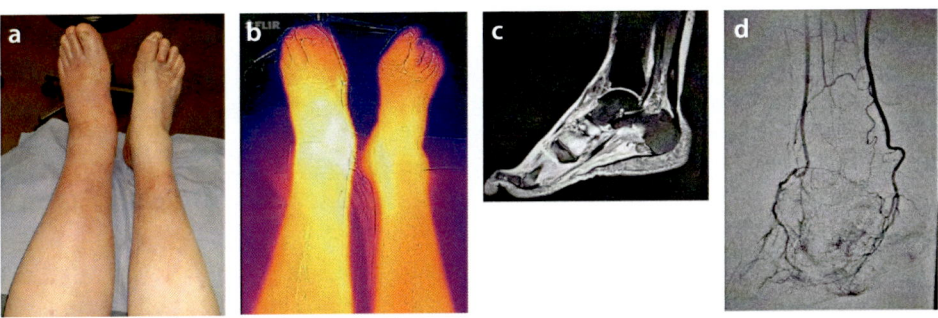

Abb. 24.1 **a** Klinisches Bild eines akuten Charcot-Fußes links. **b** Infrarot-Bild, aufgenommen mit FLIR One™ und einem Android™ Smartphone. **c** MRT (T2 mit Fettsuppression STIR). **d** Intraarterielle DSA mit deutlicher lokaler Hyperperfusion

Abb. 24.2 Punktgenaue Temperaturmessung mit einem Oberflächenthermometer

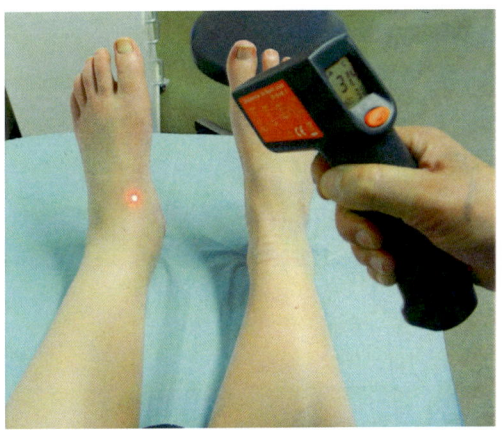

Als primäres bildgebendes Verfahren zur Diagnosestellung und Beurteilung des Charcot-Fußes wird das *konventionelle Röntgen* empfohlen (Rogers et al. 2011). Die Methode ist kostengünstig und ubiquitär verfügbar, weist aber in sehr frühen Stadien des Charcot-Fußes (Phase 1 bis 3) Normalbefunde auf (Armstrong und Lavery 1997). Da diese Initialstadien für die Prognose des Charcot-Fußes jedoch entscheidend sind, gelten Klassifikationen, die ausschließlich auf Röntgenbefunden basieren (Eichenholtz 1966), heute als nicht mehr zeitgemäß (Chantelau und Grutzner 2014). In diesen Frühstadien erfolgt die Diagnosesicherung bzw. der -ausschluss daher bevorzugt über die *Magnetresonanztomografie* (MRT) (Morrison et al. 2001) oder nuklearmedizinische Verfahren (Palestro et al. 1998).

Das **Knochenmarködem** als Folge einer posttraumatischen Überbelastungsverletzung oder eines Ermüdungsschadens ist in der Chronologie der Erkrankung der erste etablierte Befund, der in einem bildgebenden Verfahren erkennbar wird. Es dient als Grundlage für eine *Gradeinteilung nach Kiuru* der MRT-Befunde (Kiuru et al. 2004):

- Grad I: endostales Marködem (Röntgen negativ)
- Grad II: periostales und endostales Ödem (Röntgen negativ)
- Grad III: Muskelödem, periostales Ödem und endostales Marködem (Röntgen negativ)
- Grad IV: Frakturlinie (Röntgen negativ/positiv)
- Grad V: Kallus in der Kortikalis (Röntgen positiv)

Unbehandelt können sich, ausgehend von den im akuten Stadium vorliegenden Pathologien, an Knochen und Gelenken Frakturen (Phase 4), Luxationen (Phase 5) sowie abhängig von der Lokalisation des Befundes mehr oder weniger ausgeprägte Deformierungen (Phase 6) des betroffenen Fußes entwickeln (Sinha et al. 1972) (s. Abb. 24.4).

Für die Beschreibung der unterschiedlichen Lokalisationsmuster hat sich die **Klassifikation nach Sanders & Frykberg** eingebürgert (Frykberg et al. 2006) (Abb. 24.3). Sie erlaubt jedoch lediglich eine radiologische Zuordnung. Die Beteiligung mehrerer Gelenkreihen ist möglich, und eine stringente Therapieempfehlung lässt sich aus dieser Klassifikation nicht ableiten.

Sanders I　　Metatarsophalangealgelenke (15 %)

Sanders II　　Lisfranc-Reihe (40 %)

Sanders III　　Chopart-Gelenk (30 %)

Sanders IV　　Sprunggelenk (10 %)

Sanders V　　Calcaneus (5 %)

Konsequenzen für die Praxis: Es ist gesichert, dass die Beendigung der fortgesetzten Belastung zur Restitution führt. Die frühe Diagnosestellung und sofortige konsequente Ruhigstellung sind nach heutigem Stand die Eckpfeiler der Therapie. Eine Verzögerung

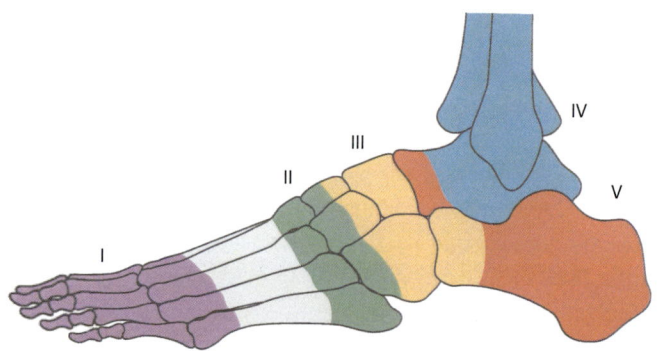

Abb. 24.3 Einteilung der Lokalisationen nach Sanders I–V (modifiziert nach Baumgartner et al. 2013)

der Diagnostik verschlechtert die Prognose mit steigender Komplikationsrate (Pakarinen et al. 2009).

> **Merke:** Einem von einer Neuropathie betroffenen Menschen nach einem Trauma (Stauchung etc.) zu sagen, dass er nicht belasten darf, ist ein Versäumnis des Therapeuten. In Kenntnis der Neuropathie muss alles unternommen werden, dass unbemerkte und damit kaum vermeidbare Belastungen beim Patienten keinen Schaden verursachen.

24.2   Natürliche Entwicklung

Abb. 24.4 zeigt klinische Zeichen und die Diagnostik in den verschiedenen Phasen der Entwicklung eines Charcot-Fußes.

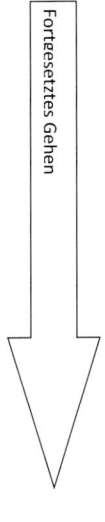

Phase	Pathologie	klinisches Bild	Bildgebende Diagnostik
1	Initiales Trauma	z.B. Stauchung, Weichteilschwellung	
2	Latenzphase	Fortbestehen der Schädigung ohne erkennbare oder charakteristische Zeichen	MRT: evtl. geringfügiges Knochenmarködem als Anfangsbefund
3	Entzündliche Reaktion	Überwärmung, Schwellung, Rötung und evtl. Schmerz	MRT: Knochenmarködem, Szintigrafie: Knochenumbau
4	Frakturen	Wie oben, evtl. Hypermobilität oder spürbares Reiben der frakturierten Enden	Röntgen: Frakturen, Folgen von Bandrupturen wie die Distanzierung der MTK 1 und 2 durch Ruptur des Lisfranc'schen Bandes
5	Luxationen	Wie oben	Röntgen: dysfunktionelle Stellung der Fragmente
6	Deformität	Äußerlich erkennbare Veränderungen der Architektur	Röntgen/CT: Frakturen und Klärung anatomischer Zusammenhänge
7	Abweichung	Abweichung der Strukturen aus der funktionellen Achse der Belastung	
8	Unbrauchbare Extremität	Abknicken mit Unmöglichkeit zu Gehen	
Daneben kann sich ein Ulkus an neuen und unphysiologischen Knochenvorsprüngen oder Schwellungen bilden			
A	Kein Ulkus		
B	Ulkus	Ulzera ohne Verbindung zum frakturierten Bereich	Defekt
C	Fistel	Ulzera mit Verbindung zum frakturierten Bereich und zusätzliche Zerstörung	Evtl. Fistel, Gasbildung

(Seitlich zur Tabelle, vertikal: Fortgesetztes Gehen)

Abb. 24.4   Phasen der natürlichen Entwicklung des Charcot-Fußes

- Ab Phase 3 (entzündliche Reaktion) spricht man von einem „Charcot-Fuß".
- Das initiale Trauma kann für den Patienten unbemerkt ablaufen, z. B. beim Absteigen vom Fahrrad.
- Bis zur Phase 4 (unverschobene Fraktur) ist eine komplette Restitution möglich, danach nur noch eine Defektheilung.
- Phase 5 kann ohne vorbestehende Fraktur im engeren Sinn auftreten, wenn ein Abriss der Bandstrukturen eine Luxation ermöglicht.

24.3   Charcot-Fuß mit korrespondierender Wunde

Bei zeitgleich vorliegender Wunde ist die Differenzialdiagnose zwischen einer Charcot-Arthropathie und einer Osteomyelitis häufig sehr schwierig. Hier kommt der Magnet-resonanztomografie (MRT) eine große Bedeutung zu (Berendt und Lipsky 2004). Zukünftig können möglicherweise *DWI (*Diffusion Weighted Imaging*)*-Techniken hier weiterhelfen (Herneth et al. 2005) (Abb. 24.5).

Der **infizierte Charcot-Fuß** stellt eine extreme Verschlechterung der Situation mit einer eigenen Qualität dar. Dieses Bild weist eine sehr hohe Majoramputationsrate auf und bedarf einer spezialisierten Behandlung in hierfür qualifizierten Zentren. Sie folgt

Abb. 24.5 Charcot-Fuß mit plantarer Wunde und Fistelbildung in die knöchernen Strukturen

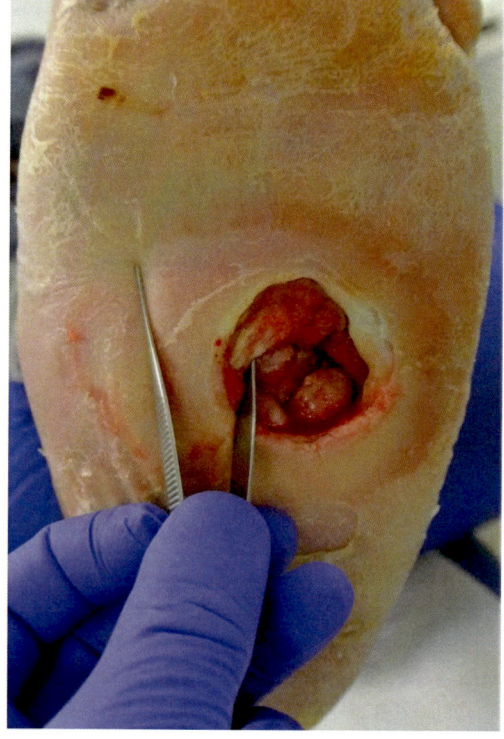

den Kriterien der septischen Chirurgie. Bei frühzeitiger konsequenter Entfernung der keimbelasteten Gewebe (Knochen, Sehnen, Gelenke) besteht jedoch häufig die Möglichkeit, einen belastbaren Restfuß zu erhalten (Abb. 24.6).

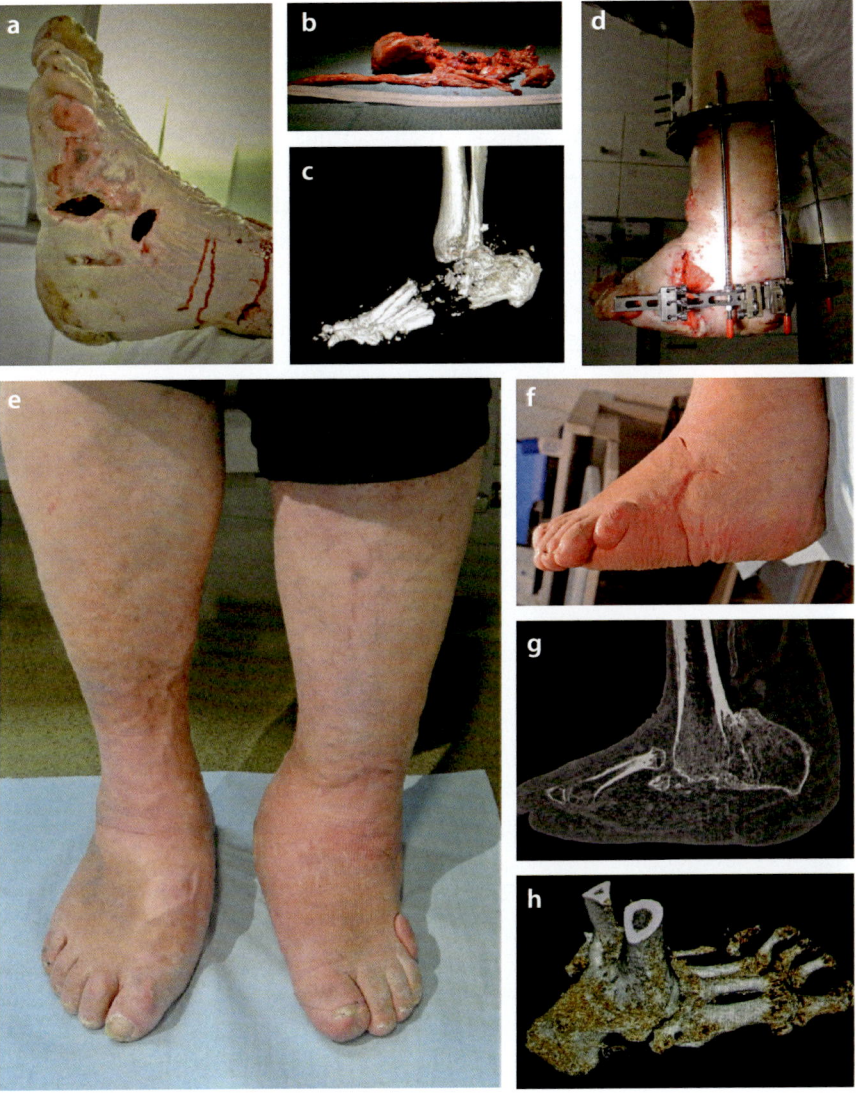

Abb. 24.6 **a** Infizierter Charcot-Fuß. **b** Initiales Débridement mit Resektion infizierter destruierter Strukturen (Knochen, Knorpel, Bänder, Sehnen). **c** Radiologische Situation nach Débridement im CT (3D-Rekonstruktion). **d** Calcaneotibiale Fusion über Ring-Hybridfixateur. **e–h** Ergebnis nach 9 Monaten **e, f** klinisch, **g** im CT (sagittaler Schnitt) und **h** in der CT 3D-Rekonstruktion. Im weiteren Verlauf ist selbstverständlich eine angemessene protektive Schuh- oder ggf. Orthesenversorgung lebenslang erforderlich

24.4 Ruhigstellung

Die Ruhigstellung der Gelenke, deren knöcherne Anteile betroffen sind, ist der Eckpfeiler der Therapie.

24.4.1 V. a. Charcot-Fuß – ein Notfall!

Da sich ab Phase 5 (Luxation) keine Restitutio ad integrum mehr erreichen lässt und dieses Stadium beim ungeschützten Gehen jederzeit und auch plötzlich eintreten kann, ist die **sofortige Einleitung einer angemessenen Ruhigstellung eine unaufschiebbare Notwendigkeit ab der Realisierung des Verdachts auf einen Charcot-Fuß.** Der Verdacht ist bei einem einseitigen, schmerzarmen, aber stark zu Überwärmung und Schwellungen führenden Entzündungsgeschehen am Fuß und Unterschenkel mit geringer systemischer Reaktion gegeben. Die Sicherung der Diagnose muss evtl. auf einen späteren Zeitpunkt verschoben werden und beinhaltet ein konventionelles Röntgen und bei fehlendem Nachweis einer Fraktur ein MRT mit einer fettsupprimierten Ausspielung. Die Einleitung einer adäquaten Ruhigstellung kann nicht auf die Diagnosesicherung warten (Tan et al. 2005)!

24.4.2 Ruhigstellung versus Entlastung

Das entscheidende Konzept ist die Ruhigstellung der Gelenke, die Hebelwirkungen auf die erkrankten Strukturen entfalten. Standardmäßig erfolgt dies durch Anlage eines Total Contact Cast (TCC) oder einer Zwei-Schalen-Orthese (Petrova und Edmonds 2008). Damit werden sämtliche Bewegungen einschließlich der Bewegungen im Sprunggelenk und zwischen Vorfuß und Zehen im Sinne einer dreidimensionalen Ruhigstellung unterbunden. Die Last wird vollflächig auf die Fußsohle sowie teilweise auf Schienbein und Unterschenkel übertragen.

Die Entlastung des Fußes durch Reduktion der Schrittzahl ist anfänglich erwünscht, später aber nicht mehr. In der Phase der Knochenregeneration braucht der Knochen für seinen regulären Umbau auch die Beanspruchung. Eine Besonderheit stellen Lokalisationen am Calcaneus (Fersenbein) und am Talus (Sprungbein) dar. Hier ist es wahrscheinlich sinnvoll, einen Teil der Belastung länger zu unterbinden. Dies gelingt in einer Zwei-Schalen-Orthese, die an den Kondylen des Schienbeinkopfes aufsetzt, oder alternativ durch einen Cast-Verband, der dieses Konzept ebenfalls umsetzt (Sarmiento-Gipsverband, s. Abb. 21.36).

24.4.3 Dauer der Ruhigstellung

Wie lange die Ruhigstellung aufrechterhalten werden muss, ist nicht eindeutig geklärt (Christensen et al. 2012). Wenn nach Rückgang der klinischen Zeichen, also insbesondere der Schwellung und Überwärmung, einige Wochen verstrichen sind und sich die Inaktivität als stabil erweist, kann über den vorsichtigen Übergang in einen Maßschuh nachgedacht werden. Bis dieser Schuh fertig ist, vergehen noch einmal einige Wochen, und der Heilungsprozess ist in eine stabile Phase getreten. Ein MRT im Verlauf kann sinnvoll sein, um einen Ausgangsbefund vor Wiederbelastung im orthopädischen Maßschuh zu erheben, das Knochenmarködem bildet sich aber sehr verzögert zurück. Es ist nicht geklärt, ob die stabile Phase dem vollständigen Verschwinden des Knochenmarködems auf dem MRT entspricht oder ob ein dauerhaftes Verschwinden klinischer Symptome ausreicht. Es ist in der Regel nicht angemessen, einen kompletten Rückgang des Marködems abzuwarten.

24.4.4 Thromboseprophylaxe?

Es ist ungeklärt, ob der Patient, der aufgrund der Neuropathie (Anästhesie) auf dem frakturierten Bein läuft und die Muskelpumpe betätigt, von einer Thromboseprophylaxe mit Heparin profitiert oder ob sie eher schadet. In einer Untersuchung von 184 Menschen, die innerhalb von 12 Monaten insgesamt 879 nicht abnehmbare TCCs ohne Heparinisierung erhielten, wurde während 18 Monaten Beobachtung bei 26 Betroffenen eine tiefe Beinvenenthrombose mittels apparativer Diagnostik ausgeschlossen, die übrigen zeigten keinerlei klinische Hinweise einer tiefen Beinvenenthrombose (Stafford et al. 2017). Somit wurde in dieser großen Gruppe in keinem Fall eine Diagnose gestellt, die mit prophylaktischer Heparinisierung einen günstigeren Verlauf genommen hätte.

24.5 Chirurgische Therapie

In den bisher publizierten nationalen und internationalen Leitlinien wird zur strukturierten operativen Therapie keine Stellung bezogen.

Eine systematische Auswertung publizierter Untersuchungen zu chirurgischen Behandlungsalgorithmen der Charcot-Arthropathie konnte 2012 in 95 unkontrollierten retrospektiven Kohortenanalysen zu Exostosektomie, Achillessehnenverlängerung und Arthrodese lediglich Untersuchungen der Evidenzlevel IV und V zusammenfassen (Lowery et al. 2012).

Die Therapie folgt bisher den Prinzipien der „best clinical practice". Kontrollierte Studien sind grundsätzlich zu fordern. Ein erster Ansatz zur Strukturierung operativer Maßnahmen beim Charcot-Fuß findet sich in einem deutsch-österreichischen Konsensusdokument (Koller et al. 2011).

24.5.1 Abtragung knöcherner Vorsprünge

Dislozierte knöcherne Strukturen des Tarsus bei einem ansonsten stabilen, plantigrad eingestellten Fuß können zu einem erhöhten plantaren Druck führen, mit dem Risiko der Entwicklung neuer oder wiederkehrender Läsionen. Wenn diese nicht durch geeignetes Schuhwerk aufgefangen werden können, ist die Resektion einer solchen „Pseudoexostose" ein chirurgischer Eingriff zur Verringerung des erhöhten plantaren Drucks (Abb. 24.7).

Auch bei dieser Indikation eignet sich eine minimalinvasive chirurgische Therapie (Abb. 24.8).

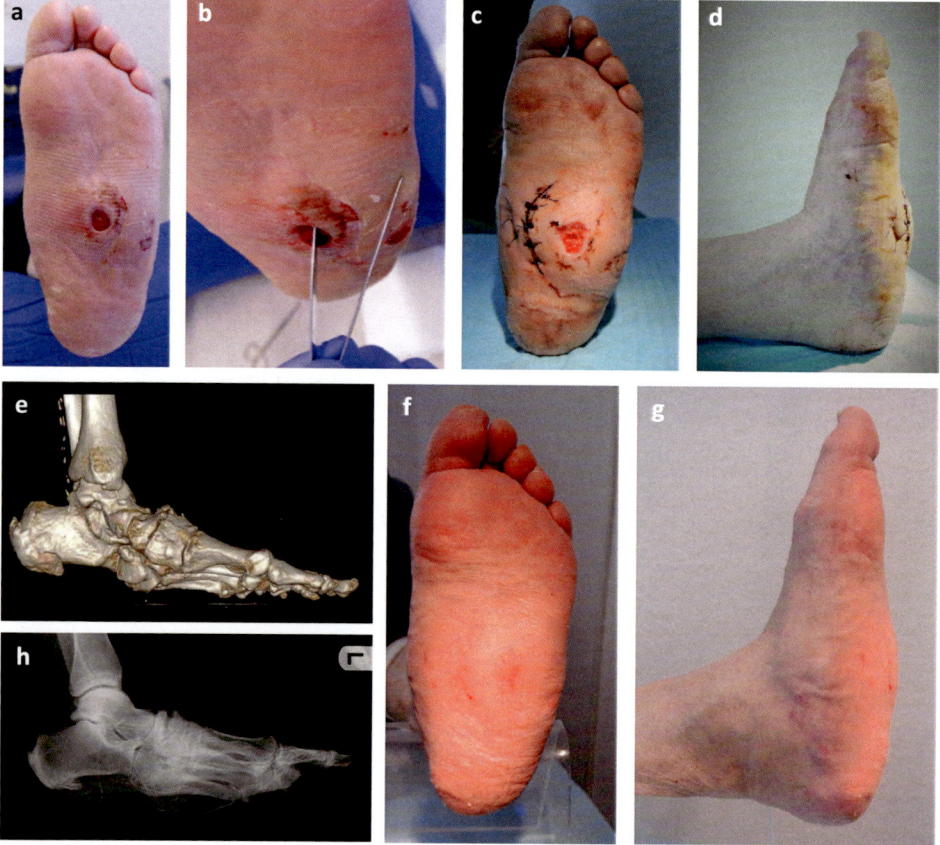

Abb. 24.7 Beispiel einer offenen Resektion einer knöchernen Prominenz bei einem knöchern konsolidierten Charcot-Fuß. **a, b** Präoperativer klinischer Befund. **c, d** Postoperativer Befund. **e** Präoperativer radiologischer Befund in der CT-3D-Rekonstruktion. **f, g** Postoperativer klinischer Befund nach 3 Wochen. **h** Radiologischer postoperativer Befund

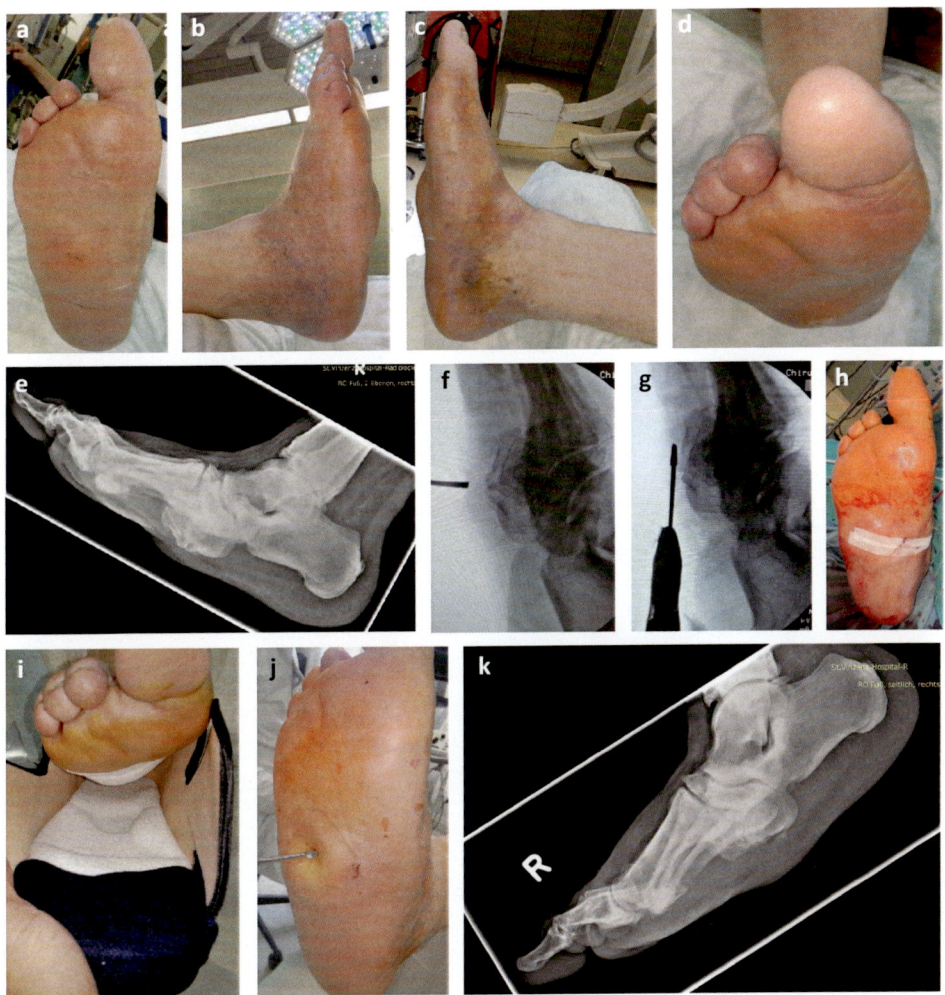

Abb. 24.8 Beispiel einer minimalinvasiven Resektion einer knöchernen Protuberanz im Bereich des Cuboids bei einem Patienten mit rezidivierenden plantaren Läsionen in einem wiederholt angepassten orthopädischen Schuh. **a–d** Präoperativer klinischer Befund. **e** Präoperativer radiologischer Befund. **f–h** Intraoperativ. **i** Postoperative Entlastung im zugerichteten Therapieschuh. **j** 5. Tag nach der Operation. **k** Postoperatives Röntgenbild

24.5.2 Funktionelle Rekonstruktion

Bei akuter Luxation oder eindeutiger Instabilität ist die konservative Therapie z. B. durch Reposition und Retention im Gips in der Regel nicht erfolgreich. Es sollte daher frühzeitig über eine operative Behandlung nach Abklingen der initialen Schwellung nachgedacht werden (Abb. 24.9). In dieser Phase ist eine Stabilisierung in anatomisch günstigerer Stellung deutlich einfacher zu erreichen als bei einer in Fehlstellung „verheilten" Situation.

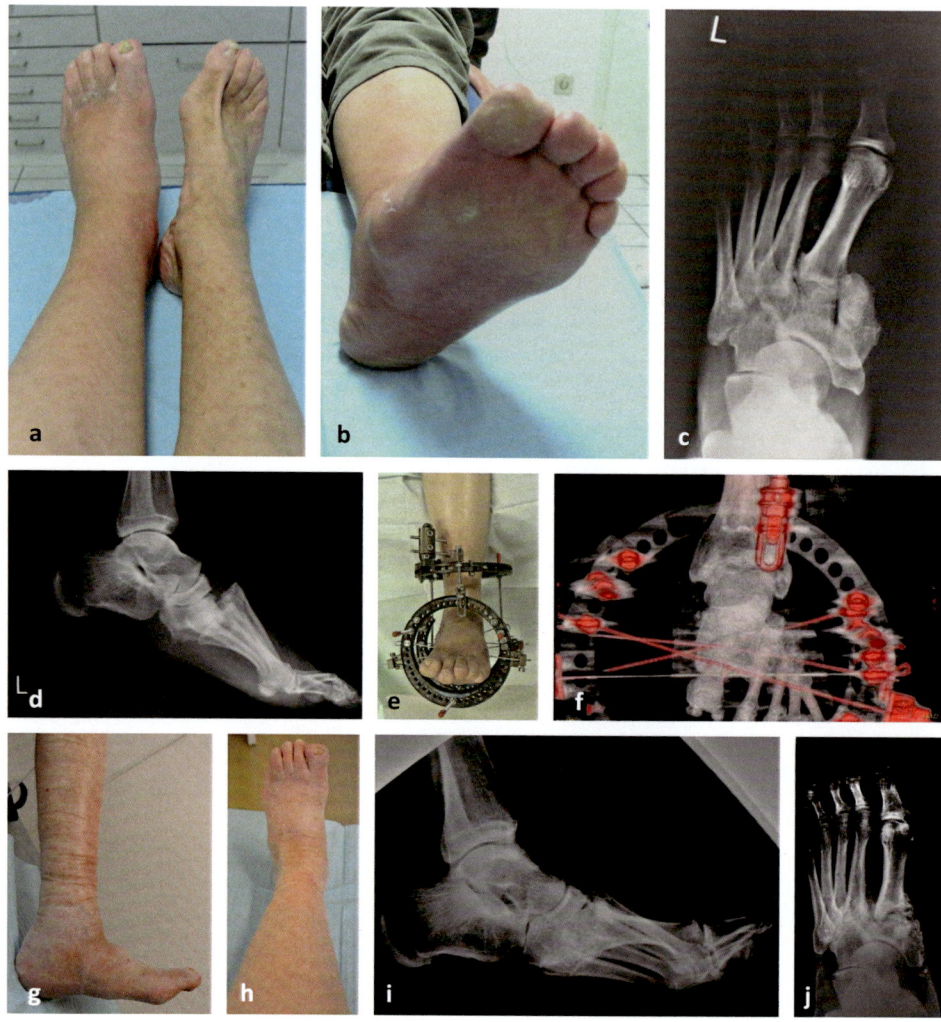

Abb. 24.9 **a–d** Akute Luxation der Lisfranc-Reihe **5 Tage** nach einem Treppensturz und fortgesetzter Belastung. **e, f** Nach operativer Einstellung der medialen Säule und Resektion des Os
cuneiforme I Retention im Ring-Hybridfixateur, klinisch und radiologisch. **g–j** Ergebnis nach
6 Monaten in der Phase der Schuhversorgung, klinisch und radiologisch

Eine „funktionelle Rekonstruktion" erfolgt in der Regel dann, wenn eine verletzungsfreie Belastbarkeit des Fußes in einer orthopädisch-schuhtechnischen Versorgung
perspektivisch nicht möglich ist. Bestehende Wunden stellen keine grundsätzliche
Kontraindikation zur operativen Therapie dar. Operativ sollte die Korrektur in allen
Raumdimensionen erreicht werden, dabei wird im Gegensatz zu sonstigen orthopädisch-
operativen Verfahren hier eine subtraktive und nicht additive Strategie verfolgt, d. h.,
Knochen werden eher geopfert als aufgebaut.

Bedeutsam ist die chirurgische funktionelle Rekonstruktion/Korrektur von Fehlstellungen in der Sagittalebene, da bei diesen Fehlstellungen eine verletzungsfreie

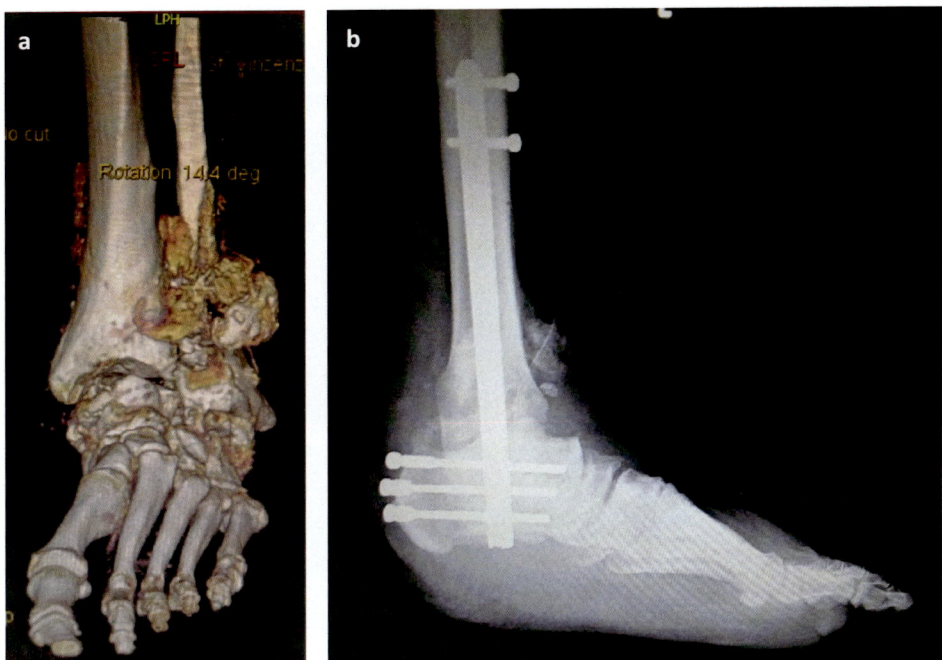

Abb. 24.10 Mediale Instabilität, Versorgung mit retrogradem intramedullärem Nagel. **a** Präoperatives CT (3D-Rekonstruktion). **b** Postoperatives Röntgenbild

Schuhversorgung meist nicht umsetzbar ist. In der Regel werden hier Korrekturarthrodesen
unter Einsatz von Fremdmaterial, meistens retrograd eingebrachte Verriegelungsnägel mit
Arthrodesen des unteren und oberen Sprunggelenkes, eingesetzt (Abb. 24.10).

Häufig liegen allerdings Läsionen vor, die durch belastungsinduzierten Stress im
Rahmen knöcherner Vorsprünge auf die Weichteile unterhalten werden und in Hilfsmitteln nicht zum Wundschluss zu bringen sind. Hier sind die Problemzonen bei der
Planovalgus-Fehlstellung der Innenknöchel und/oder der nach medioplantar luxierte
Talus oder das Os naviculare (Abb. 24.11). Lateral ist es meist die Außenknöchelspitze
und/oder das Os cuboideum (s. Abb. 24.12 und 24.13). Problemsteigernd ist fast immer
die verkürzte Wadenmuskelgruppe.

Kann Fremdmaterial aufgrund der vorliegenden Wundsituation nicht eingesetzt
werden, nutzen die Autoren nach resezierenden Achskorrekturen den Fixateur extern
zur Stabilisierung des Ergebnisses für einen Zeitraum von 8–12 Wochen (Abb. 24.12).
Gelegentlich wird von den Autoren bei schwieriger Stabilität des Repositionsergebnisses
ein retrograd eingebrachtes autologes Fibulainterponat eingesetzt. Dieses Verfahren wurde
bereits 1951 publiziert (Marquardt 1951). Hierbei wird die Fibula im unteren Viertel
reseziert und nach Aufbohren des Calcaneus und der Tibia von plantar aus um 180 Grad
gedreht in die Tibia eingebolzt (Abb. 24.13). In der Regel wurde zuvor der Talus reseziert,
und es kommt zu einer tibiocalcanearen Fusion. Für dieses Verfahren fehlen allerdings bisher ausreichende klinische Untersuchungen.

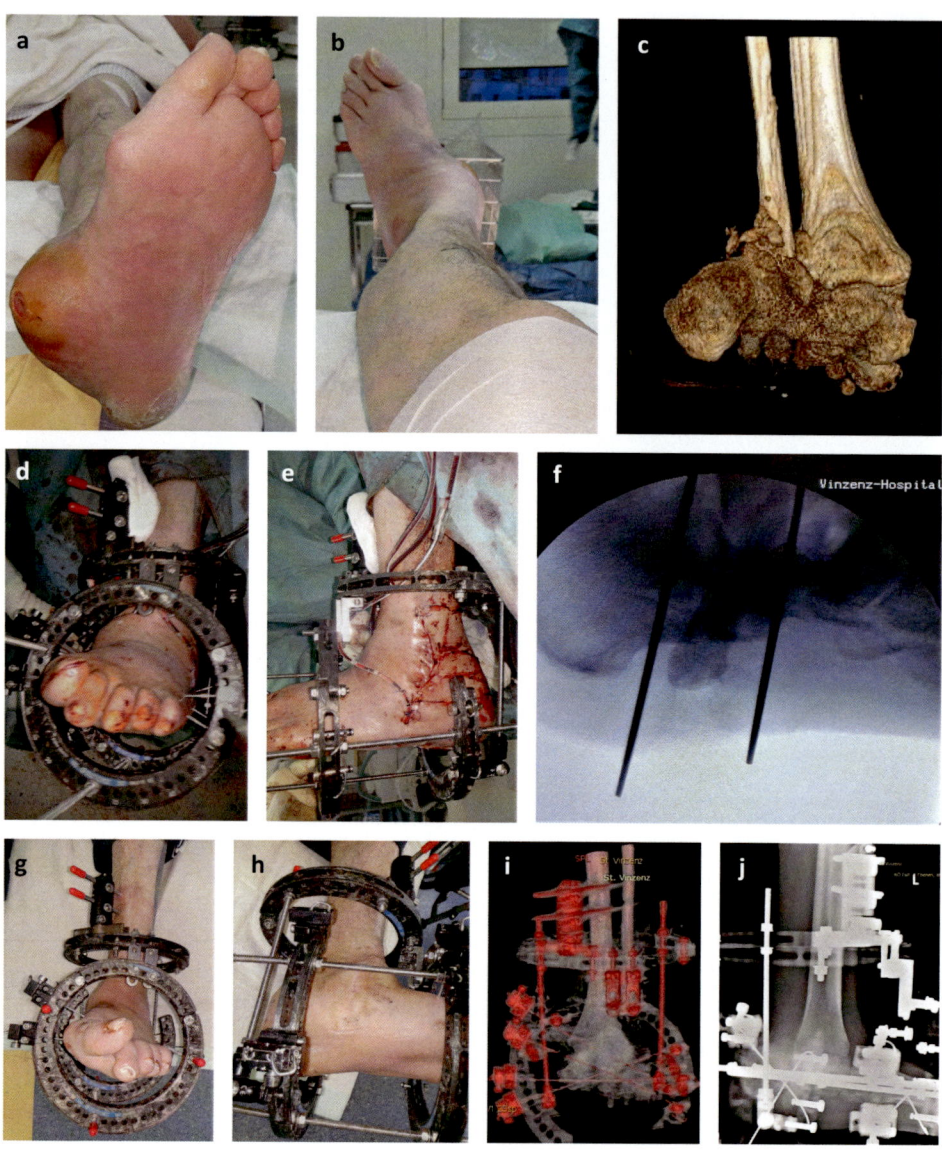

Abb. 24.11 Rekonstruktion einer medialen Instabilität mit chronischer Läsion medial mittels calcaneotibialer Fusion und Fibulainterponat. **a, b** Präoperativer klinischer Befund. **c** Radiologischer Befund (CT-3D-Rekonstruktion). **d–f** Intraoperativ. **g, h** Zu Beginn der 9. postoperativen Woche klinisch und **i, j** radiologisch

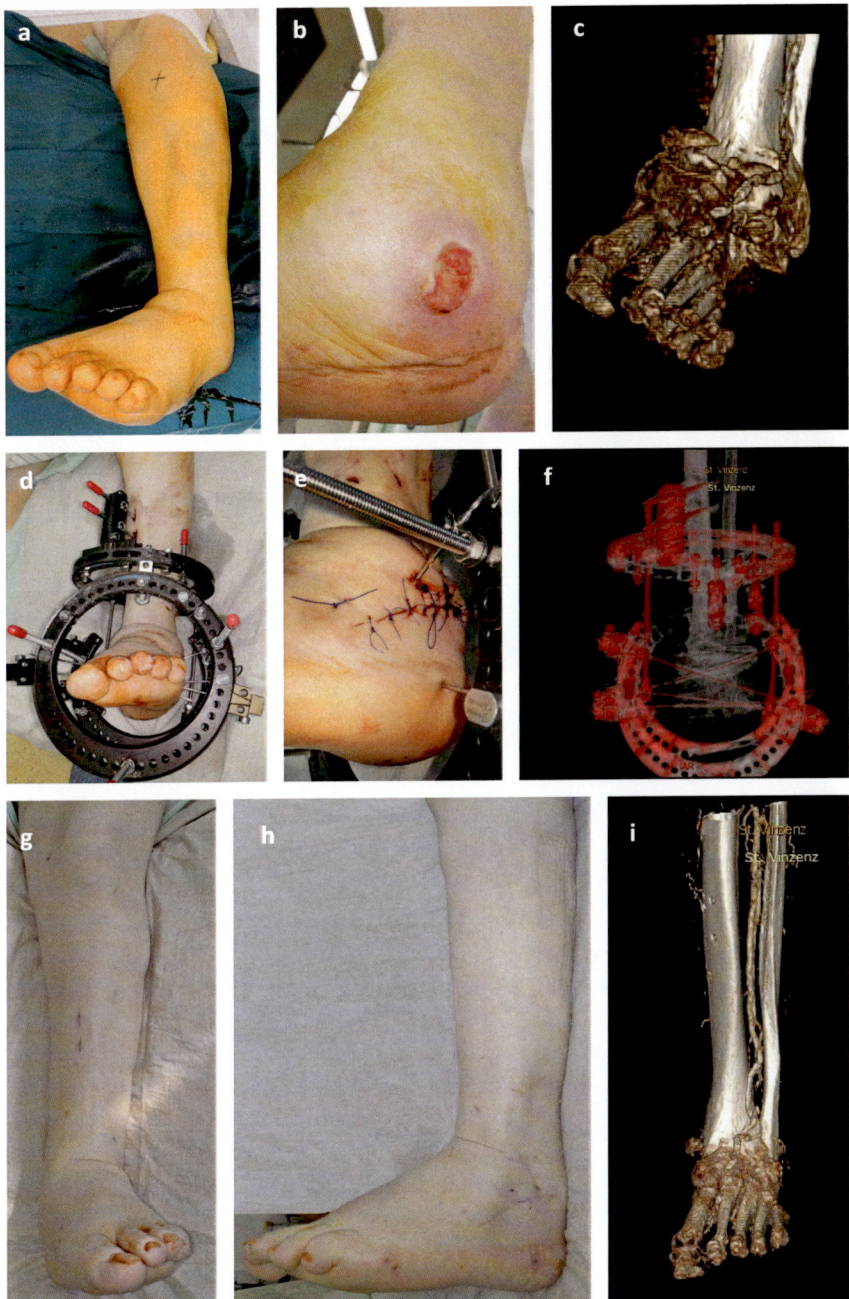

Abb. 24.12 Laterale Instabilität, calcaneotibiale Fusion über Ring-Hybridfixateur. **a–c** Prä-operativ. **d, e** 3. postoperativer Tag. **f** Postoperatives CT (3D-Rekonstruktion). **g, h** 10 Wochen postoperativ, 3 Wochen nach Explantation des Ring-Hybridfixateurs und Mobilisation im TCC. **i** Verlaufskontrolle im CT (3D-Rekonstruktion). Die Nachbehandlung findet entweder im TCC (in der nicht abnehmbaren Variante) oder in einer Unterschenkelorthese statt

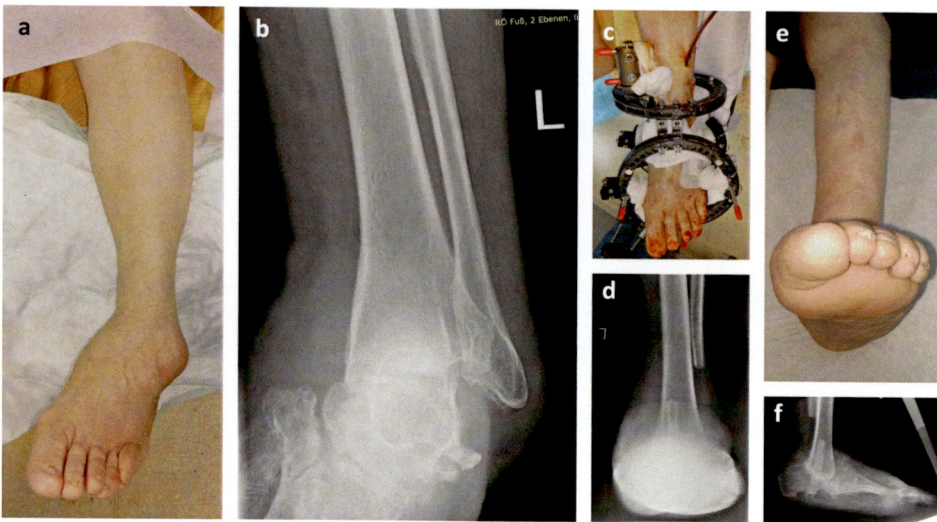

Abb. 24.13 Laterale Instabilität, Versorgung mit retrograd eingebrachtem Fibulainterponat. **a** Präoperativ klinisch und **b** radiologisch. **c** Intraoperativ mit Ring-Hybrid-fixateur. **d** Postoperativ nach **5 Monaten** und orthopädischer Schuhversorgung klinisch und **e, f** radiologisch, die tibiocalcaneare Fusion ist knöchern stabil durchbaut

24.5.3 „Verlängerung der Achillessehne"

Die relativ häufige *Spitzfußstellung* (Abb. 24.14) muss ggf. durch eine Verlängerung der Wadenmuskelgruppe korrigiert werden (Mueller et al. 2003) (zur Technik s. Abschn. 22 4.5, zur Diagnostik s. Abschn. 5 3.1.4).

Hierbei können perkutane Verfahren eingesetzt werden. Eine komplette Durchtrennung der Achillessehne ist wegen des Risikos für eine Hackenfußposition und damit für die Entstehung einer plantaren Fersenläsion nicht sinnvoll (Colen et al. 2013).

Wenn die *Spitzfußfehlstellung mit einem Hohlfuß* kombiniert ist, kann es zu einer Luxation im Bereich der lateralen Säule kommen (Abb. 24.15) bis hin zu freiliegenden Gelenkanteilen. Eine solche Fehlstellung ist in konventionellen Entlastungshilfsmitteln nicht zu versorgen, und eine operative Strategie ist daher indiziert.

Abb. 24.14 Sagittale
Darstellung im CT: Der
Spitzfuß wurde durch Luxation
im Bereich der Lisfranc-Reihe
während des schmerzfreien
Gehens „ausgeglichen" mit
dem Ergebnis einer typischen
Tintenlöscherdeformität; der
Zug der Achillessehne ist mit
einem Pfeil markiert

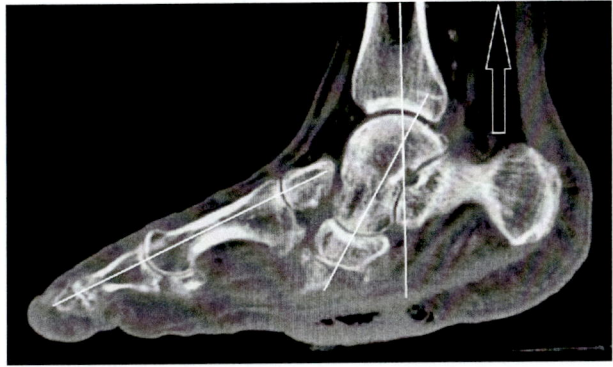

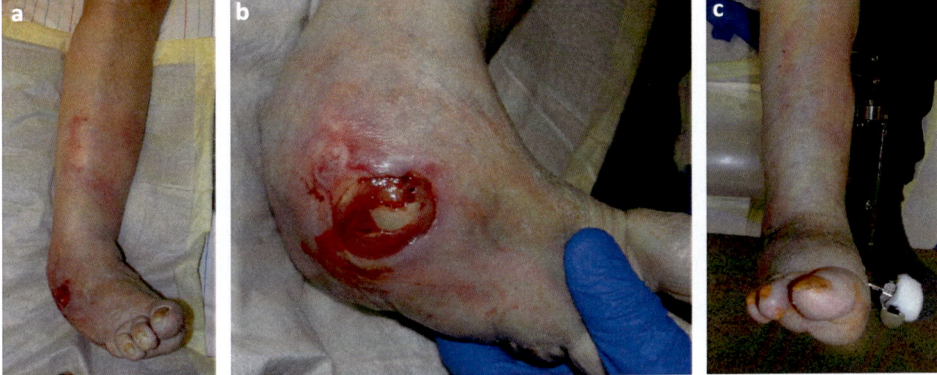

Abb. 24.15 a Subtalare Luxation mit Hautdefekt über dem Talus **b** mit freiliegenden Talus-
anteilen. **c** Reposition und Stabilisierung mittels Fixateur externe und einzeitiger Z-Plastik der
Achillessehne

Bei *Pes planovalgus und Verkürzung des Wadenmuskelkomplexes* kommt es häufig
zur Luxation im Talonavikulargelenk und entsprechender knöcherner Perforation
(Abb. 24.16). Auch diese Situation ist für eine Belastung in einem Hilfsmittel nicht
geeignet und erfordert ein stabilisierendes operatives Vorgehen.

Falls es im Rahmen der operativen Therapie zu einer Resektion des Talus kommt,
ist eine Verlängerung der Wadenmuskelgruppe meist nicht mehr erforderlich, da es zu
einem relativen Längenausgleich durch den fehlenden Talus kommt.

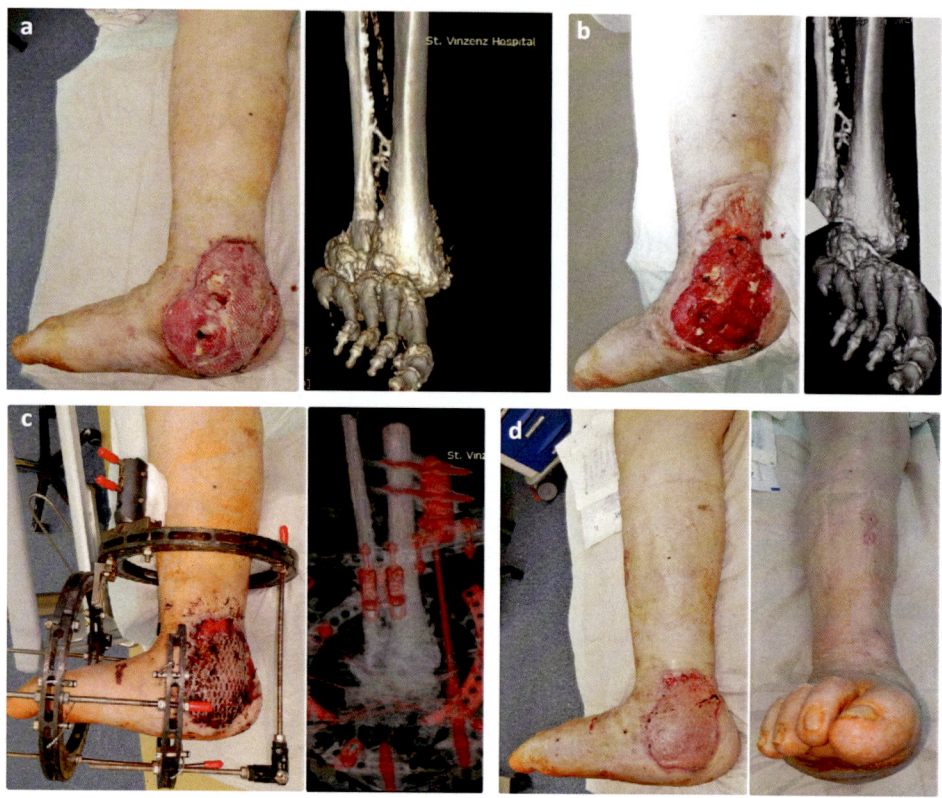

Abb. 24.16 Nach medial perforiertes Talonavikulargelenk mit großflächiger Wundsituation, Gelenkeinbruch bei einem 63-jährigen Mann mit Typ-2-Diabetes. **a** Initialbefund nach Übernahme bei Unterschenkelamputation als Therapievorschlag. **b** Nach 5 Tagen mit zwischenzeitlicher Stabilisierung im TCC und 2 Zyklen Unterdruckwundbehandlung, OP-Planung. **c** Nach distaler Fibularesektion, Talusresektion und Reposition, versorgt mit Ring-Hybridfixateur, Spalthauttransplantation 7 Tage später. **d** Befund 10 Wochen später nach Entfernung des Fixateurs, anschließende Ruhigstellung im nicht abnehmbaren TCC für weitere 3 Monate

24.6 Zusammenfassung

Die Therapie des Charcot-Fußes basiert auf der Ruhigstellung. Chirurgische Verfahren können ergänzend eingesetzt werden.

Der Verdacht auf einen Charcot-Fuß ist ein Notfall, da die frühzeitige Unterbrechung des Zerstörungsprozesses durch unverzügliche Einleitung einer angemessenen Therapie die Funktionsbeeinträchtigung bis hin zum Funktionsverlust des Beines zu verhindern vermag. Sollte die Diagnosesicherung nicht unverzüglich möglich sein, so darf dies nicht zum Hinauszögern des Therapiebeginns führen.

Weiterführende Literatur
Robert G. Frykberg (Ed.).: The Diabetic Charcot Foot: Principles and Management.
1. Auflage 2009, 294 Seiten ISBN-13: 978-1-57.400-130-3.Umfassender Text mit Einzelkapiteln vieler amerikanischer und europäischer Autoren, die von der Pathogenese über die Naturgeschichte bis hin zum konservativen und chirurgischen Management alle relevanten Aspekte des diabetischen Charcot-Fußes behandeln. Erste internationale Buchpublikation, die sich ausschließlich mit diesem Thema beschäftigt.

Literatur

Aragon-Sanchez J, Lazaro-Martinez JL, Hernandez-Herrero MJ (2010) Triggering mechanisms of neuroarthropathy following conservative surgery for osteomyelitis. Diabetic Med J Br Diabetic Assoc 27(7):844–847. https://doi.org/10.1111/j.1464-5491.2010.03019.x

Armstrong DG, Lavery LA (1997) Monitoring healing of acute Charcot's arthropathy with infrared dermal thermometry. J Rehabil Res Dev 34(3):317–321

Armstrong DG, Lavery LA, Liswood PJ, Todd WF, Tredwell JA (1997a) Infrared dermal thermometry for the high-risk diabetic foot. Phys Therapy 77(2):169–175; discussion 176–167

Armstrong DG, Todd WF, Lavery LA, Harkless LB, Bushman TR (1997b) The natural history of acute Charcot's arthropathy in a diabetic foot specialty clinic. Diabetic Med J Br Diabetic Assoc 14(5):357–363. https://doi.org/10.1002/(SICI)1096-9136(199705)14:5<357::AID-DIA341>3.0.CO;2-8

Baker N, Green A, Krishnan S, Rayman G (2007) Microvascular and C-fiber function in diabetic charcot neuroarthropathy and diabetic peripheral neuropathy. Diabetes Care 30(12):3077–3079. https://doi.org/10.2337/dc07-1063

Baumgartner R, Möller M, Stinus H (2013) Orthopädieschuhtechnik, 2. Aufl. C. Maurer Druck und Verlag GmbH & Co, KG

Berendt AR, Lipsky B (2004) Is this bone infected or not? Differentiating neuro-osteoarthropathy from osteomyelitis in the diabetic foot. Curr Diab Rep 4(6):424–429

Caputo GM, Ulbrecht J, Cavanagh PR, Juliano P (1998) The Charcot foot in diabetes: six key points. Am Fam Physician 57(11):2705–2710

Chantelau E, Onvlee GJ (2006) Charcot foot in diabetes: farewell to the neurotrophic theory. Hormone Metab Res = Hormon- und Stoffwechselforschung = Hormones et metabolisme 38(6):361–367. https://doi.org/10.1055/s-2006-944525

Chantelau EA, Grutzner G (2014) Is the Eichenholtz classification still valid for the diabetic Charcot foot? Swiss Med Wkly 144:w13948. https://doi.org/10.4414/smw.2014.13948

Christensen TM, Gade-Rasmussen B, Pedersen LW, Hommel E, Holstein PE, Svendsen OL (2012) Duration of off-loading and recurrence rate in Charcot osteo-arthropathy treated with less restrictive regimen with removable walker. J Diabetes Complications 26(5):430–434. https://doi.org/10.1016/j.jdiacomp.2012.05.006

Christensen TM, Simonsen L, Holstein PE, Svendsen OL, Bulow J (2011) Sympathetic neuropathy in diabetes mellitus patients does not elicit Charcot osteoarthropathy. J Diabetes Complications 25(5):320–324. https://doi.org/10.1016/j.jdiacomp.2011.06.006

Colen LB, Kim CJ, Grant WP, Yeh JT, Hind B (2013) Achilles tendon lengthening: friend or foe in the diabetic foot? Plast Reconstr Surg 131(1):37e–43e. https://doi.org/10.1097/PRS.0b013e3182729e0b

Duncan CP, Shim SS (1977) J. Edouard Samson Address: the autonomic nerve supply of bone. An experimental study of the intraosseous adrenergic nervi vasorum in the rabbit. J Bone Joint Surg Br 59(3):323–330

Edelman SV, Kosofsky EM, Paul RA, Kozak GP (1987) Neuro-osteoarthropathy (Charcot's joint) in diabetes mellitus following revascularization surgery. Three case reports and a review of the literature. Arch Internal Med 147(8):1504–1508

Edmonds ME, Roberts VC, Watkins PJ (1982) Blood flow in the diabetic neuropathic foot. Diabetologia 22(1):9–15

Eichenholtz SN (1966) Charcot joints. In. Springfield, IL, S 3–8

Frykberg RG, Zgonis T, Armstrong DG, Driver VR, Giurini JM, Kravitz SR, Landsman AS, Lavery LA, Moore JC, Schuberth JM, Wukich DK, Andersen C, Vanore JV (2006) Diabetic foot disorders. A clinical practice guideline (2006 revision). Journal Foot Ankle Surg Official Publication Am College Foot Ankle Surgeons 45(5 Suppl):S1-66. https://doi.org/10.1016/s1067-2516(07)60001-5

Game FL, Catlow R, Jones GR, Edmonds ME, Jude EB, Rayman G, Jeffcoate WJ (2012) Audit of acute Charcot's disease in the UK: the CDUK study. Diabetologia 55(1):32–35. https://doi.org/10.1007/s00125-011-2354-7

Herneth AM, Friedrich K, Weidekamm C, Schibany N, Krestan C, Czerny C, Kainberger F (2005) Diffusion weighted imaging of bone marrow pathologies. Eur J Radiol 55(1):74–83. https://doi.org/10.1016/j.ejrad.2005.03.031

Hoche G, Sanders LJ (1992) On some arthropathies apparently related to a lesion of the brain or spinal cord, by Dr J.-M. Charcot. January 1868. J Am Podiatric Med Assoc 82(8):403–411

Jeffcoate WJ, Game F, Cavanagh PR (2005) The role of proinflammatory cytokines in the cause of neuropathic osteoarthropathy (acute Charcot foot) in diabetes. Lancet 366(9502):2058–2061. https://doi.org/10.1016/s0140-6736(05)67029-8

Kiuru MJ, Pihlajamaki HK, Ahovuo JA (2004) Bone stress injuries. Acta Radiol 45(3):317–326

Koller A, Springfeld R, Engels G, Fiedler R, Orthner E, Schrinner S, Sikorski A (2011) German-Austrian consensus on operative treatment of Charcot neuroarthropathy: a perspective by the Charcot task force of the German Association for Foot Surgery. Diabetic Foot Ankle 2. https://doi.org/10.3402/dfa.v2i0.10207

Lowery NJ, Woods JB, Armstrong DG, Wukich DK (2012) Surgical management of Charcot neuroarthropathy of the foot and ankle: a systematic review. Foot Ankle Int/Am Orthopaedic Foot Ankle Soc [and] Swiss Foot and Ankle Soc 33(2):113–121. https://doi.org/10.3113/FAI.2012.0113

Marquardt W (1951) Zur Technik der Arthrodese des oberen Sprunggelenkes. Z Orthop Ihre Grenzgeb 80(3):477–480

McGill M, Molyneaux L, Bolton T, Ioannou K, Uren R, Yue DK (2000) Response of Charcot's arthropathy to contact casting: assessment by quantitative techniques. Diabetologia 43(4):481–484. https://doi.org/10.1007/s001250051332

Morrison WB, Ledermann HP, Schweitzer ME (2001) MR imaging of the diabetic foot. Magn Reson Imaging Clin North Am 9(3):603–613, xi

Mueller MJ, Sinacore DR, Hastings MK, Strube MJ, Johnson JE (2003) Effect of Achilles tendon lengthening on neuropathic plantar ulcers. A randomized clinical trial. J Bone Joint Surg Am 85-A(8):1436–1445

Pakarinen TK, Laine HJ, Maenpaa H, Mattila P, Lahtela J (2009) Long-term outcome and quality of life in patients with Charcot foot. Foot Ankle Surg Official J Eur Soc Foot Ankle Surgeons 15(4):187–191. https://doi.org/10.1016/j.fas.2009.02.005

Palena LM, Brocco E, Ninkovic S, Volpe A, Manzi M (2013) Ischemic Charcot foot: different disease with different treatment? J Cardiovasc Surg 54(5):561–566

Palestro CJ, Mehta HH, Patel M, Freeman SJ, Harrington WN, Tomas MB, Marwin SE (1998) Marrow versus infection in the Charcot joint: indium-111 leukocyte and technetium-99m sulfur colloid scintigraphy. J Nuclear Med Official Publication, Soc Nuclear Med 39(2):346–350

Petrova NL, Edmonds ME (2008) Charcot neuro-osteoarthropathy-current standards. Diabetes Metab Res Rev 24(Suppl 1):S58-61. https://doi.org/10.1002/dmrr.846

Petrova NL, Foster AV, Edmonds ME (2004) Difference in presentation of charcot osteoarthropathy in type 1 compared with type 2 diabetes. Diabetes Care 27(5):1235–1236

Petrova NL, Moniz C, Elias DA, Buxton-Thomas M, Bates M, Edmonds ME (2007) Is there a systemic inflammatory response in the acute charcot foot? Diabetes Care 30(4):997–998. https://doi.org/10.2337/dc06-2168

Rogers LC, Frykberg RG, Armstrong DG, Boulton AJ, Edmonds M, Van GH, Hartemann A, Game F, Jeffcoate W, Jirkovska A, Jude E, Morbach S, Morrison WB, Pinzur M, Pitocco D, Sanders L, Wukich DK, Uccioli L (2011) The Charcot foot in diabetes. Diabetes Care 34(9):2123–2129. https://doi.org/10.2337/dc11-0844

Sanders LJ (2004) The Charcot foot: historical perspective 1827–2003. Diabetes Metab Res Rev 20(Suppl 1):S4-8. https://doi.org/10.1002/dmrr.451

Sinha S, Munichoodappa CS, Kozak GP (1972) Neuro-arthropathy (Charcot joints) in diabetes mellitus (clinical study of 101 cases). Medicine 51(3):191–210

Stafford M, Bates M, Jemmott T, Tang W, Lucas J, Walton D, Mottolini N, Petrova N, Manu C, Vas P, Edmonds M (2017) Total contact casting is a safe treatment modality for acute Charcot osteoarthropathy and neuropathic ulceration and is not associated with increased incidence of deep vein thrombosis. In: Diabetic Foot Study Group, 14th Scientific Meeting 2017, Porto

Stuck RM, Sohn MW, Budiman-Mak E, Lee TA, Weiss KB (2008) Charcot arthropathy risk elevation in the obese diabetic population. Am J Med 121(11):1008–1014. https://doi.org/10.1016/j.amjmed.2008.06.038

Tan AL, Greenstein A, Jarrett SJ, McGonagle D (2005) Acute neuropathic joint disease: a medical emergency? Diabetes Care 28(12):2962–2964

Wienemann T, Chantelau EA, Richter A (2012) Pressure pain perception at the injured foot: the impact of diabetic neuropathy. J Musculoskelet Neuronal Interact 12(4):254–261

Organisation der Fußsprechstunde

Dirk Hochlenert, Gerald Engels, Stephan Morbach,
Stefanie Schliwa und Frances L. Game

Inhaltsverzeichnis

D. Hochlenert (✉)
Amb. Zentrum für Diabetologie, Endoskopie & Wundheilung, Köln, Nordrhein-Westfalen,
Deutschland
E-Mail: dirk.hochlenert@cid-direct.de

G. Engels
Dept. Wundchirurgie, Klinik für Diabetologie/Endokrinologie, St. Vinzenz-Hospital, Köln,
Nordrhein-Westfalen, Deutschland
E-Mail: gerald.engels@cid-direct.de

S. Morbach
Diabetologie, Marienkrankenhaus Soest, Soest, Deutschland
E-Mail: stephanmorbach@gmail.com

S. Schliwa
Anatomisches Institut, Universität Bonn, Bonn, Nordrhein-Westfalen, Deutschland
E-Mail: s.schliwa@uni-bonn.de

F. L. Game
Department of Diabetes & Endocrinology, Derby Hospitals NHS Foundation Trust, Derby, UK
E-Mail: frances.game@nhs.net

© Springer-Verlag GmbH Deutschland, ein Teil von Springer Nature 2022
D. Hochlenert et al. (Hrsg.), *Das Diabetische Fußsyndrom*,
https://doi.org/10.1007/978-3-662-64972-5_25

In diesem Kapitel haben die Autoren ihre Erfahrung und Gedanken bezüglich eines Dauerthemas jeder Fußambulanz zusammengetragen: Wie organisieren wir uns am besten? Diese Hinweise verstehen sich als Hilfe und als Fundus. Die Vorschläge müssen nach Maßgabe der lokalen Gegebenheiten und Möglichkeiten angepasst werden. Es ist ein Thema, das nie abschließend und für alle befriedigend bearbeitet werden kann. Dabei hängt so viel davon ab: die Arbeitszufriedenheit der Mitarbeiter, die Wartezeit und damit Einschnitte in die Lebensqualität der Patienten und der wirtschaftliche Erfolg, der es erlaubt, die Fußambulanz überhaupt zu betreiben. Die Bereitschaft zu zügigen und möglicherweise auch radikalen Anpassungen, sobald Verbesserungsmöglichkeiten erkennbar werden, scheint der erfolgversprechendste Ansatz in einem wirtschaftlich schwierigen Umfeld zu sein.

25.1   Überblick

Die Versorgung von Menschen mit DFS erfolgt in den eigenen vier Wänden der Betroffenen, bei ambulant tätigen Haus- und Fachärzten, in der Fußambulanz und evtl. stationär. Eine Einrichtung muss nicht selbst alle Versorgungsebenen abdecken, sondern wird sich mit anderen Institutionen des Gesundheitswesens für die Patientenversorgung vernetzen: „Do what you do best and link to the rest" (Jarvis 2009). Die AG Fuß der Deutschen Diabetesgesellschaft zertifiziert solche Einrichtungen, wenn sie ein Mindestmaß an strukturierter Vernetzung durch Kooperationsvereinbarungen sowie eine einfach gehaltene Ergebnisdokumentation einer kleinen Stichprobe nachweisen können. Die zertifizierten Einrichtungen können auf der Seite der AG Fuß (www.ag-fuss-ddg.de) eingesehen werden.

Die effiziente Organisation der Abläufe in einer ambulanten Fußklinik ist anspruchsvoll, da eine vorausschauende Planung aufgrund von unvorhersehbaren Ereignissen schwierig sein kann. Eine unzureichende Erstattung führt häufig dazu, dass die Mitarbeiterzahl unter dem als optimal erachteten Niveau liegt.

Die Arbeitsteilung sieht in einigen Ländern vor, dass im Regelfall jeder Patient bei jedem Besuch einen Arzt sieht. Dies ist von Land zu Land sehr unterschiedlich und hängt von der fachlichen Qualifikation und den rechtlichen Gegebenheiten ab. So bestehen große Unterschiede im Berufsbild der Podologie. Es reicht vom Zehennagelschneiden bis hin zur Verschreibung von Medikamenten oder Hilfsmitteln sowie der Durchführung von Operationen. Eine Standardisierung wäre sehr zu begrüßen. Bei Menschen mit DFS tritt das Fußproblem als Folge von Diabetes und vielen anderer Erkrankungen auf. Eine sinnvolle Aufgabenverteilung zwischen Ärzten und anderen Fachkräften sollte das notwendige tiefe Verständnis dieser Erkrankungen berücksichtigen. Wenn der Entscheidungsträger der Arzt ist, ist es erforderlich, dass er so viele Fälle wie möglich sieht und Erfahrung sammelt. Die Position des Entscheidungsträgers sollte nicht nur auf der bestehenden Hierarchie, sondern auf Ausbildungsniveau und vorhandener Erfahrung beruhen.

Typische Arbeitsschritte sind:

- Patientenannahme mit administrativen Tätigkeiten
- Entkleiden der Füße des Patienten
- Kontrolle der Effizienz der Entlastung
- Entfernen von Verbandmaterial, sodass die Wunde zugänglich ist
- Débridement/Wundbehandlung
- Dokumentation
- Behandlung/Bewertung durch weitere Personen
- Beratung und Unterstützung für Patienten und Angehörige
- Verband anlegen
- Ankleiden des Patienten
- Abschlusskontrolle der Effizienz der Entlastung
- Abschließende administrative Arbeiten wie Terminvergabe
- Vorbereitung des Behandlungsraumes für den nächsten Patienten

Die Auswahl der verschiedenen Organisationsweisen hängt ab von der Zahl der zur Verfügung stehenden Räume und deren Ausstattung, der Zahl der Behandler und deren Aufgabenbereich und der Möglichkeit, Patienten sinnvoll in verschiedene Gruppen zu unterteilen. Diese könnten sein: Wundpatienten, Prophylaxepatienten und Notfallpatienten. In der Kostenstruktur sind die Personalkosten mit Abstand die höchsten und betragen in der Regel ein Vielfaches der Raumkosten. Daher ist es bei einer ressourcenschonenden Organisation sinnvoll, nicht so sehr an den Räumen zu sparen und den effizienten Personaleinsatz in den Vordergrund zu stellen. So kann es beispielsweise effizienter sein, bei der Versorgung von 10 Patienten diese in 2 h arbeitsteilig in 3 Räumen zu versorgen, die dann multifunktional verwendbar sein müssen, als über den Tag verteilt in einem Raum von einer einzelnen Person.

Mit der Zahl der vorhandenen Räume steigt die Effizienz deutlich, da nicht der Patient mit seinem Tempo beim Aus- und Ankleiden bestimmt, wann der nächste Arbeitsschritt eingeleitet werden kann, sondern das Team. Dieser Effizienzgewinn wird realisiert, wenn für einen Behandler mindestens 2 Räume und für mehrere Behandler mit arbeitsteiligem Vorgehen mindestens 3 Räume zur Verfügung stehen.

Die Elemente eines effizienten Arbeitsablaufs sind:

- Immer eine Person ist verantwortlich für den Überblick. Sie hat immer im Blick, wer wartet, wer erwartet wird und was in jedem Raum passiert. Diese Person muss organisiert sein, muss aber nicht unbedingt viel Erfahrung in der Behandlung der Erkrankung besitzen. Sie kann anderen Mitarbeitern helfen, aber nur für kurze Tätigkeiten.
- Sorgfältige Festlegung, welches Teammitglied für die Behandlung schwerer Fälle zuständig ist, da diese sehr zeitaufwendig sein können. Es könnte effizienter sein, wenn diese Arbeit nicht von den erfahrensten Mitarbeitern übernommen wird.

- Situationen nicht zulassen, in denen Mitarbeiter nicht arbeiten können, weil andere Mitarbeiter oder Räume nicht verfügbar sind.

Eine der schwierigsten Herausforderungen ist es, die Folgen von unvorhergesehenen Situationen durch sorgfältige Planung so gering wie möglich zu halten. Typische Ereignisse sind z. B. Notfälle oder Patienten, die zu Kontrollterminen kommen und bei denen sich schwere Krankheitsbilder entwickelt haben. Andere Effizienzverluste können auftreten, wenn Patienten ihre Termine nicht wahrnehmen oder wenn Patienten, die als zeitaufwendig eingeplant waren, weniger Zeit benötigen als erwartet. Deshalb sollte festgelegt sein:

- Welche administrativen Aufgaben können in Zeiten, in denen nicht am Patienten gearbeitet wird, erledigt werden?
- Welche Schritte können in Zeiten hoher Arbeitsbelastung gefahrlos verschoben werden?
- Zu welchem Zeitpunkt während hoher Arbeitsbelastung bitten die Mitarbeiter andere um Hilfe, um dies nicht zu persönlichen Anliegen oder Konflikten zu machen?

Das Team muss das Tempo schnell anpassen, wenn dies notwendig wird. Der für den Überblick zuständige Mitarbeiter muss erkennen, wann die Wartezeit für einen Patienten ein vordefiniertes Limit erreicht hat, und auf die Notwendigkeit eines beschleunigten Tempos hinweisen.

Die Zeit, die für einen einzelnen Patienten benötigt wird, ist oft ähnlich wie bei einem früheren Kontakt. Es kann sinnvoll sein, diese Zeit an einer bestimmten Stelle in der Dokumentation zu vermerken.

25.2   Ausstattung mit Einrichtungsgegenständen

Ein Behandlungszimmer sollte ausgestattet sein mit

- einem Behandlungsstuhl oder einer Behandlungsliege,
- einem Stuhl für den Behandler,
- einer Ablage für die Kleidung des Patienten,
- einem Waschbecken mit den vorgeschriebenen Ausrüstungsmerkmalen des Händewaschplatzes,
- einer ausreichenden Beleuchtung.

Mögliche weitere Einrichtungsgegenstände sind

- ein Computer mit desinfizierbarer Tastatur,
- ein Verbandwagen (hat den Vorteil, für die MRSA-Sprechstunde vor die Türe gefahren werden zu können),

- eine Ablage für sterile Instrumente und Materialen,
- Kamera und Monitor, um einem Patienten zeigen zu können, wie es unter seinem Fuß aussieht,
- Schreibtisch oder Stehpult.

25.3 Ausstattung mit Instrumenten

Aufgeschlüsselt nach der Häufigkeit der Verwendung gibt es…

- Instrumente, die typischerweise bei jedem Patienten mit Wunde benötigt werden:
  - Pinzette
  - Schere
  - Skalpell
- Instrumente, die oft benötigt werden und ebenfalls günstigerweise patientennah gelagert werden:
  - Scharfe Löffel
  - Ringkürette
- Instrumente, die seltener benötigt werden und an einem zentralen Ort gelagert werden können:
  - Nagelzangen
  - Nageleckenzangen
  - Hautzangen
  - Luer-Zangen (groß und klein)
  - Sonden zur Exploration von Fistelgängen
  - Nahtset (Nadelhalter, gebogenes Klemmchen, Schere, chirurgische Pinzette)
- Blutzuckermessgeräte und Geräte für die Behandlung von Hypoglykämie und kardio-vaskulären Notfällen werden in der Nähe der Patientenversorgung gelagert. Hier spielen auch die gesetzlichen Vorschriften und die individuelle Wahrscheinlichkeit in dieser Einrichtung eine Rolle.

Notwendige Verbandmaterialien (sehr individuell, je nach Sprechstundenbedarfsver-ordnung der Landes-KV und eigener Erfahrung):

- Feinporiger PU-Schaum
- Grobporiger PU-Schaum
- Wundauflage bei Infektion
- Fettgaze
- Sterile und unsterile Kompressen
- Verbandwatte
- Verbandmull
- Schlauchverband

- Klebevlies
- Einfache Saugkompresse
- Saugkompresse mit Superabsorber
- Selbstklebender Filz

Entlastungshilfsmittel für die Notfallversorgung:

- Verbandschuhe in verschiedenen Größen
- Therapieschuhe in verschiedenen Größen
- Walker in verschiedenen Größen
- Evtl. Materialien für den TCC

25.4   Dokumentation und Bildarchivierung

Inhalte der Wunddokumentation sollen mindestens sein: gesicherte Kausaldiagnose (bzw. Verdachtsdiagnose) sowohl betreffend der Voraussetzung als auch der Auslöser, gemessene Wundgröße, Beschreibung der sichtbaren Wundfläche, des Wundrands und der Wundumgebung, Therapieanordnung, Therapiedurchführung und Anlass für einen Therapiewechsel (Ruttermann et al. 2013).

Ein Bild sagt mehr als 1000 Worte – bei der Dokumentation in der Wundversorgung trifft dies zu (Abb. 25.1). Meist aber reicht ein Bild nicht aus. Zu besonderen

Abb. 25.1 Fotodokumentation der Unterminierung der Wundränder

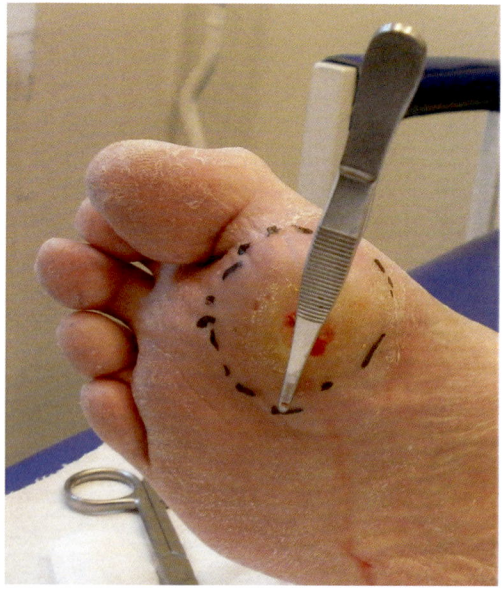

Zeitpunkten wie beispielsweise dem Behandlungsbeginn sollte eine festgelegte Serie von Bildern angefertigt werden. In anderen Situationen sind zumeist zwei Bilder notwendig: eines zur Abbildung der Wunde im Detail und eines zur Darstellung der Wunde einschließlich der weiteren Umgebung. Die Bilddokumentation ersetzt die schriftliche Dokumentation nicht. Es muss auch in Textform hinterlegt sein, wie die Wunde aussah, was getan worden ist und wie das weitere Behandlungskonzept aussieht.

Als Prinzip hat sich bewährt, die Dokumentation sofort vorzunehmen und auch die Fotodokumentation sofort richtig abzulegen. Das wird von vielen Herstellern von Praxisverwaltungssoftware sehr wenig komfortabel unterstützt. Alternativ kann dafür ein spezialisiertes Dokumentationsprogramm eingesetzt werden.

25.5 Prophylaxepatienten

Die hohe Rezidivhäufigkeit macht es notwendig, Patienten in der inaktiven Erkrankungsphase das Angebot zu machen, in regelmäßigen Abständen genutztes Schuhwerk sowie Fuß- und Fußpflegestatus überprüfen zu lassen. Dabei ist es für den Nutzen des Patienten wichtig, dass möglichst alle Schuhe, die in Gebrauch sind, mitgebracht werden (Abb. 25.2). Wenn unangemessenes Schuhwerk dabei sein sollte, so ist das dem Patienten in der Regel bekannt und ein Vertrauensbeweis gegenüber dem betreuenden Team. Das Konzept der selektiven Authentizität ist in diesen Fällen hilfreich, ergänzt durch viel Empathie und ggf. auch einer Prise Humor.

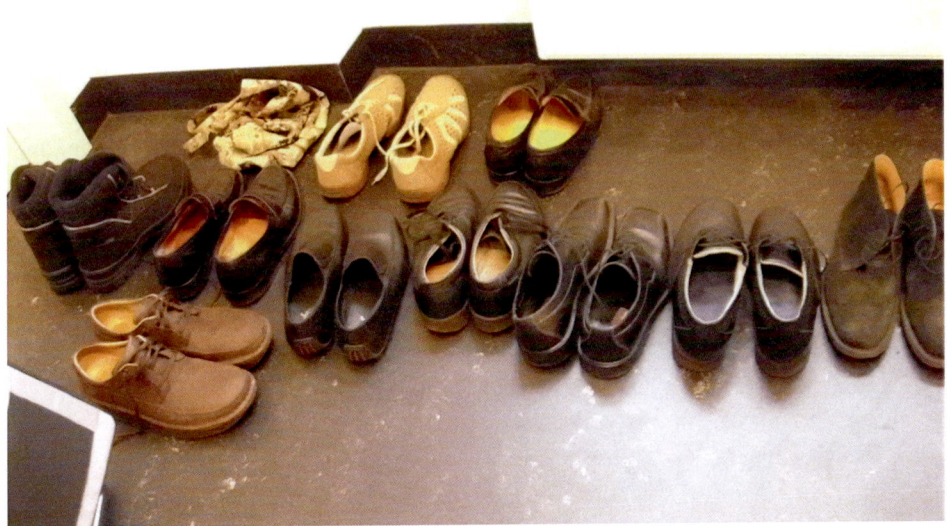

Abb. 25.2 Schuhe, die ein Patient in der inaktiven Erkrankungsphase in Gebrauch hat, werden beim Prophylaxetermin kontrolliert

25.6   Notfallpatienten

Alle Patienten, die eine Wunde am Fuß haben, die der Fußambulanz noch nicht vorgestellt wurde oder bei der über eine mutmaßliche Verschlechterung berichtet wird, sind
Notfallpatienten. Wenn sie sich bereits in der Ambulanz befinden, können sie nicht mit
einem Termin weggeschickt, sondern müssen angesehen werden. Bei telefonischem
Kontakt müssen diese Patienten innerhalb von einem Tag von einem Arzt gesehen
werden, der zur Fußerkrankung Stellung nehmen kann. Verharmlosende Beschreibungen
des Zustandes durch den Patienten (und auch durch nicht spezialisierte Ärzte) dürfen
nicht zur Verschiebung dieses Termins führen. Kann die Fußambulanz dies aus
organisatorischen Gründen nicht leisten, muss eine realistische alternative Vorstellungs-
möglichkeit aufgezeigt werden.

Die Vorstellung dieser Patienten kann einen sehr großen Arbeitsaufwand bedeuten.
Eine richtige Planung minimiert die Unterbrechung der planmäßigen Termine und die
Störung der Abläufe. Die folgenden Organisationsaspekte können dabei helfen:

- Genaue Anweisung an den Patienten bei der telefonischen Anmeldung, was mitzu-
  bringen ist. Insbesondere sind das die aktuelle Medikation und alle Befunde, derer der
  Patient habhaft werden kann.
- Aushändigen eines Anamnesebogens, den der Patient in der Wartezeit ausfüllt, sowie
  das Aushändigen aller Bögen, die der Patient lesen und unterschreiben soll, bereits an
  der Anmeldung.
- Verschieben der ausführlichen Diabetesanamnese und Diskussion der Diabetestherapie auf den zweiten Patientenkontakt, wenn sich das verantworten lässt. Das hat
  auch den Hintergrund, dass die Notwendigkeiten der Notfallversorgung des Fußes
  den Patienten schon so weitgehend fordern, dass weitere Details ohnehin vergessen
  werden.
- Vorbereiten von Informationsmaterial. Dies dient auch der Dokumentation, dass eine
  Aufklärung des Patienten stattgefunden hat. Die Informationen dürfen nicht einfach
  nur ausgehändigt, sondern müssen in den wesentlichen Punkten durchgesprochen
  werden.
- Die Dokumentation sollte dem Patienten und allen in die Behandlung involvierten
  Einrichtungen zugänglich sein.

25.7   Überforderte Therapeuten

Unrealistische oder fehlende Zielsetzungen sind eine entscheidende Grundlage für das
in Mode gekommene sogenannte „Burn-out". Typisch in Therapeutenkreisen ist der
Anspruch, allen Menschen helfen zu können. Zur Vermeidung von Frustrationen hilft
es zu wissen, wie gut die Gesamtleistung des Teams ist, mit dem man arbeitet, welche

realisierbaren Ziele bestehen und insbesondere, wann sie erreicht sind. Gelegenheiten sich zu feiern sind beispielsweise der Abschluss einer besonders schwierigen Phase oder beim Benchmarking besonders gut abgeschnitten zu haben. Bestehen keine Ziele, dann können sie auch nicht erreicht werden, und der Eindruck, es sei „nie genug", könnte überwiegen.

Auch für den Umgang mit Misserfolgen oder aggressiven Patienten gibt es Konzepte. So besagt das Konzept der *selektiven Authentizität* (Ruth Cohn) vereinfacht, dass alles Gesagte ehrlich sein, aber nicht alles Ehrliche gesagt werden muss. Vielmehr hält der Betroffene einen Moment inne und überlegt, was in dieser Situation eine „stimmige Öffnung" gegenüber dem Gesprächspartner ist. Eine angemessene Reaktion beruht nicht auf der Stimmung des Teammitglieds, sondern auf den Bedürfnissen des Patienten. Es ist wichtig, authentisch zu sein, aber es ist auch wichtig, die Situation als Ganzes zu erkennen und auszuwählen, wie man authentisch sein soll. So kann es angemessen sein, seiner Erschütterung gegenüber dem erneuten Rezidiv in engen Modeschuhen deutlichen Ausdruck zu verleihen, in der Sprache, die den Adressaten erreicht. Eine Entscheidung muss getroffen werden, entweder direkt oder mitfühlend zu sein. Denn auch ein gegenteiliges Vorgehen kann angebracht sein, wenn ein aggressiv auftretender Patient im Grunde verzweifelt ist und nicht mehr weiter weiß. Anlass von Aggressivität kann beispielsweise auch eine Unterzuckerung sein, und es wäre dann ein tragischer Fehler, dem ersten Impuls „Den werfe ich raus!" nachzugehen. **Dazu bedarf es eines Momentes der Reflexion und eines kühlen Kopfes als Teil des professionellen Verhaltens.** Es könnte sinnvoll sein, eine Frage anzubieten, die wie ein Puffer funktioniert: „Ist Ihnen sonst noch etwas aufgefallen?" oder „Wie meinen Sie das genau?". Dadurch wird es möglich, etwas Zeit zu gewinnen, um zu erkennen, was der Hintergrund der Situation ist. Diese Techniken werden in Seminaren vermittelt.

25.8 Fehler- und Beschwerdemanagement

„Dein schärfster Kritiker ist dein bester Freund" (Jarvis 2009) – es gibt wenige unangenehme *Nörgler*, die an allem etwas auszusetzen finden. Was sie finden, ist ein Schatz, denn es ist das Reservoir der Verbesserungsmöglichkeiten. Daher muss es möglich sein, dass diese Kritik stressfrei vom gesamten Team eingesehen und bewertet wird. Das Team sollte das Selbstbewusstsein haben, über diese Ungerechtigkeiten und evtl. persönliche Anfeindungen hinwegzusehen und sich unter den vielen Feldern, auf denen etwas im Argen liegt, jeweils eines vorzunehmen, das abgearbeitet wird.

Ein weiterer Schatz sind *„Beinahunfälle"*. Sie zeigen auf, was hätte schiefgehen können. Auch sie müssen vom gesamten Team bewertet werden. Die höhere Dringlichkeit ist hierbei zu berücksichtigen. Beinahunfälle werden von Teammitgliedern beobachtet und sollten von diesen stressfrei zur Sprache gebracht werden.

Werkzeuge zur Bearbeitung dieser ideengebenden Anlässe sind Teamsitzungen und das Praxishandbuch. Effiziente *Teamsitzungen* haben eine Struktur:

- Themen stehen vorher fest und sind allen bekannt.
- Probleme werden identifiziert, aber nicht notwendigerweise gelöst.
- Alle Teilnehmer haben mit den besprochenen Themen zu tun, und alle notwendigen Teammitglieder sind anwesend.
- Lösungen, die nicht in wenigen Minuten klar sind, werden delegiert (wer erarbeitet Vorschläge bis zum nächsten Mal?).
- Es gibt von jeder Teamsitzung ein Protokoll. Die Themen sind bei der nächsten Teamsitzung entweder abgeschlossen und Teil des Handbuches geworden oder noch nicht abgeschlossen und Grundlage für die nächste Teamsitzung.

Weiterführende Literatur
Jeff Jarvis: What Would Google Do? Reverse-Engineering the Fastest-Growing Company in the History of the World
Viele besonnene Beobachtungen zum Verhältnis von Unternehmen und ihren Kunden im Zeitalter des Internets und von sozialen Netzwerken – inspirierende und humorvolle 416 Seiten.

Literatur

Jarvis J (2009) What would google do? Reverse-engineering the fastest-growing company in the history of the world. HarperCollins, New York
Ruttermann M, Maier-Hasselmann A, Nink-Grebe B, Burckhardt M (2013) Local treatment of chronic wounds in patients with peripheral vascular disease, chronic venous insufficiency, and diabetes. Deutsches Arzteblatt international 110(3):25–31. https://doi.org/10.3238/arztebl.2013.0025

Organisation eines Netzwerks Diabetischer Fuß an Beispielen

26

Dirk Hochlenert, Gerald Engels, Stephan Morbach, Stefanie Schliwa und Frances L. Game

Inhaltsverzeichnis

D. Hochlenert (✉)
Amb. Zentrum für Diabetologie, Endoskopie & Wundheilung, Köln, Nordrhein-Westfalen, Deutschland
E-Mail: dirk.hochlenert@cid-direct.de

G. Engels
Dept. Wundchirurgie, Klinik für Diabetologie/Endokrinologie, St. Vinzenz-Hospital, Köln, Nordrhein-Westfalen, Deutschland
E-Mail: gerald.engels@cid-direct.de

S. Morbach
Diabetologie, Marienkrankenhaus Soest, Soest, Deutschland
E-Mail: stephanmorbach@gmail.com

S. Schliwa
Anatomisches Institut, Universität Bonn, Bonn, Nordrhein-Westfalen, Deutschland
E-Mail: s.schliwa@uni-bonn.de

F. L. Game
Dept of Diabetes & Endocrinology, Derby Hospitals NHS Foundation Trust, Derby, UK
E-Mail: frances.game@nhs.net

© Springer-Verlag GmbH Deutschland, ein Teil von Springer Nature 2022
D. Hochlenert et al. (Hrsg.), *Das Diabetische Fußsyndrom*,
https://doi.org/10.1007/978-3-662-64972-5_26

Dieses Kapitel ist der Zusammenarbeit von unabhängigen Gesundheitsdienstleistern gewidmet. Sie verbinden Wissen und Fähigkeiten, um Lösungen für alle Aspekte der Versorgung von Menschen mit DFS zu erreichen, die jedes Mitglied allein nicht erreichen könnte. In diesem Kapitel haben wir die Erfahrungen der Autoren in ihrem eigenen Umfeld und in den von ihnen unterstützten Netzwerken zusammengefasst. Das Ergebnis sollte als eine Quelle von Ideen und möglicherweise sogar einigen Lösungen betrachtet werden (Risse und Hochlenert 2010; Larsson et al. 2008; Krishnan et al. 2008).

26.1   Warum ein Netzwerk?

Ein Netzwerk zur Betreuung von Menschen mit DFS verbindet die spezialisierten Behandler einer Region. Diese Gruppe übernimmt eine Gesamtverantwortung für das Ergebnis der Betreuung von Menschen mit DFS in der Region. So muss sich ein Netz bemühen, alle notwendigen Partner in ausreichender Qualität einzubinden. Das Netzwerk als Gesamtes ist so stark wie seine schwächste Masche. Im günstigsten Fall bestehen Verträge mit Kostenträgern, womit für Verbindlichkeit, Ressourcen und Versorgungsdaten gesorgt wird.

Ein Netzwerk entfaltet seine Wirkung in zwei Bereichen: Erstens ermöglicht es die bestmögliche Behandlung einzelner Patienten, da jedes Mitglied des Netzwerks nur das tut, was es am besten kann, und andere Aspekte der Versorgung den anderen Mitgliedern überlässt. Zweitens widmet es sich der Verbesserung der regionalen Versorgung. In manchen Netzwerken geht es ausschließlich um die übergeordnete Ebene der Organisation der Versorgung.

26.1.1 Arbeitsteilige Patientenversorgung

Das Streben nach Qualitätsverbesserung ist der zentrale Motor beim Aufbau von Systemen der arbeitsteiligen Patientenversorgung. Dies entspricht nicht nur den Bedürfnissen von Patienten und Behandlern im Netz, sondern auch von Zuweisern,

Versicherungen und Politikern. Die Standardisierung der klinischen Rollen, Verantwortlichkeiten, Ausbildung und Kompetenz ermöglicht es jedem Angehörigen der Gesundheitsberufe, die ihm zugewiesene Aufgabe effizient zu erfüllen, was sowohl die Qualität der Versorgung als auch die wirtschaftliche Effizienz verbessert.

26.1.1.1 Steigerung der Kompetenz der Einrichtungen

Zu diesem Zweck sorgt das Netzwerk für **Fortbildungen,** so z. B. zum ambulanten Hauptbehandler, zum Wundassistent DDG, zur Entlastung mit Filz, zur Anfertigung eines Vollkontaktgipses (TCC) oder zum mobilen WundASS. **Transparenz** der Arbeitsweisen (Hospitationen) und der Ergebnisse trägt zur Steigerung der Kompetenz bei.

26.1.1.2 Abgestimmte Zusammenarbeit

Dafür entwickelt das Netzwerk eine **Leitlinie,** organisiert die Aufgabenverteilung und beschreibt **Schnittstellen,** fasst diese zu einem **Behandlungspfad** zusammen und strukturiert die Befundübermittlung z. B. in einer gemeinsamen Befundmappe.

26.1.2 Versorgung der Region

Das Netzwerk ist die Lösung für die Versorgungsprobleme einer Region. Bei der Entwicklung eines Netzwerks werden nicht nur die Bedürfnisse der Patienten durch eine bessere Koordination der Versorgung mittels besser ausgebildeter Fachkräfte verbessert, sondern das Netzwerk kann auch eine Anlaufstelle für Politiker oder andere Partner im weiteren gesellschaftlichen Umfeld sein (z. B. Versicherungen, Patientenorganisationen, wissenschaftliche Gesellschaften und Berufsverbände, öffentliche Einrichtungen wie Gesundheitsämter und -ministerien sowie Volkshochschulen).

Die Versorgungsverbesserung setzt an verschiedenen Punkten in der Chronologie der Krankheitsentwicklung an:

Die **frühzeitige Konsultation des Hausarztes oder anderer Angehöriger der Gesundheitsberufe** kann durch Informations- und Aufklärungskampagnen, Vorträge bei Treffen mit Patientenorganisationen, Plakatwerbung, Radio- und Fernsehsendungen, Printmedien, Diabetes-Websites und lokale „Diabetestage" verbessert werden. In Großbritannien hat die gemeinnützige Organisation Diabetes UK mehrere erfolgreiche Kampagnen für Patienten durchgeführt. Unter anderem hat insbesondere eine der Initiativen „Putting Feet First" die Patienten direkt darüber informiert, was sie bei ihrer jährlichen Diabetesuntersuchung zu erwarten haben, einschließlich einer jährlichen Fußuntersuchung, und was sie täglich beachten sollten (Diabetes UK 2018).

Erleichterung des **Zugangs zur spezialisierten Versorgung** mit Hilfe von

- Veranstaltungen für Fachpublikum wie Fortbildungsveranstaltungen für Hausärzte, Fortbildungsveranstaltungen für Apotheker sowie deren Teams, Fortbildungsangebote für alle Wundbegeisterten, Workshops für Podologen sowie für Orthopädieschuhmacher,

- Notfalltelefon (in Deutschland 01803 123406, 6 Ct/min aus dem deutschen Festnetz, Mobilfunk maximal 42 Ct/min),
- Internetseite,
- PR-Kampagnen (Beispiel „Putting Feet First", s. oben).

Reduktion der mutmaßlich unnötigen Amputationen durch

- **externe Zweitmeinung** vor Majoramputationen (z. B. durch Diskussion mit dem gesamten multidisziplinären Team).

26.2 Elemente eines Netzwerkes

Folgende Disziplinen und Einrichtungen werden für die Versorgung von Menschen mit DFS benötigt: Diabetologie, Chirurgie/Orthopädie, Gefäßchirurgie, Angiologie, plastisch-rekonstruktive Chirurgie, Dermatologie, interdisziplinär arbeitende Krankenhausab-teilungen, Pflegedienste, Orthopädieschuhmacher- und Orthopädietechnikerbetriebe sowie Podologenpraxen (Abb. 26.1). Dabei sind alle Elemente ähnlich wichtig, ein Netz ist so stark wie die schwächste Masche. Wenn es einen Wichtigsten geben sollte, dann ist es vielleicht der Primärversorger, also Hausärzte oder in manchen Ländern Gemeinde-schwestern. Diese müssen inmitten all ihrer Patienten den kritisch kranken Patienten erkennen und weiterleiten. Sie sind zwar keine der eigentlichen Netzteilnehmer, die sich

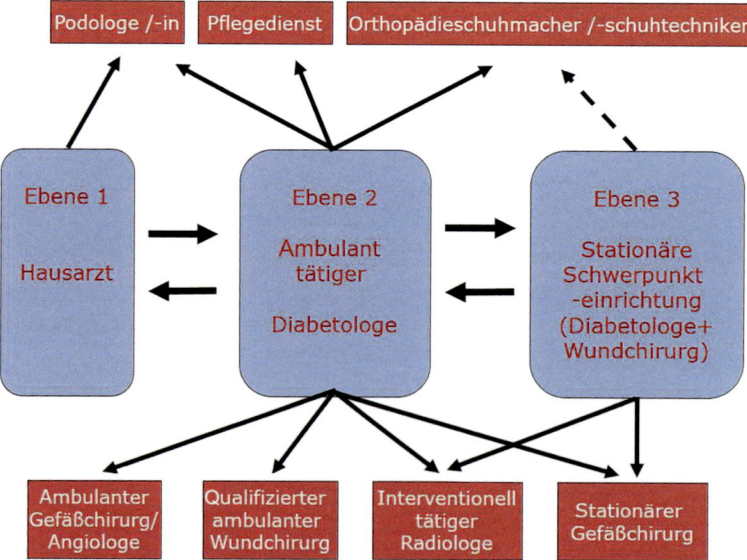

Abb. 26.1 Schema der Zusammenarbeit der Netzwerke Diabetischer Fuß

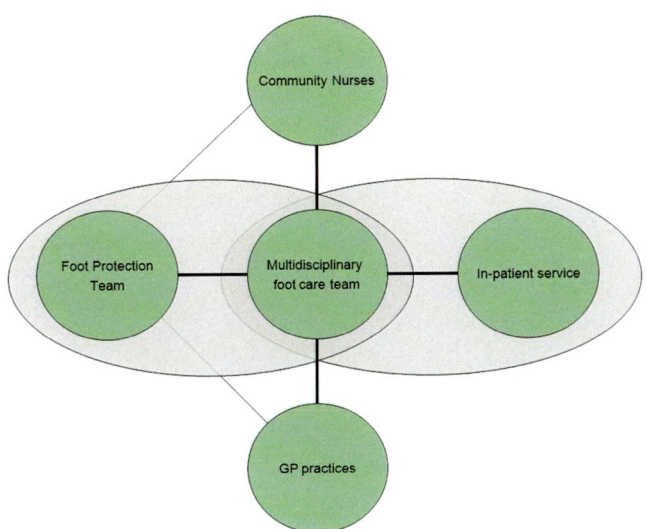

Abb. 26.2 Schema der Versorgung in Suffolk

Qualitätskriterien unterziehen müssen, sondern der bedeutendste Zuweiser. Als solcher ist das Netz aber von ihnen abhängig, und unter einem etwas generelleren Blickwinkel sind diese doch Teil des Netzes und ein gutes Ergebnis ist mit ihr Verdienst.

In der Netzbetreuung ist eine zentrale Funktion bei den Einrichtungen angesiedelt, bei denen die spezialisierte Betreuung koordiniert wird. In den deutschen Netzwerken sind die ambulant tätigen Einrichtungen sogenannte „ambulante Hauptbehandler". Dies sind üblicherweise Diabetologen, die sowohl fachlich-medizinische als auch Managementaufgaben übernehmen, die in ihrer ursprünglichen Ausbildung nicht thematisiert wurden. Darauf werden sie in einem Intensivkurs vorbereitet. International sind es die Ambulanzen der „Diabetic Foot Clinic" (Abb. 26.2).

Der ambulante Hauptbehandler ist Kristallisationskern des Netzes, d. h.,

- er wählt die Partner unter anderen ärztlichen Disziplinen sowie unter den Pflegediensten, Orthopädieschuhmacherwerkstätten und Podologenpraxen aus und bindet sie in die gemeinsame Patientenversorgung ein,
- er setzt die Partner zeitgerecht ein,
- er führt den Patienten,
- er ist Ansprechpartner der Kostenträger,
- er bindet die Hausärzte ein,
- er führt die Dokumentation und rechtfertigt die Ergebnisse.

Sämtliche Einrichtungen sollten in ihren Qualitätsanforderungen definiert und in ihren Aufgaben und Schnittstellen beschrieben sein, sodass die strukturellen Voraussetzungen zur Erfüllung des Qualitätsversprechens gegeben sind. Als Forum zum Informationsaus-

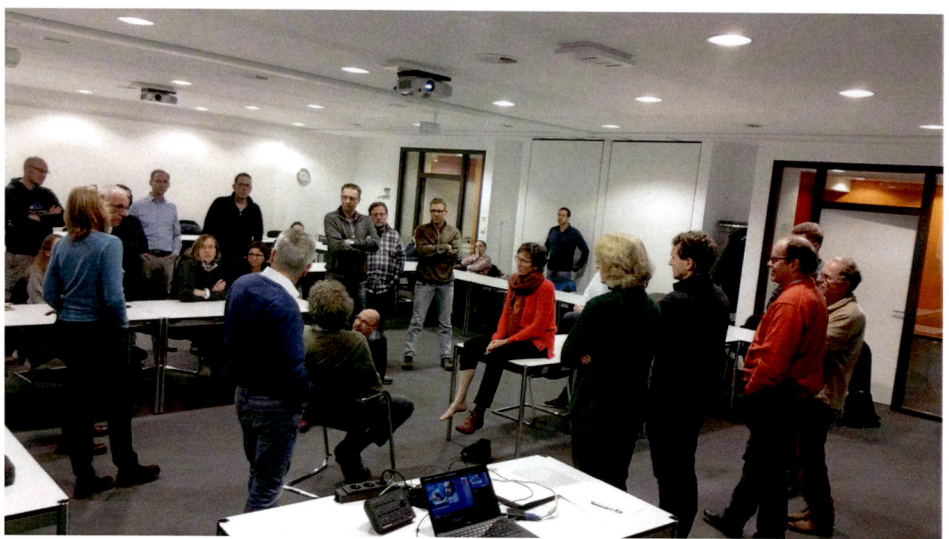

Abb. 26.3 Qualitätszirkel Köln und Umgebung, in dem bei der fotografierten Sitzung Fragen zu den Kriterien für eine biomechanische Untersuchung des Diabetischen Fußes diskutiert wurden

tausch und zur Entscheidungsfindung kann ein Qualitätszirkel nützlich sein (Abb. 26.3). Diese Kreise werden für die Weiterbildung genutzt, Fälle werden diskutiert und externe Referenten eingeladen. In einigen Kreisen werden Ergebnisse auf der Grundlage der bereitgestellten Daten ausgetauscht. Jeder Teilnehmer kennt dabei die Anzahl der Patienten und die Ergebnisse aller Mitglieder. Die Validität der Daten wird anhand einer Zufallsstichprobe von 10 Patienten geprüft, die einmal pro Jahr im Rahmen einer externen Prüfung kontrolliert wird. Um dies zu erreichen, prüft jeder Teilnehmer einmal pro Jahr ein anderes Mitglied in einer zufälligen Reihenfolge.

In Südwestengland wurden durch ein System von „Peer-Reviews" beeindruckende Verbesserungen bei den Raten von hohen Amputationen erreicht. Ein Peer-Review ist ein System, bei dem ein Team von Einzelpersonen aus einem multidisziplinären Team die Leistungen, Richtlinien, Verfahren, Wege, Einrichtungen und Ergebnisse eines anderen Teams in einer nicht beurteilenden Weise überprüft und das Feedback zur Erstellung eines Berichts zur Verbesserung der Leistungen in der gesamten Region nutzt (Paisey et al. 2018).

26.2.1 Exemplarische Darstellung einzelner Elemente

26.2.1.1 Befundmappe

Eine *Befundmappe* wird von den Betroffenen bei jedem Arztbesuch vorgelegt. In ihr werden die Befunde sowie Vermerke zur Behandlung gesammelt. Damit ist die Verfügbarkeit aller Informationen für jeden, der von den Betroffenen durch Aushändigen der Mappe autorisiert wird, gesichert.

26.2.1.2 Digitale Technologie

In einigen Regionen Deutschlands gibt es ein *mobiles WundASS*. Es handelt sich um eine erfahrene, mit Telekommunikationsmitteln ausgestattete Fachkraft, die die Betroffenen zu Hause besucht. Die Aufgabe besteht nicht darin, einfach nur den Verband zu wechseln, sondern als Ersatz für eine Ambulanz zu fungieren. Der große Vorteil ist die Vermeidung von Transporten. Die spezialisierte medizinische Behandlung kann zu einem großen Teil in der häuslichen Umgebung des Patienten durchgeführt werden. Rechtliche Aspekte, strukturelle Anforderungen und medizinische Fähigkeiten werden in einer speziellen Ausbildung vermittelt.

Ein ähnliches System in Derbyshire in Großbritannien nutzt eine digitale Technologie, um eine podiatrische Versorgung in kommunalen Kliniken näher am Wohnort des Patienten zu ermöglichen, wodurch die Wartezeiten in den örtlichen Kliniken und die Patientenzufriedenheit verbessert werden (NHS 2018).

26.2.1.3 Externe Zweitmeinung

Die beteiligten Krankenhäuser in einer Region in Deutschland haben sich verpflichtet, vor jeder hohen Amputation eine externe Zweitmeinung einzuholen. Verträge regeln verbindlich Rechte und Pflichten und legen akzeptierte Indikationen für Majoramputationen fest: therapierefraktäre Schmerzen, therapierefraktäre Sepsis sowie massive Einschränkung der Lebensqualität durch ein Bein, das zur Fortbewegung nicht mehr eingesetzt werden kann. Bei der Evaluation von 2 Jahren Tätigkeit wurde bei 10 von 22 Patienten letztlich keine Majoramputation vorgenommen (Hochlenert et al. 2013). Das Verfahren wird weiter in persönlichen Gesprächen sowie in Fachmedien beworben. Es wird angestrebt, alle Krankenhäuser zu erreichen und die Ergebnisse fortlaufend zu veröffentlichen.

26.2.2 Beispiele der Verbesserung der Strukturen

26.2.2.1 Audit und Feedback

Das Auditing ist ein bekanntes Instrument zur Qualitätsverbesserung. Es wird einmal pro Jahr von einem Kollegen in einem Ringverfahren, von einer zentralen Institution oder von „Peers" durchgeführt. Seit 2005 sind die belgischen multidisziplinären diabetischen Fußkliniken von den Gesundheitsbehörden anerkannt. Sie haben unter anderem ein System von Audits eingeführt (Morbach et al. 2016). Weitere Beispiele für diese Methode sind deutsche und britische Initiativen. Die Überprüfungsarbeit von Peers, die dazu beitragen, Ressourcen für bessere Organisationsstrukturen bereitzustellen, stand auch im Mittelpunkt der Initiativen in Südwestengland (Paisey et al. 2018).

26.2.2.2 Feedback zu Ergebnissen

Bei der Rückmeldung sollte versucht werden, die Ergebnisse mit dem Risikoprofil der von der Einrichtung behandelten Patienten abzugleichen. Die Ergebnisse hängen von der Komplexität der Fälle ab, und die durchschnittliche Zusammensetzung der Fälle kann falschen Interpretationen Vorschub leisten. Die Hauptthemen betreffen:

- Datenerhebung (nur eine ausgewählte Population oder alle Patienten?)
- Qualität der Daten (sind Kontrollmechanismen implementiert, und wie gut funktionieren sie?)
- Was sind die Bezugsgrößen, und wie werden sie berechnet?
- Kommunikation der Ergebnisse (schriftlicher Bericht oder offene Diskussion?)

26.2.2.3 Fort- und Weiterbildung

Die berufliche Aus- und Weiterbildung von Ärzten und Fachpersonal ist ein Eckpfeiler für die Verbesserung der Versorgung von Menschen mit DFS. So hat beispielsweise das „Step-by-Step"-Programm der DFSG in Zusammenarbeit mit Diabetesorganisationen in aller Welt eine enorme Verbesserung bewirkt (Abbas et al. 2011). Professionelle Ausbildungen haben sich vielerorts etabliert, darunter:

- Kurse für die ärztliche Weiterbildung: Nationale und internationale Kurse für Ärztinnen und Ärzte werden von Gesellschaften und privaten Organisationen durchgeführt.
- Kurse zur Ausbildung in Cast-Techniken.
- Kurse zur Ausbildung in Verbandtechniken, zur Anwendung von Filz und Filz-Fiberglas-Sohlen bei der Druckumverteilung.
- Kurse über Verhaltensstörungen und Kommunikation.

26.2.2.4 Notfalltelefon

Notfalltelefon (in Großbritannien das „Hot Foot Phone"): Anrufer können mit allgemeinen Informationen versorgt werden oder an spezifische Dienstleistungen weitergeleitet werden, um sicherzustellen, dass ein Patient umgehend die richtige Behandlung durch einen geeigneten Spezialisten erhält.

26.2.2.5 Internet

Internetseiten: www.Amputation-verhindern.de, www.diabetes.org.uk/guide-to-diabetes/complications/feet/taking-care-of-your-feet. Hinweise für Betroffene wie Pflegetipps bei Fußproblemen stellen einen großen Teil des Informationsangebots dar. Weiter werden hier alle Veranstaltungen veröffentlicht.

26.2.2.6 PR-Kampagne

Aufklärungs- und Sensibilisierungskampagnen (Abb. 26.4) sollen dem Diabetischen Fußsyndrom zu mehr öffentlicher Wahrnehmung verhelfen und die weiteren Ziele fördern, z. B. durch Verbreitung der Notfallnummer. Die Kampagnen sprechen über die Gesundheitsdienstleister hinaus die Öffentlichkeit, Patienten sowie insbesondere deren Angehörige an. Zu den Methoden gehören auch Pressemitteilungen und Aktionen zusammen mit Gesundheitsämtern, Einrichtungen der Erwachsenenbildung wie Volkshochschulen und anderen Anbietern wie dem Apothekerverband.

Ähnliche Veranstaltungen von Diabetes UK haben das Bewusstsein für Amputationsraten bei Diabetespatienten geschärft (The_Diabetes_Times 2016).

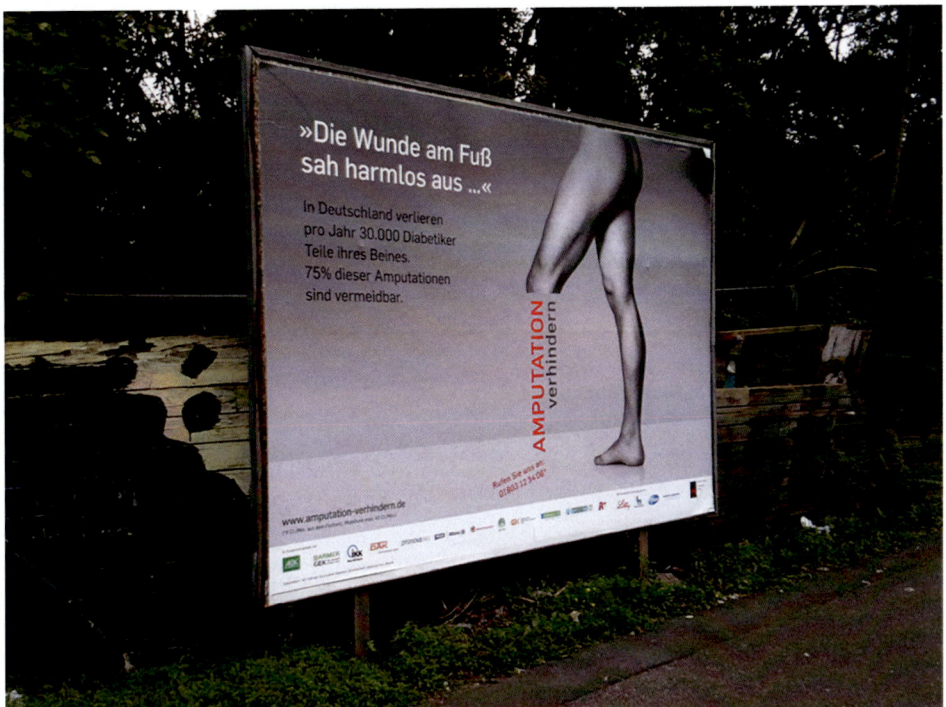

Abb. 26.4   Verkehrsmittelwerbung im Rahmen einer Aufmerksamkeitskampagne 2010 in Köln

26.3   Ergebnisse

Netzwerke haben die Zahl der behandelten Patienten als Zeichen der allgemeinen Akzeptanz erhöht (Hochlenert 2017) (Abb. 26.5).

Zur Einschätzung der Ergebnisqualität wurden unterschiedliche Analysen durchgeführt. Die Skalierung von Entwicklung und Ausbreitung führt dazu, dass manche Erhebungen nur für eine oder wenige Regionen vorliegen. Die Auswertungen lassen sich in drei Gruppen einteilen:

- Erhebungen aus OP-Büchern: in Leverkusen im Rahmen der LARS-Studie, in der seit 1990 die OP-Bücher der Leverkusener Krankenhäuser bezüglich dort durchgeführter Amputationen der unteren Extremität ausgewertet wurden. Die Zahl der hohen Amputationen ging bis 1998 nicht, danach bis 2005 um kumulativ 35 % zurück (Trautner et al. 2007, 2001).
- Erhebungen aus Abrechnungsdaten im Auftrag der Kostenträger. Die Routinedaten der Jahre 2005 bis einschließlich 3. Quartal 2007 wurden ausgewertet und verschiedene Verbesserungen gefunden. So zeigten sich eine Reduktion der Wahrscheinlichkeit von Majoramputationen um 75 % gegenüber der Regelversorgung, eine

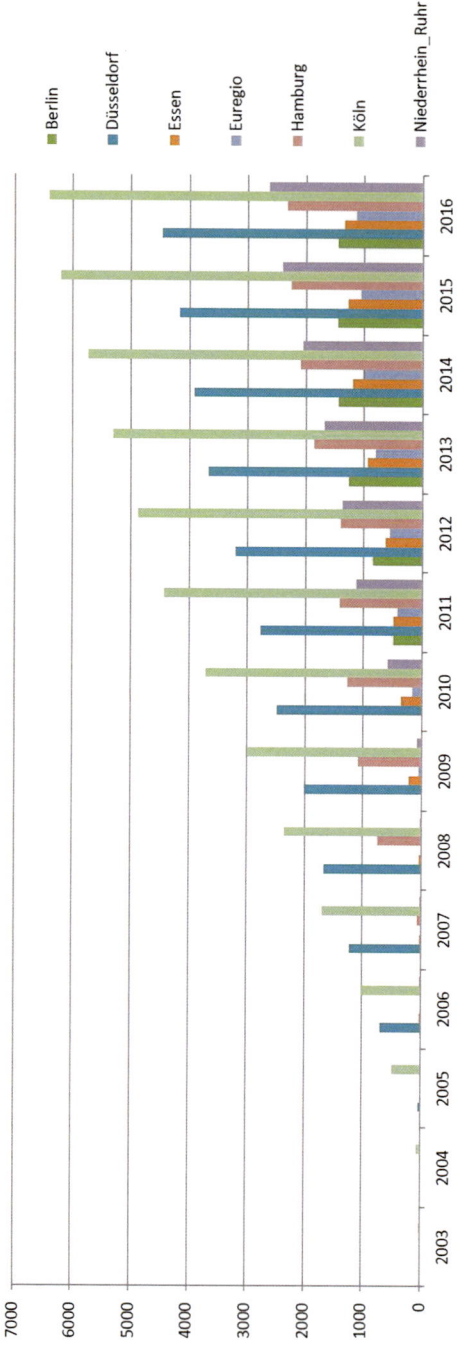

Abb. 26.5 Anzahl der jährlich betreuten Patienten in deutschen Netzwerken

geringere Inzidenz vollstationärer Pflege, eine Absenkung der Häufigkeit von Arbeits-
unfähigkeit und Krankheitsdauern von über 6 Wochen sowie eine Reduktion der
Todesfälle (Hochlenert 2012).

- Auswertungen der Dokumentation durch die Leistungserbringer im Rahmen von
Verträgen mit Krankenkassen (Hochlenert 2007, 2010): Hier zeigten sich eine
weitestgehende Vermeidung von Majoramputationen, der drastische Rückgang von
Majoramputationen ohne vorherige Gefäßdarstellung, eine Reduktion des Auftretens fortgeschrittener Wundstadien, ein Rückgang der Anzahl von Rezidivereignissen sowie ein früherer Behandlungsbeginn im Rezidivfall.

**Ein Netzwerk ist eine regionale Struktur spezialisierter Versorgung. Es pflegt
Beziehungen zu Patienten, Allgemeinärzten, Versicherungen und weiteren Teilen
der Gesellschaft. So ermöglicht das Netzwerk die Verbesserung der Qualität der
Versorgung individueller Patienten und in der versorgten Region insgesamt.**

Weiterführende Literatur
**Klaus Doppler und Christoph Lauterburg: Change Management: Den Unter-
nehmenswandel gestalten**
13. Auflage, 605 Seiten, Campus Verlag, ISBN: 978-3593500478
Kurzweilige, praxisnahe und ausführliche Darstellung der wesentlichen Techniken
des Change-Managements, übertragbar auf die Umgestaltung der Versorgung eines
Krankheitsbildes durch ein Netzwerk. Nach 20 Jahren inzwischen 13. Auflage.

Literatur

Abbas ZG, Lutale JK, Bakker K, Baker N, Archibald LK (2011) The ‚step by step‘ diabetic foot
    project in tanzania: a model for improving patient outcomes in less-developed countries. Int
    Wound J 8(2):169–175. https://doi.org/10.1111/j.1742-481X.2010.00764.x
Diabetes UK (2018) Putting feet first. https://www.diabetes.org.uk/get_involved/campaigning/
    putting-feet-first. Zugegriffen: 01. Apr. 2018
Hochlenert D (2007) Qualitätsbericht des Netzwerkes Diabetischer Fuß Köln und Umgebung
    2006. In http://www.fussnetz-koeln.de/Start/Dokus/Qualitaetsbericht_2006.pdf
Hochlenert D (2010) Qualitätsbericht des Netzwerkes Diabetischer Fuß Köln und Umgebung
    2009. In http://www.fussnetz-koeln.de/webroot/upload/files/Qualitaetsbericht_2009.pdf
Hochlenert D (2012) Gesundheitspreis NRW 2012: Netzwerk Diabetischer Fuß Nordrhein (ID-
    Nr.: 236671). In http://www.mgepa.nrw.de/mediapool/pdf/gesundheit/gesundheitspreis_2012/
    Sonderpreis_Netzwerk_Diabetischer_Fu___Nordrhein.pdf
Hochlenert D (2017) Qualitätsbericht der Netzwerke Diabetischer Fuß Nordrhein, Hamburg und
    Berlin 2017. In http://www.fussnetz-koeln.de/Start/Dokus/Qualitaetsbericht_2017.pdf
Hochlenert D, Engels G, Hinzmann S, Ardjomand P, Riedel M, Schneider S (2013) Externe
    Zweitmeinung zur Verhinderung von Majoramputationen bei Menschen mit Diabetischem
    Fußsyndrom. Diabetologie und Stoffwechsel 8:P229

Krishnan S, Nash F, Baker N, Fowler D, Rayman G (2008) Reduction in diabetic amputations over 11 years in a defined U.K. population: benefits of multidisciplinary team work and continuous prospective audit. Diabetes Care 31(1):99–101. https://doi.org/10.2337/dc07-1178

Larsson J, Eneroth M, Apelqvist J, Stenstrom A (2008) Sustained reduction in major amputations in diabetic patients: 628 amputations in 461 patients in a defined population over a 20-year period. Acta Orthop 79(5):665–673. https://doi.org/10.1080/17453670810016696

Morbach S, Kersken J, Lobmann R, Nobels F, Doggen K, Van Acker K (2016) The German and Belgian accreditation models for diabetic foot services. Diabetes Metab Res Rev 32(Suppl 1):318–325. https://doi.org/10.1002/dmrr.2752

NHS (2018) New digital camera technology for diabetic foot patients to be expanded across Derbyshire. Zugegriffen: 18. März 2018

Paisey RB, Abbott A, Levenson R, Harrington A, Browne D, Moore J, Bamford M, Roe M, South-West Cardiovascular Strategic Clinical Network peer diabetic foot service review t (2018) Diabetes-related major lower limb amputation incidence is strongly related to diabetic foot service provision and improves with enhancement of services: peer review of the South-West of England. Diabet Med 35(1):53–62. https://doi.org/10.1111/dme.13512

Risse A, Hochlenert D (2010) Integrierte Versorgung – Neue (?) Versorgungsformen am Beispiel des diabetischen Fußsyndroms. Diabetologe 2:100–107. https://doi.org/10.1007/s11428-009-0480-3

The_Diabetes_Times (2016) Shoe shop raises amputation awareness. http://diabetestimes.co.uk/shoe-shop-raises-amputation-awareness/. Zugegriffen: 01. Apr. 2018

Trautner C, Haastert B, Mauckner P, Gatcke LM, Giani G (2007) Reduced Incidence of Lower-Limb Amputations in the Diabetic Population of a German City, 1990 2005. Diabetes Care

Trautner C, Haastert B, Spraul M, Giani G, Berger M (2001) Unchanged incidence of lower-limb amputations in a german city, 1990–1998. Diabetes Care 24(5):855–859

Service

27

Dirk Hochlenert, Gerald Engels, Stephan Morbach, Stefanie
Schliwa und Frances L. Game

Inhaltsverzeichnis

D. Hochlenert (✉)
Amb. Zentrum für Diabetologie, Endoskopie & Wundheilung, Köln, Nordrhein-Westfalen,
Deutschland
E-Mail: dirk.hochlenert@cid-direct.de

G. Engels
Dept. Wundchirurgie, Klinik für Diabetologie/Endokrinologie,, St. Vinzenz-Hospital, Köln,
Nordrhein-Westfalen, Deutschland
E-Mail: gerald.engels@cid-direct.de

S. Morbach
Diabetologie, Marienkrankenhaus Soest, Soest, Deutschland
E-Mail: stephanmorbach@gmail.com

S. Schliwa
Anatomisches Institut, Universität Bonn, Bonn, Nordrhein-Westfalen, Deutschland
E-Mail: s.schliwa@uni-bonn.de

F. L. Game
Dept of Diabetes & Endocrinology, Derby Hospitals NHS Foundation Trust, Derby, UK
E-Mail: frances.game@nhs.net

© Springer-Verlag GmbH Deutschland, ein Teil von Springer Nature 2022
D. Hochlenert et al. (Hrsg.), *Das Diabetische Fußsyndrom*,
https://doi.org/10.1007/978-3-662-64972-5_27

In diesem Kapitel werden Informationen zu Originalquellen genannt. Dies sind einerseits Adressen und Beschreibungen von Organisationen, die im Feld des diabetischen Fußes tätig sind, andererseits die wesentlichen Einteilungen des diabetischen Fußsyndroms im Wortlaut der jeweiligen Originalpublikation. Ergänzende Bemerkungen finden sich nur, wo für das Verständnis oder die Anwendung der jeweiligen Klassifikation unbedingt erforderlich.

27.1   Fachgesellschaften/Initiativen in Deutschland

- Deutsche Diabetesgesellschaft (DDG): www.deutsche-diabetes-gesellschaft.de
- AG Fuß der Deutschen Diabetesgesellschaft (AG Fuß): www.ag-fuss-ddg.de
- Regionale Netzwerke: www.fussnetz-koeln.de, www.fussnetz-bayern.de, www.fussnetzleipzig.de, www.fussnetz-muenchen.de, www.fussnetzessen.de, www.fussnetz-weiden.de, www.ade-rlp.de, www.fussnetz-deutschland.de
- Deutsche Gesellschaft für Gefäßchirurgie und Gefäßmedizin (DGG): www.gefaesschirurgie.de
- Kommission Diabetischer Fuß der DGG: gerhard.ruemenapf@diakonissen-speyer.de
- Gesellschaft für Fußchirurgie (GFFC): www.gesellschaft-fuer-fusschirurgie.de
- Initiative Chronische Wunde (ICW): www.icwunden.de
- Deutsche Gesellschaft für Wundheilung und Wundbehandlung e. V. (DGFW): www.dgfw.de
- Deutsche Gesellschaft für Dermatologie: www.derma.de

27.2   Private Initiativen in Deutschland

- Centrum für Integrierte Diabetestherapie (CID GmbH): www.cid-direct.de
- Aktion „Amputation verhindern": www.amputation-verhindern.de
- Deutsches Institut für Wundheilung (DIW): www.deutsches-wundinstitut.de
- Das DFS-Register (www.dfs-register.org) bildet seit 2003 die Versorgung von Menschen mit Diabetischem Fußsyndrom (DFS) in spezialisierten Einrichtungen ab. Die Daten für die Zuordnung zu Entitäten in diesem Buch entstammen dem DFS-Register.

27.3   Andere nationale Initiativen

- Diabetic Foot Australia: www.diabeticfootaustralia.org, Leitlinie (Commonwealth of Australia 2011) Strategie (Van Netten et al. 2017)

- Diabetes UK: www.diabetes.org.uk
- Foot in Diabetes UK: www.footindiabetes.org
- Society of Chiropodists and Podiatrists: www.scpod.org
- Tissue Viability Society: www.tvs.org.uk
- The National Institute for Health and Care Excellence (NICE): www.nice.org.uk, Guideline (NICE 2015)
- National Diabetes Footcare Audit (NDFA) – NHS Digital: www.digital.nhs.uk/footcare
- American Diabetes Association (ADA): www.diabetes.org, Guideline (American Diabetes Association 2018)
- Canadian Agency for Drugs and Technologies in Health: www.cadth.ca
- Diabetes Canada: www.diabetes.ca

27.4 Internationale Initiativen

- D-Foot International, the „Global Network of Foot Care Specialists": www.d-foot.org
- International Working Group on the Diabetic Foot (IWGDF): www.iwgdf.org, mit einer langen Geschichte ausgezeichneter Anleitungen, die auf der Website heruntergeladen werden können
- Association of Diabetic Foot Surgeons: http://a-dfs.org
- International Diabetes Federation (IDF): www.idf.org, Guidelines (International Diabetes Federation 2017)
- Diabetic Foot Study Group (DFSG) of the European Association for the Study of Diabetes (EASD): www.dfsg.org
- European Association for the Study of Diabetes: www.easd.org
- European Wound Management Association (EWMA): www.ewma.org

27.5 Sonstige Quellen

- BMJ Best Practice: http://bestpractice.bmj.com/topics/en-us/1213
- Medscape Guideline for Surgical Management: https://emedicine.medscape.com/article/237378-guidelines

27.6 SINBAD

The SINBAD system for classifying and scoring foot ulcers (Ince et al. 2008)

Diese Klassifikation ist insbesondere dafür gedacht, Behandlungsergebnisse länderübergreifend zu vergleichen.

Category	Definition	SINBAD score	Equivalent S(AD) SAD categories
Site	Forefoot	0	
	Midfoot and hindfoot	1	
Ischemia	Pedal blood flow intact: at least one pulse palpable	0	0–1
	Clinical evidence of reduced pedal blood flow	1	2–3
Neuropathy	Protective sensation intact	0	0–1
	Protective sensation lost	1	2–3
Bacterial infection	None	0	0–1
	Present	1	2–3
Area	Ulcer < 1 cm^2	0	0–1
	Ulcer $> = 1$ cm^2	1	2–3
Depth	Ulcer confined to skin and subcutaneous tissue	0	0–1
	Ulcer reaching muscle, tendon or deeper	1	2–3
Total possible score		6	

27.7 Wagner

The dysvascular foot: a system for diagnosis and treatment (Wagner 1981)

Die Klassifikation unterteilt diabetische Fußläsionen in sechs Grade. Für diese Unterteilung werden die Tiefe des Hautdefektes und die Anwesenheit von Infektion oder Gangrän verwendet:

- GRADE ZERO
  There are no open lesions in the skin although there may be evidence of healed lesions. There may be bony deformity, such as clawtoes, depressed metatarsal heads, Charcot joint changes, and partial amputations such as toe, toe and ray, transmetatarsal, Lisfranc and Chopart, calcanectomies, partial or complete, and Syme's amputations.
- GRADE ONE
  There is a superficial ulcer without penetration to deeper layers. Again, bony deformity may be present and bony prominence frequently underlies the ulcer.
- GRADE TWO
  The ulcer is deeper and reaches tendon, bone, or joint capsule. Bony prominence of some degree is usually present.

- **GRADE THREE**
  Deeper tissues are involved and there is abscess, osteomyelitis, or tendinitis, usually with extension along the midfoot compartments or tendon sheaths. Such eternal signs of infection as heat, redness, and swelling may be less than would have been expected when the degree of infection is exposed at surgery.
- **GRADE FOUR**
  There is gangrene of some portion of the toe, toes, and/or forefoot. The gangrene may be wet or dry, infected or noninfected, but in general, surgical ablation of a portion of the toe or foot is indicated.
- **GRADE FIVE**
  Gangrene involves the whole foot or enough of the foot that no local procedures are possible and amputation must be carried out, at least, at the below the knee level.

27.8 UTA

The University of Texas Diabetic Foot Classification System (Armstrong 1996) Die Klassifikation ist in Deutschland insbesondereals Erweiterung der Wagner-Klassifikation zur so genannten Wagner-Armstrong-Klassifikation bekannt geworden.

Stage		Grade			
		0	**I**	**II**	**III**
	A	Pre- or postulcerative lesion completely epthelialized	Superficial Wound not involving tendon, capsule, or bone	Wound penetrating to tendon or capsule	Wound penetrating to bone or joint
	B	Infection	Infection	Infection	Infection
	C	Ischemia	Ischemia	Ischemia	Ischemia
	D	Infection and Ischemia	Infection and Ischemia	Infection and Ischemia	Infection and Ischemia

27.9 PEDIS

Die PEDIS ist eine Klassifikation diabetischer Fußulzera für Forschungszwecke (Schaper 2004).

PERFUSION
GRADE 1 No symptoms or signs of PAD in the affected foot, in combination with

- palpable dorsal pedal and posterior tibial artery or
- ankle-brachial index 0.9 to 1.10 or

- toe-brachial index > 0.6 or
- transcutaneous oxygen pressure (tcpO2) > 60 mm Hg.

GRADE 2 Symptoms or signs of PAD, but not of critical limb ischemia (CLI):

- presence of intermittent claudication (in case of claudication, additional non-invasive assessment should be performed), as defined in the document of the International Consensus on the Diabetic Foot or
- ankle-brachial index < 0.9, but with ankle pressure > 50 mm Hg or
- toe-brachial index < 0.6, but systolic toe blood pressure > 30 mm Hg or
- tcpO2 30 – to 60 mm Hg or
- other abnormalities on non-invasive testing, compatible with PAD (but not with CLI).

Note: if tests other than ankle or toe pressure or tcpO2 are performed, they should be specified in each study.

GRADE 3 Critical limb ischemia, as defined by

- systolic ankle blood pressure < 50 mm Hg or
- systolic toe blood pressure < 30 mm Hg or
- tcpO2 < 30 mm Hg.

EXTENT/SIZE
Wound size (measured in square centimetres) should be determined after debridement, if possible. The outer border of the ulcer should be measured from the intact skin surrounding the ulcer.

DEPTH/TISSUE LOSS
GRADE 1 Superficial full-thickness ulcer, not penetrating any structure deeper than the dermis.

GRADE 2 Deep ulcer, penetrating below the dermis to subcutaneous structures, involving fascia, muscle or tendon.

GRADE 3 All subsequent layers of the foot involved, including bone and/or joint (exposed bone, probing to bone).

INFECTION
GRADE 1 No symptoms or signs of infection.

GRADE 2 Infection involving the skin and the subcutaneous tissue only (without involvement of deeper tissues and without systemic signs, as described below). At least two of the following items are present:

- local swelling or induration
- erythema > 0.5 to 2 cm around the ulcer
- local tenderness or pain
- local warmth
- purulent discharge (thick, opaque to white or sanguineous secretion).

Other causes of an inflammatory response of the skin should be excluded (e.g. trauma, gout, acute Charcot neuro-arthropathy, fracture, thrombosis, venous stasis).

GRADE 3 Erythema > 2 cm plus one of the items described above (swelling, tenderness, warmth, discharge) or infection involving structures deeper than skin and subcutaneous tissues such as abscess, osteomyelitis, septic arthritis, fasciitis. No systemic inflammatory response signs, as described below.

GRADE 4 Any foot infection with the following signs of a systemic inflammatory response syndrome. This response is manifested by two or more of the following conditions:

- temperature > 38 or < 36 °C
- heart rate > 90 beats/min
- respiratory rate > 20 breaths/min
- $paCO2 < 32$ mm Hg
- white blood cell count > 12.000 or < 4000/cu mm
- 10 % immature (band) forms

SENSATION
GRADE 1 No loss of protective sensation on the affected foot detected, defined as the presence of sensory modalities described below.

GRADE 2 Loss of protective sensation on the affected foot is defined as the absence of perception of the one of the following tests in the affected foot:

- absent pressure sensation, determined with a 10 g monofilament, on two out of three sites on the plantar side of the foot, as described in the International Consensus on the Diabetic Foot
- absent vibration sensation (determined with a 128 Hz tuning fork) or vibration threshold > 25 V (using semi-quantitative techniques), both tested on the hallux

27.10 WIfI

Die „Society for Vascular Surgery Lower Extremity" hat ein „Threatened Limb Classification System" herausgegeben, das Risiken auf der Basis von Wunden, Ischämie und Infektion stratifiziert (Mills et al. 2014).

I. Wound

II. Ischemia

III. foot Infection

WIfI score

I. **W: Wound/clinical category**

SVS grades for rest pain and wounds/tissue loss (ulcers and gangrene): 0 (ischemic rest pain, ischemia grade 3; no ulcer) 1 (mild) 2 (moderate) 3 (severe).

GRADE	ULCER	GANGRENE
0 Clinical description: ischemic rest pain (requires typical symptoms+ischemia grade 3); no wound	No ulcer	No gangrene
1 Clinical description: minor tissue loss. Salvageable with simple digital amputation (1 or 2 digits) or skin coverage	Small, shallow ulcer(s) on distal leg or foot; no exposed bone, unless limited to distal phalanx	No gangrene
2 Clinical description: major tissue loss salvageable with multiple (≥ 3) digital amputations or standard TMA (trans metatarsal) $\pm$ skin coverage	Deeper ulcer with exposed bone, joint or tendon; generally not involving the heel; shallow heel ulcer, without calcaneal involvement	Gangrenous changes limited to digits
3 Clinical description: extensive tissue loss salvageable only with a complex foot reconstruction or nontraditional TMA (Chopart or Lisfranc); flap coverage or complex wound management needed for large soft tissue defect	Extensive, deep ulcer involving forefoot and/or midfoot; deep, full thickness heel ulcer $\pm$ calcaneal involvement	Extensive gangrene involving forefoot and/or midfoot; full thickness heel necrosis $\pm$ calcaneal involvement

II. **I: Ischemia**

Hemodynamics/perfusion: Measure TP or TcPO2 if ABI incompressible (>1.3) SVS grades: 0 (none), 1 (mild), 2 (moderate), and 3 (severe)

GRADE	ABI	Ankle systolic pressure	TP, tcpO2
0	≥ 0.80	> 100 mm Hg	≥ 60 mm Hg
1	0.6–0.79	70–100 mm Hg	40–59 mm Hg
2	0.4–0.59	50–70 mm Hg	30–39 mm Hg
3	≤ 0.39	< 50 mm Hg	< 30 mm Hg

ABI, Ankle-brachial index; PVR, pulse volume recording; SPP, skin perfusion pressure; TP, toe pressure; tcpO2, transcutaneous oximetry.

Patients with diabetes should have TP measurements. If arterial calcification precludes reliable ABI or TP measurements, ischemia should be documented by tcpO2, SPP, or PVR. If TP and ABI measurements result in different grades, TP will be the primary determinant of ischemia grade. Flat or minimally pulsatile forefoot PVR = grade 3.

III. **fI: foot Infection:**
SVS grades: 0 (none), 1 (mild), 2 (moderate), and 3 (severe: limb and/or life-threatening)
      SVS adaptation of Infectious Diseases Society of America (IDSA) and International Working Group on the Diabetic Foot (IWGDF) perfusion, extent/size, depth/tissue loss, infection, sensation (PEDIS) classifications of diabetic foot infection

Clinical manifestation of infection	SVS	IDSA/PEDIS infection severity
No symptoms or signs of infection	**0**	Uninfected
Infection present, as defined by the presence of at least 2 of the following items: • Local swelling or induration • Erythema > 0.5 to ≤ 2 cm around the ulcer • Local tenderness or pain • Local warmth • Purulent discharge (thick, opaque to white, or sanguineous secretion)	**1**	Mild
Local infection (as described above) with erythema > 2 cm, or involving structures deeper than skin and subcutaneous tissues (e.g., abscess, osteomyelitis, septic arthritis, fasciitis), and no systemic inflammatory response signs (as described below)	**2**	Moderate

Clinical manifestation of infection	SVS	IDSA/PEDIS infection severity
Local infection (as described above) with the signs of SIRS, as manifested by two or more of the following: • Temperature > 38 ° or < 36 °C • Heart rate > 90 beats/min • Respiratory rate > 20 breaths/min or paCO2 < 32 mm Hg • White blood cell count > 12,000 or < 4000 cu/mm or 10 % immature (band) forms	3	Severe

paCO2, Partial pressure of arterial carbon dioxide; SIRS, systemic inflammatory response syndrome.

Ischemia may complicate and increase the severity of any infection. Systemic infection may sometimes manifest with other clinical findings, such as hypotension, hypotension, confusion, vomiting, or evidence of metabolic disturbances, such as acidosis, severe hyperglycemia, new-onset azotemia.

Anmerkung Die Klassifikation kann zur Beschreibung der Ausgangssituation aller Patienten mit ischämischem Ruheschmerz oder Wunden im Kontext chronischer peripher Durchblutungsstörung Anwendung finden. Die Klassifikation sollte keine Anwendung finden bei Patienten mit akuten Ischämien, entzündlichen Gefäßerkrankungen oder traumatischen Gefäßverletzungen. Behandlungsergebnisse von Patienten mit und ohne Diabetes mellitus sollten getrennt voneinander analysiert werden. Das Vorliegen einer Neuropathie sollte bei Patienten mit Diabetes bei langfristigen Untersuchungen zur Wundheilung, Ulkusrezidiven und Amputationen zusätzlich vermerkt werden.

Weitere Details zur exakten Anwendung der verschiedenen Systeme finden sich in der jeweiligen Originalpublikation.

Literatur

American Diabetes Association A (2018) 10. Microvascular complications and foot care: standards of medical care in diabetes-2018. Diabetes Care 41 (Suppl 1):S105–S118. https://doi.org/10.2337/dc18-S010

Armstrong DG (1996) The university of texas diabetic foot classification system. Ostomy Wound Manage 42(8):60–61

Commonwealth of Australia (2011) National evidence-based guideline on prevention, identification and management of foot complications in diabetes (Part of the Guidelines on Management of Type 2 Diabetes). Baker IDI, Melbourne Australia

Ince P, Abbas ZG, Lutale JK, Basit A, Ali SM, Chohan F, Morbach S, Mollenberg J, Game FL, Jeffcoate WJ (2008) Use of the SINBAD classification system and score in comparing outcome of foot ulcer management on three continents. Diabetes Care 31(5):964–967

International Diabetes Federation. Clinical Practice Recommendation on the Diabetic Foot: A guide for health care professionals: International Diabetes Federation, 2017. https://www.idf.

org/component/attachments/attachments.html?id=1151&task=download. Zuletzt herunter-geladen am 27.5.2022

Mills JL, Sr., Conte MS, Armstrong DG, Pomposelli FB, Schanzer A, Sidawy AN, Andros G (2014) The society for vascular surgery lower extremity threatened limb classification system: risk stratification based on wound, ischemia, and foot infection (WIfI). J Vasc Surg 59(1):220–234, e221–222. https://doi.org/10.1016/j.jvs.2013.08.003

NICE (2015) Diabetic foot problems: prevention and management; 2 Research recommendations. NICE. https://www.nice.org.uk/guidance/ng19/chapter/2-Research-recommendations. Zugegriffen: 27. März 2018

Schaper NC (2004) Diabetic foot ulcer classification system for research purposes: a progress report on criteria for including patients in research studies. Diabetes Metab Res Rev 20(Suppl 1):S90–95. https://doi.org/10.1002/dmrr.464

Van Netten J, Lazzarini P, Fitridge R, Kinnear E, Griffiths I, Malone M, Perrin B, Prentice J, Sethi S, Wraight P (2017) Australian diabetes-related foot disease strategy 2018–2022: the first step towards ending avoidable amputations within a generation. Diabetic Foot Australia, Wound Management CRC, Brisbane

Wagner FW Jr (1981) The dysvascular foot: a system for diagnosis and treatment. Foot Ankle 2(2):64–122

Stichwortverzeichnis

© Springer-Verlag GmbH Deutschland, ein Teil von Springer Nature 2022
D. Hochlenert et al. (Hrsg.), *Das Diabetische Fußsyndrom*,
https://doi.org/10.1007/978-3-662-64972-5

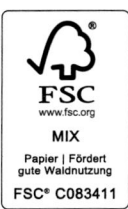